CARRANZA'S

クリニカル
ペリオドントロジー

著者紹介

Michael G. Newman, BA, DDS, FACD

Dr. Michael G. Newmanは，UCLA文理学部を卒業し，心理学の修士号を得た．彼は，1972年にUCLA歯学部において歯学研修を完了した．彼はAmerican Board of Periodontologyから認定された専門医であり，UCLA歯学部の歯周治療学の特認教授でもある．Dr. Newmanは，アメリカ歯周病学会（AAP）の特別会員であり，また会長も歴任している．彼は1975年にAAPからBalint Orban 記念賞を受賞している．彼は25年以上も歯周治療専門の個人開業を行っている．

Dr. Newmanは，Harvard大学歯学部において歯周治療学および口腔医学の修了証を受け，また，Forsyth Dental CenterでDr. Sigmund Socranskyに師事し，口腔微生物学を修めた．以来，彼は250編以上の抄録，論文原稿，そして分担原稿を発表し，また7冊の教科書の共同編者を務めた．Dr. Newmanは，NIDCRの特別委員，アメリカ歯科医師会の科学的事項の協議会顧問，さらに多数の科学誌，歯周病専門誌，政府調査機関の編集委員を務める．

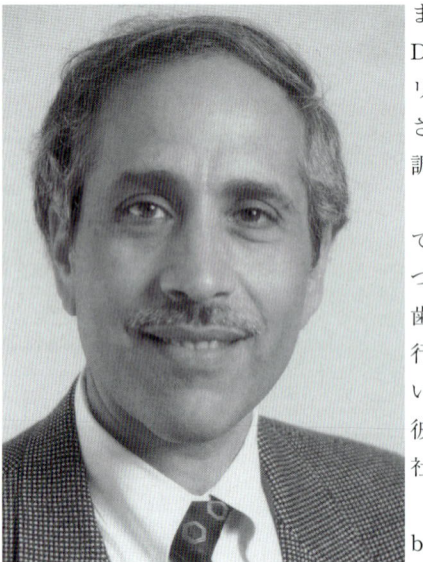

Dr. Newmanは，世界中のいたるところで口腔微生物学，抗菌剤，エビデンスに基づいた方法論，リスクファクター，そして歯周疾患の診断戦略などに関する講演を行った．Dr. Newmanは，応用科学や新しい技術の臨床応用に強い関心をもっている．彼は世界中の多くの歯科関連および製薬会社の顧問を務める．

Dr. Newmanは，Journal of Evidence-based Dental Practiceの編集委員長およびInternational Journal of Oral and Maxillofacial Implantsの編集副委員長を務めている．

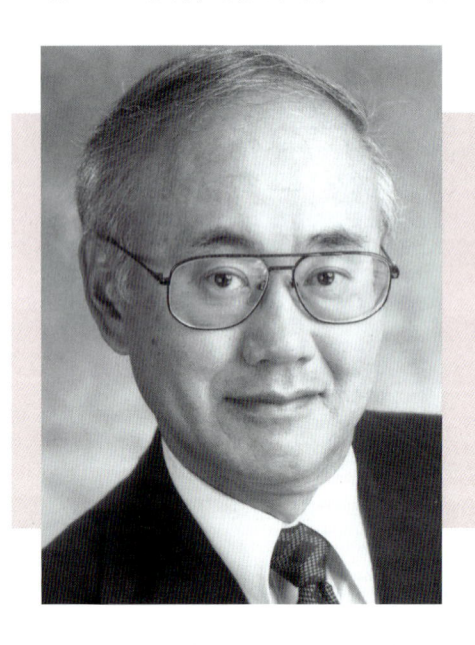

Henry H. Takei, DDS, MS, FACD

Dr. Henry H. Takeiは，1965年にMarquette大学歯学部を卒業し，1967年に歯周治療学の修了証ならびに理学修士号をMarquette大学とWisconsinにある退役軍人局病院から受けた．

Dr. Takeiは，UCLA歯学部では歯周治療学の臨床教授であり，またLos Angelesの退役軍人局病院の歯周治療学の顧問をしながら，歯周治療とインプラント外科専門の個人開業医を営んでいる．

Dr. Takeiは，歯周外科に関する数多くの論文を発表し，また5冊の教科書に寄稿した．また彼はこれまでに，両校ならびに国内外の歯科協会から多くの教育賞を受賞している．

Fermin A. Carranza, Dr Odont, FACD

Dr. Fermin A. Carranzaは，1948年にアルゼンチンのBuenos Aires大学歯学部を卒業し，1952年Tufts大学の歯学部で，Dr. Irving Glickmanの指導のもとで歯周治療学の卒後研修を修了した．

Dr. Carranzaは現在，UCLA歯学部において歯周病学の名誉教授であるが，Buenos Aires大学で1966〜1974年まで，UCLAでは1974〜1994年の彼が退官するまでの間，歯周治療学講座の代表を務めていた．

Dr. Carranzaは，歯周医学の基礎および臨床に関する218編以上の科学論文と抄録を発表し，さらにClinical Periodontology第5版から第8版までを含む8冊の単行本を出版してきた．彼は，IADR Science Award in Periodontal Diseaseやアメリカ歯周病学会のGies Awardなど，その業績に対して非常に数多くの賞や表彰を受けている．

Dr. Carranzaは世界中のいたるところで臨床歯周病学，病理学，さらに治療に関する講演を行った．

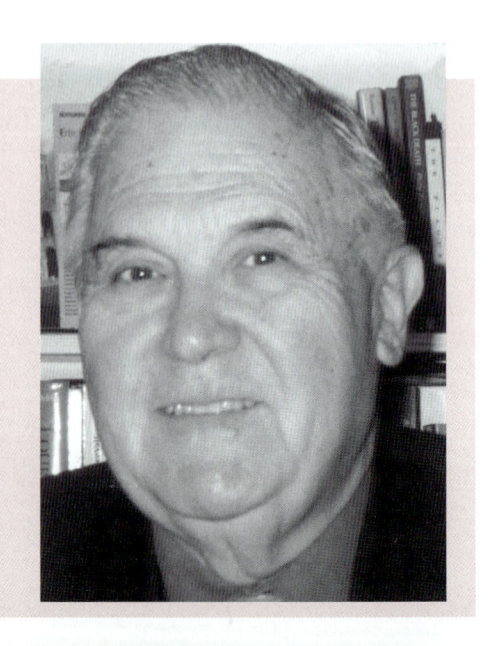

CARRANZA'S

クリニカル ペリオドントロジー

第9版
上巻

Michael G. Newman, DDS
Adjunct Professor, Section of Periodontics
UCLA-School of Dentistry
Los Angeles, California

Henry H. Takei, DDS, MS
Clinical Professor, Section of Periodontics
UCLA-School of Dentistry
Los Angeles, California

Fermin A. Carranza, Dr Odont
Professor Emeritus, Section of Periodontics
UCLA-School of Dentistry
Los Angeles, California

監訳／申　基喆・河津　寛・嶋田　淳・安井利一・上村恭弘

クインテッセンス出版株式会社　2005

Tokyo, Berlin, Chicago, London, Paris, Barcelona, Istanbul, Milano, São Paulo, Moscow, Prague, Warsaw, New Delhi, and Beijing

Publishing Director: John Schrefer
Senior Acquisitions Editor: Penny Rudolph
Developmental Editor: Jaime Pendill and Kimberly Alvis
Project Manager: Linda McKinley
Production Editor: Ellen Forest
Designer: Julia Ramirez
Cover Art: Imagineering

CARRANZA'S CLINICAL PERIODONTOLOGY

Copyright © 2002 by W.B. Saunders Co.

All rights reserved. No part of this publication may be reproduced or transmitted in any form or by any means, electronic or mechanical, including photocopy, recording, or any information storage and retrieval system, without permission in writing from the publisher.

Permission to photocopy or reproduce solely for internal or personal use is permitted for libraries or other users registered with the Copyright Clearance Center, provided that the base fee of $4.00 per chapter plus $.10 per page is paid directly to the Copyright Clearance Center, 222 Rosewood Drive, Danvers, Massachusetts 01923. This consent does not extend to other kinds of copying, such as copying for general distribution, for advertising or promotional purposes, for creating new collected works, or for resale.

原著者一覧

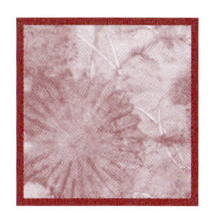

Alfredo Aguirre, DDS, MS
Director, Advanced Oral and Maxillofacial Pathology; Associate Professor, Department of Oral Diagnostic Sciences, State University of New York at Buffalo School of Dental Medicine, Buffalo, New York

William F. Ammons, Jr., DDS, MSD
Professor Emeritus, Department of Periodontics, University of Washington School of Dentistry, Seattle, Washington

Samuel J. Arbes, Jr., DDS, MPH, PhD
Clinical Fellow, Center for Oral and Systemic Diseases, University of North Carolina School of Dentistry, Chapel Hill, North Carolina

Robert R. Azzi, DDS
Clinical Associate Professor, Department of Periodontics, University of Paris VII School of Dentistry; Private Practice, Paris, France

James D. Beck, PhD
Kenan Professor, Department of Dental Ecology, University of North Carolina School of Dentistry, Chapel Hill, North Carolina

George W. Bernard, DDS, PhD
Professor, Department of Neurobiology, University of California-Los Angeles School of Dentistry, Los Angeles, California

John Beumer, III, DDS
Chairman, Department of Advanced Prosthodontics, Biomaterials, and Hospital Dentistry, University of California-Los Angeles School of Dentistry, Los Angeles, California

Carol A. Bibb, PhD, DDS
Adjunct Professor, Section of Oral Medicine and Orofacial Pain, University of California-Los Angeles School of Dentistry, Los Angeles, California

Jaime Bulkacz, DrOdont, PhD
Lecturer, Section of Periodontics, University of California-Los Angeles School of Dentistry, Los Angeles, California

Paulo M. Camargo, DDS, MS
Assistant Professor, Department of Periodontics, Division of Associated Clinical Specialties, University of California-Los Angeles School of Dentistry, Los Angeles, California

Ting Ling Chang, DDS
Adjunct Assistant Professor, Department of Advanced Prosthodontics, Biomaterials, and Hospital Dentistry, University of California-Los Angeles School of Dentistry, Los Angeles, California

Sebastian G. Ciancio, DDS, PhD
Distinguished Service Professor and Chair, Department of Periodontics, State University of New York at Buffalo School of Dental Medicine, Buffalo, New York

Joseph P. Cooney, BDS, MS
Clinical Professor and Director, Department of Advanced Prosthodontics, University of California-Los Angeles School of Dentistry, Los Angeles, California

Denise J. Fedele, DMD, MS
Clinical Associate Professor, Department of Oral Health Care Delivery, Baltimore College of Dental Surgery Dental School, University of Maryland at Baltimore, Baltimore, Maryland; Chief, Professional Development and Research, Dental Care Clinical Center, Veterans Administration Maryland Healthcare System, Perry Point, Maryland

Thomas F. Flemmig, Dr. med. dent, Professor
Chairman, Clinic of Periodontology, Westfalian Wilhelm University, Müster, Germany

Stephen F. Goodman, BA, DDS
Former Clinical Professor, Division of Periodontics, Columbia University School of Dental and Oral Surgery, New York, New York; Past President, American Academy of Periodontology; Diplomate, American Board of Periodontology

Susan Kinder Haake, DMD, MDentSc, PhD
Associate Professor, Section of Periodontics, Division of Associated Clinical Specialties, University of California-Los Angeles School of Dentistry, Los Angeles, California

Thomas J. Han, DDS, MS
Adjunct Associate Professor, Department of Periodontics, Section of Periodontics, University of California-Los Angeles School of Dentistry, Los Angeles, California

Gerald W. Harrington, DDS, MSD
Professor Emeritus, Department of Endodontics, University of Washington School of Dentistry, Seattle, Washington

James E. Hinrichs, DDS, MS
Associate Professor and Director, Advanced Education Program in Periodontology, Department of Preventive Sciences, University of Minnesota School of Dentistry, Minneapolis, Minnesota

Eva L. Hogan, MD, DDS, MS
Lecturer, Section of Periodontics, University of California-Los Angeles School of Dentistry, Los Angeles, California

George T.J. Huang, DDS, MSD, DSc
Graduate Program Director and Assistant Professor, Section of Endodontics, Division of Associated Clinical Specialties, University of California-Los Angeles School of Dentistry, Los Angeles, California

Maria E. Itoiz, DrOdont
Professor and Chairman, Department of Oral Pathology, Faculty of Dentistry, University of Buenos Aires, Buenos Aires, Argentina

David Jolkovsky, DMD, MS
Adjunct Assistant Professor, Section of Periodontics, University of California-Los Angeles School of Dentistry, Los Angeles, California; Private Practice, Davis, California

Sascha A. Jovanovic, DDS, MS
Research Associate and Director of Preceptorship Studies, Division of Oral Biology of Medicine, University of California-Los Angeles School of Dentistry, Los Angeles, California; President, European Association for Osseointegration, London, England

E. Barrie Kenney, BDSc, DDS, MS, FRACDS
Chair of Division of Associated Clinical Specialties and Periodontics, University of California-Los Angeles School of Dentistry, Los Angeles, California

Perry R. Klokkevold, DDS, MS
Associate Professor and Clinical Director, Section of Periodontics, University of California-Los Angeles School of Dentistry, Los Angeles, California

Vincent G. Kokich, DDS, MSD
Professor, Department of Orthodontics, University of Washington School of Dentistry, Seattle, Washington

Pamela K. McClain, DDS
Clinical Assistant Professor, Department of Surgical Dentistry, University of Colorado School of Dentistry, Denver, Colorado; Research Professor, Department of Periodontics, University of Maryland Dental School, Baltimore, Maryland

Michael J. McDevitt, DDS
Visiting Faculty, The Pankey Institute for Advanced Dental Education, Key Biscayne, Florida; Private Practice, Atlanta, Georgia

Brian L. Mealey, DDS, MS
Chairman and Program Director, Department of Periodontics, Wilford Hall Medical Center, Lackland Air Force Base, Texas; Clinical Assistant Professor, Department of Periodontics, University of Texas Health Science Center, San Antonio, Texas

Robert L. Merin, DDS
Private Practice, Woodland Hills, California; Diplomate, American Board of Periodontology

Bryan S. Michalowicz, DDS
Associate Professor, Department of Preventive Sciences, University of Minnesota School of Dentistry, Minneapolis, Minnesota

Kenneth T. Miyasaki, DDS, PhD
Associate Professor, Department of Oral Biology, University of California-Los Angeles School of Dentistry, Los Angeles, California

Richard J. Nagy, DDS
Lecturer, Department of Periodontics, University of California-Los Angeles School of Dentistry; Staff Periodontist, Greater Los Angeles Veterans Administration Healthcare System, Los Angeles, California

Ian Needleman, BDS, MSc, PhD, MRD, RCS (Eng)
Department of Periodontology, Eastman Dental Institute for Oral Health Care Sciences, University of London, London, England

Mirdza E. Neiders, DDS
Professor, Department of Oral Diagnostic Sciences, State University of New York at Buffalo School of Dental Medicine, Buffalo, New York

Linda C. Niessen, DMD, MPH, MPP
Clinical Professor, Department of Public Health Sciences, Baylor College of Dentistry, Texas A&M Health Sciences Center, Dallas, Texas; Vice President of Clinical Education, Dentsply International, York, Pennsylvania

Russell J. Nisengard, DDS, PhD
Distinguished Teaching Professor and Associate Dean for Advanced Education and Research, Departments of Periodontics and Endodontics, State University of New York at Buffalo School of Dental Medicine, Buffalo, New York

Karen F. Novak, DDS, MS, PhD
Associate Professor, Department of Periodontics, Center for Oral Health Research, University of Kentucky, Lexington, Kentucky

M. John Novak, BDS, LDS, MS, PhD
Professor, Department of Periodontics; Associate Director, Center for Oral Health Research, University of Kentucky, Lexington, Kentucky

Joan Otomo-Corgel, DDS, MPH
Chair of Research, Department of Periodontics, Greater Los Angeles Veterans Administration Healthcare System, Los Angeles, California; Adjunct Assistant Professor in Residence, Department of Periodontics, University of California-Los Angeles School of Dentistry, Los Angeles, California

Kwang-Bum Park, DDS, MS, PhD
Visiting Assistant Researcher in Periodontics, University of California-Los Angeles, Los Angeles, California; Director, Perio-Line Institute of Clinical Periodontics and Implantology, Taegu, Korea; Lecturer in Oral Anatomy and Histology, Kyung-Pook National University, Taegu, Korea

Anna Pattison, RDH, MS
Associate Professor, Department of Dental Hygiene, School of Dentistry, University of Southern California, Los Angeles, California

Gordon Pattison, DDS
Lecturer in Periodontics, University of California-Los Angeles School of Dentistry, Los Angeles, California

Dorothy A. Perry, RDH, PhD
Vice Chair, Department of Preventive and Restorative Dental Sciences; Chair, Division of Dental Hygiene, University of California-San Francisco School of Dentistry, San Francisco, California

Gregor Petersilka, Dr. med. dent
Assistant Professor, Clinic of Periodontology, Westfalian Wilhelm University, Müster, Germany

Bruce L. Pihlstrom, DDS, MS
Erwin Schaffer Periodontal Research Professor, Department of Preventive Sciences and Periodontology, University of Minnesota School of Dentistry, Minneapolis, Minnesota

John W. Rapley, DDS, MS
Director, Graduate Periodontics and Chairman, Department of Periodontics, University of Missouri-Kansas City School of Dentistry, Kansas City, Missouri

Terry D. Rees, DDS, MSD
Chairman and Professor, Department of Periodontics, Baylor College of Dentistry, Texas A&M Health Sciences Center, Dallas, Texas

Eleni Roumanas, DDS
Clinical Associate Professor, Department of Advanced Prosthodontics, Biomaterials, and Hospital Dentistry, University of California-Los Angeles School of Dentistry, Los Angeles, California

Mariano Sanz, MD, DDS, PhD
Professor, Facultad de Odontologia, Universidad Complutense de Madrid, Madrid, Spain

Robert G. Schallhorn, DDS, MS
Clinical Professor, Department of Surgical Dentistry, University of Colorado School of Dentistry, Denver, Colorado; Research Professor, Department of Periodontics, Baltimore College of Dental Surgery Dental School, University of Maryland at Baltimore, Baltimore, Maryland

Max O. Schmid
Former Associate Professor of Periodontics, University of California-Los Angeles School of Dentistry, Los Angeles, California; Private practice, Aarau, Switzerland

Dennis A. Shanelec, DDS
Director, Microsurgery Training Institute, Santa Barbara, California

Gerald Shklar, DDS, MS
Charles A. Brackett Professor of Oral Pathology, Harvard University School of Dental Medicine, Boston, Massachusetts

Thomas N. Sims, DDS
Senior Lecturer, Department of Periodontics, University of California-Los Angeles School of Dentistry, Los Angeles, California

Frank M. Spear, DDS, MSD
Affiliate Professor, Graduate Prosthodontics, University of Washington School of Dentistry, Seattle, Washington; President Elect, American Academy of Esthetic Dentistry

Leonard S. Tibbetts, DDS, MSD
Visiting Assistant Professor, Graduate Periodontics, University of Washington School of Dentistry, Seattle, Washington

監訳者／訳者一覧

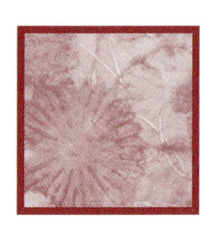

監訳者

申　基喆
明海大学歯学部歯周病学講座教授

河津　寛
東京都開業・河津歯科医院，明海大学歯学部臨床教授

嶋田　淳
明海大学歯学部口腔外科学第1講座教授

安井利一
明海大学歯学部口腔衛生学講座教授

上村恭弘

訳者

岩田健男
東京都開業・東小金井歯科

大塚秀春
明海大学歯学部歯周病学講座助手

大橋敏雄
明海大学歯学部歯周病学講座助手

大森喜弘
明海大学歯学部口腔生化学講座教授

加々美恵一
大阪府開業・カガミ歯科医院

河津　寛
東京都開業・河津歯科医院，
明海大学歯学部臨床教授

小林之直
明海大学歯学部歯周病学講座助手

坂本伸人
大阪府開業・坂本歯科医院

嶋田　淳
明海大学歯学部口腔外科学第1講座教授

申　基喆
明海大学歯学部歯周病学講座教授

高橋慶壮
明海大学歯学部歯内療法学講座講師

竹下　玲
明海大学歯学部口腔衛生学講座講師

武田宏幸
明海大学歯学部歯周病学講座助手

辰巳順一
明海大学歯学部歯周病学講座講師

坪井新一
兵庫県開業・坪井歯科医院

長沼　清
神奈川県開業・長沼歯科医院

並木一郎
明海大学歯学部口腔外科学第1講座非常勤講師

野玉智弘
滋賀県開業・野玉歯科医院，
朝日大学保存修復学講座非常勤講師

林　丈一朗
明海大学歯学部歯周病学講座講師

平井　順
神奈川県開業・平井歯科医院

福永秀一
羽生総合病院歯科口腔外科部長，
明海大学歯学部口腔外科学第1講座非常勤講師

藤井秀朋
河津歯科医院，
明海大学歯学部口腔外科学第1講座非常勤講師

南　清和
大阪府開業・ミナミ歯科クリニック，
朝日大学保存修復学講座非常勤講師

森井克治
大阪府開業・森井歯科クリニック

安井利一
明海大学歯学部口腔衛生学講座教授

渡辺隆史
福島県開業・小滝歯科医院

（50音順）

序文

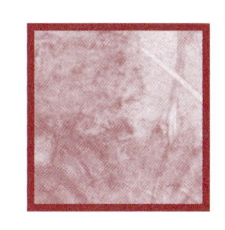

　本書の創始者およびその最初の4版（1953年，1958年，1964年，および1972年に出版）の著者は，マサチューセッツ州のボストンにあるタフツ大学歯学部歯周病学講座の主任教授であった，Dr. Irving Glickmanである．

　Dr. Glickmanは，卓越した研究者であり，優れた教師であり，天才的な話し手であり，そして才気溢れる書き手でもあった．長年にわたって，彼のコンセプトが歯周病学の考え方を形づくってきた．彼の文章スタイルとオリジナルのイラストレーション，考え方，そして歯科臨床に対するフィロソフィーは，いまだ本書の随所にみることができる．1972年にDr. Glickmanが58歳で故人となった後，本書を改訂していく責務は，かつてDr. Glickmanの生徒であり共同研究者であった，Dr. Fermin A. Carranzaへと引き継がれていった．当時，Dr. Carranzaはカリフォルニア大学ロサンゼルス校（UCLA）歯学部の歯周治療学の主任教授であった．その後の4版は，Dr. Carranzaの指導のもと，1979年，1984年，1990年，そして1996年に出版された．彼は現在UCLAの名誉教授である．

　この第9版では，ほぼ半世紀にわたって本書の伝統を維持してきた担い手がまた変わることになった．Dr. Michael G. NewmanとDr. Henry H. Takeiが，Dr. Carranzaとともにこの第9版の主な責任を担うこととなった．

　本書の第1版が出版されてから49年が経過する間に，歯周病学は驚異的な進歩を遂げた．歯周組織およびさまざまな病的過程における歯周病変の原因とメカニズムの分析は，組織学や生理学の範囲を乗り越えて，細胞や分子レベルの研究領域で行われるようになってきた．生物学的な基礎研究の発展とさまざまな技術的な進歩により，治療のゴールは，たんに健康な歯周組織と十分な機能を獲得する，といきう目標を上回るものになってきた．今日では，喪失した組織の再建，インプラント補綴，および審美性の改善は，臨床歯周病学において不可欠な要素となっている．

　この最新版では，これらの発展や進歩が，改正および追加という形で内容や構成に盛り込まれている．この多方面にわたる複雑な作業には，われわれの学問が関与するさまざまな分野における多数の専門家の協力が必要であった．

　また本版では，本書をたんに魅力的なだけではなく，文章や図が読みやすく理解しやすいように，いくつもの編集上の工夫が施されている．

　しかしながら，本書は主に一般歯科の臨床医およびそれを目指す学生のテキストブックであるという点は変わりない．歯周病専門医，研修医，および大学院生にとって興味深い情報も満載している．一般の人々の歯周処置は，主に一般歯科医師によって行われるものであり，彼らにはすべての歯周組織の問題を，診査し，治療し，あるいは専門医に紹介する責任がある，とわれわれは信じている．このことは，歯周疾患の高い発症率と，歯周治療と修復治療の密接な関係からも明白である．重症または通常ではない歯周疾患の診断および治療のための特別なトレーニングを受けた歯周病専門医達は，一般の人々に対する一般的な歯科処置を補助するべきである．

　われわれは，この新しい版が前版と同様，歯科医師，歯周病専門医，そして学生にとって有用であり，われわれが専門とする学問の弛みない進歩に貢献することを希望している．

Michael G. Newman
Henry H. Takei
Fermin A. Carranza

謝辞

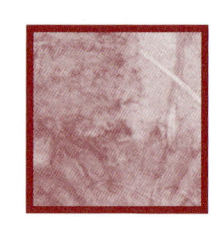

多くの科学者と臨床家が，本書の以前の版のための専門的な知識を共有したが，彼らの名前はもはや第9版の貢献者として現わしてはいない．本書の一部を構成している彼らの多くの貴重な概念やアイデアに対して，われわれの深い感謝を以下の同僚たちに言い表わしたい．Dr. Donald F. Adams, Dr. Juan J. Carraro, Dr. Edmund Cataldo, Dr. Louis A. Cohn, Dr. John H. Flocken, Dr. Vojislav Lekovic, Dr. Vanessa Marinho, Dr. Francis, McCarthy, Dr. Philip McCarthy, Dr. F. Reynaldo Saglie, Dr. Donald A. Seligman, Dr. William K. Solberg, Dr. Vladimir W. Spolsky, Dr. Angela Ubios, およびDr. Alfred Weinstock.

本版において，われわれは幸いにも歯周病学の臨床および研究領域におけるノウハウと，専門的知識について貴重な助けを多くの科学者から得ることができた．

われわれは，以前に未発表の情報やイラストをご寄稿いただいた，以下の同僚の貴重な助けに感謝する．E.A. Albano, Beatriz Aldape, Carl Allen, D. C. Anderson, E. I. Ball, B. O. Barletta, Burton Becker, William Becker, Sol Bernick, Charles N. Bertolami, Gerald Bowers, A. Brendel, Raul G. Caffessa, Anand P. Chaudhry, Osvaldo Costa, Louis Cuccia, Douglas Damm, B. Ehmke, L. Roy Eversole, Terry Fiori, Stuart L. Fischman, J. Frontan, R. M. Frank, Steven I. Gold, M. Goodson, Robert J. Gorlin, A. Haffajee, T. J. Han, Fredrico Herrero, Stanley C. Holt, Joseph Hsiou, Steven Kwan, Linda Lee, J. Lindhe, Max Listgarten, Frank Lucatorto, Agusti Marfany, Philip Melnick, Robert Merin, David F. Mitchell, R. G. Oliver, Silvia Oreamuno, Joan Otomo-Corgel, Charles A. Palioca, Benjamin Patur, R. Earl Robinson, Ronald Rott, Joseph Schwartz, N. J. Selliseth, K. Selvig, Gerald Shklar, T. N. Sims, S. Socransky, John Sottosanti, Carlo Tinti, Sam Toll, Simon Wood, Spencer Woolfe, およびKim D. Zussman (敬称略).

われわれは，書籍の書評やイラスト素材の収集に関して，以下のUCLA卒後歯周病研修医に感謝する．Dr. Claudia Lemus, Dr. Mork Redd, Dr. Afshen Salamati, およびDr. Nelson Yen. さらに本書の製作に献身的だったDr. Rodrigo Lagosに感謝する．

われわれは有益な情報，イラスト，あるいはその両方を共有した以下の会社に感謝する．T.B. Hartzell社，Hu-Friedy社，Nobel Biocare社，Procter & Gamble社，そして3I Implants社．

われわれの考えを具現化するための彼らの素晴らしい特殊な技術やたゆまぬ努力に深く恩義を感じさせられた．

われわれはW.B. Saunders社，とりわけPenny Rudolph, Ellen Forest, Kimberly Alvis, およびJaime Pendill各氏に感謝する．彼らの専門的ノウハウにより，あらゆる概念への詳細な注意が払われ，本書の質の向上に大いに寄与された．

またわれわれは，本職におけるわれわれの第一歩を導き，われわれがこの分野でのアイデアを発展させるのを助けてくれた良き指導者に対し感謝したい．

Dr. Newman：私を指導し教育してくれたDr. Sigmund S. Socransky, Dr. Bernard Chaiken, Dr. Ed Loftus, Dr. Paul Goldhaber, Dr. Stephen Stone, Dr. J. D. Murray, Dr. F. A. Carranza, そしてDr. Henry Takeiに感謝する．また，大きく，複雑で時間のかかるこの企画を成し遂げる機会を与えてくださった，E. Barrie Kennyの援助に特別の謝意を表する．

Dr. Takei：Donald Van Scotter, Delbert P. Nachazel, そして John Pfeiffer各氏．運営上の助力に対し，Rose Kitayama氏に特別の感謝をしたい．

Dr. Carranza：Dr. Irving Glickman, Dr. Fermin Carranza, そしてDr. Romulo L. Cabrini. さらに本書の改訂を続けてくれる私の共著者に感謝したい．

大切なことを言い残したが，最後に常に支えてくれた我々の両親，同僚そして友に感謝したい．また，いつも寛容で，元気づけてくれ，そして理解してくれるわれわれの妻と子ども，Susan, Andrea, そしてNatalie, June, ScottそしてAkemi, Rita, Fermin, PatriciaそしてLauraに特別な謝意を表したい．

Michael G. Newman
Henry H. Takei
Fermin A. Carranza

訳者序文

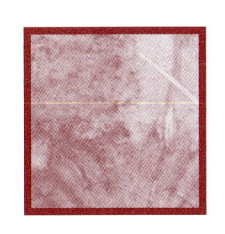

　本書はDr. Irving Glickmanが1953年に第1版を出版してからこの第9版にいたるまで，歯周病学の進歩や時代の変遷とともに，いつもその時代の第一線で用いられてきた歴史的大著である．また，本書は歯周病専門医のための専門書という位置づけだけではなく，一般の歯科医師や歯科医師を目指している歯学生のための教科書として歯周病学を学ぶうえで非常に有益であるという性格を貫いてきている．したがって，本書はアメリカの多くの歯学部で歯周病学の教科書として用いられているばかりでなく，これまでに日本のみならず，インドネシア，イタリア，韓国，ポルトガル，さらにスペインで翻訳されており，世界の多くの国々でも歯周病学の教科書として採用されている．

　本書が日本語に初めて翻訳されたのは，1976年の"グリックマン臨床歯周病学"であり，これは原書(Glickman's Clinical Periodontology)の第4版を翻訳したものであった．それ以来，日本で翻訳された最新のものは，1993年に第6版を翻訳し出版された"グリックマン臨床歯周病学　第6版"である．この第9版は，アメリカでは2002年に出版されており，Dr. CarranzaにDr. NewmanとDr. Takeiらが編著者として加わり，書名も"Carranza's Clinical Periodontology"と一新され，内容もこれまでのものに加え，さらに広い歯周病学に関する基礎的，臨床的事項を網羅したものになっている．とくにこの10数年間での歯周病の病因論，診断学，さらに治療法の発展は目覚しいものがあり，毎年といっていいほど新たな理論や治療法が報告されている．そして，われわれはこれらの新しい知見にばかり目を奪われがちであるかもしれないが，これまでの研究や臨床成績に裏付けられた基本的事項こそ，われわれがまず確認しておくべき事項である．この第9版では，歯周病学を学ぶうえで不可欠な基本的事項を詳細に記述しつつも，現在行われている最新の理論や治療法をみごとなまでに盛り込んだ構成となっている．さらに現在発展が目覚しい歯科インプラント療法についても，基礎的項目から臨床応用にいたるまでをかなりのページを割いて記述されている．

　このような世界的に高い評価を受けている大著の翻訳の栄を，とくに日頃から大変な恩恵を受けさせていただいているDr. TakeiやDr. Newmanからいただいたことは，このうえない名誉である．私の本書との出会いは，1989年にLos AngelesにあるDr. Takeiの診療所に，歯周外科の研修を受けるために滞在していたときである．その時にDr. Takeiから，この本は歯周治療学のバイブルともいえる本だから，手術見学のない時間はいつもこの本を読んでいるようにと，当時第6版であった本書を手渡された．語学力の乏しい自分にとっては大変な作業であったが，辞書を片手に真剣に取り組んだことをよく覚えている．それから15年後の現在，自分がこの第9版の翻訳に携わるとは，まさに青天の霹靂であったことは言うまでもない．

　先にも述べたように本書は，現在の歯周病学の集大成として十分な質と量の情報を併せもった大著であることに偽りはない．翻訳に際しては，各分野で専門的知識をもった方々にお願いし，何度も確認作業を行い，本書の内容を正確に読みやすく表現するよう心がけたつもりであるが，いまだ訳文にいたらないか所があるかもしれない．どうか遠慮なく叱責していただきたい．今後，また機会をいただければ加筆修正するつもりである．

　最後に，この"Carranza's Clinical Periodontology"の翻訳にあたっては，大変お忙しいなかご協力をいただいた多くの先生方，ならびに監訳者の先生方に深甚なる謝意を表する．また，本書の翻訳出版にあたって大変お世話になった，クインテッセンス出版の佐々木一高氏ならびに齋藤明香氏に，訳者を代表して厚くお礼を申し上げる次第である．

訳者代表
申　基喆

上巻目次

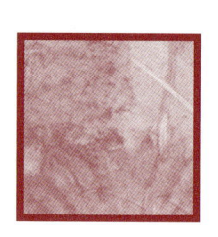

原著者一覧　v

監訳者／訳者一覧　viii

序文　ix

謝辞　x

訳者序文　xi

上巻目次　xii

下巻目次　xiv

INTRODUCTION　歯周病学の歴史的背景　1
Gerald Shklar, Fermin A. Carranza

PART 1　正常歯周組織　15
Michael G. Newman

CHAPTER 1　歯肉　16
Maria E. Itoiz, Fermin A. Carranza

CHAPTER 2　歯とその支持組織　36
Fermin A. Carranza, George W. Bernard

CHAPTER 3　加齢と歯周組織　58
Ian Needleman

PART 2　歯周疾患の分類と疫学　63
Michael G. Newman

CHAPTER 4　歯周組織に影響を及ぼす疾患や状態の分類　64
M. John Novak

CHAPTER 5　歯肉と歯周疾患の疫学　73
James D. Beck, Samuel J. Arbes Jr.

PART 3　歯周疾患の病因　95
Susan Kinder Haake

CHAPTER 6　歯周組織の細菌学　96
Susan Kinder Haake, Michael G. Newman, Russell J. Nisengard, Mariano Sanz

CHAPTER 7　免疫および炎症―基本概念―　113
Kenneth T. Miyasaki, Russell J. Nisengard, Susan Kinder Haake

CHAPTER 8　歯周疾患における宿主と微生物の相互作用　133
Susan Kinder Haake, Russell J. Nisengard, Michael G. Newman, Kenneth T. Miyasaki

CHAPTER 9　歯周疾患における宿主と細菌の相互作用の分子生物学　155
Susan Kinder Haake, George T.-J. Huang

CHAPTER 10　歯周疾患に関連した遺伝的要因　171
Bryan S. Michalowicz, Bruce L. Pihlstrom

CHAPTER 11　歯石の歯周疾患に及ぼす影響と歯周疾患の発症・進行に影響を与えるその他の因子　185
James E. Hinrichs

CHAPTER 12　全身疾患および障害が歯周組織に及ぼす影響　207
Perry R. Klokkevold, Brian L. Mealey, Fermin A. Carranza

CHAPTER 13　歯周医学　233
Brian L. Mealey, Perry R. Klokkevold

CHAPTER 14　喫煙と歯周疾患　249
M. John Novak, Karen F. Novak

PART 4　歯周病理学　257
Michael G. Newman, Fermin A. Carranza

■ **SECTION I**　歯肉疾患　258

CHAPTER 15　歯肉の防御機構　258
Jaime Bulkacz, Fermin A. Carranza

CHAPTER 16　歯肉の炎症　268
Fermin A. Carranza, John W. Rapley, Susan Kinder Haake

xii

CHAPTER 17　歯肉炎の臨床的特徴　274
Fermin A. Carranza, John W. Rapley

CHAPTER 18　歯肉の腫脹　284
Fermin A. Carranza, Eva L. Hogan

CHAPTER 19　急性歯肉感染　303
Fermin A. Carranza, Perry R. Klokkevold

CHAPTER 20　小児期における歯肉疾患　315
Fermin A. Carranza

CHAPTER 21　剝離性歯肉炎　320
Alfredo Aguirre, Mirdza E. Neiders,
Russell J. Nisengard

■SECTION II　歯周疾患　342

CHAPTER 22　歯周ポケット　342
Fermin A. Carranza, Paulo M. Camargo

CHAPTER 23　骨吸収と骨吸収形態　360
Fermin A. Carranza

CHAPTER 24　外力に対する歯周組織の反応　377
Fermin A. Carranza, Paulo M. Camargo

CHAPTER 25　咀嚼系の異常　390
Michael J. McDevitt

CHAPTER 26　慢性歯周炎　403
Richard J. Nagy, M. John Novak

CHAPTER 27　壊死性潰瘍性歯周炎，難治性歯周炎および全身疾患に関連して発症する歯周炎　408
Richard J. Nagy, Fermin A. Carranza,
Michael G. Newman

CHAPTER 28　侵襲性歯周炎　414
Richard J. Nagy, Karen F. Novak

CHAPTER 29　AIDSと歯周組織　421
Terry D. Rees

カラー図

和文索引　I
欧文索引　XIX

下巻目次

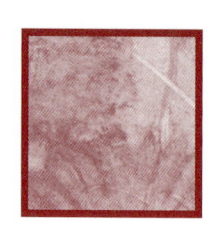

原著者一覧　v
監訳者／訳者一覧　viii
序文　ix
謝辞　x
訳者序文　xi
上巻目次　xii
下巻目次　xiii

PART 5	歯周疾患の治療　437

■ SECTION I　診断，予後，治療計画　438
CAHPTER 30　臨床診断　438
CHAPTER 31　歯周疾患の診断におけるX線写真撮影法　460
CHAPTER 32　リスク評価　475
CHAPTER 33　予後の確定　482
CHAPTER 34　最新の診断テクニック　494
CHAPTER 35　治療計画　511
CHAPTER 36　歯周治療の原則　515
CHAPTER 37　女性患者（思春期，月経，妊娠，および閉経）の歯周治療　521
CHAPTER 38　医学的に問題のある患者の歯周治療　535
CHAPTER 39　高齢者の歯周治療　559
CHAPTER 40　難治性歯周炎，侵襲性歯周炎，壊死性潰瘍性歯周炎，および全身疾患が関与した歯周炎の治療　566
■ SECTIOIN II　ペリオドンタル インスツルメンテーション　575
CHAPTER 41　歯周治療器具　575
CHAPTER 42　手用器具の操作　603
CHAPTER 43　音波・超音波器具の操作　616
CHAPTER 44　歯肉縁上と歯肉縁下のイリゲーション　624

■ SECTION III　歯周疾患の緊急処置　631
CAHPTER 45　急性歯肉疾患の治療　631
CHAPTER 46　歯周膿瘍の治療　638
■ SECTION IV　Phase I 歯周治療　640
CHAPTER 47　スケーリング・ルートプレーニング　640
CHAPTER 48　Phase I 治療（治療第 I 相）　656
CHAPTER 49　プラークコントロール　661
CHAPTER 50　歯周治療における化学療法薬　685
CHAPTER 51　HIV感染患者の歯周管理　699
CHAPTER 52　歯周疾患管理における咬合の評価と治療　709
CHAPTER 53　歯周治療の補助手段としての矯正処置の役割　716
■ SECTION V　歯周外科フェーズ　731
CHAPTER 54　歯周外科手術の原則　731
CHAPTER 55　歯周外科手術の一般的原則　737
CHAPTER 56　歯周組織と関連組織の手術解剖学　751
CHAPTER 57　歯肉掻爬術　758
CHAPTER 58　歯肉切除術　763
CHAPTER 59　歯肉腫脹の治療　768
CHAPTER 60　歯周フラップ　776
CHAPTER 61　ポケットの治療におけるフラップテクニック　788
CHAPTER 62　骨切除術　800
CHAPTER 63　骨再生外科　818
CHAPTER 64　根分岐部―その問題とマネージメント　841
CHAPTER 65　歯周-歯内複合病変　856
CHAPTER 66　歯周形成，審美外科手術　866
CHAPTER 67　近年における手術術式の進歩　891

- SECTION VI 口腔インプラント学 897
- CHAPTER 68 歯科用インプラントの生物学的性状 897
- CHAPTER 69 歯科用インプラントの臨床的側面 904
- CHAPTER 70 歯科インプラントの外科概要 913
- CHAPTER 71 高度なインプラント外科手術と骨移植 922
- CHAPTER 72 インプラント補綴 939
- CHAPTER 73 インプラント周囲に生じる合併症の診断と治療 947
- SECTION VII 歯周と補綴の関連 959
- CHAPTER 74 補綴治療のための歯周前処置 959
- CHAPTER 75 歯周治療と補綴治療の関連 965

PART6　メインテナンス　983

- CHAPTER 76 サポーティブペリオドンタルトリートメント 984
- CHAPTER 77 歯周治療の結果 996
- APPENDIX 歯周病学に関するインターネット情報 1004

カラー図

和文索引　I

欧文索引　XIX

CARRANZA'S
クリニカル
ペリオドントロジー

歯周病学の歴史的背景

Gerald Shklar, Fermin A. Carranza

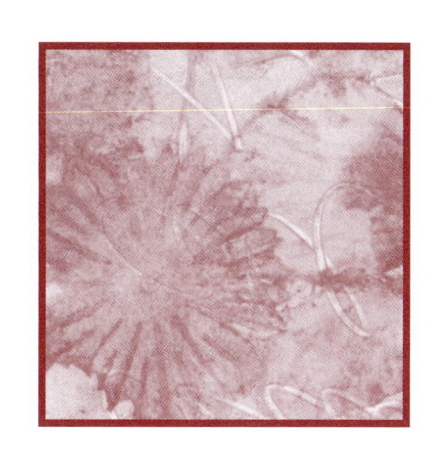

INTRODUCTION

本章の概要

古代文明
ギリシア
ローマ
中世
ルネッサンス
18世紀
19世紀
　急性壊死性潰瘍性歯肉炎
20世紀
　ウィーン
　ベルリン
　アメリカと他の国々
　病巣感染
　第二次世界大戦以降

　有史以来，歯肉や歯周組織の疾患はさまざまな形で人類を苦しめてきた．古代病理学的研究から，歯槽骨の喪失を特徴とする破壊的な歯周疾患は，古代エジプトからコロンブス以前のアメリカ文明にいたるまで種々の文明下において確認されている[69]．医学史上最古とされる記録文書でも歯周疾患とその治療に対する関心がうかがえる．今日まで伝わる古文書のほとんどが多くの章を口腔疾患に充てており，歯周疾患に関する諸問題についての記述がそれらの文書のかなりの部分を占めている．歯周疾患と歯石との関係や歯周疾患の原因としての全身疾患がしばしば取り上げられていた．しかしながら，理論的かつ方程式化された治療法に対する考察は，中世アラビア医学の外科論文にいたるまで記されていなかった．さらに，図解を取り入れたり，精巧な器具の操作法を取り入れた近代的な治療法にいたっては，18世紀のピエール・フォーシャー（Pierre Fauchard）の時代を待たなければならなかった．

古代文明

　紀元前3000年に，スメル人がすでに口腔清掃を行っていたことや，メソポタミア文明の首都ウルから精巧な装飾が施された金のトゥースピック（爪楊枝）が発掘されていることなどは，古代においても口の中を清潔に保つことに関心があったことを示している．スメル文明以後，バビロニア人やアッシリア人も歯周組織の問題に悩まされ続けたようで，さまざまな薬草を併用した歯肉マッサージ法が記されたこの時代の粘土板が存在する[36]．
　古代エジプト人のミイラから，歯周疾患は頻繁にみられた疾患であったことが明らかにされた．したがって，歯周疾患についての対処法が医学書や外科文書のなかで記述されているのも不思議ではない．医学書，エバース・パピルス（the Ebers papyrus）には，多くの歯肉の疾患についての文献や歯と歯肉の増強のための数々の薬物処方が書かれている．これらの治療薬は，植物や鉱物からつくられており，ハチミツ，樹脂，またはビールかすなどを賦形剤として

ペースト状にしたうえで歯肉に塗布されていた[20].

現存する多くの医学関連のパピルス文書のなかでも,現代医学の知識に照らし合わせてもっとも洗練されたものは,外科書エドウィン・スミス・パピルス(the Edwin Smith surgical papyrus)である[9].この大著のうち現存する文書のなかでは,48の症例とその診断,予後に対する考察,および適切な治療法について述べられている.下顎の骨折や脱臼について述べられているが,歯周組織の問題では外科処置が必要とは考えられていない.

古代インドの医学書では,かなり多くのページが口腔および歯周疾患について割かれている.ススルタ・サンヒター(Susruta Samhita)には歯の動揺と歯肉からの排膿を伴う高度な歯周疾患に関する記述が数多くみられる[72].その後の論文,チャラカ・サンヒター(Charaka Samhita)では,歯みがきや口腔清掃について以下のように述べている.

"歯みがきに用いる棒は,収斂性か刺激性,あるいは苦味のあるものがよい.この棒の一方を噛んでブラシ状にして用いる.これを1日2回,歯ぐきを傷つけないように使う必要がある[15]."

古代中国の医学書のなかにも歯周疾患についての記述がある.紀元前2500年頃,Huang-Tiによって書かれたもっとも古い書物のなかで,歯と歯肉の疾患について1章が割かれている.このなかで,口腔疾患は"Fong Ya(炎症性),Ya Kon(歯の周囲の軟組織の病気),Chong Ya(う蝕)"の3種類に分けられている[17].

歯肉の炎症,歯周膿瘍,歯肉潰瘍は正しく詳細に記述されている.以下のような歯肉に関する記述がある.

"歯肉は淡赤色あるいは赤紫色の硬い塊状で,ときとして出血しており,持続的な歯痛を伴う."

このような症状に対する薬草療法"Zn-hine-ton"も記されている.中国人はもっとも古くから歯の清掃や歯肉マッサージを行うために"かみ棒(chew stick)"をトゥースピックや歯ブラシのように用いた民族のひとつである.かみ棒は植物の枝や根からつくられ,片方の先を柔らかく繊維状なるまで潰して歯みがきに使用していた.かみ棒は発展途上地域の一部のアジア人やアフリカ人が現在も使用している[39,47].

古代ヘブライ人も口腔清掃の重要性を認識していた.歯および歯周組織について,多くの病態がタルムードに記載されている.歯周疾患によって生じた動揺歯を固定するのに用いたと思われる,フェニキア文明時代につくられたワイヤー固定装置が見つかっている[36].

ギリシア

ギリシア文明と科学の発展により西洋文明は黄金期を迎えた.ギリシア人は,ほぼすべての学問的,そして技術的分野に卓越していた.建築,絵画,彫刻,陶器,詩歌,戯曲,哲学,歴史は,後の時代になっても彼らを凌げないほどに完成されていた.この時期は,ホメロス,プラトン,アリストテレス,エウリピデス,アイスキュロス,ソフォクレス,ヘロドトス,クセノフォン,フィディアス,プラキテレスの時代であった.近代科学はギリシャで生まれ,医学も診断法や治療技術の面で発達を遂げた.ギリシア医学は,ローマ文明を経てビサンチン時代まで引き継がれた.

古代ギリシアにおいて,ヒポクラテス(Hippocrates, 460～377 BCE)は近代医学の父であり,患者の脈拍,体温,呼吸,排泄物,痰および疼痛による総合的な診査法をはじめて確立した[13,39].彼は,歯の機能と萌出,さらには歯周疾患の原因についても考察している.歯肉の炎症は,唾液や歯石の沈着により起こり,持続的な脾臓疾患の場合,歯肉からの出血が起こると信じていた.脾臓疾患について以下のような記述がある.

"腹部が膨らみ,脾臓は腫脹して硬結が生じ,患者は急性の疼痛に悩まされる.歯肉は歯から剥離し,悪臭がする[39]."

ローマ

紀元前735年より以前,エトルリア人(Etruscans)は,すでに義歯をつくる技術に精通していたが,歯周疾患とその治療法を理解していたという根拠はない.

ローマ時代,アウルス・コルネリアス・ケルスス(Aulus Cornelius Celsus, 25 BCE～50 CE)は,口腔内の軟組織を冒す疾患とその治療法について,以下のように述べている.

"歯肉が歯から離れたら,熟していないナシやリンゴを噛み,その果汁を口に含むとよい."

また彼は,歯の動揺は歯根と歯肉の脆弱化によって起こり,熱した鉄を軽く歯肉に当て,その後ハチミツを塗る必要があるとも述べている.ローマ人は,口腔清掃にも非常に高い関心をもっていた.ケルススは,歯の着色を取り除き,歯磨剤を付けてこするのがよいと信じていた.ローマ時代の多くの詩歌のなかには,歯ブラシの使用についての記述がみられる.また,歯肉マッサージは口腔清掃にとって必須であった.

アイギナのパウロス(Paul of Aegina, 625～690 CE)は,歯肉からの突起物であるエプーリスと,歯肉の膿瘍であるパルーリス(歯肉膿瘍)を区別していた.彼は,歯石の塊は擦過用のへらや小型のやすりで除去し,歯は夕食後注意深く清掃する必要があると述べている[63].

中世

ローマ帝国の没落と崩壊は,ヨーロッパを暗国時代に陥れ,イスラム社会の台頭そしてアラビアの科学と医学の黄金時代となった.イスラム医学の驚くべき発展は,中世の後半からルネッサンス期においてヨーロッパ医学の発展に供与した.サレルノ(Salerno)やモンペリエ(Montpellier)といった初期の医科大学では,有名なアラビア語の専門書を

歯周病学の歴史的背景 ■ INTRODUCTION

適切に(しかし，正確とは到底いえないが)ラテン語訳にしたものを主に教科書として使用していた．

中世やルネサンス期の口腔病学と歯科学は，アラビア語の書籍，とくにアヴィセンナ(Avicenna)として知られているイブン・シーナー(Ibn Sina)またアブルカシス(Albucasis)として知られているアブル・カシム(Abu'l-Qasim)の専門書に由来したものが多い．アラビア語の専門書は，多くはギリシャ医学の専門書を参考にしているが，とくに外科分野では改良点や新技法が加えられている[70]．アッバース朝時代には，バグダッドにおいてギリシャ医学の古典書の多くがアラビア語に翻訳されたが，暗黒時代のヨーロッパの学問の崩壊と事実上の消滅後，最後はラテン語に再翻訳された．バグダッドとスペインのコルドバは，学問，医学ともに卓越していた．これら2つの都市は，それぞれ東と西の頂点に位置していた．

イスハーク・イブン・フナイン(Hunayn ibn-Ishaq, 809～73)とその一派は，プラトンやアリストテレスの哲学書，そしてアルキメデスの数学書はもちろん，ガレン，オリバシウス，アイギナのパウロス，ディオスコリデスの書籍やヒポクラテスの全集もギリシャ語の原書をアラビア語に翻訳した．ラーゼス(Rhazes アラブ名：Abu Bakr Muhammed ibn Zakariya al Razi, 841～926)は，医学・外科学について広範に及ぶ25冊から成る書物を残した．彼は首都バグダッド病院の医長でもあり，臨床症例に基づいた医学を教えていた．Ali ibn Abbas al Majousi(Haly Abbas, 930～94)は多くの皮膚病変ついて記述し，そして腫瘍除去の前には血管結紮を行うなどの先進的な外科処置を推奨した．彼はまた，広範囲にわたる歯科領域の事柄ついても記述している．

イブン・シーナー(980～1037)は，ペルシャ生まれで，恐らくアラビアの医師のなかでもっとも偉大であった．彼の著作で，医学総論のCanonは，恐らく前代未聞のもっとも有名な医学書であり，そして約600年間絶え間なく読まれ続けた．アヴィセンナは口腔そして歯周疾患に対して多種の薬剤を用い，ほとんど外科手術に頼らなかった．Canonには，歯肉疾患の見出しに"歯肉からの出血"，"歯肉の裂溝"，"歯肉の潰瘍"，"歯肉の剥離"，"歯肉退縮"，"歯肉の弛緩"および"エプーリス"が含まれている[5]．

アブル・カシム(936～1013)は，西洋時代のコルドバで秀でた内科医でもあり，外科医でもあった．歯学と歯周病学への貢献が彼の特出した功績であった．彼は，疾病を引き起こす歯石付着の主な役割を正確に把握しており，自ら考案し，巧妙につくられた一連の器具を用いて，スケーリングの技術を詳細に記述した．彼は，抜歯，金製のワイヤーを用いた動揺歯の固定，そして著しい咬合異常に対する咬合調整についても詳細に記述している．彼の書物に対する評判は，アラブ世界を超えて遠方まで知れ渡っていた．それは12世紀にクレモナのジェラルド(Gerard of Cremona)

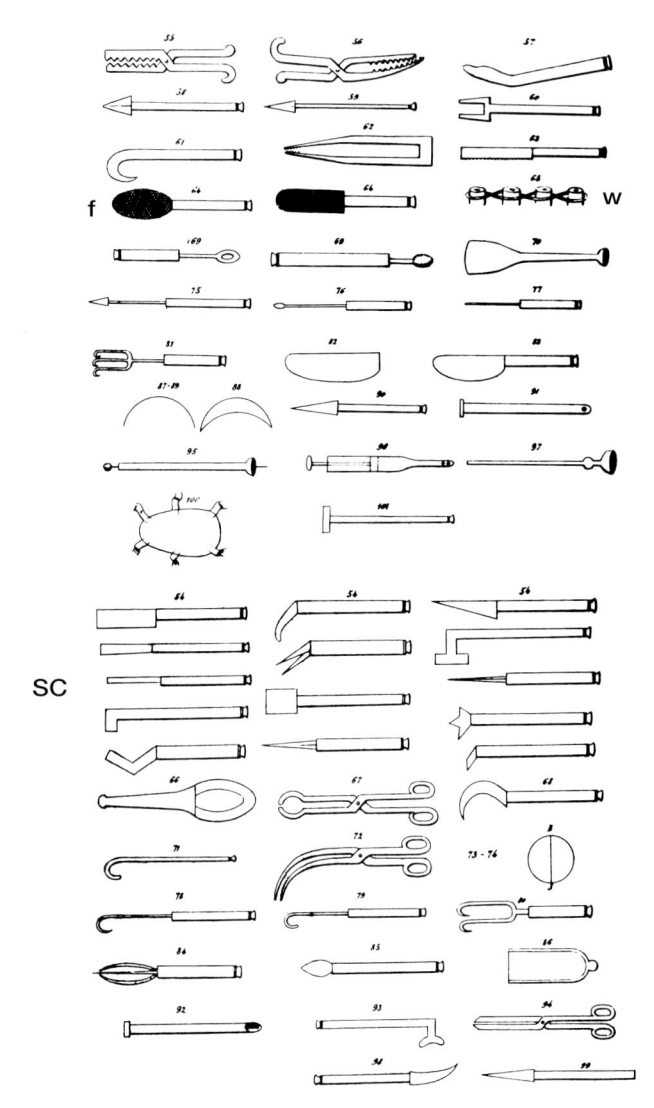

図1 アブル・カシムの歯周治療用器具．スケーラー(SC)，ファイル(f)，動揺歯のワイヤー固定(w)の図解．

によってラテン語に翻訳され，13世紀と14世紀には外科医グリエルモ(Guglielmo Saliceti, 1201～77)そしてショリアク(Guy de Chauliac, 1300～68)[59]，さらに16世紀にはファブリキウス(Fabricius of Aquapendente, 1537～1619)に大きな影響を与えた．アブル・カシムは歯石除去の方法を記述している[2]．

"ときとして，歯面や歯肉溝内に大きく粗糙で汚い歯石が沈着する．歯は黒，黄，あるいは緑色に変色し，その後，歯肉は変化し，歯は醜くなる．"

この疾病の処置として，術者は自分の前に患者を座らせ，ひざの上に患者の頭を乗せる．歯や大臼歯に付着している結石，あるいはザラザラした沈着物がなくなるまでこれらを除去する．歯が黒，黄，緑色，あるいは変色しているところは，"歯石沈着"がなくなるまで，さらに除去する．スケーリングを1度行うだけで十分である場合もある．もし不十分ならば，目的が完全に達成されるまで2度，3度あ

るいは4度と行わなければならない．

除去に必要な種々の形状の器具を用いることで歯石除去が行えることを，術者は知るべきである．歯の舌側面をスケーリングするために使用するスケーラーは，頰側面のスケーリングのために使用するもの，あるいは歯間部のスケーリングのために使用するものとは異なっている．スケーラーの各種組み合わせを示す(図1)．

984年，日本人の丹波康頼は，"医薬(医)に重要(心)な方法(方)"という意味の医心方という題名の本を出版した[26]．医心方は全30巻で，第5巻には口腔，歯，咽喉，鼻の疾患の治療法が記述されている．歯は骨髄から栄養を受け取り，歯の動揺は栄養失調によって起こされていると，著者は書いている．

ルネッサンス

ルネッサンス期は，芸術，音楽，文学の開花とともに，古典的な学問の復活と科学的な思考，および医学知識の発展，そして解剖学と外科学の分野における画期的な貢献がみられた時代である．

パラケルスス(Paracelsus, 1493～1541)は，ルネッサンスとヒューマニズムにおいて論議の的となる人物である．彼はさまざまな項目についての多くの著述を残した．また，後にズートホフ(Sudhoff)によって14巻にまとめられた彼の全集では，化学反応や物理的世界から哲学や想像力の範囲にまで及ぶ，彼の思想や複雑な概念を理解するための分析が行なわれている[61]．

パラケルススは，彼特有の病理学的論理から，疾病に対する興味深く，ユニークな理論を展開した．歯石に対する学説がそれである．彼は，病的な石灰化物がさまざまな器官に生じることを知り，これらの病的な状態は代謝の障害によって生じると考えた．つまり，体は食物から栄養を得るが，代謝できなものや最終産物を"歯石(tartarus)"として排泄すると考えたのである．砂礫物質と接着様物質から成るこの歯石は外因性のものであり，大麦，エンドウ豆，牛乳，肉，魚，そしてワイン，ビール，フルーツジュースなどの飲み物からできてくる．食物中のこの物質は調理によって取り除かれ，また排泄物中に出される．食物中のこの歯石は，地理的条件によって異なると考えられていた．胃の中で消化液によって行われるように，口腔内では唾液により消化が行われる．歯石は，食品中の粘液様物質の乾燥，または凝固作用をもつ塩により形成される．形成される歯石の量は体の部位によって決まっている．歯石が歯面に付着していることがしばしばみられることから，パラケルススは歯石と歯痛とは関連があると考えた．つまり，腎臓などの他の臓器に生じる結石によって生じる疼痛と歯痛は類似のものとしたのである[61]．

"ある種の消化機構は口腔内ですでに起こっており，この機構は生命の維持に十分影響を及ぼす．ここで生じる排泄物は，歯肉を腐敗させる歯石として沈着し，歯をすり減らし，歯石がもつ酸によって疼痛が生じる．つまり，歯痛は他の場所に生じた結石に起因する疼痛に類似している[61]．"

アンドレアウス・ベサリウス(Andreas Vesalius, 1514～64)は，ブリュッセルで生まれ，ベネチア共和国のパドヴァの大学で教鞭をとっていた．彼はそこで人体解剖を行い，ティツィアーノ(Titian)の生徒であるカルカー(Kalkar)によって描かれた，細かい図解の付いたすばらしい本を残した[75]．

ローマのバルトロマエウス・エウスターキウス(Bartholomaeus Eustachius, 1520～74)は，もう1人の優れた解剖学者であり，*Libellus de Ddentibus*(ちょっとした歯の話)という，全30章から成る歯科の小さな本を書いた[22]．

多くの点で，彼の解剖学の研究は，彼と同時代の有名な人物であるベサリウスのものより，詳細で，わかりやすかった．しかし，彼の主な研究は，1722年に*Libellus de Ddentdibus*が出版されるまで知られていなかった．これは，歯についての最初の本であり，多くの調査と臨床研究に基づいた新しい記述や概念を提供した．初めて歯髄と根管についての明確な記述があり，さらにエウスターキウスは歯牙組織は2つに分けられると記述しており，歯冠は象牙質をエナメル質が覆っていると理解していた．咬合につ

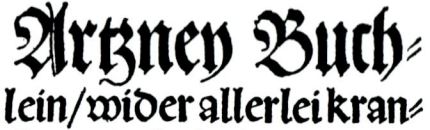

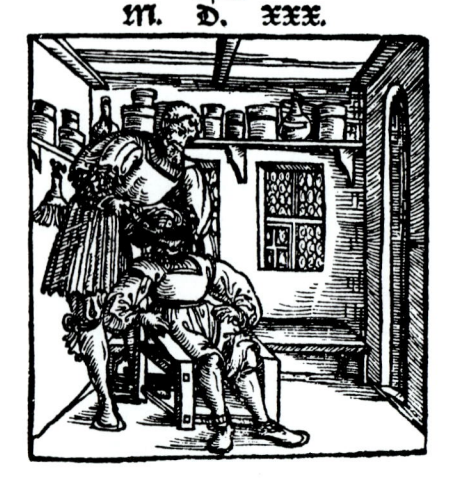

図2　Artzney Buchleinの口絵(1530)．

いては，動物だけでなくヒトについても詳細に述べられている．また，エウスターキウスは永久歯はベサリウスによって仮定さていたように，脱落歯の根からではなく，エナメル器から成長するということを発見した．歯周組織についてのエウスターキウスの記述の主なものを示す．

"とにかく，私が指摘したように，すべての歯の歯根は動揺することなくそれぞれのくぼみに良好に付着している．それぞれの歯に付着した歯根膜は歯を安定化させる．そのうえ，その歯根には非常に強い線維性付着が存在する．これらにより，くぼみへのしっかりとした結合ができあがる．歯肉によってつくられた口腔内のさまざまな組織は，歯がくぼみから出てくるや否や歯の周囲を取り囲む．"

エウスターキウスもまた，彼の本の最後の章で口腔内のいくつかの疾患について説明し，治療の原則と同様にその方法を提案した．実際に，歯肉や歯周組織の再付着を獲得するためには歯石の除去と肉芽組織の掻爬の両方を行うよう提言している点で，彼の歯周治療はきわめて斬新であった．

"歯肉を引き締めるための収斂剤の使用はほとんど価値がない．歯科医師がまず歯を削除し，メスで歯肉の新鮮面を出し，付着を起こさせる薬剤を用いなければ，歯との間に段差を生じた歯肉の退縮が起こり，歯が硬い表皮様の物質で被覆されるようになる．"

パリのホテルDieuの外科部長であるアンブロワズ・パレ（Ambroise Parě, 1509～90）は，ルネッサンス期における卓越した外科医であり，口腔外科への彼の貢献は相当なものであった．彼は増殖性歯肉組織に対する歯肉切除を含む多くの口腔外科の手順を詳細に述べている[62]．また，彼は歯石の病因的役割を理解しており，歯に付いた硬い沈着物を除去するためのスケーラーセットを持っていた．パレはラテン語よりもフランス語で執筆することが多かったため，彼の書物はより多くの者に理解されることとなった．

共通言語（ドイツ語）で書かれた，とくに歯科の実践的部分に向けられた最初の書物は，"Artzney Buchlin[4]"という題名の本である（図2）．この本は1530年にライプチヒで出版され，その後1576年まで別々の版として第15版まで刊行された．歴史的な研究により，この本の著者の特定が試みられたが，いまだ判明していない[11]．内容は主として，口腔および歯科疾患とその治療法を記した，過去における諸般の要約であった．全体のうち3章分が歯周疾患についてとくに割かれている．"黄色と黒色の歯について"と題された第7章に"歯石は白色，黄色，黒色の沈着物で，歯頸部と歯肉を覆うものである"と述べられている．

また，著者は黒い歯を削ったり，歯磨剤や粉を使用してこすることも提案しており，いくつかのペーストと粉の処方について述べている．

第9章では，"動揺歯について"と題された歯周疾患に関する記述がある．

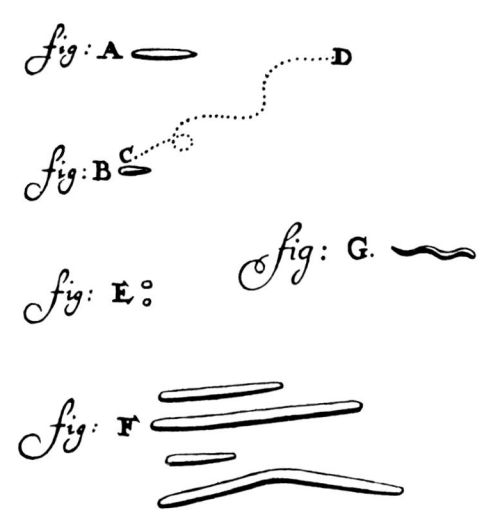

図3 リューベンフックが描いた口腔内のスピロヘータ，桿菌，その他の微生物．

"〔歯周疾患〕は，口腔内清掃を怠ることや歯肉の脆弱化や病気，および歯を取り囲む組織と歯が分離することで起こる．そこで，歯冠部にあった体液が歯肉や歯根に滴り落ちると，その毒性により歯の動揺が起こる．"

歯周疾患を引き起こす全身的および局所的因子に対する概念はこのように未熟なものであった．局所感染物質（ここでは"虫（worms）"と記されている）の存在についても言及されている．実際は収斂作用をもつ各種軟膏の使用を示唆したり，絹糸や金糸を動揺歯に結んで固定することを推奨している．患部を熱した鉄で焼灼する方法も触れられているが，"危険を伴い，また高度な技術を要する"と明記されている．第11章は，"歯肉の潰瘍，口臭，歯肉の壊死"と題され，潰瘍性歯肉炎に対する酢やミョウバンを含む薬剤による処置法について記されている．

イタリアの臨床医であり，数学者であり，哲学者であるジローラモ・カルダーノ（Girolamo Cardano, 1501～76）は，歯周疾患を最初に分類した人物と考えられている．1562年の発表で，若い患者に発症する非常に進行速度の速いタイプの歯周疾患ばかりでなく，高齢者に発症し，歯の動揺や喪失を伴ったタイプの歯周疾患についても言及している[38]．20世紀末期まで，この分類は広くは受け入れられていなかった．

アントン・ファン・リューベンフック（Anton van Leeuwenhoek, 1632～1723）は，専門教育を受けていた同時代の学者たちよりも，現代生物科学分野の発展により貢献した人物である．生物科学分野においては素人だった彼は，好奇心が強く，レンズ磨きが趣味で，この趣味から顕微鏡の発明にいたり，それを使って，微生物，細胞構造，血液細胞，精子をはじめ，象牙質の管状構造などさまざまな微細な構造物を発見した[19]．彼は自然発生説に対する強力な

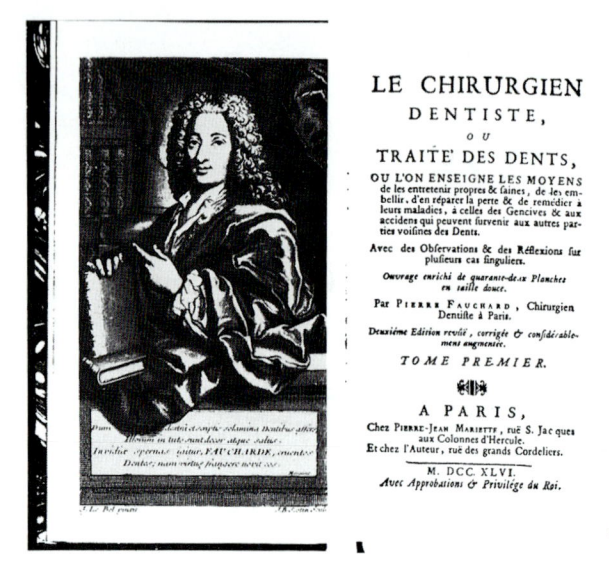

図4 フォーシャーの著書，"The Surgeon Dentist(1746)"の表紙．

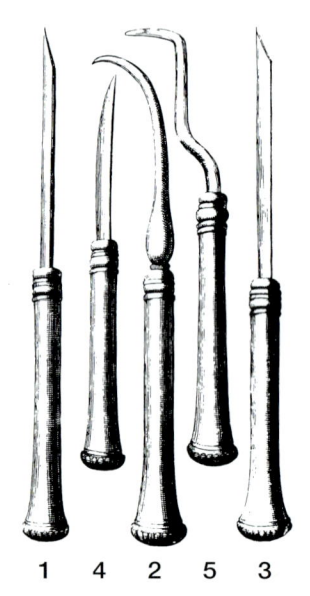

図5 歯から歯石を除去するためにフォーシャーが使用していた5種類の器具．**1**：チゼル型．**2**：オウムの嘴型．**3**：彫刻刀型．**4**：凸状ブレード型．**5**：Z状フック型．

は多量の細菌がいるとも記している[50]．

18世紀

　現代歯科学は，実質上18世紀のヨーロッパ，とくにフランスとイギリスで発展した．歯学の父として広く知られているピエール・フォーシャー(Pierre Fauchard)は，1678年，ブルターニュ地方に生まれた．彼は独学で歯学を学んだが，当時の知識に基づいた歯科治療学体系を確立した．フォーシャーは歯科治療のための器具と手法を著しく進歩させた．そして1728年に出版された著書"外科歯科医(The Surgeon Dentist)"(*図4*)は，歯科臨床医の技術や外科的技能に対する幅広い評価を高め，専門職としての体面を与えた[23]．フォーシャーはパリ歯科界の指導者となり，歯学への奉仕と偉業を成し遂げた長い生涯の後，1761年に他界した．

　フォーシャーの著書は，歯科治療に変化をもたらしたのみならず，次世代の歯科医師に対して多大な教育的役割を果たした．影響を受けた歯科医師のなかには，渡米し，初期の共和国時代に歯科治療を実践した者もいた．ジョージ・ワシントンの義歯のいくつかは，フォーシャーが描いたものと同じデザインのスプリングが用いられていた．この本には，(たとえば，修復学，補綴学，口腔外科，歯周病学，矯正学など)あらゆる歯科診療分野のことが記述されている．予防歯科学は，第4章"歯を保存するための管理と保護"，第5章"白い歯の保ち方と歯肉の強化法"で述べられている．フォーシャーは，甘い菓子が歯面に付着して酸を産出することにより，歯が崩壊すると記述している．彼は自分の用いた歯周治療器具を詳細に描き(*図5*)，"歯から硬い物質または歯石をはがす"ためのスケーリングテクニックを解説した．

　ジョン・ハンター(John Hunter, 1728～93)は，18世紀イギリスのもっとも卓越した解剖学者，外科医および病理学者であり，"人の歯の博物学(The Natural History of the Human Teeth)"と題されたすぐれた書籍の著者である[42]．彼は歯と歯周組織の非常に詳細な解剖図をイラストで示した．また，歯周疾患の特徴と能動的(active)および受動的(passive)な歯の萌出概念についても説明した．

　ハンターと同時代のトーマス・ベルドモアー(Thomas Berdmore, 1740～85)は，優秀なイギリスの歯科医師で"国王陛下の主治医(Dentist to His Majesty)"，すなわちジョージ3世の主治医として知られていた．彼が1770年に発表した"歯と歯肉の病気と変形に関する書(Treatise in the Disorders and Deformities of the Teeth and Gums)"では，歯周組織に関わる問題が数章にわたって語られている[7]．第7章では，"歯石，歯肉退縮，長期間口腔清掃を行わないことで付着した歯石による歯痛"と題して，ベルドモアーは歯石除去器具の詳細な記述を行い，その予防法も強調している．彼はまた，一度歯石除去を行った後に，必要があれば増殖した歯肉の除去手術を行った．

反対者であった．この説は，20世紀末期のパスツールまでもちこされた．リューベンフックは，彼の研究結果をオランダ語で書簡に記し，ロンドンの王立協会に送った．それは英語に訳され，会報Philosophical Transactionに出版された．

　彼はまた，自らの歯肉組織を観察し，口腔内細菌叢を示した．そして，口腔内スピロヘータや桿菌をかなり正確に描いている(*図3*)．

　"私は，(わざと)3日間歯を磨かずにいた後，前歯の歯肉に付着した少量の物質をとって…，私はいくらかの微小生物を見つけた．"

　リューベンフックは，口腔清掃をまったく行わない人に

"この〔外科〕処置を施さねば，歯石除去により歯頸部が細くなり，歯肉が歯を密着して包むことができないためである．"

初期のアメリカでは，歯科医師たちはイギリスやフランスで指導を受け，資格を得た[80]．ロバート・ウォッフェンデール(Robert Woffendale, 1742〜1828)は，ロンドンでベルドモアーの指導を受けた．ウォッフェンデールの歯学書は，アメリカで初期に書かれたもののひとつである．彼が1766年の New York Weekly Journalに掲載した広告には，"自分は，歯，歯肉，歯槽と口蓋のすべての治療が行えることを皆様にお知らせします"と書かれている．当時の歯科医師の多くが同様の広告をだしていた．ジョン・ベーカー(John Baker, 1732〜96)は，ジョージ・ワシントンの主治医のひとりであり，歯科医師として非常に成功した．彼は，ポール・レベアー，アイザック・グリーンウッドやジョシア・フラッグに自らの知識を授けた．1768年の New York Weekly Journalに掲載されたベーカーの広告には，次のようにある．

"…いかに悪化していても，歯肉からの出血を治します．まずは歯を清掃し，歯を腐食させるザラザラした歯石を除去いたします．歯石は歯肉の成長を妨げ，口臭をもたらし，出血の原因のひとつです．もしこの機会に予防を怠れば，歯肉は腐ってしまいます．その結果，多くの人の歯が抜け落ちてしまいます．…当診療所には，歯と歯肉を健康に維持する特別な歯磨剤があります．"

19世紀

レナード・ケッヒャー(Leonard Koecher, 1785〜1850)は，ボルチモアで開業していたドイツ出身の歯科医師である．1821年のPhiladelphia Journal of Medicine and Physical Sciencesに掲載された論文のなかで，歯の動揺や脱落の原因となる歯肉の炎症性変化と歯面上の歯石の存在について論じている[49]．そして，慎重な歯石除去と患者の口腔衛生について言及し，朝および毎食後に収斂性の歯磨剤と歯ブラシを使用し，"歯間部にブラシを当てて"ブラッシングを行うことを推奨している．彼はまた，堅固な歯を動揺させるとして固定を禁じた．そしてう蝕の治療や義歯の装着は，歯肉の治療が完了した後に行う事をすすめている．Koeckerは初期に歯性病巣感染の理論を提唱したひとりであり，全身性感染症を予防するために，保存困難な歯や対合歯が喪失した大臼歯の抜歯を推奨している[49]．

ニューオーリンズ開業のレビ・スピア・パームリー(Levi Spear Parmly, 1790〜1859)は口腔衛生とデンタルフロス発明の父といわれる[24]．1819年に出版された本のなかで，彼は以下のように述べている．う蝕はブラッシングと，

"…塗蝋絹糸の併用により抑制される…歯と歯の間の隙間を通すことによって，歯頸部と歯肉の間に存在するためにブラッシングによる除去が不可能な，う蝕の原因物質を

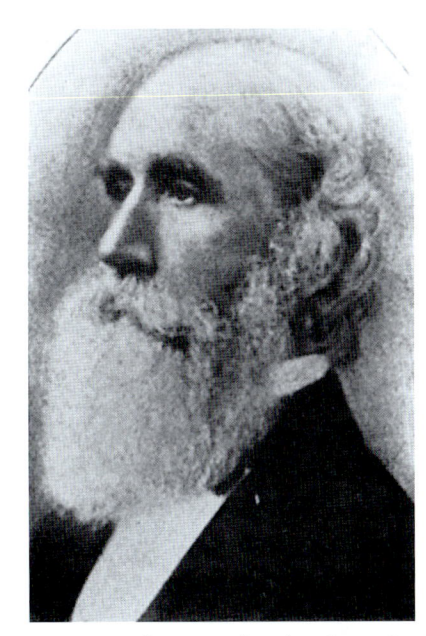

図6 John W. Riggs(1811〜85)．(Hoffman-Axthelm W：History of Dentistry. Chicago, Quintessence, 1981より引用)

取り除く．"

歯槽膿漏(pyorrhea alveolaris)という用語は，アルフォンス・トイラック(Alponse Toirac, 1791〜1863)により1823年に最初に使用されたが，数人の学者がこの用語に異論を唱えている[41]．この用語は，合衆国に移住したボルチモア大学歯科外科所属のドイツ人内科医，F. H. Rehwinkelによって合衆国で紹介された[38]．

19世紀中期には，ジョン・リッグス(John W. Riggs, 1811〜85　図6)が合衆国における歯周疾患とその治療の分野における権威であり，歯周炎(periodontitis)または歯槽膿漏(alveolar pyorrhea)がリッグス病(Riggs' disease)として知られるほどであった．彼はコネティカット州シーモアで1811年10月25日に生まれ，1854年ボルチモア大学歯科外科を卒業した．彼はコネティカット州ハートフォードで開業し，そこで1885年11月11日に亡くなった．リッグスは診療内容を歯周治療に限定し，この分野における最初の専門医となった．リッグスはハートフォードのホーレス・ウェルズ(Horace Wells)と共同で，1844年，ウェルズが笑気を吸入させた患者から，初めて麻酔下での抜歯を行った．1867年6月，リッグスはマサチューセッツ州ノーサンプトンのConnecticut Valley Dental Societyにおいて彼の歯周治療を聴衆に講演している[52]．しかしながら，彼の出版物は非常に少ない．1876年，Pennsylvania Journal of Dental Science[67]に発表された論文のなかで，"歯の沈着物と粗糙な表面は疾患を惹起する"という考えから，リッグスは良好な口腔清掃状態の重要性を主張している．彼は歯肉を切除する内容の外科処置には強く反対した．

リッグスと彼の門人たちは歯科の専門化に多大なる影響

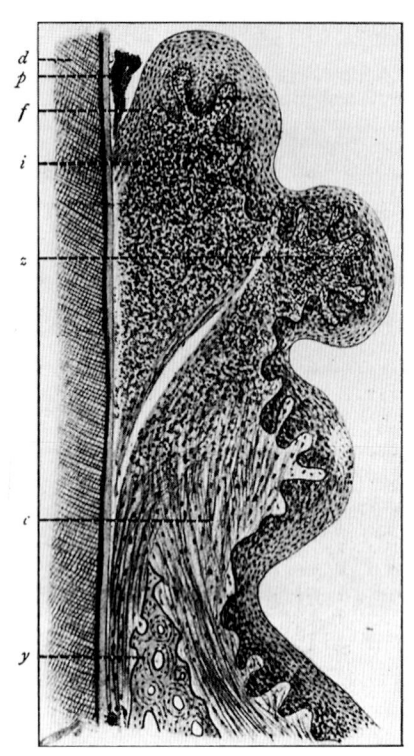

図7 Znamenskyにより提示された歯周疾患の顕微鏡的特徴.

を及ぼした．彼らは，いわゆる歯周治療における保存的アプローチの提案者であり，口腔清掃と予防の概念を発展させた．彼の門下にいたのが，テイラー(L. Taylor)，スミス(D. D. Smith)，アデア(R. B. Adair)およびヤンガー(W. J. Younger)である[38]．これらの門人たち，そしてリッグスと同時代の人物らによって，歯周疾患の臨床的特徴および治療に関する論文が多数書かれた．後半は主に口腔清掃方法に基づくものであった[52,66]．1893年，ヤンガー(1838～1920)は歯周疾患が局所の感染症であると考えた．彼は"再付着"の可能性について論じた最初の人物である．1902年，ヤンガーは"第三大臼歯遠心"の歯肉組織を同一患者の上顎犬歯の歯肉退縮の部分に移植した症例を報告した．彼は犬歯の歯根を乳酸で処理し，移植片を繊細なカンブリック針(cambric needle)で固定し，手術は成功したと主張した[3]．

19世紀後半には医学は大きく進歩し，いわゆる近代医学の幕開けが訪れたが，これは歯科医学の分野についても同様であった[12]．

まず1845年，コネティカット州ハートフォードのホーレス・ウェルズ(1813～48)による麻酔の発見と，翌1846年のボストンのウィリアム・モートン(William Morton, 1819～1968)による笑気およびエーテルの全身麻酔効果の発見である．この40年後，ジグムンド・フロイト(Sigmund Freud, 1856～1939)がコカインの向精神効果の実験を行い，舌の味覚麻痺効果を見いだした．フロイトは友人であるウィーンの眼科医カール・コラー(Carl Koller, 1857～1944)にコカインを提供し，彼は麻酔効果のある点眼薬をつくった．さらに，1905年，ミュンヘンの化学者アインホルン(Alfred Einhorn)とウィルシュテッター(Richard Willstädter)がプロカイン(ノボカイン)を発見した．後年，プロカインには，高峰譲吉とアルドリッチ(Thomas Bell Aldrich)が合衆国で抽出に成功したアドレナリンが添加され，局所麻酔が誕生した[41]．

科学における第二の一大進歩は，フランスの化学者ルイ・パスツール(Louis Pasteur, 1822～95)によってなされた[18,72]．彼はある微生物(原虫)が別のもの(蚕)の疾患を引き起こすことを蚕の疾患の研究で確証し，その結果，微生物の自然発生が存在しないことを立証し，最終的に疾患の微生物病原説(germ theory of disease)を確立した．次に，一連の輝かしい研究では，ドイツの医師ロバート・コッホ(Robert Koch, 1843～1910)は牛の疾患である炭疽病を引き起こす微生物と結核の病原菌を発見した[10]．

パスツールの概念は，初めにイギリスのジョセフ・リスター(Joseph Lister, 1827～1912)によって臨床および外科治療に導入され，その結果，外科における消毒法(後の無菌法)の時代が始まった．パスツール，コッホ，彼らの共同研究者，および弟子たち(Elie Metchnikoff, Emile Roux, Paul Ehrlich, Emil von Behring, 北里柴三郎，およびその他多数の者)は，数々の疾患(たとえば，肺炎，コレラ，産褥熱，ジフテリア，髄膜炎，疫病，赤痢，梅毒)の病原菌を発見し，歯周治療学の基本となる細菌学と免疫学という2つの科学が誕生した．

一般歯学と，とくに歯周治療学の臨床を変えた第三の科学的発見は，ドイツ人の物理学者ウィルヘルム・レントゲン(Wilhelm Röntgen, 1845～1923)によるX線写真の発見であった[26]．1895年のビュルツブルク大学におけるレントゲンの発見は，純粋に基礎科学的なものであったが，すぐに医師と歯科医師によって取り入れられ，歯周病学，医科および歯科の他の多くの領域における重大な進歩であることが立証された．

19世紀後半にはまた，ルドルフ・ウィルヒョウ(Rudolph Virchow, 1821～1902)，ユリウス・コーンハイム(Julius Cohnhein, 1839～84)，エリー・メチニコフ(Elie Metchnikoff, 1845～1916)，および他の研究者らによって，炎症のなかで起こる顕微鏡的変化が解明され始めた[1]．これにより，病理組織学的研究に基づく歯周疾患の病因論が理解されることになった．モスクワのN. N. Znamenskyは，歯周疾患(図7)の病因における，局所と全身的因子の複雑な相互作用を解明した．そして，彼の所見と概念は1902年に古典的な論文のひとつ[87]としてまとめられた．そのなかでは，歯肉の炎症において疾患の進行とともに深く広がる細胞浸潤巣が存在し，多核細胞(破骨細胞)とハウシップ窩による骨吸収を引き起こす，と記述されている．Znamenskyはコカイン麻酔を使用し，歯石の除去とポケットの深い掻爬に

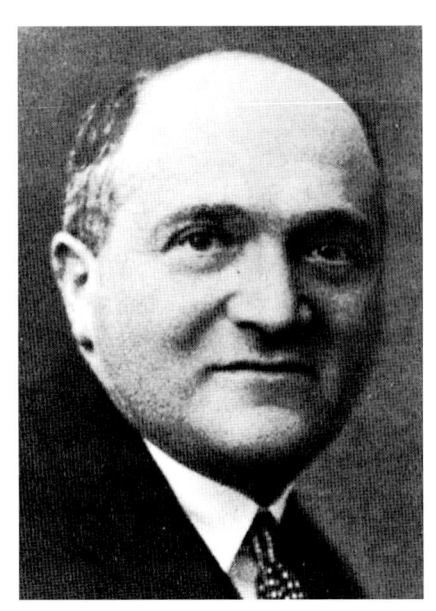

図8 Bernhard Gottlieb(1885〜1950). (Gold SI. Periodontics. The past. Part II. J Clin Periodontol 1985;12:171 より引用)

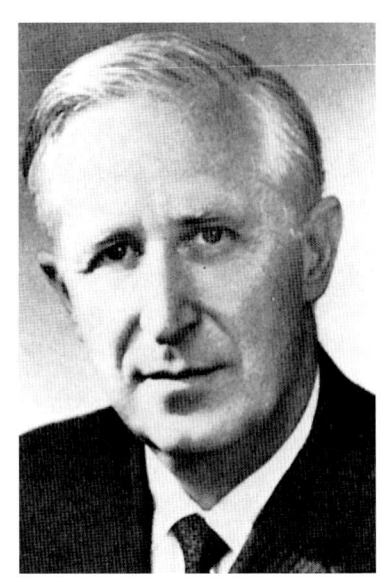

図9 Balint J. Orban(1899〜1960). (J Periodontol 1960;31:266より引用)

よる膿漏の処置を行った．

　初めて歯周疾患の原因細菌を同定したのは，イエナ大学で教鞭をとっていたドイツ人歯科医師，アドルフ・ヴィッツェル(Adolph Witzel, 1847〜1906)であった[31,84]が，本当の最初の口腔微生物学者はウィロビー D. ミラー(Willoughby D. Miller, 1853〜1907)であった．Millerはアレキサンドリア(オハイオ州)で生まれ，ミシガン大学の基礎科学でトレーニングを受けた．彼はドイツに移住したが，後でアメリカに戻り，ペンシルベニア歯科大学で歯学の教育を受けた．ベルリンに戻ると，彼はコッホの微生物学研究室で働き，歯科に現代細菌学の原理を導入する研究職に就いた．彼のもっとも大きな業績はう蝕の研究であり，彼によってう蝕の化学寄生理論が発展した．1890年に出版された彼の古典的な著書，The Microorganisms of the Human Mouthのなかで，彼は歯周疾患の特徴について述べ，歯槽膿漏症の病因論における患者の素因，炎症性因子，および細菌の役割について考察している．彼は，疾患が特異的な細菌によって引き起こされるのではなく，通常の口腔内に存在しているさまざまな細菌の複雑な均衡によって引き起こされると信じていた．これは，70年間論争されず，後に非特異的プラーク仮説として知られたもののひとつである[31,54]．

　しかしながら，Millerは細菌性プラークを認識していたわけではなかった．それは，ロンドンの開業医で，1897年にう蝕に関連するエナメル質表面に付着するゼラチン状の細菌蓄積物[83]について記述したアメリカ人歯科医師，J. レオン・ウィリアムス(J. Leon Williams, 1852〜1932)，および1899年にゼラチン状細菌性プラークという用語をつくりだしたG. V. Black(1836〜1915)まで待たなければならなかった．

　ハンガリー生まれのSalomon Robicsek(1845〜1928)は，医学の学位を取得し，ウィーンで歯科医院を開業した．彼は，搔爬および形体修正のために辺縁歯槽骨を露出させる，スキャロップ(scallop)状連続歯肉切開法という外科的手法を開発した[71]．歯周疾患における咬合性外傷とブラキシズムの役割についての最初の記述(1901)は，一般的にはオーストリア人の歯科医師，モーリッツ・カーロイ(Moritz Karolyi, 1865〜1945)によるものとされている[46]．彼はまた咬合調整とバイトプレートによってそれらを是正することを推奨した．

急性壊死性潰瘍性歯肉炎

　急性壊死性潰瘍性歯肉炎(acute necrotizing ulcerative gingivitis；ANUG)は，古くはXenophonにより，紀元前4世紀に認知されており，彼はギリシャ軍人が"痛い口と腐った匂いの息"に感染したと述べている．1778年に，Hunterはこの疾患の臨床兆候について，壊血病や慢性の歯周病のそれと区別し説明している．ANUGは19世紀に流行性疾患のようにフランスの軍隊で発症している．そして1886年に，ドイツ人の病理学者Herschは，リンパ節の腫脹，熱，不快感および増加する唾液流量の増大などの兆候を伴う疾患であると考察している．

　パリのパスツール研究所で働いていたフランス人医師Hyacinthe Jean Vincent(1862〜1950)と，ドイツのHugo Carl Plaut(1858〜1928)は，後にVincent's angina(Vincentアンギーナ)として知られるようになった螺旋菌および紡錘状細菌について述べ[31,76]，さらにVincentは1904年に壊死性潰瘍性歯肉炎におけるこれらの微生物についても言及している[77]．

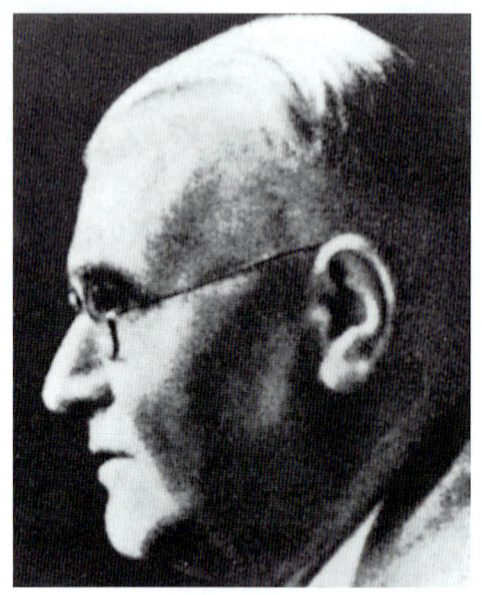

図10 Oskar Weski(1879〜1952)．(Hoffman-Axthelm W：History of Dentistry. Chicago, Quintessence, 1981より引用)

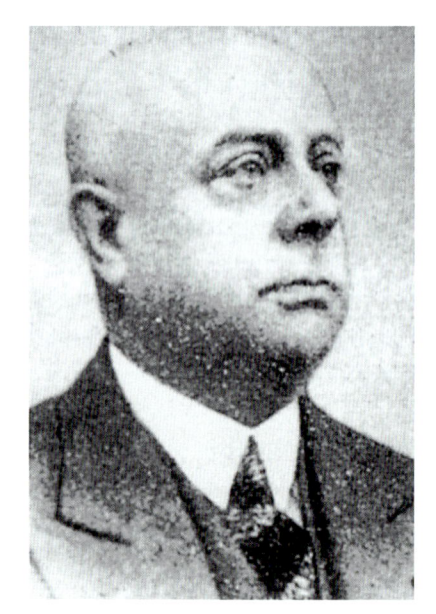

図11 Robert Neumann(1882〜1958)．(Dr. steven I. Gold, New York, N. Y. のご厚意による)

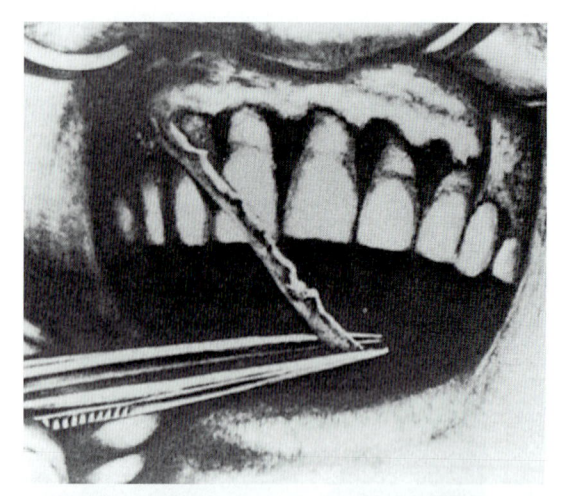

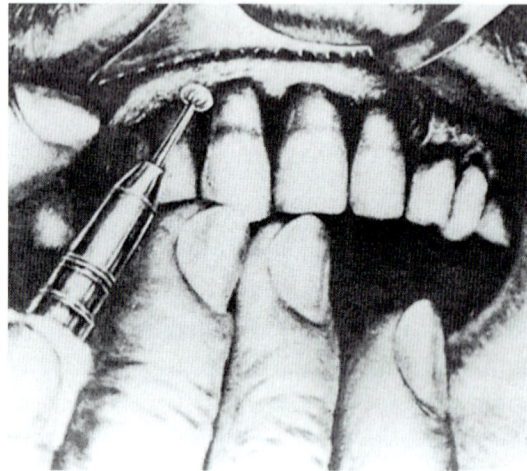

図12 20世紀初期にRobert Neumannによって提唱された外科手順．上図：粘膜骨膜弁を剥離し，その縁をハサミで整えスキャロップ形態を付与する．下図：バーを用いて骨整形を行う．(Gold SI：Robert Neumann—a pioneer in periodontal flap surgery. J Periodontol 1982；53：456より引用)

20世紀

20世紀の初頭，中央ヨーロッパの2つの主要な都市ウィーンとベルリンを中心に歯周病学が大きく開花した．

ウィーン

ウィーン学派において現代の歯周病学の基盤となる基礎的病理組織学の概念が生まれた．このグループの主な代表はベルンハルト・ゴットリーブ(Bernhard Gottlieb, 1885〜1950 図8)で，人間の剖検標本から多くの歯周疾患の病理組織の顕微鏡写真を公表した．彼の代表的な著書は，1920年代にドイツ語の論文に掲載され，歯への歯肉上皮の付着[32]，炎症や変性による歯周疾患の組織病理学[25, 33, 34]，セメント質，動的静的な歯の挺出および外傷性咬合の生態について説明した．GottliebもまたJuliusTandlerの実験室で動物の歯周組織に関する組織学の研究を行った．Gottliebの研究のレビューは，1921年にDental Cosmosに，1927年にJournal of American Dental Associationに掲載された．1938年にGottliebとOrbanによって"歯とその支持機構の生物学と病理学"[35]という本が発行され，Gottliebとウィーン学派の共同研究者たちによって発展した概念をレビューとして発表した．

ウィーン学派のGottliebより若い世代にBalint J. Orban(1899〜1960 図9)がいた．彼は，現在の治療の多くの基礎となる歯周組織の病理学的研究を広範囲にわたって行った．ウイーンの学校の他のメンバーには，Rudolph Kronfeld(1901〜40)とJoseph P. Weinmann(1889〜1960)，そしてHarry Sicher(1889〜1974)がいた．その後，彼ら全

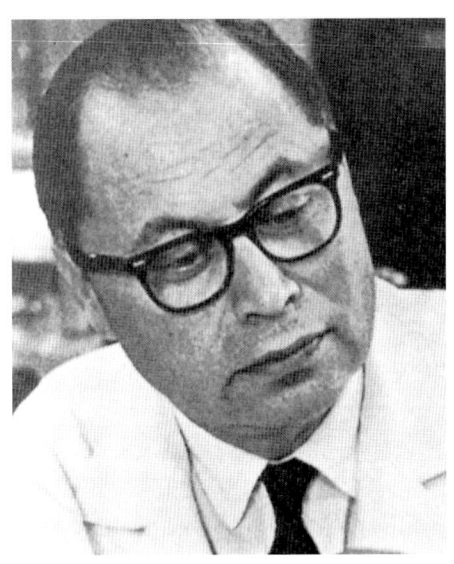

図13 Irving Glickman(1914～72).

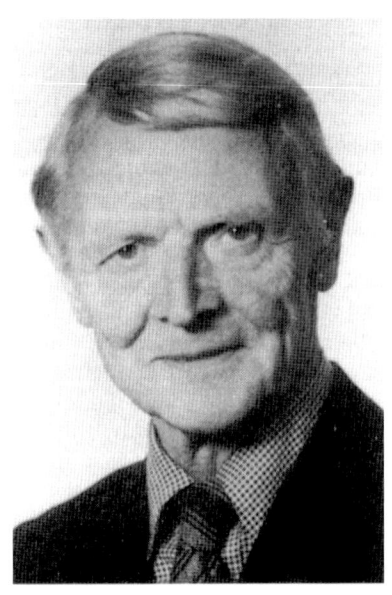

図14 Jens Waerhaug(1907～80). (J clin Periodontol 1980；7：534より引用).

員が1930年代にアメリカ合衆国に移住し，アメリカ歯科医学の進歩に大きく貢献した．

ベルリン

ベルリン学派の多くは臨床的科学者から構成されていたため，歯周治療への外科的アプローチの開発と改良を行った．このグループのなかで際立っていたのは，Oskar WeskiとRobert Neumannである．

Weski(1879～1952 図10)は，歯周疾患におけるX線写真と病理組織学的な変化を相関させて研究を行った[81]．彼はまた，セメント質，歯肉，歯根膜および骨によって構成される歯周組織を概念化して"paradentium"という名前をつけ，その後にparodontiumへと変わった(語源的理由から)．この単語は，ヨーロッパでは現在でもまだ用語として使用されている．その他にも，Alfred Kantorowicz(1880～1962)とKarl Haüpl(1893～1960)の歯周組織の病理組織学に対する貢献も言及に値するものであった．

Neumann(1882～1958 図11)は，1912年(1915，1920年，および1924年に新版がある)に出版した著書[56]において，現在ではよく知られている骨整形を含む歯周組織のフラップ手術[28](図12)について記している．20世紀の初期にフラップ外科について解説した他の臨床医に，スウェーデンのLeonard Widman(1871～1956)[82]とポーランドのA. Cieszynskiがいた．1920年代にはWidman，CieszynskiそしてNeumanの間でフラップ手術の記述でだれが先駆者であるかという激烈な論争が展開された[58]．

アメリカと他の国々

アメリカにおいては，歯周外科は20世紀初頭の10年間で発達した．20世紀初期，外科技術は露出歯根の被覆において発達した(W. J. Younger, 1902[3]. A. W. Harlan, 1906[6,37]. P. Rosenthal, 1912[68])．しかしながら，これらのテクニックは広く用いられることはなかった．第一次世界大戦前に，A. Zentler[86], J. Zemsky[85], G. V. Black[8], O. Kirkland[48], A. W. Ward[78], A. B. Crane, H. Kaplan[16], および他の研究者から，歯周外科に関する重要な論文が発表された．1923年にWardは，Wondr-Pakという商号でサージカルパックを発表した[79]．

非外科的治療は，ニューヨークのIsadore Hirschfeld (1882～1965)によって支持され，彼は口腔衛生，局所因子および他の話題について古典的な論文を書いた[40]．1913年に，歯科衛生士のための専門学校がコネチカット州のBridgeportにAlfred Fones(1869～1938)によって初めて創設された．

他の国々では，H. K. Box(カナダ)，M. Roy, R. Vincent(フランス)，R. Jaccard, A. -J. Held(スイス)，F. A. Carranza, Sr. およびR. Erausquin(アルゼンチン)，W. W. James, A. Counsell, E. W. Fish(英国)，E. A. Leng(チリ)らは重要な論文を発表し，よく知られている．おそらく20世紀の前半に発表されたもっとも包括的な歯周病学の本は，1939年にウルグアイのF. M. Pucciによって書かれたEl Paradencio Su Patologia y Tratamientoであろう．

病巣感染

歯および口腔の感染で引き起こされる全身疾患の概念は，アッシリア人の粘土板(紀元前7世紀)，ヒポクラテス(460～370BCE)，バビロニアのタルムード(紀元3世紀)，Girolamo Cadanoおよび16世紀ドイツのWalter Hermann

Ryffによって言及されていた[41, 60]．19世紀において，1818年にBenjamin Rush(有名な医師でアメリカ独立宣言の署名者の1人)が，そして1828年にLeonard Koeckerがリウマチそして他の疾患における口腔の敗血症の役割を明らかにした．その後，W. D. Millerは多くの疾患の原因としての口腔感染について言及した[54]．

1900年に発表された論文[43]と10年後のモントリオールのMcGill大学での講演[43]で，イギリス人の医師であるWilliam Hunter卿(1861～1937)は，口腔敗血症はリウマチおよび他の慢性疾患を引き起こすと報告した．この考えは，全身性疾患を予防するために歯根および根尖性の感染症を伴うすべての歯の抜歯を行うことを提唱した，Billings, Rosenow, および他の多くの者[73]によって支持された．これは大量の歯の抜歯(そして，扁桃腺の摘出)を導いた．

後に，抜歯によって感染した歯が関連しているであろうとされていた全身性疾患の治癒または改善ができないことが判明し，病巣感染理論は支持されなくなった[21, 60]．しかしながら，この概念は1990年代に再燃し，今回はより信頼度の高い研究による根拠が得られている(Chapter 13参照)．

第二次世界大戦以降

アメリカとスカンジナビア学派は，実験病理学，微生物学，および免疫学の分野で大きく進歩し，1950年代から基本および臨床の歯周組織の研究で主役となった．

歯周疾患の動物モデルが開発され，そして局所および全身因子の関わりが多くの研究者によって研究された．Irving Glickman(1914～72 図13)はこの時代の指導的研究者であった．歯周組織の実験病理学に関する知識に貢献した他の科学者のなかには，Herman Becks(1897～1962), Paul Boyle(1901～80), Henry Goldman(1911～91), Balint Orban(1899～1960), Sigurd Ramfjord(1911～91), Isaac Schour(1900～64), Joseph Weinmann(1889～1960), Helmut Zander(1912～91)がいた．臨床では，Frank Beube(1904～95), Samuel Charles Miller(1902～57), Timothy O'Leary(1921～91), John Prichard(1907～90), Saul Schluger (1908～90), Sidney Sorrin(1900～78)を含む多くの者がそれぞれの領域における知識を広げた．

スカンジナビア学派の大御所はオスロのJens Waerhaug(1907～80　図14)であり，1952年に出版されたThe Gingival Pocketは歯周組織の生態学の理解に新しい時代を開き，歯肉の付着でウィーン学派の考えに挑戦し，歯周疾患を引き起こす病因として細菌性プラークがもっとも大きな役割を果たすことをはっきりさせた[51]．スカンジナビア学派の著名な研究者としては，Harald Löe, Jan Lindhe, Sture Nyman, Jam Egeltnrgがいる．

現在，多くの研究グループが微生物の役割と免疫応答に関する研究に注目している．Robert Genco, Roy Page, Sigmund Socransky, Max Listgarten, Walter Lasche, Jorgen Slotsそして多くの他の研究者が未来への光をかざしている．本書は彼らの貢献を記録する．

いくつかのワークショップと国際会議で，歯周疾患の生物学的および臨床的病態について既知の知識がまとめられた．言及するに足るものは，1951, 1966, 1977, 1989および1996年にアメリカ歯周病学会が共同提案し発表したものである．

アメリカ歯周病学会は，1914年に2人の女性歯周病専門医であるGrace Rogers Spalding(1881～1953)とGillette Hayden(1880～1929)によって設立され，歯周病学におけるリーダー的存在となった．その毎月の科学的出版物(The Journal of Periodontology)は，この分野に多くの進歩をもたらした他の科学的歯周病雑誌として，Journal of Periodontal Research, Journal of Clinical Periodontology, Periodontology 2000, International Journal of Periodontics and Restorative Dentistlyがある．他の言語では，Journal de Parodontologie(フランス), Periodoncia(スペイン), そしてJournal of the Japanese Association of Periodontology(日本歯周病学会会誌：日本)がある．

アメリカにおける歯周病学の教育も20世紀の後半に進歩し，そしてほとんどの歯科大学には，この学科に教育および研究のための独立した講座がある．歯周病学は1947年に歯科の専門としてアメリカ歯科医学会によって認定された．歯周病学専門医の育成のための最初の大学ベースのプログラムは，1940年代後半にいくつかの大学(コロンビア，ミシガン，タフツ)で始められ，およそ10年後に1年間のプログラムから2年間のプログラムに広げられた．現在，50以上の歯周病学の卒後研修が大学と病院を基に実施され，そのすべてが3年間のプログラムとなっている．

参考文献

1. Ackernecht EH: Rudolf Virchow. New York, Arno Press, 1981.
2. Albucasis: La Chirurgie. Translated by L LeClere. Paris, Baillière, 1861.
3. American Dental Club of Paris: Meetings of December 1902 and January and March 1903. Dent Cosmos 1904; 46:39.
4. Artzney Buchlein. Leipzig, Michael Blum, 1530. English translation in Dent Cosmos 1887; 29:1.
5. Avicenna: Liber Canonis. Venice, 1507. Reprinted, Hildesheim, Georg Olms, 1964.
6. Baer PN, Benjamin SD: Gingival grafts; a historical note. J Periodontol 1981; 52:206.
7. Berdmore T: A Treatise on the Disorders and Deformities of the Teeth and Gums. London, B. White, 1786.
8. Black GV: Special Dental Pathology. Chicago, Medico-Dental Publishers, 1915.
9. Breasted JH: The Edwin Smith Surgical Papyrus. Chicago, University of Chicago Press, 1930.
10. Brock TD: Robert Koch. A Life in Medicine and Bacteriology. Washington, D.C., ASM Press, 1999.

11. Budjuhn K: The 1920 German commentary based on original sources regarding the history of the oldest printed book in dentistry. English translation by HE Cooper. In: The Classics of Dentistry Library. Zene Artzney, Birmingham, AL, 1981.
12. Carranza FA: Revolucionarios de la Ciencia. Ed. Vergara, Buenos Aires, 1998.
13. Castiglione A: History of Medicine, 2nd edition. New York, AA Knopf, 1941.
14. Celsus A: De Medicina. Translated by WG Spencer, London, Heinemann, 1935–1938.
15. Charaka Samhita. Edited, translated, and published by AC Kaviratna, Calcutta, 1892.
16. Crane A, Kaplan H: The Crane-Kaplan operation for pyorrhea alveolaris. Dent Cosmos 1931; 643.
17. Dabry P: La Medicine chez les Chinois. Paris, Plon, 1863.
18. Debré P: Louis Pasteur. Baltimore, Johns Hopkins University Press, 1994.
19. Dobell C: Anton van Leeuwenhoek and His "Little Animals." New York, Harcourt, 1932. Reprinted, New York, Dover Publications, 1960.
20. Ebbel B: The Papyrus Ebers. Copenhagen, Levin and Munksgaard, 1937.
21. Editorial. JAMA 1952; 150:490.
22. Eustachius B: A Little Treatise on the Teeth. Edited and introduced by DA Chernin and G Shklar. Translated by JH Thomas. Science History Pub/USA, 1999.
23. Fauchard P: Le Chirurgien Dentiste, ou Traite des Dents. Paris, J Maruiette, 1728. Reprinted in facsimile, Paris, Prèlat, 1961. English translation by Lillian Lindsay, London, Butterworth & Co., 1946.
24. Fischman SL: The history of oral hygiene: how far have we come in 6000 years? Periodontology 2000 1997; 15:7.
25. Fleischmann L, Gottlieb B: Beitrage zur Histologie und Pathogenese der Alveolarpyorrhae. Z Stomatol 1920; 2:44.
26. Funakoshi M: Personal communication, 1993.
27. Glasser O: Röntgen, ed 2. Springfield, IL, Charles C. Thomas, 1972.
28. Gold SI: Robert Neumann: a pioneer in periodontal flap surgery. J Periodontol 1982; 53:456.
29. Gold SI: Periodontics. The past. Part I. Early sources. J Clin Periodontol 1985; 12:79.
30. Gold SI: Periodontics. The past. Part II. The development of modern periodontics. J Clin Periodontol 1985; 12:171.
31. Gold SI: Periodontics. The past. Part III. Microbiology. J Clin Periodontol 1985; 12:257.
32. Gottlieb B: Der Epithelansatz am Zahne. Dtsch Monatschr Zahn 1921; 39:142.
33. Gottlieb B: Die diffuse Atrophie der Alveolarknochen. Z Stomatol 1923; 21:195.
34. Gottlieb B: Schmutz Pyorrhöe, Paradental-pyorrhöe und Alveolar Atrophie. Fortschr d Zahnheilk 1925; 1:519.
35. Gottlieb B, Orban B: Biology and Pathology of the Tooth and Its Supporting Mechanism. Translated and edited by M Diamond. New York, Macmillan, 1938.
36. Guerini V: History of Dentistry. Philadelphia, Lea & Febiger, 1909.
37. Harlan AW: Restoration of gum tissue on the labial aspect of teeth. D Cosmos 1906; 48:927.
38. Held A-J: Periodontology. From its origins up to 1980: a survey. Birkhauser, Boston, 1989.
39. Hippocrates: Works. Edited and translated by WHS Jones and ET Withington. London, Heinemann, 1923, 1931.
40. Hirschfeld I: The Toothbrush: Its Use and Abuse. New York, Dent Items Interest Publishers, 1939.
41. Hoffman-Axthelm W: History of Dentistry. Chicago, Quintessence, 1981.
42. Hunter J: The Natural History of the Human Teeth. London, J Johnson, 1771. Reprinted as: Treatise in the natural history and diseases of the human teeth. In: Bell T (ed): Collected Works. London, Longman Rees, 1835.
43. Hunter W: Oral sepsis as a cause of disease. Br Med J 1900; 1:215.
44. Hunter W: An address on the role of sepsis and antisepsis in Medicine. Lancet 1911; 1:79.
45. Jastrow N: The medicine of the Babylonians and Assyrians. Proc Soc Med London 1914; 7:109.
46. Karolyi M: Beobachtungen ber Pyorrhea Alveolaris. Vjschr Zahnheilk 1901; 17:279.
47. Kimery MJ, Stallard RJ: The evolutionary development and contemporary utilization of various oral hygiene procedures. Period Abst 1968; 16:90.
48. Kirkland O: Surgical treatment of periodontoclasia. JADA 1936; 125.
49. Koecker A: An essay on the devastation of the gums and the alveolar processes. Philadelphia J Med Phys Sci 1821; 2:282.
50. Leeuwenhoek A van: Arcana Naturae. Delphis Bartavorum, 1695. Reprinted in facsimile, Brussels, Culture et Civilization, 1966.
51. Löe H: Periodontal diseases: A brief historical perspective. Periodontology 2000 1993; 2:7.
52. MacManus C: The makers of dentistry. Dent Cosmos 1902; 44:1105.
53. Major RHL: A History of Medicine. Springfield, IL, Charles C Thomas, 1954.
54. Miller WD: The human mouth as a focus of infection. Dent Cosmos 1891; 33:689, 789,913.
55. Mills GA: Some of the phases of Riggs' disease (so-called). Dent Cosmos 1877; 19:185,254,347.
56. Neumann R: Die Alveolarpyorrhoe und ihre Behandlung. Berlin, Meusser, 1912.
57. Neumann R: Die Radikal-Chirurgische Behandlung der Alveolarpyorrhoe. Vjschr Zahnheilk 1921; 37:113.
58. Neumann R: Erwiderung zu Widmans auffassungen, ber die Prioritatsfrage betreffs der radikalchirurgischen Behandlung der sogennanten Alveolarpyorrhoe. Vjschr Zahnheilk 1923; 39:170.
59. Nicaise E: La Grande Chirurgie de Guy de Chauliac. Paris, Alean, 1890.
60. O'Reilly PG, Claffey NM: A history of oral sepsis as a cause of disease. Periodontology 2000 2000; 23:13.
61. Paracelsus: Sämtliche Werke (Collected works in modern German). Ed. K. Sudhoff. 14 volumes. Munich, R Oldfenbourg, 1922-1933.
62. Parè A: Oeuvres Completes. Edited by JF Malgaigne. Paris, Baillière, 1840.
63. Paul of Aegina: The Seven Books. Translated by F Adams. London, Sydenham Society, 1844.
64. Pifteau P: Chirurgie de Guillaume de Salicet: Traduition et Commentaire. Toulouse, St Cyprien, 1989.
65. Plaut HC: Studien zur bakteriellen Diagnostik der Diphtherie und der Anginen. Dtsch Med Wochenschr 1894; 20:920.
66. Rawls AO: Pyorrhea alveolaris. D Cosmos 1885; 27:265.
67. Riggs JW: Suppurative inflammation of the gums and absorption of the gums and alveolar process. Pa J Dent Sci 1876; 3:99. Reprinted in Arch Clin Oral Pathol 1938; 2:423.
68. Rosenthal P: Recovering the exposed necks of teeth by autoplasty. Dent Cosmos 1912; 54:377.
69. Ruffer MA: Studies in the Paleopathology of Egypt. Chicago, University of Chicago Press, 1921.
70. Shklar G: Stomatology and dentistry in the golden age of Arabian medicine. Bull Hist Dent 1969; 17:17.

71. Stern IB, Everett FG, Robicsek K: S. Robicsek: a pioneer in the surgical treatment of periodontal disease. J Periodontol 1965; 36:265.
72. Susruta Samhita. Edited, translated, and published by KKL Bhishagratna, Calcutta, 1907.
73. Thoma KH: Oral Pathology. St Louis, Mosby, 1941.
74. Vallery-Radot M: Pasteur. Librairie Académique Perrin, Paris, 1994.
75. Vesalius S: De Humanis Corporis Fabrica, Basle, 1542. Reproduced in facsimile, Brussels, Culture et Civilisation, 1966.
76. Vincent JH: Sur l'etiologie et sur les lesions anatomopathologiques de la pourriture d'hospital. Ann de l'Inst Pasteur 1896; 10:448.
77. Vincent JH: Recherche sur l'etiologie de la stomatitis ulceromembraneuse primitive. Arch Int Laryngol 1904; 17:355.
78. Ward AW: The surgical eradication of pyorrhea. JADA 1928; 15:2146.
79. Ward AW: Inharmonius cusp relation as a factor in periodontoclasia. J Amer Dent Assoc 1923; 10:471.
80. Weinberger BW: An Introduction to the History of Dentistry. St Louis, Mosby, 1948.
81. Weski O: Roentgenographische-anatomische Studien auf dem Gebiete der Kieferpathologie. Vjrsch Zahnh 1921; 37:1.
82. Widman L: Surgical treatment of pyorrhea alveolaris. J Periodontol 1971; 42:571.
83. Williams JL: A contribution to the study of pathology of enamel. Dent Cosmos 1897; 39:169,269,353.
84. Witzel A: The treatment of pyorrhea alveolaris or infectious alveolitis. Br J Dent Sci 1882; 25:153,209,257.
85. Zemsky J: Surgical treatment of periodontal disease with the author's open view operation for advanced cases of dental periclasia. Dent Cosmos 1926; 68:465.
86. Zentler A: Suppurative gingivitis with alveolar involvement. A new surgical procedure. JAMA 1918; 71:1530.
87. Znamensky NN: Alveolar pyorrhoea; its pathological anatomy and its radical treatment. J Br Dent Assoc 1902; 23:585.

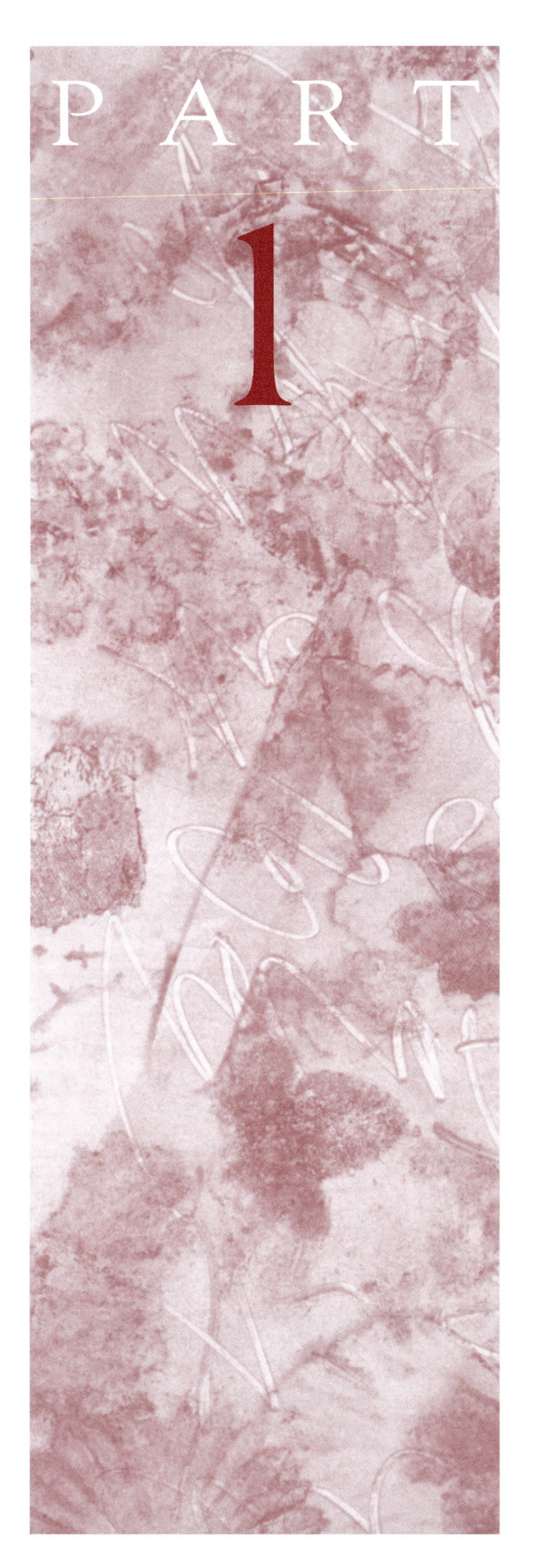

正常歯周組織

Michael G. Newman

　歯周組織は，歯の周囲を取り囲み歯を支える組織，すなわち，歯肉，歯根膜，セメント質，および歯槽骨から構成されている．歯周組織は，主に内部の組織を防御する機能を有する歯肉と，歯根膜，セメント質，および歯槽骨から成る付着器官の2つに大別される[1,2]．セメント質は骨とともに歯根膜線維を支持しているため，歯根膜の一部であると考えられている．

　歯周組織は，加齢による変化だけではなく，形態的および機能的変化の影響下にある．PART 1では，歯周疾患を理解するうえで必要な，歯周組織の正常な組織像に関する知識について述べる．

　歯科インプラントの周囲の硬組織および軟組織は，歯周組織と多くの共通点を有するが，重要な相違点もいくつかある．それらについてはChapter 67で述べる．

歯肉

Maria E. Itoiz, Fermin A. Carranza

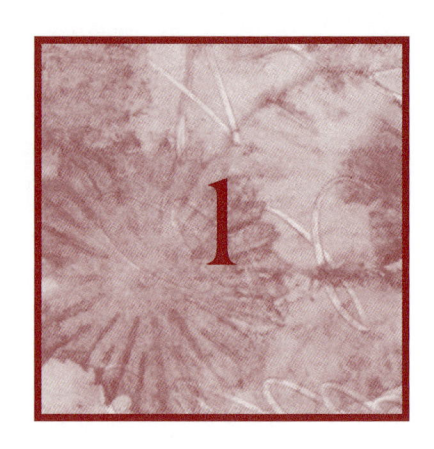

CHAPTER 1

本章の概要

臨床像
　辺縁歯肉
　歯肉溝
　付着歯肉
　歯間部歯肉

顕微鏡像
　歯肉上皮
　歯肉結合組織

臨床像と顕微鏡像との相互関係
　色
　大きさ
　輪郭
　形
　硬さ
　表面の状態
　位置

　口腔粘膜は3つの区分より構成される．歯肉と硬口蓋を覆う咀嚼粘膜(masticatory mucosa)とよばれる部分，特殊な粘膜(specialized mucosa)で覆われた舌背，および口腔の残りの部分を覆っている口腔粘膜である．歯肉は上下顎骨の歯槽突起と歯頸部周囲を覆っている口腔粘膜の一部である．

臨床像

　歯肉は解剖学的に辺縁歯肉，付着歯肉，および歯間部歯肉に分けられる．

辺縁歯肉

　辺縁，もしくは非付着歯肉は，衣服の襟カラーのように歯を取り巻いている歯肉の辺縁あるいは境界である(図1-1, 1-2)．辺縁歯肉は約50%で，浅い線状のくぼみである遊離歯肉溝(free gingival groove)によって隣接する付着歯肉と区分される[3]．通常，辺縁歯肉は約1mmの幅で歯肉溝の軟組織壁を形成する．そして歯周プローブによって歯面から引き離されることもある．

歯肉溝

　歯肉溝は歯を取り囲む狭い裂け目あるいは間隙で，一方は歯面，そして他方は歯肉の遊離辺縁部に裏打ちされた上皮の境界部となっている．この溝はV字型を呈し，歯周プローブを辛うじて挿入できる．歯肉溝の深さを臨床的に計測することは，診断上の重要なパラメータとなる．きわめて正常，もしくは理想的な状態では，歯肉溝の深さはゼロあるいはほぼゼロに近い値となる[43]．このような厳密な意味での正常な状態は，無菌動物あるいは長期間にわたる厳密なプラークコントロール後に限って，実験的につくりだすことができる[8,23]．

　臨床的に健康なヒトの歯肉では，ある程度の深さの歯肉

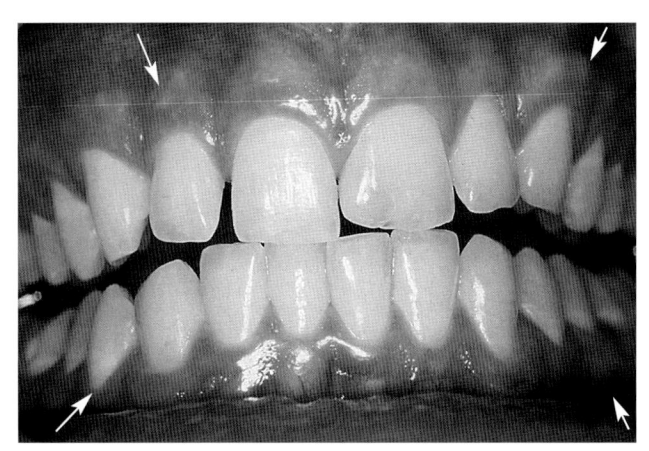

図 *1-1* 若い成人の正常歯肉．付着歯肉と暗くみえる歯槽粘膜との間の境界（歯肉歯槽粘膜境：矢印）に注目．

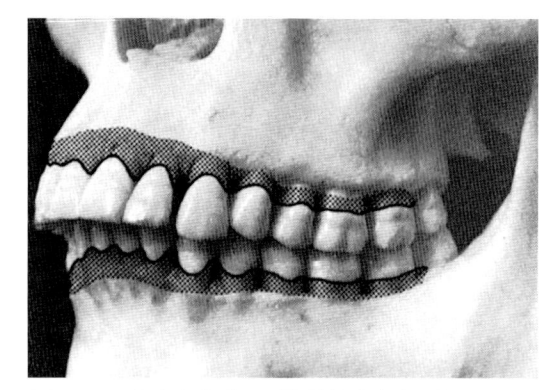

図 *1-3* ヒト永久歯列の平均的付着歯肉の幅．

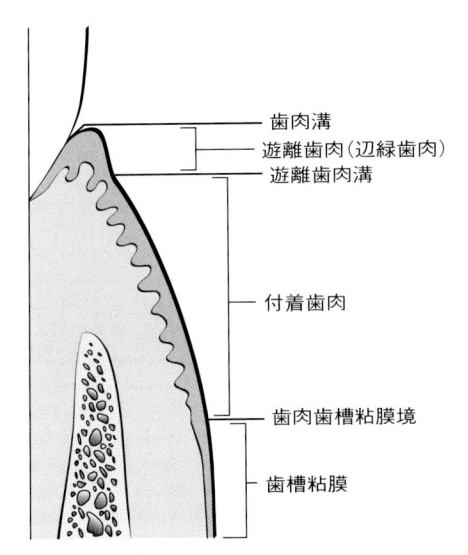

図 *1-2* 歯肉の解剖学的境界を示す模式図．

溝が認められる．組織切片により計測されたこのような歯肉溝の深さは，0〜6mmの幅が存在する[81]と報告されている．また，他の研究では，それぞれ1.5mm[125]とも0.69mm[40]とも報告されている．歯肉溝の深さを測定するのに常用される臨床的手法は，金属製器具である歯周プローブを挿入し，歯肉溝内を通過した距離を測定する方法である．歯肉溝の組織学的な深さは，プローブの挿入できた深さと正確には一致しないということを理解する必要がある．臨床的に健康なヒト歯肉溝の深さ，いわゆるプロービング深さは2〜3mmである（Chapter 30 参照）．

付着歯肉

付着歯肉は辺縁歯肉と連続しており，硬く，弾力性があり，そしてその下にある歯槽骨の骨膜に強固に結合している．付着歯肉の外面（facial aspect）は，相対的に軟らかく可動性のある歯槽粘膜に移行しており，この両者は歯肉歯槽粘膜境（mucogingival junction）によって区分されている（図 *1-2* 参照）．

付着歯肉の幅（width of attached gingiva）は，重要な臨床的パラメータのひとつであり，歯肉歯槽粘膜境から歯肉溝，もしくは歯周ポケット底部の歯肉外面相当部までの距離で表わされる．付着歯肉の幅と，辺縁歯肉も含まれている角化歯肉の幅とを混同してはならない（図 *1-2* 参照）．

唇頬側における付着歯肉の幅は，口腔内での部位によって異なっている[16]．一般に切歯部でもっとも広く（上顎で3.5〜4.5mm，下顎で3.3〜3.9mm），臼歯部では狭くなり，第一小臼歯は最小（上顎で1.9mm，下顎で1.8mm）となる（図 *1-3*）．歯肉歯槽粘膜境は成人の生涯を通して変化なく維持される[1]ため，付着歯肉幅の変化は，その歯冠側端の位置の変化によって生じる．付着歯肉の幅は成長[4]と歯の萌出[2]によって増大する．下顎の舌側においては，付着歯肉は舌側の歯槽粘膜を境にして終わっており，この粘膜は口腔底粘膜に続いている．上顎における口蓋面の付着歯肉は一様に硬く，弾力のある口蓋粘膜に移行してゆく．

歯間部歯肉

歯間部歯肉は，歯の接触点直下の歯間隣接部の領域を占める．歯間部歯肉はピラミッド状（pyramidal shape），もしくは鞍状（col；コル）形態を呈している．前者（ピラミッド状）は歯間乳頭の頂点は接触点直下に位置しているのに対し，後者（コル）は，唇（頬）側および舌側の歯間乳頭をつなぎ，歯間隣接部の接触点の形態に適応した谷状のくぼみである[29]（図 *1-4*，*1-5*）．

歯間空隙における歯肉形態は，両隣接歯の接触点の状態や歯肉退縮の有無によって異なる（図 *1-6* は，正常な歯間部歯肉の変化を示したもの）．

唇（頬）側および舌側外面は隣接歯間接触部に向かって次第に先細りとなり，近遠心外面はわずかに凹面を呈する．歯間乳頭の側縁および先端は，隣接歯の辺縁歯肉に連続している．これらの間の部分は付着歯肉から成っている（図 *1-7*）．

18　PART 1 ■ 正常歯周組織

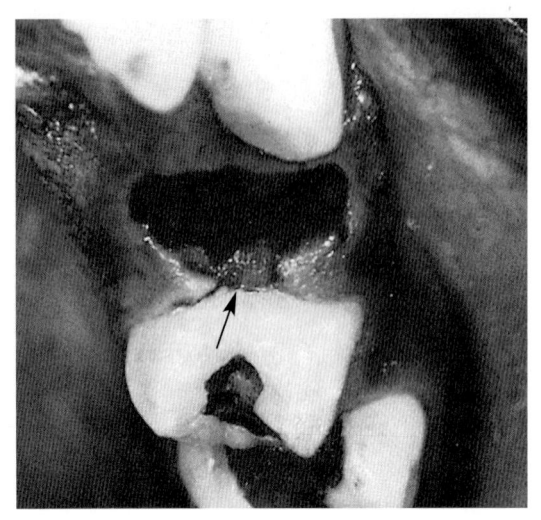

図1-4　頬側および口蓋側の歯間乳頭と，その間のコル（矢印）を示す抜歯部．

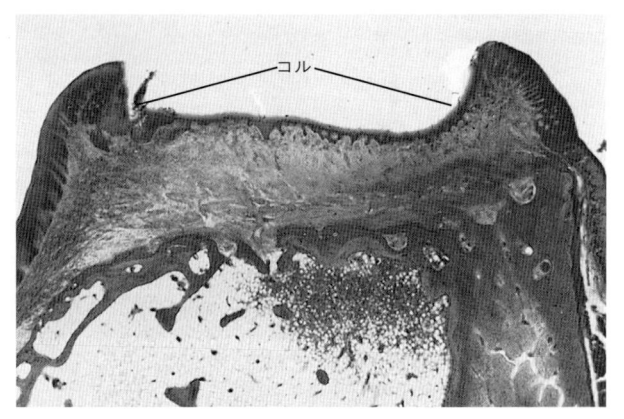

図1-5　頬舌側歯間乳頭の間のコルを示す頬舌断面（サル）．コルは非角化性の重層扁平上皮で覆われている．

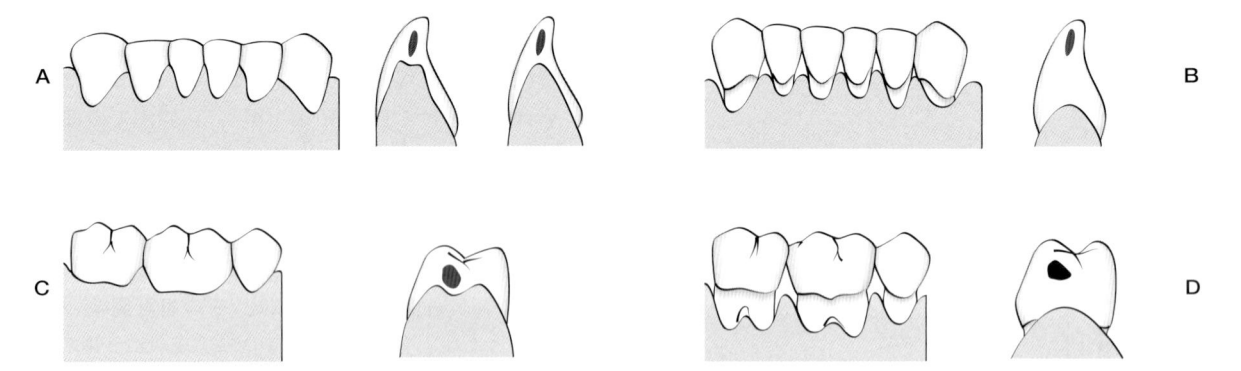

図1-6　正常歯肉（**A**，**C**）と歯肉退縮後（**B**，**D**）の歯間コル部の解剖的変化の比較図．**A**，**B**：下顎前歯部のそれぞれの唇側および唇舌面観．**C**，**D**：下顎臼歯部のそれぞれ頬側と頬舌面観．歯の接触点は**A**〜**D**にそれぞれ示す．

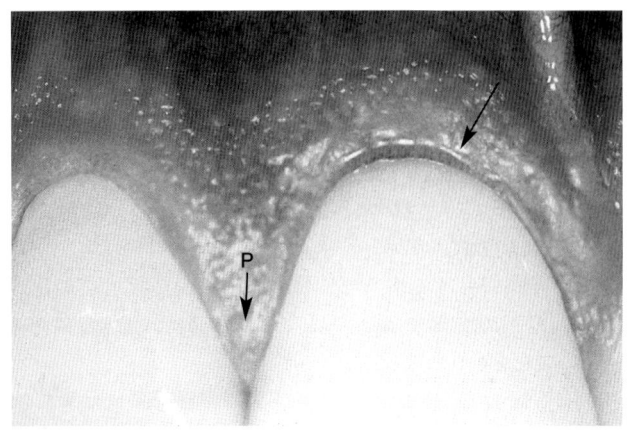

図1-7　付着歯肉によって形成された中心部を伴っている歯間乳頭．乳頭部（**P**）の形は歯間空隙の歯肉幅によって異なる．（Dr. Osvaldo Costaのご厚意による）

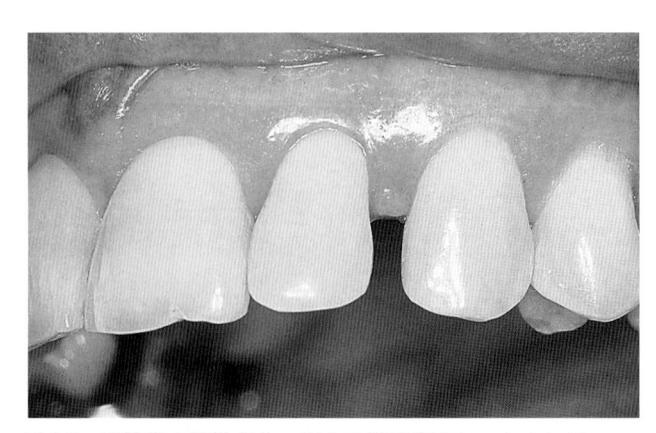

図1-8　隣接歯の接触がない場合の歯間乳頭とコルの欠如．

歯間離開がある場合，歯肉は歯間部の骨に堅く結合して，歯間乳頭は喪失し，表面が滑らかで丸みのある形状となる（図1-8）．

顕微鏡像

歯肉は重層扁平上皮で覆われた結合組織を中核としてできている．これら上皮と結合組織とを別々に考察する*．

歯肉上皮
生物学的にみた歯肉上皮の一般所見

歯肉上皮は連続性を保った重層扁平上皮によって構成されるが，形態学的および機能的見地から，口腔もしくは外縁上皮，歯肉溝上皮，そして接合上皮の3つの異なった部分に分類される．

他の重層扁平上皮と同様に，歯肉上皮の主な細胞はケラチノサイト（keratinocyte）である．上皮にみられる他の細胞は，ランゲルハンス細胞（Langerhans cells）やメルケル細胞（Merkel cells），そしてメラノサイト（melanocyte）などを含んだ明細胞（clear cell）もしくは非角化細胞である．

歯肉上皮の主な機能は，口腔内環境における選択的な置換の際に，深部組織を保護することである．これはケラチノサイトの増殖と分化によるものである．

ケラチノサイトの増殖は，基底層において有糸分裂によって行われ，上方基底層では頻度が少ない．そこでは，より多くの細胞が表層に向かってに移動しはじめている間，わずかな割合の細胞が増殖性分画として残っている．

分化は，細胞が基底層から移動して生じる生化学的，および形態学的変化の結果として成立する角化の過程を伴う（図1-9）．主な形態学的な変化は，細胞内のトノフィラメント増加による細胞の扁平化と，ケラトヒアリン顆粒の産生および核の消失である（詳細に関しては，Schroeder[91]参照）．

完全な角化の過程は，角化層と境界明瞭な顆粒層において，皮膚の場合と同様に，核のない正角化している浅薄な角化層の生産によって誘導される（図1-10）．外側の歯肉上皮のいくらかの領域だけが正角化である．他の歯肉領域は，錯角化性（parakeratinized）もしくは非角化性の上皮で覆われ[20]，角化の中間的ステージにあると考えられる．これらの領域は異なった生理学的・病理的条件のもとで成熟もしくは分化する．

錯角化性の上皮（parakeratinized epithelia）では，角化層は濃縮核をもっており，顆粒層を生じず，ケラトヒアリン顆粒が消失している．サイトケラチンはすべての上皮において主要な構成要素であるが，非角化性の上皮は顆粒層および角化層をもたず，表層の細胞に生存可能な核が存在する．

免疫組織化学法，ゲル電気泳動法，および免疫ブロット法のテクニックは，それぞれの上皮のタイプでサイトケラチンの独特のパターンによる識別を可能にした．ケラチンタンパクは，それらの等電点と分子量によって分類される異なるポリペプチドサブユニット（polypeptide subunits）で

---
*歯肉の組織学に関しては，Schroeder HE: The Periodontium, NewYork, Springer-Verlag, 1986，およびBiological structure of the normal and disease Periodontium, Periodontology 2000, 1997：(13)に詳細に記述されている．

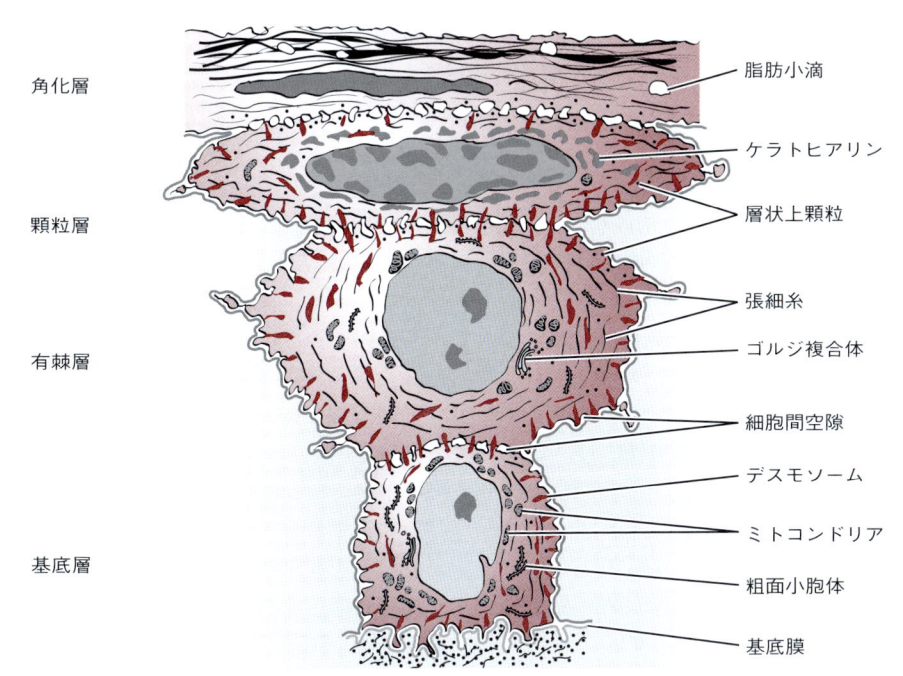

図1-9 電子顕微鏡でみられる重層扁平上皮各層における代表的細胞の模式図．(Ham AW:Histology, 7th ed.Philadelphia, JB Lippincott, 1974より引用改変)

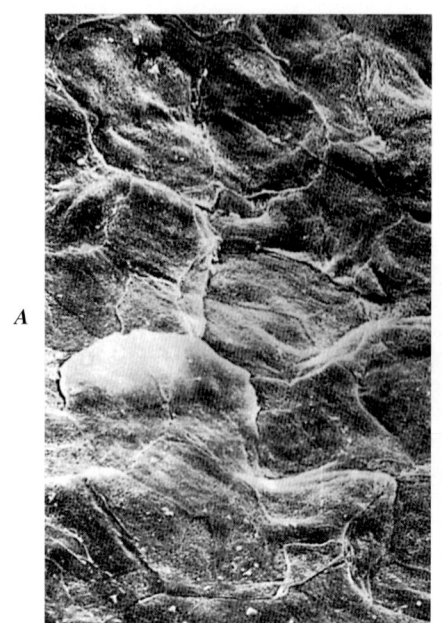

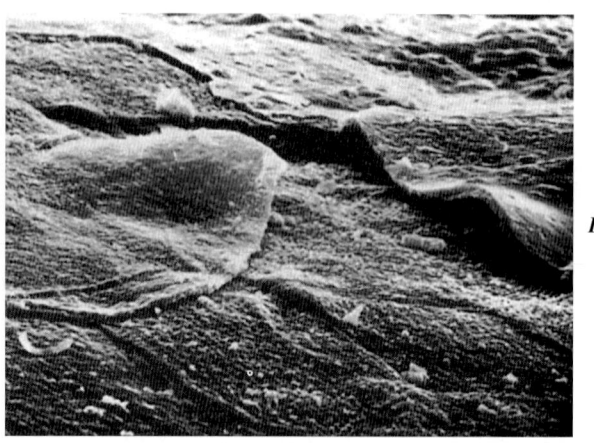

図1-10 **A**:角化歯肉の走査型電子顕微鏡像では,歯肉表面に平坦なケラチノサイトとその結合を認める.(×1,000) **B**:歯肉溝の断端である歯肉辺縁の走査型電子顕微鏡像では,過度に剥離したケラチノサイトの拡大像を示す.(×3,000)
(Kaplan GB, Pameijer CH, Ruben MP: Scanning electron microscopy of sulcular and junctional epithelia correlated with histology〔Part I〕J Periodontol 1977;48:446より引用)

構成される.これらは分子量の順と逆に付番されている.一般に,基底細胞は低分子のケラチン(K19,40kd)を統合しながら表面に移行し,より高分子のケラチンとなる.68kdのK1ケラチンポリペプチドは角化層の主な構成要素である[27].

ケラチンに関与しないその他のタンパクは,成熟の過程で統合される.もっとも広く研究されているのは,細胞膜下に位置する化学的抵抗構造体(エンベロープ)の前駆体であるケラトリニン(keratolinin)とインボルクリン(involucrin),およびケラトヒアリン顆粒を内包する前駆体のフィラグリン(filaggrin)である.角化層への突然の変化によって,ケラトヒアリン顆粒は消失し,フィラグリンを生じさせ,もっとも分化した上皮細胞(角質細胞)の基質を形成する.

したがって,完全に分化している状態では,角化細胞は主にフィラグリンの無定形の基質中に固定されたケラチントノフィラメント束によって形成され,細胞膜下の抵抗エンベロープによって囲まれている.異なったケラチンタイプ(膜タンパク,およびフィラグリン)の免疫組織化学パターンは,正常および病的な刺激による,角化の過程において修飾され,変化する[51-53].

電子顕微鏡検査により,ケラチノサイトがデスモソームとよばれる細胞周辺の構造によって,互いに連結されていることが明らかになっている[63].これらのデスモソームは典型的な構造をもっており,トノフィラメントが入り込んでいる2つの電子密度の高い接着斑板(attachment plaque)と細胞外隙にある中間分子密度をもつ部分とからなる.トノフィラメントは,形態学的にケラチンタンパクの細胞骨格を示し,接着斑板から細胞質内にブラシ状に放散している.細胞間空隙には,細胞内隙に伸びる微細絨毛様の細胞質突起がみられ,しばしば嵌合している.

上皮細胞間の結合形態には付着体(tight junctions),閉鎖体(zonae occludens)があり,それらは細胞に隣接した細胞膜同士が密着していると信じられているが,そのような報告は少ない[114, 123].これらの構造によって,イオンや低分子を細胞から別の細胞まで通過させると考えられている.

異なる上皮層間で細胞質のオルガネラ濃度はさまざまである.ミトコンドリアは深部で多くみられ,表層に向かうにしたがって減少する.したがって,コハク酸デヒドロゲナーゼ,ニコチンアミド-アデニンジヌクレオチド,シトクロムオキシダーゼやその他のミトコンドリア酵素の組織学的な証明は,血液供給が近接していることにより有酸素下解糖系を介したエネルギー産生が促進されている基底細胞または前基底細胞において,TCA回路がより活性化されていることにより示される.

逆に,ペントース経路(解糖の第2経路)のグルコース6ホスファターゼなどの酵素は,表面に向かってそれらの活性化を増進させる.この経路はリボ核酸(RNA)の生産のために多量の中間生成物を産生し,さらにリボ核酸は角化タンパクの合成に使用される.この組織化学的なパターンは表層に広がる細胞で観察され,容積とトノフィラメント数と一致しており,活動性は分化の程度に比例している[35, 36, 49, 84].

有棘層の最上層部における細胞は,リソソームに修飾さ

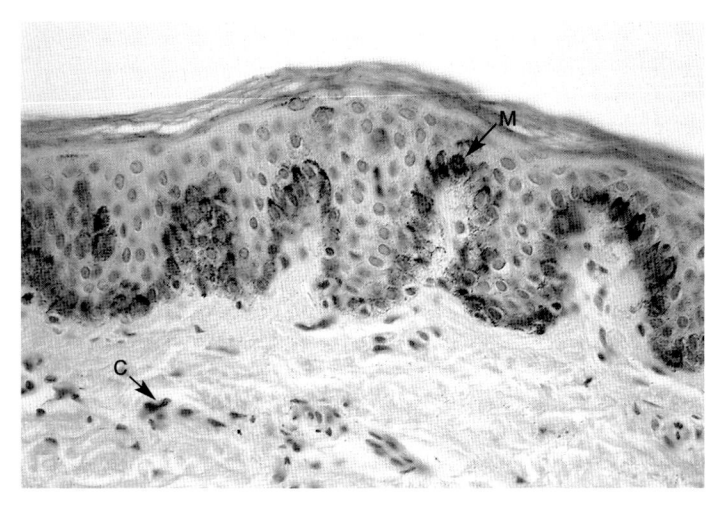

図 1-11 染色後イヌ歯肉．基底細胞層におけるメラノサイト（**M**）と結合組織内のメラノフォア（**C**）．(Glucksman法)

れている高密度の小さな粒子であるケラチノソーム，あるいはオドランド小体を多量に含んでいる．それらは多量の酸性ホスファターゼを含んでおり，オルガネラ膜の破壊に関わる酵素として顆粒層と角化層間，および角化細胞の細胞間が接着する際に突然生じる．したがって，酸性ホスファターゼは角化の程度に密接に関連するもうひとつの酵素である[18,47,120]．

非角化細胞は，マルピーギ層上皮のように歯肉上皮中に存在している．メラノサイト（melanocyte）は歯肉上皮の基底部と有棘層に存在する樹状細胞であり，メラニン前小体（premelanosome）やメラノソーム（melanosome）[30,90,107]とよばれる小器官でメラニンを合成する（*図1-11*）．これらはチロシナーゼを含み，チロシナーゼはハイドロキシレートチロシンをデヒドロキシフェニルアラニン（dopa）に換え，さらにメラニンに変換される．メラニン顆粒は上皮や結合組織以外の細胞，メラノファージやメラニン細胞とよばれる細胞に取り込まれ，内包されている．

ランゲルハンス細胞は，すべての基底層のケラチノサイト中に存在する樹状細胞である（*図1-12*）．樹状細胞は単球として単核食細胞系（細網内皮系）に属し，骨髄から派生する．樹状細胞は細長い顆粒を含んでおり，抗原性マクロファージであると考えられている[32]．ランゲルハンス細胞は，リンパ球への抗原提示細胞として免疫応答における重要な役割をもっている．ランゲルハンス細胞は，g-specific顆粒（バーベック顆粒）を含み，アデノシン・トリホスファターゼ活性（ATPase）の指標となる．それらは正常な口腔上皮にみられ，歯肉溝上皮には少なく，正常な付着上皮にはおおよそみられない．

メルケル細胞は上皮のより深層に位置し，神経終末に結合しデスモソームによって隣接する細胞に接合される．これらは触覚の受容器として特定されてきた[78]．

上皮は，基底層下400Åに位置する300〜400Å厚の基底層によって結合組織に接合している[59,96,108]．基底層は明帯（lamina lucida）と暗帯（lamina densa）とからなる．基礎的な

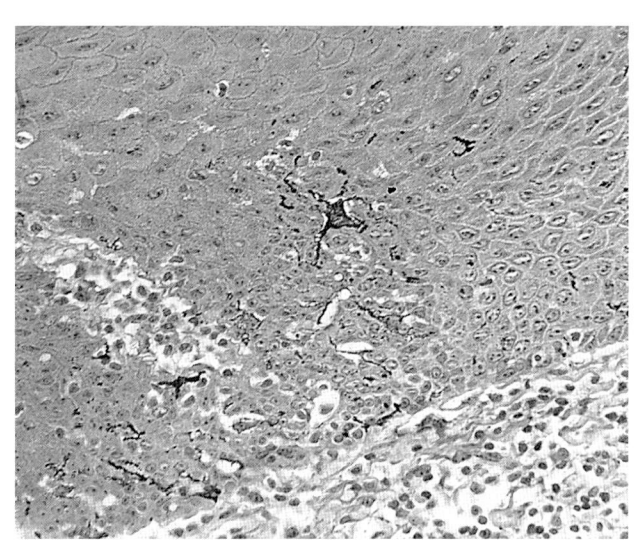

図1-12 ヒト歯肉上皮，口腔相．免疫学的ペルオキシダーゼ法によるランゲルハンス細胞．

上皮細胞のヘミデスモソームは，主に糖タンパクであるラミニンで構成される透明板に隣接している．基底膜緻密層はⅣ型コラーゲンで構成される．超微細レベルにおいて明確に判別される基底膜は，固定細線維によって裏打ちされた結合組織細小線維（主にⅣ型コラーゲン）の網状凝縮に接合されている[77,85,111]．基底膜と細線維との複合体は光学レベル（*図1-13*）においては，過ヨウ素酸シッフ染色（paS）陽性で好銀性に観測される[99,112]．基底膜は流体透過性であるが，粒子状物質においてはバリアとして機能する．

歯肉上皮の領域別構造的特性および新陳代謝特性

口腔・外縁上皮（Oral or Outer Epithelium）

口腔，または外縁上皮は，歯肉辺縁頂と外側表面，付着歯肉の表面を覆っている．それは角化（*図1-14*），錯角化あるいはこれらが組み合わされた状態を呈しているが，表面のほとんどは錯角化している[13,20,121]．

図1-13 過ヨウ素酸-シッフ（paS）組織化学的方法で染色した正常ヒト歯肉．基底膜（**B**）が上皮（**E**）とその下にある結合組織（**C**）との間にみられる．上皮では糖タンパクが細胞間，ならびに表層の角化層（**H**），およびその下にある顆粒層（**G**）の細胞膜に存在する．結合組織には無構造の基質とコラーゲン線維の層が散在している．血管壁は結合組織の乳頭突起（**P**）に明瞭に現われている．

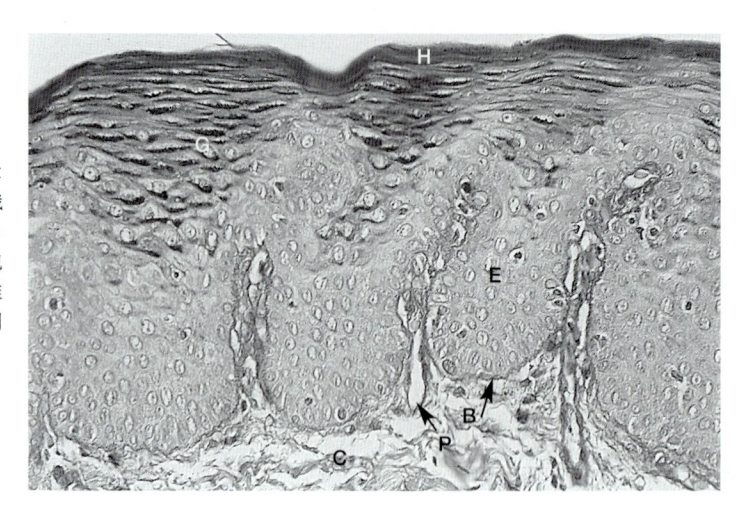

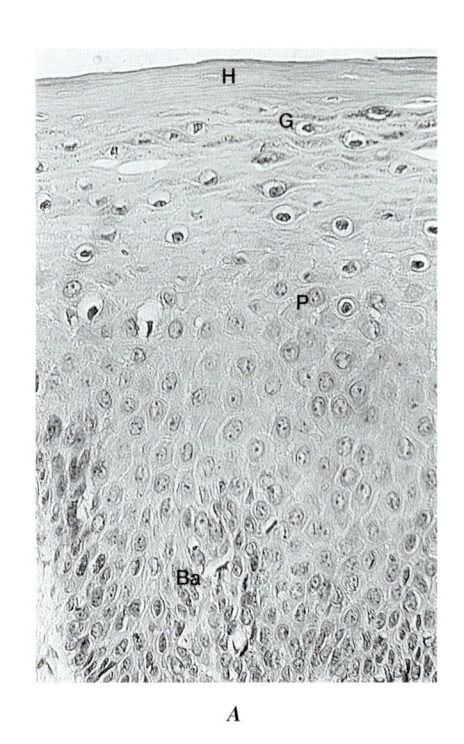

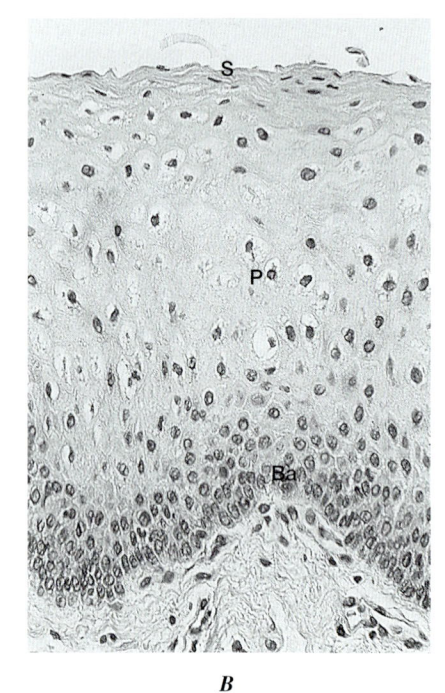

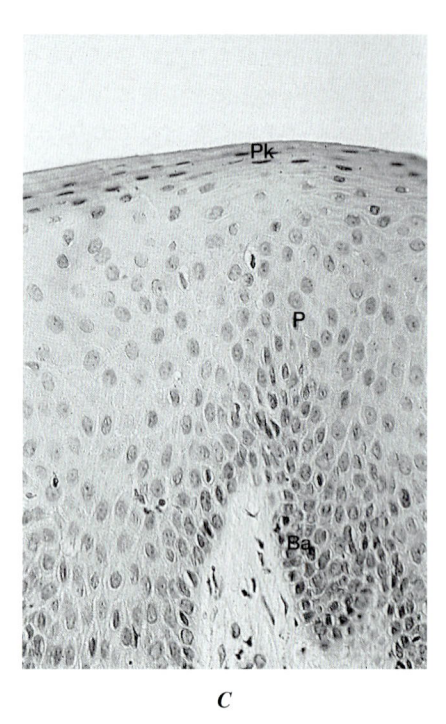

A *B* *C*

図1-14 歯肉上皮のさまざまな形態．*A*：角化．*B*：非角化．*C*：錯角化．角化層（**H**），顆粒層（**G**），棘細胞層（**P**），基底細胞層（**Ba**），平滑面細胞（**S**），錯角化層（**Pk**）．

歯肉の角化程度は，更年期の開始期に応じて減少する[83]が，月経周期の時期に必ずしも関連するというわけではない[54]．口腔粘膜の角化は，以下に示すように異なる領域においてさまざまである[74]．

- 口蓋：最大角化
- 歯肉，舌背，頰：最小角化

特異的に表皮型分化した，ケラチンK1，K2，そしてK10～K12は，免疫組織化学的に正角化領域では高度に，錯角化領域では低度に発現している．高度の上皮増殖特性をもつK6とK16，および特異的な層化サイトケラチンであるK5とK14もまた存在している．錯角化領域はK19を発現する．通常，K19は正角化した正常な上皮には存在しない[14,89]．

完全もしくは，ほぼ完全な成熟状態では，酸性ホスファターゼとペントース経路酵素による組織酵素反応が非常に強い[19,49]．

解糖経路のどれかが完全に低下しなければ，グリコーゲンは細胞内に蓄積することができる．したがって，正常な歯肉における濃度は逆に角化[98,121]と炎症の程度に関連する[31,116,119]．

歯肉溝上皮（Sulcular Epithelium）

歯肉溝上皮は歯肉溝（*図1-15*）を裏打ちしている．歯肉溝上皮は薄く，非角化性重層扁平上皮であり，乳頭間隆起（rete peg）はなく，接合上皮の歯冠側辺縁から歯肉辺縁頂（*図1-16*）に広がっている．通常多くの細胞で水症性変性がみられる[13]．

他の非角化上皮のように，顆粒層，角質層，K1，K2，およびK10～K12サイトケラチンを欠くが，K4とK13（いわゆる食道タイプのサイトケラチン）を含んでいる．それもまた，K19を発現し，通常，メルケル細胞を含んでいない．

酵素の組織化学的研究では，とくに角化に関連する酵素活性が，外縁上皮よりも一貫して低いことが明らかとなった．グルコース-6-リン酸塩脱水素酵素は，前述したように角化上皮が表面に向って増加する勾配と異なり，全層に微弱な均質の反応の発現がみられた[49]．酸性ホスファターゼ染色の陰性の所見は[18]，剥離細胞でのリソソームの証明となる[60]．

形態学的・化学的特性によらず，歯肉溝上皮は，①口腔に翻転され露出される場合[17, 21]，もしくは②歯肉溝の細菌塊が完全に除去された場合[22]，に角化する可能性がある．逆に歯に接している場合，外縁上皮の角化は失われる[22]．これらの発見から，歯肉溝の局所の炎症は，歯肉溝の角化を妨げると考えられる．

歯肉溝上皮は，歯肉へ細菌性有害産生物を通し，さらに歯肉の組織液を歯肉溝中へ浸透させる半透性膜のように作用すると考えられるため，非常に重要である．

接合上皮（Junctional Epithelium）

接合上皮は層状の非角化性重層扁平上皮が襟カラー状の層を呈している．接合上皮層の厚みは，若年者では3～4層であるが，層数は加齢とともに10～20層にまで増加する．この細胞は基底部と基底上層部の2層に分けることができる．接合上皮の長さは0.25～1.35mmの範囲である．

接合上皮は歯の萌出期間中に，口腔上皮と退縮エナメル上皮（reduced enamel epithelium）の合流によって形成される（図1-17）．しかしながら，その構成には退縮エナメル上皮は必須ではない．実際，接合上皮はポケット内での器具の使用後，あるいは外科処置後やインプラント周囲において完全に復元される[62]．

歯に並列していない細胞層は，非常に多くの遊離リボソームやゴルジ体，および顕著な膜接着構造を呈するような貪食によると思われる細胞質空胞がみられる．リソソーム様物質も存在しているが，低分化に関与したケラチノソーム（オドランド体）や組織学的に明瞭な酸性ホスファターゼの欠如が，歯肉溝内の細菌性プラークの蓄積に対する防御力低下をもたらしているのかもしれない．同様の形態学的所見は，無菌ラットの歯肉において報告がなされている．多形核好中性白血球（polymorphonuclear neutrophil leukocytes）は，通常，普通飼育ラットと無菌飼育ラット両方の接合上皮においてみられる[127]．

接合上皮の種々のケラチンポリペプチドには，特定の組織化学的なパターンが存在している．それは角化上皮には存在しないK19，および層化特有サイトケラチンであるK5とK14を発現することである[89]．Morganら[75]は歯肉溝と接合上皮間でK4もしくはK13の反応が変化し，層状の非角化皮質を呈している口腔内の接合領域において，特定のポリペプチドを合成しないと報告している．その他の特異的な性質は，K6とK16の欠如である．通常，K16は増殖性上皮に多くみられるが，細胞のターンオーバーは非常に速い．

歯肉溝上皮と同様に，接合上皮は他の上皮よりも解糖酵

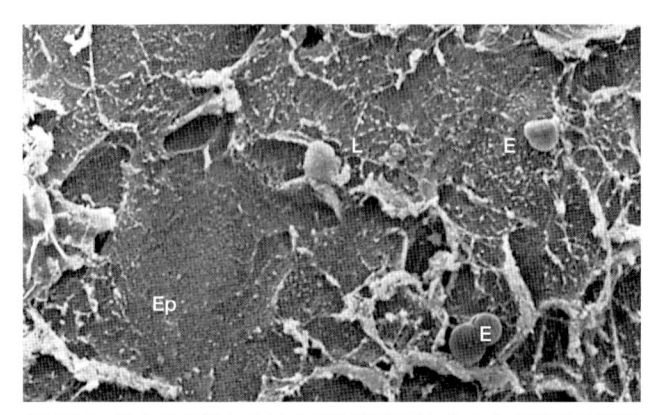

図1-15 健常歯肉溝における歯面側表面上皮の走査型電子顕微鏡像．上皮（Ep）には，落屑した細胞，散在する赤血球（E），数個のリンパ球（L）の出現がみられる．（×1,000）

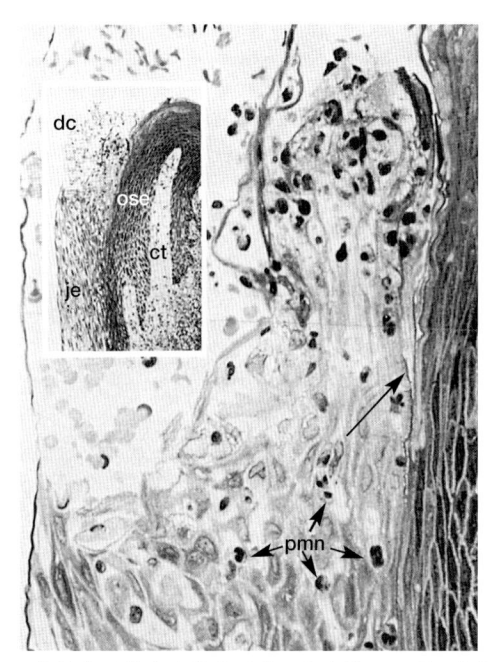

図1-16 相対的正常歯肉溝を示すヒト生検のエポン包埋標本．歯肉溝の軟組織壁は，口腔上皮（ose）とその下部にある結合組織（ct）からなる．一方，歯肉溝の底部は接合上皮（je）の落屑面によって形成される．エナメル質隙は密なクチクラ構造（dc）によって輪郭が描かれている．接合上皮と歯肉溝上皮（矢印）との間ははっきりした線で区別され，数個の多形核白血球（pmn）が接合上皮を横断してみられる．歯肉溝は生検時に起こった出血による赤血球を含んでいる．（×391，枠内×55）
（Schluger S, Youdelis R, Page RC: Periodontal Disease. Philadephia, Lea&Febiger, 1977より引用）

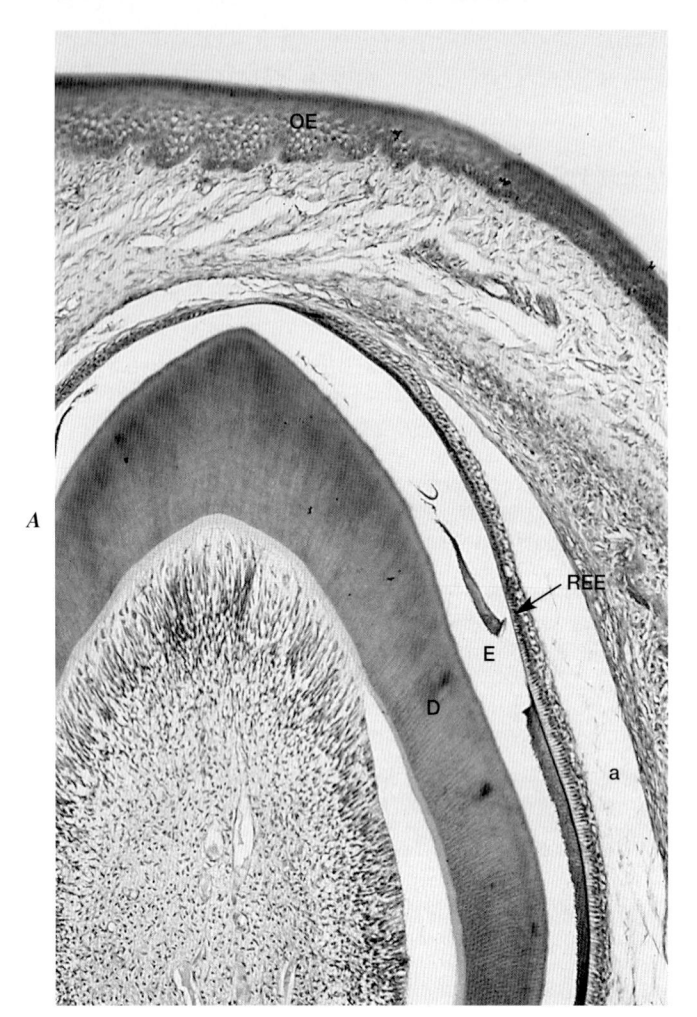

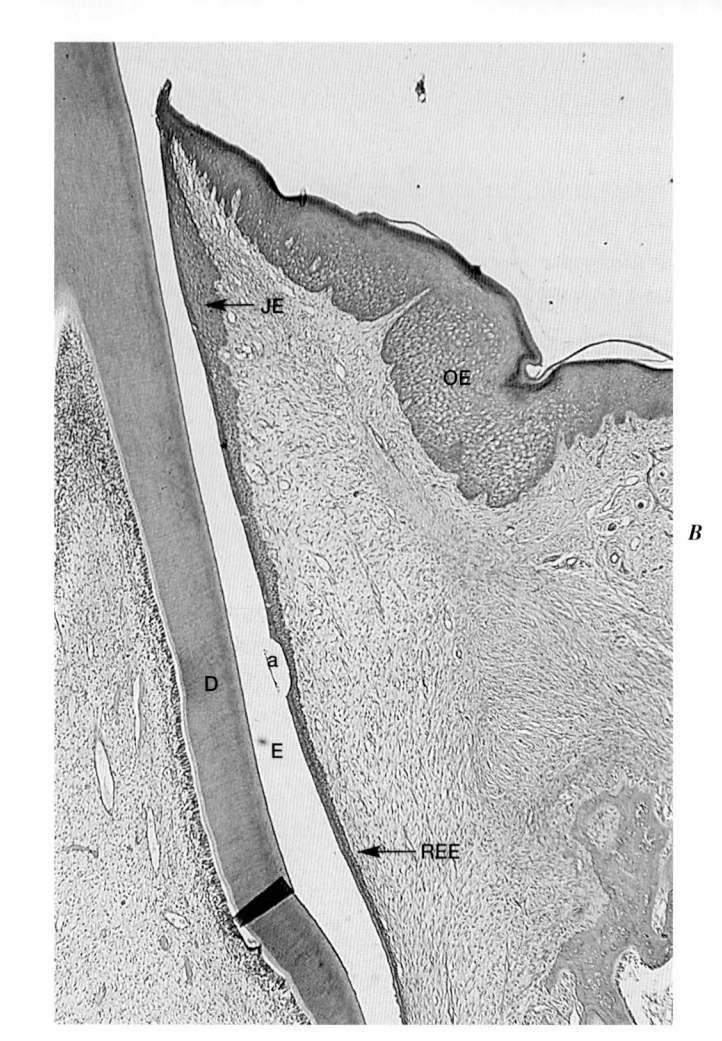

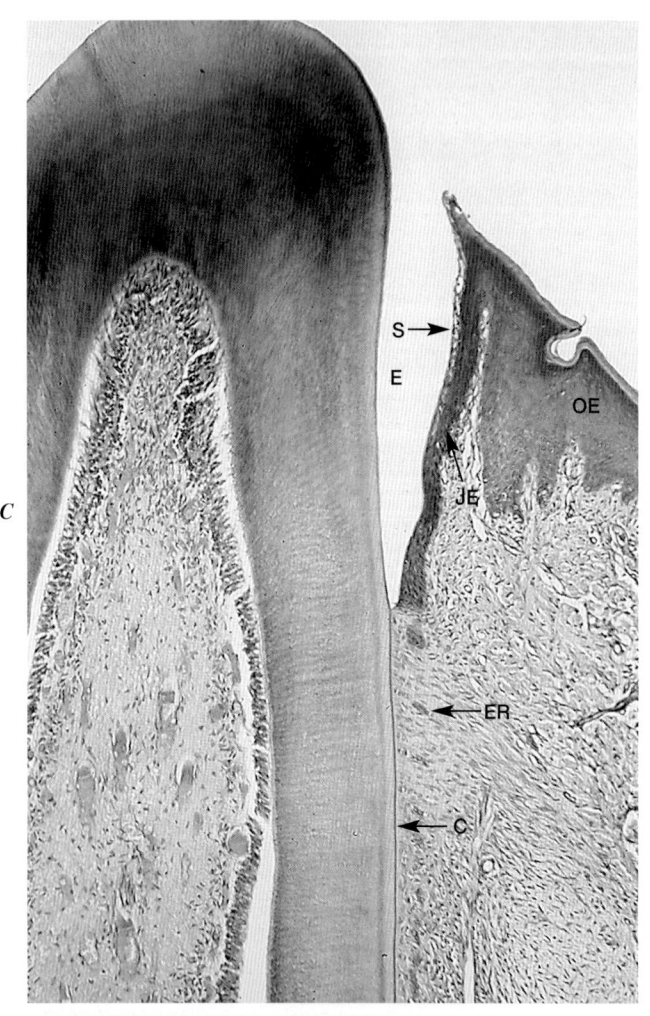

図 *1-17* ネコの歯の萌出過程. ***A***：未萌出歯. 象牙質（**D**），残遺エナメル基質（**E**），退縮エナメル上皮（**REE**），口腔上皮（**OE**），アーチファクト（**a**）. ***B***：接合上皮（**JE**）を形成している萌出歯. ***C***：完全萌出歯. 歯肉溝中の上皮（**S**），セメント質（**C**），そして上皮遺残（**ER**）.

素活性が低く，酸性ホスファターゼ活性が欠如している[18, 49]．

接合上皮は内部基底膜による歯の表面（上皮性付着）と，外部基底膜が介する歯肉結合組織に付着しており，他の上皮-結合組織と同様の構造を呈している[64, 69]．

内部基底膜は基底膜緻密層（エナメル質に隣接した）とヘミデスモソームが付着している透明板から成る．エナメル質からの有機的ならせん構造は基底膜緻密層に広がっている[110]．接合上皮は歯冠部に存在する場合，無原線維性セメント質（afibrillar cementum）に付着し（通常はセメント-エナメル境1mm以内に限局している）[95]，同様に歯根セメント質に付着している．

上皮性付着部における中性多糖類の存在を示す組織化学的根拠が報告された[115]．接合上皮の基底膜はラミニンを内包することでは内皮細胞や上皮細胞と類似しているが，内部基底膜ではIV型コラーゲンが存在していないという点で異なっていることも示されている[56, 88]．これらの発見は，付着上皮の細胞がラミニンの産生に関わり，さらには付着のメカニズムに重要な役割を果たすことも示している．

接合上皮の付着は歯肉線維によって補強され，歯肉線維は歯面に対して辺縁歯肉を支えている．これにより，接合上皮と歯肉線維は，歯-歯肉単位（dentogingival unit）と称される1つの機能単位と考えられている[66]．

歯肉溝の発生

エナメル質が完成した後，エナメル質は基底膜とヘミデスモソームによって歯面に付着している退縮エナメル上皮（reduced enamel epithelium）で覆われる[65, 109]．歯が口腔粘膜を貫通するとき，退縮エナメル上皮は口腔上皮と結合し，付着上皮に変化する．歯が萌出するとき，この結合した上皮は歯冠に沿って凝縮する．そして，退縮エナメル上皮（図1-17参照）の内層を形成するエナメル芽細胞は，徐々に扁平上皮細胞になる．接合上皮における退縮エナメル上皮への変換は，歯面付着として断続的に歯冠側へ続いている．SchroederとListgartenによると，この過程は1〜2年かかるとされている[95]．

接合上皮は，すべての細胞層でみられるような有糸分裂能に基づく，永続的な自己再生機構を有している[65, 109]．再生する上皮細胞は，歯肉溝の歯冠方向（図1-18）に歯面に沿って移動し，そこで落屑する[11]．移動する娘細胞が歯面に連続的に付着している．歯への上皮付着の強さについては測定されていない．

歯肉溝は歯が口腔に萌出するとき形成される．そのとき，接合上皮と退縮エナメル上皮はともに幅の広い帯を形成するが，この帯は歯冠先端付近からセメント-エナメル境にいたるまでの歯表面に付着している．

歯肉溝は，歯と新たに萌出している歯冠先端を取り囲む歯肉による，浅いV字形のスペースもしくは溝である．完全萌出した歯には，接合上皮だけが付着している．歯肉溝は片側に歯面，もう片方は歯肉溝上皮の歯面に対する接合上皮付着によって囲まれた狭いスペースで形成される．歯肉溝の歯冠側端は歯肉縁である．

歯肉上皮の再生

口腔上皮は絶えず再生している．上皮の厚みは，基底層ならびに有棘層における新生細胞形成と，表層における旧細胞落屑との間のバランスによって決まってくる．有糸分裂は，24時間周期を示し，朝にもっとも高く，夕方にはもっとも低い率で起こる[110]．有糸分裂の割合は，非角化領域ではより高く，性別の差はほとんどなく，さらに歯肉炎で増加する．有糸分裂率が年齢に伴って増加するか[68, 69, 73]あるいは減少するか[10]に関しては見解が異なる．

実験動物での分裂率は，口腔上皮の部位によって異なり，頬粘膜，口蓋，歯肉溝上皮，接合上皮，辺縁歯肉の外面，および付着歯肉の順で低率となる[6, 45, 68, 117]．実験動物の口腔上皮の部位別のターンオーバー期間は，口蓋，舌，および頬は5〜6日間，また歯肉は10〜12日であるが，加齢とともに同程度またはそれ以上の期間を要するようになる．そして接合上皮は1〜6日であるという報告がなされている[11, 105]．

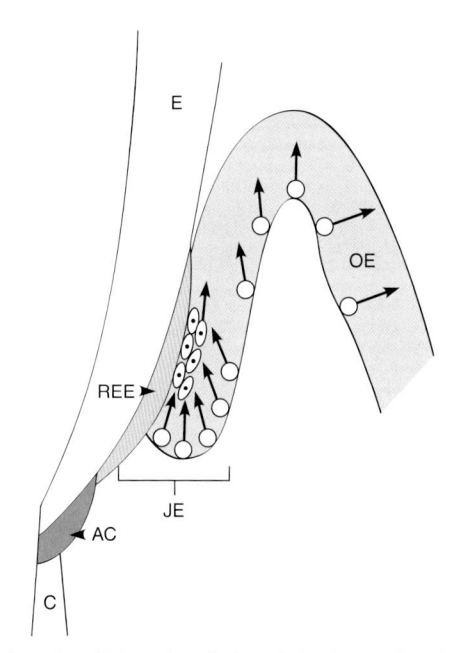

図1-18 萌出歯の接合上皮．接合上皮（**JE**）は口腔上皮（**OE**）と退縮エナメル上皮（**REE**）の接合によって形成される．退縮エナメル上皮の変性後に，エナメル質上にときに形成される無線維性のセメント質は**AC**で表わされている．矢印は再生上皮細胞の歯冠側移動を示しており，これらの細胞は口腔上皮においてよりも，接合上皮において急速に増殖する．**E**：エナメル質，**C**：歯根セメント質．(Listgarten MA: Changing concepts about the dentogingival junction. J Can Dent Assoc 1970；36：70より引用改変)

歯のクチクラ構造

クチクラ(cuticle)という用語は，ときに明瞭な境界線で囲まれ均一な基質をもち，薄い無細胞性の構造を示すときに用いられる．

Listgartenはクチクラ構造物を，起源が発生の段階にある被覆物と後に獲得した被覆物とに分類した[67]．獲得被覆物(acquired coatings)は，唾液，細菌，歯石，歯面の着色などのように外来性のものを含んでいる(Chapter 6，11参照)．胎生由来被覆物(coatings of developmental origin)は，歯の発生の過程として正常に形成されたものである．それらは，退化エナメル上皮，歯冠部セメント質，歯クチクラを含んでいる．

エナメル質の形成完了後に，エナメル芽細胞性上皮はヘミデスモソームによってエナメル質表面に付着したままで残り，1もしくは2層の細胞と基底膜に退縮する．この退縮エナメル上皮は，エナメル器と後分泌物のエナメル芽細胞との中間層の細胞から成る．

ある種の動物では，退縮エナメル上皮は非常に早い時期に完全に消失して，エナメル質表面を結合組織と接触させるようにする．結合組織細胞は薄い1層のセメント質をエナメル質上に産みだすが，これは歯冠部セメント質として知られている．ヒトでは，無線維セメント質の薄い継ぎ目が，ときどき歯冠の歯頸部半分においてみられる．

電子顕微鏡で，歯クチクラは1層の均質な有機質から成り，種々の厚み(ほぼ$0.25\mu m$)でエナメル質表面を被覆していることが示された．また，無機質を含まず，常に存在しているというわけでもない．時には，セメント-エナメル境の近くで，エナメル質の上を覆っている1層の無線維セメント質の上に沈着しているということもある．クチクラは，接合上皮と歯との間に存在することもあれば，そうでないこともある．超構造組織化学研究は，歯クチクラは自然タンパクであり[57]，それは組織液構成成分の集積であることを示していた[39,92]．

歯肉液(歯肉溝滲出液)

歯肉液は，薄い歯肉溝壁をとおして歯肉結合組織から滲出してくる液を含んでいる．歯肉溝滲出液は次のように理解されている．①歯肉溝から物質を洗う，②歯に上皮付着の結合を促すと考えられる血漿タンパクを含む，③抗菌性を有する，④歯肉防御の抗体性を有する(健康と疾患における歯肉溝滲出液とその意義についてはChapter 15で詳述する)．

歯肉結合組織

歯肉の結合組織は，固有層として知られていて，乳頭層と網状層の2つの層から成る．乳頭層は上皮に近接して存在し，上皮乳頭間隆起の間の乳様突起として存在する．網状層は歯槽骨の骨膜に接している．結合組織は細胞質と線維と基質とで構成される細胞間質を有している．

基質は線維と細胞間の空間を満たし，無定形で水分を多く含む．それはプロテオグリカン，主にヒアルロン酸，コンドロイチン硫酸，フィブロネクチンなどの糖タンパクで構成される．糖タンパクは基質のわずかなpaS陽性反応の要因となる[36]．フィブロネクチンは，線維とその他の細胞間基質構成成分と線維芽細胞とを結合させ，細胞間の粘着と移動の調整を補助している．ラミニンは，基底部薄板でみられる別の糖タンパクであり，上皮細胞への付着を助けている．

結合組織線維はコラーゲン線維，網状線維，弾性線維の3種類である．Ⅰ型コラーゲンは固有層の大半を形成しており，歯肉組織に張力をもたらしている．Ⅳ型コラーゲン(好銀細網構造線維：argyrophilic reticulum fiber)は，Ⅰ型コラーゲン間で分岐し，基底膜と血管壁の線維に続いている[69]．

弾性線維機構はコラーゲン線維中で分類されるオキシタラン線維，エラウニン(elaunin)線維，およびエラスチン線維で構成される[26]．

歯肉線維

辺縁歯肉の結合組織は緻密なコラーゲンに富んでおり，歯肉線維(gingival fiber)とよばれるコラーゲン線維束が著明な組織を含んでいる．これらはⅠ型コラーゲンから成り，以下の機能を有している．

1．歯に対して歯頸部歯肉を強化する．
2．歯面から偏傾することなく咀嚼力に耐えるのに必要な剛性を与える．
3．遊離辺縁歯肉を，歯根のセメント質および隣接した付着歯肉とに結合させる．

歯肉線維は歯肉歯頸線維，輪状線維，中隔線維の3つのグループに分類される[58]．

歯-歯肉線維群(Gingivodental Group)

歯-歯肉線維群は唇(頬)側面，舌側面，および歯間隣接面の線維である．これらは，歯肉溝底で上皮直下のセメント質に埋入している．唇(頬)側と舌側では，扇状にセメント質から辺縁歯肉頂および外縁に突出し，上皮の手前で終息する(図1-19，1-20)．これらの線維は，唇(頬)側および舌側歯槽骨の骨膜の外側にのび付着歯肉で終息するか，もしくは骨膜とともに連なる．

歯間隣接面では，歯-歯肉線維は歯間歯肉頂に向かって延びている．

輪状線維群(Circular Group)

輪状線維は，辺縁歯肉から歯間歯肉の結合組織へ通過し，歯の周囲を環状に取り巻いている．

中隔横断線維群(Transseptal Group)

中隔線維群は歯間隣接面に局在し，線維が埋入している隣接面のセメント質間を走行する水平の線維束を形成している．これらの線維は歯肉溝底部の上皮と歯間骨頂間に位

置し，歯根膜の基本線維として分類されることもある．
　Pageら[82]は以下のように述べている．
①輪状線維はセメント-エナメル境直下において歯の隣接面に付着しており，唇(頬)あるいは舌側の辺縁歯肉を取り囲み，同じ歯の他方の隣接面へ付着している．
②中隔線維群は一歯の隣接面に付着し，歯間中隔間を斜めに横断し隣接している歯の唇(頬)あるいは舌側を回り，再び斜めに歯間中隔間を横断し，つぎの歯の隣接面へ付着する．

細胞成分

　歯肉の結合組織における主な細胞成分は線維芽細胞である．多数の線維芽細胞が線維束間にみられる．線維芽細胞はエラスチン，非コラーゲン性タンパク，糖タンパク，グルコサミノグリカンと同様にコラーゲン線維を合成し産出する．また，線維芽細胞はコラーゲン分解を制御する．

　肥満細胞(mast cell)は全身に散在し，口腔粘膜および歯肉の結合組織では非常に多くみられる[24, 103, 104, 124]．固有のマクロファージと組織球は，単核食細胞系(細網内皮系)の一部として歯肉の結合組織に存在し，血中の単球から供給される．固有層においては，脂肪細胞と好酸球も少量であるが存在している．

　臨床的に正常な歯肉では，形質細胞とリンパ球の小集団が歯肉溝底付近の結合組織にみられる(図1-21)．好中球は，歯肉結合組織と歯肉溝の両方に相対的に多くみられる．通常，これらの炎症性細胞は，臨床的に正常な歯肉にも少量存在している．

　少量のリンパ球が正常歯肉の構成成分として含まれるか，あるいは臨床的所見もなく炎症性滲出液の発現があるかどうかについては，実際の事実というよりもむしろ理論的な話である．リンパ球は，厳密な臨床評価基準において判断される正常な歯肉，あるいはかなり特別な実験条件下[8, 80]では存在しないが，実際に歯が完全に萌出する以前の健康な正常歯肉には存在する[61, 70, 93]．モノクロナール抗体を使用した免疫化学組織学的研究により，異なるリンパ球の副経路が同定された．幼児期における歯の萌出直後の健康な歯肉の接合上皮下滲出物は，主にT-リンパ球(ヘルパーT細胞，細胞障害性T細胞，サプレッサーT細胞，およびナチュラルキラー細胞)で構成されている[7, 41, 102]．さらにこれらは早期の防御認識機構における正常なリンパ性組織に含まれると解釈することができる．時間の経過とともに，臨床的に健常な歯肉溝には，すでに存在し認識されている抗原に対

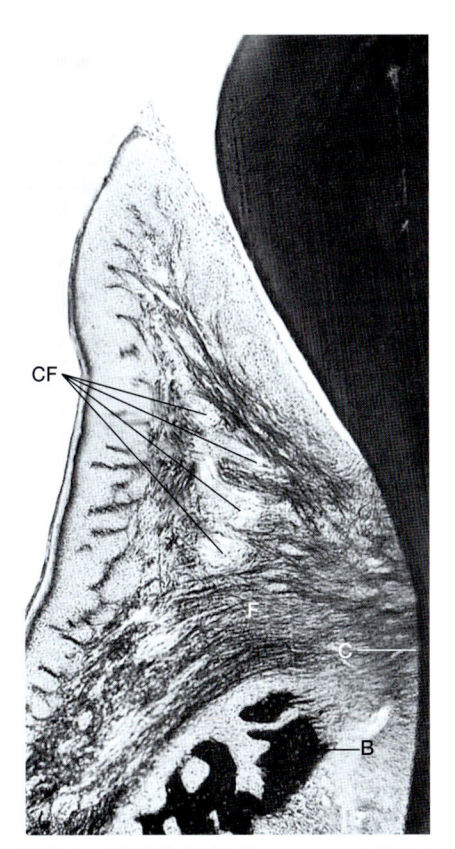

図1-19　辺縁歯肉の唇(頬)舌側切片．セメント質(C)から歯肉頂へ，外層歯肉表面へ，そして骨膜(B)の外側へのびている歯肉線維(F)を示す．輪状線維(CF)は他のグループの間の横断面で示されている．(Dr. Sol Bernickのご厚意による)

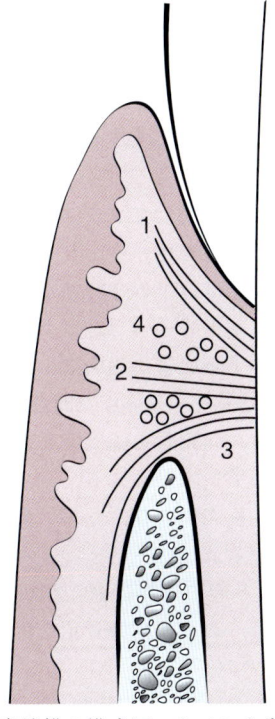

図1-20　歯-歯肉線維の模式図．セメント質から，(1)歯肉頂へ，(2)歯肉外側面へ，そして(3)骨膜の外側へのびている．輪状線維(4)は横断面として示されている．

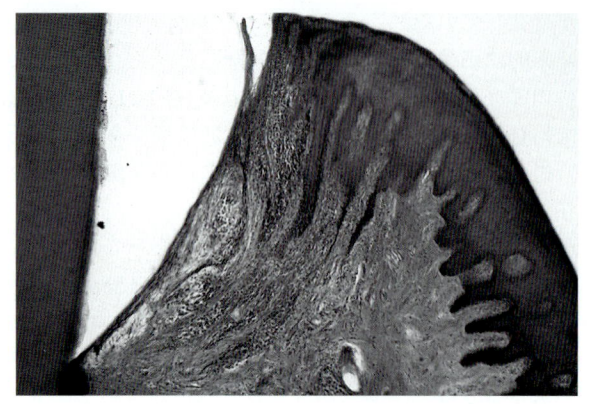

図1-21 臨床的正常歯肉の切片．歯肉溝底部付近に常在する炎症を示す．

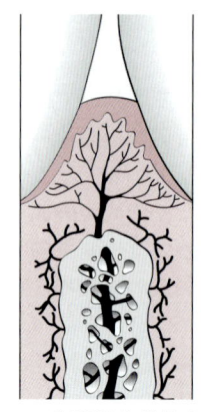

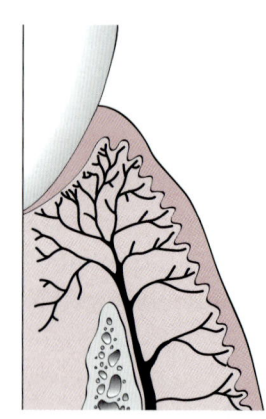

図1-22 歯間部歯槽骨を貫いて歯間部組織に分布している細動脈の模式図（左図），および歯槽骨の表面に広がり，周囲組織に分枝している骨膜上細動脈（右図）．

する精巧な特異的抗体を合成するため，Bリンパ球や形質細胞がより多数の割合でみられるようになる[97]．

血液供給，リンパ管，および神経

血管は，内皮細胞タンパク（第VIII因子および付着分子）に対する免疫組織化学反応を行った組織片から，容易に証明することができる．これらの技術が開発される前，歯周組織の血管新生パターンは，内皮細胞でその優位な活動性のある，アルカリホスファターゼやアデノシントリホスファターゼに対する組織酵素反応（histoenzymatic reaction）が用いられていた[25, 128]．実験動物においては，管の走行を研究するために墨による還流法も使用されていた．ペルオキシダーゼ注射と，その後の証明で血管同定と透過性の研究がなされていた[101]．paS反応もまた，これらの基底膜中の陽性ラインによって血管壁の外形を明瞭に示している[99]．また，内皮細胞は5-ヌクレオチダーゼ活性を発現する[48]．軟組織侵蝕後に頸動脈を通してプラスチックを注入し，その後，走査型電子顕微鏡を用いることも可能である[37]．

歯肉への血液供給には以下の3経路がある（図1-22，1-23）．
1. 骨膜上細動脈：歯槽骨の唇（頬）側および舌側面に沿って走行し，その毛細血管が歯肉溝上皮に沿い，外側歯肉表面の上皮突起（rete peg）の間をのびている[34, 46]．細動脈の側枝は，歯槽骨を歯根膜方向に通り抜けるか，または歯槽骨頂上に広がってる．
2. 歯根膜の血管：歯肉にのび，さらに歯肉溝部の毛細血管と吻合している．
3. 歯間中隔頂[37]より起こる細動脈：歯根膜の血管，歯肉溝部の毛細血管，および歯槽骨頂を越えて走行している血管と吻合している．

歯肉外縁上皮下においては，毛細血管が上皮の乳頭間隆起の間にある結合組織へのび，輸出入の枝を伴ったヘアピンループ，ラセン型，および静脈瘤を形成している[25, 46]（図1-23，1-24）．ループはときとして絡み合い連結し[38]，

さらに炎症により血流が増加する際には扁平な毛細血管は貯溜管としての役割を果たす[42]．

歯肉溝上皮に沿って毛細血管は吻合叢を形成し，エナメル質と平行して歯肉溝から辺縁歯肉に向かってのびている[25]．コル（col）部では，網状毛細血管とループの混合型である．

歯肉のリンパ管の流出路は，乳頭部結合組織のリンパ管であり[100]，外部収集網である付近のリンパ腺（とくに顎下リンパ節）に進行する．さらに，接合上皮直下のリンパ管は歯根膜のなかに入り，血管を伴うようになる．

歯肉の神経支配は，歯根膜の神経に由来する線維や舌・頬・口蓋側の神経から得られる[12]．結合組織に存在する神経構造には，好銀線維から成る終末神経網，あるものは上皮中にのびているマイスネル型触覚小体，クラウゼ終末小体，温度受容器，被包性紡錘体がある．

臨床像と顕微鏡像との相互関係

歯肉の正常な臨床的特徴を理解するためには，それらが示す顕微鏡的構造を把握しなければならない．

色

付着歯肉および辺縁歯肉の色調はコーラルピンクと一般に表現されており，それは血管供給，上皮における角化の厚みと程度，および色素含有細胞の存在によってつくられる．色調には個体差があり，皮膚の色素沈着と関連があると考えられる．色白で金髪の人の方が，浅黒く黒髪の人と比較してより明るい色調である（カラー図1-1）．

付着歯肉の頬側は，明瞭な歯肉歯槽粘膜との境界線によって隣接の歯槽粘膜と区別される．歯槽粘膜はピンクというよりも赤色であり，スティップリングがあるというよりも滑らかで光沢がある．付着歯肉と歯槽粘膜との顕微鏡的構造を比較してみると，その相違が説明できる．歯槽粘膜の上皮は薄く，角化しておらず，上皮突起もみられない（図1-25）．歯槽粘膜の結合組織は疎であり，より血管に富

歯肉 ■ CHAPTER 1

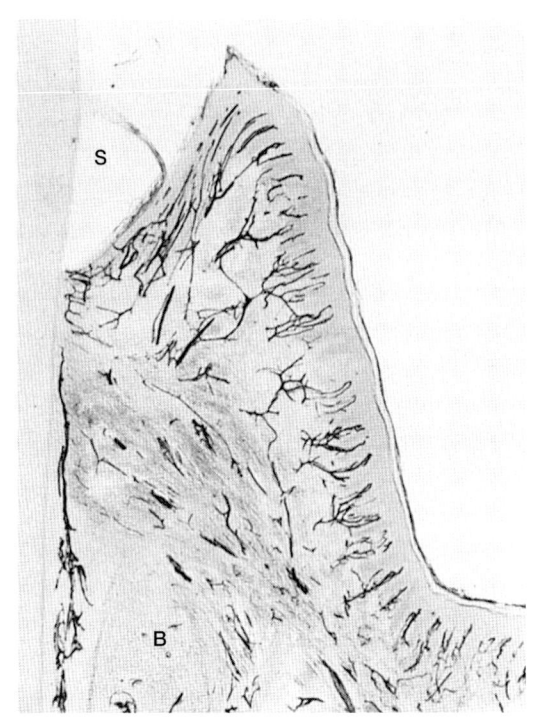

図 1-23 歯肉の血液供給および末梢循環. 組織はインディアインクで灌流されている. 歯肉溝に沿った毛細血管叢（**S**）および外側の乳頭層の毛細血管ループに注目. また, 歯肉溝の血管叢と吻合しながら, 歯肉および歯肉溝に血管を供給している骨外側の骨膜上血管（**B**）にも注目. （Dr. Sol Bernickのご厚意による）

んでいる．

生理学的色素沈着（メラニン）

メラニン，すなわちヘモグロビンに由来しない褐色色素は，皮膚，歯肉およびそれら以外の口腔粘膜部へ正常な色素沈着として存在している．すべての正常個体で存在しているが，ときとして臨床的に検出するだけの量がない場合もあり，アルビノ（白皮症）患者では極端に減少しているか，もしくはまったく消失している．口腔内のメラニン沈着は，黒人に著明である（カラー図 *1-1*参照）．

Dummettによれば[33]，黒人における口腔内色素沈着の分布は，歯肉60％，硬口蓋61％，粘膜22％，そして舌は15％である．歯肉の色素沈着は，濃紫紅色のびまん性変色として，あるいは明るい茶色の不定形斑点として現われる．この斑点は，生後3時間後にはすでに現われると思われ，しばしばこれが色素沈着の唯一の証明となる[33]．

大きさ

歯肉の大きさは，細胞および細胞間成分の総体積と血管供給の総和に比例する．その大きさが変わることは歯肉疾患の一般的特徴である．

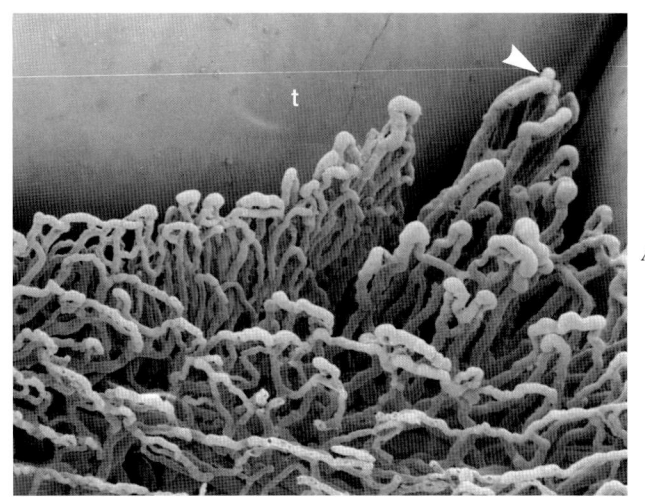

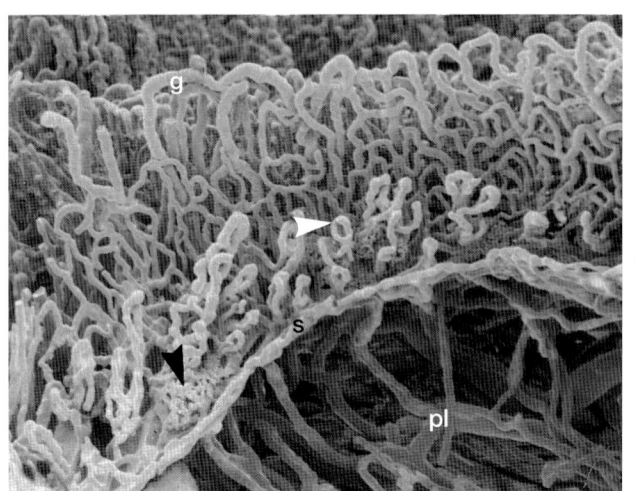

図 1-24 プラスチックを血管に灌流し, 軟組織を腐蝕させた後のラットの臼歯口蓋部歯肉の走査型電子顕微鏡像. **A**：歯肉毛細血管の口腔側. **t**：歯, 矢印：歯間乳頭. （×180）**B**：歯面側. 血管叢が歯肉溝および接合上皮に続くことに注意. 矢印は軽度な炎症性変化を伴う歯肉溝部の血管を示している. **g**：遊離歯肉溝, **s**：歯肉溝底部, **pl**：歯根膜血管. （×150）
（Dr. NJ SellisethとDr. K Selvingのご厚意による）.

輪郭

歯肉の輪郭，外形にはかなりの違いがあり，歯の形，歯列弓における歯の並び方，隣接面接触点の位置および大きさ，歯間腔を埋めている歯肉の大きさによって決まる．辺縁歯肉は，カラー状に歯を覆っていて，頬舌側はスキャロップ状の外形線を描いている．比較的平坦な面をもつ歯では，それに沿って真っ直ぐな線を形成している．近遠心的に明らかに突出のある歯（たとえば上顎犬歯），あるいは唇側転位をしている歯では，その弓状の外形が著しくなり，歯肉はさらに根先側に移動している．舌側転移した歯では，歯頸部歯肉の彎曲が少なく，肥厚している（図 *1-26*）．

形

歯間部歯肉の形は，隣接歯面の形，接触点の位置および

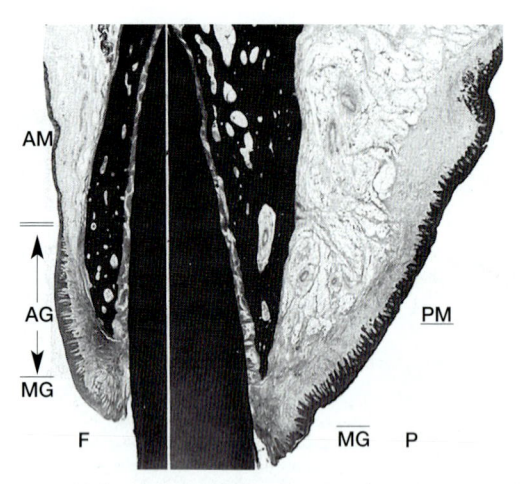

図1-25 口腔粘膜の唇(頬)側および口蓋側表面．F：辺縁歯肉(MG)，付着歯肉(AG)，および歯槽粘膜(AM)を示す唇(頬)側面．二重線(＝)は歯肉歯槽粘膜境を示す．付着歯肉および歯槽粘膜における上皮と結合組織の違いに注目．P：辺縁歯肉(MG)および角化した口蓋粘膜(PM)を示す口蓋面．

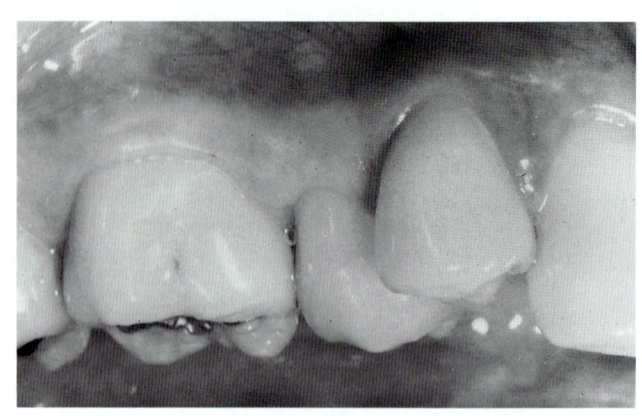

図1-26 肥厚して棚状を呈する歯肉の外形．歯の舌側転位の状態は，プラークの蓄積によって起こる局所刺激を増大する．

外形，歯間空隙の大きさなどによって決まる．歯冠の隣接面が頬舌的にかなり平坦な場合には，歯根は互いに近接し，歯間部の骨は近遠心的に薄く，歯間空隙と歯間部歯肉の幅は近遠心的に狭い．逆に隣接面が接触点からフレアー状に広がっている場合には，歯間部歯肉の幅が広い(図1-27)．歯間部歯肉の高さは，接触点の位置によって変化する．

硬さ

歯肉は硬く，弾性があり，可動性の遊離歯肉を除いては直下の骨と強く結合している．付着歯肉が硬いのは固有層がコラーゲンに富み，歯槽骨の粘膜性骨膜に結合しているからである．歯肉線維も歯肉辺縁の硬さの一因となる．

表面の状態

歯肉は，オレンジの皮のような表面性状を呈しており，点刻(スティップ)を有しているようであると述べられている(カラー図1-1参照)．スティップリングは，歯肉を乾燥させたときにもっともよく観察できる(図1-1参照)．付着歯肉にはスティップリングがあるが，歯肉辺縁にはみられない．歯間乳頭の中心部には，一般にスティップリングがみられるが，辺縁部は滑らかである．スティップリングの型，範囲は人によって異なり，また同じ口腔内でも部位によって違いがある[44,86]．さらに唇頬側より舌側面で少なく，まったくスティップリングがみられない場合もある．

スティップリングは年齢とともに変化し，乳児期ではみられず，5歳くらいで出現し成人になるまで増え続け，老化につれ消失し始める．

顕微鏡下では，球状の隆起と陥没が歯肉表面に交互に現われることによって，スティップリングが生じている．結合組織の乳頭層がその隆起部にのび出しており，その凹凸は重層扁平上皮で覆われている(図1-28)．角化の程度とスティップリングの数は関連していると考えられている．

スキャン電子顕微鏡検査によると，その形にさまざまな変異はあるが比較的一定の深さを示した．低倍率では直径50μmの不規則な不定形の陥凹によって遮られた波状の表面にみえる．より高倍率では細胞微小窩がみられる[28]．

スティップリングは，特異的に適応，もしくは機能に応じて補強されて形成される．それは健康な歯肉の特徴であり，スティップリングの減少や消失は歯肉炎の一般的兆候である．歯肉が治療後，健康に戻れば，スティップリングは再び出現する．

歯肉表面の構造はまた，上皮の角化とその程度に関連する．角化は，機能としての防御的な適応であると考えられる．ブラッシングによって刺激される際，角化程度は増加する．しかしながら，遊離歯肉移植(Chapter66参照)に関する研究は，結合組織が角化領域から非角化領域に移植されるとき，角化上皮で覆われるようになるのを示した[55]．この所見は，上皮表面のタイプの遺伝子学的決定は結合組織が基となっていることを示している．

位置

歯肉の位置は，歯肉辺縁が歯に付着している高さによって決定される．歯が口腔内に萌出してくるとき，根尖上皮付着は歯冠の先端にあり，萌出が進むにつれそれらは根尖側へ移動していく．前述のとおり，萌出する過程で結合組織，口腔上皮および退縮エナメル上皮は，浅い生理的な深さの溝を維持すると同時に大きな変化を受ける．上皮のこの変化がなければ，歯肉と歯との解剖学的関係に異常が生

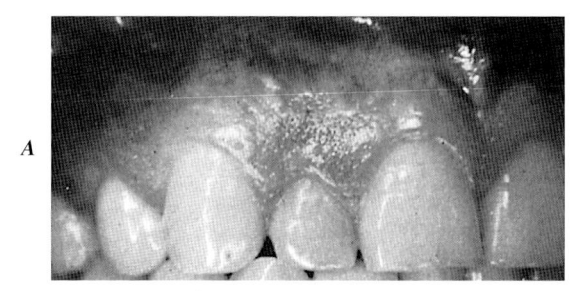

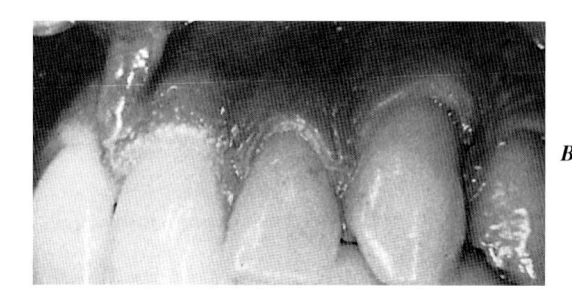

図 1-27 歯の形および歯間空隙に関連する歯間乳頭の形状．A：幅の広い歯間乳頭．B：幅の狭い歯間乳頭．

じてしまう．

歯の永続的萌出

歯は絶えず萌出しているという考え方[43]に立脚すると，歯が機能的にその対合歯と接したとき萌出が終わるのではなく，一生続くことになる．萌出は能動相と受動相とに分かれる．能動的萌出とは，歯が咬合平面方向へ移動することであり，一方，受動的萌出とは，歯肉の歯根方向への移動によって起こる歯の露出である．

この概念の意味するところは，解剖学的歯冠（エナメル質で覆われた歯の一部），解剖学的歯根（セメント質で覆われた歯の一部）という言葉と，臨床的歯冠（上皮が歯から剥離することによって口腔に突出した歯の部分），臨床的歯根（歯周組織によって覆われた歯の部分）の違いである．歯が機能的に対合歯と接するようになっても，歯肉溝および上皮付着はなおエナメル質上にあり，臨床的歯冠は解剖学的歯冠の約2/3である．

Gottliebは，能動的萌出と受動的萌出は併行して進行していると考えた．能動的萌出は咬耗と深い関係がある．歯は咬耗によって失われた歯質を補うために萌出する．咬耗によって臨床的歯冠は短くなり，歯冠が臨床的歯冠に比例して不均衡に長くなるのを防ぎ，さらにその作用による力が歯周組織に及ばないようにしている．理想的には，能動的萌出は歯の摩耗の程度と調和して歯列の咬合高径を一定に保っている．

歯が萌出するにつれ，セメント質は根尖部および根分岐部に沈着し，骨は歯槽底周囲と歯槽骨頂部に形成される．このように，咬耗によって失われた歯質は歯根長の増大によって補われ，歯槽の深さは歯根を支えるために一定に保たれる．

受動的萌出は次の4段階（図1-29）に分けられる．これはもともと，正常な生理学的過程であると考えられていたが，現在では病的な過程であると考えられている．

第1段階：歯は咬合平面に達する．接合上皮と歯肉溝底部はエナメル質上にある．

第2段階：接合上皮は増殖し，一部はエナメル質上に，また一部はセメント質上にくる．しかし，歯肉溝底部はな

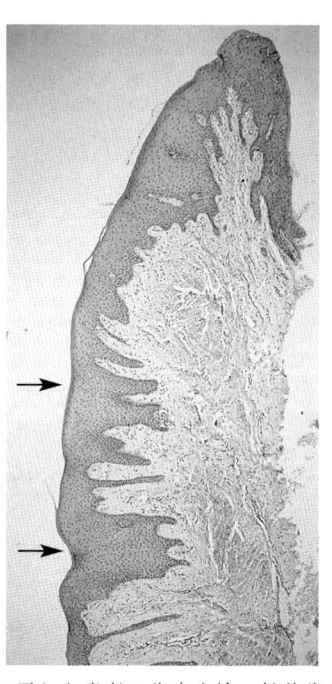

図1-28 図1-7に示した患者の歯肉生検．付着歯肉に隆起と陥没（矢印）が交互に現われ，それらはスティップリングの出現の要因となっている．

おエナメル質上にある．

第3段階：接合上皮のすべての部分がセメント質上にあり，歯肉溝底部はセメント-エナメル境にある．接合上皮が歯冠部から歯根側に増殖するにつれ，歯肉溝底部はもはやセメント-エナメル境にとどまらず歯根上にもみられるようになる．

第4段階：接合上皮はさらにセメント質側へと増殖する．歯肉溝底部はセメント質上にあり，セメント質の一部は露出する．接合上皮の歯根側への増殖は，歯肉線維と歯根膜線維が変性し歯から剥離することによって起こる．この変性の原因はまだ明らかにされていない．現在のところ，それは慢性炎症や病的過程の結果であると信じられている．

上述したように，骨の添加は能動的萌出を伴う．接合上皮の先端と歯槽骨頂との距離は，萌出が続いている期間中一定に保たれる（1.07mm）[40]．歯肉の根尖側移動による歯根

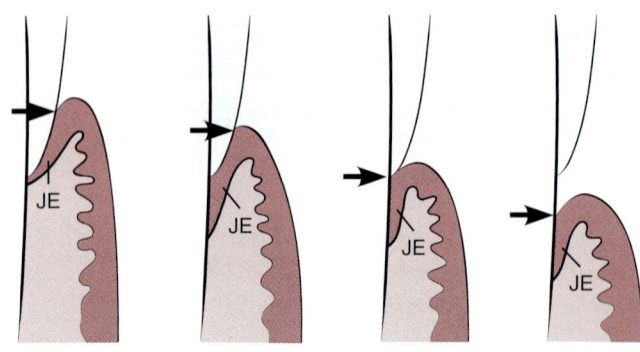

図1-29 GottliebとOrbanによる4段階の受動的萌出を示す模式図．1．歯肉溝底部(矢印)と接合上皮(**JE**)はエナメル質上にある．2．歯肉溝底部(矢印)はエナメル質上にあり，接合上皮の一部が歯根上にある．3．歯肉溝底部(矢印)はセメント-エナメル境上にあり，接合上皮はすべて歯根上にある．4．歯肉溝底部(矢印)と接合上皮が歯根上にある．

の露出は，歯肉の退縮あるいは萎縮とよばれている．萌出が永久に続くという考えに従えば，歯肉溝の位置は患者の年齢，萌出の段階によって異なり，歯冠部セメント-エナメル境，あるいは歯根部のどこかに局在しているものと思われる．したがって，歯根露出のあるものは老人においては正常と考えられ，生理的退縮とよばれている．上述のように，この概念は現在のところ受け入れられていない．過度の歯根露出は病的退縮とよばれている(Chapter17参照)．

参考文献

1. Ainamo A: Influence of age on the location of the maxillary mucogingival junction. J Periodont Res 1978; 13:189.
2. Ainamo A, Ainamo J: The width of attached gingiva on supraerupted teeth. J Periodont Res 1978; 13:194.
3. Ainamo J, Löe H: Anatomical characteristics of gingiva. A clinical and microscopic study of the free and attached gingiva. J Periodontol 1996; 37:5.
4. Ainamo J, Talari A: The increase with age of the width of attached gingiva. J Periodont Res 1976; 11:182.
5. Amstad-Jossi M, Schroeder HE: Age-related alterations of periodontal structures around the cementoenamel junction and of the gingival connective tissue composition in germfree rats. J Periodont Res 1978; 13:76.
6. Anderson GS, Stern I: The proliferation and migration of the attachment epithelium on the cemental surface of the rat incisor. Periodontics 1966; 4:15.
7. Armitt KL: Identification of T cell subsets in gingivitis in children. Periodontology 1986; 7:3.
8. Attstrom RM, Graf de Beer M, Schroeder HE: Clinical and histologic characteristics of normal gingiva in dogs. J Periodont Res 1975; 10:115.
9. Avery JK, Rapp R: Pain conduction in human dental tissues. Dent Clin North Am 1959; July:489.
10. Barakat MH, Toto PD, Choukas NC: Aging and cell renewal of oral epithelium. J Periodontol 1969; 40:599.
11. Beagrie GS, Skougaard MR: Observations on the life cycle of the gingival epithelial cells of mice as revealed by autoradiography. Acta Odontol Scand 1962; 20:15.
12. Bernick S: Innervation of the teeth and periodontium. Dent Clin North Am 1959; July:503.
13. Biolcati EL, Carranza FA Jr, Cabrini RL: Variaciones y alteraciones de la queratinizacion en encias humanas clinicamente sanas. Rev Asoc Odontol Argent 1953; 41:446.
14. Bosch FX, Ouyahoun JP, Bader BL, et al: Extensive changes in cytokeratin expression patterns in pathologically affected human gingiva. Arch VB Cell Path 1989; 58:59.
15. Bouchard P: La cellule de Langerhans: Un role immunitaire pour l'epithelium gingivale. J Parodontol 1987; 6:249.
16. Bowers, GM: A study of the width of the attached gingiva. J Periodontol 1963; 34:210.
17. Bral MM, Stahl SS: Keratinizing potential of human crevicular epithelium. J Periodontol 1977; 48:381.
18. Cabrini RL, Carranza FA Jr: Histochemical distribution of acid phosphatase in human gingiva. J Periodontol 1958; 29:34.
19. Cabrini RL, Carranza FA Jr: Histochemistry of periodontal tissues. A review of the literature. Int Dent J 1966; 16:476.
20. Cabrini R, Cabrini RL, Carranza FA Jr: Estudio histologico de la queratinizacion del epitelio gingival y de la adherencia epitelial. Rev Asoc Odontol Argent 1953; 41:212.
21. Caffesse RG, Karring T, Nasjleti CE: Keratinizing potential of sulcular epithelium. J Periodontol 1977; 48:140.
22. Caffesse RG, Nasjleti CE, Castelli WA: The role of the sulcular environment in controlling epithelial keratinization. J Periodontol 1979; 50:1.
23. Caffesse RG, Kornman KS, Nasjleti CE: The effect of intensive antibacterial therapy on the sulcular environment in monkeys. II. Inflammation, mitotic activity and keratinization of the sulcular epithelium. J Periodontol 1980; 5:155.
24. Carranza FA Jr, Cabrini RL: Mast cells in human gingiva. Oral Surg 1955; 8:1093.
25. Carranza FA Jr, Itoiz ME, Cabrini RL, et al: A study of periodontal vascularization in different laboratory animals. J Periodont Res 1966; 1:120.
26. Chavier C: Elastic fibers of healthy human gingiva. J Periodontol 1990; 9:29.
27. Clausen H, Moe D, Buschard K, Dabelsteen E: Keratin proteins in human oral mucosa. J Oral Path 1986; 15:36.
28. Cleaton Jones P, Buskin SA, Volchansky A: Surface ultrastructure of human gingiva. J Periodont Res 1978; 13:367.
29. Cohen B: Morphological factors in the pathogenesis of periodontal disease. Br Dent J 1959; 107:31.
30. Cohen L: ATPase and dopa oxidase activity in human gingival epithelium. Arch Oral Biol 1967; 12:1241.
31. Dewar MR: Observations on the composition and metabolism of normal and inflamed gingivae. J Periodontol 1955; 26:29.
32. DiFranco CF, Toto PD, Rowden G, et al: Identification of Langerhans cells in human gingival epithelium. J Periodontol 1985; 56:48.
33. Dummett CO: Physiologic pigmentation of the oral and cutaneous tissues in the Negro. J Dent Res 1946; 25:422.
34. Egelberg J: The topography and permeability of blood vessels at the dentogingival junction in dogs. J Periodont Res 1967; 2(Suppl. 1).
35. Eichel B, Shahrik HA, Lisanti VF: Cytochemical demonstration and metabolic significance of reduced diphosphopyridinenucleotide and triphosphopyridinenucleotide reductases in human gingiva. J Dent Res 1964; 43:92.
36. Engel MB: Water-soluble mucoproteins of the gingiva. J Dent Res 1953; 32:779.
37. Folke LEA, Stallard RE: Periodontal microcirculation as revealed by plastic microspheres. J Periodont Res 1967; 2:53.
38. Forsslund G: Structure and function of capillary system in the gingiva in man. Development of stereophotogrammetric method and its application for study of the subepithelial blood vessels in vivo. Acta Odontol Scand 1959; 17(Suppl. 26):9.

39. Frank RM, Cimasoni G: Ultrastructure de l'epithelium cliniquement normal du sillon et de la jonction gingivo-dentaire. Z Zellforsch 1970; 109:356.
40. Gargiulo AW, Wentz FM, Orban B: Dimensions and relations of the dentogingival junction in humans. J Periodontol 1961; 32:261.
41. Gillet R, Cruchley A, Johnson NW: The nature of the inflammatory infiltrates in childhood gingivitis, juvenile periodontitis and adult periodontitis. Immunohistochemical studies using monoclonal antibody to HLADR. J Clin Periodontol 1986; 13:281.
42. Glickman I, Johannessen L: Biomicroscopic (slitlamp) evaluation of the normal gingiva of the albino rat. J Am Dent Assoc 1950; 41:521.
43. Gottlieb B, Orban B: Active and passive eruption of the teeth. J Dent Res 1933; 13:214.
44. Greene AH: A study of the characteristics of stippling and its relation to gingival health. J Periodontol 1962; 33:176.
45. Hansen ER: Mitotic activity of the gingival epithelium in colchicinized rats. Odont T 1966; 74:229.
46. Hansson BO, Lindhe J, Branemark PI: Microvascular topography and function in clinically healthy and chronically inflamed dentogingival tissues. A vital microscopic study in dogs. Periodontics 1968; 6:265.
47. Itoiz ME, Carranza FA Jr, Cabrini RL: Histotopographic distribution of alkaline and acid phosphatase in periodontal tissues of laboratory animals. J Periodontol 1964; 35:470.
48. Itoiz ME, Carranza FA Jr, Cabrini RL: Histotopographic study of esterase and 5-nucleotidase in periodontal tissues of laboratory animals. J Periodontol 1967; 38:130.
49. Itoiz ME, Carranza FA Jr, Gimenez I, et al: Microspectrophotometric analysis of succinic dehydrogenase and glucose-6-phosphate dehydrogenase in human oral epithelium. J Periodont Res 1972; 7:14.
50. Itoiz ME, Carranza FA Jr, Neira V, et al: Fine structural localization of thiamine pyrophosphatase in normal human gingiva. J Periodontol 1974; 45:579.
51. Itoiz ME, Lanfranchi HE, Gimenez-Conti IB, et al: Immunohistochemical demonstration of keratins in oral mucosa lesions. Acta Odont Lat-Amer 1984; 1:47.
52. Itoiz ME, Conti CJ, Lanfranchi HE, et al: Immunohistochemical detection of filaggrin in preneoplastic and neoplastic lesions of the human oral mucosa. Oral Path 1986; 15:205.
53. Itoiz ME, Conti CJ, Gimenez-Conti IB, et al: Immunodetection of involucrin in lesions of the oral mucosa. J Oral Path 1986; 15:205.
54. Iusem R: A cytological study of the cornification of the oral mucosa in women. Oral Surg 1950; 3:1516.
55. Karring T, Lang NP, Löe H: The role of gingival connective tissue in determining epithelial differentiation. J Periodont Res 1975; 10:1.
56. Kobayashi K, Rose GG: Ultrastructural histochemistry of the dentoepithelial junction. II. Colloidal thorium and ruthenium red. J Periodont Res 1978; 13:164.
57. Kobayashi K, Rose GG: Ultrastructural histochemistry of the dentoepithelial junction. III. Chloramine T-silver methenamine. J Periodont Res 1979; 14:123.
58. Kronfeld R: Histopathology of the Teeth and Their Surrounding Structures. Philadelphia, Lea & Febiger, 1939.
59. Kurahashi Y, Takuma S: Electron microscopy of human gingival epithelium. Bull Tokyo Dent Col 1962; 3:29.
60. Lange D, Camelleri GE: Cytochemical demonstration of lysosomes in the exfoliated epithelial cells of the gingival cuff. J Dent Res 1967; 46:625.
61. Laurell L, Rylander H, Sundin Y: Histologic characteristics of clinically healthy gingiva in adolescents. Scand J Dent Res 1987; 95:456.
62. Lavelle CLB: Mucosal seal around endosseous dental implants. J Oral Implantol 1981; 9:357.
63. Listgarten MA: The ultrastructure of human gingival epithelium. Am J Anat 1964; 114:49.
64. Listgarten MA: Electron microscopic study of the gingivodental junction of man. Am J Anat 1966; 119:147.
65. Listgarten MA: Phase contrast and electron microscopic study of the junction between reduced enamel epithelium and enamel in unerupted human teeth. Arch Oral Biol 1966; 11:999.
66. Listgarten M: Changing concepts about the dentogingival junction. J Can Dent Assoc 1970; 36:70.
67. Listgarten MA: Structure and surface coatings on teeth. A review. J Periodontol 1976; 47:139.
68. Löe H, Karring T: Mitotic activity and renewal time of the gingival epithelium of young and old rats. J Periodont Res 1969; 4(Suppl.):18.
69. Löe H, Karring T: A quantitative analysis of the epithelium–connective tissue interface in relation to assessments of the mitotic index. J Dent Res 1969; 48:634.
70. Magnusson B: Mucosal changes at erupting molars in germ free rats. J Periodont Res 1969; 4:181.
71. McHugh WD: Keratinization of gingival epithelium in laboratory animals. J Periodontol 1964; 35:338.
72. McHugh WD, Zander HA: Cell division in the periodontium of developing and erupted teeth. Dent Pract 1965; 15:451.
73. Meyer J, Marwah AS, Weinmann JP: Mitotic rate of gingival epithelium in two age groups. J Invest Dermatol 1956; 27:237.
74. Miller SC, Soberman A, Stahl S: A study of the cornification of the oral mucosa of young male adults. J Dent Res 1951; 30:4.
75. Morgan PR, Leigh IM, Purkis PE, et al: Site variation in keratin expression in human oral epithelia. An immunocytochemical study of individual keratins. Epithelia 1987; 1:31.
76. Mori M, Kishiro A: Histochemical observation of aminopeptidase activity in the normal and inflamed oral epithelium. J Osaka Univ Dent Sch 1961; 1:39.
77. Moss ML: Phylogeny and comparative anatomy of oral ectodermal ectomesenchymal inductive interactions. J Dent Res 1969; 48:732.
78. Ness KH, Morton TH, Dale BA: Identification of Merker cells in oral epithelium using antikeratin and antineuroendocrine monoclonal antibodies. J Dent Res 1987; 66:1154.
79. Newcomb GM, Powell RN: Human gingival Langerhans cells in health and disease. J Periodont Res 1986; 21:640.
80. Oliver RC, Holm Pedersen P, Löe H: The correlation between clinical scoring, exudate measurements and microscopic evaluation of inflammation in the gingiva. J Periodontol 1969; 40:201.
81. Orban B, Kohler J: Die physiologische Zahn-fleischtasche, Epithelansatz und Epitheltiefenwucherung. Z Stomatol 1924; 22:353.
82. Page RC, Ammons WF, Schectman LR, et al: Collagen fibre bundles of the normal marginal gingiva in the marmoset. Archs Oral Biol 1972; 19:1039.
83. Papic M, Glickman I: Keratinization of the human gingiva in the menstrual cycle and menopause. Oral Surg 1950; 3:504.
84. Person P, Felton J, Fine A: Biochemical and histochemical studies of aerobic oxidative metabolism of oral tissues. III. Specific metabolic activities of enzymatically separated gingival epithelium and connective tissue components. J Dent Res 1965; 44:91.

85. Romanos GE, Bernimoulin J-P: Das Kollagen als Basiselement des Parodonts: Immunohistochemische Aspekte beim Menschen und bei Tieren. Parodontologie 1990; 4:363.
86. Rosenberg H, Massler MJ: Gingival stippling in young adult males. J Periodontol 1967; 38:473.
87. Saglie R, Sabag N, Mery C: Ultrastructure of the normal human epithelial attachment. J Periodontol 1979; 50:544.
88. Sawada T, Yamamoto T, Yanagisawa T, et al: Electron immunochemistry of laminin and type IV collagen in the junctional epithelium of rat molar gingiva. J Periodont Res 1990; 25:372.
89. Sawaf MH, Ouyahoun JP, Forest N: Cytokeratin profiles in oral epithelia: a review and new classification. J Biol Buccal 1991; 19:187.
90. Schroeder HE: Melanin containing organelles in cells of the human gingiva. J Periodont Res 1969; 4:1.
91. Schroeder HE: Differentiation of Human Oral Stratified Epithelia. New York, S. Karger, 1981.
92. Schroeder HE: The Periodontium. Springer-Verlag, Berlin, 1986.
93. Schroeder HE: Transmigration and infiltration of leukocytes in human junctional epithelium. Helv Odont Acta 1973; 17:6.
94. Schroeder HE, Amstad-Jossi M: Type and variability of the stratum corneum in normal and diseased human oral stratified epithelia. J Biol Buccale 1984; 12:101.
95. Schroeder HE, Listgarten MA: Fine structure of the developing epithelial attachment of human teeth. In: Monographs in Developmental Biology, vol 2. Basel, S. Karger, 1971.
96. Schroeder HE, Theilade J: Electron microscopy of normal human gingival epithelium. J Periodont Res 1966; 1:95.
97. Schroeder HE, Listgarten MA: The architecture of periodontal protection. Periodontology 2000 1997; 13:91.
98. Schultz-Haudt SD, From S: Dynamics of periodontal tissues. I. The epithelium. Odont T 1961; 69:431.
99. Schultz-Haudt SD, Paus S, Assev S: Periodic acid–Schiff reactive components of human gingiva. J Dent Res 1961; 40:141.
100. Schweitzer G: Lymph vessels of the gingiva and teeth. Arch Mik, Anat Ent 1907; 69:807.
101. Schwint AE, Itoiz ME, Cabrini RL: A quantitative histochemical technique for the study of vascularization using horseradish peroxidase. Histochem J 1984; 16:907.
102. Seymour GJ, Crouch MS, Powell RN, et al: The identification of lymphoid cell subpopulations in sections of human lymphoid tissue and gingivitis in children using monoclonal antibodies. J Periodont Res 1982; 17:247.
103. Shapiro S, Ulmansky M, Scheuer M: Mast cell population in gingiva affected by chronic destructive periodontal disease. J Periodontol 1969; 40:276.
104. Shelton L, Hall W: Human gingival mast cells. J Periodont Res 1968; 3:214.
105. Skougaard MR, Beagrie GS: The renewal of gingival epithelium in marmosets (Callithrix jacchus) as determined through autoradiography with thymidine-H3. Acta Ondontol Scand 1962; 20:467.
106. Soni NN, Silberkweit M, Hayes RL: Pattern of mitotic activity and cell densities in human gingival epithelium. J Periodontol 1965; 36:15.
107. Squier CA, Waterhouse LP: The ultrastructure of the melanocyte in human gingival epithelium. J Dent Res 1967; 46:112.
108. Stern IB: Electron microscopic observations of oral epithelium. I. Basal cells and the basement membrane. Periodontics 1965; 3:224.
109. Stern IB: The fine structure of the ameloblast-enamel junction in rat incisors, epithelial attachment and cuticular membrane. 5th International Congress for Electron Microscopy 1966; 2:6.
110. Stern IB: Further electron microscopic observations of the epithelial attachment. International Association for Dental Research Abstracts, 45th general meeting, 1967; 118.
111. Susi F: Histochemical, autoradiographic and electron microscopic studies of keratinization in oral mucosa. PhD thesis, Tufts University, 1967.
112. Swift JA, Saxton CA: The ultrastructural location of the periodate Schiff reactive basement membrane of the dermoepidermal junctions of human scalp and monkey gingiva. J Ultrastruct Res 1967; 17:23.
113. Thilander H: Permeability of the gingival pocket epithelium. Int Dent J 1964; 14:416.
114. Thilander H, Bloom GD: Cell contacts in oral epithelia. J Periodont Res 1968; 3:96.
115. Thonard JC, Scherp HW: Histochemical demonstration of acid mucopolysaccharides in human gingival epithelial intercellular spaces. Arch Oral Biol 1962; 7:125.
116. Trott JR: An investigation into the glycogen content of the gingivae. Dent Pract 1957; 7:234.
117. Trott JR, Gorenstein SL: Mitotic rates in the oral and gingival epithelium of the rat. Arch Oral Biol 1963; 8:425.
118. Turesky S, Crowley J, Glickman I: A histochemical study of protein-bound sulfhydryl and disulfide groups in normal and inflamed human gingiva. J Dent Res 1957; 36:225.
119. Turesky S, Glickman I, Litwin T: A histochemical evaluation of normal and inflamed human gingivae. J Dent Res 1951; 30:792.
120. Waterhouse JP: The gingival part of the human periodontium. Its ultrastructure and the distribution in it of acid phosphatase in relation to cell attachment and the lysosome concept. Dent Pract 1965; 15:409.
121. Weinmann JP, Meyer J: Types of keratinization in the human gingiva. J Invest Dermatol 1959; 32:87.
122. Weinstock A: Secretory function of postsecretory ameloblasts as shown by electron microscope radioautography. J Dent Res 1972; 50:82.
123. Weinstock A, Albright JT: Electron microscopic observations on specialized structures in the epithelium of the normal human palate. J Dent Res 1966; 45(Suppl.):79.
124. Weinstock A, Albright JT: The fine structure of mast cells in normal human gingiva. J Ultrastruct Res 1967; 17:245.
125. Weski O: Die chronische marginales Enzundungen des Alveolar-fortsatzes mit besonderer Berücksichtigung der Alveolarpyorrhoe. Vierteljahrschr. Zahnheilk 1922; 38:1.
126. Wilgram GF, Weinstock A: Advances in genetic dermatology: Acantholysis, hyperkeratosis, and dyskeratosis. Arch Dermatol 1966; 94:456.
127. Yamasaki A, Nikai H, Niitani K, et al: Ultrastructure of the junctional epithelium of germfree rat gingiva. J Periodontol 1979; 50:641.
128. Zander HA: The distribution of phosphatase in gingival tissue. J Dent Res 1941; 20:347.

歯とその支持組織

Fermin A. Carranza, George W. Bernard

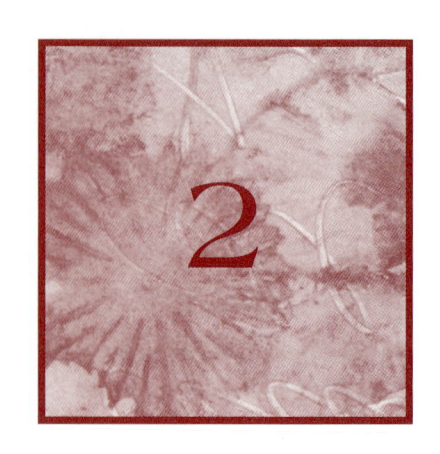

CHAPTER 2

本章の概要

歯根膜
    歯根膜線維
    細胞成分
    基質
    歯根膜の機能

セメント質
    セメント質の透過率
    セメント-エナメル境
    セメント質の厚み
    セメント質の吸収と添加
    口腔内へのセメント質の露出

歯槽突起
    細胞と細胞間基質
    歯槽壁

    骨髄
    骨膜と骨内膜
    槽間中隔
    骨形態
    開窓と裂開
    歯槽骨のリモデリング

付着組織の発生
    セメント質
    歯根膜
    歯槽骨
    歯の生理的移動

外力と歯周組織

支持組織の血管新生

歯の付着組織には,歯根膜,セメント質および歯槽骨がある.本章では,これら組織の構造を記し,その後,それらの発生,血管新生,神経支配と機能について述べる.

歯根膜

歯根膜は歯根を取り囲み,骨と連結している結合組織である.また,歯根膜は歯肉の結合組織と結合し,骨の血管路を介して骨髄腔と交通している.

歯根膜線維

歯根膜のもっとも重要な構成要素は,主線維(principal fibers)すなわちコラーゲンである.このコラーゲンは,歯根の周囲で束状になっており,縦断面で見ると波状を呈している(図2-1).セメント質や骨に入り込んでいる主線維の末端部分は,シャーピー線維(Sharpey's fibers)とよばれる(図2-2).主線維束は,歯と骨の間で連続した網状のネットワークを形成する個々の線維から成り立っている[9,26].

コラーゲンは,グリシン,プロリン,ヒドロキシリジン

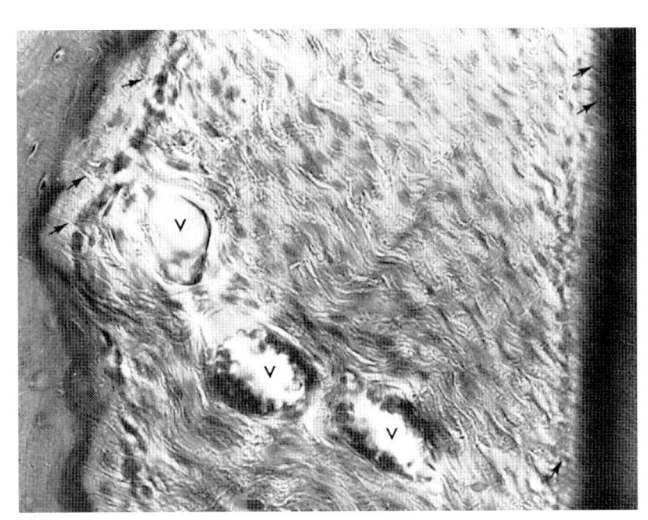

図2-1 歯根膜の主線維は，縦断面では波型を呈する．歯根膜の形成機能は，吸収された骨表面(左)に沿って類骨，骨芽細胞，類セメント質，およびセメント芽細胞(右)が新たに形成されることによって示される．石灰化した組織中に包埋されている線維に注目(矢印)．v：血管．

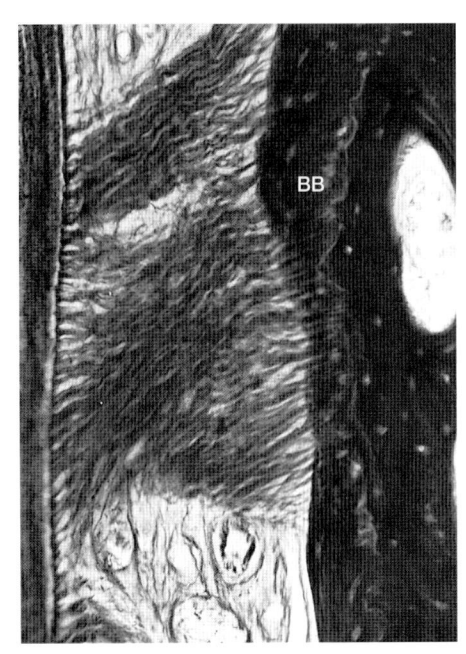

図2-2 コラーゲン線維が連なってセメント質(左)および骨(右)に入り込んでいる(銀染色)．骨層板上にある骨束(**BB**)内に入り込んでみられるシャーピー線維に注目．

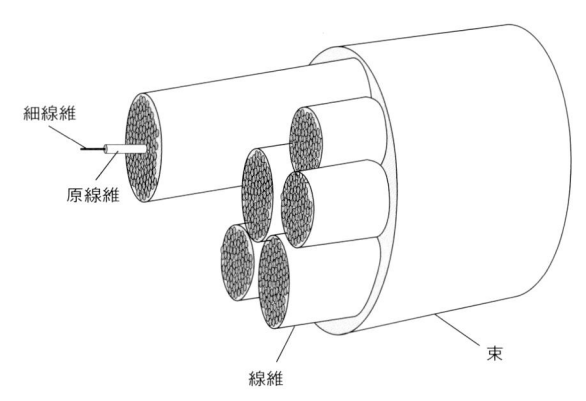

図2-3 コラーゲン細線維，原線維，線維そして束．

およびヒドロキシプロリンなどの異なったアミノ酸で構成される，もっとも重要なタンパク質である[22]．組織中のコラーゲンの量は，そのヒドロキシプロリンの含有量によって決定される．

コラーゲンの生合成は，トロポコラーゲン分子を形成するために線維芽細胞内で行なわれる．これらは主線維を形成するために，高密度に充満した微小原線維(microfibril；細線維)の中に集められる．コラーゲン線維には，64μmの等間隔で規則正しく横断する溝(striation)が認められる．この溝はトロポコラーゲン分子の重なり合う配列によってつくられる．Ⅰ・Ⅲ型コラーゲンはこれらの原線維は線維の形成に関与し，Ⅰ型コラーゲンは束(bundle)を形成する(図2-3)．

コラーゲンは，線維芽細胞，軟骨芽細胞，骨芽細胞，象牙芽細胞およびその他の細胞によって合成される．コラーゲンのいくつかのタイプは，それぞれの化学構成，分布，機能および形態で区別することができる．主線維はⅠ型コラーゲンで構成されるが，細網線維(reticular fiber)はⅢ型コラーゲンで構成されている．Ⅳ型コラーゲンは基底膜でみられる．コラーゲン線維の分子構成は優れた張力を備える．したがってコラーゲンが走行することにより，組織は特有の柔軟性と強度を得ることができる．歯根膜の主線維は歯根の周囲で連続する6つのグループから構成される．すなわち歯間水平線維，歯槽頂線維，水平線維，斜走線維，根尖線維および根間中隔線維である(図2-4)．

歯間水平線維：槽間中隔の線維は，歯根と歯根との間を横断し，歯槽骨頂部を通り，隣接する歯のセメント質に入り込んでいる(図2-5)．この線維は非常に安定しており，歯周疾患によって歯槽骨が破壊された場合でも再生される．この線維は骨との付着がないため，歯肉に分類される場合もある．

歯槽頂線維群：歯槽骨頂の線維は，上皮性付着部のセメント質から歯槽頂に向かって斜めに走行している(図2-6)．また，セメント質から歯槽頂上部と，歯槽骨を覆う骨膜の線維層に走行している．また，歯槽頂部の線維は，歯の挺出[24]と側方への歯の移動に抵抗する．この線維が切断されても，あまり歯の動揺は増加しない[42]．

水平線維群：水平線維は，歯の長軸に直角にセメント質から歯槽骨に向かって走行している．

斜走線維群：斜走線維は，歯根膜のなかでもっとも大きな集団であり，歯冠側のセメント質から骨に向かって斜めに走行している(図2-4参照)．この線維は，垂直的な咀嚼力に対して抵抗し，歯槽骨にその力を伝達する．

根尖線維群：根尖部の線維はかなり不規則な走行をし，セ

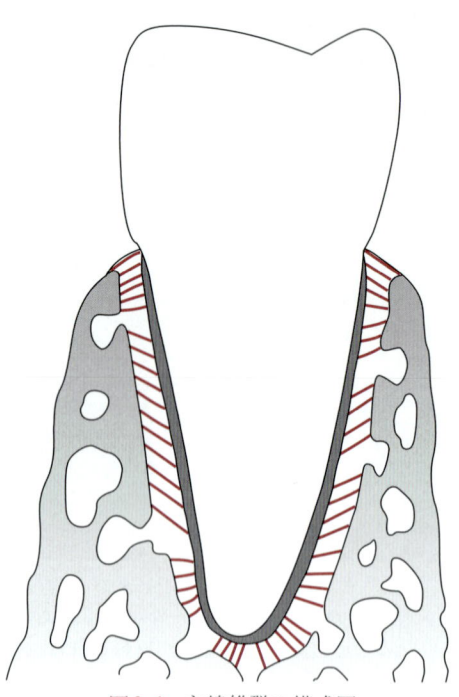

図 2-4　主線維群の模式図.

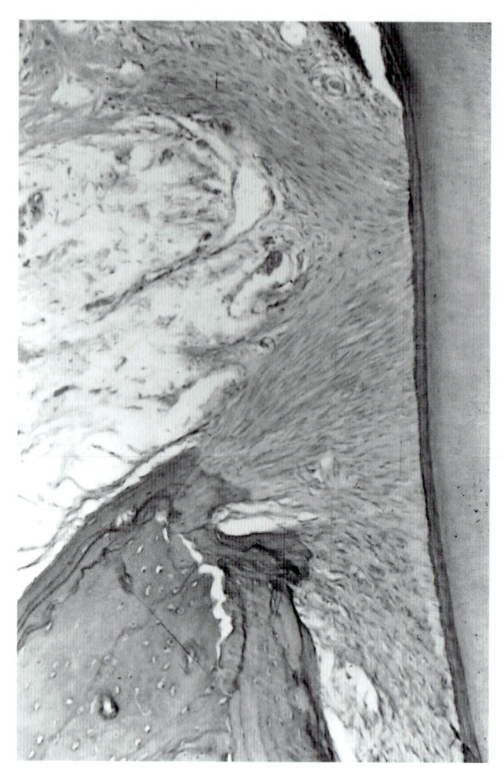

図 2-6　ラットにおける歯槽頂線維.

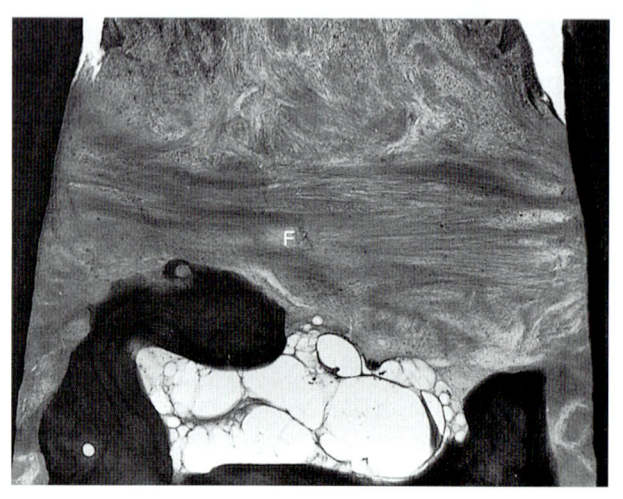

図 2-5　歯間水平線維(F). 歯間の骨頂部にみられる.

メント質から歯槽の根尖側の骨まで走行している．この線維は未完成な根には存在しない．

根間中隔線維群：根間中隔部の線維は，複根歯の分岐部セメント質から扇型に走行する．

その他のよく発達した線維束は，規則的に並んだ線維束の周囲や間に直角や斜めに入り込んでいる．それよりも規則的でないコラーゲン線維は，主線維群の間の結合組織でみられ，この組織は血管やリンパ管，神経を含む．

歯根膜には成熟したエラスチンは含まれていないが，2つの未熟な形態のオキシタラン(oxytalan)とエルアニン(eluanin)の存在が確認されている．いわゆるオキシタラン線維(oxytalan fibers)[37,46]は，根表面と平行して垂直方向に走行し，歯根の1/3の所でセメント質[37]に入り込んでいる．またオキシタラン線維は，血流を調整していると考えられている[36]．歯根膜は弾性のある網目状組織であり，周辺のオキシタラン線維とともに多くのエラスチン薄層から構成されるとされている．オキシタラン線維は，歯根膜再生の際に新たに発生するとされている．

主線維は，生理的な必要性や，さまざまな刺激に応じて歯根膜細胞によって再構築される．これらの線維に加えて，大きな主要コラーゲン線維に結合する細かいコラーゲン線維が存在する．これらの線維はあらゆる方向に走行し，未分化線維網状構造(indifferent fiber plexus)とよばれる網状構造を形成する[104]．

細胞成分(Cellular Elements)

歯根膜では4つのタイプの細胞が確認されている．すなわち結合組織細胞，上皮遺残細胞，免疫細胞および神経血管要素に関連する細胞である[8]．

結合組織細胞(connective tissue cell)は，線維芽細胞，セメント芽細胞および骨芽細胞から成る．線維芽細胞は歯根膜でもっとも一般的な細胞であり，卵円形あるいは細長い細胞に特徴付けられ，偽足様の突起がみられる[92]．これら

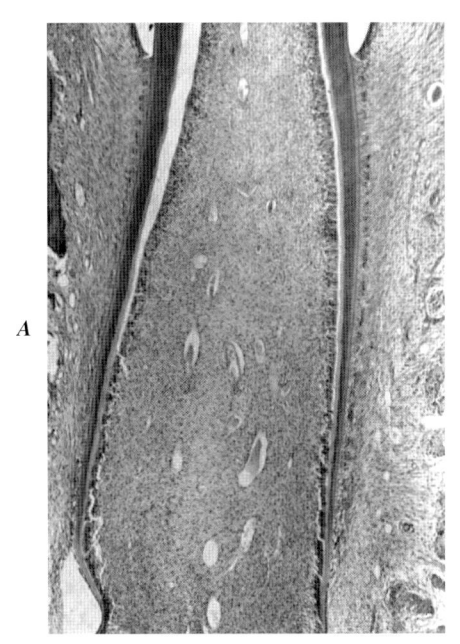

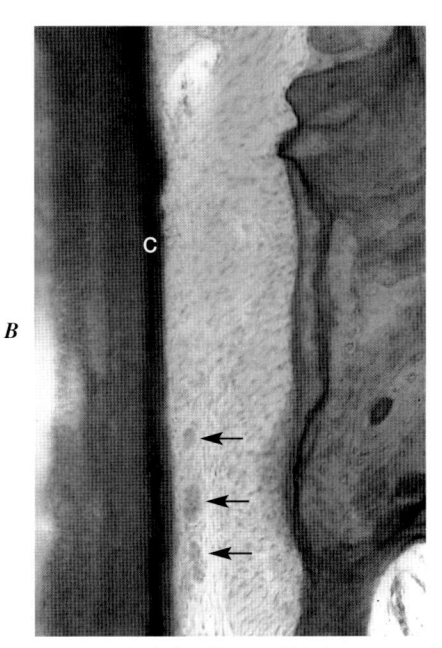

図2-7 マラッセの上皮遺残．**A**：ネコの萌出歯．ヘルトヴィッヒ上皮鞘の断片が上皮遺残に沿って引き起こされ，根面に近い部位でみられる．**B**：バラの形をしたヒト歯根膜の上皮遺残(矢印)は，セメント質(**C**)に隣接している．

の細胞は，コラーゲンを合成して"古い"コラーゲン線維を貪食し，加水分解酵素によって分解する[108]．したがって，コラーゲンのターンオーバーはコラゲナーゼの分解によるものではなく，線維芽細胞内での処理によって調整されていると考えられる[7]．

成人の歯根膜では，表現型と機能性の違いにより複集団の線維芽細胞が存在する．これらは，光学あるいは電子顕微鏡レベルでは同一にみえる[51]が，異なるタイプのコラーゲンの分泌やコラゲナーゼ産生能を有するといった，異なる機能をもつ可能性がある．

骨芽細胞やセメント芽細胞ばかりでなく，破骨細胞や象牙芽細胞も同様に，歯根膜のセメント質と骨の表面でみられる．

マラッセの上皮遺残(epithelial rests of Malassez)は，歯根膜に格子状構造をつくり，顕微鏡標本の切断面によって細胞の孤立した集落であったり，交錯した線維のようにみえる(図2-7)．実験動物では上皮性付着からの連続性が示唆された[48]．上皮遺残はヘルトヴィッヒ上皮鞘の残りであると考えられている．そして，それは根の成長とともに消失する．

上皮遺残はほとんどの歯の歯根膜中のセメント質付近に分布し，根尖[88]と歯頸部付近[119,120]でもっとも多くみられる．これらは，加齢[106]とともに変質あるいは消失するか，あるいは石灰化してセメント粒になり減少する．細胞は明確な基底膜に囲まれ，ヘミデスモソーム結合によって相互に結合し，トノフィラメント(細胞質の構造タンパクで，フィラメントの中間体として知られている層のひとつ)が含まれる．

上皮遺残は刺激により増殖し，根尖性包囊および側方性包囊の形成に関与する．

防御細胞は，好中球，リンパ球，マクロファージ，巨細胞，好酸球を含んでいる．神経血管成分に関連するこれらの細胞は，他の結合組織と同様である．

基質 (Ground Substance)

歯根膜においても，基質は線維と細胞の間の空間で大きな割合を占める．それは，2つの主な構成要素から成る．ヒアルロン酸やプロテオグリカンなどのグリコサミノグリカン(glycosaminoglycan)と，フィブロネクチンやラミニンのような糖タンパク(glycoprotein)である．これらは，高い水分含有量ももつ(70%)．

歯根膜は石灰化した多数のセメント粒(cementicle)を含んでいることがあり，そしてそれは，根表面に付着していたり，分離している場合もある(図2-8)．セメント粒は，石灰化した上皮遺残から発生することもある．セメント質あるいは歯槽骨の周囲の小さなスピクラ(針状体)が，外傷的移動によって石灰化したシャーピー線維から歯根膜内にみられる．さらに石灰化したシャーピー線維，あるいは血管の中で石灰化した凝塊が歯根膜の中でみられる[75]．

歯根膜の機能

歯根膜は，物理的機能，形成機能と骨改造機能，栄養そして感覚機能を有する．

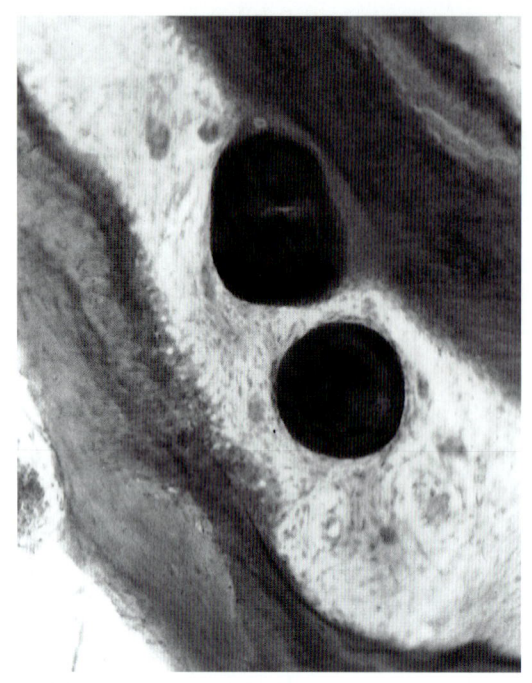

図 2-8　歯根膜内のセメント粒は，1つは分離して，もう1つは根表面にみられる．

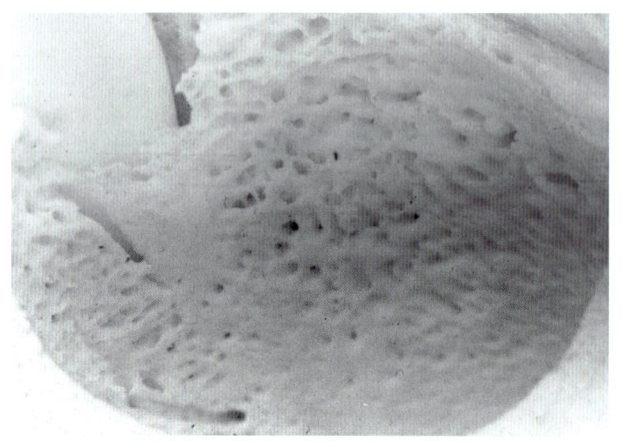

図 2-9　層板骨の穿孔（イヌの顎骨）．

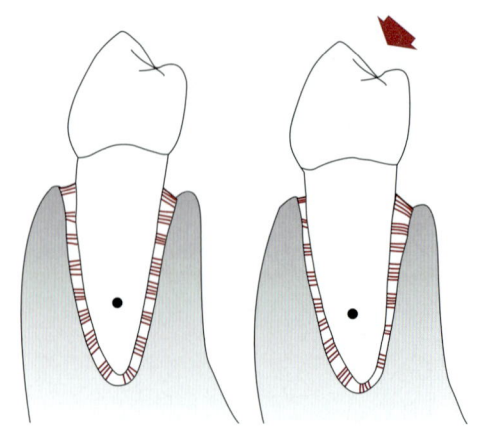

図 2-10　右図：下顎小臼歯の回転軸（根の上の黒丸）周囲への唇（頬）舌側方向の力（矢印）の分布．歯根膜線維は，圧迫部と牽引部で圧縮される．左図：休息状態での下顎小臼歯．

物理的機能

歯根膜の物理的機能は以下に示すとおりである．
1．軟組織"膜(casing)"として機械的外力から血管や神経を保護する．
2．咬合力を骨に伝達する．
3．歯を骨に付着させる．
4．歯との正確で適切な歯肉組織の関係のメインテナンス．
5．咬合力による衝撃に対する抵抗（ショックの吸収）．

咬合力による衝撃に対する抵抗（ショックの吸収）

歯の支持メカニズムとして2つの理論が考えられる．緊張性と粘断性システム理論である．

緊張性システム理論(tensional theory)は，歯を支え，咬合力を骨に伝える主な役割を主線維が担っているとするものである．力が歯冠に加わった際，まず主線維は伸展し，真っ直ぐになる．そして歯槽骨にその力を伝達する．その後，歯槽窩が弾性的変形を引き起こす．最終的に歯槽骨の変形がその限界に達したときに，力は基底骨に伝達される．多くの研究者は，実験的な根拠では十分に説明できない理論であるとしている．

粘断性システム理論(viscoelastic system theory)は，主に流体運動によって抑制され，線維は二次的な役割を果たすにすぎないという考え方である[14, 21]．力が歯に伝わると，細胞外液は歯根膜から骨の表層の孔を通過して骨髄腔に到達する．これら多孔性板の穿孔は歯槽骨の骨髄部分と歯根膜とを結合し，歯頸部1/3では中央部と根尖側1/3よりも豊富である（図2-9）．

組織液の不足により，線維束は緩みを吸収し緊張する．これは，血管の狭窄にいたる．動脈圧は血管を膨張させ，血液の過剰濾液を組織中に通過させる．それによって，組織流体が補給される[14]．

咬合力の骨への伝達

主要な線維の配列は吊橋やハンモックに類似している．垂直方向の力が歯に加わると，歯槽窩の歯根を移動させる傾向がある．このとき，斜走線維はその緊張のない波型の形を変え，伸展する．そして，垂直方向の力の大部分を支えようとする．水平方向あるいは斜めの力が加わった際には，2つの相が発現する．第1の相では歯根膜内に限局し，そして第2の相では唇頬側あるいは舌側の骨板の移動を生じる[31]．歯は1つの軸で回転するが，その軸は加わる力の程度によって変化する．

歯根の根尖部分は歯冠側部分と反対側に動く．牽引側では，主要な線維束は波型からむしろ張り詰めた状態となる．圧迫側では線維は圧縮され，歯は移動し，歯根の動く方向

表 2-1

15名(172歯)における歯根膜の厚さ

	歯槽頂の平均(mm)	歯根中央の平均(mm)	根尖部の平均(mm)	歯の平均(mm)
11〜16歳/4顎, 83歯	0.23	0.17	0.24	0.21
32〜50歳/5顎, 36歯	0.20	0.14	0.19	0.18
51〜67歳/5顎, 35歯	0.17	0.12	0.16	0.15
24歳(1例)/1顎, 18歯	0.16	0.09	0.15	0.13

Coolidge ED：The thickness of the human periodontal membrane. J Am Dent Assoc 1937；24：1260 より引用改変.

に骨がひずむ[85].

単根歯では，回転軸は根尖側1/3と根中央の間に存在する(図2-10). 根尖[78]と臨床的歯根の歯冠側半分は，その他の回転軸として示唆される. 砂時計のような形をした歯根膜は，回転軸の領域でもっとも狭くなっている[29, 65](表2-1). 複根歯の回転軸は根間の骨に位置する(図2-11). 生理的な歯の近心移動に応じて，歯根膜は近心面の方が遠心面よりも薄くなっている.

形成および改造機能

歯根膜の細胞は，歯の生理的な動揺，歯周組織への咬合力の調整，あるいは外傷を修復する際のセメント質と骨の添加と吸収に関与している. 細胞の酵素活性の変化[39-41]は，その改造過程に関連している.

一般的ではないが，歯根膜での軟骨形成は，外傷の後，歯根膜が修復する際の化生現象としてみられる[4].

歯根膜は，絶えず改造(remodeling)を行っている. 古い細胞と線維は分解され，新しいものへと置き換わっている. そして，線維芽細胞や内皮細胞には分裂能が観察される[77]. 線維芽細胞はコラーゲン線維を形成する. そして，残された間葉系細胞は，骨芽細胞とセメント芽細胞に分化する. したがって，骨芽細胞，セメント芽細胞，線維芽細胞の分化の割合は，セメント質や骨のコラーゲン形成に影響を及ぼす.

放射性チミジン，プロリン，グリシンによるラジオオートグラフの研究では，歯根膜はコラーゲンの非常に高いターンオーバー率を示す. ラットの臼歯における歯根膜のコラーゲン合成率は歯肉の2倍で，皮膚の4倍の速度をもつ[107]. 歯根膜細胞や無構造基質にも硫酸ムコ多糖の急速なターンオーバーがみられる[5].

大部分のこれらに関する研究は，齧歯動物に対して行われており，霊長類やヒトに関する情報は不十分であることに留意する必要がある[100].

栄養および感覚の機能

歯根膜は，血管からセメント質，骨，歯肉に栄養を供給し，リンパ管ももっている(後述を参照).

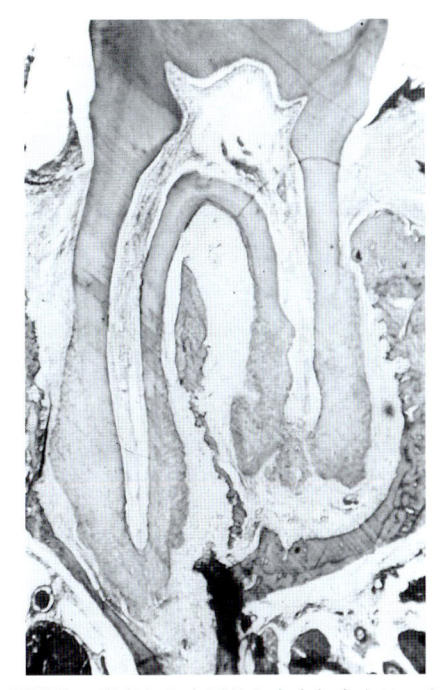

図2-11 顕微鏡で観察した水平的な力を加えたラットの大臼歯. 歯根膜の拡大と狭窄されている領域に注目. 回転軸は根間中隔部にある.

歯根膜には，三叉神経経路から伝わる，圧力および痛覚などの感覚神経線維が豊富に供給されている[3, 13]. 神経束は歯槽骨からの経路を通じて，血管経路に追従して根尖付近の領域から歯根膜に入り込む. この神経束は単体の髄鞘を有する(ミエリン化された)線維(myelinated fiber)に分かれ，そして最終的に髄鞘の(ミエリン)鞘が消失し，神経末端の4種類のなかの1つで終了する. 自由終末は樹枝状の構造をし，痛みを伝達する. ルフィニ様機械刺激受容器は主に根尖部分に存在する. コイル状のマイスナー小体(Meissner's corpuscles)も機械刺激受容器で，根中央付近に存在する. 紡錘状の圧力，振動終末は線維性被膜に囲まれ，主に根尖部に分布する[36, 71].

セメント質

セメント質は，解剖学的な歯根の外側を覆う，石灰化し

た血管のない間葉系組織である．セメント質には，無細胞性（一次性）と，有細胞性（二次性）の主に2つのタイプがある[47]．いずれも石灰化した原線維間の基質とコラーゲン線維から成る．

セメント質におけるコラーゲン線維には2つの種類があり，1つはシャーピー（外因性）線維群で，歯根膜の主線維が歯根膜に埋め込まれた部分で，線維芽細胞から形成される[94]．そしてもう1つは，セメント質基質に属し（内因性）セメント芽細胞によって形成される線維群である[102]．このセメント芽細胞は，原線維間基質であるプロテオグリカンや糖タンパク，リンタンパクなどの非コラゲナーゼを形成する．

無細胞性セメント質（acellular cementum）は最初に形成され，歯根表面の歯冠側1/3および根尖側1/2を覆っており，その部分は細胞を含まない（図2-12）．このセメント質は，歯が咬合平面に達する前に形成される．その厚みは30〜230μmである[100]．シャーピー線維は，無細胞性セメント質構造の大部分を包み，歯を支えるうえで主要な役割をもつ．また大部分のシャーピー線維は，歯根面にほぼ垂直にセメント質内に深く挿入されている．他の線維は別の異なる方向から入り込む．これら線維の大きさ，数，および分布はその機能によって増加する[57]．シャーピー線維は，部分的な石灰化がみられるセメント-象牙境付近の10〜50μmを除く領域では，象牙質や骨の原線維と平行に走行する無機質の結晶によって完全に石灰化している．活発にセメント質を無機質化しているシャーピー線維の周辺部（末端部）では，走査型電子顕微鏡を用いた観察によると，内側よりも石灰化が進む傾向が観察される[61]．また，無細胞性セメント質の表面は，石灰化し，不規則に配列するコラーゲン線維や平行に配列するコラーゲン原線維を含んでいる[100]．

有細胞性セメント質（cellular cementum）は，歯が咬合平面に達してから形成されるセメント質であり，小管が吻合する網状の機構により互いに交通し，固有の空間（空隙）に細胞（セメントサイト）を含む（図2-13）．有細胞性セメント質は，無細胞性セメント質ほど石灰化はしていない[58]．シャーピー線維は，有細胞性セメント質のわずかな部分のみで石灰化し，歯根表面に平行，あるいは不規則に配列した他の線維によって分離されている．シャーピー線維は，完全にあるいは部分的に石灰化し，中心部に石灰化境界によって囲まれた，非石灰化されたコアをもつ[60, 102]．

無細胞性セメント質も有細胞性セメント質も層板状に配列しており，歯根の長軸に平行な成長線によって分けられている（図2-12，2-13参照）．これらの成長線はセメント質形成期における休息期を表わし，隣接するセメント質よりも無機質化している[96]．さらに，歯が萌出する際の退化エナメル上皮の頸部の喪失は，結合組織と接触する成熟したエナメル質の一部を残存するかもしれない．そしてその上に原線維をもたない無細胞性セメント質が沈着する[69]．

これらの発見によって，Schroeder[100]は以下のようにセメント質を分類した．

無細胞無原線維性セメント質（acellular afibrillar cementum；AAC）：石灰化した基質からのものは別として，内因性でも外因性でもないコラーゲン線維の細胞を含む．そして，セメント芽細胞によって形成され，1〜15μmの厚みでヒトの歯冠部セメント質でみられる．

無細胞外因性線維性セメント質（acellular extrinsic fiber cementum；AEFC）：ほぼ完全にシャーピー線維の束に高密度に封入された構造をもち，細胞が存在しない．線維芽細胞とセメント芽細胞により形成され，ヒトの歯根面の歯冠側1/3でみられる．しかし，さらに根尖方向に広がっているかもしれない．その厚みは30〜230μmである．

有細胞層状セメント質（cellular mixed stratified cementum；CMSC）：外因性（シャーピー）と内因性線維によって構成され，細胞を含むかもしれない．線維芽細胞とセメント芽細胞の共同産生により，ヒトでは主として根尖1/3と根尖および根分岐部にみられる．その厚みは100〜1,000μmである．

有細胞内因性線維性セメント質（cellular intrinsic fiber cementum；CIFC）：細胞を有するが他の外因性コラーゲン線維は含まない．このセメント質はセメント芽細胞によって形成され，ヒトでは吸収小窩に詰まっている．

中間セメント質（intermediate cementum）：セメント-エナメル境付近の不明瞭な領域で，石灰化した基質に封入されたヘルトヴィッヒ上皮鞘の細胞遺残を含んでいる[33, 68]．セメント質の無機質（ハイドロキシアパタイト；$Ca_{10}[Po_4]_6[OH]_2$）含有量は45〜50％で，これは骨（65％），エナメル質（97％），象牙質（70％）よりも少ない[127]．年齢の増加[122]にしたがって，わずかに硬度が上昇[79]するか低下するかについては，意見が分かれている．また，老化とセメント質の無機質含有量の相関関係は確立していない．

セメント質の透過率

動物の若年時には，有細胞性と無細胞性セメント質は非常に透過性が高く，歯髄や歯根表面から染料の拡散が可能である．有細胞性セメント質の範囲では，小管は象牙細管（dentinal tubuli）と隣接している．また，加齢によってセメント質の透過率は減少する[17]．

セメント-エナメル境

セメント-エナメル境とその直下のセメント質は，歯根のスケーリングの際，臨床的に重要である．セメント-エナメル境では，セメント質との関係が3種類存在する[80]．セメント質とエナメル質とが重なっているものが約60〜65％，エナメル質とセメント質の断と端が接触しているも

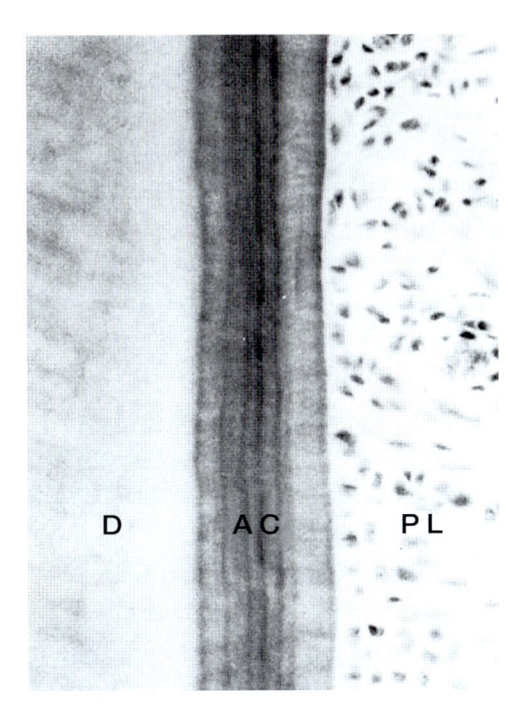

歯とその支持組織 ■ CHAPTER 2   43

図2-12 無細胞性セメント質(**AC**)は，歯の長軸方向と平行に成長線が走行している．表面に対して垂直なセメント質内の薄くて明るい線に注目．これらは歯根膜(**PL**)のシャーピー線維である．Dは象牙質．（×300）

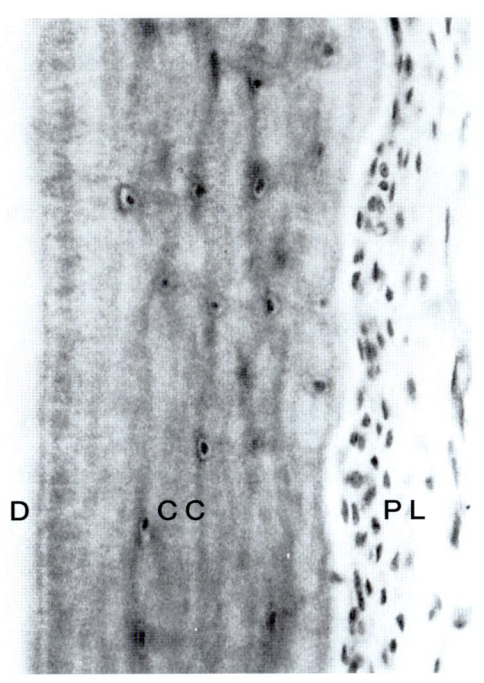

図2-13 有細胞性セメント質(**CC**) 小窩内にセメント芽細胞が観察される．有細胞性セメント質は無細胞性セメント質よりも薄い（図2-16参照）．徐々に増加する線も存在するが，有細胞性セメント質ほどは明瞭ではない．歯根膜(**PL**)腔のなかのセメント質に隣接する細胞はセメント芽細胞である．Dは象牙質．（×300）

のが約30％，そして，エナメル質とセメント質が接触しないものが5〜10％である（図2-14）．この接触しないグループでは，象牙質が露出しているため，歯肉退縮時に知覚過敏を起こすかもしれない．

セメント質の厚み

セメント質は，一生をとおして連続的に沈着しつづける．セメント質の形成は根尖部分でもっとも急速である．そこでは，歯の萌出を補い，それによって摩耗を補う．歯根の歯冠側1/2のセメント質の厚みは16〜60μmの差があり，髪の毛の太さ程度である．もっとも厚みがあるのは150〜200μm，根分岐部の根尖1/3の部分である．遠心面では近心面より厚く，おそらく近心からの流動的な機能的刺激によると考えられる[30]．11歳から70歳の間にセメント質の厚みは平均3倍に増加し，根尖部でもっとも顕著である．20歳での平均的な厚みは95μmで，60歳では215μmであると報告されている[126]．

過セメント質形成症(hypercementosis，セメント質過形成)という用語は，セメント質の著明な肥厚のことをいう．これは，1歯に限局している場合もあり，歯列全体にみられる場合もあるようである．同一個体の異なる歯でも，あるいは個体の間でもセメント質の厚みにかなり大きな違いがあるために，過セメント質形成と生理的肥厚を区別するのは困難なことがある．

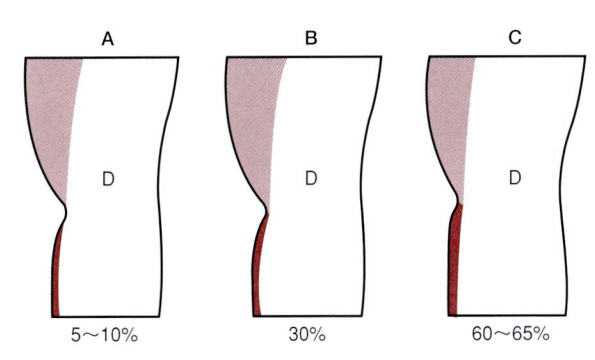

図2-14 セメント-エナメル境の正常像における種類．**A**：エナメル質とセメント質の間に空隙があり，象牙質(**D**)が露出している．**B**：エナメル質とセメント質の端が接触している．**C**：セメント質とエナメル質が重なっている．

過セメント質形成症はセメント質全体の肥厚としてみられ，歯根の1/3に小結節状の肥大を生じる．また，根面に付着しているセメント粒の融合，あるいはセメント質に入り込んだ歯根膜線維の石灰化によって形成される拍車様の突起(spikelike excrescences；セメント質拍車)形成としてみられる[68]．

過セメント質形成症の原因は多様で，完全に解明はされていない．一般に拍車状過セメント質形成症は，矯正装置あるいは咬合力による過度の緊張から生じる．対合歯のな

い歯では，過セメント質形成症は過度の歯の萌出を抑えるためと解釈されている．歯髄疾患によって根尖部に軽度の刺激を受けた歯では，歯に付着していた線維が破壊されたことに対する補償であると考えられる．セメント質は炎症を起こしている根尖周囲組織に隣接して形成される．歯列全体の過セメント質形成症は，パジェット病の患者に起こることがある[98]．

セメント質の吸収と添加

永久歯は乳歯のように生理的な吸収は起こらない．しかしながら，未萌出歯だけでなく，萌出歯のセメント質も吸収することがある．それは，顕微鏡で観察されることもあるし，X線写真で歯根輪郭の変化を観察できるほど大きな場合もある．顕微鏡では，セメント質の吸収は非常に一般的にみられる．ある研究では261歯のうち236歯（90.5％）でみられた[54]．1歯当たりの吸収部位は3.5か所であった．セメント質吸収がみられた922部位のうち708か所（76.8％）は歯根の根尖側1/3に，177か所（19.2％）は中央1/3に，37か所（4.0％）は歯冠側1/3にみられた．すべての吸収部位の70％は，象牙質までは及ばずセメント質内に限局していた．

セメント質の吸収は，局所的原因や全身的原因，あるいは明らかな原因がなくても（すなわち突発的に）起こる可能性がある．局所的原因としては，咬合性外傷[82]（図2-15），矯正移動[53,81,97]，歯列不正で萌出した歯による圧力，囊胞および腫瘍[66]，機能する対合歯を喪失した歯，埋伏歯，再植歯，移植歯[1,60]，根尖病変，そして歯周疾患などがあげられる．セメント質の吸収の素因をつくる，あるいは引き起こす全身的原因として，カルシウム不足[62]，甲状腺機能低下症[6]，遺伝性線維性骨萎縮症[114]，パジェット病[98]などがあげられる．

歯根表面のセメント質吸収を顕微鏡で観察すると，湾状の凹面のようにみえる（図2-16）．多核巨細胞と大きな単核マクロファージは，一般に活発な吸収が起きているセメント質に隣接してみられる（図2-17）．いくつかの吸収部位が一緒になり，大きな破壊領域をつくることがある．吸収過程において，象牙質や歯髄にさえ達することもあるが，通常，痛みは伴わない．セメント質の吸収は，必ずしも持続的というわけではなく，添加の期間と新しいセメント質が沈着する期間とが交互に生じている可能性がある．新しく形成されたセメント質は，反転線（reversal line）とよばれる暗く染色される不規則な線によって歯根から区別される．この反転線によって，過去の吸収部分との境界が明確にな

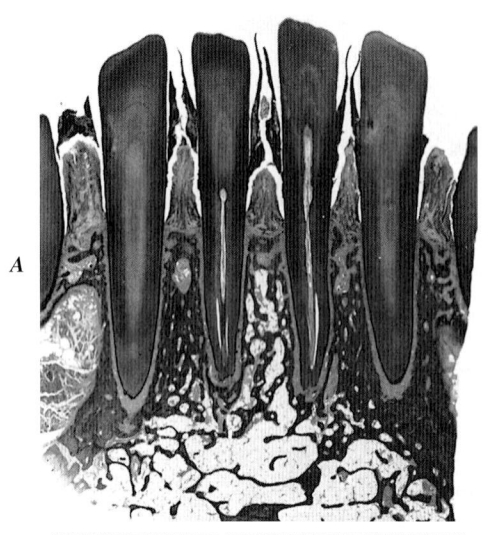

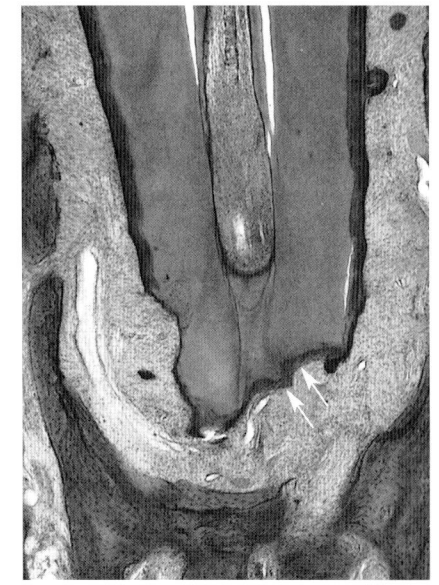

図2-15 過度の咬合力によるセメント質の吸収．A：下顎前歯組織切片の弱拡大像．B：セメント質と象牙質の吸収がみられる左側中切歯根尖の強拡大像．吸収部位（矢印）の部分的な修復と，その右上のセメント粒に注目．

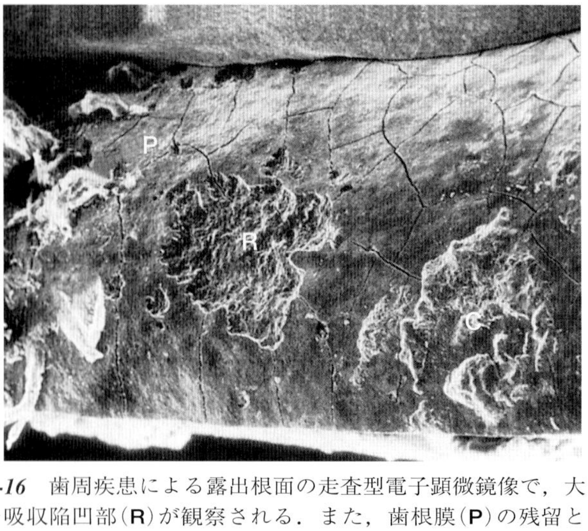

図2-16 歯周疾患による露出根面の走査型電子顕微鏡像で，大きな吸収陥凹部（R）が観察される．また，歯根膜（P）の残留と歯石（C）も観察される．歯根表面のひびは切片作製過程にできたものである．（×160）（Dr. John Sottosanti, San Diego, Califのご厚意による）

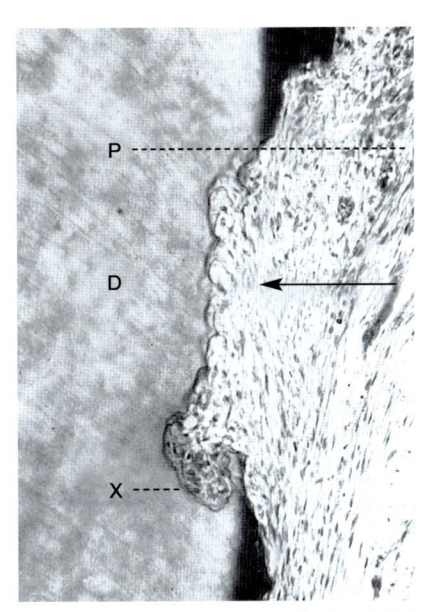

図2-17 セメント質と象牙質の吸収．多核の破骨細胞が**X**の部分で観察される．吸収方向は矢印で示す．象牙質（**D**）のスキャロップ状吸収縁（scalloped resorption front）に注目．セメント質は，上下の暗く染色されている部分である．**P**は歯根膜．

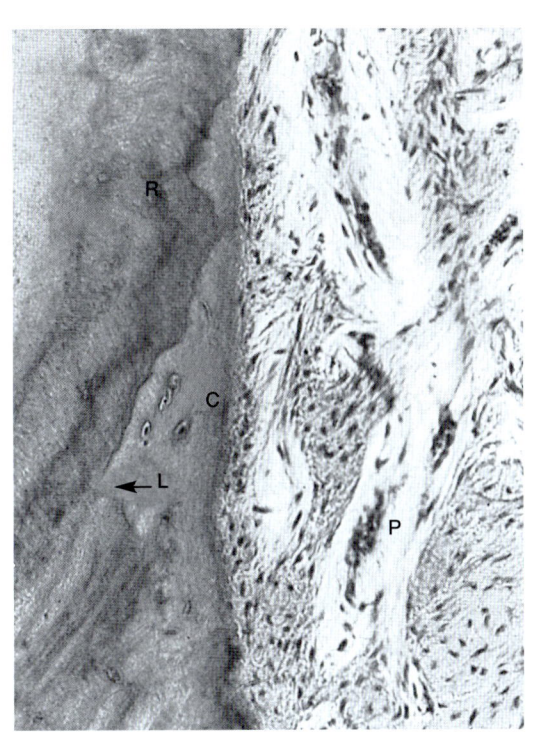

図2-18 以前に根吸収した部分の修復を示す．欠損部は有細胞性セメント質（**C**）で満たされ，不規則な線（**L**）で古いセメント質（**R**）と区別できる．この境界線は吸収された歯根の外形である．**P**は歯根膜．

る（図2-18）．歯根膜から封入される線維は，新しいセメント質の機能的な関係を修復する．セメント質の修復には生きている結合組織の存在が必要である．もし，上皮が吸収部位に増殖した場合，修復は起こらない．セメント質の修復は，生活歯と同様に失活歯でも起こりうる．

癒着

歯根膜の欠如によるセメント質と歯槽骨の結合は，骨性癒着（ankylosis）とよばれる．癒着はセメント質の吸収がある歯でみられる．これは，癒着が異常な修復によって起きていることを示唆する．癒着は慢性根尖性の炎症や歯の移植，咬合性外傷の後，または埋伏歯周囲でみられることがある．

癒着は歯根の吸収と骨組織の緩慢な添加の結果である．このことから，再植後に癒着した歯は，4～5年後に歯根を吸収し抜け落ちてしまう．

チタンインプラントが顎骨に埋入されたとき，結合組織の介在なしに，直接，骨がインプラントに付着する．これは，癒着形式と解釈してもいいかもしれない．金属であるインプラントは吸収を起こさないために，インプラントは漠然と"癒着"しただけである．また，真性の歯周ポケットでは，この形式をとらない．なぜならば，ポケット形成の重要な要素である上皮の根尖方向への増殖があるためである．

口腔内へのセメント質の露出

セメント質は，歯肉退縮やポケット形成による付着の喪失（loss of attachment）の結果，口腔内に露出する．このような場合，セメント質内には有機物質や無機イオン，バクテリアなどが多量に透加することができる．セメント質へのバクテリアの浸潤は一般に歯周疾患によって起こる（Chapter 22 参照）．またセメント質う蝕も引き起こされる（Chapter 30 参照）．

歯槽突起

歯槽突起（alveolar process）は，歯槽（alveoli）を形成し歯を支持する上顎骨と下顎骨の一部である．また歯槽突起は，歯が萌出する際に，歯根膜が形成され骨と付着する場を提供する．そして歯が喪失すると徐々に消失していく．歯槽突起は以下の構造物から構成される．

1. ハバース骨と緻密な骨が層板状になった皮質骨の外側プレート．
2. 緻密骨で，薄い内側の歯槽骨（socket wall）は，固有歯槽骨（alveolar bone proper）とよばれ，X線写真では歯槽硬線としてみられる．病理学的には，一連の開口部（篩状板：cribriform plate）は神経血管束と結合する歯根膜を歯槽骨の中心部分である海綿骨に連結している．
3. 海綿骨は2層の緻密骨の間にあり，支持歯槽骨として機能する．槽間中隔（interdental septum）は，緻密な境

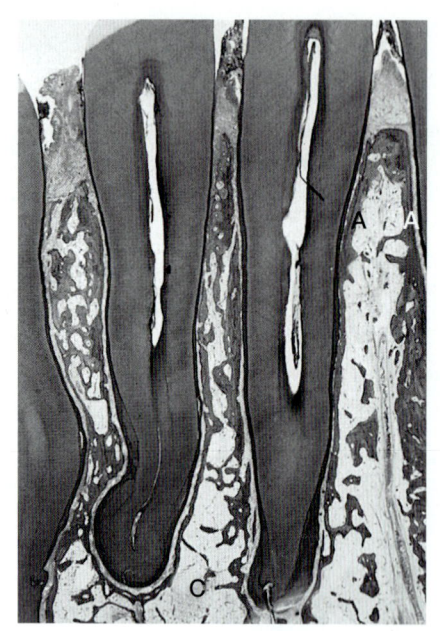

図2-19 槽間中隔を示す下顎犬歯と小臼歯の近遠心的切片. 緻密な骨質の板(**A**)は, 固有歯槽骨(篩状板)で, 海綿骨梁柱(**C**)に支えられている. 右側槽間中隔の栄養管内を垂直に走行する血管に注目.

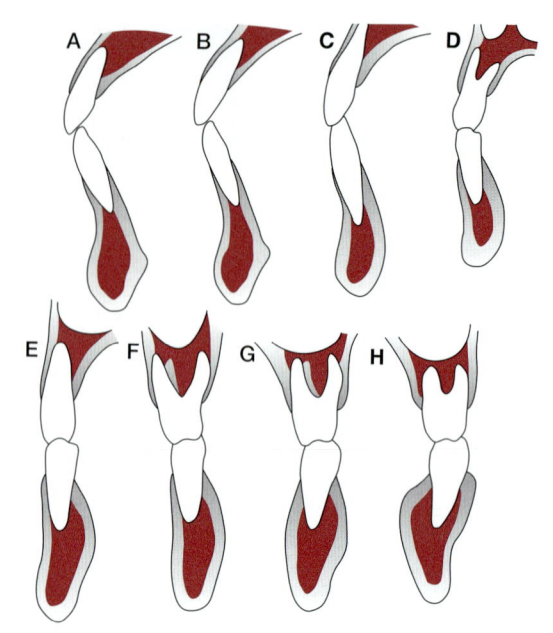

図2-21 中切歯部(**A**), 側切歯部(**B**), 犬歯部(**C**), 第一小臼歯部(**D**), 第二小臼歯部(**E**), 第一大臼歯部(**F**), 第二大臼歯部(**G**), 第三大臼歯部(**H**)の唇(頰)舌的断面における緻密骨と海綿骨の相対的割合.

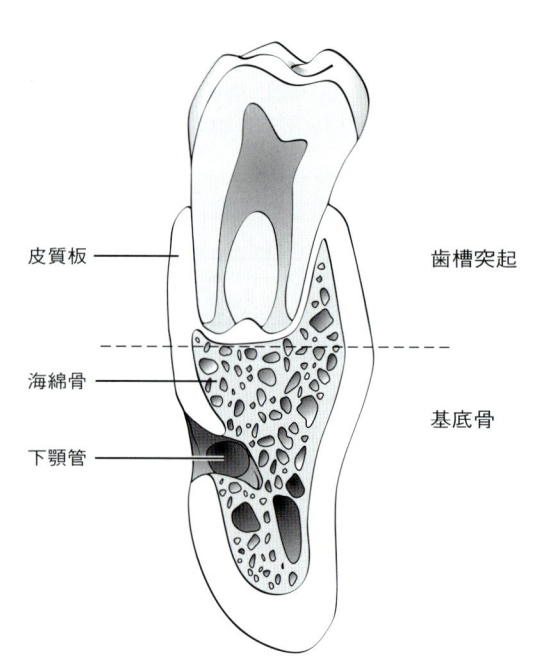

図2-20 ヒトの顎骨と歯の位置の切断面. 破線は基底骨と歯槽突起の区分を示す(Ten Cate AR：Oral Histology. Development, Structure, and Function, ed 4. St Louis, Mosby, 1994を改変).

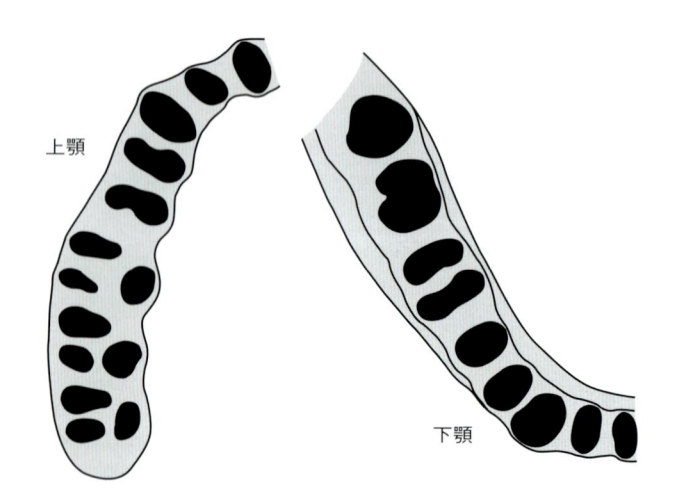

図2-22 上下顎の根中央部を水平断で見た根の形態と, それを取り囲む骨の分布.

界に挟まれた海綿状の支持歯槽骨から構成されている(*図2-19*).

さらに, 顎骨を構成する顎骨基底部(basal bone)は, 顎の下端に位置するが歯とは無関係な部分である(*図2-20*).

歯槽突起は, 解剖学的にはいくつかの部分に分けられる. しかし, 機能としては, すべての部分が歯の支持に関与する1つの構成単位である. *図2-21*と*図2-22*は, 歯槽突起を形成する海綿骨と皮質骨の区分とその分布を示している. 歯槽窩の唇側と舌側の部分は緻密骨単独で構成される. 骨髄を取り囲む歯槽硬線は, 根尖, 歯槽舌側と根間中隔の部分でみられる.

細胞と細胞間基質

　骨の有機基質を産生する骨芽細胞(osteoblast)は，多分化能性の濾胞細胞(pluripotent follicle cell)とは区別される．歯槽骨は胎児期に膜内骨化(intramembranous ossification)によって形成され，小腔とよばれる空間に存在する骨細胞を伴った石灰化した基質から成る．骨細胞は小腔から細管(canaliculi)に突起を広げる．細管は骨の細胞間基質を通って吻合系を形成する．そして，血液によって酸素や栄養素を骨細胞に輸送するとともに，代謝老廃物の除去を行う．血管は数多く枝分かれし，骨膜中に分布している．骨内膜は，骨髄の脈管構造に隣接している．骨の成長は骨芽細胞によって生じる有機基質の並置によって起こる．ハバース系(骨単位：osteons)は，血液供給が受けられないほど厚い骨に血液供給するための内部機構である．これらは主に，外側の皮質骨と固有歯槽骨でみられる．

　骨の2/3は無機質で，1/3は有機質である．無機質は，主に水酸化物，炭酸塩，クエン酸などとともに，無機カルシウムやリン酸塩，ナトリウムやマグネシウム，フッ化物のような微量な他のイオン[44]によって構成される．無機塩は超顕微鏡的な大きさのハイドロキシアパタイト結晶の形態を呈し，骨構造のおよそ2/3を構成する．

　有機基質[32]は，主に(90％)Ⅰ型コラーゲン[76]で，その他に少量の非コラーゲンタンパク，たとえばオステオカルシン，オステオネクチン，骨形成誘導タンパク(bone morphogenetic protein；BMP)，リンタンパク，プロテオグリカンから構成される[87]．

　歯槽骨組織の内部組織は絶えず変化しているが，幼年期から成人期にいたるまでほぼ同じ形態を維持している．骨芽細胞による骨の沈着は，組織の改造と新生の過程における破骨細胞による骨吸収によって均衡がとられている．

　リモデリングは，骨外形の変化や力に対する抵抗，損傷に対する修復とカルシウムとリン酸塩の恒常性の維持(homeostasis)のための，主な経路である．

　骨は体内のカルシウムイオンの99％を含む．したがって，カルシウムの主な放出源となり，カルシウムの血中濃度の減少は，副甲状腺によって調整されている．血中カルシウム濃度の減少は，レセプターによって副甲状腺の主細胞に伝えられる．そして，そこから副甲状腺ホルモン(parathyroid hormone；PTH)が放出される．PTHは，インターロイキン1と6を放出し，骨芽細胞を活性化する．そして，骨領域の単球を刺激する．骨芽細胞によって分泌される白血病阻害因子(leukemia inhibiting factor；LIF)は，単球を融合させ多核性破骨細胞を形成させる．そして，血液中にカルシウムイオンをハイドロキシアパタイトから放出させ，骨を再吸収させる．この放出により，カルシウムの血中濃度は一定化される．通常の血液濃度のフィードバックメカニズムは，PTHの副甲状腺分泌を阻害する．一方，破骨細胞は，ハイドロキシアパタイトとともに有機基質を再吸収する．コラーゲン共有結合の境界における有機基質から放出されるさまざまな骨原性基質により，コラーゲンが分解される．そして，それは骨芽細胞を刺激し，最終的には骨がつくられる．このリモデリングにおける骨芽細胞と破骨細胞の相互作用は，カップリング(coupling)とよばれる．

　骨芽細胞によってつくられる骨基質は，石灰化していない類骨である．新しい類骨が沈着する間，表面下層に位置する古い類骨は石灰化されていく．

　骨吸収は，侵蝕された骨表面の形態(ハウシップ窩：Howship's lacunae)と多核巨細胞(破骨細胞)の表面形態に関連するの複雑な過程がある(図2-23)．破骨細胞は造血組織[25, 50, 70]に由来し，非同期母集団(asynchronous populations)[10, 64, 84, 113]の単核細胞の融合によってつくられる．破骨細胞が休止状態と比べて活性化していると，綿密な活動をする波状縁をもち，加水分解酵素を分泌すると考えられている[118]．これらの酵素は骨の有機成分を分解する．破骨細胞の活性化によって波状縁の形態は変化する．そして，間接的に副甲状腺ホルモンやカルシトニンなどのホルモンによって調節されている．さらにそれらは，破骨細胞膜上にレセプターをもっている．

　骨吸収のもう1つのメカニズムは，骨表面が酸性化されることによって，骨の無機成分が脱灰することである．この現象は異なる状況によっても生じる．骨腫瘍や局所的な圧力[70]によって，破骨細胞の細胞膜のプロトンポンプを介した破骨細胞の分泌が活性化する[16]と解釈されている．

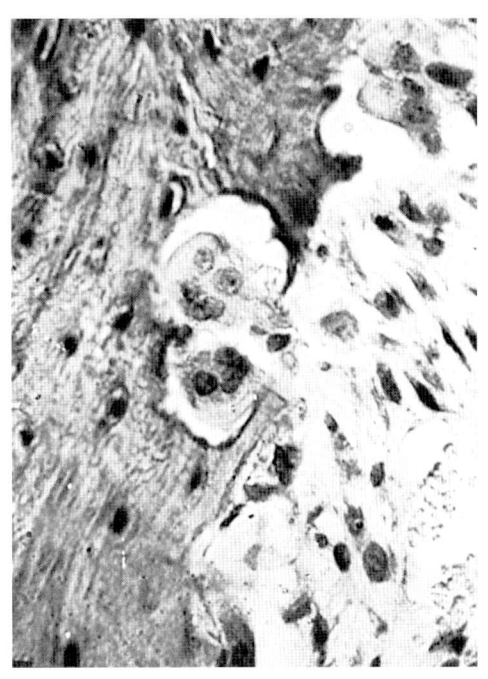

図2-23　ラットの歯槽骨．ハウシップ窩にみられる2つの破骨細胞の組織像．

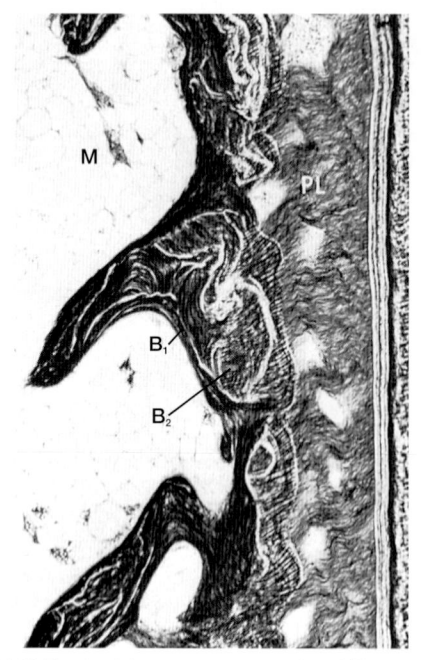

図2-24 線維骨に深く侵入したシャーピー線維．濃染された骨（B₁）は，層板骨である．線維骨（B₂）は染色が薄く，互いにほぼ平行に走行する多数の白い線を呈する．これらの線はシャーピー線維に相当している．M：脂肪性骨髄，PL：歯根膜．

Ten Cate[113]は，吸収過程を次のように記した．
1．無機質化した骨表面への破骨細胞の付着．
2．プロトンポンプの活性化による密閉された酸性環境の形成，骨の脱灰と有機基質の露出が起こる．
3．酢酸ホスファターゼやカテプシンなどの放出された酵素の活性化による，その組成のアミノ酸の有機基質の分解．
4．破骨細胞内での無機イオンとアミノ酸の分離．

歯槽壁

歯槽壁（socket wall）は緻密な層板骨と線維骨から成り，層板骨の一部はハバース系と束状骨の中に配列している．線維骨（bundle bone）とは，多くのシャーピー線維を含む歯根膜に隣接した骨に与えられた名称である（図2-24）[123]．これは，歯根膜線維と直行する歯根に平行な層で，薄い層板状の配列として特徴付けられる（図2-25）．線維骨は，歯槽骨に限局している．一部のシャーピー線維は完全に石灰化しているが，多くの部分は，外層の中心部が石灰化していない部分を含むことが多い[102]．線維骨は顎骨にのみ特有なものではない．線維骨は靭帯や筋肉が付着している骨格系でもみられる．

歯槽骨の海綿状の部分は，不規則な形の骨髄腔を囲む骨梁で構成されており，薄く扁平な骨内膜細胞の層がある．咬合力の影響で海綿骨[83]の骨梁構造には多様な変化が起こる．海綿骨梁基質は不規則な層板で，過去の骨活動を示す，色素で濃染される吸収線と成長線によって区切られており，ときにハバース系でもみられる．

海綿骨は，主に口蓋以外の根間中隔と歯間部分，また口蓋以外の唇側や舌側の限られた部分でみられる．成人では，海綿骨は下顎骨よりも上顎骨で多く存在する．

骨髄

胎児と新生児においては，すべての骨腔は赤い造血性の骨髄で占められている．赤色骨髄は，徐々に生理的に変化し，脂肪性あるいは黄色の不活性型の骨髄にかわる．成人の顎骨の骨髄は通常，後者の型で，赤色骨髄は，肋骨，胸骨，脊椎骨，頭蓋骨と上腕骨だけでみられる．しかし，赤色骨髄の病巣が顎骨においてもみられることがあり，厚い骨梁の吸収がしばしば伴われる[19]．同様のことは，上顎結節（図2-26），上下顎大臼歯，小臼歯部，そして下顎のオトガイ部や下顎角部において，X線的には透過像としてみられることがある．

骨膜と骨内膜

すべての骨表面は，分化した骨原性の結合組織の層によって覆われている．骨の外側表面を覆っている組織は骨膜（periosteum）とよばれ，内部の骨空洞に沿った組織は，骨内膜とよばれている．

骨膜は，骨芽細胞に分化する可能性のある前骨芽細胞に囲まれた骨芽細胞の内側層と，豊富な血管や神経，コラーゲン線維および線維芽細胞で構成されている外側層でできている．骨膜のコラーゲン線維の束は骨膜を貫通し，骨膜を骨に結びつけている．骨内膜は，骨芽細胞の1層と，ときに少量の結合組織で構成される．内側層は骨原性の層で，外側層は線維性の層である．

槽間中隔

槽間中隔は，歯槽壁の篩状板（硬板，あるいは固有歯槽骨：lamina dura）によって区切られる海綿骨と，唇，舌側の皮質骨で構成されている（図2-27）．歯間の距離が狭いときには，中隔は篩状板だけで構成されることもある．たとえば，下顎第二小臼歯と第一大臼歯の間では，85％は篩状板と海綿骨から構成され，15％は篩状板だけで構成されている[15]．歯根が極端に近接している場合，隣接した歯根と骨の間に不規則な"窓"が生じることがある（図2-28）．上顎臼歯部では66％が篩状板と海綿骨から構成され，20.8％は篩状板だけで構成されている．開窓は12.5％でみられる[52]．X線で歯根の近接を確認することは重要である（Chapter 31参照）．槽間中隔頂部の近遠心的隅角は，通常，隣接歯のセメント-エナメル境の線と平行している．若い成人における歯槽骨頂とセメント-エナメル境の距離は，0.75～1.49mm（平均1.08mm）の間で変化する[38]．この距離は加齢とともに平均2.81mm増加する[38]．しかしながら，この変化

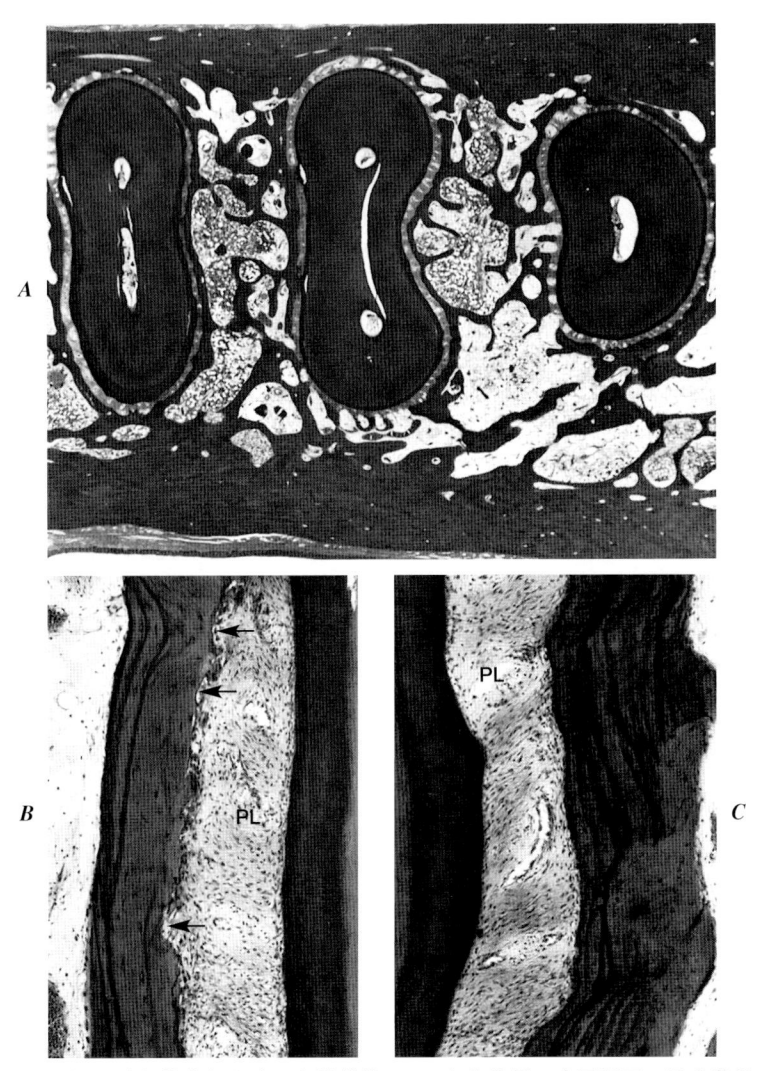

図2-25 歯の生理的な近心移動と関連した線維骨．A：臼歯歯根の水平断面，近心移動の過程（左；近心，右；遠心）．B：近心根面では骨の破骨性がみられる（矢印）．C：遠心根面は線維骨がみられ，部分的に骨髄側で緻密骨と置き換わっている．PL：歯根膜．

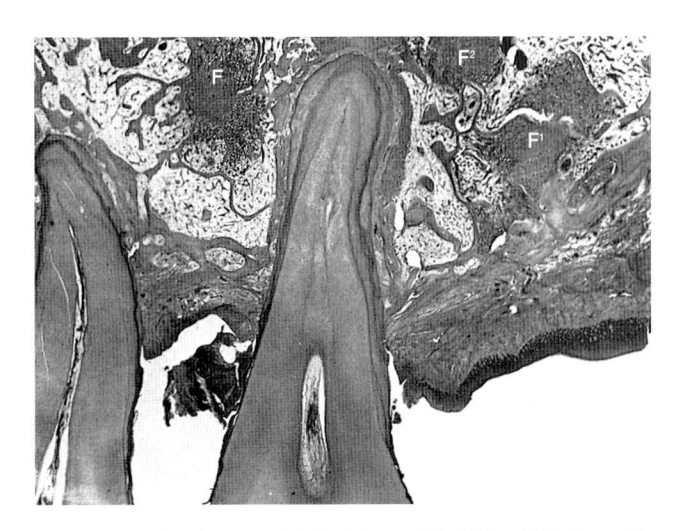

図2-26 59歳男性の上顎大臼歯部の近遠心断．骨髄内での造血の中心を示す（F, F¹, F²）．

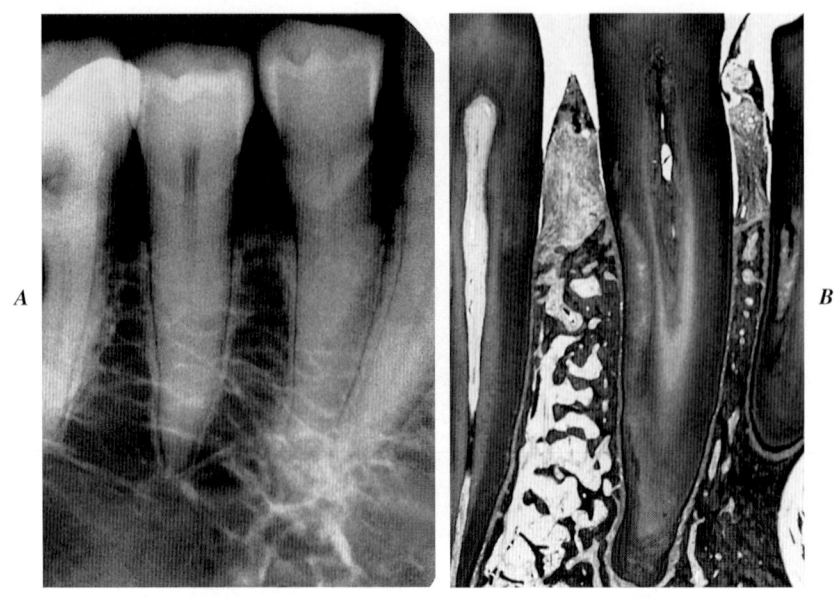

図2-27 槽間中隔．**A**：下顎小臼歯部のX線像．著明な歯槽硬線に注目．**B**：犬歯（右）と小臼歯間の槽間中隔．中央の海綿状の部分は，歯槽窩の緻密骨の篩状板によって区切られている（この部分がX線で歯の周囲にみられる歯槽硬線である）．

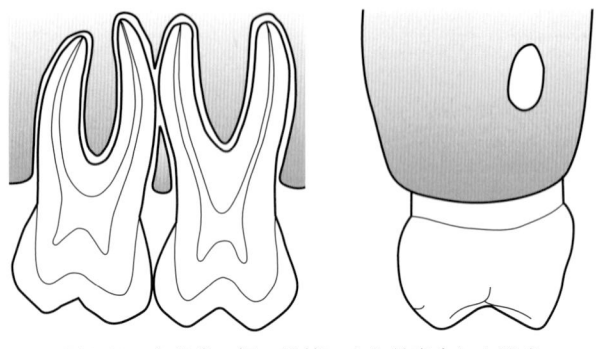

図2-28 大臼歯の根の近接により骨喪失した開窓．

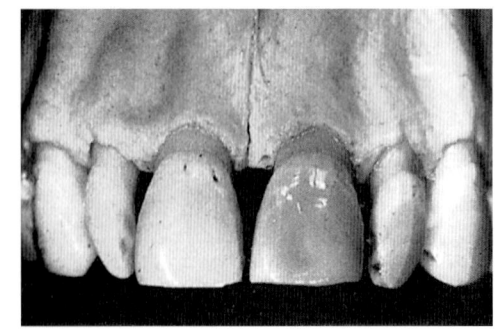

図2-29 根の隆起に沿った正常な骨の豊隆．

は歯周疾患によるものと比較すると，加齢変化によるものは多くない．

近遠心的，唇舌的距離と槽間中隔の形は，顎骨における歯の位置や萌出程度と同様に隣接する2歯の歯冠の大きさと豊隆に影響される[91]．

骨形態（Osseous Topography）

骨の外形態は，通常，歯根の隆起の形態に沿っており，垂直的な窪みは辺縁に向かうにしたがって細くなっている（図2-29）．歯槽骨の形態は患者によって異なり，このことは，臨床的に重要な関連性をもつ．唇・舌側の皮質骨の高さと厚みは，歯の位置，および骨に対する歯根の隅角，さらに咬合力の影響を受ける．

唇側転位した歯では，唇側骨辺縁の位置は正常歯列よりかなり根尖側に位置する．骨辺縁の形態はナイフエッジ状に細くなり，頂点に向かって強い弧を描く．舌側転位の歯では，唇側骨皮質は正常歯列よりも厚くなっている．その骨辺縁は，鈍角で丸く，弓形よりもむしろ水平的である．根と骨とのなす角度が歯槽骨の高さに与える影響は，上顎大臼歯の口蓋根においてもっとも顕著に現われる．骨辺縁は，歯根よりも遠い根尖側に位置し，口蓋骨と比較的鋭角な角度を形成する．歯槽板の歯頸部は，明らかに咬合力に対する補強のために唇（頰）側がかなり厚くなっていることがある（図2-30）．

開窓と裂開（Fenestrations and Dehiscences）

歯根部の骨の欠如や歯根表面が，単に骨膜や歯肉で覆われている孤立した領域は開窓（fenestration）とよばれる．これらの場合辺縁骨は欠損していない．露出した領域が辺縁

参考文献

1. Agnew RG, Fong CC: Histologic studies on experimental transplantation of teeth. Oral Surg 1956; 9:18.
2. Anneroth G, Ericsson SG: An experimental histological study of monkey teeth without antagonist. Odont Revy 1967; 18:345.
3. Avery JK, Rapp R: Pain conduction in human dental tissues. Dent Clin North Am July 1959, p. 489.
4. Bauer WH: Effect of a faultily constructed partial denture on a tooth and its supporting tissue, with special reference to formation of fibrocartilage in the periodontal membrane as a result of disturbed healing caused by abnormal stresses. Am J Orthod Oral Surg 1941; 27:640.
5. Baumhammers A, Stallard R: S35 sulfate utilization and turnover by connective tissues of the periodontium. J Periodont Res 1968; 3:187.
6. Becks H: Root resorptions and their relation to pathologic bone formation. Int J Orthod Oral Surg 1936; 22:445.
7. Beertsen W, McCullough CAG, Sodek J: The periodontal ligament: a unique, multifunctional connective tissue. Periodontology 2000 1997; 13:20.
8. Berkovitz BKB, Shore RC: Cells of the periodontal ligament. In: Berkovitz BKB, Moxham BJ, Newman HE (eds): The Periodontal Ligament in Health and Disease. London, Pergamon Press, 1982.
9. Berkovitz BKB: The structure of the periodontal ligament: an update. Eur J Orthod 1990; 12:51.
10. Bernard GW, Ko JS: Osteoclast formation *in vitro* from bone marrow mononuclear cells in osteoclast-free bone. Amer J Anat 1981; 161:415.
11. Bernard GW, Marvaso V: Matrix vesicles as an assay for primary tissue calcification *in vivo* and *in vitro*. In: Ascenzi A, Bonucci B, DeBernard B (eds): Matrix Vesicles, Proceedings of the 3rd International Conference on Matrix Vesicles. Milano, Wichtig, 1981.
12. Bernard GW, Pease DC: An electron microscopic study of initial intramembranous osteogenesis. Amer J Anat 1969; 125:271.
13. Bernick S: Innervation of the teeth and periodontium. Dent Clin North Am 1959; 503.
14. Bien SM: Hydrodynamic damping of tooth movement. J Dent Res 1966; 45:907.
15. Birn H: The vascular supply of the periodontal membrane. J Periodont Res 1966; 1:51.
16. Blair HC, Teitelbaum SC, Ghiselli R, et al: Osteoclastic bone resorption by a polarized vacuolar proton pump. Science 1989; 245:855.
17. Blayney JR, Wasserman F, Groetzinger G, et al: Further studies on mineral metabolism of human teeth by the use of radioactive isotopes. J Dent Res 29:559, 1941.
18. Bosshardt AL, Schroeder HE: Cementogenesis reviewed: a comparison between human premolars and rodent molars. Anat Rec 1996; 245:267.
19. Box HK: Bone resorption in red marrow hyperplasia in human jaws. Can Dent Res Found 1936; Bulletin 21.
20. Box KF: Evidence of lymphatics in the periodontium. J Can Dent Assoc 1949; 15:8.
21. Boyle PE: Tooth suspension. A comparative study of the paradental tissues of man and of the guinea pig. J Dent Res 1938; 17:37.
22. Carneiro J, Fava de Moraes F: Radioautographic visualization of collagen metabolism in the periodontal tissues of the mouse. Arch Oral Biol 1955; 10:833.
23. Carranza FA Jr, Itoiz ME, Cabrini RL, et al: A study of periodontal vascularization in different laboratory animals. J Periodont Res 1966; 1:120.
24. Carranza FA Sr, Carranza FA Jr: The management of the alveolar bone in the treatment of the periodontal pocket. J Periodontol 1956; 27:29.
25. Chambers TJ: The cellular basis of bone resorption. Clin Orthop 1980; 251:283.
26. Ciancio SC, Neiders ME, Hazen SP: The principal fibers of the periodontal ligament. Periodontics 1967; 5:76.
27. Cohen L: Further studies into the vascular architecture of the mandible. J Dent Res 1960; 39:936.
28. Cohn SA: Disease atrophy of the periodontium in mice. Arch Oral Biol 1965; 10:909.
29. Coolidge ED: The thickness of the human periodontal membrane. J Am Dent Assoc 1937; 24:1260.
30. Dastmalchi R, Polson A, Bouwsma O, et al: Cementum thickness and mesial drift. J Clin Periodontol 1990; 17:709.
31. Davies WI, Picton DC: Dimensional changes in the periodontal membrane of monkey's teeth with horizontal thrusts. J Dent Res 1967; 46:114.
32. Eastoe JE: The organic matrix of bone. In: Bourne GH (ed): The Biochemistry and Physiology of Bone. New York, Academic Press, 1956.
33. El Mostehy MR, Stallard RE: Intermediate cementum. J Periodont Res 1968; 3:24.
34. Elliot JR, Bowers GM: Alveolar dehiscence and fenestration. Periodontics 1963; 1:245.
35. Folke LEA, Stallard RE: Periodontal microcirculation as revealed by plastic microspheres. J Periodont Res 1967; 2:53.
36. Freeman E: The periodontium. In: Ten Cate R (ed): Oral Histology, ed 4. St Louis, Mosby, 1994.
37. Fullmer HM, Sheetz JH, Narkates AJ: Oxytalan connective tissue fibers: a review. J Oral Pathol 1974; 3:291.
38. Gargiulo AW, Wentz FM, Orban B: Dimensions and relations of the dentogingival junction in humans. J Periodontol 1961; 32:261.
39. Gibson W, Fullmer H: Histochemistry of the periodontal ligament. I. The dehydrogenases. Periodontics 1966; 4:63.
40. Gibson W, Fullmer H: Histochemistry of the periodontal ligament. II. The phosphatases. Periodontics 1967; 5:226.
41. Gibson W, Fullmer H: Histochemistry of the periodontal ligament. III. The esterases. Periodontics 1968; 6:71.
42. Gillespie BR, Chasens AF, Brownstein CN, et al: The relationship between the mobility of human teeth and their supracrestal fiber support. J Periodontol 1979; 50:120.
43. Glickman I, Roeber FW, Brion M, et al: Photoelastic analysis of internal stresses in the periodontium created by occlusal forces. J Periodontol 1970; 41:30.
44. Glimcher MJ, Friberg U, Levine P: The identification and characterization of a calcified layer of coronal cementum in erupted bovine teeth. J Ultrastruct Res 1964; 10:76.
45. Glimcher MJ: The nature of the mineral component of bone and the mechanism of calcification. In: Avioli LV, Krane SM (eds): Metabolic Bone Disease and Clinical Related Disorders. Philadelphia, WB Saunders, 1990.
46. Goggins JF: The distribution of oxytalan connective tissue fibers in periodontal ligaments of deciduous teeth. Periodontics 1966; 4:182.
47. Gottlieb B: Biology of the cementum. J Periodontol 1942; 17:7.
48. Grant D, Bernick S: A possible continuity between epithelial rests and epithelial attachment in miniature swine. J Periodontol 1969; 40:87.
49. Grant D, Bernick S: The formation of the periodontal ligament. J Periodontol 1972; 43:17.

50. Hagel-Bradway S, Dziak R: Regulation of bone cell metabolism. J Oral Pathol Med 1989; 18:344.
51. Hassell TM, Stanek EJ: Evidence that healthy human gingiva contains functionally heterogenous fibroblast subpopulations. Arch Oral Biol 1983; 28:617.
52. Heins PJ, Wieder SM: A histologic study of the width and nature of interradicular spaces of human adult premolars and molars. J Dent Res 1986; 65:948.
53. Hemley S: The incidence of root resorption of vital permanent teeth. J Dent Res 1941; 20:133.
54. Henry JL, Weinmann JP: The pattern of resorption and repair of human cementum. J Am Dent Assoc 1951; 42:271.
55. Hindle MC: Quantitative differences in periodontal membrane fibers. J Dent Res 1964; 43:953.
56. Hirschfeld I: A study of skulls in the American Museum of Natural History in relation to periodontal disease. J Dent Res 1923; 5:241.
57. Inoue M, Akiyoshi M: Histologic investigation on Sharpey's fibers in cementum of teeth in abnormal function. J Dent Res 1962; 41:503.
58. Ishikawa J, Yamamoto H, Ito K, et al: Microradiographic study of cementum and alveolar bone. J Dent Res 1964; 43:936.
59. Johnson RB, Pylypas SP: A reevaluation of the distribution of the elastic meshwork within the periodontal ligament of the mouse. J Periodont Res 1992; 27:239.
60. Jones ML, Alfred MJ, Hardy P: Tooth resorption in the two-stage transplantation technique. Br J Orthodont 1983; 10:157.
61. Jones SJ, Boyde A: A study of human root cementum surfaces as prepared for and examined in the scanning electron microscope. Z Zellforsch 1972; 130:318.
62. Jones MR, Simonton FV: Mineral metabolism in relation to alveolar atrophy in dogs. J Am Dent Assoc 1928; 15:881.
63. Junqueira LC, Carneiro J, Kelley RO: Basic Histology, ed 6. Norwalk, CT, Appleton & Lange, 1989.
64. Ko JS, Bernard GW: Osteoclast formation in vitro from bone marrow mononuclear cells in osteoclast-free bone. Am J Anat 1981; 161:415.
65. Kronfeld R: Biology of the cementum. J Am Dent Assoc 1938; 25:1451.
66. Kronfeld R: Histologic study of the influence of function on the human periodontal membrane. J Am Dent Assoc 1931; 18:1242.
67. Kronfeld R: Histopathology of the Teeth and Their Surrounding Structures. Lea & Febiger, Philadelphia, 1933.
68. Lester K: The incorporation of epithelial cells by cementum. J Ultrastruct Res 1969; 27:63.
69. Listgarten MA: A light and electron microscopic study of coronal cementogenesis. Arch Oral Biol 1968; 13:93.
70. Lopez Otero R, Parodi RJ, Ubios AM, et al: Histologic and histometric study of bone resorption after tooth movement in rats. J Periodont Res 1973; 8:327.
71. Maeda T, Kannari K, Sato O, et al: Nerve terminals in human periodontal ligament as demonstrated by immunohistochemistry for neurofilament protein (NFP) and S-100 protein. Arch Histol Cytol 1990; 53:259.
72. Marks CS Jr: The origin of osteoclasts: Evidence, clinical implications and investigative challenges of an extraskeletal source. J Pathol 1983; 12:226.
73. MacNeil RL, Thomas HF: Development of the murine periodontium. II. Role of the epithelial root sheath in formation of the periodontal membrane. J Periodontol 1993; 64:285.
74. Melcher AH: Remodeling of the periodontal ligament during eruption of the rat incisor. Arch Oral Biol 1967; 12:1649.
75. Mikola OJ, Bauer WH: Cementicles and fragments of cementum in the periodontal membrane. Oral Surg 1949; 2:1063.
76. Miller EJ: A review of biochemical studies on the genetically distinct collagens of the skeletal system. Clin Orthop 1973; 92:260.
77. Mühlemann HR, Zander HA, Halberg F: Mitotic activity in the periodontal tissues of the rat molar. J Dent Res 1954; 33:459.
78. Mühlemann HR: The determination of tooth rotation centers. Oral Surg 1954; 7:392.
79. Nihei I: A study of the hardness of human teeth. J Osaka Univ Dent Soc 1959; 4:1.
80. Noyes FB, Schour I, Noyes HJ: A Textbook of Dental Histology and Embryology, ed 5. Philadelphia, Lea & Febiger, 1938.
81. Oppenheim A: Human tissue response to orthodontic intervention of short and long duration. Am J Orthodont Oral Surg 1942; 28:263.
82. Orban B: Tissue changes in traumatic occlusion. J Am Dent Assoc 1928; 15:2090.
83. Parfitt GJ: An investigation of the normal variations in alveolar bone trabeculation. Oral Surg 1962; 15:1453.
84. Parodi RJ, Ubios AM, Mayo J, et al: Total body irradiation effects on the bone resorption mechanism in rats subjected to orthodontic movement. J Oral Pathol 1973; 2:1.
85. Picton DC, Davies WI: Dimensional changes in the periodontal membrane of monkeys (Macaca irus) due to horizontal thrusts applied to the teeth. Arch Oral Biol 1967; 12:1635.
86. Pihlstrom BL, Ramfjord SP: Periodontal effects of nonfunction in monkeys. J Periodontol 1971; 42:748.
87. Raisz LG, Rodan GA: Cellular basis for bone turnover. In: Avioli LV, Krane SM (eds): Metabolic Bone Disease and Clinical Related Disorders. Philadelphia, WB Saunders, 1990.
88. Reeve CM, Wentz FJ: The prevalence, morphology and distribution of epithelial rests in the human periodontal ligament. Oral Surg 1962; 15:785.
89. Riffle AB: Cementoenamel junction. J Periodontol 1952; 23:41.
90. Rippin JW: Collagen turnover in the periodontal ligament under normal and altered functional forces. II. Adult rat molars. J Periodont Res 1978; 13:149.
91. Ritchey B, Orban B: The crests of the interdental alveolar septa. J Periodontol 1953; 24:75.
92. Roberts WE, Chamberlain JG: Scanning electron microscopy of the cellular elements of rat periodontal ligament. Arch Oral Biol 1978; 23:587.
93. Romaniuk K: Some observations of the fine structure of human cementum. J Dent Res 1967; 46:152.
94. Romanos GE, Schroter-Kermani C, Bernimoulin J-P: Das Kollagen als Basis-element des Parodonts: Immunohistochemische Aspekte bein Menschen und bei Tieren. Parodontologie 1991; 1:47.
95. Romanos GE, Schroter-Kermani C, Hinz N, et al: Immunohistochemical distribution of the collagen types IV, V and VI and glycoprotein laminin in the healthy rat, marmoset (Callithrix jacchus) and human gingiva. Matrix 1991; 11:125.
96. Romanos GE, Schroter-Kermani C, Hinz N, et al: Immunohistochemical localization of collagenous components in healthy periodontal tissues of the rat and marmoset (Callithrix jacchus). I. Distribution of collagens type I and III. J Periodont Res 1992; 27:101.
97. Rudolph CE: An evaluation of root resorption occurring during orthodontic therapy. J Dent Res 1940; 19:367.

98. Rushton MA: Dental tissues in osteitis deformans. Guys Hosp Rep 1938; 88:163.
99. Saffar J-L, Lasfargues J-J, Cherruau M: Alveolar bone and the alveolar process: the socket that is never stable. Periodontology 2000 1997; 13:76.
100. Schroeder HE: The Periodontium. Berlin, Springer-Verlag, 1986.
101. Sculean A, Karring T, Theilade J, et al: The regenerative potential of oxytalan fibers. J Clin Periodontol 1997; 24:932.
102. Selvig KA: The fine structure of human cementum. Acta Odontol Scand 1965; 23:423.
103. Sequeira P, Domenicucci C, Wasi S, et al: Specific immunohistochemical localization of osteonectin and collagen types I and III in fetal and adult porcine dental tissues. J Histochem Cytochem 1985; 33:531.
104. Shackleford JM: The indifferent fiber plexus and its relationship to principal fibers of the periodontium. Am J Anat 1971; 131:427.
105. Sicher H, DuBrul EL: Oral Anatomy, ed 6. St Louis, Mosby, 1975.
106. Simpson HE: The degeneration of the rests of Malassez with age as observed by the apoxestic technique. J Periodontol 1965; 36:288.
107. Sodek J: A comparison of the rates of synthesis and turnover of collagen and non-collagen proteins in adult rat periodontal tissues and skin using a microassay. Arch Oral Biol 1977; 22:655.
108. Ten Cate AR, Deporter DA: The degradative role of the fibroblast in the remodeling and turnover of collagen in soft connective tissue. Anat Rec 1975; 182:1.
109. Ten Cate AR, Mills C, Solomon G: The development of the periodontium. A transplantation and autoradiographic study. Anat Rec 1971; 170:365.
110. Ten Cate AR: Formation of supporting bone in association with periodontal ligament organization in the mouse. Arch Oral Biol 1975; 20:137.
111. Ten Cate AR: The development of the periodontium. In: Melcher AH, Bowen WH (eds): Biology of the Periodontium. New York, Academic Press, 1969.
112. Ten Cate AR: The histochemical demonstration of specific oxidative enzymes and glycogen in the epithelial cell of Malassez. Arch Oral Biol 1965; 10:207.
113. Ten Cate AR: Hard tissue formation and destruction. In: Ten Cate AR (ed): Oral Histology—Development, Structure, and Function, ed 4. St Louis, Mosby, 1994.
114. Thoma KH, Sosman MC, Bennett GA: An unusual case of hereditary fibrous osteodystrophy (fragilitas ossium) with replacement of dentine by osteocementum. Am J Orthodont Oral Surg 1943; 29:1.
115. Thomas HE: Root formation. Int J Develop Biol 1995; 39:231.
116. Trowbridge HO, Shibata F: Mitotic activity in epithelial rests of Malassez. Periodontics 1967; 5:109.
117. Ubios AM, Cabrini RL: Tritiated thymidine uptake in periodontal tissues subjected to orthodontic movement. J Dent Res 1971; 50:1160.
118. Vaes G: Cellular biology and biochemical mechanism of bone resorption. Clin Orthop 1988; 231:239.
119. Valderhaug JP, Nylen MU: Function of epithelial rests as suggested by their ultrastructure. J Periodont Res 1966; 1:69.
120. Valderhaug JP, Zander H: Relationship of epithelial rests of Malassez to other periodontal structures. Periodontics 1967; 5:254.
121. Vilmarin H: Characteristics of growing bone surfaces. Scand J Dent Res 1979; 87:65.
122. Warren EB, Hansen NM, Swartz ML, et al: Effects of periodontal disease and of calculus solvents on microhardness of cementum. J Periodontol 1964; 35:505.
123. Weinmann JP, Sicher H: Bone and Bones. Fundamentals of Bone Biology, ed 2. St Louis, Mosby, 1955.
124. Yamamoto H, et al: Microradiographic and histopathological study of the cementum. Bull Tokyo Dent Univ 1962; 9:141.
125. Yamamoto T, Wakita M: Bundle formation of principal fibers in rat molars. J Periodont Res 1992; 27:20.
126. Zander HA, Hurzeler B: Continuous cementum apposition. J Dent Res 1958; 37:1035.
127. Zipkin J: The inorganic composition of bones and teeth. In: Schraer H (ed): Biological Calcification. New York, Appleton-Century-Crofts, 1970.
128. Zwarych PD, Quigley MB: The intermediate plexus of the periodontal ligament: History and further observations. J Dent Res 1965; 44:383.

加齢と歯周組織

Ian Needleman

CHAPTER 3

本章の概要

歯周組織に対する加齢の影響
- 歯肉上皮
- 歯肉結合組織
- 歯根膜
- セメント質
- 歯槽骨
- 細菌性プラーク
- 免疫応答

歯周疾患の進行に対する加齢の影響
歯周治療の応答に対する加齢の影響

　健康意識の向上と予防歯科の成果により，歯の喪失はすべての年齢層で減少した．医療従事者は，平均寿命と口腔の健康増進に伴って，歯の保存に対する要求も移り変わることを熟慮する必要がある．それは，単なる総説としてではなく，加齢の疾病の過程への臨床的意義，および治療効果の観点からも重要である．加齢の影響に多くの異論が存在するのは，実験の方法になんらかの問題があるためかもしれない．

　論拠はつねに問題を含んでおり，その多くが加齢による影響を結論づけることを困難にしている．これらの問題は，"加齢"グループの定義，研究による発見を変更させる可能性がある全身疾患患者の不適切な除外，および統計結果に矛盾のある動物実験に起因している．本章の目的から考えたとき，加齢は生物学的もしくは微生物学的な変化に限定されるべきである*．加齢に関する研究が，個人の認識，運動機能あるいは歯周組織の管理(Chapter 39 参照)に影響

を与える運動技能の低下など，多くの重要な項目を除外していることも注目に値する．

歯周組織に対する加齢の影響
歯肉上皮

　歯肉上皮の角化組織は，加齢によって被薄化もしくは減少することが報告されている[31]．この所見は，歯周組織への影響が長期にわたった結果，細菌性抗原の上皮への侵入および機械的外傷による抵抗性の減少，もしくはその両者を含んでいる．しかしながら，他のヒトまたはイヌの歯肉上皮を観察した研究では，加齢の関与による違いは認められなかった[7,16]．他の報告では，加齢による変化として，上皮脚の平滑化および細胞密度の変化があげられることが報告されている．外科処置後の歯肉上皮の治癒期間のデータに矛盾がみられるのは，研究方法の問題によるものとされている[33]．

　加齢による接合上皮の位置の変化は，多くの推測の的であった．いくつかの報告は，健常者の位置(すなわち，エナメル質相当部)から接合上皮の根尖方向への移動は，歯肉退縮と関連していることを示している[7]．しかしながら，他

---

*歯科および歯周病患者における加齢の影響についての詳細は，P. Holm Pederson's Textbook of Geriatric Dentistry, ed 2, およびEllen EP(ed)：Periodontal disease among older adults, Periodontology 2000 1998；16を参照されたい．

の動物実験では根尖方向への移動は認められなかった[19]．歯肉退縮に伴って，付着歯肉の幅は年齢とともに減少するものと予測される．しかし，その逆の予測も可能である[2,3]．その他にも，根面の接合上皮の移動は，摩耗による歯面の損傷の結果，その対合歯（受動的挺出）との咬合接触を維持するために歯の挺出によって引き起こされる（図3-1）という考えもある．歯肉退縮は加齢の避けられない生理的なプロセスではないが，歯周組織の炎症あるいは外傷の累積によって生じるものということで意見が一致している[6,7]（図3-2）．これについては後述を参照．

歯肉結合組織

加齢に伴い，歯肉結合組織の密度は高くなる[36]．歯肉結合組織中のコラーゲンの質および量的な変化が報告されている．この変化には，不溶性コラーゲンが可溶性に転換する割合が増加することと機械的な強さの増加，および変性温度の上昇が含まれる．これらの結果は，高分子高次構造の変化によるコラーゲンの安定化を増す[23]．驚くべきことではないが，加齢とともにコラーゲン合成能は低下するにもかかわらず，歯肉中のコラーゲン量は高齢の動物の方が多い[7,23,33]．

歯根膜

歯根膜の加齢による変化は，線維芽細胞数の減少および構造のさらなる不規則化が歯肉結合組織の変化と併行して起こったものとして報告されている[7,23,33]．他の知見は，有機基質の産生減少，上皮細胞の分裂休止および弾性線維量の増加を示している[33]．この矛盾する結果は，ヒトと動物実験モデルの歯根膜の幅の差によるものとされている．加齢による真の変化もあるかもしれないが，対合歯の喪失および機能低下による過度の咬合負荷があると歯根膜腔の幅が狭小化するため，この所見はおそらく被験歯の機能的状態を反映している[23,33]．どちらの筋も歯の喪失の結果として予測される．これらの結果は，さらに歯根膜の質の変化を報告する研究でも説明されている．

セメント質

セメント質への加齢の影響に関しては，いくつかの一致した意見がある．セメント質の幅の増加は一般的な所見である．この増加は加齢に伴って5〜10倍になる[7]．位置異常が歯の挺出後に継続して起こるので，この所見は驚くべきことではない．セメント質の幅の増加は根尖および舌側でより大きい[33]．セメント質のリモデリングは限られているが，表面の不規則さが増すことから，吸収窩が蓄積すると考えられている[13]．

歯槽骨

歯槽骨の形態学的変化に関する報告によると，歯槽骨はほかの骨と同じように加齢に伴って変化している．歯周組織に特有な所見として，不規則な骨表面および不規則なコラーゲン線維の嵌入が認められる[33]．したがって，加齢は骨粗鬆症における骨量減少のリスクファクターであるが，

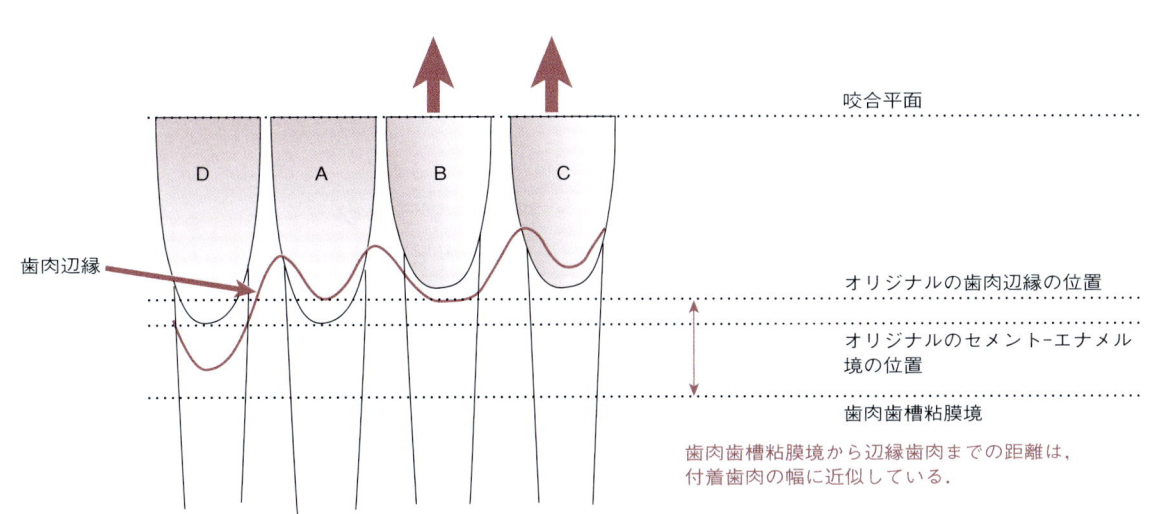

図3-1 点線は，歯冠と根面の歯肉辺縁との関係を示す．**A**：歯肉辺縁の正常な位置はセメント-エナメル境の1〜2mm上になる．**B**：切端の摩耗および継続的な歯の挺出．歯肉辺縁はAと変わらないため，明らかに臨床的歯肉退縮による根面露出であると考えられる．**C**：切端の咬耗および継続的な歯の挺出．歯肉辺縁が歯に沿って移動し，付着歯肉の幅が増加した結果，歯-歯肉組織全体が歯冠側に移動している．**D**：切端の咬耗は明らかではない．歯肉の根尖側への移動と臨床的歯肉退縮は明らかにみられる．付着歯肉の幅は狭小している．

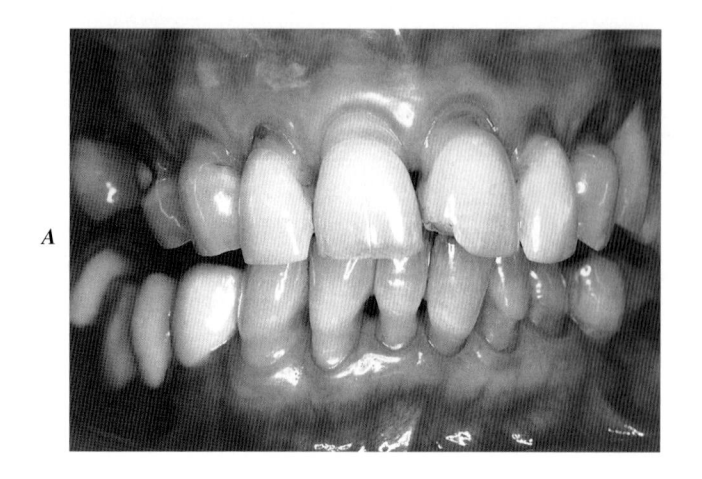

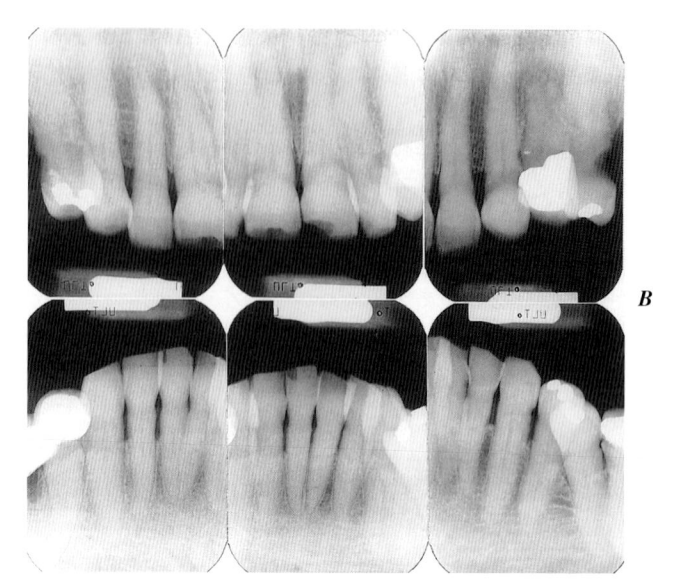

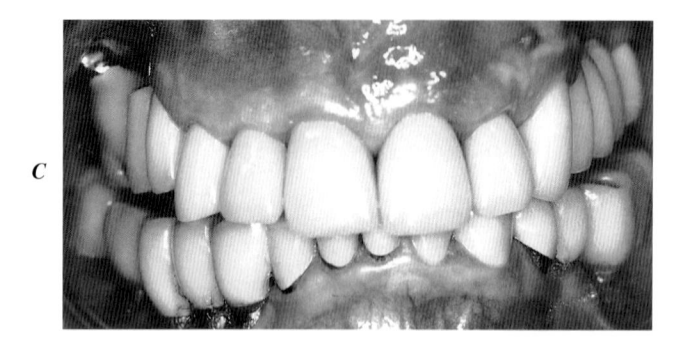

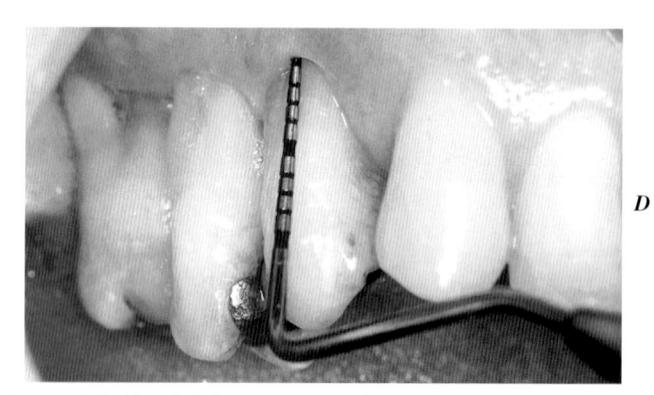

図3-2 加齢により歯肉辺縁の位置が変化した3症例．**A**：広汎型の退縮を認める高齢者（68歳の女性）にみられた歯周炎の治療経験のある退縮を伴う挺出歯．下顎前歯およびブラッシングによると思われる歯の摩耗を伴う挺出に注意．**B**：**A**の患者のX線写真．**C**：歯周炎のない高齢者（72歳の女性）の退縮を伴わない挺出．一方で，下顎切歯は著明に摩耗し挺出している．歯肉辺縁が，挺出歯によりどのように歯冠側に移動したかに注意．**D**：成人（32歳の男性）の著明な広範囲の退縮．歯周炎の治療経験はない．退縮の原因は，解剖学的に薄い歯肉組織およびブラッシングによる外傷の合併による．

それは原因ではなく，生理的な加齢変化と区別されるべきである[15]．加齢に伴って骨が変化するという観測を覆すためには，抜歯窩の骨の治癒する割合が加齢と関係なくみられることは重要な所見である[4]．確かに，治療の反応を完全に骨に依存しているオッセオインテグレーテッド・インプラントの成功は，年齢に依存するようにはみえない．しかしながら，この反論として，50歳を超えるドナーからの骨移植材料（脱灰凍結乾燥骨）は，より若いドナーからの移植材料と比較して骨形成能が有意に低かったという最近の知見がある[30]．正常な治癒反応に対してこの骨形成能に有意差があるかどうかについては，改めて調査する必要がある．

細菌性プラーク

歯と歯肉におけるプラークの蓄積は，年齢が高くなるほど多くなることが示唆された[14]．これは，歯肉退縮による硬組織表面およびエナメル質面での，プラークの付着が起こりやすい露出根面の増加によって説明することができる．年齢とプラークの量を観察した他の研究では，この矛盾は歯肉退縮および歯根露出の程度が可変である実験での年齢条件の違いを反映している可能性がある．歯肉縁下プラークについては，プラークの組成による質の違いは示されていない[14]．歯肉縁下プラークについて，ある研究は歯肉縁下細菌叢は正常の細菌叢に類似しているとし，別の研究では高齢者では多くの腸内桿菌およびシュードモナス属の数が増加していると報告している[27, 32]．Mombelliは，高齢者で特定の菌種が増加したという上述の所見を説明し，注意

することを促している[26]. 年齢とともに病原体の重要度に変化が生じる. とくに*Porphyromonas gingivalis*の役割は大きくなり, *Actinobacillus actinomycetemcomitans*の役割が小さくなることが推測されている. しかしながら, 加齢による影響と歯周病原性細菌の細菌叢の限定的な変化を区分することは困難であろう. このトピックは最近の総説でより詳細に検討されている[26].

免疫応答

加齢の免疫応答への影響(免疫老化)を調べた新たな研究結果により, この現象についての考え方は一新された. より最近の研究では, 免疫応答に影響すると考えられる全身条件をもった患者を除外し, より厳しいコントロールを設けている. その結果, 年齢は以前に考えらていたより宿主応答を変更する作用が非常に小さいことがわかった[7, 24]. 若年者と高齢者の違いは, T細胞, B細胞, サイトカインおよびナチュラルキラー細胞に認められるが, 多形核細胞およびマクロファージの活動性では実証されなかった. McArthurは, "免疫および炎症に関する指標からは, 歯周炎に対する宿主防御の加齢による変化を示す証拠が高齢(65～75歳)の患者からは見いだせないことが示唆された"という結論を下した[24]. 歯肉炎の炎症に対する応答の加齢に関連する差は明白に実証されており, 後に詳述する.

要約すると, 多くの矛盾が存在するが, 文献による調査からいくつかの加齢による変化は, 歯周組織および宿主応答に明らかに生じることが実証された. これらの変化が, 歯周疾患の進行あるいは歯周治療に対する高齢者の反応の変化において重要かどうかは, 引き続き検討されるであろう.

歯周疾患の進行に対する加齢の影響

従来の実験的歯肉炎の研究では, 被験者にプロフェッショナル・クリーニングによるプラークおよび炎症のない状態を設定している. これが達成された後, 歯肉炎が進行するように3週間あらゆる口腔衛生手段を禁止する[22]. この実験モデルでは, 若年者と高齢者の間での歯肉炎の進行の比較で, ヒトおよびイヌの両方で高齢者に高度の炎症反応を認めた[7, 11, 12, 14]. 高齢者(65～80歳)は, 炎症性細胞浸潤を認める結合組織をより多く含み, 歯肉溝滲出液流量, ポケット深さおよびGI値の増加がみられた[11, 12]. 他の研究では被験者間の違いは認められなかった. これは, 若年者と高齢者の年齢差がわずかであったことに関係しているのかもしれない[37]. 興味深いことに, プラークが蓄積していないベースライン時の健康的に優れた歯肉でも, 高齢者では炎症を認めることがあり, 年齢により異なった所見を示していた[11, 12].

"歯が長くなっていく"という言葉は, 加齢に伴い結合組織性付着の喪失が増加することを指すと一般的に思われている. しかしながら, この所見は, 歯に等しく多くの潜在的な破壊プロセスが蓄積した結果かもしれない. 歯根露出は, プラークに起因する歯周炎, ブラッシングによる慢性の機械的な外傷, 不適切な修復治療による医原性の損傷あるいはスケーリングおよびルートプレーニングを繰り返した結果でも起こりうる. 歯根の露出は, 結果的にアタッチメントロスの増加として出現する[34].

加齢の影響とその他の要因とを区別するために, 不明瞭な問題を除外したいくつかの実験では, 歯周炎のリスクファクターとして年齢だけが関わるように設定されている. リスクファクターは, 疾病(歯周炎)が生じる可能性を増加させる要因と定義される[28]. これらの研究から得られた結論は一貫して, 加齢の影響は存在しないか, あるいは歯周組織の支持を損なうリスクを臨床的にわずかに増加させるというもののいずれかであることを示す[9, 21, 28, 29]. 確かに, オッズを比較すると, 口腔衛生状態が不良な場合の歯周炎の発症するオッズ比が20.52であるのに対して, 加齢によるオッズ比はわずかに1.24であった[1]. したがって, 加齢は真のリスクファクターではなく, 背景あるいは修飾因子であることが示唆された[28]. さらに, 重度歯周炎患者の疾患感受性の遺伝的根拠に関する最近の知見は, 患者の重症度の違いを説明する際に, プラーク, 喫煙と同等に疾病感受性が重要であることを強調している[18, 25].

歯周治療の応答に対する加齢の影響

歯周治療を成功させるためには, 患者の繊細なプラークコントロールによるホームケア, そしてセラピストによる慎重な歯肉縁上および縁下のデブライドメントの両方が必要である[10]. いくつかの研究は, このような条件で異なる年齢の患者を直接比較している. それによると, 加齢による歯周組織の組織学的な変化があっても, 非外科あるいは外科治療による応答の違いが歯周炎では現われないことが明らかにされている[5, 20, 35]. しかしながら, プラークコントロールが適切でない場合, 付着の喪失は避けられない. 純粋な生物学あるいは生理学による総説は, 歯周疾患の既往, 歯周組織の構造, 免疫応答機能, 歯肉縁上あるいは縁下プラークの性質によっては, 加齢による影響は無視できることを示している. 加齢は歯周疾患を管理するために必要な他の要因に影響する可能性があり, それによる障害は過小評価してはならない(Chapter 39参照).

参考文献

1. Abdellatif HM, Burt BA: An epidemiological investigation into the relative importance of age and oral hygiene status as determinants of periodontitis. J Dent Res 1987; 66:13.
2. Ainamo A, Ainamo J, Poikkeus R: Continuous widening of the band of attached gingiva from 23 to 65 years of age. J Periodontal Res 1981; 16:595.

3. Ainamo J, Talari A: The increase with age of the width of attached gingiva. J Periodontal Res 1976; 11:182.
4. Amler MH: Age factor in human alveolar bone repair. J Oral Impl 1993; 19:138.
5. Axelsson P, Lindhe J, Nystrom B: On the prevention of caries and periodontal disease. Results of a 15-year longitudinal study in adults. J Clin Periodontol 1991; 18:182.
6. Baker DL, Seymour GJ: The possible pathogenesis of gingival recession. A histological study of induced recession in the rat. J Clin Periodontol 1976; 3:208.
7. Berglundh T: Clinical and structural characteristics of periodontal tissues in young and old dogs. J Clin Periodontol 1991; 18:616.
8. Bryant SR, Zarb GA: Osseointegration of oral implants in older and younger adults. Int J Maxillofac Impl 1998; 13:492.
9. Burt BA: Periodontitis and aging: Reviewing recent evidence. JADA 1994; 125:273.
10. Cobb CM: Nonsurgical pocket therapy: mechanical. Ann Periodontol 1996; 1:443.
11. Fransson C, Berglundh T, Lindhe J: The effect of age on the development of gingivitis. J Clin Periodontol 1996; 23:379.
12. Fransson C, Mooney J, Kinane DF, et al: Differences in the inflammatory response in young and old human subjects during the course of experimental gingivitis. J Clin Periodontol 1999; 26:453.
13. Grant D, Bernick S: The periodontium of aging humans. J Periodontol 1972; 43:660.
14. Holm-Pedersen P, Agerbaek N, Theilade E: Experimental gingivitis in young and elderly individuals. J Clin Periodontol 1975; 2:14.
15. Jeffcoat MK: Osteoporosis: a possible modifying factor in oral bone loss. Ann Periodontol 1998; 3:312.
16. Karring T, Loe H: A computerized method for quantitative estimation of the epithelium-connective tissue interface applied to the gingiva of various age groups. Acta Odontol Scand 1973; 31:241.
17. Kay MMB: Immunology and aging. In: Holm-Pedersen P (ed): Textbook of Geriatric Dentistry, ed 2. Copenhagen, Munksgaard, 1996.
18. Kornman KS, Crane A, Wang HY, et al: The interleukin-1 genotype as a severity factor in adult periodontal disease. J Clin Periodontol 1997; 24:72.
19. Lindhe J, Hamp SE, Loe H: Plaque induced periodontal disease in beagle dogs. A 4-year clinical, roentgenographical and histometrical study. J Perio Res 1975; 10:243.
20. Lindhe J, Socransky S, Nyman S, et al: Effect of age on healing following periodontal therapy. J Clin Periodontol 1985; 12:774.
21. Locker D, Slade GD, Murray H: Epidemiology of periodontal disease among older adults: A review. Periodontol 2000 1999; 16:16.
22. Loe H, Theilade E, Jensen SB: Experimental gingivitis in man. J Periodontol 1965; 36:177.
23. Mackenzie IC, Holm-Pedersen P, Karring T: Age changes in the oral mucous membranes and periodontium. In: Holm-Pedersen P (ed): Textbook of Geriatric Dentistry, ed 2. Copenhagen, Munksgaard, 1996.
24. McArthur WP: Effect of aging on immunocompetent and inflammatory cells. Periodontol 2000 1999; 16:53.
25. McGuire MK, Nunn ME: Prognosis versus actual outcome. IV. The effectivenesss of clinical parameters and IL-1 genotype in accurately predicting prognoses and tooth survival. J Periodontol 1999; 70:49.
26. Mombelli A: Aging and the periodontal and periimplant microbiota. Periodontol 2000 1999; 16:44.
27. Newman MG, Grinenco V, Weiner M, et al: Predominant microbiota associated with periodontal health in the aged. J Periodontol 1978; 49:553.
28. Page RC, Beck JD: Risk assessment for periodontal diseases. Int Dent J 1997; 47:61.
29. Papapanou PN, Lindhe J, Sterrett JD, et al: Considerations on the contribution of ageing to loss of periodontal tissue support. J Clin Periodontol 1991; 18:611.
30. Schwartz Z, Somers A, Mellonig JT, et al: Ability of commercial demineralized freeze-dried bone allograft to induce new bone formation is dependent on donor age but not gender. J Periodontol 1998; 69:470.
31. Shklar G: The effects of aging upon oral mucosa. J Invest Dermatol 1966; 47:115.
32. Slots J, Feik D, Rams TE: Age and sex relationships of superinfecting microorganisms in periodontitis patients. Oral Microbiol Immunol 1990; 5:305.
33. van der Velden U: Effect of age on the periodontium. J Clin Periodontol 1984; 11:81.
34. Waerhaug J: Epidemiology of periodontal disease-review of the literature. In: Ramfjord SP, Kerr DA, Ash MM (eds): World Workshop in Periodontics. Ann Arbor, American Academy of Periodontology, 1966.
35. Wennstrom JL, Serino G, Lindhe J, et al: Periodontal conditions of adult regular dental care attendants. A 12-year longitudinal study. J Clin Periodontol 1993; 20:714.
36. Wentz FM, Maier AW, Orban B: Age changes and sex differences in the clinically "normal" gingiva. J Periodontol 1952; 23:13.
37. Winkel EG, Abbas F, der Van V, et al: Experimental gingivitis in relation to age in individuals not susceptible to periodontal destruction. J Clin Periodontol 1987; 14:499.

PART 2

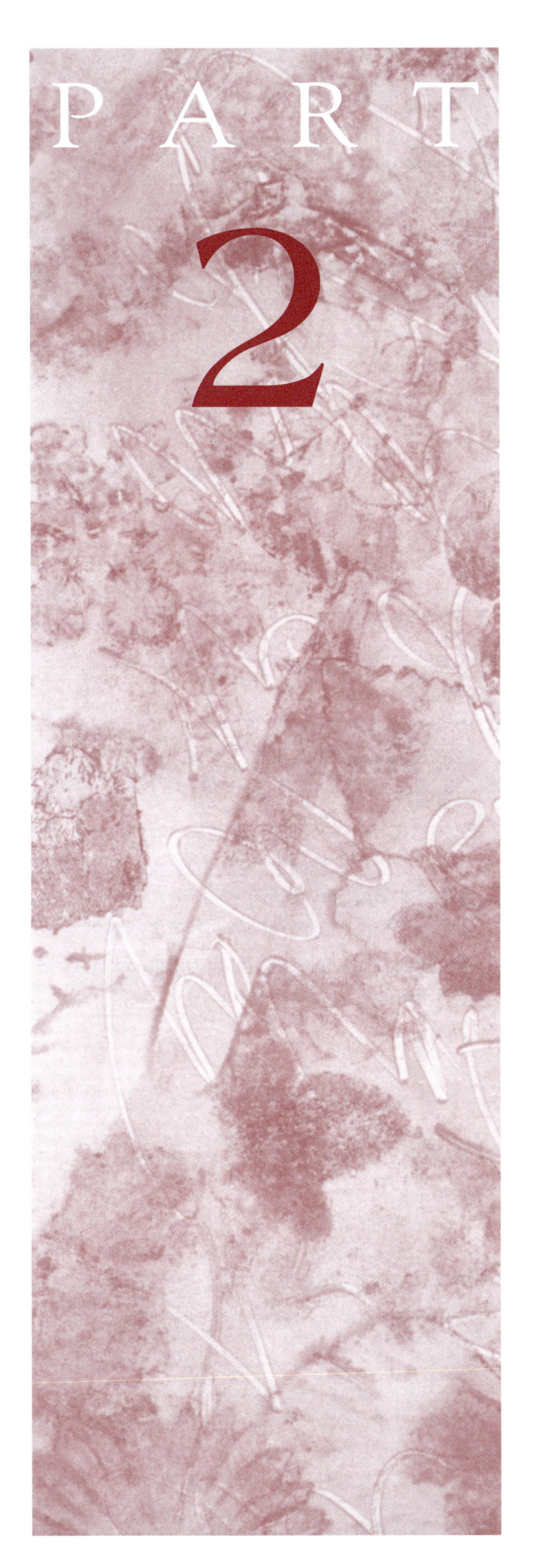

歯周疾患の分類と疫学

Michael G. Newman

　歯周疾患の分類は，診断，予後，および治療計画の立案において有用である．長い年月の間に，さまざまな歯周疾患の分類が用いられ，新しい知見によって歯周疾患の病因論や病理学に関する理解が深まるにつれて改定されてきた．

　PART 2 では，学生および臨床家が，疾患を分析したり，大規模な集団やグループにおけるその疾患の有病率，発症率，および分布をもとに診断を下し，治療法を決定したりするうえで有用な歯周疾患の疫学に関する情報も提示する．疾患の疫学に関する知識は，疾患に対する理解を深め，個々の症例における判断力を磨くのに役立つ．

歯周組織に影響を及ぼす疾患や状態の分類

M. John Novak

CHAPTER 4

本章の概要

歯肉疾患
- プラーク性歯肉疾患
- 非プラーク性歯肉疾患

歯周炎
- 慢性歯周炎
- 侵襲性歯周炎
- 全身疾患の一症状としての歯周炎

壊死性歯周疾患
- 壊死性潰瘍性歯肉炎
- 壊死性潰瘍性歯周炎

歯周組織の膿瘍

歯内病変に関連した歯周炎
- 歯内-歯周病変
- 歯周-歯内病変
- 複合病変

先天的あるいは後天的形態異常や状態
- プラーク依存性歯肉炎/歯周炎を修飾または易罹患性にする局所的歯関連因子
- 歯の周囲の歯肉歯槽粘膜の形態異常や状態
- 歯欠損部顎堤の歯肉歯槽粘膜の形態異常や状態
- 咬合性外傷

　われわれが理解している口腔内の疾患や病態の原因論および病因論は，科学的知見が増えてくるとともに常に変化する．これらの知見から，分類は，それらが臨床的に一貫しているもので病態と臨床所見の違いによって一般的に定義されていて，科学的実験的研究によって明確化される部分は少ししか存在しない．本章で述べる歯周疾患の分類は，もっとも新しく国際的に容認された歯周組織に影響を及ぼす疾患や病態についての統一見解を得たアメリカ歯周病学会（AAP）による，1999年 International Workshop for the Classification of the Periodontal Diseases[2]を基にしている．全体的な分類体系は ***BOX 4-1*** に示し，それぞれの疾患や病態は分類ごとに解説した．各ケースについて，読者はより適切なレビューを参照し，それぞれに対応してさらに詳細に記述してある後続の章を読んでいただきたい．

歯肉疾患
プラーク性歯肉疾患
　プラークの形成とともに誘発される歯肉炎[1]は，歯肉疾患のなかでもっとも一般的な病態であり（***BOX 4-2***），その病因論（Chapter 5），原因論（Chapter 6〜15），そして臨床的特徴（Chapter 16〜21）については本書のいたるところで言及されており，また他の文献にも多数記述されている[7, 10, 12, 19, 20]．歯肉炎は臨床的にアタッチメントロスがなく，歯肉に発赤がある疾患と近年定義づけられてきた．歯肉炎はさらに，以前歯周炎によりアタッチメントロスを認めたが，歯周治療によってその後の進行が停止している歯

BOX 4-1

歯周疾患と病態の分類

歯肉疾患(Gingival Disease)
プラーク性歯肉疾患*(plaque-induced gingival diseases)
非プラーク性歯肉病変(non-plaque-induced gingival lesions)

慢性歯周炎(Chronic Periodontitis)
限局型(localized)
広汎型(generalized)

侵襲性歯周炎**(Aggressive Periodontitis)
限局型(localized)
広汎型(generalized)

全身疾患の一症状としての歯周炎

壊死性歯周疾患(Necrotizing Periodontal Diseases)
壊死性潰瘍性歯肉炎(necrotizing ulcerative gingivitis；NUG)
壊死性潰瘍性歯周炎(necrotizing ulcerative periodontitis；NUP)

歯周組織の膿瘍(Abscesses of the Periodontium)
歯肉膿瘍(gingival abscess)
歯周膿瘍(periodontal abscess)
歯冠周囲膿瘍(pericoronal abscess)

歯内病変関連歯周炎(Periodontitis Associated with Endodontic Lesions)
歯内-歯周病変(endodontic-periodontal lesion)
歯周-歯内病変(periodontal-endodontic lesion)
複合病変(combined lesion)

先天的あるいは後天的形態異常や状態
プラーク依存性歯肉炎/歯周炎を修飾または易罹患性にする局所的歯関連因子
歯の周囲の歯肉槽粘膜の形態異常や状態
歯欠損部顎堤の歯肉槽粘膜の形態異常や状態
咬合性外傷

---

*このような疾患は歯根膜に病変は及んでおらず，付着の喪失がないか，あるいは以前喪失が起こっていても現在は安定している．

**侵襲性歯周炎は，さらに病変の範囲と進行程度で細分化できる．一般的に，範囲でいえば病変部位が30％よりも少ない場合を限局型，30％よりも多い場合を広汎型という．病変の進行程度は臨床的アタッチメントロス(CAL)を基準に分類され，軽度＝1～2mmのCAL，中等度＝3～4mmのCAL，そして重度＝5mm以上のCALとなっている．

肉の炎症も含まれる．これら治療された症例では，プラーク性の歯肉の炎症は再発する可能性があるが，これがアタッチメントロスに必ずしもつながるとはいえない．以上のエビデンスから，プラーク性歯肉炎はアタッチメントロスがないか，以前アタッチメントロスを認めたが現在は進行していない症例をいう．歯肉炎は，歯肉に炎症が起きているがアタッチメントロスがない，あるいは以前，歯周疾患によってアタッチメントロスが起きていたが現在では進行しておらず，そこに新たに歯肉炎が発症した状態のものを含む．歯肉炎の診断には，長期間にわたる臨床的アタッチメントレベルの測定を含む歯周診査を参考にすべきである．

デンタルプラークのみに起因した歯肉炎

プラーク性歯肉疾患は，バイオフィルムを形成したデンタルプラーク(デンタルプラークバイオフィルム)に存在する微生物と，宿主(組織や炎症性細胞)との相互作用により発症する．プラーク-宿主相互作用は，重篤度や期間に影響を及ぼす局所因子，全身的因子，薬物，栄養障害などの因子によって変化する．歯冠や歯根に付着したプラーク保持因子(プラークリテンション因子)としての歯石を含む歯肉炎を継発する局所因子については，"先天的あるいは後天的形態異常や状態"の項で後述する．これらの因子はプラーク細菌の保持を助長し，患者自身によるプラークコントロールによる細菌除去を困難にする．

全身的要因により修飾された歯肉疾患

思春期，月経，妊娠や糖尿病など内分泌系の変化などの歯肉炎の一因となる全身的要因[10,12,19]は，プラークに対する歯肉の炎症を悪化させる．これは全身的要因が宿主の免疫機能や細胞に影響を及ぼしていることによるものと考えられる．このような状況は，とりわけ妊娠時に顕著に認められ，わずかなプラークによって歯肉の炎症反応の広がりとその程度が増大する．

白血病のような血液疾患は，歯周組織に供給する白血球の正常な免疫機能に変化をもたらす．歯肉の腫脹と出血は臨床的によく認められる所見で，血液細胞の過度の滲出によって起こる腫脹およびスポンジ状の歯肉組織と関連している．

薬物関連性歯肉疾患

歯肉肥大作用のある抗痙攣薬のフェニトイン(phenytoin)，シクロスポリンA(cyclosporine A)などの免疫抑制剤，ニフェジピン(nifedipine)，ベラパミル(verapamil)，ダイルチアゼム(diltiazem)やバルプロ酸ナトリウム(sodium valproate)などのカルシウム拮抗薬の使用頻度が高くなるにつれ，薬物によって修飾された歯肉疾患[7,12,20]は増える傾向にある．このような歯肉の肥大程度には個人差があり，プラークコントロールが不良な場合に起こりやすい．月経前の女性が経口避妊薬を服用している場合にも，歯肉の肥大が起こりやすいが，服用を中止することによって改善さ

BOX 4-2

歯肉疾患[9,12]

プラーク性歯肉疾患
本疾患では歯根膜のアタッチメントロスがない，あるいはわずかに存在しても進行しない状態である．

I．プラークのみに起因する歯肉炎
　　A．局所因子なし
　　B．局所因子あり（*BOX 4-4*参照）
II．全身的要因に修飾された歯肉疾患
　　A．内分泌疾患に関連したもの
　　　1．思春期関連性歯肉炎
　　　2．月経周期関連性歯肉炎
　　　3．妊娠期関連性
　　　　a．歯肉炎
　　　　b．化膿性肉芽腫
　　　4．糖尿病関連性歯肉炎
　　B．血液疾患に関連したもの
　　　1．白血病関連性歯肉炎
　　　2．その他
III．薬物関連性歯肉疾患
　　A．薬物誘発性歯肉疾患
　　　1．薬物の影響による歯肉肥大
　　　2．薬物の影響による歯肉炎
　　　　a．経口避妊薬関連性歯肉炎
　　　　b．その他
IV．栄養失調により修飾された歯肉疾患
　　A．アスコルビン酸欠乏性歯肉炎
　　B．その他

非プラーク性歯肉疾患
I．特異的細菌由来歯肉疾患
　　A．*Neisseria gonorrhea*
　　B．*Treponema pallidum*
　　C．Streptococcal species
　　D．その他
II．ウイルス由来の歯肉疾患
　　A．ヘルペスウイルス感染
　　　1．原発生ヘルペス性歯肉口内炎
　　　2．再発性口腔ヘルペス
　　　3．帯状疱疹
　　B．その他
III．真菌類に起因する歯肉疾患
　　A．カンジダ種の感染：広汎性歯肉カンジダ症
　　B．線状歯肉紅斑
　　C．ヒストプラスマ症
　　D．その他
IV．遺伝的な原因による歯肉病変
　　A．遺伝性歯肉線維腫症
　　B．その他
V．全身状態の歯肉への発現
　　A．皮膚粘膜疾患
　　　1．扁平苔癬
　　　2．天疱瘡
　　　3．尋常性天疱瘡
　　　4．多形性紅斑
　　　5．紅斑性狼瘡
　　　6．薬物関連性
　　　7．その他
　　B．アレルギー反応
　　　1．歯科修復材料
　　　　a．水銀
　　　　b．ニッケル
　　　　c．アクリル樹脂
　　　　d．その他
　　　2．過敏反応
　　　　a．歯磨剤あるいは歯みがき粉
　　　　b．洗口剤あるいは含嗽剤
　　　　c．チューインガム中の添加物
　　　　d．食品とその添加物
　　　3．その他
VI．外傷性病変（人為的，医原性，偶発性）
　　A．化学的障害
　　B．物理的障害
　　C．温度的障害
VII．異物反応
VIII．その他

れる．

栄養失調により修飾された歯肉疾患

栄養失調によって修飾された歯肉疾患[12]は，重篤なアスコルビン酸（ビタミンC）欠乏症か壊血病の結果，臨床所見として，発赤，腫脹や出血を認めることがあるので注意を要する．栄養失調を起こすと免疫機能に影響を及ぼすことがわかっており，体内で細胞が活性酸素などの有害物質を産生するかもしれない．しかしながら，ヒトの歯周炎や歯肉疾患に対して栄養失調が及ぼす影響についての科学的根拠は少ない．

非プラーク性歯肉疾患

全身状態の一症状としての口腔内症状として，歯根膜に及ぶ障害は稀である．低所得者層であったり，発展途上国民や免疫不全の患者によく認められる[9]．

特異的細菌由来の歯肉疾患

特異的な細菌由来の歯肉疾患[21, 23]のなかでも，gonorrhea（*Neisseria gonorhoeae*）や syphilis（*Treponema palidum*）などの菌の感染症が性行為感染症（STD）の結果として増加してきている．口腔内の変病は，直接的な感染の結果発症して

いるか，二次的な症状として発症しているかである．レンサ球菌性歯肉炎あるいは口内炎はともに稀な状態で，急性化すると急性炎症，拡散，発赤，歯肉の腫脹，出血，ときに歯肉膿瘍形成を起こす．それとともに，全身的には発熱，倦怠感，そして疼痛を伴うことがある．歯肉の感染症は通常，扁桃腺炎に先に立って起こり，β-溶連菌感染症と関連している．

ウイルス由来の歯肉疾患

ウイルス由来歯肉疾患[9, 21, 23]は，種々のデオキシリボ核酸(DNA)やリボ核酸(RNA)ウイルスが原因で，一般的なものにヘルペスウイルスがある．障害はとくに免疫能が低下したときなど，しばしば潜伏性のウイルスによって再活性化される．ウイルス感染による口腔内症状の発現は，広く報告されている[9, 21, 23]．

真菌類に起因する歯肉疾患

真菌類に起因する歯肉疾患は[9, 23, 25]免疫能が正常である者では比較的稀であるが，免疫能の低下している場合や，広範囲抗菌スペクトルを有する抗生剤の長期服用者では，より頻繁に発現する．口腔内真菌類の感染症でもっとも一般的なのはCandida albicansによるカンジダ感染症で，この症状はステロイドの使用，唾液流量の低下，唾液中のグルコース含有量の増加，あるいは唾液のpHの低下などが起きている者の補綴物周囲にも認められる．一般的にカンジダ感染症に罹患すると，歯肉，舌，口腔粘膜に明瞭な白斑が認められる．ガーゼで取り除くことができるが，除去後同部に出血を認める．HIV感染患者では，カンジダ感染は付着歯肉の紅斑として発症し，線状歯肉紅斑あるいはHIV関連歯肉炎(Chapter 29参照)とよばれている．カンジダ感染症の診断には，培養法，スメア法，そして生検法を用いる．カンジダ感染症以外の稀な真菌類感染症について，近年いくつかの報告がなされた[23, 25]．

遺伝的な原因による歯肉病変

遺伝的な原因による歯根膜組織を含む歯肉病変について，近年詳細な報告がなされた[1]．もっとも臨床的に明白な症状を呈するものとしては，常染色体優勢遺伝，あるいは稀に劣性遺伝によって現われる遺伝性歯肉線維腫症がある．歯肉腫脹は，歯を完全に覆ったり，歯の萌出遅延などの孤立した所見として現われたり，もしくはいくつかの他の全身的な症候群に関連して出現する場合もある．

全身状態の歯肉への発現

全身状態の歯肉への発現[9, 18, 24]は，剥離性変病や歯肉の潰瘍のどちらか，あるいはその両方として認められる．本症状は，**BOX 4-2**に示したものも含め，すでに詳細に報告されている[18, 24]．アレルギー反応は稀ではあるが，修復材料，歯磨剤，含嗽剤，チューインガムや食物(**BOX 4-2**参照)によって明白な歯肉症状を呈する．このような症状の鑑別診断には，広範囲にわたる問診と可能性のある原因の取捨選択をする必要がある．

外傷性病変

外傷性病変[9]は，ブラッシング時の外傷による歯肉の潰瘍や歯肉の退縮，予防処置や保存的処置の際に起こった医原性(歯科医師あるいは医療従事者による歯肉への外傷)のものや熱い飲食物の不注意な摂取によるやけどなど，人為的(故意でなく人工的にできてしまう)に起こる．

異物反応

ここで述べる異物反応[9]とは，外来材料が上皮組織を破壊して歯肉結合織に侵入し，歯肉局所の炎症反応を誘発するものである．一般的な例として，う蝕治療中もしくは抜歯中にアマルガムが歯肉に侵入しアマルガムタトゥーができたり，研磨中に歯肉組織を擦りむいたりしたときに起こる．

歯周炎

歯周炎は，"特異性菌あるいは特異性菌群によって起こる歯の支持組織の炎症性疾患であり，その結果として歯周ポケット形成，あるいは歯肉退縮を伴って歯根膜や歯槽骨の破壊が進行する疾患"と定義される．臨床上，歯肉炎と歯周炎との鑑別は，アタッチメントロスの有無によって行われる．この現症は，歯周ポケットの形成や歯槽骨の高さ，骨密度の変化を伴う．いくつかの症例では，辺縁歯肉の退縮はアタッチメントロスを伴い，このような場合，アタッチメントレベルの測定なしに歯周ポケット測定のみ行った場合では疾患の進行が隠される可能性がある．炎症の臨床兆候として，色調の変化，形態やプロービング時の出血などがあるが，これらは必ずしもアタッチメントロスが進行しているときに出現するわけではない．しかしながら，プロービング時の出血の有無を継続的に測定することは，アタッチメントロスの進行を知るうえで重要な手段となる．歯周炎に伴うアタッチメントロスは継続的に起きている場合もあり，疾患の活動性が高いときに爆発的に進行することもある．

しかしながら，過去20年以上にわたって，異なった臨床所見に基づき歯周疾患の分類がなされてきたが，1989年[5]に北米で，また1993年[3]にはヨーロッパでコンセンサスを得るためのワークショップがそれぞれ開催され，歯周炎は早期発症型，成人性，および壊死性病変に大別されるようになった(表4-1)．さらに，アメリカ歯周病学会(AAP)のコンセンサスでは，歯周炎は糖尿病やHIVなどの全身疾患と関連していることもあり，またある歯周疾患は一般的な歯周治療に対して抵抗性を示す難治性の歯周炎であること

も提言されていた．早期発症型疾患は，発症年齢（35歳という年齢を任意に設定し区別），疾患の進行速度，宿主の免疫能の違いで成人性歯周炎と区別した．早期発症型は進行速度が速く，35歳以下の若い年齢から発症し，宿主防御能の問題が関与するのに対して，成人性歯周炎はゆっくりと進行し，40歳以降に発症し宿主防御能の問題は関与しない．さらに，早期発症型歯周炎は前思春期性，若年性，急速進行性に，またこれらは限局型と広汎型に分類される．これらの疾患について広範囲にわたる臨床また基礎科学研究が多くの国で行われた結果，10年前の分類法では科学的な根拠に基づいて分類できないものも出てきた[6, 11, 26]．とくに，成人性歯周炎，難治性歯周炎と種々の早期発症型歯周炎の分類を支持するような根拠が厳密にはないことが，1999年[2]のアメリカ歯周病学会（AAP）の歯周疾患の国際分類で指摘された（表4-1参照）．プラークや歯石などの局所因子が関与した慢性の組織破壊は35歳以前に起こることもあり，若年者にみられる進行性疾患は年齢には依存しないが家族性（遺伝性）が認められる．さらに難治性歯周炎は，歯周治療終了後も継続的にアタッチメントロスと骨吸収を認める疾患であるが，これを支持する根拠が少なく，現在のところ他の多くの疾患と区別することは難しい．さらに，1989年の北米と1993年のヨーロッパの分類での種々の疾患は，臨床および疫学的調査からは，他の国々では必ずしも首尾一貫した結果は得られなかった．以上の結果から，アメリカ歯周病学会（AAP）は，1999年[2]に歯周疾患の分類に関する国際的なワークショップを開催し最新の臨床知見と科学的データを基に分類を行った．その結果，多岐にわたった疾患は，慢性歯周炎，侵襲性歯周炎，そして全身疾患に伴う歯周炎の3つのグループに分けられた（表4-1参照，BOX 4-3）．

表 4-1

種々の歯周炎の分類

分類	歯周疾患の病態	疾患の特徴
AAP World Workshop in Clinical Periodontics（1989）[5]	成人性歯周炎	発症年齢：35歳以上 疾患の進行が緩慢 宿主防御反応に問題なし
	早期発症型歯周炎 （前思春期性，若年性あるいは急速進行性）	発症年齢：35歳以下 疾患の進行が急速 宿主防御反応に問題あり 特定の細菌と関連性がある
	全身疾患に伴った歯周炎	全身疾患が急速に進行する 歯周炎にかかりやすくする 疾患：糖尿病，ダウン症候群，HIV感染，Papillon-Lefévre症候群
	壊死性潰瘍性歯周炎	急性壊死性潰瘍性歯肉炎に近似しているがアタッチメントロスを伴う
	難治性歯周炎	治療に対し反応しない再発性の歯周炎
European Workshop on Periodontology（1993）[2]	成人性歯周炎	発症年齢：40歳以降 疾患の進行が緩慢 宿主防御反応に問題なし
	早期発症型歯周炎	発症年齢：40歳以前 疾患の進行は急速 宿主防御反応に問題あり
	壊死性歯周炎	アタッチメントロスや骨吸収を伴った組織の壊死
AAP International Workshop for Classification of Periodontal Diseases（1999）[2]	慢性歯周炎 侵襲性歯周炎 全身疾患の兆候としての歯周炎	*BOX 4-3* 参照 *BOX 4-3* 参照 *BOX 4-3* 参照

慢性歯周炎

慢性歯周炎[6]はもっとも一般的な歯周炎である．特徴の概略を**BOX 4-3**に示した．慢性歯周炎は成人にもっともよく認められるが，子どもにも認められることがあり，以前の分類で用いられた35歳で区別する方法は破棄しなければならない．慢性歯周炎はプラークや歯石の堆積とともに進行し，疾患の進行は通常，緩慢あるいは中等度であるが，ときとして急速に進行することもある．疾患の進行が急速化するのは，局所，全身あるいは環境因子が正常な宿主-細菌相互作用に影響を及ぼす場合である．局所因子はプラークの堆積を促し（**BOX 4-4**），糖尿病やHIVといった全身疾患は宿主防御能に影響を及ぼし，タバコやストレスといった環境因子はプラーク堆積に対する宿主の反応性に影響を及ぼす．慢性歯周炎は，アタッチメントロスと骨吸収が全体の30％よりも少ない部位に認められる場合は限局型，30％よりも広い部位で認められる場合には広汎型となる．さらに臨床的アタッチメントロスの程度によって，その重症度が軽度，中等度，重度に分類される（表4-1参照）．

BOX 4-3

歯周炎

歯周炎という疾患は臨床所見，X線所見，病歴，臨床検査などの特徴に基づき，以下の3つのタイプに分類される[6, 11, 26]．

慢性歯周炎
慢性歯周炎患者は下記のような特徴を有している．
- 成人に多くみられるが小児でも発症する．
- 破壊の程度は局所因子の量と一致する．
- 多種の細菌叢と関連する．
- 歯肉縁下歯石がしばしば存在する．
- 疾患の進行は遅いか中程度であるが，急速に進行する時期もある．
- 下記項目に関連して症状が変化することもある．
   糖尿病やHIV感染症などの全身疾患
   歯周疾患を誘発するような局所的因子（**BOX 4-4** 参照）
   喫煙や精神的ストレスといった環境要因

慢性歯周炎は下記に示す基準を基に，さらに限局型と広汎型に分類され，それぞれが軽度，中等度，重度に分類される．

限局型：30％より少ない部位に発症
広汎型：30％より多い部位に発症
軽度：臨床的アタッチメントロスが1〜2mm
中等度：臨床的アタッチメントロスが3〜4mm
重度：臨床的アタッチメントレベルが5mm以上

侵襲性歯周炎
侵襲性歯周炎患者は下記のような特徴を有している．
- その他は臨床的に健康な患者である．
- 急速なアタッチメントロスや骨破壊．
- 付着している細菌の量と疾患の進行程度が相関しない．
- 疾患の出現が家族性でみられる．

下記の特徴は一般的に認められるが普遍的ではない．
- 発症部位でActinobacillus actinomycetemcomitansに感染している．
- 貪食能の異常．
- マクロファージの過剰反応によるPGE$_2$やIL-1β産生の亢進．
- いくつかの症例ではうつ病が出現．

侵襲性歯周炎はさらに限局型と広汎型に分類され，それぞれ以下に示すような一般的な症状と特徴を有している．

限局型
- 思春期前後に発症する．
- 第一大臼歯あるいは切歯に限局し，第一大臼歯1歯を含む2歯以上の歯にアタッチメントロスを認める．
- 感染源に対して血清抗体価の上昇を認める．

広汎型
- 通常30歳以下で発症（それ以上の年齢で発症する場合もある）．
- 第一大臼歯や切歯以外の3歯以上の歯にアタッチメントロスを認める．
- 歯周組織破壊の著しい進行がときどき起こる．
- 感染源に対して血清抗体価が上がらない．

全身疾患の一症例としての歯周炎
歯周炎は下記のような全身疾患によって修飾を受ける．
1. 血液疾患
   a．後天性好中球減少症
   b．白血病
   c．その他
2. 遺伝性疾患
   a．家族性・周期性好中球減少症
   b．ダウン症候群
   c．白血球粘着不全症候群
   d．Papillon-Lefévre症候群
   e．Chediak-Higashi症候群
   f．ヒストサイトーシス症候群
   g．グリコーゲン貯蔵疾患
   h．幼児遺伝性無顆粒球症
   i．Cohen症候群
   j．Ehlers-Danlos症候群（Ⅳ型およびⅧ型）
   k．低ホスファターゼ症
   l．その他
3. その他

侵襲性歯周炎

侵襲性歯周炎[15, 26]は慢性歯周炎とは異なり，口腔内所見として一見健康にみえるが，疾患の進行は速やかで著しいプラークや歯石の沈着はなく，遺伝的要因を示唆するような家族性の侵襲性疾患である（**BOX 4-3** 参照）．かつてこのような歯周炎は，早期発症型歯周炎と分類されたため（表**4-1**参照），その限局型および広汎型の早期発症型歯炎と共通の特徴を有している．侵襲性歯周炎の臨床所見は類似しているが，関与している原因因子は必ずしも同じではない．侵襲性歯周炎の臨床的，細菌学的，そして免疫学的性状についての概略を**BOX 4-3**に示した．前述した早期発症型歯周炎のように，侵襲性を示す疾患は通常，思春期以後，10～30歳にかけて認められる疾患である．本疾患にはかつて限局型若年性歯周炎（localized juvenile periodontitis；LJP）とよばれていた限局型のものと，かつて広汎型若年性歯周炎（generalized juvenile periodontitis；GJP）あるいは急速進行性歯周炎（rapidly progressive periodontitis；RPP）とよばれていた広汎型のものがある（表**4-1**参照）．限局型および広汎型の侵襲性歯周炎の概略は**BOX 4-3**に記述した．

全身疾患の一症状としての歯周炎

いくつかの血液疾患および遺伝的疾患は，歯周疾患の発症に関与している[10, 11]（**BOX 4-3** 参照）．これらの歯周組織に対する影響に関する知見のほとんどは症例報告によるものであり，これらの因子が歯周組織に与える影響の本質について検討を行った研究はほとんどない．これらの疾患の主な作用は，好中球減少症や白血球粘着不全などのように，宿主の防御反応に対して働くと考えられているが，多くの全身疾患ではほとんど解明されていない．若い年齢で起こるこれらの種々の障害による臨床症状は，高度のアタッチメントロスや早期の歯の脱落を伴うという点で，侵襲性歯周炎と混同される可能性がある．このような歯周炎はすでに分類されているが（表**4-1**参照），全身的な因子が疑われる場合には，全身疾患が関与した歯周炎と侵襲性または慢性歯周炎は，重複していたり混同されている可能性もある．歯周組織の破壊は，局所因子によるものであることは明白であるが，糖尿病やHIV感染症によって悪化した歯周炎の場合には，全身疾患によって修飾された慢性歯周炎と診断される．

壊死性歯周疾患

壊死性歯周疾患の臨床的特徴としては，歯間乳頭部歯肉や辺縁歯肉での黄白色あるいは泥灰色の偽膜に覆われた潰瘍や壊死，クレーター状の歯間乳頭，圧迫による出血や自然出血，疼痛や口臭があげられる．本疾患は，発熱，倦怠感，リンパ節腫脹，などが伴うこともあるが，必ずしも認められるわけではない．壊死性歯周疾患には２つの型がある．壊死性潰瘍性歯肉炎（necrotizing ulcerative gingivitis；NUG）と壊死性潰瘍性歯周炎（necrotizing ulcerative periodontitis；NUP）である．NUGはすでに歯肉疾患あるいは歯肉炎に分類されている．これは本疾患が臨床的アタッチメントロスがないからで，NUPは逆にアタッチメントロスがあることから歯周炎に分類されている．最近の文献でNUGとNUPの病因と臨床症状についての報告がなされ，NUPとNUGはおそらく同一の疾患で，NUPはアタッチメントロスと骨吸収を伴うことが示唆された．結論として，NUGとNUPはともに主要な臨床的特徴として壊死が認められることが他の疾患との鑑別になる（**BOX 4-1** 参照）．

壊死性潰瘍性歯肉炎

NUG[22]の臨床的・病因論的性状は，Chapter 21で詳細に記述した．NUGの性状を定義すると，細菌が原因であり，壊死を起こし，精神的ストレス，喫煙，免疫抑制などの要因によって発症しやすくなる傾向がある．さらに，発展途上国では栄養失調も発症しやすい要因となる．NUGは急

BOX 4-4

先天的あるいは後天的形態異常や状態

プラーク依存性歯肉疾患を進行させる局所的な歯関連因子
1. 歯の解剖学的要因
2. 歯科処置・修復物によるもの
3. 歯根破折
4. 歯頸部根吸収とセメント滴

歯周囲の歯肉歯槽粘膜の形態異常や状態
1. 歯肉あるいは軟組織の退縮
   A．唇側あるいは舌側面
   B．歯間部（乳頭部）
2. 角化歯肉の欠如
3. 口腔前庭の狭小
4. 小帯もしくは筋肉の付着位置異常
5. 歯肉の過剰
   A．仮性ポケット
   B．歯肉辺縁部の不一致
   C．過度の歯肉の露出
   D．歯肉の腫脹（**BOX 4-2** 参照）
   E．色調異常

歯欠損部顎堤の歯肉歯槽粘膜の形態異常や状態
1. 垂直的・水平的隆起の不足
2. 歯肉あるいは角化組織の欠如
3. 歯肉あるいは軟組織の増大
4. 小帯や筋肉の位置異常
5. 口腔前庭の狭小
6. 色調の異常

咬合性外傷
1. 一次性咬合性外傷
2. 二次性咬合性外傷

性期では抗菌療法を併用した口腔清掃の励行，歯科医療従事者によるプラークや歯石の除去によく反応する．

壊死性潰瘍性歯周炎
　NUP[16]はNUGと異なり，臨床的アタッチメントロスや骨吸収を認める．その他の所見については両疾患に差はない．NUPの臨床症状については，Chapter 27で詳しく述べている．NUPはHIV感染患者にみられることもあり，歯肉組織における局所の潰瘍と壊死，および急速な歯槽骨の吸収が歯肉出血や疼痛を伴いながら進行する．NUPを併発したHIV感染者の末梢血では，NUPを併発していないHIV感染者と比較しCD4陽性細胞数が200個/mm^{3}以下となっている者が20.8倍であったことから，免疫抑制はNUP発症の主要な因子であることがわかる．さらに，HIV感染者がNUPを発症する確率はCD4陽性細胞数が200個/mm^{3}以下で95.1％となっており，その場合の24か月以内に死亡する確率は72.9％であった．発展途上国では，ときに免疫抑制を引き起こす重度の栄養失調によってNUPが発症する．

歯周組織の膿瘍
　歯周膿瘍[13]は，歯周組織における限局性の化膿性の感染で，発症部位によって分類される．臨床的，細菌学的，免疫学的，そして病態の特性についてはChapter 4〜6でその詳細を記した．

歯内病変に関連した歯周炎
　歯周組織と歯髄におよぶ病変は，障害の発症過程に基づいて分類されている[4]．

歯内-歯周病変
　歯内-歯周病変は，まずはじめに歯髄の壊死が起こり，歯周組織に変化をもたらす．つぎに根尖側に及ぶ歯髄の感染は歯根膜組織を経由し口腔内へと排膿路を形成し，その結果として歯周組織や骨の破壊を引き起こす．臨床的に，このような場合には限局的で根尖に及ぶ深い歯周ポケットを形成する．歯髄の感染は根管側枝に及び，ときとして分岐部に病変を引き起こし，分岐部でのアタッチメントロスと骨吸収を引き起こす．

歯周-歯内病変
　歯周-歯内病変では，歯周ポケットからアタッチメントロスや歯根露出を伴い細菌感染を起こし，根尖や側枝部から歯髄に細菌感染を引き起こし壊死させる．進行した歯周炎の症例では感染部位は根尖に及ぶことがある．また，スケーリングやルートプレーニングによってセメント質や象牙質を除去した後に象牙細管から細菌が侵入し，慢性歯髄炎を引き起こす可能性があるがその根拠は確定していない．

複合病変
　複合病変は歯髄の壊死や歯周炎の進行が同時に認められた場合に起こりうる．X線写真では，歯髄由来の骨内欠損と歯周疾患による感染を疑わせるような所見が混在している．

　歯髄疾患を併発した歯周疾患のすべての症例で，歯周治療，とくに骨移植や再生療法を行う前に歯髄疾患の治療を行うべきである．

先天的あるいは後天的形態異常や状態
プラーク依存性歯肉炎/歯周炎を修飾または易罹患性にする局所的歯関連因子
　一般的にこれらの因子[4]は，プラークの堆積を促進したり，通常の口腔清掃の妨げとなり，歯周疾患を発症・進行させたりする（**BOX 4-4** 参照）．この因子は3つのグループに振り分けることができる．

歯の形態的要因
　これらの要因は歯の萌出異常や位置異常と関連している．歯頸部付近のエナメル突起やエナメル滴は，分岐部付近の臨床的アタッチメントロスを引き起こす．歯頸部エナメル突起は，下顎大臼歯で15〜24％程度，上顎大臼歯では9〜25％程度の頻度で出現し，根分岐部病変の発症に大きく関与している．口蓋側の裂溝は主に上顎切歯に認められる．その出現頻度は8.5％であり，プラークの堆積，アタッチメントロス，骨吸収を引き起こす．上顎切歯および小臼歯に出現する歯頸部付近の根面溝も同様にプラークの堆積，アタッチメントロス，および骨吸収を引き起こす．歯の位置も疾患の進行に大きな影響を及ぼす．歯列不正は小児のプラークの堆積や炎症を促し，プラークコントロールが不良な場合，成人になってアタッチメントロスを引き起こすようになる．さらに，オープンコンタクトは食片圧入を引き起こし，歯槽骨吸収の原因となる．

歯科修復物や治療装置
　歯科修復物や治療装置はしばしば歯肉炎の出現と関連性があり，とくにそれらが歯肉縁下に位置する際には，さらにその可能性が高まる．歯肉縁下に設定されたオンレー，クラウン，充塡物や矯正用のバンドがその対象となる．付着上皮内または歯肉溝の深部に設定された修復物によって，生物学的幅径が破壊される．このような修復物は炎症を惹起し，上皮の深行増殖を伴う臨床的アタッチメントロスと骨吸収が起こり，結合織性付着位置がより根尖側へと移動することとなる．

歯根破折
　外傷力または，修復あるいは歯内処置の結果起きた歯根破折は，破折線に沿って口腔内と結合織性付着部が交通し

てしまう結果としてプラークの根尖方向への侵入を起こし，歯周組織破壊を引き起こす．

歯頸部の根吸収とセメント質剥離

根吸収とセメント質剥離が口腔内から歯肉縁下にわたる場合，細菌の侵入が起こり歯周組織の破壊を導く．

歯の周囲の歯肉歯槽粘膜の形態異常や状態

歯肉歯槽粘膜は，"歯肉歯槽粘膜境とそれに続く歯肉，歯槽粘膜，小帯，それに付随する筋組織，口腔前庭や口腔底を示す一般用語"と定義される．歯肉歯槽粘膜の形態異常や状態は，"通常の形態の歯肉や歯槽粘膜と著しく異なるもの"と定義され，そのなかに存在する歯槽骨の異常も含まれる．歯肉歯槽粘膜形成術は，"形態，位置，そして歯肉の量の異常を修正する歯周外科処置"と定義される．その詳細は，Chapter 66 で述べる．歯肉歯槽粘膜の形態異常を外科的に修正する理由には，審美的理由，機能の亢進や口腔清掃を行いやすくすることも含まれる[17]．

歯欠損部顎堤の歯肉歯槽粘膜の形態異常や状態

歯欠損部顎堤の歯肉の形態異常が存在する場合には，通常，欠損部の補綴処置やインプラント処置の前に形態と機能を回復するための外科処置が必要となる[17]．

咬合性外傷

咬合性外傷の原因と歯周組織への影響についてはChapter 24, 25, 52 で詳細に述べる[8]．

参考文献

1. Aldred MJ, Bartold PM: Genetic disorders of the gingivae and periodontium. Periodontol 2000 1998; 18:7.
2. Armitage GC: Development of a classification system for periodontal diseases and conditions. Ann Periodontol 1999; 4:1.
3. Attstrom R, Vander Velden U: Summary of session 1. In Lang N, Karring T (eds): Proceedings of the 1st European workshop in periodontology. Berlin, Quintessence, 1993.
4. Blieden TM: Tooth-related issues. Ann Periodontol 1999; 4:91.
5. Caton J: Periodontal diagnosis and diagnostic aids; consensus report. In: Proceedings of the world workshop in clinical periodontics, American Academy of Periodontology, 1989, pp. 1-32.
6. Flemmig TF: Periodontitis. Ann Periodontol 1999; 4:32.
7. Hallmon WW, Rossmann JA: The role of drugs in the pathogenesis of gingival overgrowth. Periodontol 2000 1999; 21:176.
8. Hallmon WW: Occlusal trauma: effect and impact on the periodontium. Ann Periodontol 1999; 4:102.
9. Holmstrup P: Non–plaque-induced gingival lesions. Ann Periodontol 1999; 4:20.
10. Kinane DF: Blood and lymphoreticular disorders. Periodontol 2000 1999; 21:84.
11. Kinane DF: Periodontitis modified by systemic factors. Ann Periodontol 1999; 4:54.
12. Mariotti A: Dental plaque-induced gingival diseases. Ann Periodontol 1999; 4:7.
13. Meng HX: Periodontal abscess. Ann Periodontol 1999; 4:79.
14. Meng HX: Periodontic–endodontic lesions. Ann Periodontol 1999; 4:84.
15. Novak MJ, Novak KF: Early onset periodontitis. Curr Opinion 1996; 3:45.
16. Novak MJ: Necrotizing ulcerative periodontitis. Ann Periodontol 1999; 4:74.
17. Pini Prato GP: Mucogingival deformities. Ann Periodontol 1999; 4:98.
18. Plemons JM, Gonzalez TS, Burkhart NW: Vesiculobullous diseases of the oral cavity. Periodontol 2000 1999; 21:158.
19. Porter SR: Gingival and periodontal aspects of diseases of the blood and blood-forming organs and malignancy. Periodontol 2000 1998; 18:102.
20. Rees TD: Drugs and oral disorders. Periodontol 2000 1998; 18:21.
21. Rivera Hidalgo F, Stanford TW: Oral mucosal lesions caused by infective microorganisms I. Viruses and bacteria. Periodontol 2000 1999; 21:106.
22. Rowland RW: Necrotizing ulcerative gingivitis. Ann Periodontol 1999; 4:65.
23. Scully C, Monteil R, Sposto MR: Infectious and tropical diseases affecting the human mouth. Periodontol 2000 1998; 18:47.
24. Scully C, Laskaris G: Mucocutaneous disorders. Periodontol 2000 1998; 18:81.
25. Stanford TW, Rivera-Hidalgo F: Oral mucosal lesions caused by infective microorganisms II. Fungi and parasites. Periodontol 2000 1999; 21:125.
26. Tonetti MS, Mombelli A: Early-onset periodontitis. Ann Periodontol 1999; 4:39.

歯肉と歯周疾患の疫学

James D. Beck, Samuel J. Arbes Jr.

CHAPTER 5

本章の概要

疫学とは何か？
疾患の疫学的基準
疫学研究のデザイン

診断
正常対異常，健康対疾患
診断用検査の原理
感度と特異性

リスク対予後
リスク，リスクファクターとリスク評価
予後，予後因子および予後評価

歯肉疾患
歯肉炎はどのように測定されるのか？
歯肉炎はどれくらい存在するのか？
歯肉炎は以前より増加しているのか，減少しているのか？
私の歯肉炎患者は典型的なプロフィールに適合するか？
なぜ患者は歯肉炎に罹患するのか，そして何がそのリスクになるのか？

慢性歯周炎
歯周炎はどのように測定されるのか？
慢性歯周炎はどれくらい存在するのか？
慢性歯周炎は以前より増加しているのか，減少しているのか？
新規あるいは進行性の慢性歯周炎はどれくらい存在するのか？
私の慢性歯周炎患者は典型的なプロフィールに適合するか？
なぜ患者は慢性歯周炎に罹患するのか，そして何がそのリスクになるのか？

侵襲性歯周炎
侵襲性歯周炎はどれくらい存在するのか？
新規の侵襲性歯周炎はどれくらい存在するのか？
私の侵襲性歯周炎患者は典型的なプロフィールに適合するか？
なぜ患者は侵襲性歯周炎に罹患するのか，そして何がそのリスクになるのか？

　疾患の疫学に関する情報は，ある集団に関するものであるが，臨床医は治療している個々の患者にもっとも関心をもちがちである．一方，賢明な臨床医は，疫学的な情報の有用性を理解しており，診療の哲学および患者の治療を決定する際に利用している．個々の患者の診断を下すための質問とは，"この病態は稀なものか，それともよくあるものなのか？　私の患者はこの疾患患者のプロフィールに適合するのか？　健康から疾患への連続性のどこかに，サイ

ンおよび兆候を見いだすことができるか?"などというようなものである．疾患のリスクファクターを同定する疫学的研究は，第一次予防勧告を導くものであり，そして，比較的新しい分野である分子疫学研究は，疾患プロセスのどこに介入すべきかを明らかにする．さらに"私が治療している疾患の自然史はどのようなものであるのか?"などの治療に関連した疑問から，今治療すべきか，または状態を観察し続けるのかを決定するにいたる．同様に，ある治療法による患者の予後に関するわれわれの知識の多くは，治療結果に関する疫学研究から得られる．

本章では，見出しの多くは，異常，定義，診断，および疾患の発症と進行のリスクのような臨床上の問題を取り上げており，臨床医を対象にそれらの問題に対する根拠に焦点を当てている．これらの臨床的問題を議論する前に，臨床研究で用いられる疫学と研究デザインについて概説する（これらに精通している読者は，次のセクションを省略して章の後半を参照されたい）．

疫学とは何か?

疫学とは，"特定の集団の健康状態もしくは疾患の頻度と決定因子を研究し，その研究を応用して健康問題をコントロールするための学問"である[42]．疫学は伝統的に公衆衛生分野の基礎学問と考えられてきた．公衆衛生と臨床の違いは，臨床は個々の患者の健康に専念するのに対して，公衆衛生はグループ集団の健康を重要視する点である．個々の患者の疾患を決定する因子は，集団における疾患の決定因子とはまったく別のものかもしれない．たとえば歯周病専門医は，プラークと歯石（実際に診療で取り組むことができる因子）の蓄積を患者の歯周疾患の原因とするかもしれないが，公衆衛生に従事する者は，歯周疾患の高い有病率をその集団の低社会経済的な環境もしくは予防歯科の浸透不足が原因とするかもしれない．

定義が意味するように，疫学には①集団の疾患の量および頻度を決定する，②疾患の原因を調査する，③疾患のコントロールに知識を応用する，という3つの目的がある．

おそらく，公衆衛生および臨床でのもっとも基本的な質問は，"どのくらいの疾患が存在するか?"ということである．記述的研究は集団の疾患の量を測定するために使用される．疾患は，罹患した人のパーセンテージ，および年齢，性別，民族性，教育レベル，または他の特性で定義されたサブグループにおける頻度によってしばしば説明される．疫学における基本的な仮定は，集団メンバーの疾患の頻度がランダムではないということである[32]．何人かのメンバーあるいは集団のサブグループは，疾患に影響されやすい特性をもっている．これらの特性には，身体的，生物学的，行動学的，文化的，および社会的因子などがあり，健康を決定する因子となっている[42]．疫学者は，疾患に関連した要素を調査するために，ケースコントロール研究あるいはコホート研究などの分析的な研究を用いる．疫学の最終目標は，研究から得られた知識を"健康の増進，維持，および回復"に応用することである[42]．疫学データはわれわれの公衆衛生政策の多くの基盤となる．もっとも成功した国民に対する行政の介入例は，虫歯予防のための飲料水へのフッ素添加である．疫学データはまた，臨床診療の多くにおいても基盤となるものである[32]．診断，予後，適切な治療法の選択は，集団におけるいくつかのグループに関する研究に基づいている．根拠に基づいた歯学を実践するためには，臨床医が個々の患者の処置について決定を下す際に，もっとも有用な科学的情報を利用する必要がある．科学的情報の多くは疫学研究とランダム化臨床試験から得られる．

疾患の疫学的基準
有病率

有病率とは，ある時点ないし期間において，集団においてその疾患に罹患した者の割合であり[33]，疾患に罹患した者の人数をその集団の人数で割ることによって算出される．

$$\text{有病率} = \frac{\text{疾患に罹患している人数}}{\text{集団の人数}}$$

有病率（割合かパーセンテージで示される）は，集団における疾患の基準である．有病率に関する情報は，ヘルスケア資源の必要性を評価するために役立てることができる．たとえば，歯の疾患に関する有病率のデータは，歯科大学が養成するべき一般歯科医師と専門医の数を見積もるためにも利用できる．

いくつかの因子が疾患の有病率に影響を及ぼす．期間内のある時点での疾患の有病率は，新たな患者の加算（発症）と死去ないし治癒による症例の削除による流動的な状況の結果である．有病率は加算によって増加し，削除によって減少する[32]．皮肉なことに，より高感度な診断テストや歯を保存する新たな治療方法の導入は，有病率を増加させる[32]．また，成人性歯周炎などの致命的でない慢性疾患の有病率は，加齢により増加する傾向がある．この症例の蓄積に伴って生じる加齢による有病率の上昇は，高齢者は疾患に対してよりハイリスクであるとしばしば誤って解釈される．

発症率

発症率（リスクまたは累積発症率ともよばれる）とは，ある期間内に，ある疾患に罹患していない者のうち，その疾患に罹患するであろう者の平均パーセンテージである[3]．発症率はその疾患に罹患するリスクないし確率としてみることができる．ある疾患に新たに罹患した者の数を，集団の中でその疾患に対してリスクのある者の数で割ることによ

り算出される．

$$発症率 = \frac{新たに疾患に罹患した人数}{リスクのある人数}$$

有病率は，ある集団において存在するある疾患の量を示す尺度であり，一方，発症率とは新たな疾患の発生を示す尺度である．発症率の計算式の分子は，観察期間中に無病の状態から疾患に移行した人の数である．分母は集団の中でリスクはあるものの，観察当初には疾患に罹患していなかった者のみを含む．たとえば，口腔癌に関する研究では，当初は口腔癌に罹患していない人だけがリスク集団に含まれる．発症率を表わす際には観察の期間を特定する必要がある．1か月，あるいは1年のように期間の指定のない場合は，発症率は何の意味ももたない．

歯周疾患に関する研究において，発症率が厳密に過去に歯周炎の既往がない成人における発症率であることは，あったとしても稀である．そのかわり，発症率は，ベースライン時に他の歯周病変をもっていた集団の中で新たな歯周病変が発症した場合，およびすでに存在する病変が進行した場合（後述）を通常意味する．歯周疾患の発症は普通，アッタチメントレベルの変化として測定され，新たな病変の発症とすでに存在する病変の進行を区別している研究はほとんどない．

疫学研究のデザイン

疾患の有病率および発症率を調査するために，研究者は疫学研究のデザイン，疾患に関連するリスクファクターおよび介在の有効性とその効能をふまえて研究を行う．ほとんどの疫学研究は観察による．これらの研究では，研究者が集団中の自然発症を観察する．もっとも一般的な観察研究は，断面調査，コホート研究およびケースコントロール研究である．観察研究に加えて，研究者は薬の治療のような場合には，ひとつのグループの被験者が試験薬を受け取ったとき，別のグループは偽薬を受け取るような実験になるように操作を指示する．実験的研究は，予防介入，治療および薬の効力を研究する際に有用である．コミュニティーに介入する治験と無作為化された臨床試験は，2つのタイプの実験的研究である．研究者が曝露（exposure）をコントロールすることができるため，これらの研究は原因と効力を立証するもっとも強い証拠を提供する．コミュニティーへの介入，および臨床試験のより詳細な情報に興味のある読者には，HulleyとCummings，Lilienfeld，Friedmanら[30, 38, 43]のテキストを参照することを奨める．もっとも一般的な観察研究の設定のための要点がここでまとめられている．

横断研究

横断研究では，ある時点における集団の構成員の疾患の有無，および特徴が記録される．このような横断研究は，ある疾患に関する有病率データを得たり，疾患を有する者と有さない者の特徴を比較したり，疾患の病因について仮説を立てる上で有用である．コホート研究およびケースコントロール研究は，分析的な研究デザインであると考えられるのに対して，横断研究は記述的であると考えられる．横断研究はまた疾患分布の調査あるいは有病率研究ともよばれる．研究者が調査できる集団や情報資源のサイズに応じて，集団全体またはその集団の代表的サンプルを研究することができる．一定の間隔で行われる横断研究は，疾患の経過，または予防および治療計画の有効性に関する情報を提供する．横断研究には主に2つの制限がある．第1に横断研究は，疾患の罹患を単純に確認することしかできない．なぜなら，横断研究は疾患にリスクのある集団を経時的に追跡するものではないので，発症の時期を特定することができないのである．第2に，横断研究はある特徴が疾患を有することと関連していることを示すことはできるが，その特徴が発症に先行してあったかどうかを特定することは不可能である．たとえば，横断研究は歯周疾患に罹患している人が喫煙者である傾向があることを明らかにするが，喫煙と歯周疾患のどちらが先にはじまったのかを特定することはできない．ある特徴と疾患の兆候との間に時間的な関係を確立することは，その特徴が疾患の原因であるかどうかを特定する重要な評価基準である．発症率を算出したり経時的変化を立証するためには，長期間にわたって被験者を観察するコホート研究が必要である．横断研究の利点は，縦断研究ほど費用を必要とせず，短期間で行えるという点にある．

コホート研究

横断研究とは異なり，コホート研究は被験者を経時的に追跡する．コホート研究の目的は，ある曝露または特徴が疾患の進行に関係しているかどうかを決定することである．研究の開始の際には，すべての対象に特定の疾患があってはならない．被験者は曝露群および非曝露群に分け，長期間にわたって追跡し，疾患の進行をモニターする．新たに発症した疾患が評価されるため，発症率を計算することができる．疾患の発症率では，発症しなかったグループより発症したグループがより多い場合，研究の定めた証拠とされる因子が疾患のリスクファクターとされる．コホート研究では，その所見が疾患に先行してあったことを実証することが可能なため，関連性を強く裏付けることができる．コホート研究の欠点は，長期のフォローアップを要し，導入に多額の費用がかかるという点である．また，着目した疾患が稀である場合，多くの被験者を必要とする．稀な疾患を調査するには，ケースコントロール研究の方が適切で

ケースコントロール研究

ケースコントロール研究は，曝露と疾患，とくに稀な疾患との関連性を調査するには効率的な方法であるといえる．ケースコントロール研究では，疾患を有する者（症例），および疾患を有さない者（コントロール）が研究に集められ，目的とする曝露について評価される．曝露と疾患の間に関連性がある場合，発症した者の割合は，コントロール（非曝露）群よりも曝露群の方が高いということになる．ケースコントロール研究は，対象を時間ごとに観察するわけではないので，より少数のリソースで評価でき，コホート研究より速やかに導入できる．口腔癌のような稀な疾患では，大規模に癌のない者を集めて長期間にわたって観察するよりも，すでに発症している症例を集める方が，ずっと効率的である．ケースコントロール研究の大きな欠点は，疾患の状態が確立しているときに曝露を評価するため，曝露と疾患との時間的な関係を必ずしも決定することができないという点にある．また，被験者はそれらの疾患の状態に基づいて研究に集められるので，ケースコントロール研究から疾患の有病率や発症率を知ることはできない．

疫学の基礎についてのより多くの情報は，GordisとGreenbergらのテキストを参照されたい[32,33]．

診断

正常対異常，健康対疾患

集団における疾患を研究している疫学者においても，あるいは個々の患者の治療を行っている臨床医においても，疾患を有する者を識別できなければならない．いくつかの疾患については，健康と疾患の違いは明らかである．たとえば，10代の若年者の第一大臼歯と切歯周囲に広範囲な骨欠損がある場合，限局型侵襲性歯周炎（以前の限局型若年性歯周炎）という臨床診断がなされる．しかし，多くの疾患では健康と疾患の間にはグレーゾーンが存在する．拡張期血圧が90mmHgの患者は高血圧症か？　探針の先端がう窩のない臼歯の咬合面に引っかかった場合う蝕があるといえるか？　1歯のみに3mmのアタッチメントロスがある患者は歯周疾患といえるか？　誤った決定が結果に対して大きな違いを及ぼしかねない．臨床の場において，患者が疾患に罹患しているか否かを誤って診断すると，疾患のない者が不必要な治療のためにコストとリスクを負うことになり，疾患を有する者が治療されないということになる．疫学研究では，対象の分類を誤るということは，有病率の過小評価もしくは過大評価につながる．それは，疾患と曝露あるいは特徴との関連において根拠のない結論をもたらすであろう．

臨床医は診断を行う際に，問診，臨床検査，X線写真および検査データなどのさまざまなソースからの情報を用いる．この情報から臨床医は正常と異常な所見を識別しなければならない．このような識別をするためのひとつのアプローチとして，異常を普通ではない状態ととらえることがある[28]．これは臨床では，予想外の，または稀な所見や検査結果を参考にする．何をもって予想外あるいは稀なとするかについては，平均値から標準偏差の2倍以上離れているとか，あるいは95パーセンタイル（上位5％）のような統計学的に定義された閾値に基づいて決める場合もある．しかしながらすべての疾患に統計学に基づいた閾値を用いることは適切ではない．Fletcherらが指摘するように，同じ統計的な閾値がすべての臨床検査に用いられるのなら，すべての疾患の有病率は同じになるであろう[28]．別のアプローチは，疾患の増加したリスクに関連した観察結果を用いて閾値を確立することである．たとえば，90 mmHgが高血圧症の閾値とされているが，それは，その値よりも血圧が高いときの観察結果が心臓血管疾患発症のリスクと関連しているからである．異常の基準のより多くの詳細な議論について興味のある読者は，Clinical Epidemiology：The Essentials[28]を参照されたい．

診断用検査の原理

臨床医は正しい診断の確率を高めるために診断用検査を使用する．歯科では，歯周疾患の診断はBOP（bleeding on probing），ポケット深さ，アタッチメントロスおよび骨吸収のような臨床およびX線写真の情報によってなされる．しかし，歯周疾患の診断検査の開発も進歩している．歯周疾患は慢性の感染症であるため，歯肉溝あるいはポケットの歯周病原性細菌の存在を検出する細菌検査が開発されている．これらの検査は初診の患者の治療計画を立案する際，適切なリコール間隔の選択，歯周治療のモニター，従来の治療に効果を示さない患者に対する適切な抗生物質の決定，広範囲な補綴治療およびインプラント療法前の患者のスクリーニングなどに有用である[80]．また，歯周病原性細菌に対する個人の応答を測定する，免疫学的および生化学的検

表 5-1

真の疾患状態と診断の検査結果の比較

	真の疾患状態	
検査結果	疾患	疾患なし
陽性	A（真の陽性）	B（偽陽性）
陰性	C（偽陰性）	D（真の陰性）
感度	A÷(A+C)	
特異性		D÷(B+D)
陽性予測値	A÷(A+B)	
陰性予測値		D÷(C+D)

査が開発されている．これらの検査が利用可能になるのにしたがい，歯科医師が診断検査の原理を理解することは，ますます重要になるであろう．

感度と特異性

疾患および病態の診断用検査の結果が陽性となった場合，結果は正しい(真の陽性)場合もあれば，あるいは正しくない(偽陽性)場合もある．検査が陰性の場合，結果は真実(真の陰性)かもしれないし，あるいは誤り(偽陰性)かもしれない(表5-1)．検査が正確に結果を示す能力は，その感度および特異性によって示される．

$$感度 = \frac{検査結果が陽性であった者の数}{疾患に罹患していた者の数} = \frac{A}{A+C}$$

検査の感度とは検査で陽性になる疾患をもつ者の割合である．だれかが疾患に罹患している場合，高感度な検査ではおそらく陰性(偽陰性)にはならない．ヒト免疫不全ウィルス(HIV)感染の有無を検査するような，疾患を有する者を判定できないことが重大な結果を招く場合，臨床医は高感度の検査を選ぶべきである．別の例は活動期の歯周疾患に応用される細菌検査である．結果はHIV症例ほど重大ではないが，活動期の歯周疾患における偽陰性の結果は適切な治療が行われないことを意味する．臨床医が，診断の初期の段階で可及的に疾患である可能性を排除したい場合，定期的な健康診断で疾患をスクリーニングする際には，高感度な検査はさらに有用である[28]．なぜなら，高感度な検査は偽陰性の結果をめったに示さないので，結果が陰性である場合にはもっとも有効なのである[28]．すなわち検査結果が陰性の場合，臨床医はその患者が疾患に罹患していないことを合理的に確信することができる．

検査の特異性とは疾患のない検査に陰性であった対象者の割合である．

$$特異性 = \frac{検査結果が陰性であった者の数}{疾患に罹患していなかった者の数} = \frac{D}{B+D}$$

特異性の高い検査は，疾患に罹患していない者が陽性になる(偽陽性)ことは稀である．特異性の高い検査は，疾患に罹患していないにも関わらず陽性と誤診されると，患者が精神的，肉体的，または経済的に被害をこうむるような場合に適している．たとえばHIVにおけるスクリーニング検査の結果偽陽性だった場合，より確定的な試験を行うまでの間，患者に深刻な精神的ストレスがもたらされることがある．活動期の歯周疾患に対する細菌検査が偽陽性だった場合，不必要な治療や支出を強いることになるが，また，広範囲な補綴処置あるいはインプラント治療を希望する患者にとっては，そのような処置に対してはリスクが高すぎると判断されてしまうことにもなる．特異性が高い検査はめったに偽陽性を示さないので，結果が陽性であるときには，臨床医にとってもっとも有益な情報になる[28]．

理想的には，診断用検査は感度と特異性がともに高いことが望ましい．しかしながら，ほとんどの検査の感度は特異性を犠牲にしており，逆もまた同様である．これは一般的な診断の検査結果が範囲を超えた値を呈することによる．そのような場合，閾値または分類のポイントを結果を区別するために確立しなければならない．閾値を高く，あるいは低く設定すると，感度および特異性は相反する方向に変動する．現在，高血圧症の閾値は拡張期血圧が90mmHgである．しかしながら，高血圧の閾値が100mmHgであれば，偽陰性の数は増加し(感度を減少させる)，一方，偽陽性の数は減少する(特異性を増加させる)．検査の閾値をどこにおくかを決めることは，間違った決定を下した場合の代償に依存する．もし，偽陰性の代償が陽性の代償より高いのなら，検査の感度を高くする閾値が選ばれるべきである．しかし，偽陽性の結果に対する代償がより高い場合は，検査をより特異的にする閾値が選ばれる．診断検査は通常は鋭敏で特異的でないため，高感度な検査がしばしば疾患をもたない対象を除外するために最初から用いられることがある．そして，検査で陽性の結果が出た者を対象に，より特異性が高い検査が行われる．

予測値

感度と特異性は適切な検査を選ぶためには重要な診断検査の条件である．しかしながら，臨床医がいったん検査結果を受け取ったとき，もっとも多い質問は，"この検査結果が正しい確率はどれくらいなのか"というものである．この質問の答えにあたるのが検査の予測値である．検査結果が陽性だった者が疾患をもっている見込みは，検査の陽性の予測値(表5-1で示されるように，A÷A+B)とよばれる．検査結果が陰性だった者が疾患をもっていないという見込みは，陰性の予測値(D÷C+D)とよばれる．診断検査による予測値は，集団検査の疾患の有病率に影響される[28]．集団の有病率が減少している状況で，陽性がより高い割合になるとしたら，これは誤りである．また，有病率が増加している状況で，陰性がより高い割合でみられるとしたら，これは誤りである．この状況は有病率の動向をみることによって説明されることが好ましい．

だれひとり疾患をもたない集団を想像してください．そのようなグループでは，非常に特異的な検査を用いてもすべての陽性の結果は偽陽性になるであろう．したがって，集団の疾患の有病率がゼロに近づくとともに，検査の陽性の予測値はよりゼロに近づく．反対に，検査が行われた集団のだれもが疾患をもっていたとすれば，非常に特異的な検査を用いてもすべての陰性の結果は偽陰性になるであろ

う．有病率が100％に近付くのにしたがって，陰性の予測値はゼロに近付く[28]．

検査の予測値への有病率の影響を考慮したうえで，臨床医は患者が疾患をもつ可能性に気付かなければならない．

リスク対予後
リスク，リスクファクターとリスク評価

ある時点で疾患があるかどうかを決めることに加えて，臨床医と研究者はだれが疾患に罹患するかを予測することにも興味をもっている．一定の期間中に人が疾患に罹患する可能性をリスクとよぶ．いかなる疾患においても，疾患が進行するリスクは個人によって異なる．疾患に罹患するリスクを増加させる個人の特性をリスクファクターとよぶ．定義が意味するように，リスクファクターは発症前から存在するものでなければならない．リスクファクターへの曝露は，一時的，時折，あるいは連続してあったかもしれない．リスクファクターを除外ないし減少させることで個人の疾患に罹患するリスクは減少するが，いったん疾患に罹患するとリスクファクターを除外しても疾患を消滅させることはできない．また例外的にたった1つのリスクファクターが疾患のリスクのすべてということもある．疾患に関連するリスクファクターの識別と重要性は，現在の知見に基づいている．そして，リスクファクターと疾患との関係に関する知識が更新されるのにしたがって，かつてリスクファクターとして特定された因子が重要でない，あるいは無関係とされ，一方で新たな因子が重要視されることもある．

個人が疾患にかかる確率を予測する過程はリスク評価とよばれる．臨床医はさまざまな方法でリスク評価を用いる．ひとつの方法は，患者の疾患のリスクが何であるかを予測することである．たとえば，喫煙者または糖尿病患者は，それぞれ非喫煙者および非糖尿病患者に比較して高いリスクで歯周疾患を発現するといわれている．口腔衛生のために頻繁に来院させるためには，この情報は重要な意味をもつ．臨床医がリスク評価を用いる別の方法は，疾患の診断を補助するためである．下顎の第一大臼歯に局在した骨欠損がある思春期の患者で，*Actinobacillus actinomycetemcomitans*を多く検出する場合，早期発症型歯周炎の診断に有用である．最終的には臨床医はリスクファクターを特定し，それを見直すことによって疾患の予防にもリスク評価を使用する．たとえば歯科従事者は，診療の際に喫煙者を特定して禁煙指導を行う．疾患をどの程度予防できるかは，リスクを減少させる介入が成功するか否か，およびその疾患に関連するリスクの数がどれくらいあるかに依存する．

予後，予後因子および予後評価

一度，疾患が特定されれば，通常，患者と臨床医の関心は疾患の経過に移る．新たな疾患の予測を扱うリスクとは異なり，予後とは疾患の経過もしくは結果の予測を意味する．疾患によっては重要な結果には，死亡，生存および痛みや障害のようなQOLの問題などがある．歯周疾患の重要な結果とは，歯の損失，疾患の再発および機能の損失などである．疾患が存在するようになると，疾患の結果を予測する特徴もしくは因子を予後因子とよぶ．そして，疾患の経過を予測するために予後因子を用いる過程は，予後評価とよぶ．歯周治療学では，通常予後の因子として，歯種，根分岐部の関与，骨吸収，ポケット深さ，歯の動揺，咬合力，患者のホームケア，全身疾患および喫煙などを考慮する（Chapter 32参照）．

前述したように，疾患の発症率の算出には，それまでに疾患の既往がない部位での新たな歯周病変と，すでに疾患がある部位での疾患の進行の両方が含まれている．実際には後者は疾患の発症ではなく，疾患の進行を意味する．疾患の発症率を考えるときこの区別は重要ではないかもしれないが，リスクファクターと予後因子の違いは記憶されるべきであろう．喫煙などのいくつかの因子はリスクファクターと予後因子の両方であるが，他のものはリスクファクターか予後因子のどちらかである．したがって，いったん疾患に罹患したときには，健康な部位でリスクを減少させ，疾患のある部位で肯定的な予後のためのリスクを増加させるという2つの過程が考えられなければならない．

歯肉疾患

歯肉炎の症例とは歯肉炎に罹患した患者であるのは明らかである．難しいのはいつ歯肉炎に罹患したかを決定することである．古典的な歯肉炎の定義は，歯肉炎とは歯肉の炎症であると単純に述べられている[51]．別の文献は，歯肉炎は接合上皮がそのレベルのままで発症する歯肉の炎症であると述べている[31]．この定義では，歯が歯周炎に罹患している場合，歯肉炎は存在しないということになる．いいかえれば，この定義によれば炎症の範囲が歯肉および歯周組織を含んでいる状態で歯周組織にアタッチメントロスが生じた場合は，歯肉炎ではなく歯周炎とよばれるべきであるということになる．アタッチメントロスが進行性でないプラークに誘発された歯肉炎が，最近，新たに分類されている（**BOX 4-2**参照）．歯肉炎のあるなしがアタッチメントロスの存在に関連しているかどうかは，歯肉炎の有病率の評価において重要な意味をもつ．

歯肉炎の臨床のサインは容易に確認できるが，どの程度の炎症をもって歯肉炎の症例であると分類するのかは明確にはされていない．歯肉の炎症の程度について普遍的に認められている閾値は存在しない．歯肉炎に関する研究では，さまざまなインデックスが用いられてきた．歯肉炎が存在するか否かを決定する臨床の評価基準はインデックスにより異なるため，歯肉炎症例の定義は研究ごとに異なる．し

表 5-2

Gingival Indexの基準

スコア	基準
0	正常な歯肉
1	軽度の炎症：わずかな色調の変化とわずかな浮腫，プロービングでは出血しない
2	中等度の炎症：発赤，浮腫，光沢，プロービングによる出血がある
3	重度の炎症：著明な発赤と浮腫，潰瘍形成，自然出血の傾向が認められる

Löe H：The gingival index, the plaque index, and the retention index systems. J Periodontol 1967；38：610(suppl)より引用．

表 5-3

Modified Gingival Indexの基準

スコア	基準
0	炎症がない
1	軽度の炎症：わずかな色調変化，部分的な歯肉の変化，辺縁あるいは歯間乳頭歯肉の全体には及ばない
2	軽度の炎症：上記の基準に加えて，辺縁あるいは歯間乳頭歯肉全体の変化を含むもの
3	中等度の炎症：光滑，発赤，浮腫，および／あるいは，辺縁もしくは歯間乳頭歯肉の腫脹
4	重度の炎症：著明な発赤，浮腫，および／あるいは，辺縁あるいは歯間乳頭歯肉の腫脹，自然出血，充血もしくは潰瘍形成

Lobene RR, Weatherfor T, Ross NM, et al：A modified gingival index for use in clinical trials. Clin Prevent Dent 1986；8(1)：3より引用．

かしながら，一般的には歯肉炎をもつ患者とは，歯肉ユニットに少なくとも1か所にわずかでも炎症をもつと評価された者である．研究によって，歯肉ユニットは歯間乳頭，歯頸部歯肉，または付着歯肉などの歯肉の解剖構造を指す場合もあるが，頬側，舌側，近心および遠心の歯肉のような部位を指す場合もある．

歯肉炎はどのように測定されるのか？

歯肉炎は歯肉のインデックスによって測定される．インデックスは，疾患の重症度，あるいは個人または集団の疾患の状況を定量化する方法である．臨床では，インデックスは患者の歯肉の状態を評価し，時間の経過による歯肉の変化をとらえるために使用される．疫学研究では，歯肉のインデックスは，集団の歯肉炎の有病率を比較するために用いられる．臨床研究では，歯肉のインデックスは薬剤あるいは器具の有効性を検査する手段として使用される．理想的なインデックスとは，簡便，迅速，正確，再現可能で定量的である必要がある．歯肉のインデックスはすべて，歯肉の色，歯肉の形態，歯肉の出血，歯肉病変の範囲および歯肉溝滲出液の流量の1つ以上を測定する[24]．ほとんどのインデックスは，歯肉病変の範囲および重症度を表わすために0，1，2，3などの数値を割り当てる．これらの数値は個人あるいは集団の歯肉の状態を表わすものとしても用いられる．歯肉炎を評価する最初の方法は第二次世界大戦の末期に発表され，多くの歯肉のインデックスはそれ以降に導入された．また単一のインデックスで普遍的に応用できたり，承認が得られているものはない[45]．

Gingival Index

Gingival Index(GI)は，1963年に患者個人または大集団の被験者の歯肉炎の重症度と量を算定する方法として提案された．GIでは歯肉組織のみが評価される（表5-2）[47, 49]．この方法では，歯の周囲歯肉の4つのエリア（頬側，近心，遠心，舌側）それぞれの炎症が評価され，0～3までのスコアが割り当てられる．歯肉の炎症の重症度を測定する基準を表5-2に示す．出血は歯肉溝に沿って歯周プローブを擦過することにより評価される．歯の4部位のスコアを合計し，4で割ることによって1歯当たりのスコアが得られる．1歯当たりのスコアを加算して，診査された歯の数で割ることにより個人のGIスコアが得られる．すべての歯，あるいは選択された歯の歯肉エリアは，0.1～1.0のGIスコアは軽度の炎症，1.1～2.0は中等度の炎症，2.1～3.0は重度の炎症と評価される[47]．

Modified Gingival Index

Modified Gingival Index(MGI)は，①歯周プローブによる出血の有無の評価を行わない，②軽度および中等度炎症の評価基準の見直し，という2つの重要な変更をGIに加えたものである（表5-3）[46]．MGIの開発者は，プラークを拡散させ，歯肉を刺激する可能性のあるプロービングを除外することを決定した[46]．インデックスが非侵襲性であることにより，繰り返し評価することが可能になり，診査者内および診査者間で補正できるようになる．さらに開発者は歯肉の炎症の微妙な変化に鋭敏なインデックスを望んでいた[46]．これを達成するために，スコア1は辺縁部もしくは歯間乳頭ユニットの一部分に限局してみられる軽度の炎症，スコア2は辺縁もしくは歯間乳頭ユニット全体にみられる軽度の炎症とした．スコア3および4は，それぞれGIの2と3のオリジナルのスコアに一致するものとした．MGIのスコアの基準を表5-3に示す．GIと同様，1歯当たり2か所の辺縁と2か所の歯間乳頭の計4つのユニットから評価される．全顎ないし部分的な評価のいずれも可能である．個人の平均スコアは歯肉のユニットスコアの合計を診査した歯肉ユニットの数で割ることによって計算することができる．

MGIはおそらく治療薬剤の臨床治験にもっとも用いられているインデックスである[24]．従来のインデックスと同様に，MGIは歯周ポケットやアタッチメントロスの存在を評価しない．そのためこれらのインデックスは，歯周炎がない状態の純粋な歯肉炎のみを識別することはできない．

Gingival Bleeding Indices

歯肉の色調，形状，および表面性状の臨床的評価は主観的なものが多いが，歯肉の出血は炎症の客観的な所見である．歯肉の色調，形状あるいは表面性状変化が明らかになる前でも，歯肉溝をわずかにプロービングすることで出血が生じることが研究によって示唆されている[34, 37, 33]．1974年以来，Gingival Bleeding IndexおよびEastman interdental bleeding indexのように出血のみを計測したインデックスが，多数論文や総説で発表されている[21, 23, 56]．歯周プローブは大多数のインデックスで使用されているが，トゥースピックやデンタルフロスは出血を誘発する目的でわずかなインデックスで用いられるのみである[56]．歯周プローブを用いるインデックスでも，プローブの形状，角度，深さおよびプロービング圧はそれぞれ異なっている．出血は炎症の所見ではあるが，歯肉溝からの出血は単に歯肉炎だけではなく，他のタイプの歯周疾患にも関連している可能性がある．歯肉溝の底部に歯周プローブを挿入するインデックスでは，出血は歯肉炎ではなく歯周炎を表わしているともいえる．Gingival Bleeding Indexは，臨床，集団検診，および薬剤の臨床治験で使用されている．

歯肉出血の調査に用いられたNIDCRプロトコール

国立歯科研究所（National Institute of Dental Research；NIDR）のアメリカの就業成人および高齢者におけるオーラルヘルスに関する全国調査（National Survey of Oral Health in U.S. Employed Adults and Seniors, 1985〜1986），および第3回米国全国健康・栄養調査（Third National Health and Nutrition Examination Survey；NHANES, 1988〜1994）のような全国調査では，国立歯科頭蓋顔面研究所（National Institute of Dental and Craniofacial Research；NIDCR）は，歯肉の健康を示すものとして歯肉の出血の有無が用いてきた[*]．歯肉の評価は，歯周疾患を評価するNIDCRプロトコールのいくつかの項目の中のひとつに過ぎない．この方法は，4分割した口腔内から任意の2ブロック（上顎1ブロックおよび下顎1ブロック）を選択し，その頬側および近心頬側部の出血によって評価を行う．これらの評価では特製のNIDRプローブが用いられる．NIDRプローブは，2，4，6，8，10および12mmの目盛りに色分けされている．評

---

[*]国立歯科研究所（NIDR）は，1998年，国立衛生研究所（NIH）の改組にともない，現在の国立歯科頭蓋顔面研究所（NIDCR）に名称変更された．

価者は，評価をはじめる際には，エアブローによって歯の4分面を乾燥させる．その後，4分割の最後方臼歯（第三大臼歯を除く）から始めて，頬側の歯肉溝の歯肉辺縁から2mmの位置に歯周プローブを挿入し，近心の歯間部まで慎重に掃くように移動させる．評価者は4分割の部位をプロービングした後に各部位の出血の有無をみる．残りの4分割にも同じ手順で繰り返して行う．出血した部位の数あるいはパーセントにより個人の値を計算することができる．集団の評価では，通常1つ以上の部位での出血により歯肉

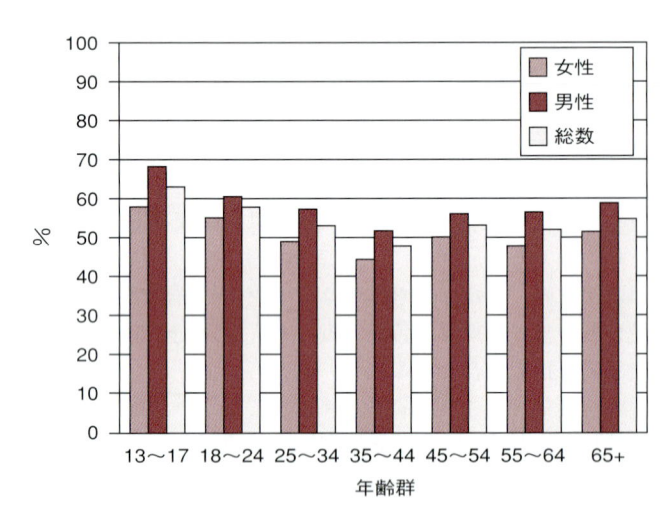

図5-1 1か所以上の部位から歯肉出血のあったアメリカ人のパーセンテージ．（アメリカ保健社会福祉省：全国健康統計センターに謝意を表わす．Third National Health and Nutrition Examination Survey, 1988-1994, NHANES Ⅲ Examination Data File［CD-ROM］. Public Use Data File Documentation Number 76200. Hyattsville, MD, Centers for Disease Control and Prevebtion, 1996.）

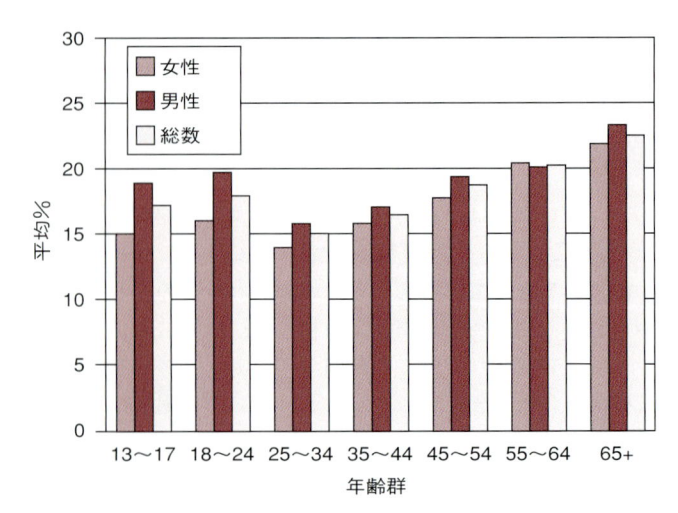

図5-2 歯肉出血を有するアメリカ人における1人当たりの歯肉出血部位の平均パーセンテージ．（アメリカ保健社会福祉省：全国健康統計センターに謝意を表わす．Third National Health and Nutrition Examination Survey, 1988-1994, NHANES Ⅲ Examination Data File［CD-ROM］. public Use Data File Documentation Number 76200. Hyattsville, MD, Centers for for Disease Control and Prevebtion, 1996.）

出血の有病率が決められる．

歯肉炎はどれくらい存在するのか？

アメリカにおける歯の健康に関する最新データは，1988～1994年に行われた第3回米国全国健康・栄養調査（NHANES Ⅲ）が基準になっている．NHANES Ⅲは国民の健康状態を評価するために計画された第7回目の全国調査にあたる．この調査では，歯肉出血は歯肉辺縁から2 mmの深さの歯肉溝にプローブを挿入して，頬側の近心から近心の歯間部エリアへ掃くように動かすNIDCRプロトコールが使用された．NHANES Ⅲのデータによると，特定の施設に収容されていない13歳以上の民間人の54%に，少なくとも1か所以上の部位で歯肉出血がみられた[75]．13～17歳のグループで63%ともっとも多く，35～44歳のグループまでは徐々に減少していた（図5-1）．有病率は45～54歳グループで再び増加したが，それ以上の高齢者グループでは変わらなかった．1人当たりの平均では，すべての部位のうち10%で歯肉出血がみられたが，歯肉出血のあった人は平均18%の部位で歯肉出血がみられた．歯肉出血のある人の出血部位の割合は，中年よりも若年および高齢者グループにおいて高かった（図5-2）．

アメリカの学童に関する研究では，14～17歳の歯肉出血の有病率を61.5%であると報告しており，NHANES Ⅲの調査[15]による13～17歳の有病率とほぼ一致している．この両調査では共通して歯肉出血を誘発するNIDCR歯肉一掃法が用いられている．有病率は14歳の65%の最高値から17歳での57%の最低値へと年齢とともに減少した．子ども1人当たりの平均値は，測定したサイトの6%にプロービングによる歯肉出血がみられた．

NHANES Ⅲでは歯肉出血は歯周疾患の状態を考慮しないで評価が行われている．歯肉炎のひとつの定義に，歯肉炎とは接合上皮がそのオリジナル位置で付着している歯肉に生じた炎症というものがある[31]．1 mm以上のアタッチメントロスがなかった部位のみを対象に，NHANES Ⅲのデータの示す歯肉出血の有病率を再計算した場合，1人当たり1か所以上の部位に歯肉出血を有する者の割合は，54%から47%にわずかに減少する．これは7%の者は，アタッチメントロスがあった部位にのみ出血がみられたということを示している．残りの者は，アタッチメントロスのある部位に出血がなかったか，あるいはアタッチメントロスがある部位とない部位の両方で出血があった．

歯肉炎は以前より増加しているのか，減少しているのか？

アメリカにおける歯肉炎の有病率は減少していると一般に信じられているが，それを裏付ける疫学データは存在しない[8]．1960年以来，HES（1960～1962），NHANES Ⅰ（1971～1974），保健資源・事業局（HRSA）の世帯調査（1981），国立歯科研究所（NIDR）の就業成人に関する研究（1985～1986），およびNHANES Ⅲ（1988～1994）といったいくつかの全国健康調査が歯周組織の健康を評価してきた．しかしながら，集団，サンプリングの方法および歯周組織の測定方法の違いにより，データの比較は不可能ではないにしても容易ではない．表5-4はこれらの調査のデータに基づいた研究による歯周疾患の所見を要約している．これらの結果を比較することができたとしても，それは歯肉炎の有病率が減少しているという見解を支持するわけではない．

私の歯肉炎患者は典型的なプロフィールに適合するか？

歯肉炎はあまりにも日常的にみられるため，いかなる歯肉炎患者も典型的であると考えることができる．しかしながら，実際には歯肉炎は特定のグループでより蔓延している．青年期では思春期前の小児あるいは成人に比較して歯肉炎の有病率がより高い．青年期にみられる性ホルモンの増加が有病率を増加させる原因であることが疑われる．思春期中の性ホルモンの増加が，歯肉縁下の細菌叢の構成に影響を与えることを示唆した研究もいくつかある[35,52,54]．その中のひとつの研究では，少年のテストステロンと少女のエストラジオールとプロゲステロンの血清レベルの増加により，歯周病原性細菌の*Prevotella intermedia*，および*Prevotella nigrescens*が増加することが報告されている[54]．ホルモンの影響により妊娠中および経口避妊薬を服用する女性で有病率が上昇する可能性がある．妊娠期間中の歯肉炎の有病率は，30～100%であるとされている[29]．

図5-1に示されるようにすべての年齢層で男性は女性よりも歯肉炎を発症している．歯肉炎の有病率は13～17歳の男性で著しく高い．さらに，歯肉炎の男性は，とくに若い年齢集団で女性（図5-2参照）よりも多くの部位に影響がみられる．性差の理由は明らかではないが，高い有病率と範囲の広がりの多くは男性の不良なプラークコントロールによって説明することができるかもしれない．

なぜ患者は歯肉炎に罹患するのか，そして何がそのリスクになるのか？

細菌性プラークが歯肉炎の直接の原因であることは，実験からも疫学研究からも明らかである[44,50,59,65]．プラークが歯肉の炎症の原因，もしくは炎症に関与するということについては，Löeらの古典的な研究によって実証されている．この研究では，12名の被験者（9名の歯科学生，1名の教員および2名の研究員）に，口腔清掃のすべての方法を停止させた．プラークはすぐに形成されはじめ，プラークの量は時間が経つにつれて増加した．すべての被験者が10～21日以内に歯肉炎を発症した．GIのスコアの平均値は，ベースライン時の0.27から"ブラッシング禁止"期間の終了時には1.05まで増加した．すべての被験者で，ブラッシン

表 5-4　アメリカの集団を対象にした歯周疾患の有病率の研究*

調査	調査の期間	集団のサンプル	調査の年齢	調査の方法	歯肉炎の有病率	歯周ポケットの有病率	アタッチメントロスの有病率
HES[26]	1960～1962	18～79歳の施設に収容されていない民間人	18～79歳	PI：プロービングは行なわず	48.5%	25.4%にポケットがあった 1人当たりのPIの平均：1.13	評価せず
HANES I[27]	1971～1974	1～74歳の施設に収容されていない民間人	6歳～74歳	PI：プロービングは行なわず	25%	1～3か所のポケットは4.5%、4か所以上のポケットは12.1% 1人当たりの平均PI：0.83	評価せず
HRSA[28]	1981	家族（軍の隊員およびその家族を含む）	19歳以上	PI（修正を加えた）すべての萌出した永久歯の近心面における mm 単位でのポケット深さの計測	4 mm以上のポケットがない歯肉炎は50%	4～6 mmのポケットが1歯以上あるのは28%、6 mm以上のポケットが1歯以上あるのは8%	評価せず
NIDR[29]	1985～1986	18～64歳の非事業者	18～64歳	BOP Ramfjordのプロービングテクニック：上顎片側および下顎片側の頬側近心と頬側中央（最大14歯中28部位）	1か所以上の出血のあるものは44%	4～6 mmのポケットが1歯以上あるのは13.4%、7 mm以上のポケットが1歯以上あるのは0.6%	3 mm以上のアタッチメントロスが1か所以上あるものが43.8%
NHANES III[30]	1988～1994	生後2か月以上の年齢の施設に収容されていない民間人	13歳以上	BOP Ramfjordのプロービングテクニック：上顎片側および下顎片側の頬側近心と頬側中央（最大14歯中28部位）	1か所以上の出血のあるものは54%	4 mm以上のポケットが1歯以上あるのは21.0%	3 mm以上のアタッチメントロスが1か所以上あるものが38.1%

*参考文献は、これら調査から分析したデータを発表した研究論文を引用している。歯周疾患の所見は、その参考文献から引用している。BOP；Bleeding on Probing, PI；Periodontal Index.

グを再開した後一週間以内に歯肉の炎症は改善した．これにより細菌性プラークが歯肉の炎症の発症の原因であると結論が下された．

　細菌性プラークがもっとも一般的にみられる歯肉炎の原因であることから，口腔衛生状態に影響を及ぼす因子は歯肉炎の有病率にも影響を及ぼすと考えられる．男性における高い有病率と広範囲に及ぶ罹患状況は，男性が一般的に口腔清掃状態が悪いということによって説明できるかもしれない[3]．また，青年期において歯肉炎の有病率が高いことも，不良な口腔清掃によって説明できるものと思われる．たとえ，性ホルモンの循環レベルの増加がより高い有病率に関係していたとしても，歯肉炎に対するプラークコントロールの影響は，ホルモンのレベルが増加することよりも重要である[74]．口腔清掃のみで歯肉からの出血がなくなるような改善がみられるということは，口腔清掃不良が歯肉炎の病因に関与していることを裏付ける根拠となる[7, 16, 22]．集団の研究で，口腔衛生状態と歯肉炎の関連を示したものはほとんどない．NHANES Ⅰ では，歯みがきの頻度と口腔衛生状態に関する情報が集められた．これらの因子とPeriodontal Index(PI)の関連を調査した研究では，歯みがきの回数が多く，口腔清掃スコアが良好であるほど，PIスコアが低いことが報告されている[76]．これらの関連は，年齢，人種，社会的な地位，アルコール消費量，喫煙習慣および歯科への来院等の要素をコントロールした後にも統計的に有意であった．この研究は，歯周疾患のインデックスであるPIを用いて行われたが，歯肉炎はもっとも重度なカテゴリー以外のすべてのカテゴリーに含まれている．NHANES Ⅲ では，歯石の存在の有無についての情報が収集されている．しかしながらこの研究では，歯石と歯肉の健康の関係は報告されていない．

　喫煙は成人の歯周炎のもっとも重要なリスクファクターのひとつであるが，歯肉炎におけるその役割は明らかではない．いくつかの研究は歯肉出血が喫煙者で減少することを示している[14, 66]．喫煙者のプラークレベルは，非喫煙者のプラークレベルと同等かより大きいかのどちらかであった．喫煙者における歯肉出血の減少は，おそらくタバコのニコチンによる血管収縮の結果である．臨床の現場で歯肉出血を評価する場合は，患者の喫煙状態を考慮すべきである．

慢性歯周炎

　歯周炎は歯肉を超えて進行し，歯の結合組織付着の破壊をもたらす歯周組織の炎症である[68]．歯周炎は単一の疾患ではなく，現在では，慢性，侵襲性そして全身疾患性の主に3つのタイプが存在すると考えられている(***BOX 4-4*** 参照)．なかでも慢性歯周炎はもっとも一般的なタイプである．慢性歯周炎はゆっくりと進行し，臨床的には成人に多くみられるが，小児でも観察される．疫学でいう慢性歯周炎の症例とはその疾患をもった者を指す．歯肉炎と同様，歯周炎の定義および重症度を決める方法は，行われた研究によって大きく異なる．

歯周炎はどのように測定されるのか？
Periodontal Index

　1950年代のはじめまでは，歯肉炎の指数がもっとも一般的な指標であった．しかし重度の歯周疾患を測定するのに適したインデックスはひとつもなかった．集団の歯周疾患を測定する，有効なインデックスがないことに動機付けされて，RussellはPIを開発した(表5-5)[69]．PIを用いる際には，設備として光源，デンタルミラーおよび探針が最低でも必要となる．口腔内の各歯の支持組織は，歯肉の炎症の程度では高いスコアをほとんど与えられない．そして高度の歯周疾患には，比較的高いスコアが与えられている[69]．PIのスコアの基準を表5-5に示す．個人のスコアは診査された歯の数で割った1歯当たりのスコアの合計である．集団のスコアは個人のスコアの合計を被験者数で割った値である．Russellによると[69]，"歯周プローブは使用するメリットがほとんどなく，診査者間の不一致の原因となるため"推奨されていなかった．

　PIは迅速に使用することが容易である．しかし，このインデックスの重大な欠点は，有病率を過小評価することにある．

表 5-5

Periodontal Indexの基準

スコア	基準および研究用のスコア
0	陰性：歯周組織に明らかな炎症も支持組織の破壊による機能の損失もない．
1	軽度の歯肉炎：遊離歯肉の一部に明らかな炎症がある．しかし，炎症は歯の周囲全体に存在するわけではない．
2	歯肉炎：炎症が歯の周囲全体に存在する．明らかな上皮付着の破壊は認められない．
6	ポケットの形成を伴う歯肉炎：上皮付着の破壊およびポケット(たんなる遊離歯肉の腫脹による深い歯肉溝ではなく)がある．正常な咀嚼機能に干渉はない．歯は歯槽堤に強固に収まって動揺はない．
8	咀嚼の機能の喪失を伴う高度な破壊：歯は弛緩，動揺している．金属製の器具による打診で鈍い音をだし，もしくは歯槽内に沈下する．

Russell AL：A system of classification and scoring for prevalence surveys of periodontal disease. J Dent Res 1954；35(3)：350より引用改変．

Periodontal Disease Index

1957年，歯周疾患の調査のために世界保健機構のコンサルタントとしてインドに赴いたRamfjordは，歯周疾患の調査に適当なインデックスがないという問題に直面した[67]．既存のインデックスの有用な特徴を採用し，また欠点を補うために新しい特徴を加え，Ramfjordは歯周疾患を測定するための新たなシステムを開発した[67]．このシステムは，Periodontal Disease Index(PDI)として知られるようになった．PDIのもっともユニークな特徴は，歯をあらかじめ口腔内の上顎右側第一大臼歯，上顎左側中切歯，上顎左側第一小臼歯，下顎左側第一大臼歯，下顎右側中切歯，および下顎右側第一小臼歯の6歯に特定し診査することにある．この選択された歯は，Ramfjord歯として知られている．PDIのもうひとつのユニークな特徴は，歯周アタッチメントロスを測定する指標としてセメント-エナメル境を用いることであった．

PDIを用いて評価を始める際には，評価者は6歯の周囲を乾燥させる．つぎに評価者は被験歯の歯肉の炎症の程度を評価する．歯の歯肉スコアは，炎症のないG0から高度の歯肉炎に該当するG3までである．各6歯の近心，頬側，遠心および舌側において，遊離歯肉の辺縁からセメント-エナメル境までの距離，および遊離歯肉の辺縁から歯肉溝底部までの距離が，歯周プローブによりミリ単位で測定される．遊離歯肉の辺縁がセメント質上にある場合，セメント-エナメル境からのその距離は負の数で記録される．セメント-エナメル境から歯肉溝底部までの距離は，これら2つの測定値の差である．セメント-エナメル境から歯肉溝底部までの距離は，歯周アタッチメントロスの計測値である．この距離を測定するRamfjordによる歯周アタッチメントロスの測定方法は，一般に間接法とよばれている．各歯のPDIスコアは，歯肉の炎症の評価およびセメント-エナメル境からの歯肉溝の深さに基づく（表5-6）．歯肉溝がどの測定部位でもセメント-エナメル境よりも根尖側に広がっていない場合，その歯のPDIスコアは歯肉スコアである．計測されたすべての部位で歯肉溝がセメント-エナメル境より下に位置し，それが3mm未満である場合，PDIスコアは4になる．歯肉溝が3～6mmおよび6mmを超えている歯は，5および6をそれぞれ割り当てられる．個人のPDIは診査された歯の数で割られた歯のスコアの合計である．特定の6歯のどれかが欠損している場合，別の歯で代用することはしない．歯周疾患のためのPDIスコアに加えて，PDIは歯石，咬耗，動揺度および隣接面接触の歯のスコアを計算する方法を提供する．

今日ではPDIはあまり用いられないが，このインデックスの2つの特徴，つまりRamfjord歯とよばれる6歯の選択，およびポケット深さとアタッチメントロスを測定する方法は，よく用いられている．ポケット深さおよび歯周アタッチメントロスを測定するRamfjordの方法は，NHNESのような全国調査でも使用されている．

Extent and Severity Index

PIおよびPDIは個人あるいは集団の歯周疾患の程度を表わすスコアであるが，これらのスコアは疾患の範囲に関する情報を提供するものではない．歯周疾患のExtent and Severity Index(ESI)は，個人および集団の歯周疾患の範囲および程度についての個別に評価するために開発された[20]．ESIはPIおよびPDIとは異なり，歯肉の炎症を評価しない．その代わりにPDI[67]のためにRamfjordにより開発された方法を用いて，上顎片側および下顎反対側の14部位（頬側近心面および頬側面）の歯周アタッチメントロスを計測する．

表 5-6

Periodontal Disease Indexの基準

歯肉の評価	
スコア	基準
G0	炎症がない
G1	軽度か中等度の歯肉の炎症変化 歯の全周囲には拡大していない
G2	軽度か中等度の歯肉炎 歯の全周囲に拡大している
G3	重度の歯肉炎．著明な発赤，出血傾向および潰瘍形成によって特徴付けられる

ポケットの記録

遊離歯肉辺縁からセメント-エナメル境までの距離，および遊離歯肉辺縁から歯肉溝あるいはポケットの底部までの距離を，各歯の近心，頬側，遠心および舌側面で診査し記録する．歯間部の記録は，歯間の接触エリアの頬側面でプローブを歯の長軸方向に挿入して行う．

歯肉辺縁がエナメル質上にある場合：
1. 歯肉辺縁からセメント-エナメル境までを測定し，歯の略図の歯冠に測定値を記録する．上皮の付着が，歯冠上にあってセメント-エナメル境をプローブで触知できない場合，歯冠上の歯肉溝の深さを記録する．
2. 歯肉溝の位置がセメント-エナメル境より根尖側にある場合は，歯肉辺縁からポケット底までの距離を記録する．測定値は歯の略図の歯根に記録する（その後，セメント-エナメル境からポケット底までの距離は，測定2から測定1を引くことにより計算できる）．

歯肉辺縁がセメント質上にある場合：
1. セメント-エナメル境から歯肉辺縁までの距離を測定する．歯の略図の歯根に負の値として記録する．
2. セメント-エナメル境から歯肉溝の底までの距離を測定する．歯根の記録値とする．

Ramfjord SP：Indices for prevalence and incidence of periodontal disease. J Periodontol 1959；30：51より引用改変．

疾患の閾値については，個人の範囲スコアを計算するために確立しなければならない．ESIに関する初期の研究において，Carlosらはアタッチメントロスが1mmを超えたとき，その部位は病気であると考えた[20]（測定値はミリ単位で表示するので，1mmより大きいことは2mmを意味する）．個人の範囲スコアは，それを検査した1mmを超えるアタッチメントロスのある部位のパーセンテージである．個人の程度のスコアは，疾患のある部位における1部位当たりの平均アタッチメントロスとして示される．ESIは2変量の統計値：ESI＝（範囲，重症度）で表わされる．

たとえば個人のESI（20, 3.0）とは，検査されたサイトの20%が疾患をもち，疾患部位の平均アタッチメントロスが3.0mmであると解釈される．集団のESIは，個人における範囲と程度のスコアの平均である．

全顎の1歯当たり2つの部位によるESIスコアを，上顎および下顎それぞれ片側の評価と比較したとき，ESIの開発者は片顎のみの調査でもほとんど情報が損なわれないことを見いだした[20]．しかしながら，ESIは全顎1歯当たり6部位の診査として用いられてきた．

歯周疾患の評価のためのNIDCRプロトコール

NHANES Ⅲで使用されたNIDCRの歯周疾患の評価は，3つの要素，すなわち歯周組織破壊の評価，歯肉の評価および歯石の評価を含んでいる[55]．歯肉の評価は，前述の歯肉炎についての項を参照されたい．歯周組織の破壊の検査には，アタッチメントロスおよび根分岐部病変の評価が含まれる．アタッチメントロスとは，セメント-エナメル境から歯肉溝底部までの距離（mm）である．この距離は任意に選択された上顎片側および下顎片側の歯の頬側および頬側近心部位で，Ramfjordによって開発された間接測定法を用いて測定される[67]．プロービングはNIDCRプローブ（カラーコード化され，2，4，6，8，10および12mmに印がある）を用いて実行される．NHANES Ⅲでは，アタッチメントロスは，測定された各部位についてミリ単位で報告された．遊離歯肉辺縁から歯肉溝底部までの距離である歯周ポケット深さは，さらに各部位でミリ単位で報告された．

根分岐部病変は，上顎第一・第二大臼歯，上顎第一小臼歯，下顎第一・第二大臼歯のうちの8歯で評価される．評価の際には，上顎歯は#17の歯科用探針，下顎歯は#3 cowhorn探針を使用する．根分岐部病変の範囲は，上顎大臼歯では近心，頬側，および遠心を，小臼歯では近心および遠心を，そして下顎大臼歯では，頬側および舌側を評価する．根分岐部病変が存在しない場合，その部位の値は0として評価される．部分的な病変が存在するが，探針が根分岐部を貫通しない場合は，その部位には1のスコアが与えられる．探針が根の間の病変を通過することができればその部位には2のスコアが割り当てられる．

アタッチメントロスが評価された各部位では，歯肉縁上および歯肉縁下の歯石の有無が評価される．歯肉縁下歯石はNIDCRプローブを用いて触知される．歯石が存在しない場合，その部位のスコアは0と記録される．もし歯肉縁上歯石のみが存在する場合はスコアは1が記録され，歯肉縁上と歯肉縁下に歯石が存在する場合は2が記録される．

骨吸収のX線写真による評価

骨吸収のX線写真による評価は，歯周疾患の臨床診断においては重要な部分である．しかしながら，集団グループの歯周炎の有病率および発症率を評価する目的のためのX線写真は，倫理性かつ実用性を考慮して使用されることはない．X線写真による骨吸収が歯周炎の定量に用いられる

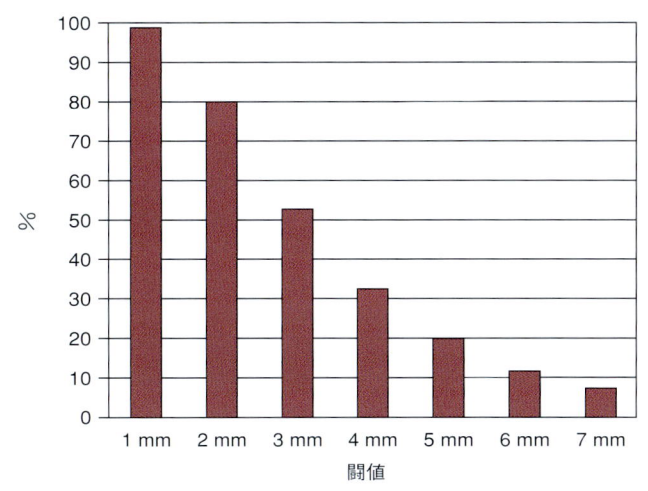

図 **5-3** 異なるアタッチメントロスの閾値による歯周アタッチメントロスを有するアメリカ人のパーセンテージ．(Albandar JM, Brunelle JA, Kingman A : Destructive periodontal disease in adults 30 years of age and older in the United States, 1988-1994. J Periodontol 1999；70[1]：13より引用)

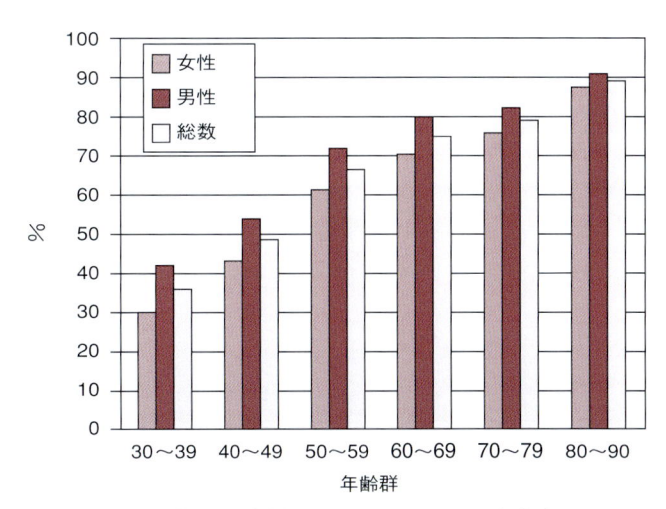

図 **5-4** 3mm以上の歯周アタッチメントロスを有するアメリカ人のパーセンテージ．(Albandar JM, Brunelle JA, Kingman A : Destructive periodontal disease in adults 30 years of age and older in the United States, 1988-1994. J Periodontol 1999；70[1]：13より引用)

研究では，セメント-エナメル境から歯槽骨頂までの距離が咬翼法X線写真により通常測定される．骨吸収は，その距離をミリで，あるいは根の長さに対する割合として表現することができる．さまざまな研究は，1mm以上から3mm以上の範囲をX線写真からの骨吸収測定の閾値に使用している[10]．X線写真から得た骨吸収の測定値は，歯周プローブで得られたアタッチメントロスの測定と高い相関関係がみられる[10]．骨吸収の誤評価の主な3つの要因は，①映像幾何学による変化，②フィルムのコントラストと密度による変化，③他の解剖構造による視界の妨害である．コンピュータプログラムを用いることにより，連続X線写真から0.5mmほど小さな骨の変化をも検知することができる[40]．

さらに，デジタルサブトラクションX線写真法およびコンピュータによるデンシトメータのイメージ分析のような高度なイメージプロセッシング技術を用いることにより，経時的な骨吸収を検知する能力を増強することができる[40]．

慢性歯周炎はどれくらい存在するのか？

アメリカにおける歯周疾患の有病率の最新データは，NHANES III（1988〜1994）から参照できる．NHANES IIIのような横断調査での歯周炎の評価は歯周組織の破壊の累積的な計測であるため，他のタイプの歯肉炎と成人の慢性歯周炎を区別することは容易ではない．しかしながら，30歳以上の成人に関するNHANES IIIのデータ分析が，最近，

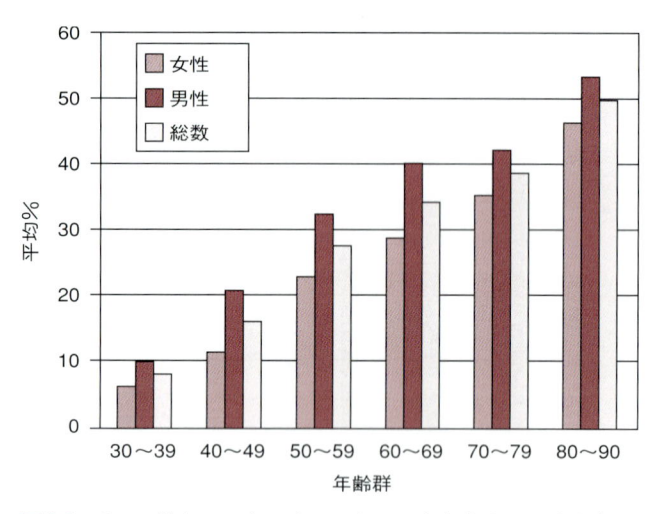

図5-5 3mm以上のアタッチメントロスを有するアメリカ人の1人当たり歯数の平均パーセンテージ．（Albandar JM, Brunelle JA, Kingman A：Destructive periodontal disease in adults 30 years of age and older in the United States, 1988-1994. J Periodontol 1999；70[1]：13より引用）

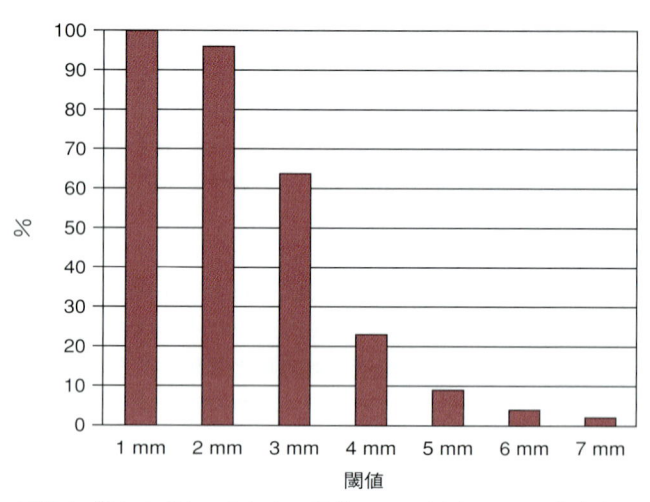

図5-6 異なるポケット深さの閾値による歯周ポケットを有するアメリカ人のパーセンテージ．（Albandar JM, Brunelle JA, Kingman A：Destructive periodontal disease in adults 30 years of age and older in the United States, 1988-1994. J Periodontol 1999；70[1]：13より引用）

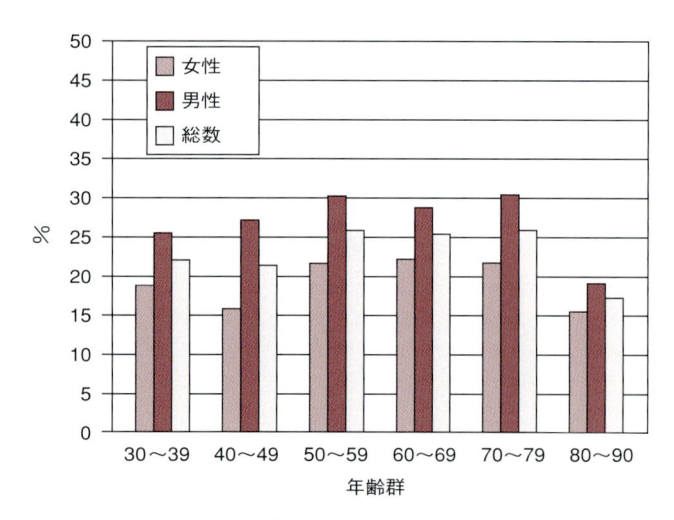

図5-7 4mm以上の歯周ポケットを有するアメリカ人のパーセンテージ．（Albandar JM, Brunelle JA, Kingman A：Destructive periodontal disease in adults 30 years of age and older in the United States, 1988-1994. J Periodontol 1999；70[1]：13より引用）

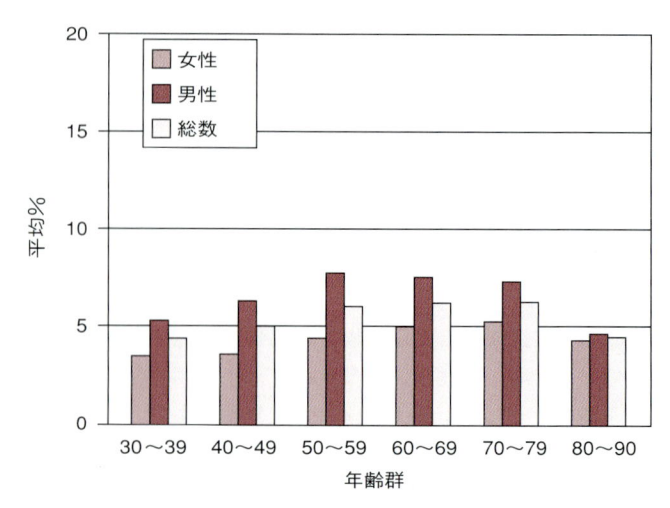

図5-8 4mm以上のポケットを有するアメリカ人の1人当たりの歯数の平均パーセンテージ．（Albandar JM, Brunelle JA, Kingman A：Destructive periodontal disease in adults 30 years of age and older in the United States, 1988-1994. J Periodontol 1999；70[1]：13より引用）

報告された[4]．アタッチメントロスの有病率は，選択した閾値に大きく依存しており，閾値を1mm以上に設定すると99％と高く，閾値を7mm以上とすると7％と低くなる（図5-3）．閾値を3mm以上とすると，口腔内の少なくとも1つの部位にアタッチメントロスのある有病率は53.1％であった．アタッチメントロスの有病率は30〜39歳のグループの35.7％以下から，80〜90歳グループの89.2％以上へと着実に増加していた（図5-4）．1人当たりの平均では，歯の19.6％に3mm以上のアタッチメントロスがあった．少なくとも1つの部位に3mm以上のアタッチメントロスをもった人々のなかでは，1人当たり平均36.6％の歯が罹患していた．罹患した歯のパーセンテージの平均は，年齢とともに増加していた（図5-5）．上顎臼歯および下顎切歯は，他の歯に比較して3mm以上のアタッチメントロスが多く認められるが，上顎中切歯ではほとんど認められなかった．

アタッチメントロスと同様，歯周ポケットの有病率は，選択した閾値に強く依存する（図5-6）．一般に3mmを超えるポケットは疾患を反映すると考えられる．4mm以上の歯周ポケットの有病率は23.1％であった．加齢によってみられるアタッチメントロスの有病率の増加はポケット深さではみられない（図5-7）．4mm以上のポケットを有する歯の割合は，1人当たり平均5.2％であり，その割合は各年代でほとんど同じであった（図5-8）．

"どれだけ成人性歯周炎があるか？"という質問に対する答えは，"用いられたケースの定義に依存する"ということになる．

慢性歯周炎は以前より増加しているのか，減少しているのか？

過去30年にわたって，アメリカではしばしば歯周疾患の有病率が減少したといわれている．しかしながら，長年にわたって行われてきた全国調査の方法に統一性がないため，歯周疾患の有病率の変化に関して結論を導くことは困難である．慢性タイプの歯周炎の傾向について結論を下すのは，さらに困難である．方法論の比較およびアメリカで行われた5つの全国調査の結果は表5-4でみることができる．最初の2つの調査，HES（1960〜1962）およびHANES I（1971〜1974）では，歯周疾患の診査にPIを使用した．PIは歯周疾患の重症度の決定を，視診できる炎症のサインにのみ依存している．歯周ポケットの存在は臨床のサインから評価され，臨床的アタッチメントロスは測定されなかった．アメリカの世帯に関するHRSA調査（1981）は，歯周プローブを使って歯周ポケット深さを直接測定する最初の全国調査であった．しかしながら，歯周アタッチメントロスは測定されなかった．最近の2つの全国調査，就労者に関するNIDR調査（1985〜1986），およびNHANES III（1988〜1994）では，ポケット深さおよびアタッチメントロスの測定にRamfjordテクニックを使用している．しかし，NIDR調査は，就労者のみが対象であり，アメリカ国内の主要な集団は除外されている．

同じ方法で歯周疾患を測定する一連の全国調査が行われるまで，歯周疾患の傾向に関する結論には有用なものは出現しないであろう．しかしながら，DouglasとFoxが，歯周疾患の傾向に関する彼らの研究のなかで結論付けたように，"歯周疾患の有病率および重症度がつぎの30年にわたって増加する傾向とみなされても，疾患のリスクにさらされている人の数および1人当たり歯の数がかなり多く増加したとしたら，この衰退の本質的な割合は平衡しているようにみえるかもしれない"[26]．実際，DouglasとFoxは，25歳以上のアメリカの成人において，何らかの歯周疾患の兆候を有する成人の数は少なくとも2010年までは増加するだろうと推測している[26]．

新規のあるいは進行性の慢性歯周炎はどれくらい存在するのか？

有病率のデータとは対照的に，国民全体を対象とした代表的な縦断研究はアメリカにはない．発症率の割合は，アメリカおよび他の国々での局所的なグループ，あるいは特定の地域グループを対象とした研究から得られるであろう．

中国での20〜80歳の個人を対象にした10年間の追跡研究では，すべての部位を計測（1歯当たり4部位）したとき，その79.8％に明らかなアタッチメントロスが認められた[11]．測定された部位のおよそ48％は2mm以上，21.8％は3mm以上，9％は4mm以上，付着が喪失していた．1人当たりの平均アタッチメントレベルの喪失は，追跡期間では，1.45〜1.86mm（1年当たり0.15〜0.19mm）であった．年齢による平均のアタッチメントロスの差はほとんど存在しないため，研究者は歯周疾患進行の割合に対する年齢の影響は無視できるという結論を下した．研究者によれば，歯科治療の受診を制限し，衛生状態を不良にした中国人グループの疾患の進行は，世界の他の集団でみられた進行の割合に類似していた．

中国の研究では，ベースライン時の診査で疾患のない部位，およびすでに疾患が存在していた部位のアタッチメントレベルの変化を区別していなかった．疾患の発症と進行を区別した研究としては，ノースカロライナに近接した5つの州のコミュニティー住居に住む高齢者（65歳以上）に関するものがある[13]．36か月間追跡調査が行われ，被験者は歯周アタッチメントロスのタイプにより以下の4つのグループに分類された．①以前は疾患のなかった部位のみにアタッチメントロスがあった者，②以前に疾患のあった部位のみにアタッチメントロスの進行をみる者，③両方のタイプのアタッチメントロスを経験した者，④アタッチメントロスのある新たな部位のなかった者．研究者らは，3年間で3mm以上の変化をアタッチメントロスと定義づけた．

表 5-7

成人の歯周疾患の進行に関する他の研究

研究	期間	被験者	方法論	結果
Haffajeeら[36]	1年間	20～79歳の牛久（日本）の居住者271名の無作為サンプル．	全歯6部位の臨床的アタッチメントロスの計測．変化は1年間に3mm以上のアタッチメントロスと定義した．	27.3％の者に1か所以上にアタッチメントロスがあった．高齢者は若年者に比べて，大きな疾患進行のリスクがあった．ベースライン時にアタッチメントロスのあった者の方が進行していた．
Ismailら[39]	28年間	1959年のベースライン診査時には5～60歳のメリーランド州Tecumsehの居住者526名．1987年の再診査時には167名．	全歯にわたって1歯当たり4部位の臨床的アタッチメントロスの計測．28年間以上にわたって1人当たりのアタッチメントロスの平均値を計算した．	平均2mm以上の喪失のあった者は13.3％．平均3mm以上の喪失のあった者は3.0％．平均4mm以上の喪失のあった者は1.2％．すべての部位のうち59.3％は変化がなかった．1年ごとのアタッチメントロスの平均は，1人当たり0.04mm．わずか10.9％の歯がフォローアップ期間中に喪失した．
Albandarら[4]	6年間	ベースライン時（18～67歳）オスロー（スウェーデン）の工場労働者293名．142名は2～6年後に再診査された．	歯根尖周囲のX線写真による歯槽骨高径の測定．変化は連続する2回の診査をとおして1mm以上と定義した．	被験者の70％は，ほとんどまたはまったく骨吸収したか所がなかった．被験者の25％は中等度の進行．5％は高度の進行．すべての部位のうち90％では変化がなかった．
Papapanouら[64]	10年間	1974～1976年のベースライン時，（25～70歳）スウェーデン人531名．1985～1986年の再診査時にはスウェーデン人201名．	各歯の近遠心のX線写真による歯槽骨高径の測定．10年以上にわたる1人当たりの骨吸収の平均を報告．	17％の者が平均2mm以上の喪失を有する．1年ごとの1人当たりの骨吸収の平均は25～65歳（ベースライン時）で0.07～0.14mmであった．70歳では0.28mm．

そして，被験者の40％はベースライン時からアタッチメントレベルに変化がなく，被験者の27.5％は新しい病変のみを経験し，被験者の11.1％はベースライン時にアタッチメントロスのあった部位にのみアタッチメントロスがあり，被験者の20.1％は両方の種類のアタッチメントロスがあったことが明らかとなった．

表5-7は，日本からの1編，アメリカからの1編，スウェーデンからの2編の計4編のコホート研究の要約である．4つの研究のフォローアップは1～28年間に及ぶ．スウェーデンの2つの研究は，歯槽骨の高さの変化を評価するためにX線写真を使用している．しかし，アメリカおよび日本の研究では，臨床的アタッチメントレベルの変化を評価するために歯周プローブを使用している．一人当たりの骨吸収ないしアタッチメントロスの平均年間喪失量は，およそ0.03～0.14mmの範囲で，これを報告した3つの研究において，ほぼ同じ値であった．各研究は，ある限られた部位および患者にだけ，アタッチメントロスあるいは歯槽骨吸収が進行したことを示している．Ismailらによる研究では，ベースライン時に存在した歯周炎部位の59.3％が，28年間にわたる観察でアタッチメントロスの変化を示さなかった．被験者の13.3％だけが平均2mm以上のアタッチメントロスの変化を示していた．Albandarらによる研究

では，観察された部位のおよそ90％は，ベースライン時と再評価の間の6年間にわたって骨の高さに変化がなかった．その研究では，被験者の70％には，完全にあるいはわずかにでも骨吸収のある部位はみられなかった．これらの研究の結果から，成人性歯周炎はかなり緩慢に進行し，少数の成人にのみ現われることがわかった．

私の慢性歯周炎患者は典型的なプロフィールに適合するか？

慢性歯周炎は一般に30歳以降に臨床的に顕在化するようになる[68]．この疾患はアタッチメントロスの遅い進行によって特徴付けられる[68]．アメリカの成人の53％は3mm以上のアタッチメントロスが少なくとも1か所あり，歯周炎はよくみられる疾患である．成人では，アタッチメントロスおよび歯周ポケットの有病率は，女性よりも男性の方が高い（図5-4，5-7参照）．男性は女性よりも多くアタッチメントロス，およびポケットのある歯を有しているようである（図5-5，5-8参照）．典型的には，歯周アタッチメントロスの有病率および範囲は，加齢に伴って増加する（図5-4，5-5参照）．この加齢に伴う有病率の増加は，歯周炎に対する疾患感受性が増加したというよりも，経時的にアタッチメントロスが蓄積した結果を反映するものである．アタッチメントロスとは異なり，歯周ポケットの発症と範囲は加齢による変化をあまり示さなかった（図5-7，5-8参照）．加齢によるアタッチメントロスの増加にポケット深さの増加が伴わないのは，加齢とともに歯肉退縮の有病率が増加するためであると考えられる．アメリカでは，1mm以上の歯肉退縮の有病率は，30〜39歳では38％であるが，80〜90歳では90％まで増加する[6]．

なぜ患者は慢性歯周炎に罹患するのか，そして何がそのリスクになるのか？

歯周炎は主としてグラム陰性菌群に関連する感染症である[79]．歯周疾患の病因および微生物の因子の役割が1996年のWorld Workshop in Periodonticsにおいて，広範囲に調査された[57,79]．科学的な文献を調査した後，セクションメンバーは3種類の細菌，*A. actinomycetemcomitans*，*Porphyromonas gingivalis*，および*Bacteriodes forsythus*を病原体と見なすのに十分な証拠が存在するという合意に達した[8]．これらの細菌のうち，*P. gingivalisis*および*B. forsythus*は，しばしば慢性歯周炎でみられる．一方で*A. actinomycetemcomitans*はしばしば侵襲性歯周炎でみられる．また，他の微生物も歯周炎の進行に関係しているであろうことも示されている．

これらの病原因子は，歯周炎が引き起こされるために必要であるが，その存在は歯周炎を引き起こすには十分ではない．疫学研究は，歯肉縁下プラーク中の微生物の存在は，歯周炎の症例の一部分しか説明できないことを示している．

このような知見を説明するために，研究者は，最近，成人性歯周炎の病因論の"新しいパラダイム"について議論しはじめた[61]．このパラダイムでは，微生物は歯周炎の原因であるが，疾患の臨床的な発現（範囲と重症度）は微生物の量や病原性に対して宿主がどのように反応するかによって決まる，ということが示されている．歯周疾患の病原体とそれらの菌体内毒素に反応して，歯周組織中の免疫細胞（とくに単核細胞）はプロスタグランジンE，インターロイキン1，および腫瘍壊死因子のような炎症のメディエーターを分泌する．生体の炎症反応は病原体から自身を防御しようとするものであるが，同時にそれは身体が感染した歯を排除しようとして，歯の周囲の結合組織の破壊および骨吸収を招くことになる．免疫応答の違いについてのいっそうの理解は，個人の歯周疾患に対する感受性を理解するうえで助けとなる．

多くの疫学研究は，歯周疾患の発症および進行に関係する環境因子および宿主因子の識別を目的としている．喫煙は，歯周炎との関連が知られているすべての環境因子のなかでも，もっとも重要なものである．喫煙が歯周炎の増加に影響することを示す証拠には，以下のようなものがある．①横断研究によると，喫煙者の有病率は高い．②縦断研究によると喫煙者は歯周炎の発症率が高い．③他のリスクファクターをコントロールした後でも統計的な有意差がある．④喫煙の量が増えると疾患の有病率および発症率が増す．⑤喫煙がどのように歯周組織の破壊に関与するか，生物学的に妥当性のあるメカニズムを説明することができる[63]．喫煙者が重度の歯周炎を発症するリスクは非喫煙者のおよそ5倍であり，そのリスクは喫煙量とともに増加する[60]．

糖尿病は個人の歯周炎に対する感受性を増強させるもうひとつの因子である．1型（かつてはインスリン依存型とよばれていたが，現在は自己免疫性とよばれている）糖尿病患者および2型（非インスリン依存型）糖尿病患者は，歯周炎の有病率および重症度が非糖尿病の者より有意に高い[27,73]．1型糖尿病は，一般に幼年期または青年期に発症し，2型糖尿病は通常，45歳以降で多くみられる．糖尿病患者10人のうちおよそ9人が2型糖尿病である．臨床医にも理解しやすい糖尿病と歯周炎の疫学的な関連についての多くは，アリゾナ州のジーラ川のインディアン・コミュニティー（Gila River Indian Community）のピマ・インディアン（Pima Indians）に関する研究から得ることができる．ピマ・インディアンは，2型糖尿病の発症率がもっとも高いことが報告されている[41]．ピマ・インディアンにおいては，糖尿病が歯周疾患を発症するリスクは3倍である[27]．糖尿病の影響は，発症からの罹患期間が同様であれば，1型および2型糖尿病患者に同様に発現する．しかしながら，1型糖尿病患者は，しばしば2型糖尿病患者より長期間，糖尿病に罹患しているため，歯周炎を発症するリスクが高い[58]．糖尿病の罹病期間に加えて，長期間の代謝コントロールは，

歯周炎において重要な因子である．歯周疾患の有病率，重症度および範囲は，良好あるいは中等度にコントロールされた患者よりもコントロールが不十分な患者で増加する[72]．よくコントロールされた糖尿病患者の歯周疾患の状態は，非糖尿病患者と同様のレベルであることは朗報である．そして，治療を受けている糖尿病患者であれば中等度から重度の成人性歯周炎であっても，歯周組織を健康な状態で維持することができる[58,78]．

歯周炎の有病率および重症度は，加齢とともに増加することを多くの横断研究が示しているが，老化は歯周炎を引き起こさないというのが現在の見解である．横断研究では，アタッチメントロスや骨吸収といった歯周炎の指標は，疾患が生涯にわたって累積された結果を示すものである．これらの研究にみられる高齢者の高い歯周炎の有病率および重症度は，感受性そのものよりも時間による累積的な影響が強い[18]．実際，重度の歯周組織破壊に対する感受性が高い場合，その傾向は早期にみられるという見解が研究によって裏付けられている[19]．年齢と歯周炎の関係を調査した縦断研究には決定的なものはない[12]．ある縦断研究は，一生を通じて良好な口腔衛生が維持された場合，歯周疾患はほとんど進行しないことを示している[2]．その研究では，口腔衛生がもっとも重要な歯周炎の予知因子であることが示されており，すべての年齢集団において，口腔衛生状態が良好な者はその95％以上が歯周炎に罹患していなかった．その著者らは，"良好な口腔衛生が維持される場合，歯周炎の進行に対する年齢の影響は無視できるものと考えられる"と結論付けている[2]．最終的に，歯周疾患のリスクが介入によって縮小するかどうかを検査することはできないため（つまり，人は若返ることはできないため），年齢がリスクファクターかどうかという討論を継続することによって得るものがあるかどうかは疑問である．

他のいくつかの要因が，成人性歯周炎を起こしうるリスクファクターとして調査された．以下のリストは，現時点においてそれらがリスクファクターの候補であることを裏付けているエビデンスについて，PageとBeckの文献を改変しまとめたものである．

- 栄養摂取：栄養と歯周疾患に関するほとんどの情報は古いものであり，主に重度の栄養不足状態の動物研究に基づいている．軽い栄養不足もしくは不均衡は，これらの動物モデルにおける歯周疾患に影響を示さなかった．栄養がリスクファクターのひとつであることを裏付けるような，コントロールのとれた縦断研究はない．
- 低社会経済的，低教育的な環境：低社会経済的な環境と，より低い教育を受けた者では，歯周疾患はより重度に進行している．しかしながら，口腔衛生と喫煙の因子を調整した場合，低社会経済的および低教育的な環境と重度の歯周疾患との間には関連性はなかった．したがって，社会経済的および教育的な環境は，直接的には，疾患の発症に影響しないと考えられる．
- 骨粗鬆症：縦断研究によるデータが不足している．また，多変量解析による結果は一貫していない．
- HIV感染症およびAIDS：縦断研究によるデータが不足している．多重可変分析は一般性に欠けている．HIV感染症とAIDSは重度の歯周炎のリスクを高めるように思われる．
- 極端に少ない歯科への受診：縦断研究によるデータはあるが，多変量解析では一貫していない．また，リスク評価および介入研究は完成に至っていない．
- 細菌：縦断研究によるデータはある．多変量解析では細菌の確かな関与が示されている．また，評価およびいくつかの介入研究は完成している．一般に歯周疾患の原因は細菌であると考えられている．しかしながら，将来的な臨床的アタッチメントロスの強い指標として，病原菌種の有無を用いることができるかどうかは，意見が分かれている．いくつかの報告は，これら病原菌種の存在は適切な予知因子であると主張しているが，他のものは疾患の進行との関連を観察した結果，推定される病原菌種の存在が個々の患者および特定の部位での将来の臨床的アタッチメントロスの予知因子となることには信頼性が低いとしている．通常，患者の予測は，部位の予測に比較して正確である．5～7種類の歯周病原性細菌のいずれも存在しないということは，ほとんどの患者において将来，臨床的アタッチメントロスが起らないということの信頼性の高い指標になる．
- プロービング時の出血：縦断研究によるデータはある．多変量解析は，プロービング時の出血がポケット深さの増加と関連していることを示している．現在，プロービング時の出血は治療が必要であることの指標として広く用いられている．しかしながら，プロービング時の出血単独では将来の臨床的にアタッチメントロスが起こるリスクが高いということの予知因子にはならない．他方，プロービング時の出血がないことは，とくにそれが2回以上の場合では，0.972の予測値で歯周組織が健康であることの優れた指標になる．
- 歯周疾患の既往：縦断研究によるデータはある．多変量解析では過去の疾患と関係していることが示されている．特定の個人の将来の歯周組織を悪化させるリスクは，強く歯周炎の存在および重症度に関係している．言いかえれば，もっとも重度の歯周炎を有する患者は，将来，臨床的アタッチメントロスが起こるリスクがもっとも高いといえる．歯周炎のない者は歯周炎に罹患している者と比べて，将来のアタッチメントロスを経験する可能性が少ない．しかしながら，疾患の既往は，優れた臨床的予知因子のひとつであるに過ぎない．それは原因ではなく，病歴がアタッチメントロスおよび現在の疾患の進行の両者の予知因子となるかどうかは明らかではない．

- 遺伝因子：縦断研究によるデータはある．多変量解析では，遺伝因子は歯周疾患のリスクファクターとして関係していることが示されている．遺伝因子は，侵襲性歯周炎と強く関連しており，慢性歯周炎とも少し関連している．
- ストレス：ほとんどの研究が壊死性潰瘍性歯肉炎（NUG）に関するものである．ケースコントロール，およびいくつかの短期間の縦断研究では，ストレスとNUGの関連が示されている．多変量解析および介入研究が必要である．生物学的メカニズムは知られている．

侵襲性歯周炎

侵襲性歯周炎（以前は早期発症型歯周炎として知られていた）は，青年期および成年期の初期に臨床的に顕在化する歯周組織の高度の破壊を伴う歯周炎である．この疾患は広汎型と限局型の2つのタイプに分類される[68]．侵襲性の歯周炎を記述するために使用されてきた文献でみられる他の用語には，若年性，限局型若年性，広汎型若年性，急速進行性，重度および前思春期性歯周炎などがある（表4-3参照）[68]．限局型と広汎型の違いは，口腔内の歯周組織破壊が起こる部位に基づいている．限局型侵襲性歯周炎は，第一大臼歯および切歯の周囲の骨吸収によって特徴付けられる．名前が意味するように，広汎型侵襲性歯周炎はより広範囲の歯周組織破壊によって特徴付けられる．

侵襲性歯周炎は歯周組織破壊の発症年齢および歯周組織破壊のパターンによって特徴付けられるが，早期発症型あるいはそのサブタイプの症例の定義は疫学的な研究によってさまざまである．アメリカの学童における口腔の健康に関する全国調査では，侵襲性歯周炎のために以下のような3つの症例の定義が使用された[48]．

- 限局型侵襲性歯周炎：3mm以上のアタッチメントロスが，第一大臼歯のうち少なくとも1歯，および切歯または第二大臼歯のうち少なくとも1歯に存在し，犬歯または小臼歯では2歯以下にしか存在しない．
- 広汎型侵襲性歯周炎：限局型の基準は満たしていない．4歯以上の歯に3mm以上のアタッチメントロスがあるか，第二大臼歯，犬歯あるいは小臼歯に少なくとも2歯以上影響を受けた歯がある．
- その他の単発的なアタッチメントロス：限局型および広汎型の基準は満たしていない．そして1歯以上の歯に3mm以上のアタッチメントロスがある．

他の研究では，疾患のパターンと範囲，そしてポケット深さ，アタッチメントロス，および骨吸収の重症度のさまざまな組み合わせに基づいて症例を定義している．幼年期と青年期の侵襲性の歯周炎を調査した研究の詳細は，Papapanouによる総説でみることができる[62]．侵襲性歯周炎への，われわれの理解が深まるにしたがって，疾患と症例の定義に用いる用語はこれからも変わっていくであろう．

侵襲性歯周炎はどれくらい存在するのか？

青年の限局型侵襲性歯周炎を調査したアメリカおよび他の国の研究のほとんどは，有病率は1％以下であると報告している[62]．アメリカでの限局型および広汎型の侵襲性歯周炎の有病率は，それぞれ0.53％および0.13％であると推測されている[48]．その他にも青年の1.61％に，限局型または広汎型の侵襲性歯周炎の定義に適合しない単発的なアタッチメントロスがみられた[73]．これらの有病率の推測値は低いが，それらと合計すると研究当時（1986～1987），ほぼ30万人のアメリカの青年に相当する[48]．

新規の侵襲性歯周炎はどれくらい存在するのか？

侵襲性歯周炎に関する縦断研究はほとんど行われていない．イギリスで行われた縦断研究では，14～19歳までの167人を対象に第一大臼歯，第一小臼歯および中切歯の唇側面の歯周アタッチメントロスが測定された[25]．5年間の調査期間中に，診査した歯の1歯以上にアタッチメントロスのある被験者のパーセンテージは，1mm以上のアタッチメントロスでは3％から77％に，そして2mm以上のアタッチメントロスでは0％から14％に劇的に増加した．19歳時には，診査された部位の31％には1mm以上のアタッチメントロスが，3.1％には2mm以上のアタッチメントロスがあった．もっとも高い頻度で影響を受けていた歯は，上顎の第一大臼歯および下顎中切歯だった．19歳の被験者では上顎大臼歯の9％に2mm以上のアタッチメントロスがあった．ベースライン時の歯肉縁下歯石およびプラークの存在は，5年経過時のアタッチメントロスを予知する重要な因子であった．この研究は，侵襲性歯周炎の有病率の変化についての有用な情報を提供するが，著者らは調査集団が任意に選択された14歳のグループではなかったことを指摘し，そのために一般の集団にこの結果を当てはめることはできないとしている．

14歳を対象にした別の研究がノルウェーで行われている[1]．1984年のベースライン時（14歳）に診査された2,767名のうち215名が，1992年（彼らは，1986年と1988年にも診査された）に再評価された．各診査の際のX線写真による歯槽骨吸収の有病率は，咬翼法のX線写真により評価された．骨吸収は完全に萌出した歯（犬歯の遠心から第二大臼歯の近心）の近心および遠心で測定され，セメント-エナメル境から歯槽骨頂までの距離として定義された．この距離が2mm以上のとき，骨吸収が存在すると定義した．ベースライン時に，1か所以上の病変がある被験者はおよそ3.5％であった．1992年までに骨吸収がある被験者の割合は2倍になった．3か所以上の骨吸収部位がある被験者のパーセンテージは，その期間に2.5％から33.3％まで増加した．

少年期と青年期の歯周炎に関する縦断研究をまとめた総説によると，若年期に歯周疾患の兆候のある者は，将来さ

らに歯周組織が悪化する傾向があると結論付けている．疾患の進行は最初に感染した部位および低社会経済的環境の患者で顕著である[62]．

私の侵襲性歯周炎患者は典型的なプロフィールに適合するか？

侵襲性歯周炎の有病率は，白人よりアフリカ系アメリカ人でより高い．アメリカの青年を対象にした侵襲性歯周炎に関する研究では，白人の0.14％に比較してアフリカ系アメリカ人では2.05％が限局型歯周炎に罹患していることが推測された[48]．広汎型の有病率は，白人が0.03％，アフリカ系アメリカ人が0.59％であった．単発的なアタッチメントロスの有病率は，白人の0.91％に対して4.63％とアフリカ系アメリカ人の方がはるかに高かった．

侵襲性歯周炎の有病率に性差があるかどうかは不明である．初期のケースレポートおよび小人数を対象とした疫学研究では，侵襲性歯周炎は女性の方が多く罹患していることがしばしば報告されている．しかしながら，より多くの対象を調査した研究によると，男女の有病率はかなり近似していることが示唆されている[70]．アメリカの学童に関する1986～1987年の調査では，限局型・広汎型侵襲性歯周炎および単発的なアタッチメントロスの有病率は男性がわずかに高かったが，統計的には有意でないことが示された[48]．しかしながら，性差による疾患の頻度を人種間で比較すると，性差による違いは非常により明らかになった．アフリカ系アメリカ人では，男性は女性に比べて2.9倍以上，限局型歯周炎を有していた．白人ではこの関係は逆転していた．白人女性は白人男性に比べて2.5倍以上，限局型歯周炎をもっていた．

なぜ患者は侵襲性歯周炎に罹患するのか，そして何がそのリスクになるのか？

*A. actinomycetemcomitans*は，限局型侵襲性歯周炎の病変に高頻度でみられる，疾患に関連する主要な病原体である[79]．病原体の除去は臨床的な改善につながる[79]．細菌は歯周組織の感染に対する重要な防御を担う好中球を殺す強いロイコトキシンを産生する．*A. actinomycetemcomitans*の菌株によって，ロイコトキシンの産生レベルは異なる．高毒性の菌株は，低毒性の菌株と比べて10～20倍のレベルのロイコトキシンを産生する[81]．限局型侵襲性歯周炎を有する患者は，歯周組織が健康な者あるいは慢性歯周炎患者と比較して，高毒性のロイコトキシンの菌株をもっている可能性が高い[81]．家族内に限局型の疾患を少なくとも1名有する21家族を調べた研究によると，*A. actinomycetemcomitans*の中でも高毒性のロイコトキシンを保有する菌株に感染した小児は，限局型侵襲性歯周炎を発症する傾向が高かった[17]．アフリカ系のバックグラウンドをもった者は，*A. actinomycetemcomitans*の中でも病原性の強い菌株に感染していることが多く，したがってアフリカ系アメリカ人において限局型若年性歯周炎のリスクが高いと考えられている[71]．*A. actinomycetemcomitans*による感染は，限局型の疾患と強く関連しているが，*A. actinomycetemcomitans*に感染したすべての者に限局型侵襲性歯周炎を発症させるとはかぎらない．また，限局型の疾患をもったすべての者が，検出可能なレベルの*A. actinomycetemcomitans*を有するともかぎらない．

侵襲性歯周炎の病因に関与する別の因子としては好中球機能不全がある．好中球の遊走能の低下は，限局型あるいは広汎型の疾患をもった患者に一貫してみられる所見である．研究により限局性の疾患をもった患者の70～75％が，好中球の遊走能が低下していたことが示されている[77]．限局型侵襲性歯周炎は家族性に生じる傾向があり，そして，この好中球遊走能の異常は遺伝性で，その異常をもつ者は限局型の疾患に罹患しやすくなる[77]．しかしながら，限局型の疾患を有する者のすべてが好中球の遊走能が低下しているとはかぎらない．また，好中球の遊走能が低下したすべての患者が，限局型の疾患を発症するともかぎらない．その他，本疾患の病因には，現時点では確認されていない宿主の因子が関与していると思われる．

参考文献

1. Aass AM, Tollefsen T, Gjermo P: A cohort study of radiographic alveolar bone loss during adolescence. J Clin Periodontol 1994; 21:133.
2. Abdellatif HM, Burt BA: An epidemiological investigation into the relative importance of age and oral hygiene status as determinants of periodontitis. J Dent Res 1987; 66:13.
3. Addy M, Hunter ML, Kingdon A, et al: An 8-year study of changes in oral hygiene and periodontal health during adolescence. Int J Paediatr Dent 1994; 4:75.
4. Albandar JM: A 6-year study on the pattern of periodontal disease progression. J Clin Periodontol 1990; 17:467.
5. Albandar JM, Brunelle JA, Kingman A: Destructive periodontal disease in adults 30 years of age and older in the United States, 1988–1994. J Periodontol 1999; 70:13.
6. Albandar JM, Kingman A: Gingival recession, gingival bleeding, and dental calculus in adults 30 years of age and older in the United States, 1988–1994. J Periodontol 1999; 70:30.
7. Amato R, Caton J, Polson A, et al: Interproximal gingival inflammation related to the conversion of a bleeding to a nonbleeding state. J Periodontol 1986; 57:63.
8. Anonymous: Consensus report. Periodontal diseases: pathogenesis and microbial factors. Ann Periodontol 1996; 1:926.
9. Anonymous: Position paper: epidemiology of periodontal diseases. American Academy of Periodontology [see comments]. J Periodontol 1996; 67:935.
10. Armitage GC: Periodontal diseases: diagnosis. Ann Periodontol 1996; 1:37.
11. Baelum V, Luan WM, Chen X, et al: A 10-year study of the progression of destructive periodontal disease in adult and elderly Chinese. J Periodontol 1997; 68:1033.
12. Beck JD: Periodontal implications: older adults. Ann Periodontol 1996; 1:322.

13. Beck JD, Koch GG, Offenbacher S: Incidence of attachment loss over 3 years in older adults—new and progressing lesions. Community Dent Oral Epidemiol 1995; 23:291.
14. Bergstrom J: Oral hygiene compliance and gingivitis expression in cigarette smokers. Scand J Dent Res 1990; 98:497.
15. Bhat M: Periodontal health of 14–17-year-old US schoolchildren. J Public Health Dent 1991; 51:5.
16. Bouwsma O, Caton J, Polson A, et al: Effect of personal oral hygiene on bleeding interdental gingiva. Histologic changes. J Periodontol 1988; 59:80.
17. Bueno LC, Mayer MP, DiRienzo JM: Relationship between conversion of localized juvenile periodontitis-susceptible children from health to disease and Actinobacillus actinomycetemcomitans leukotoxin promoter structure [see comments]. J Periodontol 1998; 69:998.
18. Burt BA: Periodontitis and aging: reviewing recent evidence. J Am Dent Assoc 1994; 125:273.
19. Burt BA, Eklund SA: Dentistry, Dental Practice, and the Community, ed 5. Philadelphia, Saunders, 1999.
20. Carlos JP, Wolf MD, Kingman A: The extent and severity index: a simple method for use in epidemiologic studies of periodontal disease. J Clin Periodontol 1986; 13:500.
21. Carter HG, Barnes GP: The gingival bleeding index. J Periodontol 1974; 45:801.
22. Caton J, Bouwsma O, Polson A, et al: Effects of personal oral hygiene and subgingival scaling on bleeding interdental gingiva. J Periodontol 1989; 60:84.
23. Caton JG, Polson AM: The interdental bleeding index: a simplified procedure for monitoring gingival health. Compend Contin Educ Dent 1985; 6:88.
24. Ciancio S: Current status of indices of gingivitis. J Clin Periodontol 1986; 13:375.
25. Clerehugh V, Lennon MA, Worthington HV: 5-year results of a longitudinal study of early periodontitis in 14- to 19-year-old adolescents. J Clin Periodontol 1990; 17:702.
26. Douglass CW, Fox CH: Cross-sectional studies in periodontal disease: current status and implications for dental practice. Adv Dent Res 1993; 7:25.
27. Emrich LJ, Shlossman M, Genco RJ: Periodontal disease in non–insulin-dependent diabetes mellitus [see comments]. J Periodontol 1991; 62:123.
28. Fletcher RH, Fletcher SW, Wagner EH: Clinical Epidemiology: The Essentials, ed 2. Baltimore, Williams & Wilkins, 1988.
29. Folkers SA, Weine FS, Wissman DP: Periodontal disease in the life stages of women. Compendium 1992; 13:852.
30. Friedman LM, Furberg CD, DeMets DL: Fundamentals of Clinical Trials, ed 3. St Louis, Mosby, 1996.
31. Genco RJ: Classification and clinical and radiographic features of periodontal disease. In: Genco RJ, Goldman HM, Cohen DW (eds): Contemporary Periodontics. St Louis, Mosby, 1990.
32. Gordis L: Epidemiology. Philadelphia, Saunders, 1996.
33. Greenberg RS: Medical Epidemiology, ed 2. Norwalk, CT, Appleton & Lange, 1996.
34. Greenstein G: The role of bleeding upon probing in the diagnosis of periodontal disease. A literature review. J Periodontol 1984; 55:684.
35. Gusberti FA, Mombelli A, Lang NP, et al: Changes in subgingival microbiota during puberty. A 4-year longitudinal study. J Clin Periodontol 1990; 17:685.
36. Haffajee AD, Socransky SS, Lindhe J, et al: Clinical risk indicators for periodontal attachment loss. J Clin Periodontol 1991; 18:117–125.
37. Hirsch RS, Clarke NG, Townsend GC: The effect of locally released oxygen on the development of plaque and gingivitis in man. J Clin Periodontol 1981; 8:21.
38. Hulley SB, Cummings SR, Browner WS: Designing Clinical Research: An Epidemiologic Approach. Baltimore, Williams & Wilkins, 1988.
39. Ismail AI, Morrison EC, Burt BA, et al: Natural history of periodontal disease in adults: findings from the Tecumseh Periodontal Disease Study, 1959–87. J Dent Res 1990; 69:430.
40. Jeffcoat MK, Wang IC, Reddy MS: Radiographic diagnosis in periodontics. Periodontol 2000 1995; 7:54.
41. Knowler WC, Pettitt DJ, Savage PJ, et al: Diabetes incidence in Pima Indians: contributions of obesity and parental diabetes. Am J Epidemiol 1981; 113:144.
42. Last JM, Abramson JH, International Epidemiological Association: A Dictionary of Epidemiology, ed 3. New York, Oxford University Press, 1995.
43. Lilienfeld DE, Stolley PD, Lilienfeld AM: Foundations of Epidemiology, ed 3. New York, Oxford University Press, 1994.
44. Lindhe J, Hamp S, Löe H: Experimental periodontitis in the beagle dog. J Periodontal Res 1973; 8:1.
45. Lobene RR: Discussion: clinical status of indices for measuring gingivitis. J Clin Periodontol 1986; 13:381.
46. Lobene RR, Weatherford T, Ross NM, et al: A modified gingival index for use in clinical trials. Clin Prev Dent 1986; 8:3.
47. Löe H: The gingival index, the plaque index and the retention index systems. J Periodontol 1967; 38:610 (supplement).
48. Löe H, Brown LJ: Early onset periodontitis in the United States of America. J Periodontol 1991; 62:608.
49. Löe H, Silness J: Periodontal disease in pregnancy. I. Prevalence and severity. Acta Odontol Scand 1963; 21:533.
50. Löe H, Theilade E, Jensen SB: Experimental gingivitis in man. J Periodontol 1965; 36:177.
51. Lyons H, Kerr DM, Hine MK: Report from the 1949 Nomenclature Committee of the American Academy of Periodontology. J Periodontol 1950; 21:40.
52. Mombelli A, Lang NP, Burgin WB, et al: Microbial changes associated with the development of puberty gingivitis. J Periodontal Res 1990; 25:331.
53. Muhlemann HR, Son S: Gingival sulcus bleeding—A leading symptom in initial gingivitis. Helv Odontol Acta 1971; 15:107.
54. Nakagawa S, Fujii H, Machida Y, et al: A longitudinal study from prepuberty to puberty of gingivitis. Correlation between the occurrence of Prevotella intermedia and sex hormones. J Clin Periodontol 1994; 21:658.
55. National Center for Health Statistics: Third National Health and Nutrition Examination Survey, 1988–1994, NHANES III Examination Data File (CD-ROM). Public Use Data File Documentation Number 76200. Hyattsville, MD, National Center for Health Statistics and Centers for Disease Control and Prevention, 1996. Available from National Technical Information Service (NTIS), Springfield, VA.
56. Newbrun E: Indices to measure gingival bleeding. J Periodontol 1996; 67:555.
57. Offenbacher S: Periodontal diseases: pathogenesis. Ann Periodontol 1996; 1:821.
58. Oliver RC, Tervonen T: Diabetes—A risk factor for periodontitis in adults? J Periodontol 1994; 65:530.
59. Page RC: Gingivitis. J Clin Periodontol 1986; 13:345.
60. Page RC, Beck JD: Risk assessment for periodontal diseases. Int Dent J 1997; 47:61.
61. Page RC, Offenbacher S, Schroeder HE, et al: Advances in the pathogenesis of periodontitis: summary of developments, clinical implications and future directions. Periodontol 2000 1997; 14:216.
62. Papapanou PN: Periodontal diseases: epidemiology. Ann Periodontol 1996; 1:1.

63. Papapanou PN: Risk assessments in the diagnosis and treatment of periodontal diseases. J Dent Educ 1998; 62:822.
64. Papapanou PN, Wennstrom JL, Grondahl K: A 10-year retrospective study of periodontal disease progression. J Clin Periodontol 1989; 16:403.
65. Payne WA, Page RC, Ogilvie AL, et al: Histopathologic features of the initial and early stages of experimental gingivitis in man. J Periodontal Res 1975; 10:51.
66. Preber H, Bergstrom J: Occurrence of gingival bleeding in smoker and non-smoker patients. Acta Odontol Scand 1985; 43:315.
67. Ramfjord SP: Indices for prevalence and incidence of periodontal disease. J Periodontol 1959; 30:51.
68. Ranney R: Classification of periodontal diseases. Periodontol 2000 1993; 2:13.
69. Russell AL: A system of classification and scoring for prevalence surveys of periodontal disease. J Dent Res 1956; 35:350.
70. Saxby MS: Sex ratio in juvenile periodontitis: the value of epidemiological studies. Community Dent Health 1984; 1:29.
71. Schenkein HA: Etiology of localized juvenile periodontitis [editorial; comment]. J Periodontol 1998; 69:1068.
72. Tervonen T, Oliver RC: Long-term control of diabetes mellitus and periodontitis. J Clin Periodontol 1993; 20:431.
73. Thorstensson H, Hugoson A: Periodontal disease experience in adult long-duration insulin-dependent diabetics. J Clin Periodontol 1993; 20:352.
74. Tiainen L, Asikainen S, Saxen L: Puberty-associated gingivitis. Community Dent Oral Epidemiol 1992; 20:87.
75. U.S. Department of Health and Human Services (DHHS): National Center for Health Statistics. Third National Health and Nutrition Examination Survey, 1988–1994, NHANES III Examination Data File (CD-ROM). Public Use Data File Documentation Number 76200. Hyattsville, MD, Centers for Disease Control and Prevention, 1996.
76. U.S. Public Health Service, National Center for Health Statistics: Diet and dental health, a study of relationships, United States, 1971–74. DHEW Publ. no. (PHS) 82-1645, Vital and Health Statistics, Series 11 no. 225. Washington, D.C., Government Printing Office, 1982.
77. Van Dyke TE, Schweinebraten M, Cianciola LJ, et al: Neutrophil chemotaxis in families with localized juvenile periodontitis. J Periodontal Res 1985; 20:503.
78. Westfelt E, Rylander H, Blohme G, et al: The effect of periodontal therapy in diabetics. Results after 5 years. J Clin Periodontol 1996; 23:92.
79. Zambon JJ: Periodontal diseases: microbial factors. Ann Periodontol 1996; 1:879.
80. Zambon JJ, Haraszthy VI: The laboratory diagnosis of periodontal infections. Periodontol 2000 1995; 7:69.
81. Zambon JJ, Haraszthy VI, Hariharan G, et al: The microbiology of early onset periodontitis: association of highly toxic *Actinobacillus actinomycetemcomitans* strains with localized juvenile periodontitis. J Periodontol 1996; 67:Suppl:282.

PART 3

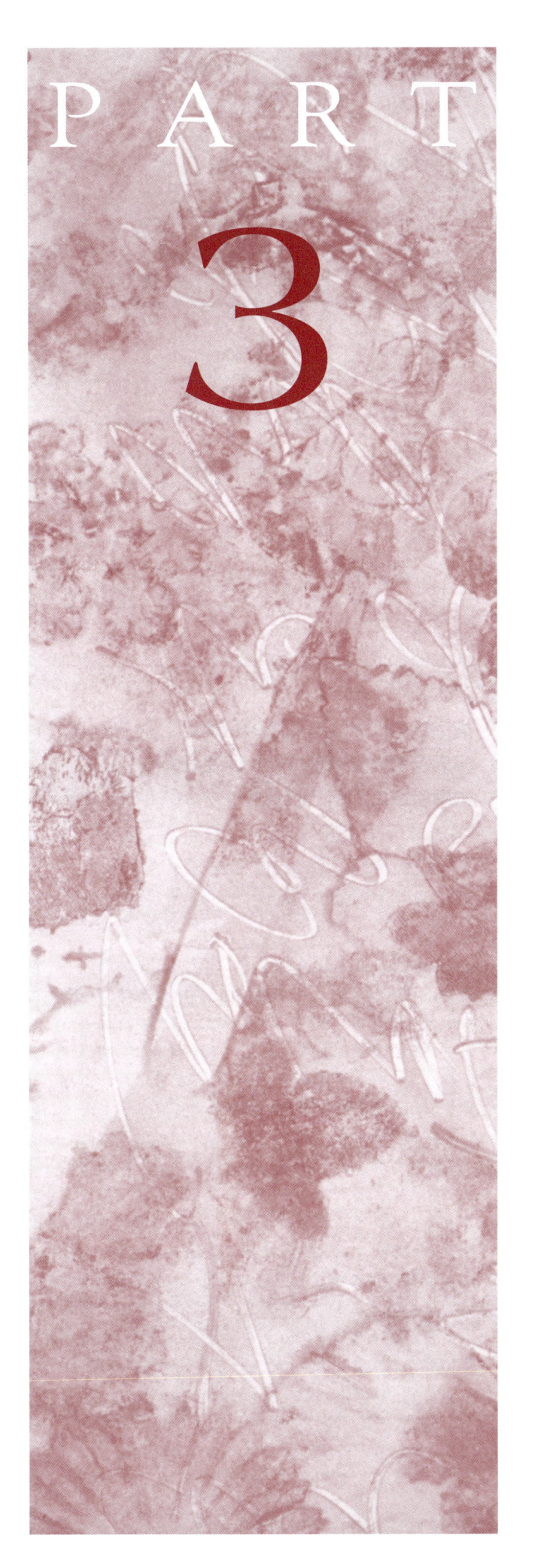

歯周疾患の病因

Susan Kinder Haake

　歯周疾患の臨床兆候は，原因因子の複雑な交錯の結果出現し，その因子はプラーク中の特異性菌や宿主の組織による場合がある．PART 3では細菌-宿主相互作用に影響を及ぼすような局所的あるいは全身的な多くの原因因子について記述する．

　歯周疾患の主な病理学的特徴は炎症であり，細菌性プラークは宿主の炎症反応を引き起こす原因因子である．健康な宿主では，少量であるが不定量の細菌性プラークが生体防御機構によって制御され，実質的な破壊は発生しない．特定の細菌種は他の細菌種と比較してより歯周組織の破壊と相関している．歯周病原性細菌のなかの特定の細菌種では，他の菌種と比較して毒性が強い．間違った口腔清掃法によるプラークの堆積により，不適合修復物，叢生や歯列不正部に局所因子である歯石が沈着するようになる．

　細菌性プラークへの宿主応答は個人の遺伝子型，もしくは遺伝子構造と環境の影響によって変化する．細菌による傷害への個人の応答を調節する遺伝的多様性もしくは変異が特定され，そのいくつかではより進行した歯周疾患と関連していることが分かっている．糖尿病か喫煙習慣をもっている人は，糖尿病に罹患していないあるいは非喫煙者である人よりも歯周組織破壊に対する感受性が高い．また，宿主要因も歯周疾患治療を成功させるのに必要な個人の創傷治癒に影響を及ぼす重要な因子である．全身的な宿主要因の歯周疾患への影響は長い間認められている．より最近のデータでは，歯周疾患が心臓病，卒中，または早産，低出産体重児出産の発生などの全身状態に重要な影響を与えるかもしれないことを示している．したがって，宿主要因は細菌の侵入による歯周組織破壊への抵抗を抑えるように局所的に作用する可能性があり，さらに，細菌の侵入によって全身疾患を引き起こすような局所もしくは全身性の応答を引き起こすかもしれない．

歯周組織の細菌学

Susan Kinder Haake, Michael G. Newman,
Russell J. Nisengard, Mariano Sanz

CHAPTER 6

本章の概要

デンタルプラーク-宿主に関連したバイオフィルム
- デンタルプラークの肉眼的構造と組成
- デンタルプラークの形成
- デンタルプラークの微細構造と生理学的性質
- バイオフィルム環境の意義

歯周疾患に関連するプラーク細菌
- 歯周疾患における細菌の特異性
- 歯周疾患の分類別にみた関連細菌
- 歯周疾患と細菌との関連性についてのまとめ

歯周病原体を同定するための基準
歯周組織の細菌学における将来的進歩

　歯周疾患は，細菌により引き起こされる歯の支持組織における一連の炎症状態である．われわれが理解している歯周疾患の病因論は，ここ10年間で大きな進歩を遂げた[94, 95]．1900年代中頃，デンタルプラーク中で発見された細菌は，すべて同等に歯周疾患を引き起こすと考えられていた．当時，歯周炎は，デンタルプラークが長期間蓄積した結果であると信じられていた．歯周疾患に特異的な細菌が関与するとの考え方は，1960年代初めまで遡る．顕微鏡によりプラークを観察した結果，歯周組織の病変部と健常部とで形態の異なる細菌が認められた．1960年代および1970年代に，技術的向上により歯周組織の細菌を分離，培養し，同定することが可能となった．これは，細菌分類学（表6-1）の進歩と，歯周組織の疾患に伴い存在する特異的細菌群が明らかにされた結果である．1990年代には，細菌叢を同定するための分子的アプローチの応用によって分類学はさらに発展し，歯周組織環境において細菌種は，以前に認められていたものより本質的にさらに多様性に富むことが明らかになった[46]．歯周組織の細菌環境についての理解が進めば，歯周疾患の病因論についての理解も深まると考えられる．

　歯周疾患における病原性細菌の同定は，多くの因子が存在するため困難である[94]．歯周組織の細菌叢は，細菌の複雑な集合体である．それらの多くは，研究室において分離することがいまだに困難，もしくは不可能である．近年，病原体として作用する菌種と，ある部位では病原体として作用するが，健康な部位にも少数ながら存在する菌種があることが明らかとなった．歯周疾患の慢性的性質は，細菌性病原体を探すことを複雑にしている．以前，歯周疾患は，ゆっくりとしかし一定の速度で進行すると考えられていた．しかしながら，疫学研究は，急激な組織破壊と緩解の期間が交互に現われ，疾患が不規則に進行することを立証した．疾患の進行過程の異なる段階で発見される細菌の同定は，技術的に困難である．そのうえ，細菌学的なデータの解釈は，病態の臨床的分類に大きく影響されるが，その分類が近年何度か改定されている[2]．以前の，そして現在の分類は，おそらく潜在的に異なる疾患の状態をも含んでいるだろう．なぜなら，それらは臨床的に正確に分類することが困難なためである．重要なことは，これらの分類からは，歯周炎と細菌群との因果関係が分からないことを認識する

表 6-1 歯周組織細菌の同定および再分類の抜粋

現在の分類	以前の分類
Campylobacter rectus	*Wolinella recta*
Campylobacter showae	新しい菌種
Porphyromonas endodontalis	*Bacteroides endodontalis*
Porphyromonas gingivalis	*Bacteroides gingivalis*
Prevotella denticola	*Bacteroides denticola*
Prevotella intermedia	*Bacteroides intermediaus*
Prevotella loescheii	*Bacteroides loescheii*
Prevotella melaninogenica	*Bacteroides melaninogenica*
Prevotella nigrescens	新しい菌種
Prevotella pallens	新しい菌種
Treponema amylovorum	新しい菌種
Treponema lecithinolyticum	新しい菌種
Treponema maltophilum	新しい菌種
Treponema medium	新しい菌種

Etoh Y, Dewhirst FE, Paster BJ, et al: *Campylobacter showae* sp. nov., isolated from the human oral cavity. Int J Syst Bacteriol 1993; 43:631; Kononen E, Eerola E, Frandsen EV, et al: Phylogenetic characterization and proposal of a new pigmented species to the genus *Prevotella*: *Prevotella pallens* sp. nov. Int J Syst Bacteriol 1998; 48:47; Shah HN, Collins MD: Proposal for reclassification of *Bacteroides asaccharolyticus, Bacteroides gingivalis*, and *Bacteroides endodontalis* in a new genus, *Porphyromonas*. Int J Syst Bacteriol 1988; 38:128; Shah HN, Collins DM: Prevotella, a new genus to include *Bacteroides melaninogenicus* and related species formerly classified in the genus *Bacteroides*. Int J Syst Bacteriol 1990; 40:205; Shah HN, Gharbia SE: Biochemical and chemical studies on strains designated *Prevotella intermedia* and proposal of a new pigmented species, *Prevotella nigrescens* sp. nov. Int J Syst Bacteriol 1992; 42:542; Umemoto T, Nakazawa F, Hoshino E, et al: *Treponema medium* sp. nov., isolated from human subgingival dental plaque. Int J Syst Bacteriol 1997; 47:67; Vandamme P, Falsen E, Rossau R, et al: Revision of *Campylobacter, Helicobacter*, and *Wolinella* taxonomy: Emendation of generic descriptions and proposal of *Arcobacter* gen. nov. Int J Syst Bacteriol 1991; 41:88; 108. Wyss C, Choi BK, Schupbach P, et al: *Treponema maltophilum* sp. nov., a small oral spirochete isolated from human periodontal lesions. Int J Syst Bacteriol 1996; 46:745; Wyss C, Choi BK, Schupbach P, et al: *Treponema amylovorum* sp. nov., a saccharolytic spirochete of medium size isolated from an advanced human periodontal lesion. Int J Syst Bacteriol 1997; 47:842; Wyss C, Choi BK, Schupbach P, et al: *Treponema lecithinolyticum* sp. nov., a small saccharolytic spirochaete with phospholipase A and C activities associated with periodontal diseases. Int J Syst Bacteriol 1999; 49:1329をもとに作成．

ことである．

　歯周疾患における細菌学の特徴に内在する困難さにもかかわらず，一部の病原菌と疾患との関連が認められている．歯周組織環境において，細菌の病原体としての機能についての特性は現在研究途上であり，その疾患の進行過程に関与する基本的なメカニズムについては，多くの情報が得られる可能性がある．また分子生物学技術の進歩により，特異性菌とその産生物を検出する能力は向上してきており，それらは進行中の疾患の指標あるいは将来の疾患の予測に利用できるかもしれない．すでにこれらの技術のいくつかは，臨床において利用できるようになってきている．しかしながら，歯周疾患の細菌学的病因論の理解が進んでいるとはいえ，"歯周疾患の原因は何か"という疑問に対する完全な解答はいまだ得られていない．

デンタルプラーク-宿主に関連したバイオフィルム

　デンタルプラークは宿主に関連したバイオフィルムである．バイオフィルム環境自体が細菌の性質を変化させる可能性があるため，近年その重要性はますます認識されてきている．バイオフィルム集合体は，はじめに歯の表面で細菌間相互作用によって形成され，つぎに細菌塊中の異なる細菌種間で物理的および生理学的な相互作用によって形成される．さらに，プラークバイオフィルム中の，細菌はおそらく宿主が関与する外部環境因子により強い影響を受ける．細菌が宿主と共存し，相互に不可逆的な損傷が生じないとき，歯周組織の健康は平衡状態にあると考えられる．この平衡状態の崩壊は，宿主とバイオフィルム細菌の両者に変化をもたらし，その結果，歯周組織の破壊が生じる．

デンタルプラークの肉眼的構造と組成

　デンタルプラークは，口腔内の歯あるいは可撤性および固定性の修復物などの硬い表面に付着し，バイオフィルムを形成する軟性の沈着物であると定義することができる[3]．プラークは，マテリアアルバや歯石のような歯の表面で認められる他の沈着物とは異なる（カラー図*6-1*）．マテリアアルバは，デンタルプラークのような整った構造を有していない細菌および組織細胞の軟性の堆積物のことであり，水流で容易に除去される．歯石は，デンタルプラークの石灰化により形成される硬い沈着物であり，一般的に未石灰化のプラークの層で覆われている．

　デンタルプラークは歯の表面における付着位置により，歯肉縁上と縁下におおまかに分類される．歯肉縁上プラークは歯肉辺縁もしくはそれより上方で認められる．歯肉辺縁に直接接触している歯肉縁上プラークは，辺縁プラークとよばれる．

　歯肉縁下プラークは，歯肉辺縁より下方の歯と歯肉溝内の組織との間に認められる．歯肉縁下プラークは，歯に付着する領域と組織に付着する領域で異なること[52, 69]，そして，症例によっては，宿主組織内に細菌が認められることが形態学的研究によって示されている[81, 82]．プラークの付着部位の違いによって，歯と歯周組織の疾患それぞれに関与する過程は異なる．たとえば，歯肉辺縁プラークは歯肉炎の進行においてもっとも重要である．歯肉縁上プラークと歯に付着する歯肉縁下プラークは，歯石の形成と根面う

蝕に重要である．一方，組織に付着する歯肉縁下プラークは，歯周炎の病態の違いを特徴付ける軟組織破壊に重要である．

デンタルプラークの主成分は細菌である（図6-1）．プラークは，1g（湿重量）当たり約$2×10^{11}$個の細菌を含んでいる[91]．$2.3×10^{11}$個の細菌を遠心分離することにより，1gの純粋なレンサ球菌が得られることから，プラーク重量のほとんどは細菌で占められている[91]．細菌を研究室で分離・同定する培養研究により，デンタルプラーク中に500種以上の細菌が認められることが示された[68]．近年の研究では，細菌を同定するために分子的アプローチに焦点が当てられており，培養法よりもむしろリボゾームDNA配列の分析が採用されている．その結果，歯肉炎に関連して発見された細菌の約30％が，これまでに培養法で検出されていない微生物種であることが示唆された[46]．このように，実際プラーク中に何種類の細菌が存在するかはまだ明らかではない．プラーク中で発見された非細菌性微生物としては，マイコプラズマ属，酵母，原虫，そしてウィルスがあげられる[12]．それらの微生物は，上皮細胞，マクロファージ，そして白血球などのいくつかの宿主細胞中の細胞間基質内にも存在する（図6-2）．

プラーク全体の20～30％を占める細胞間基質は，唾液，歯肉溝滲出液，そして細菌産生物に由来する有機質と無機質とから成る．基質を構成する有機質としては，多糖類，タンパク，糖タンパク，および脂質があげられる．唾液由来の多糖類は，清潔な歯の表面を初期に覆うペリクル（獲得被膜）の重要な構成要素である（後述）が，これもまた発達中のプラークバイオフィルムに組み込まれる．細菌が産生するデキストランを主とする多糖類も，基質中の有機質成分となる．歯肉溝滲出液由来のアルブミンは，プラーク基質の成分であることが明らかにされている．脂質成分は，細菌や宿主の細胞膜の残骸，そしておそらく食物残渣から成る．

プラークの無機成分は主にカルシウムとリンであり，他にナトリウム，カリウムそしてフッ素のような微量の無機質を含む．歯肉縁上プラークの無機成分は，主に唾液に由来する．無機成分が増加するため，プラーク塊は石灰化して歯石を形成しはじめる．歯石は，唾液腺に近接した歯列の領域にしばしば認められる（たとえば，下顎前歯部の舌側面と上顎第一大臼歯の頰側面）．これは，それらの領域において唾液から高濃度の無機質が供給されることを反映している．

歯肉縁下プラークの無機成分は，血清由来の歯肉溝滲出液に由来する．歯肉縁下プラークの石灰化によって歯石が形成される．歯肉縁下歯石は，典型的に暗緑色か暗褐色を呈しており，おそらく歯肉縁上歯石とは構成成分が異なることに起因している（たとえば，歯肉縁下の出血に伴う血液成分）．プラークのフッ化物成分の多くは，フッ素配合の歯磨剤と洗口液などから供給される．フッ化物は歯の再石灰化を促進することから，歯の脱灰防止や多くのプラーク細菌の増殖抑制などを補助するため治療に用いられる[79]．

デンタルプラークは比較的均一な高密度の構造を呈することが，これまでの組織学的手法を用いた研究によって示唆されていた．しかしながらこれらの研究方法は，脱水，固定，包埋，染色という行程からアーチファクトが生じやすい．近年，これらの行程なしにプラークの構造が調べられる新しい鏡検技術が用いられている．初期の発見とは対照的に，これらの新しい鏡検技術を用いた研究によりプラークにはプラーク塊を通過して走行する，内部チャンネル（open fluid-filled chanel）が存在し，実際には不均一な構造を呈することが明らかになった（図6-3）[13, 14, 107]．これらのチャンネルは，プラーク内での循環によって，栄養もしくは老廃物のような可溶性分子の供給が促進される可能性を示す．細菌は，チャンネルを介して細胞間基質の中で生存し増殖する．この基質は，唾液や歯肉溝滲出液のような液体中に自由に浮遊している細菌と，バイオフィルム内に存在する細菌とを区別する特殊な環境を与える．たとえばバイオフィルムの基質は，バリアーとして機能する．バイオフィルム内で細菌により産生される物質は，残留し濃縮され，異種細菌間の代謝における相互作用を促進する（生理学的性状については後述する）．

デンタルプラークの形成

口腔清掃を中止して1～2日後の歯には，すでにデンタルプラークが認められる．プラークは，白色，灰白色，もしくは黄色で，球形を呈する．歯の周囲組織と食物の動きは，機械的にプラークを除去し，これは，とくに歯面の歯冠側2/3において有効である．したがってプラークは，主に歯頸側1/3の歯面で認められる．歯頸側1/3の部位においては，プラークは咀嚼による歯の表面の食渣と組織の移動に妨害されず蓄積する．プラークの堆積物は，歯の表面にみられるクラック，小窩および裂溝でも多く形成される（オーバーハングを伴う補綴物の下，歯列不正の歯の周囲）．プラークが形成される部位とその程度は個人差があり，それを左右する因子としては，日常の食事もしくは唾液の組成と流量のような宿主因子，口腔清掃習慣があげられる[60]．

歯頸側1/3に沿って歯周プローブや探針を動かすことにより，少量のプラークを探知することができる．少量のプラークを探知する他の方法としては，プラーク検知液を用いる方法がある（カラー図6-1参照）．歯間部のプラークの形成は視覚的に明らかでないが，探針やプローブを用いて調べることは可能である．

口腔清掃処置を講じない場合，プラークはプラーク除去能とプラーク形成能との間で均衡がとれるまで蓄積し続ける．顕微鏡レベルでのデンタルプラークの形成は，高度な規則性と生態連鎖が認められる．プラーク形成の過程は，

図6-1 **A**：1日後のプラーク．プラーク細菌の微細コロニーが歯面から垂直にのびている．**B**：発達した歯肉縁下プラークは歯面から垂直にのびる全体的にフィラメント様の性状と微細コロニー（矢印）を示す．唾液-プラークの界面を示す（**S**）．（**A**：Listgarten M: Development of dental plaque on epoxy resin crowns in man. A light and electron microscopic study. J Periodontol 1975; 46:10より引用．**B**：Dr. Max Listgarten, Philadelphia, Pennのご厚意による）

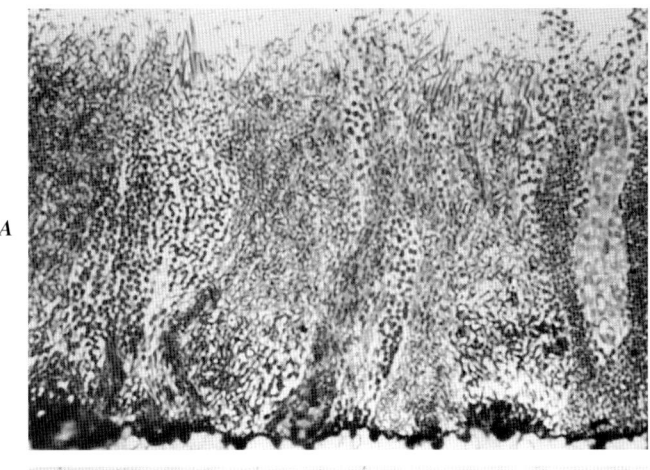

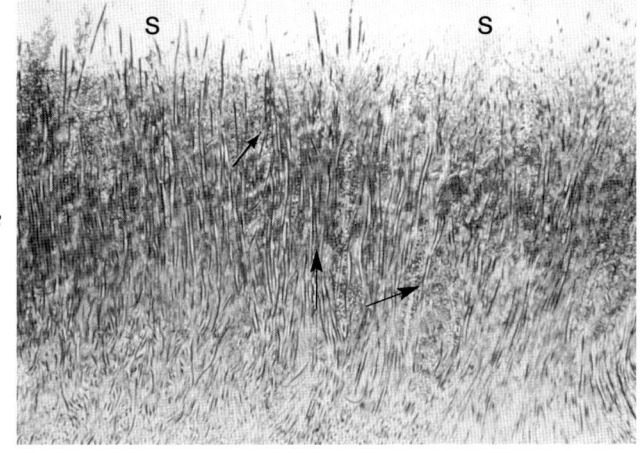

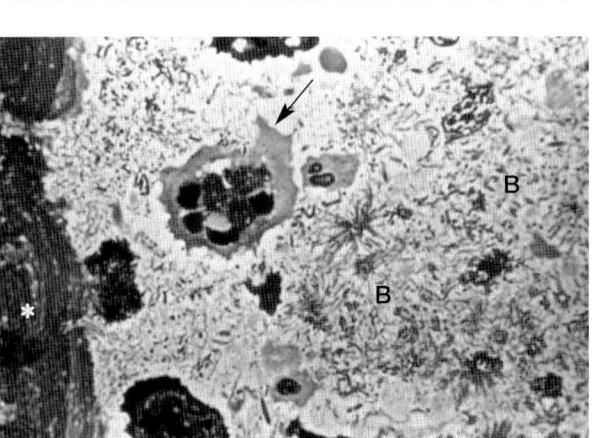

図6-2 プラークの組織切片．細菌（**B**）の間に散在している白血球（矢印）と上皮細胞（＊）のような非細菌成分を示す．（Dr. Max Listgarten, Philadelphia, Pennのご厚意による）

歯の表面へのペリクルの形成，細菌による1次コロニー形成，そして2次コロニー形成とプラーク成熟の3相に分けられる．

デンタルペリクルの形成

プラーク形成の初期段階では，歯の表面にデンタルペリクルが形成される．歯や固定性および可撤性補綴物などの口腔内におけるすべての表面が，糖タンパクペリクルで被覆される．このペリクルは，細菌や宿主組織細胞の産生物や残骸の他，唾液および歯肉溝滲出液の成分に由来する．

ペリクルの特異的な成分は部位により組成が異なる．初期（2時間）のエナメルペリクルのアミノ酸成分は，唾液のものとは異なることから[83]，ペリクルは周囲の巨大分子の選択的吸着作用により形成されることが研究によって示されている．そのメカニズムとして，分子間引力，ファンデルワールス力，そして疎水性結合がエナメルペリクル形成に関与する．ハイドロキシアパタイト表面では，唾液と歯肉溝滲出液中の正に荷電している巨大分子と負に荷電しているリン酸基が，直接あるいは間接的に反応する[78]．

ペリクルは組織表面を潤滑にする役割を果たし，また乾燥を予防する防護壁としても機能する．しかしながら，ペリクルは細菌が周囲に付着するための基質としても働く．上皮組織細胞は継続的に脱落するので，それら組織表面の細菌の蓄積は継続的に阻害される．対照的に，脱落しない硬組織表面のペリクルは，細菌がデンタルプラークを形成するために進行性に蓄積する基質を供給する．

歯の表面における1次コロニー形成

ペリクル付着後，数時間ですでに細菌は認められる．ペリクルで被覆された歯の表面に初期に付着する細菌は，

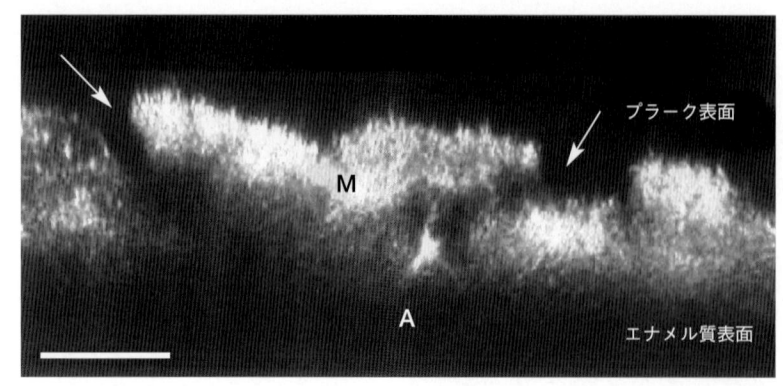

図6-3 4日目のヒトのプラークサンプルの垂直切片．In vivoでエナメル質表面にプラークバイオフィルムを発生させるために設計された口腔内装置を用いた．共焦点顕微鏡により，従来の組織の調整で必要となる脱水処理を行わずにプラーク切片を視覚化することが可能になった．プラーク表面から細菌塊(M：灰色-白色の領域)を通ってエナメル質表層まで縦走するチャンネル(矢印)に注目．細菌塊がエナメル質表面に付着していると思われる領域(A)を示す．スケールバー＝25μm．(Wood et al：Architecture of intact natural human plaque biofilms studied by confocal laser scanning microscopy. J Dent Res 2000；79：21より引用．Dr. Simon Wood, Leeds, Englandのご厚意による)

Actinomyces viscosus および Streptococcus sanguis のような，主にグラム陽性通性好気性菌である．これらの1次コロニーは，デンタルペリクルの受容体と作用する細菌表面のアドヘジンとよばれる特異的な分子を介してペリクルに付着する[23, 24, 63]．たとえば，A. viscosusは，菌体表面からのびている線毛とよばれる線維性のタンパク構造物を有している．これら線毛のアドヘジンタンパクは，デンタルペリクルにおいて発見されたプロリンを多く含むタンパクに特異的に結合する[63]．その結果，菌体はペリクルで覆われた歯の表面へ付着する．

つぎに，プラーク塊は付着した細菌の増殖をとおして成熟する．また，他の細菌種のコロニー化と増殖も同様に進行する．バイオフィルムの形成に伴い，グラム陽性通性菌が存在する初期の好気的環境下から，グラム陰性菌が優勢な高度に嫌気的な環境へと変化する．

2次コロニー形成とプラークの成熟

2次コロニーとは，清潔な歯の表面に最初にコロニーをつくらないPrevotella intermedia, Prevotella loescheii, Capnocytophaga属, Fusobacterium nucleatum, およびPorphyromonas gingivalisなどの微生物群をいう[39]．これらの微生物群は，プラーク塊中ですでに他の菌体に付着している．異なる細菌種やプラーク中の微生物のいくつかの種の他の菌種に付着する能力が多くの研究から示されており，この異種細菌同士の付着の過程は共凝集として知られている．これは主に，細菌表面に局在するタンパクや炭水化物分子を介した特異性の高い高次構造による相互作用[37, 39]や，さらに疎水結合，電気的作用，ファンデルワールス力などの特異性の低い相互作用を介して生じる[18, 25]．

口腔内コロニー形成における共凝集の重要性は，in vitroでのバイオフィルム形成の研究および実験動物モデルの研究においても示されている[62]．F. nucleatumとS. sanguis[35]，P. loescheiiとA. viscosus[103, 104]，そしてCapnocytophaga ochraceaとA. viscosus[105]の共凝集などは，2次コロニーと1次コロニーの相互作用としてよく知られている．共凝集に関する研究のほとんどは，異なるグラム陽性菌種間での相互作用と，グラム陽性菌とグラム陰性菌との間での相互作用に焦点を当てている．プラーク形成の後期段階では，主に異なるグラム陰性菌種間で共凝集がみられるようである．これらのタイプの相互作用の例としては，F. nucleatumとP. gingivalis[36, 38]もしくはTreponema denticola[40]の共凝集が示されている．

デンタルプラークの微細構造と生理学的性質

共凝集の研究から示されるように，デンタルプラークにおける特異的な細菌間相互作用は，非常に特異性が高いことが明らかとなっている．これは，in vivoにおけるデン

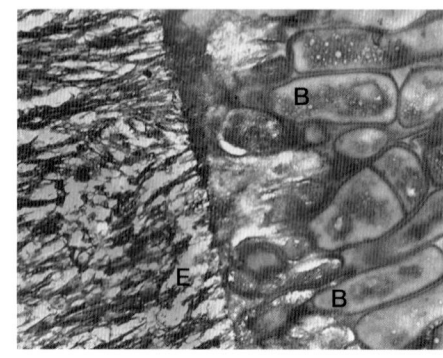

図6-4 エナメル質表面に直接的に形成されたプラーク．脱灰標本の電子顕微鏡像．う蝕のないエナメル質表面の電子顕微鏡像は，付着したプラークにおけるエナメル質基質残遺物(E)とグラム陽性菌(B)を示す．(Dr. RM Frank, Dr. A Brendel, Strasbourg, Franceのご厚意による)

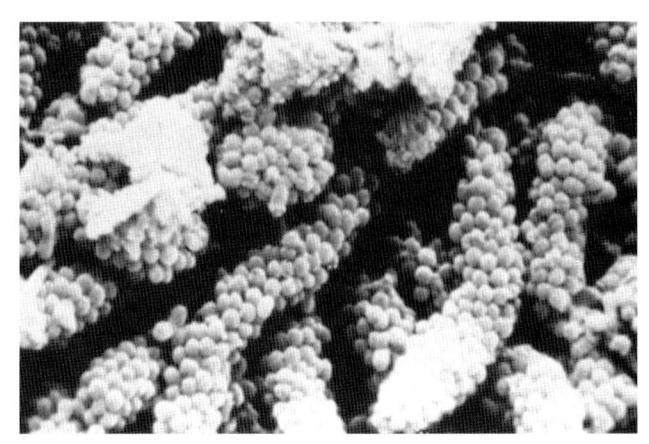

図6-5 歯肉辺縁近くの成熟した歯肉縁上プラークは、"コーンコブ"配列を示す。中心のグラム陰性糸状菌の核は、外側の細胞間付着もしくは共凝集により強固に接着している球菌を支えている。

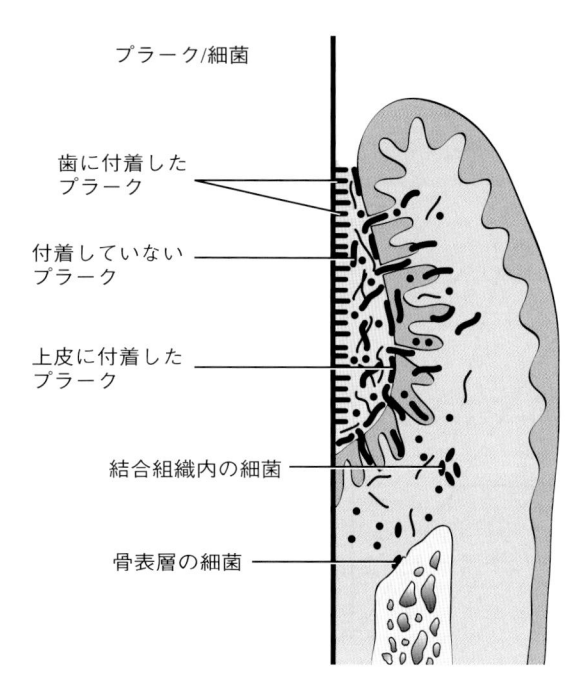

図6-6 歯面と歯周組織におけるプラーク-細菌の関係を示す。

タルプラークの構造についての光顕的および電顕的研究によって、さらに裏付けられている[52]。歯肉縁上プラークの典型像としては、細菌が層状に認められることがあげられる。歯の表面ではグラム陽性球菌と短桿菌が優勢である(図6-4)のに対し、グラム陰性桿菌と糸状菌(図6-1参照)は、スピロヘータと同様に成熟プラーク塊の表面で優勢である。特異的な細菌間相互作用は、しばしばコーンコブ(corn-cob)構造[51]としても認められる(図6-5)。コーンコブ形成は、内部の核を形成する桿状形の細菌(Bacterionema matruchotiiやF. nucleatumなど)と、桿状形のその表面に沿って付着する球菌(StreptococciやP. gingivalisなど)との間で観察される[37, 48]。

歯肉縁下の環境は歯肉縁上のそれとは異なる。歯肉溝あるいはポケット内は、歯肉溝滲出液により満たされており、そしてそれらは、細菌が栄養としている多くの基質を含んでいる(後述する)。宿主の炎症性細胞とメディエーターは、この領域における細菌の定着と増殖に強い影響力を有する。歯肉縁下プラークの形態学的および細菌学的な研究により、歯肉縁下プラークは歯に付着したものと組織に付着したものでは、異なることが明らかにされている(図6-6, 6-7)。

歯に関連した(付着した)プラーク(図6-8, 6-9)には、Streptococcus mitis, S. sanguis, A. viscosus, Actinomyces naeslundii, そしてEubacterium属を含むグラム陽性の球菌と桿菌が多い。プラーク塊の根尖側領域は、宿主の白血球層により接合上皮から離れている。そして、この歯の根尖側の領域では、グラム陰性桿菌の占める割合が増加する。組織表面に隣接するプラーク部分(図6-10, 6-11)は、歯に関連する密集した領域よりもさらに疎な構造である。それは、多数の糸状菌、鞭毛をもつ桿菌そしてスピロヘータや、主にグラム陰性の桿菌と球菌を含む。また宿主組織細胞(たとえば白血球と上皮細胞)もこの領域で認められる。組織に関連したプラークの研究では、S. oralis, S. intermedius, P. micros, P. gingivalis, P. intermedia, Bacteroides forsythus, F. nucleatumなどの細菌種が優勢であることが示唆されている[16, 21]。組織に付着するプラーク中で認められる細菌(たとえばP. gingivalis)は、宿主組織中でも認められる[82]。このように、プラーク塊における宿主組織へのこれらの細菌の物理的な接近は、組織侵入の過程に重要であると考えられる(Chapter 8 参照)。

デンタルプラーク構造の発達において観察されるグラム陽性から陰性への移行は、発達中のプラーク内での生理学的変化と平行して起こる。1次コロニー(たとえば、StreptococciとActinomyces属)は、酸素を用い、その周囲の酸化還元電位を低くして嫌気性菌の増殖を助長する[15, 102]。グラム陽性菌は栄養源としての糖や炭素を唾液から得る。成熟プラーク中において優勢な細菌は、嫌気性で糖非分解性であり、その栄養源はアミノ酸と低分子量タンパクである[56]。

デンタルプラークにおける異種細菌間の生理学的相互作用が、多くの研究結果で示されている(図6-12)。乳酸とギ酸は、StreptococciとActinomyces属の代謝副産物であり、他のプラーク細菌群の代謝に用いられる。P. gingivalisの増殖は、C. ohracea由来のコハク酸とCampylobacter rectus由来のプロトヘムのような他の細菌群が産生する代謝副産物により促進される[27, 28, 61]。

宿主は細菌が成長するうえで重要な栄養源としても機能する。たとえば、細菌由来の酵素は宿主タンパクを分解しアンモニアを放出させ、産生された窒素は細菌の栄養源として用いられる[7]。破壊された宿主ヘモグロビンに由来する

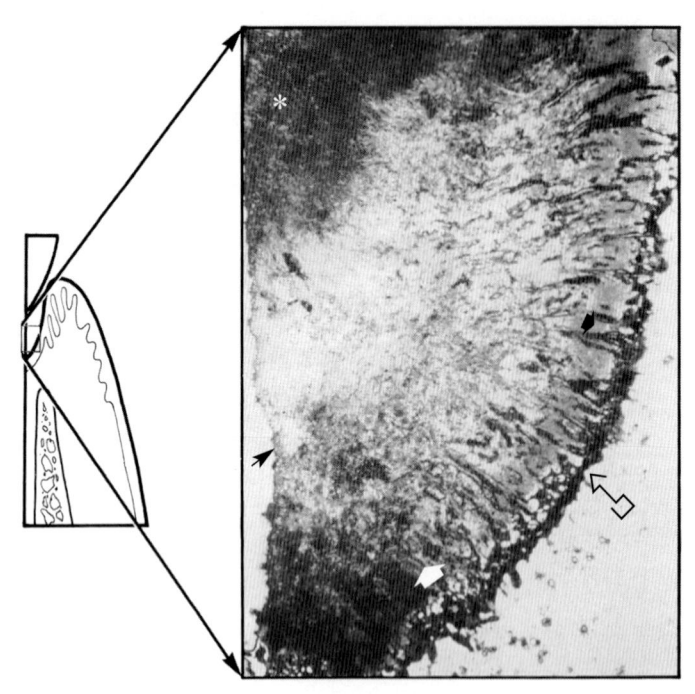

図6-7 左図は，歯肉縁下プラークの組織学的構造．右図は，歯肉縁下プラークの組織切片．四角形のついた矢印は，歯肉溝上皮を示す．白矢印は，主にグラム陰性菌の非付着領域．黒矢印は歯面．＊は主にグラム陽性菌の付着領域．
(Listgarten M: Development of dental plaque on epoxy resin crowns in man. A light and electron microscopic study. J Periodontol 1975; 46:10より引用)

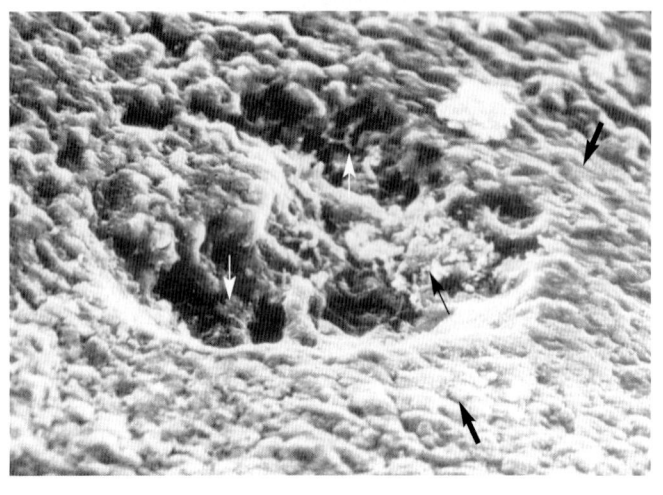

図6-8 かつて付着したプラークにより覆われていた歯根表面(吸収窩)の微細領域．吸収窩内の細菌群(細い矢印)に注目．セメント質の凹凸が容易に識別できる(太い矢印)．(Dr. J. Sottosanti, La Jolla, Califのご厚意による)

ヘミン鉄は，P. gingivalisの代謝に重要である[5]．ステロイドホルモンの増加は，歯肉縁下プラークで認められるP. intermediaの割合の増加と有意に関連している[42]．生理学的相互作用は，プラーク中の異なる細菌間および宿主とプラーク細菌との間の両者で起こる．栄養摂取の相互依存は，おそらくデンタルプラークにおける細菌の生存と増殖に重要であり，それによってプラーク中の細菌間における非常に特異的な構造的相互作用の進展を部分的に説明することができる．

バイオフィルム環境の意義

口腔内微生物の集合体であるバイオフィルムについてのin vitro研究では，構造的および生理学的相互作用の重用性がさらに強調されている．たとえば，実験的につくられたバイオフィルムにおいて，F. nucleatumはP. nigrescensやP. gingivalisなど多くの嫌気性菌が生きるのに重要である．F. nucleatumは通性菌と嫌気性菌と共凝集することにより嫌気性菌の生存を助ける[4]．さらに，F. nucleatumは，バイオフィルム環境の酸化還元電位を減少させ，他の嫌気性菌の生態を守る役割を果たしている可能性がある[15]．類似の現象が，他の嫌気性菌と通性菌の異なる組み合わせによるバイオフィルムモデルシステムで示されている[96]．最近，歯周病関連細菌の"集合体"を明らかにするために，13,000以上のプラークサンプルを対象に40種類の歯肉縁下細菌がDNAハイブリダイゼーション法を用いて分析された．集合体の構成細菌は，ともに検出される細菌の頻度に基づいて決定された[96]．興味深いことに，1次コロニー形成細菌は，集合体に属さないもの(A. naeslundii, A. viscosus)，黄色の集合体に属するもの(Streptococcus属)，あるいは紫色の集合体に属するもの(A. odontolyticus)のいずれかであった(図6-13)．主に2次コロニー形成細菌と考えられる細菌は，緑色，オレンジ色，または赤色の集合体に属する

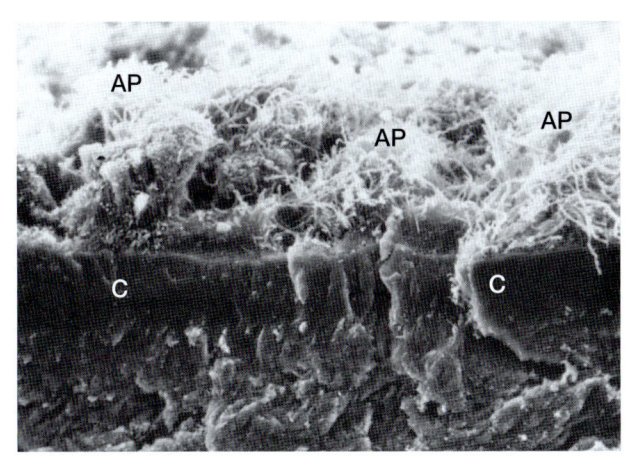

図6-9　歯肉縁下プラーク(**AP**)の付着したセメント質(**C**)の横断面の走査型電子顕微鏡写真．示されている領域は歯周ポケット内である．(Dr. J. Sottosanti, La Jolla, Califのご厚意による)

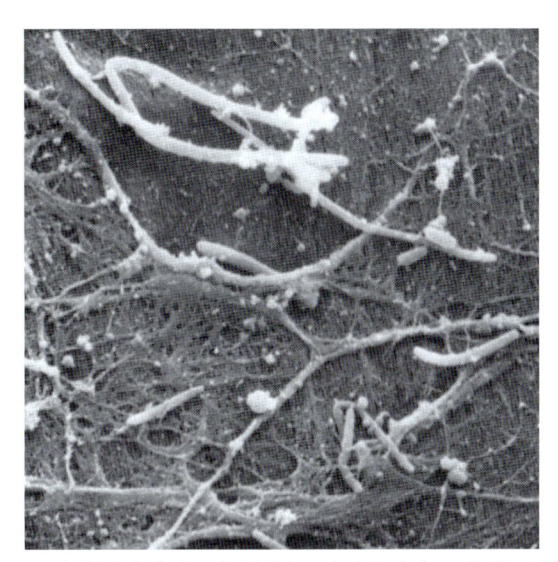

図6-10　辺縁性歯肉炎の歯周ポケット内縁上皮の表面に付着している球菌と糸状菌の走査型電子顕微鏡写真．(倍率×3,000)

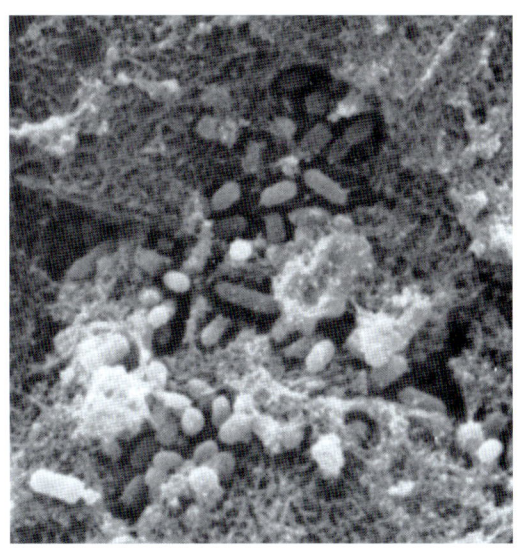

図6-11　上皮表面に短桿菌がみられるポケット壁の走査型電子顕微鏡写真の正面観．(倍率×10,000)

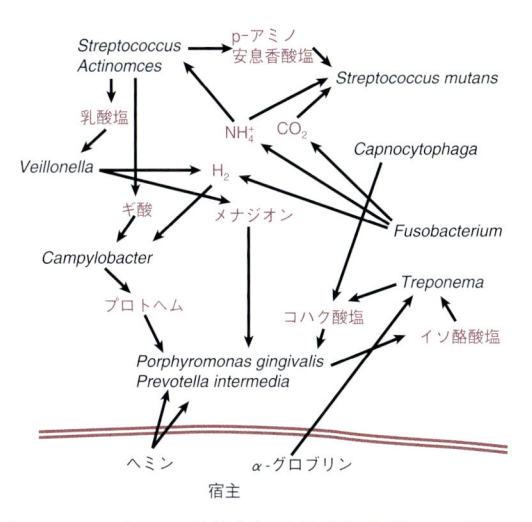

図6-12　プラーク中に認められる異種細菌間および宿主とプラーク細菌間における相互代謝の図．これらの相互作用が，歯周環境下での細菌の生存に重要である．(Carlsson[7], Grenier[28], Loesche[51], およびWalden and Hentges[102]の論文をもとに作成)

ものであった．緑色の集合体に属するのは，E. corrodens, Actinobacillus actinomycetemcomitans 血清型a，そしてCapnocytophaga属などである．オレンジ色の集合体に属するのは，Fusobacterium, Prevotella, Campylobacter属などである．緑とオレンジ色の集合体は，歯周組織やそれ以外の組織に感染する病原体とされる細菌を含む．赤色の集合体は，P. gingivalis, B. forsythus, そしてT. denticolaから成る．とくに赤色の集合体は，破壊された歯周疾患の重要な臨床パラメータであるプロービング時の出血に関連するため興味深い[96]．プラーク中における細菌集合体の存在は，バイオフィルム環境下における細菌間依存性について別の側面から裏付けているといえる．

表面に付着した細菌の増殖は，浮遊細菌の増殖とは"挙動"が異なることがしばしば認められる．たとえば，抗菌物質に対する細菌の抵抗性は，バイオフィルム環境下で有意に増大する[1, 14, 31, 74]．バイオフィルム細菌が有する抗菌剤に対する耐性は，薬剤がバイオフィルム基質に浸透しにくいこと，バイオフィルム環境では細菌の増殖が遅いこと，そしておそらく表面での増殖に対する細菌の性状が変化していることによるものと考えられる．これらは，歯周組織の感染，もしくは他のバイオフィルムが関与する感染を治療するための抗菌物質の使用において重要であり，現在この点についての研究が精力的に行われている．

歯周疾患に関連するプラーク細菌
歯周疾患における細菌の特異性

1900年代半ば，歯周疾患は，長期間におよぶプラークの

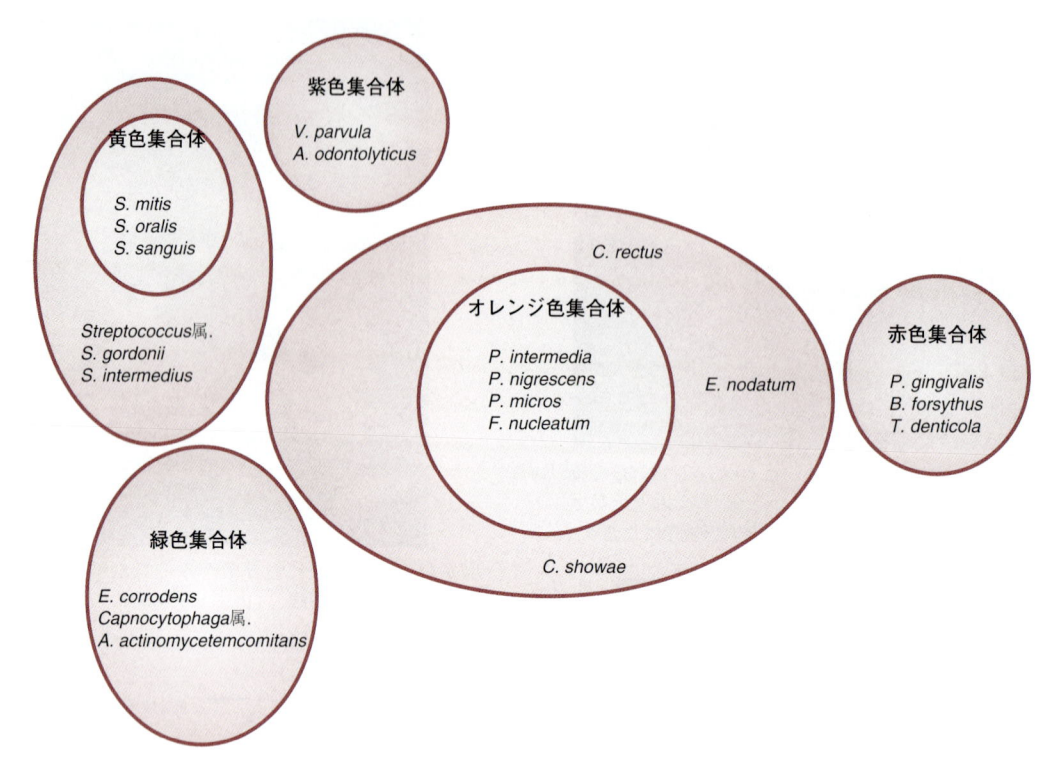

図 6-13 歯肉縁下細菌叢で同定される細菌集合体の図．それぞれのグループの違いを色によって識別している．赤色のグループもしくはグループ内の細菌は，プロービング時の出血が陽性の部位で多く認められる．
(Socransky et al: Microbial complexes in subgingival plaque. J Clin Periodontol 1998; 25:134より引用改変)

蓄積と，宿主応答の低下や加齢に伴う宿主感受性の増加により生じると信じられていた．この考えは，加齢とプラーク量が歯周炎と相関するという疫学研究に裏付けられている[59, 80, 84]．歯周疾患はプラークと明らかに関連しており，すべてのプラークは一様であり，等しく疾患の原因になりうると考えられていた．

しかしながら，いくつかの知見はこれらの結果と矛盾した．まず第一に，患者によっては，多量のプラークと歯石を伴う歯肉炎が破壊的な歯周炎に進行しない者も存在するという点である．さらに，歯周炎を有する者では，疾患のパターンとして多くの部位特異性を示す．隣接する部位では疾患が進行しているにもかかわらず，進行していない部位も認められる．これらの知見は，同じ宿主応答下ですべてのプラークが等しく病原性を有するという考えに反する．臨床的な病態が異なる部位（すなわち疾患部位か健康部位か）でプラークに違いが認められたことから，歯周疾患における特異的な病原菌の研究が始まり，非特異的プラーク仮説から特異的プラーク仮説へと考え方が移行していった．

非特異的プラーク仮説

非特異的プラーク仮説と特異的プラーク仮説は，ミシガン大学のWalter Loscheにより1976年に提唱された．非特異的プラーク仮説では，歯周疾患は"プラークによる毒素の産生"の結果により発症するとしている[57]．この説によれば，プラークの量がわずかなとき毒素は宿主により中和される．同様に，プラークの量が多いときは，多量の病原物質が産生され宿主の抵抗性を圧倒する．従来の非特異的プラーク仮説では，歯周疾患をコントロールすることはプラークの蓄積量をコントロールすることであるという概念である．（非外科的もしくは外科的な）デブライドメントおよび，プラークとその産生物の除去を行う口腔清掃による歯周炎の治療は非特異的プラーク仮説に基づいたものである．したがって，非特異的プラーク仮説は特異的プラーク仮説によって捨て去られたが，臨床的にはまだ非特異的プラーク仮説に基づいて治療が行われている．

特異的プラーク仮説

特異的プラーク仮説は，ある種のプラークだけが病原性を有しており，その病原性は特異的細菌群の存在あるいは増加に依存するというものである[57]．この説は，特異的病原性細菌は宿主の組織破壊を媒介する物質を産生することから，これらの細菌を保有するプラークによって歯周疾患が生じるとするものである．

Loescheが特異的プラーク仮説を提唱したころに，歯周細菌を分離同定する技術が大きく進歩した．それらは，歯肉縁下プラークサンプルの処理法，細菌を殺さないサンプルの取り扱い方，そして細菌を増殖させるために使用する培地の改良といった技術である[94]．その結果，歯周細菌の

分離法とその分類に大きな進歩がもたらされた．限局型侵襲性歯周炎の病原体として，A. actinomycetemcomitans が同定されたことにより，特異的プラーク仮説がさらに支持されることになった[71, 89]．これらの進歩によって，病変部位と健常部位に関連する細菌を検索し，特異的な歯周病原性細菌を同定することを目的とした一連の縦断研究および横断研究が行われるようになった．

歯周疾患の分類別にみた関連細菌

歯周組織の健康と疾患に関連する微生物は，サンプリング，培養，そしてDNAハイブリダイゼーションによる細菌の検出などの広く多様な技術を用いて研究されている[11, 20, 58, 68, 71, 96, 97, 111]．さらに，歯周疾患の分類は，関連する研究により何度も改定されてきた[2, 75]．後述の内容については，個体研究に必要とされる初期の分類図式を参考にして最近修正された分類方式[2]で考察していく．これらの発展による変化は，関連する研究の直接比較を困難にする．しかしながら，比較することによって異なる臨床的な病態で検出される細菌の一般的な特徴を明らかにし，歯周病原菌として働く細菌群を関連付ける．

適切な細菌学的手法を用いた初期の研究によって，歯周組織が疾患状態にある場合と比較して，健康状態である場合の方が歯肉縁下細菌の数と割合が多様であることが明確に示された[53, 89, 91]．プラーク1g当たりの顕微鏡下で算定される疾患部位の細菌の総数は，健康な部位と比較して2倍多い[91]．多量のプラークが疾患部位で認められることから，総細菌量が健常部位のそれよりもはるかに多いことが示唆される．

健康および疾患部位から採取した細菌の形態を調べると，歯周組織の健康と疾患の相違が明らかとなる．球菌が少なく運動性桿菌およびスピロヘータが多い状態は，健康部位よりも疾患部位で認められる(図6-14)[53]．歯周組織が健康な部位から培養された細菌では[89]，グラム陽性通性桿菌および球菌が優勢である(約75％)．このような細菌群の回収率は，歯肉炎(44％)と歯周炎(10～13％)の病態に比例して減少する．このような減少はグラム陰性桿菌の割合が増加することを意味し，健常部位で13％，歯肉炎では40％，そして進行した歯周炎においては74％である(図6-15)．

健康な歯周組織

歯周組織が健康な部位から検出される細菌は，病変部位と比較して少ない．健康な歯周組織に関連する細菌としては，主にグラム陽性通性菌種とStreptococcusおよびActinomyces属のメンバー(たとえば，S. sanguis, S. mitis, A. viscosus, そしてA. naeslundii)があげられる．少ないがグラム陰性菌種も認められる．もっとも頻繁に認められるものとして，P. intermedia, F. nucleatum, および，Capnocytophaga, Neisseria, そしてVeillonella属がある．

光顕的研究の結果，少数のスピロヘータと運動性菌も認められた．

S. sanguis, Veillonella parvula, そしてC. ochraceaのような細菌種は宿主を保護し有益に働く．これらは，アタッチメントロスのない(非活動性の)部位における歯周組織で典型的に認められるが，歯周組織破壊が生じている活動性の部位では少ない[19, 94]．これらの細菌種は，おそらく病原性微生物群のコロニー形成，もしくは増殖を妨げる働きをする．その機構のひとつとして，S. sanguisによるH_2O_2の産生がある(H_2O_2は，A. actinomycetemcomitansの菌体を破壊することが知られている)．さらにこの考えを支持するものとして，治療後にアタッチメントゲインが得られた部位に，多数のC. ochraceaとS. sanguisが認められることが，臨床的研究から示されている[94]．プラーク環境，およびプラーク中における細菌とそれらの産生物との間の相互作用をより理解することにより，多くの他の例が明らかになるものと思われる．

歯肉炎

歯肉炎の進行は，Harald Löeらによってはじめて報告され，実験的歯肉炎とよばれる実験モデルで数多くの研究が行われてきた[54, 98]．ヒトを被験者として，はじめにクリーニングと正確な口腔清掃方法により健康な歯周組織を確立し，その後，口腔清掃を21日間停止する．口腔清掃を停止して8時間後，細菌は歯面1mm^{2}当たり10^3～10^4個の密度で認められる．その数は，その24時間後に100～1,000倍に増加する[92]．

実験的歯肉炎における初期の微生物叢は，グラム陽性桿菌，グラム陽性球菌，そしてグラム陰性球菌から成る．歯

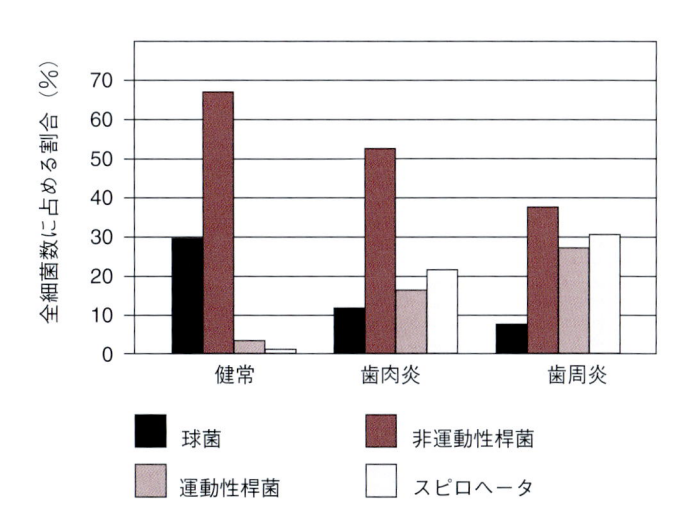

図6-14 健常および病的な歯周組織に関与する歯肉縁下細菌の顕微鏡による形態観察結果．(Slots J, Rams TE: Microbiology of periodontal disease. In: Slots J, Taubman MA(eds): Contemporary Oral Microbiology and Immunology. St. Louis, Mosby, 1992より引用改変)

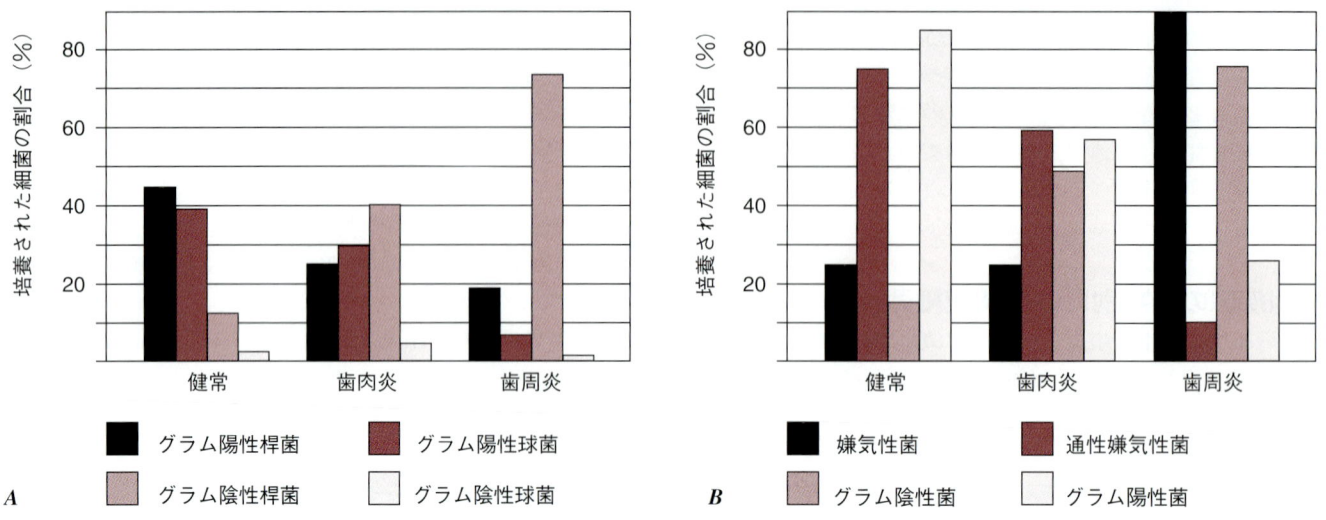

図6-15 健常および病的な歯周組織に関与する歯肉縁下細菌の培養結果. **A**：グラム陽性，グラム陰性桿菌および球菌の分布. **B**：嫌気性菌，通性嫌気性菌，グラム陽性菌，グラム陰性菌の分布.(Slots J, Rams TE: Microbiology of periodontal disease. In: Slots J, Taubman MA(eds): Contemporary Oral Microbiology and Immunology. St. Louis, Mosby, 1992より引用改変)

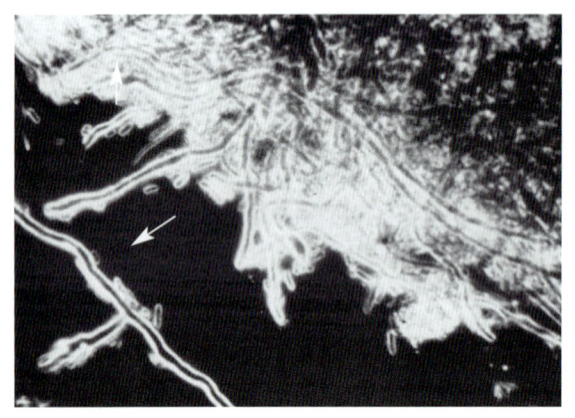

図6-16 歯肉炎に関与するプラーク中のフィラメントの暗視野顕微鏡写真像を示す．フィラメントに付着する小さな細菌に注目(矢印).

肉組織中に炎症性変化が明らかに認められるようになると歯肉炎に移行し，グラム陰性桿菌と糸状菌が最初に認められるようになり(図6-16)，さらにその後，スピロヘータと運動性菌が認められるようになる[98].

プラーク性歯肉炎(慢性歯肉炎)の発症において認められる細菌は，グラム陽性菌(56%)とグラム陰性菌(44%)との割合がおおよそ等しく，同様に通性菌(59%)と嫌気性菌(41%)との割合も等しい(図6-15参照)[89]．グラム陽性の優勢菌として，*S. sanguis, S. mitis, S. intermedius, S. oralis, A. viscosus, A. naeslundii*そして，*Peptostreptococcus micros*があげられる．グラム陰性の優勢菌としては，*F. nucleatum, P. intermedius, V. parvula*の他に，*Hemophilus, Capnocytophaga*，そして*Campylobacter*属があげられる[65, 68, 89].

妊娠性歯肉炎は，妊娠に関連した歯肉組織の急性炎症である．本病態は，歯肉溝滲出液中のステロイドホルモン量の増加と，ステロイドを増殖因子とする*P. intermedia*の数の急激な増加を伴う[42].

歯肉炎の研究結果から，歯肉炎は単にプラークの蓄積の結果発症するのではなく，デンタルプラーク中の構成細菌の選択的変化に関連し発症するという結論が裏付けられている．歯肉炎は慢性歯周炎の発症に先行すると一般的に信じられている．しかしながら，長期にわたる歯肉炎によっても付着の喪失が必ずしも進行しないことが多くの患者で示されている[6, 55].

慢性歯周炎

歯周炎の特徴は，歯面からの結合組織性付着の喪失である．歯周疾患の多くの種類は成人で認められ，これらの病態は，異なる進行速度(図6-17)と治療に対する異なる応答性に特徴付けられている[2]．長期にわたる調査の結果，未治療の患者では1年当たり平均0.05〜0.3mmのアタッチメントロスの進行が示されている(すなわち，漸進的モデル)[6]．短期の調査では，被験部位は疾患活動性を示さない期間中に，短期間で付着の破壊が起こることが示されている(たとえば，バーストモデル)[26]．最近の研究によると，疾患の進行において，漸進的もしくはバーストモデル，あるいは他のモデルが正しいかどうかは明らかにされていない[6].

慢性歯周炎の細菌学的研究は，横断研究と縦断研究の両方で行われ，後者は治療群と非治療群を設定して行われた．これらの研究結果は，慢性歯周炎には特異性細菌が関与するという考え方を支持している．慢性歯周炎を伴う部位のプラークは，顕微鏡的研究から一貫してスピロヘータの割合の上昇を示している(図6-14参照)[53, 58]．慢性歯周炎の部位では，プラーク微生物の培養により，嫌気性菌(90%)，

歯周組織の細菌学 ■ CHAPTER 6   107

グラム陰性菌（75%）が高い割合で存在することが明らかになっている（図6-15参照）[88, 89].

慢性歯周炎において，高レベルでもっとも頻繁に培養される細菌としては，P. gingivalis, B. forsythus, P. intermedia, C. rectus, Eikenella corrodens, F. nucleatum, A. actinomycetemcomitans, P. micros, そしてTreponema属とEubacterium属があげられる[45, 47, 56, 68, 89, 93, 94, 97]. 歯周病学的に（アタッチメントロスが起こった）活動性の部位と（アタッチメントロスが起こっていない）非活動性の部位とを比較して調べると，活動部位ではC. rectus, P. gingivalis, P. intermedia, F. nucleatum, そしてB. forsythusの増加が認められる[20]. さらに，P. gingivalis, P. intermedia, B. forsythus, C. rectus, そしてA. actinomycetemcomitansの検出レベルは疾患の進行と関連し[20, 106]，治療による特異性細菌の除去は臨床所見の改善と相関する[10, 29, 90]. P. gingivalisとA. actinomycetemcomitansは，ともに宿主細胞へ侵入することが示されており，これは侵襲性の成人性歯周炎において顕著である[8, 9, 82]. 最近の研究によると，慢性歯周炎とウイルス性微生物であるヘルペスウイルス群，とくにEpstein-Barrウイルス-1（EBV-1）とヒトサイトメガロウイルス（human cytomegalovirus；HCMV）との関連が示されている[12]. さらに，歯肉縁下におけるEBV-1とHCMVの存在は，病原性細菌といわれているP. gingivalis, B. forsythus, P. intermedia, およびT. denticolaの量に関連する．これらの結果は，ウイルス感染が歯周組織への病原性の一因であるという仮説を支持するものであるが，ウイルス病原体の役割については，今後の研究課題である．

限局型侵襲性歯周炎

歯周炎のいくつかの病態は，思春期もしくは思春期前にアタッチメントロスが急速かつ重篤に生じることを特徴とする．限局型侵襲性歯周炎（以前の分類では，限局型若年性歯周炎：localized juvenile periodontitis；LJP　Chapter 28参照）は思春期ごろに発症し，男性よりも女性に高頻度で認められ，一般的には永久歯の臼歯および切歯に好発する．この病態は全身的免疫調節において何らかの機能欠陥を示す個体に多く認められ，発症した個体のほとんどに好中球機能の低下が認められる．

限局型侵襲性歯周炎に関連する微生物は，グラム陰性，二酸化炭素要求性，および嫌気性桿菌を優勢菌として構成される[70, 71, 89]. ほとんどすべてのLJP罹患部位からA. actinomycetemcomitansが検出されることが微生物学的研究から示されており，培養可能な全微生物の90%を占める[43, 67]. P. gingivalis, E. corrodens, C. rectus, F. nucleatum, B. capillus, Eubacterium brachy, そしてCapnocytophaga属およびスピロヘータのような他の微生物も有意に認められる[43, 64, 66, 67]. EBV-1とHCMVのようなヘルペスウイルスもまた限局型侵襲性歯周炎に関連する[12, 64, 99].

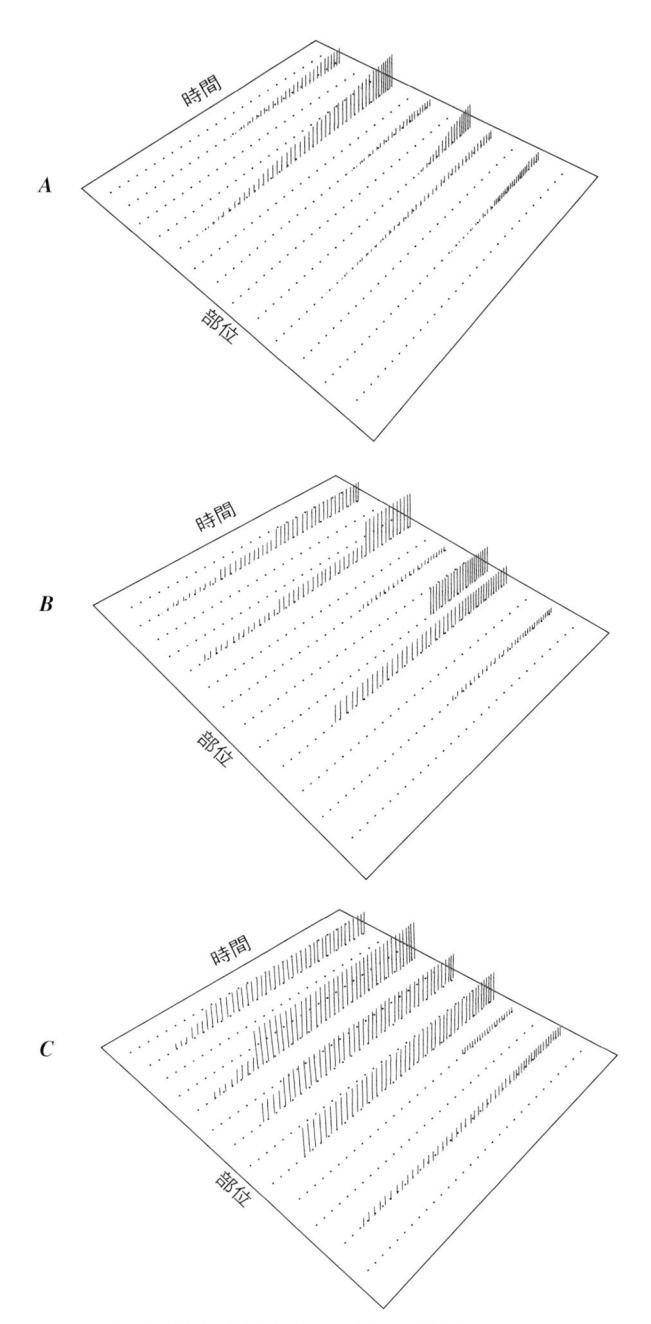

図6-17　慢性破壊性歯周疾患の進行の可能性についてのモデルを図に示す．X軸は部位，Y軸は時間，Z軸は疾患の活動性を表わす．A：いくつかの部位ではアタッチメントロスが徐々に進行し，他の部位では変化しない．発症時期や破壊程度は部位によりさまざまである．B：ランダム・バーストモデル．破壊はランダムに起こる．ある部位では疾患の進行はみられず，他の部位では1回あるいは数回にわたって突発的な疾患の進行がみられる．その結果としてみられる破壊程度は，部位によりさまざまである．C：非同調多部位バーストモデル．多数の部位が限られた期間に突発的な疾患の進行を示し，その後長期にわたって疾患の進行はみられない．かなりの期間がたった後，また突発的な進行のみられる部位が出現する場合も稀にある．他の部位はこの期間を通じて歯周疾患の活動性をまったく示さない．Bのモデルとの違いは，このモデルでは歯周組織破壊の大部分が数年の間に起こることである．(Drs. S. Socransky, A. Haffajee, M. Goodson, and J. Lindhe, Boston, Mass., and Göteborg, Swedenのご厚意による)

A. actinomycetemcomitansは，限局型侵襲性歯周炎のほとんどの（しかし，すべてではない）症例において，主要な病原体として広く認識されている（Chapter 8 を参照）[44,94]．本疾患の治療には，機械的除去と全身的抗菌療法の併用が，A. actinomycetemcomitansの量を調節するために必要であることが研究から示されている[43,76,77]．機械的治療法単独での失敗は，本菌が宿主組織に対し侵入能を有するためであると考えられる[8,9,82]．

全身疾患の一症状としての歯周炎

以前の分類では，乳歯列期に影響を及ぼすことが知られている稀な歯周炎の病態として，"前思春期性歯周炎（prepubertal periodontitis）"があげられている．重篤な歯周組織破壊を示すほとんどの子どもに著明な免疫的異常が認められることから，本疾患は全身疾患の一症状として，現在，歯周炎の項目のなかで再分類されている．免疫不全の原因は，好中球の機能異常や白血球の接着不全など，多様である[17,34]．近年，重篤な歯周組織破壊を呈するいくつかの症例において，カテプシンC遺伝子変異が関与することが，疾患を有する子ども達から示された（Chapter10"歯周疾患に関連した遺伝的要因"参照）．"前思春期性歯周炎"患者にみられる歯肉縁下細菌は，他の歯周疾患の病態にも認められる[68,73]．全身疾患の結果として起こった病態は，若年齢での重篤な破壊の進行が宿主感受性の増加を反映するとの考え方に一致する．小児で発見される重篤な歯周組織破壊は，全身疾患における初期の兆候のひとつであると考えられる．

壊死性歯周疾患

歯肉および歯周組織における急性炎症としての壊死性歯周疾患（necrotizing periodontal disease）の発症は，歯肉組織辺縁部と歯間乳頭の壊死を特徴とする．臨床的に，これらの状態はしばしばストレスやヒト免疫不全ウイルス（human immunodeficiency virus；HIV）感染に関連する．それらは，悪臭，疼痛，あるいは，リンパ節腫脹，発熱，そして倦怠感を含む全身的症状を併発する．壊死性潰瘍性歯肉炎の部位において，P. intermediaとスピロヘータが高レベルで認められることが微生物学的研究から示されている．スピロヘータは，壊死性組織と明らかに影響を受けていない結合組織に侵入していることが認められている[49,50]．

歯周組織における膿瘍

歯周膿瘍は歯周組織の非常に急速な破壊の結果もたらされた急性病変である．それらは，未治療の歯周炎患者においてしばしば生じるが，メンテナンス中あるいはスケーリング・ルートプレーニング後の患者においても生じる．歯周膿瘍は，歯周炎の有無にかかわらず，たとえば異物の圧入（あるいはポップコーンの粒やデンタルフロスなど），または歯内療法的な諸問題などによって生じる可能性もある[33]．歯周膿瘍の典型的臨床症状としては，疼痛，腫脹，排膿，プロービング時の出血，そして歯の動揺があげられる．全身的兆候としては，頸部リンパ節の腫脹と白血球数の増加がある[32]．歯周膿瘍に基本的に有意に認められる歯周病原体が明らかにされており，これらの微生物群としては，F. nucleatum, P. intermedia, P. gingivalis, P. micros, そしてB.

表 6-2

歯周疾患における病原体としてA. actinomycetemcomitansとP. gingivalisの役割を支持する論拠：Socranskyの基準

判断基準	A. actinomycetemcomitans	P. gingivalis
関連性	LAPの病変部位における増加 いくつかの慢性歯周炎の病変部位における増加 LAP病変部位の組織における検出	歯周炎局所での増加 歯肉溝上皮で認められる
除去	治療が成功した場合には減少または根絶 再発部位で認められる	治療が成功した場合には減少または根絶 再発部位で認められる
宿主応答	LAPにおける血清および局所抗体レベルの上昇	歯周炎患者における全身および局所の抗体レベルの上昇
動物研究	無菌ラットで疾患誘発が可能	実験的混合感染およびカニクイザルの歯周炎において重要である
病原因子	宿主組織細胞侵入，ロイコトキシン，コラゲナーゼ，エンドトキシン（LPS），エピセリオトキシン（epitheliotoxin），線維芽細胞抑制因子，骨吸収誘導因子	宿主組織細胞付着および侵入，コラゲナーゼ，トリプシン様酵素，フィブリノリシン，ホスホリパーゼA，ホスファターゼ，エンドトキシン（LPS），H_2S，NH_3，脂肪酸，PMN機能に影響を及ぼす因子

LAP：限局型侵襲性歯周炎（localized aggressive periodontitis）．Socransky SS, Haffajee AD：The bacterial etiology of destructive periodontal disease：Current concepts. J Periodontol 1992；63：322より引用改変．

*forsythus*があげられる[30, 32, 72].

歯周疾患と細菌との関連性についてのまとめ

　健康な部位と歯周疾患に罹患した部位の細菌叢を比較した一連の研究によると，疾患の進行過程において，個々の細菌が原因菌として作用していることが示唆されている．しかしながら，これらの研究によって導かれた結論には，いくつかの限界があることを考慮しなければならない．ひとつには，歯肉縁下環境で認められる細菌の大部分を分離同定することは，われわれの限界を超えているということである．培養法が進歩したとしても，健常および疾患部位における新たに認められた細菌種に関する報告について注意すべきである．たとえば，新たに記載されたスピロヘータについての有用な情報はほとんどない（*Treponema*属　表6-1）．もうひとつの限界として，関連性というのは重要であるが，特定の細菌の病因論的役割を示す単なる局面にすぎないということである（後述の考察を参照）．歯周組織の細菌叢は，そこに存在する細菌間，および細菌と宿主との間で構造的および生理学的な多くの相互作用を伴う非常に複雑な環境システムである．ある種の細菌は，疾患の進行過程で生じた環境の変化によって増加しただけであって，原因菌ではないということも十分起こりうる．この例としては，思春期の時点でのヒトにおける歯肉炎の発症についての研究がある．歯肉炎発症の前に*Capnocytophaga*属の割合が増加するのに対し，*P. intermedia*は，歯肉炎発症後に増加することが認められた[65]．このことは，*Capnocytophaga*属が病因であり，対照的に，*P. intermedia*の出現は歯肉炎発症の環境変化に関連していることを示唆している．同様に，近年の研究は，歯周疾患とヘルペスウイルスとの関連性を示しているが，疾患の進行過程におけるこれらの微生物が果たす役割は，まだ明らかにされていない．このように，関連性を示す研究は重要ではあるが，歯周疾患における病原菌であると確定するうえでは，ほんの第一歩であるに過ぎない．

歯周病原体を同定するための基準

　1870年代，Robert Kochは，ヒトの感染において原因となる細菌の同定に関する古典的基準を提唱した．Kochの原則とよばれるこれらの基準は，原因菌の条件について以下のとおり記述したものである．

　原因となる病原体は，

1. 罹患した個体から常に分離できること．
2. 研究室における純培養で増殖できること．
3. 感受性のある実験動物に接種すると類似の疾患が発症すること．
4. 罹患した実験動物における局所から再分離できること．

　たとえば，*Streptococcus mutans*は，う蝕の原因菌としてKochの条件を満たすことが示されている．しかしながら，他のタイプの疾患に対してこれらの基準の適用に困難が生じている．そして，近年，Kochの原則の適用は，ますます再考の必要性が生じてきた．歯周炎の場合，主に3つの問題点がある．まず，疾患に関連する微生物すべてを培養することは不可能であること（たとえば，多くの口腔内スピロヘータ）．つぎに，活動性疾患の部位を明らかにし，培養することが本質的に困難であること．そして，歯周炎を研究するためのよい実験動物モデルが存在しないことである[94]．

　ボストンのForsyth Dental Centerの研究員であるSigmund Socranskyは，歯周組織の微生物群が病原体である可能性を判定するための基準を提唱した[94]．その基準は，以下のとおりである．

　可能性のある病原体は，

1. 疾患に関連し，疾患に罹患している部位では細菌の増加を認める．
2. 治療した疾患の臨床的消退を示す局所において，消失あるいは減少する．
3. 宿主の細胞性あるいは体液性免疫応答に変化を起こし，宿主が反応する．
4. 実験動物モデルにおいて疾患を発症させる原因となる．
5. 歯周組織の破壊を引き起こす病原因子を有する．

　これらの基準を基に，歯周病原性細菌として*A. actinomycetemcomitans*と*P. gingivalis*の病原性を支持するデータを表6-2に示す．その関連性と除去の基準は，前節で述べている．宿主-寄生体相互作用に焦点を当てている残り3つの条件は，Chapter 8で考察する（歯周疾患における宿主と微生物の相互作用）．

歯周組織の細菌学における将来的進歩

　20世紀の終わり，科学，とくに分子細胞生物学の分野における進歩は，歯周組織細菌叢に関する研究に対するアプローチを進歩させた．特異的な細菌とウイルスを検出・同定するためのDNAに基づいた方法論は，培養法と比較して時間およびコスト的に著しく有利である．これにより，検索できるサンプル数および検索できる細菌種が劇的に増加した．深く考え過ぎかもしれないが，培養できない細菌を検出できることによって，この複雑な生態系に関するわれわれの知識がまだ限られたものであることが明確になってきた．これらの方法を用いて歯周組織の研究を続けることは，疾患における細菌の生態および病因について，われわれの知識をより正しく洗練されたものへと導くであろう．

参考文献

1. Allison DG, Gilbert P: Modification by surface association of antimicrobial susceptibility of bacterial populations. J Ind Microbiol 1995; 15:311.

2. Armitage GC: Development of a classification system for periodontal diseases and conditions. Ann Periodontol 1999; 4:1.
3. Bowen WH: Nature of plaque. Oral Sci Rev 1976; 9:3.
4. Bradshaw DJ, Marsh PD, Watson GK, et al: Role of *Fusobacterium nucleatum* and coaggregation in anaerobe survival in planktonic and biofilm oral microbial communities during aeration. Infect Immun 1998; 66:4729.
5. Bramanti TE, Holt SC: Roles of porphyrins and host iron transport proteins in regulation of growth of *Porphyromonas gingivalis* W50. J Bacteriol 1991; 173:7330.
6. Brown LJ, Löe H: Prevalence, extent, severity and progression of periodontal disease. Periodontol 2000 1993; 2:57.
7. Carlsson J: Microbiology of plaque associated periodontal disease. In: Lindhe J (ed): Textbook of Clinical Periodontology, ed 1. Munksgaard, Munksgaard International Publishers, 1983.
8. Carranza FA Jr, Saglie R, Newman MG, et al: Scanning and transmission electron microscopic study of tissue-invading microorganisms in localized juvenile periodontitis. J Periodontol 1983; 54:598.
9. Christersson LA, Albini B, Zambon JJ, et al: Tissue localization of *Actinobacillus actinomycetemcomitans* in human periodontitis. I. Light, immunofluorescence and electron microscopic studies. J Periodontol 1987; 58:529.
10. Christersson LA, Zambon JJ, Genco RJ: Dental bacterial plaques. Nature and role in periodontal disease. J Clin Periodontol 1991; 18:441.
11. Colombo AP, Haffajee AD, Dewhirst FE, et al: Clinical and microbiological features of refractory periodontitis subjects. J Clin Periodontol 1998; 25:169.
12. Contreras A, Slots J: Herpesviruses in human periodontal disease. J Periodontal Res 2000; 35:3.
13. Costerton JW, Lewandowski Z, Caldwell DE, et al: Microbial biofilms. Ann Rev Microbiol 1995; 49:711.
14. Costerton JW, Stewart PS, Greenberg EP: Bacterial biofilms: a common cause of persistent infections. Science 1999; 284:1318.
15. Diaz PI, Zilm PS, Rogers AH: The response to oxidative stress of *Fusobacterium nucleatum* grown in continuous culture. FEMS Microbiol Lett 2000; 187:31.
16. Dibart S, Skobe Z, Snapp KR, et al: Identification of bacterial species on or in crevicular epithelial cells from healthy and periodontally diseased patients using DNA-DNA hybridization. Oral Microbiol Immunol 1998; 13:30.
17. Dougherty N, Gataletto MA: Oral sequelae of chronic neutrophil defects: case report of a child with glycogen storage disease type 1b. Pediatr Dent 1995; 17:224.
18. Doyle RJ, Rosenberg M, Drake D: Hydrophobicity of oral bacteria. In: Doyle RJ, Rosenberg M (eds): Microbial Cell Surface Hydrophobicity. Washington, DC, American Society for Microbiology, 1990.
19. Dzink JL, Tanner AC, Haffajee AD, et al: Gram-negative species associated with active destructive periodontal lesions. J Clin Periodontol 1985; 12:648.
20. Dzink JL, Socransky SS, Haffajee AD: The predominant cultivable microbiota of active and inactive lesions of destructive periodontal diseases. J Clin Periodontol 1988; 15:316.
21. Dzink JL, Gibbons RJ, Childs WCd, et al: The predominant cultivable microbiota of crevicular epithelial cells. Oral Microbiol Immunol 1989; 4:1.
22. Etoh Y, Dewhirst FE, Paster BJ, et al: *Campylobacter showae* sp. nov., isolated from the human oral cavity. Int J Syst Bacteriol 1993; 43:631.
23. Fachon-Kalweit S, Elder BL, Fives-Taylor P: Antibodies that bind to fimbriae block adhesion of *Streptococcus sanguis* to saliva-coated hydroxyapatite. Infect Immun 1985; 48:617.
24. Fives-Taylor PM, Thompson DW: Surface properties of *Streptococcus sanguis* FW213 mutants nonadherent to saliva-coated hydroxyapatite. Infect Immun 1985; 47:752.
25. Fletcher M: The physiological activity of bacteria attached to solid surfaces. Adv Microbiol Physio 1991; 32:53.
26. Goodson JM, Tanner AC, Haffajee AD, et al: Patterns of progression and regression of advanced destructive periodontal disease. J Clin Periodontol 1982; 9:472.
27. Grenier D, Mayrand D: Etudes d'infections mixtes anaerobies comportant *Bacteroides gingivalis*. Can J Microbiol 1983; 29:612.
28. Grenier D: Nutritional interaction between two suspected periodontopathogens, *Treponema denticola* and *Porphyromonas gingivalis*. Infect Immun 1992; 60:5298.
29. Haffajee AD, Cugini MA, Dibart S, et al: Clinical and microbiological features of subjects with adult periodontitis who responded poorly to scaling and root planing. J Clin Periodontol 1997; 24:767.
30. Hafstrom CA, Wikstrom MB, Renvert SN, et al: Effect of treatment on some periodontopathogens and their antibody levels in periodontal abscesses. J Periodontol 1994; 65:1022.
31. Helmerhorst EJ, Hodgson R, van 't Hof W, et al: The effects of histatin-derived basic antimicrobial peptides on oral biofilms. J Dent Res 1999; 78:1245.
32. Herrera D, Roldan S, Gonzalez I, et al: The periodontal abscess (I). Clinical and microbiological findings. J Clin Periodontol 2000; 27:387.
33. Herrera D, Roldan S, Sanz M: The periodontal abscess: a review. J Clin Periodontol 2000; 27:377.
34. Kamma JJ, Lygidakis NA, Nakou M: Subgingival microflora and treatment in prepubertal periodontitis associated with chronic idiopathic neutropenia. J Clin Periodontol 1998; 25:759.
35. Kaufman J, DiRienzo JM: Isolation of a corncob (coaggregation) receptor polypeptide from *Fusobacterium nucleatum*. Infect Immun 1989; 57:331.
36. Kinder SA, Holt SC: Characterization of coaggregation between *Bacteroides gingivalis* T22 and *Fusobacterium nucleatum* T18. Infect Immun 1989; 57:3425.
37. Kolenbrander PE: Surface recognition among oral bacteria: multigeneric coaggregations and their mediators. Crit Rev Microbiol 1989; 17:137.
38. Kolenbrander PE, Andersen RN: Inhibition of coaggregation between *Fusobacterium nucleatum* and *Porphyromonas (Bacteroides) gingivalis* by lactose and related sugars. Infect Immun 1989; 57:3204.
39. Kolenbrander PE, London J: Adhere today, here tomorrow: oral bacterial adherence. J Bacteriol 1993; 175:3247.
40. Kolenbrander PE, Parrish KP, Andersen RN, et al: Intergeneric coaggregation of oral *Treponema* spp. with *Fusobacterium* spp. and intrageneric coaggregation among *Fusobacteriium* spp. Infect Immun 1995; 63:4584.
41. Kononen E, Eerola E, Frandsen EV, et al: Phylogenetic characterization and proposal of a new pigmented species to the genus *Prevotella*: *Prevotella pallens* sp. nov. Int J Syst Bacteriol 1998; 48:47.
42. Kornman KS, Loesche WJ: Effects of estradiol and progesterone on *Bacteroides melaninogenicus* and *Bacteroides gingivalis*. Infect Immun 1982; 35:256.
43. Kornman KS, Robertson PB: Clinical and microbiological evaluation of therapy for juvenile periodontitis. J Periodontol 1985; 56:443.
44. Kornman KS, Löe H: The role of local factors in the etiology of periodontal diseases. Periodontol 2000 1993; 2:83.

45. Kremer BH, Loos BG, van der Velden U, et al: *Peptostreptococcus micros* smooth and rough genotypes in periodontitis and gingivitis. J Periodontol 2000; 71:209.
46. Kroes I, Lepp PW, Relman DA: Bacterial diversity within the human subgingival crevice. Proc Natl Acad Sci USA 1999; 96:14547.
47. Lai CH, Listgarten MA, Shirakawa M, et al: *Bacteroides forsythus* in adult gingivitis and periodontitis. Oral Microbiol Immunol 1987; 2:152.
48. Lancy P, DiRienzo JM, Appelbaum B, et al: Corncob formation between *Fusobacterium nucleatum* and *Streptococcus sanguis*. Infect Immun 1983; 40:303.
49. Listgarten MA, Socransky SS: Ultrastructural characteristics of a spirochete in lesions of acute necrotizing ulcerative gingivostomatitis (Vincent's infection). Arch Oral Biol 1964; 9:95.
50. Listgarten MA: Electron microscopic observations on the bacterial flora of acute necrotizing ulcerative gingivitis. J Periodontol 1965; 36:328.
51. Listgarten MA, Mayo H, Amsterdam M: Ultrastructure of the attachment device between coccal and filamentous microorganisms in "corn cob" formations of dental plaque. Arch Oral Biol 1973; 18:651.
52. Listgarten MA: Structure of the microbial flora associated with periodontal health and disease in man. J Periodontol 1976; 47:1.
53. Listgarten MA, Hellden L: Relative distribution of bacteria at clinically healthy and periodontally diseased sites in humans. J Clin Periodontol 1978; 5:115.
54. Löe H, Theilade E, Jensen SB: Experimental gingivitis in man. J Periodontol 1965; 36:177.
55. Löe H: Periodontal diseases: a brief historical perspective. Periodontol 2000 1993; 2:7.
56. Loesche WJ: Importance of nutrition in gingival crevice microbial ecology. Periodontics 1968; 6:245.
57. Loesche WJ: Chemotherapy of dental plaque infections. Oral Sci Rev 1976; 9:65.
58. Loesche WJ, Syed SA, Schmidt E, et al: Bacterial profiles of subgingival plaques in periodontitis. J Periodontol 1985; 56:447.
59. Lovdal A, Arno A, Waerhaug J: Evidence of clinical manifestations of periodontal disease in light of oral hygiene and calculus formation. J Am Dent Assoc 1958; 56:21.
60. Manganiello AD, Socransky SS, Smith C, et al: Attempts to increase viable count recovery of human supragingival dental plaque. J Periodontal Res 1977; 12:107.
61. Mayrand D, McBride BC: Ecological relationships of bacteria involved in a simple, mixed anaerobic infection. Infect Immun 1980; 27:44.
62. McBride BC, van der Hoeven JS: Role of interbacterial adherence in colonization of the oral cavities of gnotobiotic rats infected with *Streptococcus mutans* and *Veillonella alcalescens*. Infect Immun 1981; 33:467.
63. Mergenhagen SE, Sandberg AL, Chassy BM, et al: Molecular basis of bacterial adhesion in the oral cavity. Rev Infect Dis 1987; 9:S467.
64. Michalowicz BS, Ronderos M, Camara-Silva R, et al: Human herpesviruses and *Porphyromonas gingivalis* are associated with juvenile periodontitis. J Periodontol 2000; 71:981.
65. Mombelli A, Lang NP, Burgin WB, et al: Microbial changes associated with the development of puberty gingivitis. J Periodontal Res 1990; 25:331.
66. Moore WE, Holdeman LV, Cato EP, et al: Comparative bacteriology of juvenile periodontitis. Infect Immun 1985; 48:507.
67. Moore WE: Microbiology of periodontal disease. J Periodontal Res 1987; 22:335.
68. Moore WE, Moore LV: The bacteria of periodontal diseases. Periodontol 2000 1994; 5:66.
69. Newman HN: The approximal apical border of plaque on children's teeth. 1. Morphology, structure and cell content. J Periodontol 1979; 50:561.
70. Newman MG, Socransky SS, Savitt ED, et al: Studies of the microbiology of periodontosis. J Periodontol 1976; 47:373.
71. Newman MG, Socransky SS: Predominant cultivable microbiota in periodontosis. J Periodontal Res 1977; 14:120.
72. Newman MG, Sims TN: The predominant cultivable microbiota of the periodontal abscess. J Periodontol 1979; 50:350.
73. Page RC, Schroeder H: Periodontitis in Man and Other Animals. Basal, Karger, 1982.
74. Pratten J, Barnett P, Wilson M: Composition and susceptibility to chlorhexidine of multispecies biofilms of oral bacteria. Appl Environ Microbiol 1998; 64:3515.
75. Ranney RR: Classification of periodontal diseases. Perio 2000 1993; 2:13.
76. Renvert S, Wikstrom M, Dahlen G, et al: On the inability of root debridement and periodontal surgery to eliminate *Actinobacillus actinomycetemcomitans* from periodontal pockets. J Clin Periodontol 1990; 17:351.
77. Renvert S, Wikstrom M, Dahlen G, et al: Effect of root debridement on the elimination of *Actinobacillus actinomycetemcomitans* and *Bacteroides gingivalis* from periodontal pockets. J Clin Periodontol 1990; 17:345.
78. Rolla G: Pellicle formation. In Lazzari EP (ed): CRC Handbook of Experimental Aspects of Oral Biochemistry. Boca Raton, FL, CRC Press, 1983.
79. Rolla G, Ogaard B, Cruz RA: Topical application of fluorides on teeth. New concepts of mechanisms of interaction. J Clin Periodontol 1993; 20:105.
80. Russel AL: Epidemiology of periodontal disease. Int Dent J 1967; 17:282.
81. Saglie FR, Carranza FA Jr, Newman MG, et al: Identification of tissue-invading bacteria in human periodontal disease. J Periodontal Res 1982; 7:452.
82. Saglie FR, Marfany A, Camargo P: Intragingival occurrence of *Actinobacillus actinomycetemcomitans* and *Bacteroides gingivalis* in active destructive periodontal lesions. J Periodontol 1988; 9:259.
83. Scannapieco FA, Levine MJ: Saliva and dental pellicles. In: Genco RJ, Goldman HM, Cohen DW (eds): Contemporary Periodontics. St Louis, Mosby, 1990.
84. Schei O, Waerhaug J, Lovdal A, et al: Alveolar bone loss as related to oral hygiene and age. J Periodontol 1959; 30:7.
85. Shah HN, Collins MD: Proposal for reclassification of *Bacteroides asaccharolyticus, Bacteroides gingivalis,* and *Bacteroides endodontalis* in a new genus, *Porphyromonas*. Int J Syst Bacteriol 1988; 38:128.
86. Shah HN, Collins DM: *Prevotella*, a new genus to include *Bacteroides melaninogenicus* and related species formerly classified in the genus *Bacteroides*. Int J Syst Bacteriol 1990; 40:205.
87. Shah HN, Gharbia SE: Biochemical and chemical studies on strains designated *Prevotella intermedia* and proposal of a new pigmented species, *Prevotella nigrescens* sp. nov. Int J Syst Bacteriol 1992; 42:542.
88. Slots J: The predominant cultivable microflora of advanced periodontitis. Scand J Dent Res 1977; 85:114.
89. Slots J: Subgingival microflora and periodontal disease. J Clin Periodontol 1979; 6:351.
90. Slots J, Listgarten MA: *Bacteroides gingivalis, Bacteroides intermedius,* and *Actinobacillus actinomycetemcomitans* in human periodontal diseases. J Clin Periodontol 1988; 15:85.

91. Socransky SS, Gibbons RJ, Dale AC, et al: The microbiota of the gingival crevice area of man. I. Total microscopic and viable counts of specific microorganisms. Arch Oral Biol 1953; 8:275.
92. Socransky SS, Manganiello AD, Propas D, et al: Bacteriological studies of developing supragingival dental plaque. J Periodontal Res 1977; 12:90.
93. Socransky SS, Haffajee AD: Microbial mechanisms in the pathogenesis of destructive periodontal diseases: a critical assessment. J Periodontal Res 1991; 26:195.
94. Socransky SS, Haffajee AD: The bacterial etiology of destructive periodontal disease: current concepts. J Periodontol 1992; 63:322.
95. Socransky SS: Evidence of bacterial etiology: a historical perspective. Periodontol 2000 1994; 5:7.
96. Socransky SS, Haffajee AD, Cugini MA, et al: Microbial complexes in subgingival plaque. J Clin Periodontol 1998; 25:134.
97. Tanner AC, Haffer C, Bratthall GT, et al: A study of the bacteria associated with advancing periodontitis in man. J Clin Periodontol 1979; 6:278.
98. Theilade E, Wright WH, Jensen SB, et al: Experimental gingivitis in man. II. A longitudinal clinical and bacteriological investigation. J Periodontal Res 1966; 1:1.
99. Ting M, Contreras A, Slots J: Herpesvirus in localized juvenile periodontitis. J Periodontal Res 2000; 35:17.
100. Umemoto T, Nakazawa F, Hoshino E, et al: *Treponema medium* sp. nov., isolated from human subgingival dental plaque. Int J Syst Bacteriol 1997; 47:67.
101. Vandamme P, Falsen E, Rossau R, et al: Revision of *Campylobacter, Helicobacter,* and *Wolinella* taxonomy: emendation of generic descriptions and proposal of *Arcobacter* gen. nov. Int. J. Syst. Bacteriol. 1991; 41:88.
102. Walden WC, Hentges DJ: Differential effects of oxygen and oxidation-reduction potential on the multiplication of three species of anaerobic intestinal bacteria. Appl Microbiol 1975; 30:781.
103. Weiss EI, London J, Kolenbrander PE, et al: Characterization of monoclonal antibodies to fimbria-associated ad-
104. Weiss EI, London J, Kolenbrander PE, et al: Localization and enumeration of fimbria-associated adhesins of *Bacteroides loescheii*. J Bacteriol 1988; 170:1123.
105. Weiss EI, Eli I, Shenitzki B, et al: Identification of the rhamnose-sensitive adhesin of *Capnocytophaga ochracea* ATCC 33596. Arch Oral Biol 1990; 35:127S.
106. Wennstrom JL, Dahlen G, Svensson J, et al: *Actinobacillus actinomycetemcomitans, Bacteroides gingivalis* and *Bacteroides intermedius*: predictors of attachment loss? Oral Microbiol Immunol 1987; 2:158.
107. Wood SR, Kirkham J, Marsh PD, et al: Architecture of intact natural human plaque biofilms studied by confocal laser scanning microscopy. J Dent Res 2000; 79:21.
108. Wyss C, Choi BK, Schupbach P, et al: *Treponema maltophilum* sp. nov., a small oral spirochete isolated from human periodontal lesions. Int J Syst Bacteriol 1996; 46:745.
109. Wyss C, Choi BK, Schupbach P, et al: *Treponema amylovorum* sp. nov., a saccharolytic spirochete of medium size isolated from an advanced human periodontal lesion. Int J Syst Bacteriol 1997; 47:842.
110. Wyss C, Choi BK, Schupbach P, et al: *Treponema lecithinolyticum* sp. nov., a small saccharolytic spirochaete with phospholipase A and C activities associated with periodontal diseases. Int J Syst Bacteriol 1999; 49:1329.
111. Zambon JJ, Reynolds HS, Slots J: Black-pigmented *Bacteroides* spp. in the human oral cavity. Infect Immun 1981; 32:198.

免疫および炎症
―基本概念―

Kenneth T. Miyasaki, Russell J. Nisengard, Susan Kinder Haake

CHAPTER 7

本章の概要

免疫および炎症細胞
　肥満細胞
　皮膚樹状細胞
　末梢樹状細胞
　好中球および単球/マクロファージ
　リンパ球
　T細胞
　B細胞
　ナチュラルキラー細胞
補体
血管外遊出
白血球機能
　遊走能（走化性）
　貪食能（食作用）
　抗原処理および抗原提示
特異的免疫応答
　T細胞の反応
　B細胞の反応および抗体
まとめ

　ヒトにおいてよくみられる歯周疾患は歯肉炎と歯周炎である．これらは，プラーク中の細菌によって引き起こされる炎症性の反応であり，組織破壊にいたることもある．本章においては炎症反応における免疫システムに焦点を絞って概説する．免疫システムは，特異的な認識過程に基づいて，大きな分子（オリゴマー）および細胞の恒常性を維持するためにつくられたネットワークである．オリゴマーの構造的な特徴が免疫細胞のレセプターによって認識されることは，免疫システムの**特異性**において重要な要素である．
　免疫応答は自然免疫および獲得免疫のいずれかに分類される．**自然免疫応答**は同じ病原体による繰り返しの侵襲に対しては対応できない．食細胞（すなわち単球，マクロファージ，および好中球）は自然免疫の一例であり，ある特異的な病原体というよりも多くの多様な病原体を殺傷するいくつかの抗菌ペプチドやタンパクを保有している．対照的に，特異的な獲得免疫応答は病原体に侵襲された後，さらに増強される．リンパ球（すなわちT細胞およびB細胞）は，**特異的免疫応答**とよばれる特異的な獲得免疫の基本型において重要である．T細胞とB細胞が病原体の特異的なオリゴマーの構造を認識し，その構造を認識する細胞が増殖することにより，免疫システムはその病原体に再度さらされたときにより迅速かつ効果的に対応することができる．
　炎症は，血管透過性の変化や血管拡張，そして多くの場合，病変局所への白血球の浸潤を伴う組織変化である．これらの変化によって，発赤，腫脹，発熱，疼痛，そして機能障害といった炎症の"5兆候"を呈するようになる．基本的には，炎症は開始期，急性期，慢性期という3つのステージを経て進行する．白色の血液細胞，すなわち**白血球**は，これら3つすべての炎症のステージを制御する（表*7-1*，図*7-1*）．

表 7-1

免疫システムの細胞

白血球	正常血中濃度（mm³当たり）	特記事項（血中における細胞の直径）	抗原に対する主要なレセプター*	炎症における重要な機能
骨髄系細胞				
好中球	4,000〜8,000	血液中で最終分化，細胞質顆粒（9〜10μm）	CR1, CR3(Mac-1) CR4 FcγRⅡ C5aR(CD88)	食作用による微生物の殺傷
単球	200〜800	血液中では未熟（9〜10μm）	CR1, CR3(Mac-1) CR4, CD1 FcγRⅠ, FcγRⅡ MHC クラスⅡ C5aR(CD88)	直径20μm以上のマクロファージへと分化可能 食作用 抗原処理と抗原提示
末梢樹状細胞	N/A	血液中では未熟（9〜10μm）	ICAM-1, LFA-1 MHC クラスⅡ CD1	上皮の基底部付近に常在 抗原処理と抗原提示
好酸球	50〜300	血液中で最終分化，細胞質顆粒（9〜10μm）	FcεRⅡ（低親和性） FcγRⅡ C5aR(CD88) CR1, CR3(Mac-1) CR4	IgEを介した駆虫性（抗寄生虫）活性
好塩基球	0〜100	血液中で最終分化，細胞質顆粒（9〜10μm）	FcεRⅠ（高親和性） CR1, CR3, CR4 C5aR(CD88)	レセプターのプロフィールより，細菌および寄生虫感染に反応するものと考えられる
肥満細胞	N/A	N/A	FcεRⅠ（高親和性） C3aR C5aR(CD88) CR4	血管周囲の結合組織に常在 C3aおよびC5aに反応してアナフィラキシー様反応 IgEによる抗原認識
リンパ系細胞				
CD4陽性細胞	400〜1,600	（8〜10μm）	TCR, CD4	抗原提示能を有する細胞によって提示された抗原のスキャニング 炎症では，これによりB細胞およびT細胞のクローナル・イクスパンジョンが起こる
CD8陽性細胞	200〜800	（8〜10μm）	TCR, CD8	すべての細胞によって提示された抗原のスキャニング 炎症では，これによりクローナル・イクスパンジョンが起こり，抗原を提示している細胞が殺傷される
B細胞	200〜800	（8〜10μm）	BCR MHC クラスⅡ	可溶抗原との結合，抗原処理と提示 炎症では，これによりクローナル・イクスパンジョンが起こり，抗体が産生される
NK細胞	100〜500	（8〜15μm）	KIR, KAR	細胞抗原のスキャニング 抗原にKARが結合すれば標的細胞を殺傷するが，KIRが結合すれば殺傷しない

N/A：非適応
*すべての細胞は，MHCクラスⅠ分子により自己由来の抗原を提示している．レセプターの名称についての説明は本文を参照．

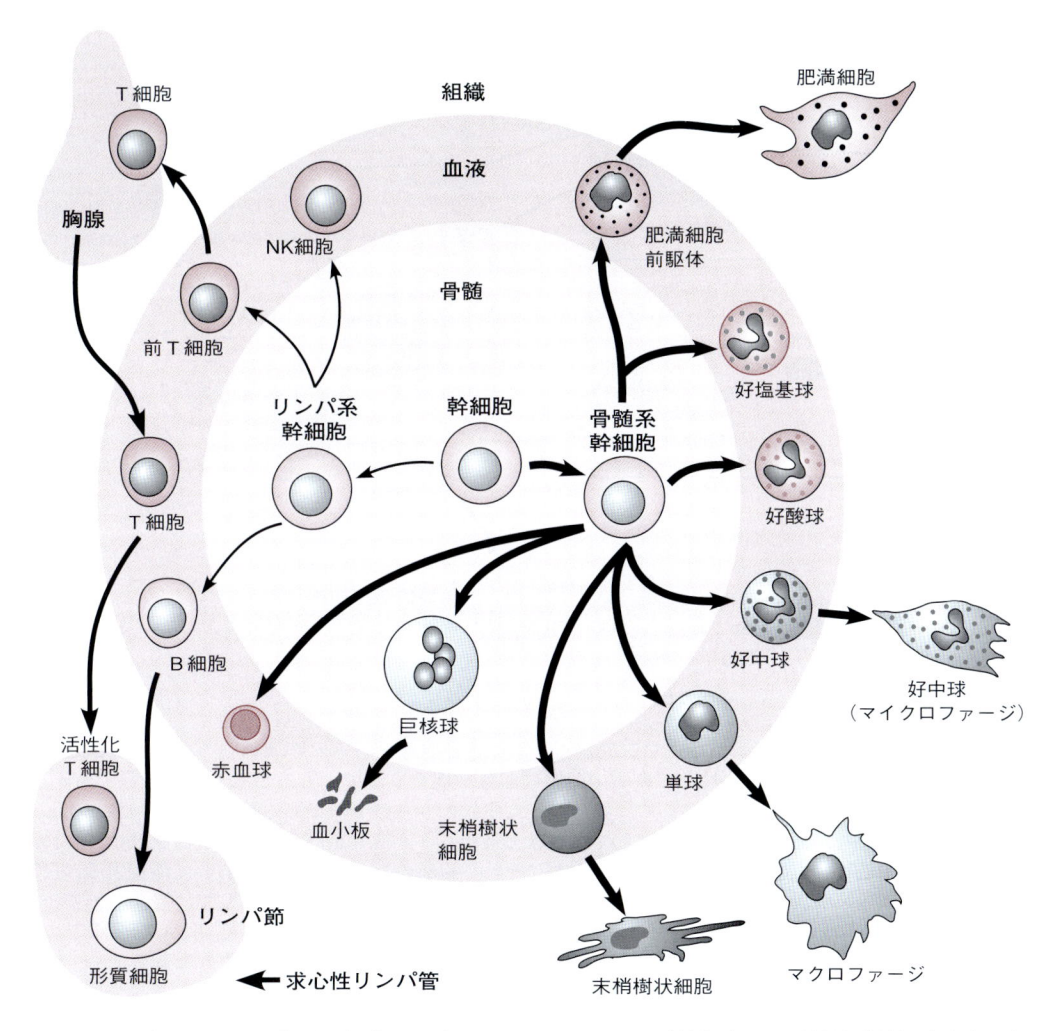

図7-1 免疫システムの主要な細胞は、造血システムのリンパ系幹細胞および骨髄系幹細胞由来である。骨髄においては、末梢樹状細胞、食細胞（好中球および単球）、肥満細胞前駆体、好酸球、好塩基球、血小板そして赤血球が生まれる。組織においては、末梢樹状細胞、単球、および肥満細胞前駆体がさらに分化する。単球はマクロファージになる。骨髄ではリンパ系幹細胞から、NK細胞、B細胞、前T細胞が生まれる。前T細胞は胸腺でT細胞に分化する。リンパ節および脾臓といった二次的なリンパ器官は、抗原提示細胞、B細胞、および樹状細胞が抗原をT細胞に提示する場である。B細胞およびT細胞の最終分化もこれらの器官で進行する。

　白血球は骨髄に由来し、正常時に**血管外遊出**(transendothelial migration)によって血管から出たものは**常在白血球**(あるいは非反応性白血球)として組織に存在する。常在白血球のなかでもっとも重要な細胞は、肥満細胞、末梢樹状細胞(dendritic cell；DC)、および皮膚樹状細胞(組織球)のような単球系細胞である。これらの常在白血球は、**開始期の炎症**過程を開始する情報を伝達する(図7-2)。数分間の即時性炎症に引き続いて短時間(せいぜい数時間)の**急性炎症**が始まり、好中球が血管外に出たのち病変部位に浸潤する。問題が解決されない場合には、半永久的に持続する可能性のある**慢性炎症**に移行し、局所組織ではリンパ球とマクロファージの浸潤が優勢となる。急性および慢性炎症において組織に集積する白血球は、**炎症性白血球**とよばれている。

免疫および炎症細胞

　炎症および宿主防御において重要な免疫システムを担う細胞には、肥満細胞、皮膚樹状細胞(組織球)、末梢樹状細胞、好中球、単球/マクロファージ、T細胞、B細胞、そしてナチュラルキラー(NK)細胞がある(表7-1、図7-1参照)。その他の血液細胞(すなわち好酸球、好塩基球、赤血球、血小板)もある種の炎症あるいは免疫反応に関与しているが、本章では触れない。

　細胞にはその細胞表面上の分子であるレセプターがあり、それによって細胞は他の分子や細胞と相互に作用することができる。レセプターはその細胞の機能を表現している。歴史的には、レセプターの名前は機能にちなんで付けられていた。これらの一般的な名称に加えて、**CD分類**(cluster of differentiation)として知られる命名法が開発された。この

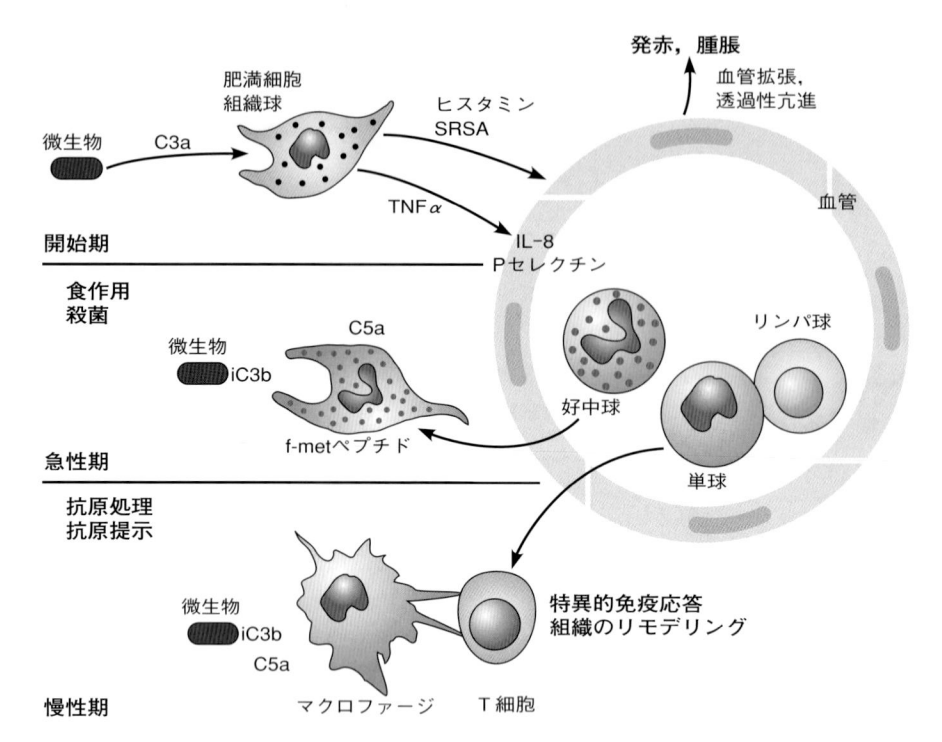

図7-2 炎症の自然史は，刺激が存在する前から，常在性白血球，とくに肥満細胞の血管外遊出とともに始まる．肥満細胞は血管に対して局所の問題に注意を促すうえで，もっとも有効な細胞である．肥満細胞と血管系との相互作用によって，炎症の5大兆候のうちの2つである発赤および腫脹が生じる．肥満細胞はまた，血管内皮細胞に対して白血球を集めるよう指令をだす．炎症性白血球は，食作用，殺菌，抗原処理，抗原提示，特異的免疫応答，そして組織のリモデリングにおいて活躍する．白血球は活発に問題を解決し，組織のリモデリングを促す．そして，その副作用として，浸潤した部位に機能不全（炎症の5番目の兆候）を引き起こす．また，補体の代謝産物であるiC3b，C3a，そしてC5aも図に示した．これらの分子は，免疫システムがレセプターをもっていないような物質でも，免疫システムが認識できるようにするうえで重要である．

分類法により，レセプターはCD1，CD2，などのように定められている．本章では，複数の異なった名称が一般的に用いられている場合には，1つのレセプターに対して複数の名称を併記した．

肥満細胞

肥満細胞は，開始期の炎症において重要である（*表7-1*，*図7-1*参照）．肥満細胞は，抗体分子のIgEおよびIgGのFc部分に対するレセプター（FcεRおよびFcγR）の他に，補体成分（C3aおよびC5a）に対するレセプターも保有している．これらのレセプターに刺激が加わると活性化し，血管に作用する物質が分泌され，アナフィラキシーの重要な2つの兆候である血管透過性の亢進と血管拡張が引き起こされる．アナフィラキシーは，（全身的に）拡大すれば生命を脅かすこともありうるが，通常は局所にとどまり，局所の細菌侵入に対する炎症反応を開始するうえで重要である[22]．肥満細胞の特徴として，リソソームとよばれる細胞質顆粒があり，そのなかにはヒスタミン，好酸球走化性因子，好中球走化性因子，そしてヘパリンといった炎症性のメディエーターが貯蔵されている．肥満細胞は，SRS-A（slow-reacting substances of anaphylaxis），腫瘍壊死因子α（TNFα），およびロイコトリエンC4といった炎症のメディエーターを合成することもできる．

皮膚樹状細胞

皮膚樹状細胞（組織球）は広く分布しており，コラーゲンが関与する骨髄由来の樹状細胞の大きなシステムを形成している．この細胞は血管付近に分布し，補体成分のC3aに対するレセプターを有しており，それによって開始期の炎症に関与している．皮膚樹状細胞は，主要組織適合遺伝子複合体（major histocompatibility complex；MHC　後述）のクラスII分子を発現している[32]．

末梢樹状細胞

末梢樹状細胞（DC）は，細胞突起あるいは樹状突起をもつ白血球である（*表7-1*参照）[8]．ランゲルハンス細胞は，扁平上皮の基底細胞層上に存在するDCである．DCは，局所で抗原を処理し，リンパ流に入ってその抗原をリンパ節に輸送する．DCは細胞接着分子（intercellular adhesion molecule-1；ICAM-1，leukocyte function associated antigen-3；

LFA-3)や補助刺激因子(B7-1，B7-2　後述)だけでなく，MHCクラスⅡ分子およびCD1も高いレベルで発現している．

好中球および単球/マクロファージ

好中球と単球は非常に近い関係にある貪食能を有する白血球である．この2種類の細胞の根本的な違いは，単球は2日という比較的未成熟な段階で骨髄を出て，組織内で分化するのに対して，好中球は骨髄内でほぼ完全に分化(14日間)することである．好中球と単球は血液中では同じ大きさ(直径10μm)である．

好中球(多形核白血球あるいはPMNともよばれている)は血液中で優勢な白血球であり，血液の全白血球の約2/3を占める($4,000 \sim 8,000/mm^3$，表7-1参照)．この細胞は細胞質内に多数のリソソームを保有している．好中球は機能するために分化する必要がほとんどないため，迅速な反応に適している．好中球は血管外に出た後もサイズが小さいままなので，かつてはマイクロファージ(microphage)とよばれていた．好中球は，CR1，CR2，CR3とよばれる補体分子C3の代謝産物に対するレセプター，およびC5に対するレセプター(C5aR)を有している．また，IgG抗体に対するレセプター(FcγR)も有している．これらのレセプターにより好中球は炎症反応に関与し，外来分子および細胞を食作用により処理することができる．

慣例により，単球は血管を出るとマクロファージ(macrophage)とよばれるようになる．この細胞は局所の組織で完全に分化し，直径22μm以上にもなることからマクロファージとよばれている(表7-1参照)．マクロファージは局所の組織中で分化し生存するため，リンパ球やその他の周囲の細胞と情報伝達するのに適している．マクロファージは抗原をT細胞に提示するのに十分な期間生存することができる．マクロファージとリンパ球(後述)は，相互に作用しあって慢性的な免疫反応を引き起こしている．単球/マクロファージは，CR1，CR3，CR4，C5aRレセプター，数種類のFcγレセプター(FcγRⅠ，FcγRⅡ，FcγRⅢ)，そして抗原提示において重要な分子(MHCクラスⅡレセプター，CD1)を保有している．

リンパ球

リンパ球は抗原に対するレセプターに基づいて，Tリンパ球，Bリンパ球，およびNK細胞と大きく3つのタイプに区別される．血液中では，B細胞とT細胞は活性がなく，サイズは少し小さい($8 \sim 10\mu m$)．NK細胞は骨髄中でほぼ完全に分化し，血液中では大型の顆粒リンパ球として出現する．この細胞は直径15μm以上あり，血液中の他のどの白血球よりも大きい．

T細胞

T細胞は，T細胞レセプター(T-cell antigen receptor；TCR)とよばれる低親和性で細胞膜貫通型の複合体を介して，多様な抗原を認識する．また，抗原提示細胞の細胞表面にあるMHCクラスⅠあるいはクラスⅡ分子とともに抗原を認識する．T細胞は，補助的なレセプターであるCD4あるいはCD8のどちらを発現しているかによって，さらに細かく分類される．CD4レセプターは樹状細胞，マクロファージ，そしてB細胞上に発現するMHCクラスⅡ分子(HLA-DR，HLA-DP，HLA-DQ)と可逆的に(スキャニングして)結合する．CD4陽性T細胞は，増殖および分化のシグナルを発することによって，免疫反応を開始し促進する．CD8レセプターは，すべての細胞上に発現しているMHCクラスⅠ分子を識別する．細胞内抗原(たとえばある種の細菌，真菌，ウイルス)の制御に関与する細胞傷害性T細胞のほとんどは，CD8陽性T細胞である．

B細胞

B細胞は，細菌，真菌，およびウイルスといった細胞外の抗原を制御する．B細胞は，高親和性抗原レセプターである**B細胞抗原レセプター(B-cell antigen receptor；BCR)**を用いて，広範な抗原を認識する．BCRと抗原の相互作用は親和性が高いため，B細胞は抗原と結合し，抗原を提示されなくても抗原を取り込むことができる．抗原は強固に結合しスキャニングはされない．取り込まれた抗原は分解されT細胞に提示される．

抗原に感作される以前には，B細胞はBCRの一部としてIgMを発現している．抗原に感作された後は，IgMタイプの抗体を産生して分泌する**形質細胞**へと分化するB細胞もある．その他のB細胞は，T細胞の存在下でメモリーB細胞へと分化する．**メモリーB細胞**は，形質細胞が2回目の抗原感作を受けると，親和性が高い適切なイソタイプの抗体を産生する．

ナチュラルキラー細胞

NK細胞はある種の腫瘍やウイルスが感染した細胞を認識し，殺傷する．キラー抑制レセプター(killer inhibitory receptors；KIR)やキラー活性化レセプター(killer activating receptors；KAR)など，いくつかの抗原レセプターを保有しており，これらのレセプターは，MHCクラスⅠレセプターに組み込まれた抗原，MHCクラスⅠレセプターそのもの，あるいはその他の細胞表面の糖タンパクを認識する．正常細胞は自己として認識される抗原を提示するMHCクラスⅠ分子を有している．これがKIRと反応して，細胞がNK細胞によって殺傷されることを防いでいる．腫瘍あるいはウイルスが感染した細胞は，MHCクラスⅠ分子によって提示される抗原が変化し，KIRが自己の抗原を感知できなくなるため，NK細胞が活性化することになる．さ

らに細胞はストレスやその他の変化に反応し、KARによって認識される自己抗原を提示することもある。KARの活性化はKIRの抑制を上回り、その結果NK細胞が標的細胞を殺傷することになる。

補体

補体(complement；C)は、約30種類の細胞膜上のレセプターおよび可溶性の血清糖タンパクが相互に作用するネットワークを形成している(表7-2)。補体系の可溶性成分は全血清タンパクの5％(3～4 mg/ml)を占める。ほとんどの可溶性成分は肝臓で合成されるが、マクロファージによって産生されるもの(C1, C2, C3, C4, C5, B因子, C1-INA, D因子, そしてH因子)も多い。補体系の可溶性成分は、最初抗体と連動して(つまり抗体を"補うもの"として)溶菌あるいは細胞溶解を引き起こすことが知られていたが、後に抗体なしでもこの現象を起こすことがわかった。このような溶解作用がよく知られているが、これは補体の機能のほんのひとつにすぎない。

表 7-2
補体に関与する分子

成分	分子量(kDa)	血清濃度(μg/ml)*
古典経路の開始		
C1q[†]	410	150～180
C1r	85	50
C1s	85	100
マンノース結合レクチン Mannose-binding lectin；(MBL)	400	1.5～1.8
MASP1	93(前駆体)	1.5～12
MASP2	90(前駆体)	不明
C3変換酵素およびC3/C5変換酵素の形成		
C2	110	30
C3	195	1,200～1,300
C4	210	400～450
B因子	93	200～225
D因子	25	1.5
膜侵襲複合体の形成		
C5	205	80
C6	128	75
C7	121	55
C8	155	80
C9	79	200
C1-INA	109	180
I因子	88～93	25～35
アナフィラトキシン不活化因子	310	30
可溶性の補体活性化制御因子		
H因子	150	500～520
C4BP	570	200
細胞膜上の補体活性化制御因子		分布
MCP(CD46)	45～70	すべての細胞
DAF(CD55)	75～80	すべての細胞
CR1(CD35)	250	食細胞、B細胞、赤血球
CR2(CD21)	140	B細胞
iC3bのオプソニンレセプター		
CR3(Mac-1；CD11b/CD18)	165/95[‡]	食細胞、樹状細胞
CR4(p150/95；CD11c/CD18)	150/95[‡]	食細胞

*正常血清タンパク濃度は60～78mg/ml. [†]略語については本文参照. [‡]レセプターの各サブユニットの分子量を示す.

補体系は，血管および白血球が対応できるレセプターをもっていないような外来物質に対して，それらの細胞がその物質を認識し結合させることができるようにすることによって，炎症を引き起こすうえで中心的な役割を担う成分である．補体は以下のような物質を生成しながら炎症を進行させる．

- キニン様物質とよばれる血管作用性物質であるC2aは，疼痛を誘発し，血管透過性と血管拡張を亢進させる．
- アナフィラトキシンとよばれるC3aおよびC5aは，肥満細胞に作用して分泌を促し，アナフィラキシーを引き起こす．
- 走化性因子であるC5aは，白血球をよび寄せて食細胞による分泌を促進する．
- オプソニンであるiC3bは，凝集した分子，粒子，あるいは細胞に強固に結合して食細胞にこれらを取り込ませる．

C3はもっとも重要な補体成分である(図7-3A)．そしてまた，補体全体の1/3(1.6mg/mL)を占める豊富な成分である．内部のチオエステル結合はC3の重要な特徴であり，この特徴は関連した分子であるC4と共通している．C3は分割されてC3aとC3bとなり，C3b断片内に存在する内部チオエステル結合が露出される．第2経路および古典経路という2つの主要な経路によりC3は分割される(図7-3B)．C3bの生成は補体活性化の制御因子の有無によって制御されている(後述)．

第2経路および古典経路は，C3変換酵素とよばれる酵素を介して炎症および食作用を引き起こす．第2経路は，刺激物質がなくても，水による内部チオエステル結合の持続的な加水分解によって開始される．この経路により，高分子や細菌の表層の水酸基やアミンといった(Rとよばれる)大きな構造物を介して，C3bは加水分解される．その結果，共有結合でできたC3b-RはC3変換酵素となる(R-C3bBb)．

古典経路は何らかの刺激物質に反応して開始される．刺激物質としては，抗原-抗体複合体，ある種の膜，あるいは高分子(たとえばマンナン)などがある．この経路には，刺激物に結合したセリンプロテアーゼ(たとえばC1qrs)が関与している．この酵素はC4/C2変換酵素となり，血管作用性のキニン様物質であるC2aを生成しながら，Rと共有結合したC3変換酵素(R-C4bC2b)の形成を導く．古典経路はまた，このような刺激物質が存在しなくても活性化されることがあるが，これは不活化因子であるC1阻止因子(C1-Inactivator；C1-INA)によって制御されている．C1-INAが欠乏する(しばしば感染後，二次的に起こる)と，古典経路が持続的に活性化することにより，口唇あるいは眼瞼の腫脹(血管浮腫：angioedema)が生じる．

2つの主要経路は，たとえば細菌の存在下で制御因子が存在しないとき，C3変換酵素の形成に伴って進行する(図7-4)．最初に増幅が起こり，次に膜侵襲複合体(membrane attack complex)が形成される．増幅(amplification)とはC3bの形成が指数関数的に増加することである．これは，C3変換酵素(R-C3bBbまたはR-C4bC2b)によってさらにC3bがつくりだされ，その結果生じたC3bによってさらにC3変換酵素(R-C3bBb)が生成されることによって起こる．C3bが生成されるとアナフィラトキシンであるC3aも産生される．

C3変換酵素(R-C3bBb，またはR-C4bC2b)が，そのサブユ

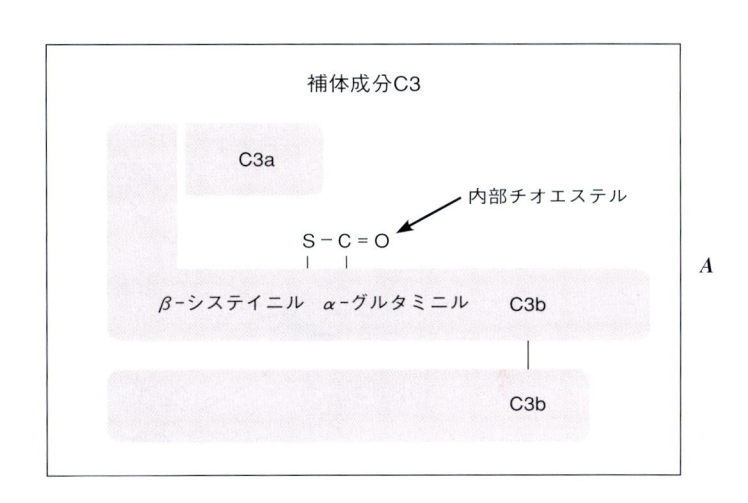

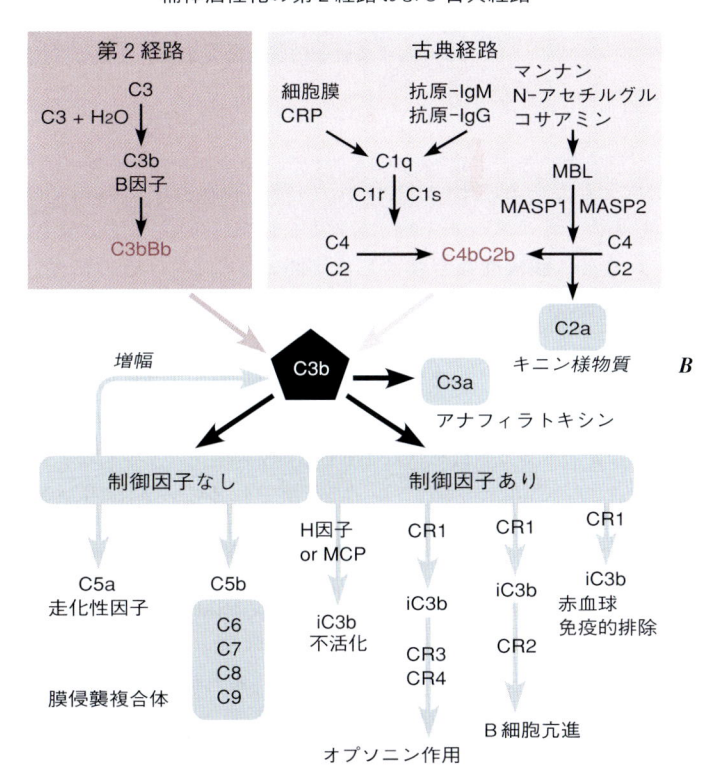

図7-3 A：補体の中心的な成分はC3である．C3の重要性と機能の詳細については本文参照．B：補体システムの中間目標はC3bの生成である．第2経路も古典経路も，どちらもC3変換酵素(C3bBb，C4bC2b)の形成，そしてC3bの生成という経路をたどる．C3b形成は生物学的には制御因子の存在に左右される．補体経路の詳細については本文参照．

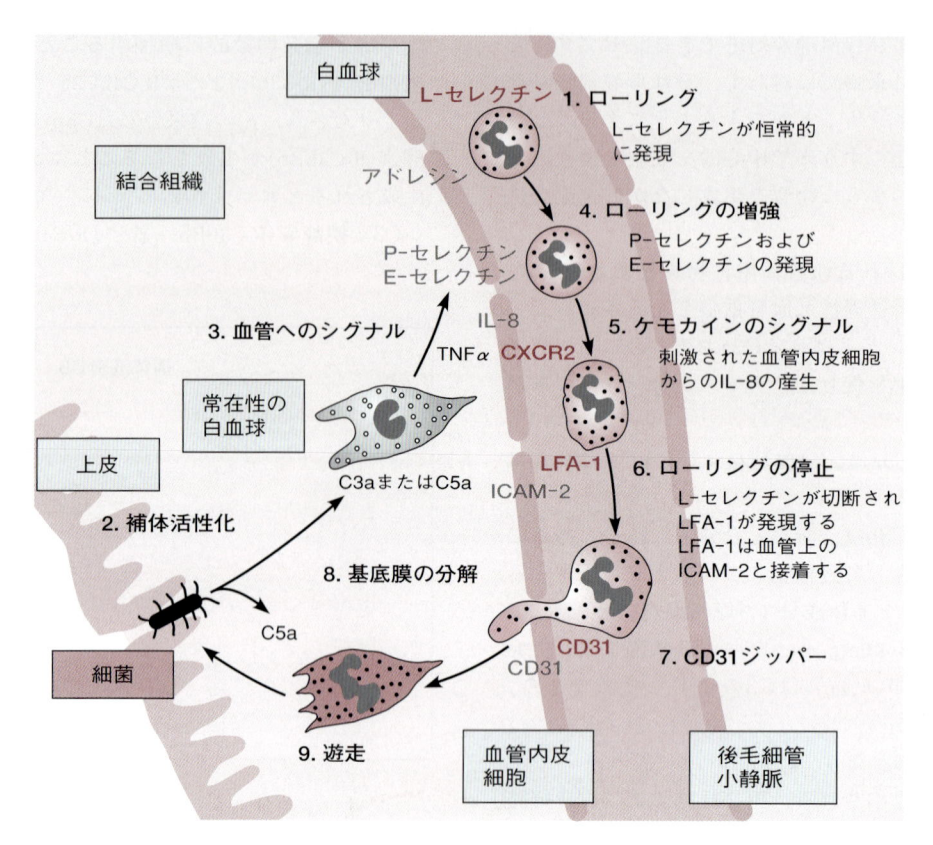

図7-4 炎症は補体，常在性の白血球，血管，および浸潤してきた炎症性白血球の相互作用の結果起こる．血管の成分は灰色の文字で，白血球の成分は赤い文字で示す．血管外遊出の各ステップの詳細は本文参照．

ニットであるC3b（またはC4b）の特異的な部位において，C3bのチオエステルを加水分解し，C3bが約100分子生成されると，膜侵襲複合体の形成が開始される[20]．その結果，R-C3b-C3bBbまたはR-C3b-C4bC2bという構造体が形成されることになる．この新たな複合体は，C3およびC5双方に結合し分割するため，C3/C5変換酵素とよばれている．C5変換酵素の活性はたいへん低く（実際，知られている酵素のなかでもっとも酵素活性が低い），最大でも1つのC5分子が1つのC5変換酵素によって変換されるのに4分間かかる[27]．しかしながら，C5が分割されると，C5aおよびC5bという2つの重要なフラグメントが生成される．C5aフラグメントは補体由来の主要な白血球遊走因子であり，そしてアナフィラトキシンとして重要である．C5b成分は，C6，C7，C8，そしてC9と結合して膜侵襲複合体を形成し，標的とする細胞膜に大きな穴を開けることにより，ある種の細菌および細胞を溶解させる．

H因子，MCP（membrane cofactor protein），補体レセプター1（complement receptor 1；CR1），補体レセプター2（complement receptor 2；CR2），DAF（崩壊促進因子：decay accelerating factor），そしてC4結合タンパク（C4-binding protein；C4BP）の6種類の補体活性化の制御因子は，第一染色体上に互いに近接してコードされている．これらのうち，H因子，MCP，CR1，およびC4BPの4つは，可溶性のタンパク分解酵素であるI因子とともに作用する補助因子である．H因子およびC4BPは，それぞれ液層のC3bおよびC4bの不活化において，もっとも重要な血清中の補助因子である．H因子は，I因子がC3bの一部を切断して非活性型C3b（inactivated C3b，iC3b）を形成させることによって，C3bを不活化するのを補助する．iC3bは失活してG因子と結合できなくなり，その結果，C3変換酵素を生成できなくなる．MCPおよびDAFは宿主の細胞に広く分布しており，それぞれ宿主細胞に結合しているC3bおよびC3変換酵素から宿主細胞を防御するのが主な役割である．MCPはR-C3bに結合し，I因子がR-C3bをR-iC3bに変換するのを補助する．これによってさらなる増幅を停止させる．最終的には，iC3bは代謝され分解される．

CR1は，食細胞（好中球およびマクロファージ），B細胞，および赤血球に発現している細胞膜を貫通する分子である．CR1は細胞表面に付着したC3bに結合し，I因子がiC3bを形成させることによって増幅を停止させる反応を促進する．食細胞はiC3bに対するレセプターを有し，オプソニン化食作用（後述）として知られる過程でiC3bが結合した細胞や小胞を効率よく取り込み，そして取り込んだものを破壊する．このようにMCPは宿主細胞を防御する一方，CR1は外来

の，あるいは変化した細胞，あるいは分子を標的として破壊に導く．

まとめると，補体システムは，宿主が特異的なレセプターを持ち合わせていない物質を見つけだしたり，中和したりするうえで重要である．免疫システムにおいて補体は火のようなものであると考えることもできる．この火が点火されると，C2a，C3a，およびC5aといった分子を局所で放出し，炎症反応を亢進させ，血管や白血球が問題を"見たり"，"発見したり"するのを助ける．補体系はさらに，食細胞による外来物質の貪食と破壊を促したり，膜侵襲複合体により細胞あるいは細菌を直接溶解する．

血管外遊出

白血球が血管から出て局所の組織に向かって移動することは，炎症における重要な過程である．血管外遊出は白血球と血管との選択的な相互作用であり，その結果，白血球が血管から出て組織に入る道筋がつくられることになる．血管外遊出における欠陥は侵襲性歯周炎の発症に関与していることから，この過程が歯周疾患において重要であることを意味している．

好中球および単球が循環系の中にとどまっている時間は12時間以内である．また，B細胞およびT細胞が血管内にとどまっている時間は，わずか30分程度である．B細胞およびT細胞が本来の機能を発揮するには，さらにリンパ器官(リンパ節，脾臓，扁桃，パイエル斑，アデノイド)の補助が必要となる．このように，リンパ球は常に一定の数だけ血管を出てリンパ管および二次的なリンパ器官を通過して再度血管に入るという過程を繰り返しており，この現象はリンパ球の再循環として知られている．血液中には常時，全リンパ球の2%しか存在せず，リンパ球は1日に50回程度，再循環しているものと推定されている[30]．

局所の炎症反応において，血管外遊出は以下のような一連の段階を経て進行する．ローリング(rolling ステップ1)，局所組織の損傷(ステップ2)，血管への情報伝達(ステップ3)，ローリングの増強(ステップ4)，ローリング停止のシグナル(ステップ5)，強固な接着(ステップ6)，そしてジッパー(zipper)の段階(ステップ7)．これらの過程を図7-4に示し，以下に詳述する．

白血球はL-セレクチン(L-selectin)とよばれるレクチン(酵素活性がなく，糖鎖に結合するタンパク)により，血管内皮細胞の内腔表面の血管アドレシン(vascular addressins〔たとえばシアロムチンCD34〕)[4]として知られる糖鎖を認識する(図7-4のステップ1)．この短時間の相互作用は，血管内腔表面上で生じる白血球のローリングという形で現われ，このプロセスにより白血球は血管を調査するためにとどまることができる．

局所の損傷(図7-4のステップ2)により，組織の細胞，とくに肥満細胞のような組織常在性の白血球から，(インターロイキン1β[IL-1β]，腫瘍壊死因子α[TNFα]のような)さまざまな炎症のシグナルが放出される[33]．肥満細胞は細菌に対する好中球の集積を開始するうえで重要であり[22]，またC3aやC5aといったアナフィラトキシンに反応する(図7-4のステップ3)．

IL-1β，TNFα，C5a，およびリポ多糖は，血管内皮細胞を刺激してP-セレクチン(P-selectin)およびE-セレクチン(E-selectin)を発現させる[13, 34]．これらのセレクチンは，いずれも白血球上の糖鎖に結合することができ[5]，その結果，白血球は血管表面に長くとどまれる．この現象は，顕微鏡下では血管の内壁に付着した白血球の数の増加，あるいはローリングの増強として認められる(図7-4のステップ4)．炎症性白血球ではなく，まず血管内皮細胞が常在性の白血球からの局所の炎症性のシグナルに反応するということは注目すべき点である．

刺激された血管はまたケモカイン(chemokine)も放出する．ケモカインは小さいペプチドのサイトカインであり，最初その走化性因子としての活性が発見され，白血球が血管から出るときの選択的なシグナルとして基本的な役割を担っている(図7-4のステップ5)．ケモカインはローリング停止のシグナルとして作用する．図7-4に示すように，ケモカインのひとつであるインターロイキン8(IL-8)が白血球のレセプターであるCXCR2に作用すると，白血球のL-セレクチンは細胞上から切り離され，LFA-1(leukocyte function-associated antigen-1)というインテグリンの発現が亢進する[17]．インテグリンは，細胞膜を貫通するタンパクであり，そのいくつかは免疫システムにおいても活用されている．LFA-1は，血管に常に発現しているICAM-2(intercellular adhesion molecule-2)と接着する(図7-4のステップ6)．これによって食細胞は強固に血管に結合し，その結果ローリング停止となる．血管が持続的な，あるいは重度の障害にさらされると，LFA-1にとってより効率のよいリガンドであるICAM-1の発現が亢進する．ケモカインレセプターは各白血球によって異なるため，ケモカインによって，どの白血球(たとえば，好中球，マクロファージ，リンパ球，好酸球，好塩基球)が主に浸潤するかが決まる．刺激因子(たとえば，サイトカイン，組織損傷，ウイルスあるいは微生物による傷害)が異なると，産生されるケモカインも異なってくる[11, 13, 21]．たとえば，好中球のみがうまく機能することができる低酸素状態では，血管は好中球が反応するケモカインであるIL-8を放出する[19]．血管外遊出においてインテグリンが作用するステップ(たとえばLFA-1とICAM-2の相互作用)は，多少選択的な段階でもある．たとえば，慢性炎症性の白血球(単球およびリンパ球)は好中球が発現していないインテグリンを有している．そのようなインテグリンのひとつである"VLA-4(very late antigen-4)"は，VCAM-1(vascular cell adhesion molecule-1)と接着する．炎症が持続すると血管はVCAM-1を発現することにより，

慢性炎症性細胞が選択的に浸潤するとされている．

CD31(platelet-endothelial cell adhesion molecule-1)は，血管内腔に面した血管内皮細胞の細胞間の境界面，およびすべての白血球の表面に存在する，130kDaの細胞膜を貫通する糖タンパクである．CD31分子は同種親和性の細胞接着分子であり，CD31同士が相互に接着する．血管上のCD31と白血球上のCD31の接着によって，白血球は血管内皮細胞の境界面へと導かれる(図7-4のステップ7)．白血球が血管内皮細胞の間隙に入ると，白血球は血管内皮細胞のCD31と連動して，CD31をジッパーのように使用する(CD31 zipper)[6]．このジッパー効果は，血清が漏れだすのを最小限に食い止めるためのメカニズムであるとされている．血管が自らのCD31のジッパーを開けていると，白血球はすぐに血管内皮細胞間のジッパーを閉める．

白血球は，基底膜と血管内皮細胞の間に短時間であるが集積している．この小休止の間に，基底膜を分解するタンパク分解酵素を分泌しているものと考えられる(図7-4のステップ8)．白血球は，uPAR(urokinase plasminogen activator receptor)などのタンパク分解酵素をいくつか保有している．uPARによってコラゲナーゼが活性化し，その結果，基底膜が分解されて白血球が結合組織内に浸潤していくものと考えられる．

白血球機能
遊走能(走化性)

白血球は結合組織に入ると損傷を受けた部位に向かって浸潤していくことができる．これは**遊走能**(走化性)によるものであり，白血球がその細胞本体周囲の化学物質の濃度勾配を感知して，濃度が高い方向に向かって浸潤する能力によるものである(図7-4のステップ9)．食細胞は，ほんの限られた種類の化学物質，つまり対応するレセプターをもっている走化性因子しか感知しない．表7-3に走化性因子として作用する分子とその由来の一覧を示す．走化性因子に対するレセプターは，Gタンパク質共役型受容体ファミリーとよばれるファミリーに属している(図7-5A)．このレセプターのファミリーには，われわれの網膜にある光に対するさまざまなレセプターも含まれている．すなわち，白血球はわれわれが光を見るのと同じように，走化性因子の濃度勾配を"見ている"わけである．直接的に細菌由来の走化性因子は，ホルミル-メチオニル-ペプチドのみであ

表 7-3
好中球に対する走化性因子

走化性因子[*]	由来
腫瘍壊死因子(TNF)	マクロファージ/単球
IL-8	好中球(PMN)，血管
血小板活性化因子	多くの細胞
ロイコトリエンB4	
C5a	血清/血漿
好中球走化性因子	肥満細胞
IL-1	B細胞，マクロファージ
IFNγ	活性化T細胞
N-ホルミル-メチオニル-ペプチド	細菌

[*]略語の説明については本文参照．

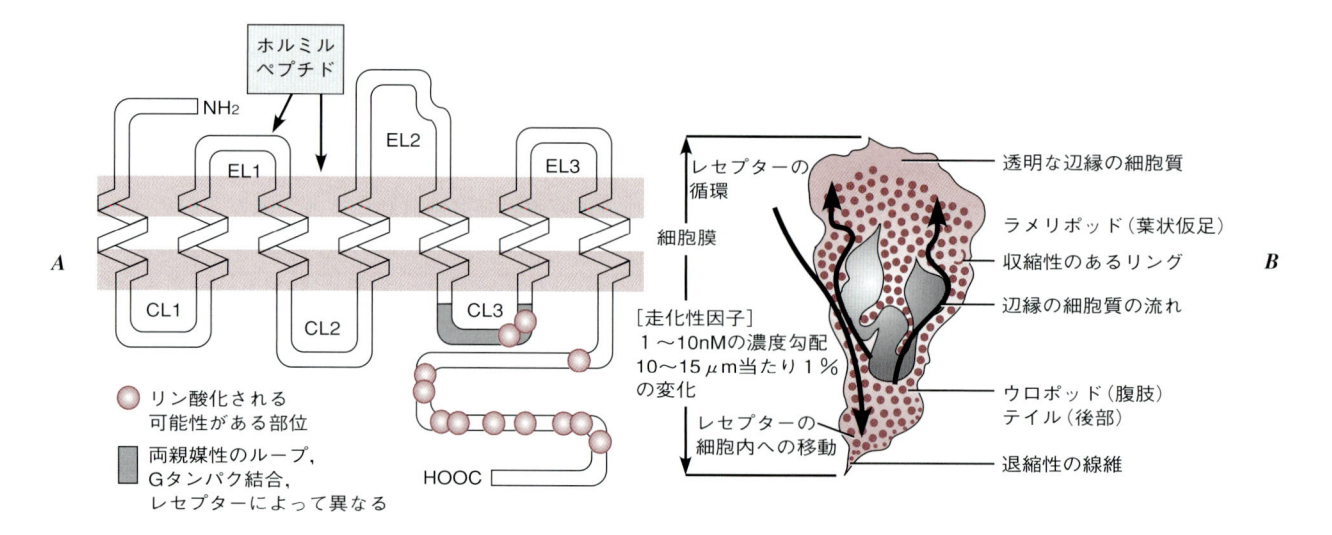

図7-5 白血球は遊走することによって，微生物などのさまざまな刺激に近づくことができる．それには，走化性因子レセプターが必要である(**A**)．走化性因子レセプターは，Gタンパク質共役型受容体ファミリーに属している．7つの膜貫通ドメイン，3つの細胞外ループ(EL1〜3)，そして3つの細胞質ゾルのループ(CL1〜3)がこのファミリーの分子の特徴である．**B**：好中球は，前方にラメリポッド，後方にウロポッドを形成し，極性をもった形態をとっている．細胞質は収縮性のあるリングを通過して吹き出しているようにみえる．好中球は非常に感度の高い走化性があり，自身の体長間の1％の濃度勾配をナノモル濃度のレベルで検知することができる．

る.

　白血球は血液中では丸い形をしているが,標的に向かって浸潤する際には,非対称で極性をもった形態を呈する(図7-5B).理想的な実験条件下においてさえ,好中球の遊走は好中球が認識する標的粒子から細胞の直径の1～2倍分の長さ($10～20\mu m$)の距離のところに行くまでは,ランダムな動きをすることが知られている[16].

貪食能（食作用）

　貪食能（食作用）とは,細胞が光学顕微鏡で見ることができるくらいのサイズの粒子を取り込む過程である.食作用において十分な機能を有し,"プロフェッショナルな食細胞"といえるのは,好中球,および単球/マクロファージのみである.食作用によって,病原体は**食空胞**（ファゴソーム:phagosome）とよばれる膜でできた構造物の中に封じ込まれる（図7-6,図7-7）.免疫システムは認識可能な数種類のリガンドを利用して病原体を包み込む方法を進化させてきた.そのリガンドによって食細胞は病原体に接着し,それを取り込むことができる.これを**オプソニン化**とよぶ.主なオプソニンと,それと反応する分子を表7-4に示す.

　微生物は取り込まれた後,殺傷される.食細胞の**殺菌機構**は大きく2つのカテゴリーに分けられる.ひとつのカテゴリーは酸素の減少に基づくものであり,酸化とよばれている.**酸素依存性のメカニズム**には,酸素の存在,および-160mV以上の酸化還元電位(Eh)が必要となる.これらの2つの因子は,歯肉溝内では十分とはいえないかもしれない.好中球はエネルギーに酸素を必要とせず,また嫌気条件下でも機能することができる.したがって,食細胞は2番目のカテゴリーの殺菌機構として,**酸素非依存性のメカニズム**ももっていなければならない.

　酸化非依存性の殺菌には,**食空胞とリソソームの融合**が必要となる.この過程では,食空胞が移動してリソソームの膜と融合し,**ファゴリソーム**（phagolysosome）を形成する.その結果,リソソームの内容物がファゴリソームのなかに放出される.好中球は大きく分けて2つのタイプのリソソームあるいは顆粒を有している.ひとつは細胞外およびファゴリソーム内に放出される特殊顆粒であり,もうひとつは主にファゴリソーム内に放出されるアズール顆粒である.貪食後,30秒以内に好中球は特殊顆粒をファゴリソーム内に放出する.特殊顆粒には,リゾチームやラクトフェリンなどの殺菌物質が含まれている.リゾチームは,酵素依存性の殺菌活性と酵素非依存性の殺菌活性と殺真菌活性を有する酵素である.ラクトフェリンは,ラクトフェリシンという殺菌ペプチドドメインをもつ静菌物質である.好中球は特殊顆粒の放出後数分以内にアズール顆粒の内容物をファゴリソーム内に放出する.殺菌物質のなかには,**α-ディフェンシン**（α-defensins〔たとえば,HNP-1,HNP-2,HNP-3,HNP-4〕）,セルプロシジン（serpro-cidins〔エラスターゼ,プロテイナーゼ3,アズロシジン〕）,カテプシンG,そしてリゾチームとして知られるサイズの小さい抗菌ペプチドがある.歯周疾患においては,歯肉縁下の環境が非常に嫌気度が高いため,これらの酸素非依存

A. 遊走

病原細菌

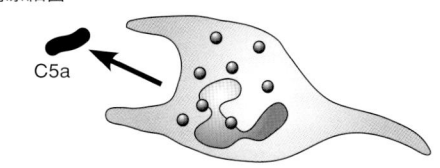

C5a

B. 貪食開始

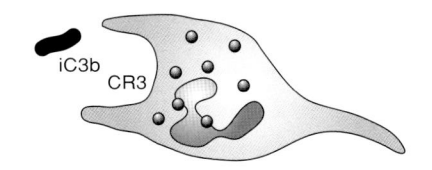

iC3b
CR3

C. 酸素還元

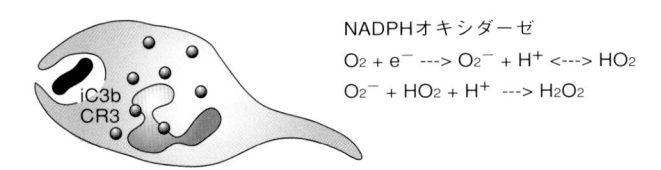

NADPHオキシダーゼ
$O_2 + e^- \longrightarrow O_2^- + H^+ \longleftrightarrow HO_2$
$O_2^- + HO_2 + H^+ \longrightarrow H_2O_2$

iC3b
CR3

D. 殺菌

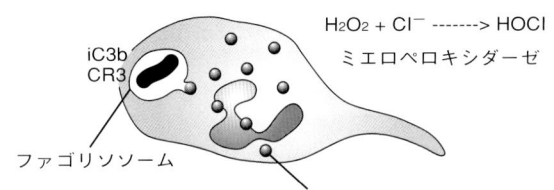

$H_2O_2 + Cl^- \longrightarrow HOCl$
ミエロペロキシダーゼ

iC3b
CR3

ファゴリソーム

ディフェンシン,中性セリンプロテアーゼ,
BPI（bactericidal/permeability increasing protein）,
LL37,リゾチーム

図7-6　好中球は血管から出た後,攻撃してくる細菌を殺傷しなくてはならない.この過程は模式図に示すように,オーバーラップしたステップによって成り立っている.**A**:遊走とは,白血球が標的に向かって移動することである.C5aは走化性因子であり,補体を活性化させる標的によって生成される.**B**:貪食にもまた,レセプターとリガンドの相互作用が必要である.模式図には,有害な粒子や細胞を覆うオプソニンであるiC3bの,オプソニンレセプターCR3との相互作用が描かれている.**C**:酸素還元には酸素と酸化還元電位が必要であるが,そのどちらも歯肉溝内では一定していない.酸素代謝産物の形成によってある種の細菌は殺菌される.**D**:殺菌にはいくつかの過程がある.まず最初に,微生物は貪食によって食空胞という厳重な環境のなかに取り込まれる.次に食空胞とリソソーム（顆粒）は融合し,ファゴリソームを形成する.このステップで,リソソームの中のすべての毒性因子（たとえば,ディフェンシン,中性セリンプロテアーゼ）がファゴリソームの中に流れ込む.最後に,ファゴリソームの中のミエロペロキシダーゼによって,過酸化水素から次亜塩素酸が生成される.

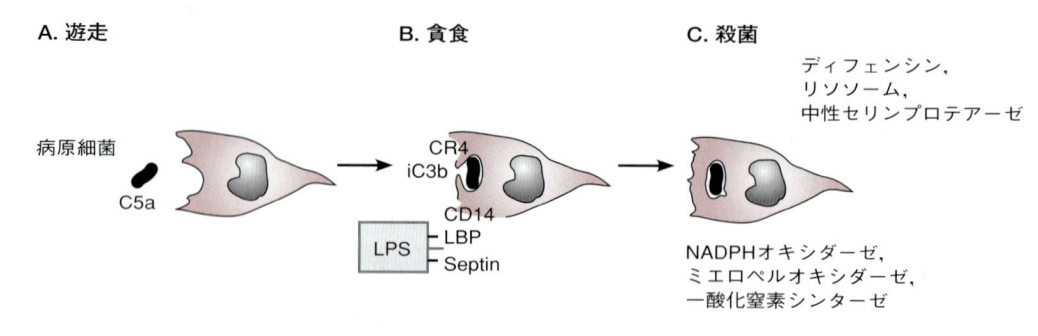

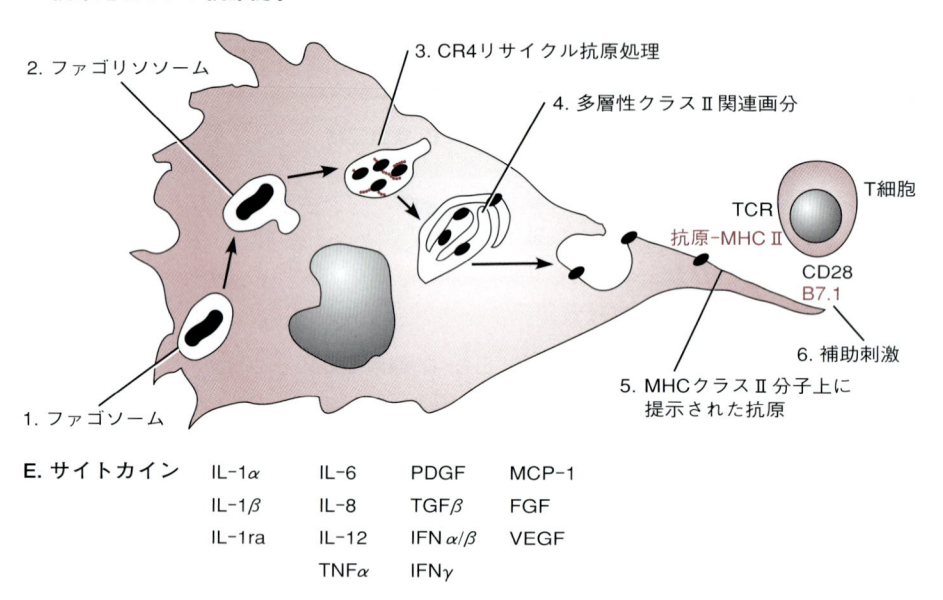

図 7-7 単核食細胞（血液中の単球，組織中のマクロファージ）は，好中球と近い親戚関係にある．その機能は類似しており，好中球と同様，遊走能(**A**)，貪食能(**B**)，および殺菌能(**C**)を有している．単核食細胞は，さらに抗原処理およびT細胞に対する抗原提示(**D**)という特別な機能を有しており，その過程には20時間以上を要する．抗原が補助刺激シグナル(B7-1)を伴って，MHCクラスII分子に結合して提示されていることに注目．単核食細胞はまた，リンパ球を分化に導くサイトカイン(**E**)も放出する．図に示された相互作用の詳細は本文を参照．

表 7-4

オプソニンおよびオプソニンレセプター

標的	オプソニン	オプソニンレセプター	オプソニンレセプター保有細胞
グラム陰性菌	LPS結合タンパク（LPS-binding protein；LBP）またはセプチン（septin）	CD14	マクロファージ 好中球（TNFαで前処理が必要）
粒子または細菌	iC3b	CR3(Mac1) CR4	好中球 マクロファージ マクロファージ
粒子または細菌	IgG1, IgG2, IgG3	FcγRI FcγRII	マクロファージ マクロファージ 好中球

略語についての説明は本文参照．

性の殺菌機構がとくに重要であると考えられる．

　酸素の存在下では，食細胞にはさらに**酸素依存性の殺菌機構**がある．とくに好中球は，**NADPHオキシダーゼ系**を用いて，スーパーオキシド・アニオン(O_2^-)のような毒性がある還元酸素代謝産物を生成することにより，強い殺菌活性を発揮する．スーパーオキシド・アニオンはまた，過酸化水素(H_2O_2)の生成にも寄与しており，過酸化水素は細胞膜を通過して拡散することが可能である．標的細胞の中では，H_2O_2はさらにDNAを損傷しうるヒドロキシル・ラジカルにまで還元されることもある．さらに重要なことは，H_2O_2は，ミエロペルオキシダーゼ(myeloperoxidase；MPO)の基質であるということである．H_2O_2と塩素の存在下で，MPOは次亜塩素酸(hypochlorous；HOCl)の生成を触媒する．この分子は洗濯用漂白剤，または歯内治療において抗菌性の洗浄剤としても用いられている，次亜塩素酸ナトリウムが酸性になったものである．NADPHオキシダーゼ系に欠損があると，慢性肉芽腫症に罹患する．この疾患は，自らH_2O_2を放出しない細菌によって引き起こされる，重症で再発性の病巣感染である．慢性肉芽腫症は侵襲性の歯周疾患と関連していることもあり，このことから酸素依存性の殺菌機構は，歯周組織の感染においてある程度は重要であるかもしれない．

　まとめると，貪食作用は宿主が感染に抵抗する，あるいは闘う能力として非常に重要である．病原微生物が取り込まれると，いくつかの殺菌機構が作用しうる．歯周組織は嫌気度が非常に高いため，酸素非依存性の殺菌機構がとくに重要である．

抗原処理および抗原提示

　主要組織適合遺伝子複合体(major histocompatibility complex；MHC)は第6染色体短腕(6p21.3)に座位し，この遺伝子座には抗原の取り込み，処理，および提示に関与するMHCクラスⅠ，Ⅱ，およびⅢなどの分子がコードされている．

　すべての細胞は自己由来の抗原（細胞内抗原）を処理し，MHCクラスⅠ分子と結合させて提示する．MHCクラスⅠ分子は，細胞内抗原をCD8陽性T細胞およびNK細胞に提示するのに用いられる．MHCクラスⅢ分子には，補体のB因子，C2，およびC4が含まれている．細胞外からの抗原は，プロフェッショナルな抗原提示細胞(antigen-presenting cell；APC)によって，MHCクラスⅡ分子と結合して提示される．プロフェッショナルなAPCの主な3つの細胞は，樹状細胞，単球系の細胞，およびB細胞である．これらの細胞は抗原をCD4陽性T細胞に提示し，CD4陽性T細胞はMHCクラスⅡ分子に結合した抗原を認識する．CD4陽性T細胞は，TおよびB細胞の増殖をコントロールするので，これは重要である．

　プロフェッショナルなAPCは，恒常的にMHCクラスⅡ分子(すなわちHLA-DP，HLA-DQ，HLA-DR)を発現している．外部由来の抗原は食作用によって処理され，その結果得られたペプチド分子は細胞表面のMHCクラスⅡ分子に結合する．*図7-7D*に示すように，抗原は多層性のクラスⅡ関連画分(multilaminar Class Ⅱ-associated compartment；MⅡC)に結合する．細胞外の高分子由来のオリゴペプチド断片は，MHCクラスⅡ分子の4つの特異的なポケットに結合している．結合の特異性はペプチドの配列全体に及ぶものではないので，MHCクラスⅡ分子はいくぶん曖昧で，多くの異なったペプチドにも結合する．

　MHCクラスⅠ，クラスⅡ，およびクラスⅢ分子は，ヒトにおいてもっとも多形性が高い分子である．**多形性**とは，ある遺伝子の変異に基づいた，同じ種のなかでの個体間の一定の多様性のことをいう．MHCの多形性は特異的なポケットの付近でとくに高い．つまり，ある人のMHCクラスⅠ，またはクラスⅡ分子に結合した抗原は，他の人のMHCクラスⅠ・Ⅱ分子とはまったく同じペプチドとして結合しないかもしれないということを意味している．このような多形性の存在は，種(個ではなく)を生き残らせることにおいて重要であると考えられ，また移植においては重大な問題点となってきた(それゆえに組織適合〔histocompatibility〕という言葉が含まれている)．もし，ドナーの組織のMHCがレシピエントと十分に一致していないと，外来物と認識される新たな抗原を多数提示することになり，そのドナーの組織はそれによって起こる免疫反応によって拒絶されることになる．

表 7-5

補助刺激に関与するTNFスーパーファミリーの主な分子

刺激を加える細胞 （抗原提示細胞）	補助刺激因子	刺激を受ける細胞	刺激された細胞上の 補助刺激レセプター
APC	B7-1(CD80)	活性化T細胞	CD28
APC	B7-2(CD86)	CD4陽性およびCD8陽性T細胞	CD28
非プロフェッショナルAPC	B7-3	T細胞	CD28
刺激されたB細胞	CD70(TNFSF7)	CD4陽性T細胞	CD27

略語についての説明は本文参照．

2つの細胞の相互作用は，単なる2つの分子の相互作用ではなし得ないような高度に精巧なものであり，APCはT細胞にセカンドシグナルとともに抗原を提示する．もっとも重要なセカンドシグナルは，補助刺激(costimulation)とよばれている．**補助刺激**によってT細胞は望ましくない抗原を認識したことを再確認する．補助刺激がないと，T細胞は不応答あるいはアポトーシスを起こして死んでしまう．補助刺激は，細胞の生死を左右するTNF(tumor necrosis factor)スーパーファミリー(表7-5)のさまざまな細胞膜貫通分子によって媒介されている．補助刺激によって，つぎの3つの反応が生じる．①T細胞をアポトーシス(プログラム細胞死)から守る．②T細胞上の成長因子レセプターの発現を亢進させることにより，T細胞の増殖を促進する．③T細胞を活性化(または増幅ともいう)するために必要な時間を減少させる[7, 18]．

周囲に何らかの刺激があると，補助刺激因子の発現が亢進する．微粒子状の，そしてときには可溶性の抗原はもちろんのこと，細菌のLPS[31, 36]にさらされるとマクロファージは補助刺激因子を多量に発現する．B細胞が，特異抗原，ある種の細菌膜成分(たとえば特異的なタンパクやLPS)，あるいはT細胞が産生したB細胞活性化分子(Gp39)にさらされると，補助刺激因子であるB7-1，B7-2，あるいはその両方の発現が亢進する[10, 35]．さらに，ウイルス感染，あるいはある種の化学物質は，プロフェッショナルではないAPCのB7-1およびB7-3の発現を誘導する[12]．最初，ショウジョウバエ(*Drosophila*属)で発見されたTollと命名されたレセプターは，外傷や感染に対する反応において重要であることが示された．ヒト**Toll様レセプター**(Toll-like receptor；TLR)は，LPSのような高度に保存された細菌成分によって刺激を受ける[26]．IL-1レセプターもTLRのひとつである．APCはTLRによって補助刺激因子であるB7を発現させる[23, 24]．T細胞は常に抗原と相互に作用しているが，補助刺激はこの相互作用を進行させてT細胞を増殖させる．

特異的免疫応答

長期化すると，慢性炎症は特異的免疫応答とよばれる一種の適応状態に移行する．特異的免疫応答にはリンパ球が必要であり，リンパ球はB細胞抗原レセプター(BCR)およびT細胞抗原レセプター(TCR)という2つのタイプのレセプターを用いて，特異的免疫応答を誘導する．特異的免疫の進行には4つの段階がある．①**クローン選択**：特異抗原を認識するレセプター(BCRまたはTCR)をもつリンパ球の選別．②**クローン増殖**：そのようなリンパ球の増殖．③**クローン除去**："エフェクター"リンパ球の死滅．④**メモリー**：特異抗原を認識するレセプター(BCRまたはTCR)をもつ増殖したクローン細胞の維持(図7-8)．特異抗原から防御してくれる十分な数のリンパ球が維持されているかぎり，その個体は免疫されていると表現される．

TCRが，MHCクラスⅠまたはⅡ分子に提示された抗原と相互に作用するとき，T細胞が選択される．B細胞のクローン選択には，BCRによる抗原との多価結合のみが要求される．このクローン選択の後，抗原特異的細胞の増殖が生じる．この過程はクローン増殖とよばれ，これらの細胞は100～5,000倍にまで増加する[1]．B細胞の応答においては，抗原特異的レセプターが可溶性の**抗体**として産生されることもある．抗体の濃度および抗体の結合強度の上昇は，**抗体価**の上昇と表現される．抗体価は検査上，標準化した量の抗原を検出するのに必要な抗体の希釈として定義されている．クローン除去は，クローン増殖と同じ割合で，アポトーシスによって生じる．通常，数週間にも及ぶクローン除去期に，95％以上の抗原特異的T細胞が死滅する．クローン除去後，増加したメモリーT細胞またはB細胞が維持される．これが特異的免疫応答の本質である．

宿主が初めて抗原にさらされた結果生じる抗体価または抗原特異的T細胞の増加を**一次応答**という．その後，同一抗原にさらされた後に**二次応答**が起こる．メモリーされること(すなわち抗原を認識する細胞集団の増加)によって，二次応答は，①迅速にはじまり，②長期間持続し，③高い抗体価によってさらに増強され，そして④B細胞においては一次応答よりも抗原に対する特異性が高くなる．メモリー細胞集団が増加すると，濾胞内樹状細胞(リンパ組織に認められる非血液細胞)に維持された抗原の絶え間ない刺激によって，数年間維持されるだけの細胞が貯留されることに

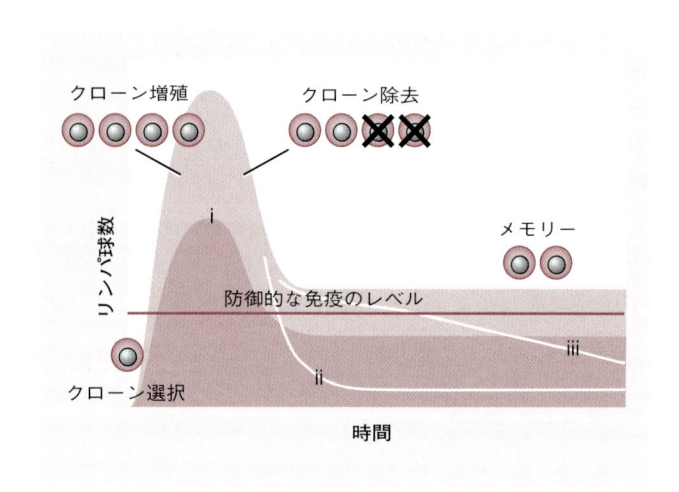

図7-8 防御的な免疫の成立に関連する特異的免疫応答の4つの段階の模式図．クローン選択，クローン増殖，クローン除去，およびメモリー，これら4つの段階の詳細については本文参照．防御的免疫は，十分な数のリンパ球はメモリーの段階で維持されたときに達成され，その個体は"免疫"されたといわれる．しかしながら，これは必ずしも常に成立するわけではなく，ある個体において，i)クローン増殖が起こらなかったり，ii)過剰なクローン除去が起こったり，iii)メモリーが維持されなかったりしたときには成立しない．(Ahmed R, Gray D：Immunological memory and protective immunity：Understanding their relation. Science 1996；272：54より引用改変)

なる．一次応答は測定可能で，しかも生物学的あるいは臨床的に有効になるまでに1週間以上（8～14日）を要する．二次応答は1～3日の間に測定可能になり，大変有効なのでその個体は感染に気付かないこともある．**ワクチン**は，その個体が将来の感染に対して免疫されるのに十分な二次応答（ブースター）によって，**免疫または感染に対する抵抗性**を発達させるものである．

T細胞の反応

特異的免疫応答を獲得するためには，T細胞は抗原提示細胞（APC）と接触しなければならない．これはT細胞がAPC上の抗原を認識し，補助刺激を受け，サイトカインレセプターを活性化し，そして増殖および分化のシグナルを送りそれを持続させるサイトカインを産生する，という複雑な過程が必要となる．いったん活性化するとT細胞は増殖および分化し，いくつかある成熟したT細胞フェノタイプのなかのひとつになる．

T細胞の抗原認識はT細胞抗原レセプターの機能であり，

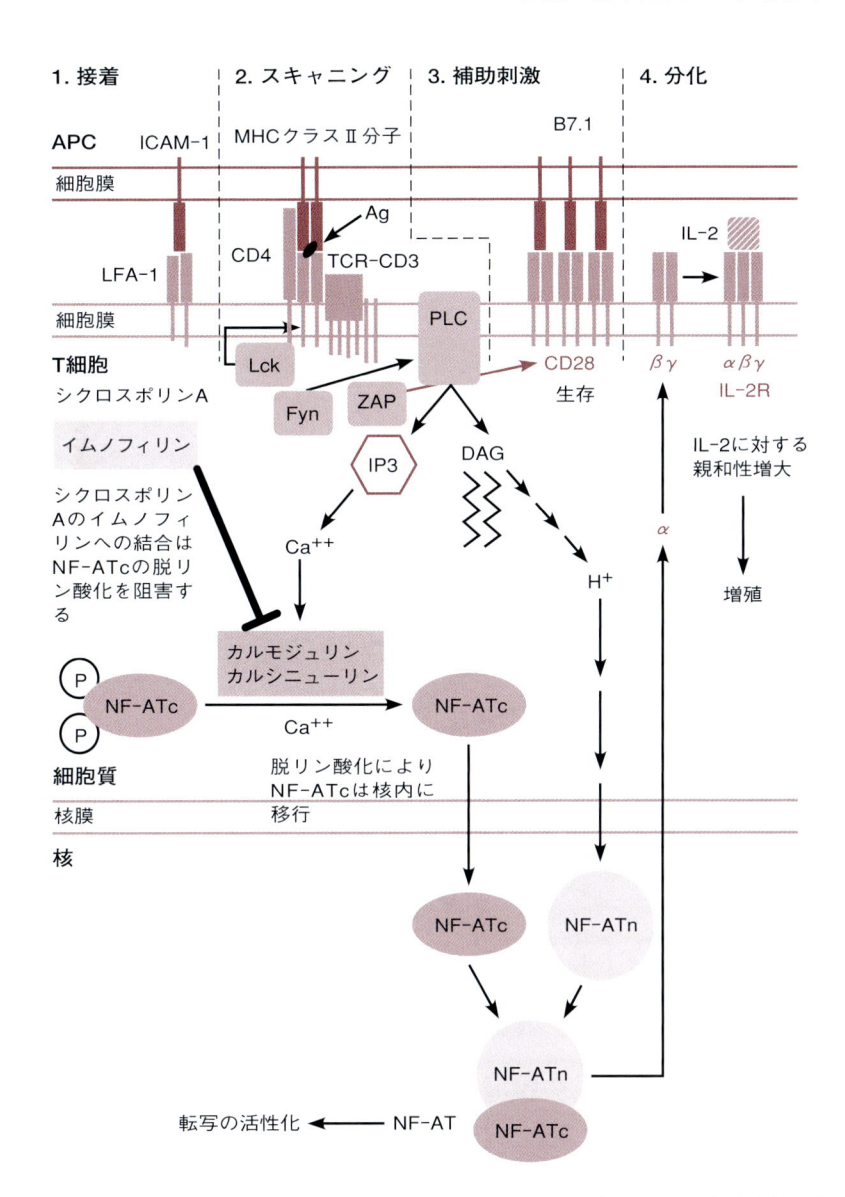

図7-9　T細胞活性化へと導くレセプターを介した細胞内の反応の模式図．**1**：T細胞と抗原提示細胞との接着は，LFA-1およびICAM-1のような接着分子によって媒介されている．**2**：T細胞の補助レセプターであるCD4またはCD8によるAPCのスキャニングは，LckキナーゼによりTCRが活性化するのを補助する．TCRによる抗原が認識されると，FynおよびZAPを介してホスホリパーゼC（PLC）およびCD28がそれぞれ活性化される．**3**．活性化されたCD28は，B7-1のような補助刺激因子と結合する．補助刺激因子は周囲からの刺激によって発現が亢進し，活性化シグナルを増強する．**4**：抗原のスキャニングにより重要な成長ホルモンレセプターのサブユニットである，IL-2レセプターαサブユニットの転写が起こる．その後，T細胞はIL-2を産生してIL-2レセプターと反応し，自らの増殖を促す．

このレセプターはImmunoglobulinスーパーファミリーに属する低親和性レセプターである．T細胞は，3,000〜50,000個のTCRを細胞表面に発現している．抗原は，APCのMHCのクラスIまたはクラスII分子によって，TCRに提示される．CD1は，CD4陰性およびCD8陰性T細胞のユニークな亜群のひとつであるNKT細胞に特異抗原を提示する，抗原提示分子のひとつである．TCRは，MHC-抗原複合体を認識して結合する[28]．TCRは，αおよびβサブユニットのN末端にある可変部で抗原（Ag）と接触する．TCR-ペプチド結合は，より少ない数の不連続アミノ酸しか認識しないMHC-ペプチド結合よりも，特異性が高い．したがってT細胞は，MHCによって提示された抗原よりも少ない数の抗原しか認識しないかもしれない．

TCRは抗原に結合する部分の他に，いくつかの部分から構成されている．これらのなかには，TCRの活性化およびその結果起こる細胞内へのシグナル伝達において重要な，**CD3情報伝達装置**（TCR-CD3）を形成している部分もある．**CD8**および**CD4**はT細胞補助レセプターであり，それぞれがAPC上のMHCクラスI分子およびクラスII分子を認識することは，T細胞機能およびその後のTCRの活性化において必須である．これらの補助レセプターの活性化は，①TCRの感度を高め，②T細胞と抗原提示細胞の結合を増強させる．

TCRが低親和性であることにより，T細胞は抗原提示細胞と可逆的に結合することができ，その結合は時間の経過とともに，多数のTCRと1個あるいは2，3個の抗原との間で生じる．この多数のTCRと2，3個の抗原との時間依存性の相互作用は，**スキャニング**（scanning）とよばれている．T細胞の活性化にいたるスキャニングは，**連続トリガリング**（serial triggering）とよばれている．T細胞を完全に活性化するためには，多数のTCRが結合することが2〜20時間持続されなければならない．

T細胞が活性化すると，増殖しながら分化する．この過程は，プロテインチロシンキナーゼであるlck，fyn，およびZAPの活性化とともに始まり，それぞれTCR，ホスホリパーゼC（PLC），およびCD28を活性化する（図7-9）．CD28の活性化によって，T細胞は補助刺激シグナルを受ける準備が整うが，これはT細胞の残存と機能において重要である．ホスホリパーゼCの活性化により，ジアシルグリセロール（diacylglycerol；DAG）および1,4,5-イノシトール三リン酸（1,4,5-inositol triphosphate；IP3）が生成される．DAGのシグナルにより，転写活性化補助因子であるNF-ATnが活性化する．IP3はCa^{++}の放出を刺激し，その結果，カルモジュリン-カルシニューリンA/Bホスファ

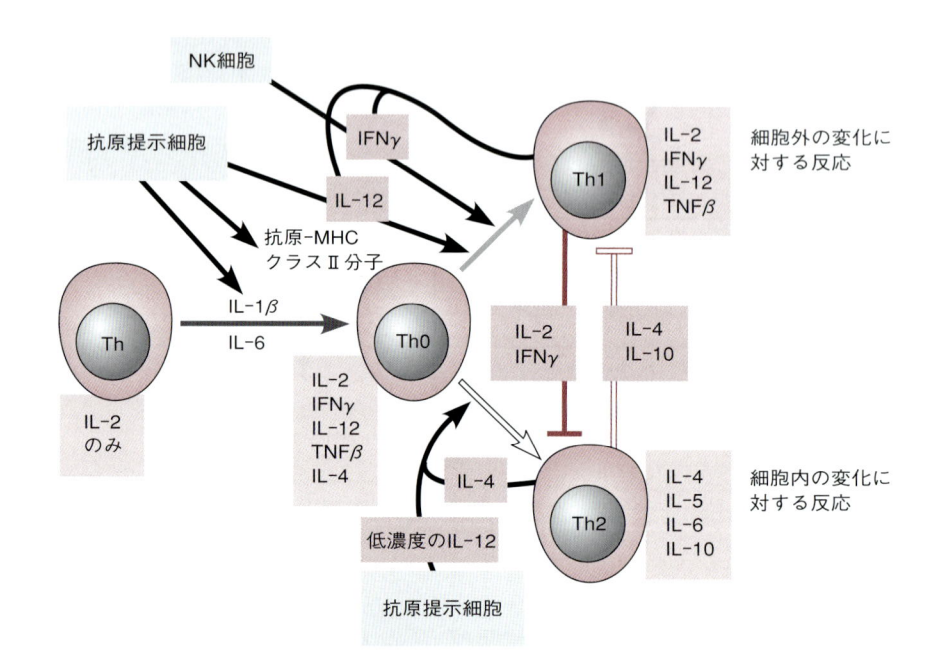

図7-10　T細胞の分化の模式図．マクロファージおよび末梢樹状細胞からのIL-1βのような炎症初期のシグナルは，CD4陽性ヘルパーT（Th）細胞を活性化する．そして，そのTh細胞は，IL-2，INFγ，およびIL-4などの多くのサイトカインを産生するようになり，Th0 T細胞とよばれる．Th0 T細胞はさらに分化してTh1またはTh2細胞となり，それぞれ細胞内抗原または細胞外抗原に対する免疫応答を制御する．T細胞がどの経路をたどるかが決定されるうえでかぎとなるシグナルは，抗原提示細胞によるIL-12の産生レベルである．高レベルのIL-12ではTh1経路に，低レベルのIL-12ではTh2経路になりやすい．IFNγなどのTh1サイトカインは，Th1への分化を促進し，Th2への分化をブロックするので，その存在下ではTh1フェノタイプになりやすい．同様に，IL-4などのTh2サイトカインは，Th2への分化を促進し，Th1への分化をブロックする．IgAの産生を促し粘膜の防御において機能するTh3 T細胞は，この模式図には含まれていない．

ターゼが活性化する．このホスファターゼはNF-ATcを脱リン酸化することによって核に入り，活性型の**NF-AT**（nuclear factor of activated T-cells）を形成するためにNF-ATnと結合する．そしてNF-ATはT細胞の増殖分化を促すIL-2やIL-2Rαの遺伝子の転写を促進させる．潜伏型の細胞質内転写因子であるNF-κBもまた活性化され，アポトーシスを遅らせるうえで重要である．サイトカインであるインターロイキン2は，もっとも重要な増殖分化シグナルのひとつである．T細胞がIL-2レセプターを構成する3種類のサブユニットのうちのひとつとIL-2Rαを発現すること，およびIL-2を産生することにおいても，転写因子の活性化は必要である[9]．このように，活性化したT細胞から産生されたIL-2は，同じ細胞上のIL-2Rに作用して増殖分化を刺激する．

臨床的に重要な免疫抑制剤は，T細胞活性化における細胞内の過程をブロックする．イムノフィリンは，カルシニューリンの作用を消退させる制御因子である．**シクロスポリンA**（cyclosporin A）や**タクロリムス**（tacrolimus）のような免疫抑制剤は，イムノフィリンと結合して活性化し，その結果，免疫抑制効果を発揮する．

CD4陽性T細胞は，成熟するとサイトカイン産生に基づいて区別されるいくつかの表現型の亜群を形成する[25, 29]（図7-10）．抗原および補助刺激に加えて，プロフェッショナルなAPCは未成熟な**Th T細胞**に成熟化シグナルである**インターロイキン1β**（IL-1β）を供給し，このIL-1βはT細胞の多分化能を有する**Th0 T細胞**フェノタイプへの成熟を促進させる．Th0 T細胞は，B細胞およびCD8陽性T細胞の双方を刺激するサイトカインを産生する．その領域の他の細胞，とくにマクロファージ，樹状細胞，その他のT細胞およびNK細胞は，さらなる分化シグナルを供給する．そして，高濃度または低濃度のインターロイキン12（IL-12），あるいはインターフェロンγ（IFNγ），IL-2，IL-4，IL-10，およびTGF-βなどのサイトカインは，T細胞をTh1，Th2，またはTh3フェノタイプへと成熟させる．Th1フェノタイプは，変化した細胞および細胞内分子の制御において重要であり，Th2フェノタイプは，細胞外抗原に対する前炎症性反応において重要である．そして，Th3フェノタイプは，細胞外抗原に対する抗炎症性反応において重要である．これらの後者の成熟した亜群は，B細胞の発達において重要である．

B細胞の反応および抗体

B細胞は免疫グロブリンを産生する．既知の抗原に結合する免疫グロブリンは抗体である．抗原が結合すると，関与した抗体のタイプ（イソタイプ）によって，さまざまな反応が起こる（表7-6）．免疫グロブリンは，全血清タンパク（60〜70mg/ml）の約20〜25%（15mg/ml）を占める．ヒトには遺伝学的に区別される9種類の免疫グロブリンがある．すなわち，IgM，IgD，IgG1，IgG2，IgG3，IgG4，IgA1，IgA2，IgEである．B細胞は骨髄を出るとき，レセプターとしてIgMのみを有しており，また可溶性のIgMを産生することができる．IgMは抗原のクリアランスを促進するような，原始的な凝集反応においてその機能を果たす．二次的な免疫グロブリン反応のクラスでは，もう少し識別可能な反応ができるようになる．二次的応答に作用するイソタイプの形成には，B細胞は分化経路に入らなければならない．このメモリー経路では，B細胞はイソタイプのスイッチの過程を経る．歯周疾患におけるこの過程の重要性を示す一例としては，*Actinobacillus actinomycetemcomitans*のような病原菌は，IgGイソタイプの抗体によってオプソニン化されたときにのみ，好中球によってコントロールされるということがある．補体，LPS結合タンパク（LBP），および他のどのイソタイプの抗体も作用しない．

B細胞の抗原に対する反応は，B細胞抗原レセプター

表 7-6

各イソタイプの免疫グロブリンの主な役割

免疫グロブリン イソタイプ	IgG1	IgG2	IgG3	IgG4	IgM	IgA1	IgA2	IgD	IgE
血清濃度（mg/ml）	9	3	1	0.5	1.5	3	0.5	0.03	0.00005
分子量（キロダルトン）	146	146	170	146	970	160	160	184	188
ナイーブB細胞上での発現	−	−	−	−	＋	−	−	＋	−
補体の活性化（古典経路）	＋＋	＋	＋＋＋	−	＋＋＋	−	−	−	−
補体非存在下でのオプソニン	＋	−	＋	＋	−	−	−	−	−
肥満細胞への刺激	−	−	−	−	−	−	−	−	＋＋＋＋
好酸球への刺激	−	−	−	−	−	−	−	−	＋＋
粘膜免疫	−	−	−	−	−	＋	＋	−	−

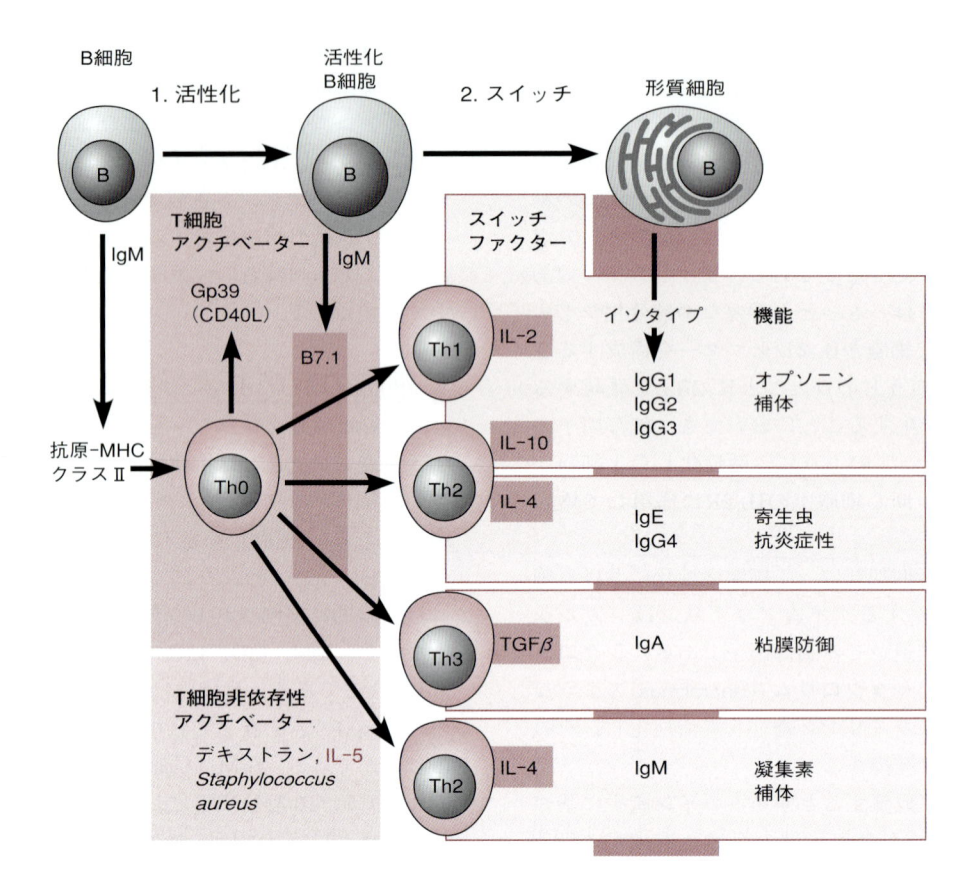

図7-11 B細胞分化の模式図．B細胞分化において必要なシグナルはアクチベーターおよびスイッチファクターである．1：T細胞アクチベーター（Gp37, Gp34）は細胞膜貫通型であることから，アクチベーターシグナルは細胞接着が必要となることが多い．抗原がスキャニングされた後，T細胞はGp39を発現する．T細胞スイッチシグナルが存在しないと，T細胞非依存性の活性化が起こりIgM反応性になる．B細胞が活性化されると，T細胞に補助刺激が加わって分化シグナルに反応するようになる（図7-10参照）．2：T細胞からはスイッチシグナルも産生され，T細胞はイソタイプスイッチに必要である．IgG1-3は，細胞外（Th2）および細胞内（Th1）両方の病原体に対する反応で作用することに注目．反対に粘膜の防御において作用するIgAおよびIgEの産生においては，Th1反応は重要ではない．

（BCR）によるものである．BCRのある部分はB細胞表面にあって特異性が高い抗原レセプターである免疫グロブリン分子によって構成されており，また他の部分は免疫グロブリンスーパーファミリーのシグナル伝達を担う分子で構成されている．BCRは抗原と高い親和性で結合し，結合することを目的としてつくられている．これはスキャニングのためにつくられた結合親和性が低いTCRとは対照的である．B細胞は，T細胞の非存在下においても，ある種の抗原に反応することができる．これは，T細胞非依存性のB細胞の抗体反応とよばれている．しかしながら，このB細胞の反応は成熟したものではない（つまり，メモリー経路に入っていない）．それらはIgMイソタイプを保持しており，産生された抗体の抗原との結合の親和性は低いままである．B細胞がメモリー経路に入るためには，T細胞と相互に作用しなければならず，したがってメモリー経路はT細胞依存性であるといえる．

B細胞はBCRを用いて可溶性抗原と結合する．もし十分な抗原が結合すると，それらは取り込まれて処理され，抗原の一部はMHCクラスⅡ分子によって特異的なCD4陽性T細胞に提示される．抗原提示後，そのT細胞は**活性化シグナル**をB細胞に送る．T細胞アクチベーターは細胞膜貫通型分子であり，前述したT細胞の補助刺激因子と類似している．アクチベーターにはT細胞由来のGp39およびGp34があり，これらはB細胞レセプターのCD40またはOX40とそれぞれ反応する．Gp39の遺伝子における変異は，ほとんどのイソタイプの免疫グロブリンの欠損と代償性のIgMの増加を特長とする，X染色体性高IgM血症症候群とよばれる状態を引き起こす[2]．T細胞のGp39によってB細胞はメモリー経路に入ることができるが，Gp39の非存在下では，B細胞の最終分化はIgMを産生する形質細胞になってしまう[3]．B細胞はGp39によって活性化されるとB7-1およびB7-2を発現する．これらの補助刺激因子によって，T細胞は増殖という点でもサイトカイン産生においても分化する．T細胞が産生するサイトカインには，**スイッ**

チファクターもいくつかある．これらのサイトカインはTH1（IL-2, IFNγ），TH2（IL-4, IL-10），TH3（TGFβ）の3つのクラスに分類される．TH1およびTH2スイッチシグナルは，一般的に炎症性の免疫グロブリン（IgGまたはIgE）へのスイッチを促進する．TH3シグナルは，抗炎症性イソタイプ（IgA）へのスイッチを促進する[15]．アクチベーターとは違って，スイッチファクターは，細胞膜結合型ではなく，通常，可溶型である．図7-11にアクチベーターおよびスイッチファクターのさまざまな組み合わせによる効果について示す．

　分化して形質細胞になったB細胞は，もはや細胞表面に免疫グロブリンおよびCD40を発現していない．しかし，それらは分泌型の免疫グロブリンを産生する．IgMは原始的でさまざまな目的に対応できる初期反応性免疫グロブリンである．IgMは補体を活性化できるが，オプソニン化することはできない（すなわちIgMに対するFcレセプターは存在しない）．IgDはIgMとともにB細胞上に発現していることが多く，抗原に対するB細胞の反応を増強するものと考えられている．メモリーB細胞は二次反応性免疫グロブリンを産生する．メモリーB細胞は，炎症性反応を媒介するIgEまたはIgG，あるいは抗炎症性反応を媒介するIgAのいずれかに分類されるイソタイプの免疫グロブリンを産生する．IgAは補体を活性化せず，IgEおよびIgGと競合的に拮抗する傾向があり，そして直接的なオプソニンではないことから抗炎症性であると考えられている．ヒトは，毎日その他すべてのイソタイプの免疫グロブリンを合わせた量の約3倍の量のIgAを産生している．IgAは上皮の内外の粘膜表面を防御しており，粘膜免疫において重要な分子である．

まとめ

　本章では，損傷あるいは傷害に対する宿主の反応であり，大部分の歯周疾患の主要な特徴である炎症における免疫システムの役割に焦点を絞って概説した．自然免疫は微生物の侵襲に対して重要な初期防御を担っている．獲得免疫は特異的免疫応答が進展したものであり，宿主がより効率よく特異的な病原体を防御するためのメカニズムである．免疫システムと歯周疾患に関与する病原性細菌との相互作用については，Chapter 8で詳述する．

参考文献

1. Ahmed R, Gray D: Immunological memory and protective immunity: understanding their relation. Science 1996; 272:54.
2. Allen RC, Armitage RJ, Conley ME, et al: CD40 ligand gene defects responsible for X-linked hyper-IgM syndrome. Science 1993; 259:990.
3. Arpin C, Dechanet J, Van Kooten C, et al: Generation of memory B cells and plasma cells in vitro. Science 1995; 268:720.
4. Baumheter S, Singer MS, Henzel W, et al: Binding of L-selectin to the vascular sialomucin CD34. Science 1993; 262:436.
5. Bevilacqua MP, Stengelin S, Gimbrone MA, Jr, et al: Endothelial leukocyte adhesion molecule 1: an inducible receptor for neutrophils related to complement regulatory proteins and lectins. Science 1989; 243:1160.
6. Bianchi E, Bender JR, Blasi F, et al: Through and beyond the wall: late steps in leukocyte transendothelial migration. Immunol Today 1997; 18:586.
7. Carroll RG, Riley JL, Levine BL, et al: Differential regulation of HIV-1 fusion cofactor expression by CD28 costimulation of CD4+ T cells. Science 1997; 276:273.
8. Caux C, Liu YJ, Banchereau J: Recent advances in the study of dendritic cells and follicular dendritic cells. Immunol Today 1995; 16:2.
9. Cerdan C, Martin Y, Courcoul M, et al: CD28 costimulation up-regulates long-term IL-2R B expression in human T cells through combined transcriptional and post-transcriptional regulation. J Immunol 1995; 154:1007.
10. Constant S, Schweitzer N, West J, et al: B lymphocytes can be competent antigen-presenting cells for priming CD4+ T cells to protein antigens in vivo. J Immunol 1995; 155:3734.
11. Craigen JL, Yong KL, Jordan NJ, et al: Human cytomegalovirus infection up-regulates interleukin-8 gene expression and stimulates neutrophil transendothelial migration. Immunology 1997;92:138.
12. Dezzutti CS, Rudolph DL, Lal RB: Infection with human T-lymphotropic virus types I and II results in alterations of cellular receptors, including the up-modulation of T-cell counterreceptors CD40, CD54, and CD80 (B7-1). Clin Diagn Lab Immunol 1995; 2:349.
13. Ebnet K, Simon MM, Shaw S: Regulation of chemokine gene expression in human endothelial cells by proinflammatory cytokines and Borrelia burgdorferi. Ann N Y Acad Sci 1996; 797:107.
14. Gaboury JP, Johnston B, Niu XF, et al: Mechanisms underlying acute mast cell-induced leukocyte rolling and adhesion in vivo. J Immunol 1995; 154:804.
15. Harriman W, Volk H, Defranoux N, et al: Immunoglobulin class switch recombination. Annu Rev Immunol 1993; 11:361.
16. Hirsch JG: Cinemicrographic observations on granule lysis in polymorphonuclear leukocytes during phagocytosis. J Exp Med 1962; 116:827.
17. Huber AR, Kunkel SL, Todd RF, et al: Regulation of trans-endothelial neutrophil migration by endogenous interleukin-8. Science 1991; 254:99.
18. Iezzi G, Karjalainen K, Lanzavecchia A: The duration of antigenic stimulation determines the fate of naive and effector T cells. Immunity 1998; 8:89.
19. Karakurum M, Shreeniwas R, Chen J, et al: Hypoxic induction of interleukin-8 gene expression in human endothelial cells. J Clin Invest 1994; 93:1564.
20. Kozono H, Kinoshita T, Kim YU, et al: Localization of the covalent C3b-binding site on C4b within the complement classical pathway C5 convertase, C4b2a3b. J Biol Chem 1990; 265:14444.
21. Lloyd AR, Oppenheim JJ, Kelvin DJ, et al: Chemokines regulate T cell adherence to recombinant adhesion molecules and extracellular matrix proteins. J Immunol 1996; 156:932.

22. Malaviya R, Ikeda T, Ross E, et al: Mast cell modulation of neutrophil influx and bacterial clearance at sites of infection through TNF-alpha. Nature 1996; 381:77.
23. Medzhitov R, Preston-Hurlburt P, Janeway CA, Jr: A human homologue of the Drosophila Toll protein signals activation of adaptive immunity. Nature 1997; 388:394.
24. Medzhitov R, Preston-Hurlburt P, Kopp E, et al: MyD88 is an adaptor protein in the hToll/IL-1 receptor family signaling pathways. Mol Cell 1998; 2:253.
25. Mosmann TR, Coffman RL: Heterogeneity of cytokine secretion patterns and functions of helper T cells. Adv Immunol 1989; 46:111.
26. O'Neill LA, Greene C: Signal transduction pathways activated by the IL-1 receptor family: ancient signaling machinery in mammals, insects, and plants. J Leukoc Biol 1998; 63:650.
27. Rawal N, Pangburn MK: C5 convertase of the alternative pathway of complement. Kinetic analysis of the free and surface-bound forms of the enzyme. J Biol Chem 1998; 273:16828.
28. Reinherz EL, Tan K, Tang L, et al: The crystal structure of a T cell receptor in complex with peptide and MHC class II. Science 1999; 286:1913.
29. Romagnani S: Human TH1 and TH2 subsets: doubt no more. Immunol Today 1991; 12:256.
30. Rosenberg YJ, Anderson AO, Pabst R: HIV-induced decline in blood CD4/CD8 ratios: viral killing or altered lymphocyte trafficking? Immunol Today 1998; 19:10.
31. Schmittel A, Scheibenbogen C, Keilholz U: Lipopolysaccharide effectively up-regulates B7-1 (CD80) expression and costimulatory function of human monocytes. Scand J Immunol 1995; 42:701.
32. Sontheimer RD, Matsubara T, Seelig LL, Jr: A macrophage phenotype for a constitutive, class II antigen-expressing, human dermal perivascular dendritic cell. J Invest Dermatol 1989; 93:154.
33. Thorlacius H, Raud J, Rosengren-Beezley S, et al: Mast cell activation induces P-selectin-dependent leukocyte rolling and adhesion in postcapillary venules in vivo. Biochem Biophys Res Commun 1994; 203:1043.
34. Walsh LJ: Ultraviolet B irradiation of skin induces mast cell degranulation and release of tumor necrosis factor-α. Immunol Cell Biol 1995; 73:226.
35. Wetzler LM, Ho Y, Reiser H, et al: Neisserial porins induce B lymphocytes to express costimulatory B7-2 molecules and to proliferate. J Exp Med 1996; 183:1151.
36. Zhao J, Freeman GJ, Gray GS, et al: A cell type-specific enhancer in the human B7.1 gene regulated by NF-$\kappa\beta$. J Exp Med 1996; 183:777.

歯周疾患における宿主と微生物の相互作用

Susan Kinder Haake, Russell J. Nisengard,
Michael G. Newman, Kenneth T. Miyasaki

CHAPTER 8

本章の概要

微生物-宿主相互作用の細菌学的観点
- 歯周領域における細菌の定着と生存
- 宿主組織破壊における細菌の作用機構

免疫学的観点からみた微生物と宿主の相互作用
- 免疫因子と炎症の開始
- 細菌侵入の制御－好中球の基本的役割
- 結合組織の変性－歯周炎における組織破壊
- 結合組織の変性－歯周炎における治癒過程

健常歯肉の細菌学と免疫学
歯周疾患の細菌学と免疫学
- 歯肉炎
- 慢性歯周炎
- 侵襲性歯周炎
- 壊死性歯周疾患
- 歯周膿瘍

要約

歯肉炎と歯周炎は，その他のあまり一般的でない歯周疾患も含めて慢性感染性疾患である．宿主と微生物の相互作用によって，発症する疾患の進行と程度が決まる．微生物は，それ自身が直接的に組織を破壊あるいは間接的に宿主の応答を刺激し変化させることによって病原性を発揮する．宿主応答は，微生物との相互作用と個々人により違いのある遺伝的因子などの固有の宿主特性とによって決まる．一般的に宿主応答は，局所感染が全身に波及し，生命を脅かすことを防ぐ感染防御機構として働く．しかしながら，歯周疾患のように宿主局所では変性と破壊が起こる．患者間で組織変化に大きな違いがみられることからも，病因微生物と宿主が局所に及ぼす有害性と有益性のバランスにはさまざまな状態があることがわかる．

微生物-宿主相互作用の細菌学的観点

健康な歯周状態と疾患に罹患した状態によって，検出される特異的な細菌の違いについては，Chapter 6 で詳述した．一般的にグラム陰性の通性あるいは嫌気性菌は，歯周疾患に強く関係する細菌と考えられる．疾患の発症過程に影響を与える有力な細菌種として，*Porphyromonas gingivalis*, *Actinobacillus actinomycetemcomitans*, *Treponema denticola*, *Bacteroides forsythus*, *Fusobacterium nucleatum*, *Prevotella intermedia*, *Campylobacter rectus*, *Peptostreptococcus micros*, *Eikenella corrodens*があげられてきた．本章では，病原性細菌と宿主組織との相互作用がどのように疾患を引き起こすかについて，焦点をあてる．これらの点は，歯周病原性細菌を同定するためにSocranskyによってつくられた基準のうちの3つに関係する（Chapter 6 参照）．宿主と細菌の

相互作用に関する研究では，実験動物モデルを発病させる微生物の能力だけでなく，宿主応答の解析も行われている．宿主に疾患を発症させる微生物の特性を病原因子（virulence factor）とよぶ．

近年，多くの研究が歯周病原体の**病原因子**を明らかにすることに焦点を当てている．細菌は病原体として働くものだと単純化すると，住みやすい宿主組織に定着し，同部位を破壊するものと考えられる．歯周炎における疾患成立の第1段階は歯周組織への細菌の定着である．歯周組織中への細菌自身の侵入（invasion），もしくは細菌の産生物の侵入は，疾患発症の過程において重要である．さらに，細菌は歯周組織からの細菌の排除を目的とする宿主防御機構を回避し，宿主組織に定着する能力を有する．細菌もしくはその産生物と宿主細胞との相互作用の結果，直接的または間接的に歯周組織破壊が進行する．このように，病原性は大きく分けて2つある．ひとつは，細菌が宿主組織に定着し侵入する能力であり，もうひとつは直接的もしくは間接的に宿主組織を障害する能力である．

歯周領域における細菌の定着と生存
歯周組織環境下における細菌の付着

歯肉溝と歯周ポケットは，ポケット底部より流出してくる滲出液で満たされている．この領域に定着する細菌は，滲出液の流れにより排除されることを避けるために付着可

表 8-1

細菌のアドヘジンと標的となる基質の抜粋

付着する可能性のある表面	基質	細菌種	細菌の付着因子	基質の受容体
歯	唾液コーティングされた石灰化表面	A. viscosus	線毛	唾液処理したハイドロキシアパタイト
	唾液コーティングされた表面	A. viscosus	線毛	高プロリンタンパク
		S. mitis	70, 90kdタンパク	シアル酸残基
		F. nucleatum	300, 330kd細胞外膜タンパク	ガラクトシル残基
組織	上皮細胞	P. gingivalis	線毛	ガラクトシル残基
		A. viscosus	線毛	ガラクトシル残基
		A. naeslundii		
	線維芽細胞	T. denticola	表面タンパク	ガラクトシル，またはマンノース残基
	多形核白血球	A. viscosus	線毛	ガラクトシル残基
		A. naeslundii		
		F. nucleatum	タンパク	ガラクトシル残基
	結合組織成分	P. gingivalis	膜タンパク	フィブリノーゲン／ファイブロネクチン
		P. intermedia	膜タンパク	フィブリノーゲン
既存のプラーク塊	S. sanguis	A. viscosus	線毛	
	S. sanguis	C. ochracea	熱感受性タンパク	
	A. naeslundii			
	A. israelii			
	S. sanguis	P. loescheii	75〜45kd線毛タンパク	ガラクトシル残基
	A. israelii			
	P. gingivalis	F. nucleatum	熱とタンパク分解酵素感受性タンパク	ガラクトシル残基
	T. denticola			
	P. micros			

Socransky SS, Haffajee AD：Microbiol mechanisms in the pathogenesis of destructive periodontal diseases：A critical assessment. J Periodontal Res 1991；26：195；Lantz MS, Allen RD, Bounelis P, et al：*Bacteroides gingivalis* and *Bacteroides intermedius* recognize different sites on human fibrinogen. J Bacteriol 1990；172：716；and Lantz MS, Allen RD, Duck LW, et al: Identification of *Porphyromonas gingivalis* components that mediate its interactions with fibronectin. J Bacteriol 1991；173:4263；Bas HA, van Steenbergen M：*Peptostreptococcus micros* coaggregates with *Fusobacterium nucleatum* and non-encapsulated *Porphyromonas gingivalis*. FEMS Microbiol Lett 2000；182：57；and Kolenbrander PE, Parrish KD, Andersen, RN, et al：Intergeneric coaggregation of oral *Treponema* spp. with *Fusobacterium* spp. and intrageneric coaggregation among *Fusobacterium* spp. Infect Immun 1995；63：4584より引用改変．

能な表面にくっつかなければならない．したがって付着能力は，歯周病原性細菌としての病原因子といえる．

　細菌が付着することのできる表面は，歯や歯根，組織，およびプラーク塊である．歯周病原性細菌とそれらの表面との間にはさまざまな介在方法があり，この非常に特異的な介在方法に関与する分子が同定されているものもある（表8-1）．まず，この歯周環境で最初に定着する細菌は，ペリクルもしくは唾液でコーティングされた歯面に付着する可能性が高い．たとえば，唾液でコーティングされた歯面で見いだされるプロリンを多く含むタンパクに菌体表面の線毛を介して付着するActinomyces viscosusの例がみられる[114]．

　既存のプラークへの細菌の付着は，異種細菌間の付着（共凝集）から調べることができる．もっとも特徴的な相互作用は，Streptococcus sanguisのポリサッカライド受容体とA. viscosusの線毛とを介した付着である[112]．この種の相互作用は，歯周環境で定着するために，もっとも重要な作用であると考えられる．さらに，宿主組織への細菌の付着は，定着のための役割を果たし，細菌侵入の過程において重要な段階であると考えられる．したがって，P. gingivalisの他の細菌[82-84]，上皮細胞[28]および上皮組織の成分であるフィブリノーゲンやフィブロネクチンへの付着能[93, 94]は，この微生物の病原性にとって非常に重要と思われる．

宿主組織への侵入

　組織学的研究によれば，壊死性潰瘍性歯肉炎（necrotizing ulcerative gingivitis；NUG）に罹患した患者の宿主組織内部で，何年にもわたって細菌の存在が認められた[97]．主に1980年代に行われた研究は，歯肉炎[42]，重度の慢性成人性歯周炎[45, 143]，若年性歯周炎[19, 22]の歯周組織に細菌が存在することが明らかになった．球菌，桿菌，糸状菌，そしてスピロヘータを含むグラム陽性およびグラム陰性菌の両方が，歯肉結合組織と歯槽骨の近傍に認められた．歯肉組織の細胞間隙で細菌が観察されるのは，細菌が歯肉溝もしくは歯周ポケット上皮の潰瘍を介して宿主組織に侵入しているからかもしれない（図8-1～8-4）．そうでなければ，細菌が宿主の上皮や結合組織に直接突き抜けて入り込んでいることになる．基礎研究では，A. actinomycetemcomitans[156]，P. gingivalis（図8-5）[144]，F. nucleatum[58]，T. denticola[173]などは，直接，宿主組織細胞に侵入することが示されている．

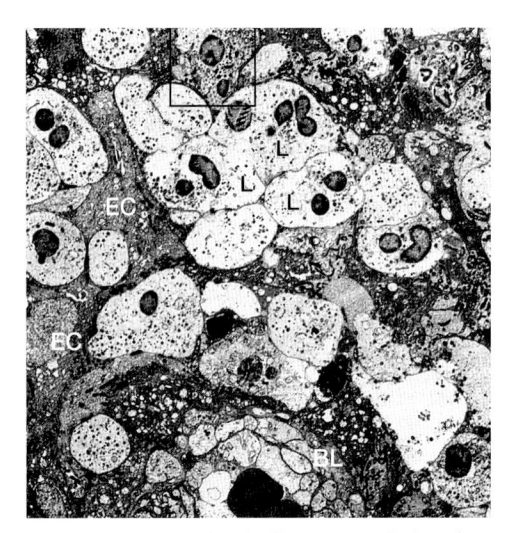

図8-2　ポケット上皮と結合組織の間は，基底層（basement lamina：BL）により分かれている．多くの細菌が細胞間隙に認められる．非常に多くの多形核白血球（L）浸潤が上皮細胞（EC）間にみられる．いくつかの白血球は細菌を包み込んでいる．（倍率×3,908）

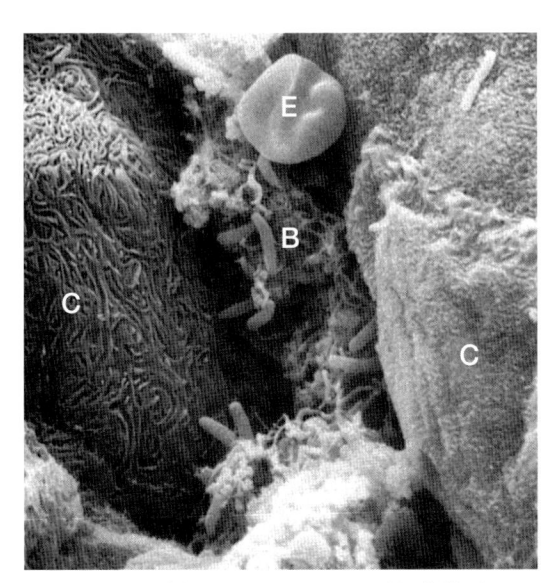

図8-1　フィブリン様の物質に絡みこんだ細菌性プラーク（B）を含む上皮組織間の電子顕微鏡像．C：上皮細胞．E：赤血球．左の細胞は壊死の兆候を示している．（倍率×4,000）

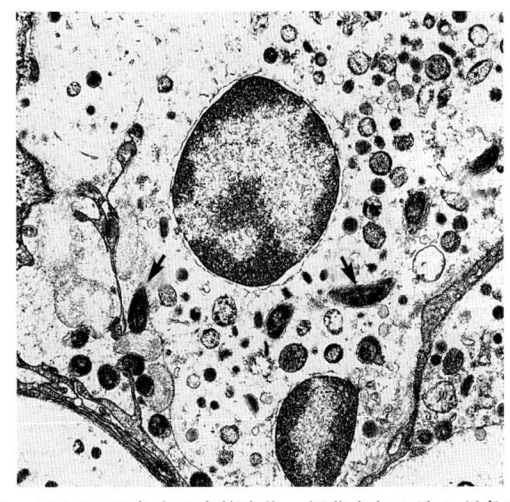

図8-3　図8-2の四角内の高倍率像．細菌を包み込んだ多形核白血球（矢印）がみられる．（倍率×15,000）

136　PART 3 ■ 歯周疾患の病因

　細菌の侵入についての臨床的意義は明らかではない．組織侵入能を有することが同定された細菌は疾患に深く関与しており，その侵入能が非病原性のグラム陰性菌の菌種や菌株と病原菌を区別するかぎであるといわれてきている[102]．確かに，細菌が組織内に定着していることは，毒性の分子や酵素を宿主細胞に対して効果的に作用させることができる点からは，細菌にとって理想的な状態といえる．そのため，細菌の組織への侵入能は病原因子の重要なひとつであると考えられる．実際に何人かの研究者らは，歯周疾患で観察される"疾患活動性の突発(bursts of disease activity)"

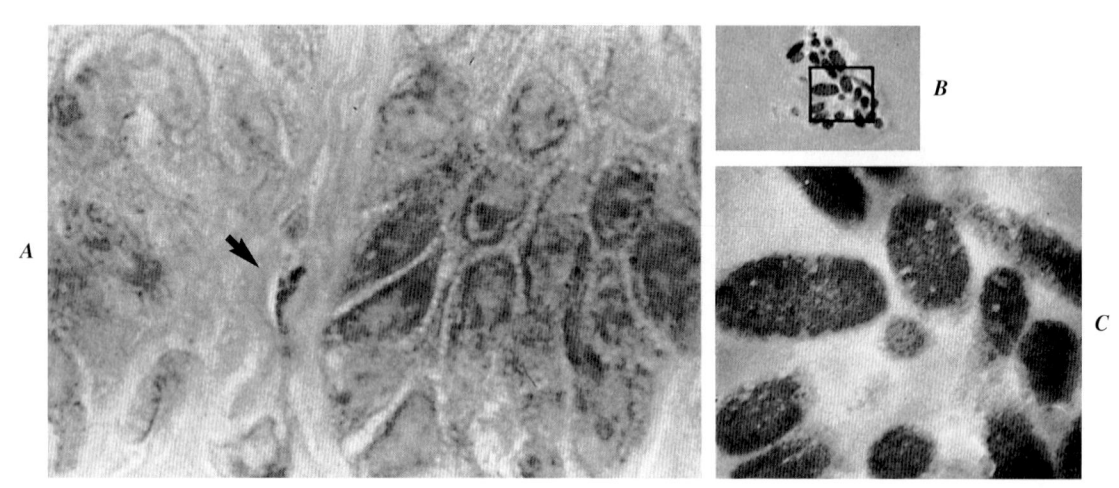

図8-4　A：限局型若年性歯周炎患者の歯肉組織においてActinobacillus actinomycetemcomitans（矢印）が結合組織中で染色され，顆粒状の染色像（濃い灰色）を示す．ホルマリン処理パラフィン包埋切片，ペルオキシダーゼ・抗ペルオキシダーゼ法，抗A. actinomycetemcomitans，ヘマトキシリンによる対比染色．（倍率×1,200）　B：写真A内の矢印で示した部分の同じパラフィン切片の電子顕微鏡写真．プラスチックに再包埋した（改良型"安全"法）．（倍率×40,000）　C：Bの四角で囲まれた部分の高倍率像．大きさと形状がA. actinomycetemcomitansに類似した短桿菌が認められる．（倍率×80,000）

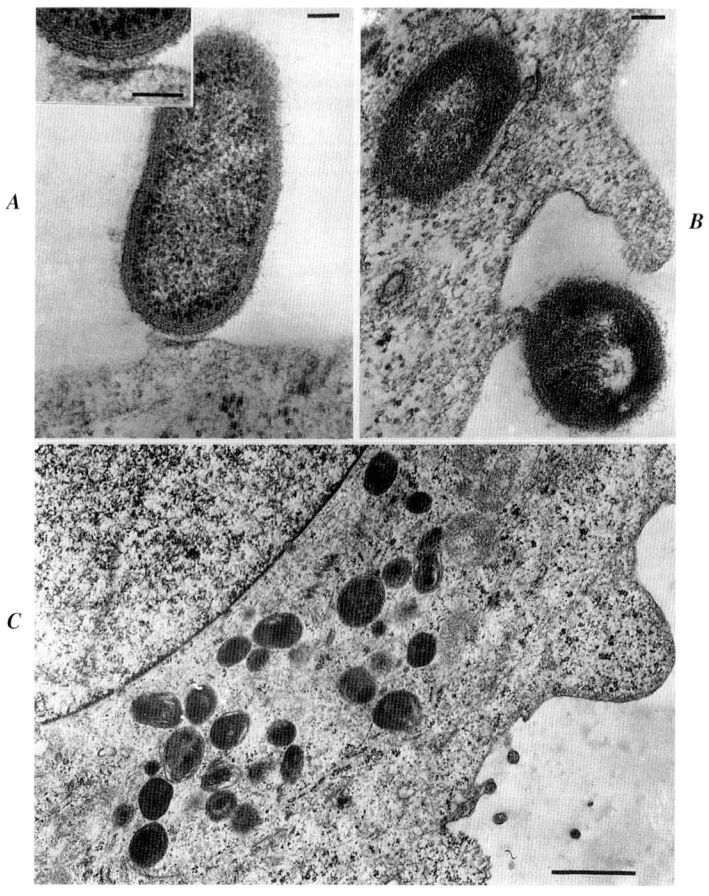

図8-5　上皮細胞HEp-2細胞とPorphyromonas gingivalis W50株の相互作用の高倍率電子顕微鏡像．A：チップを用いてP. gingivalisをHEp-2形質膜に付着させた（電子密度の濃い領域に近接して相互作用させる．初期段階ではクラセリンのピット形成がみられる）．B：横断面に，微絨毛の広がりに付着したP. gingivalisが認められる．細胞の断面にも，内部移行したP. gingivalisが認められる．C：多くのP. gingivalis W50が，HEp-2の細胞膜に認められる．（Dr. Stanley C. Holtのご厚意による）

と細菌が組織へ侵入した時期とが関連している可能性を推察している[142]．さらに，組織内の蓄えられた細菌が歯周ポケット内で再定着する菌種を維持するための供給源となっている可能性もある．これらの説は，機械的なデブライドメントだけでは不十分であるという知見から説明できる．したがって，限局型侵襲性歯周炎(localized aggressive periodontitis；LJP)患者の局所から *A. actinomycetemcomitans* を排除するためには，外科的治療法と全身的な抗生物質投与を組み合わせる必要があると考えられる[21, 86]．

宿主防御機構からの細菌の回避

細菌は，歯周環境で生き残るために，細菌を一掃し死滅させるための宿主の機構を無力化もしくは回避しなければならない．付着と侵入は，そのための細菌の典型的な戦略である．細菌はその付着能により，宿主の分泌物によって排除されることを回避する．また，宿主細胞への侵入は，宿主組織細胞が形成する天然の防御壁を突破することを可能とする．そして，歯周病原性細菌は，多くの機構を介して宿主の防御を無力化もしくは回避する．そのいくつかの例を表8-2に示す．たとえば，免疫グロブリンは，菌体表面に付着してオプソニン化を誘導し，また細菌が付着因子により接触するのを阻止し，細菌が貪食されることを助ける．特異性菌による免疫グロブリン分解酵素の産生は，これらの宿主防御を妨げると考えられる．また同様に，細菌は宿主防御機能に通常関与する多形核白血球とリンパ球の活性を抑制あるいは殺傷する基質を産生する．この例としては，*A. actinomycetemcomitans* による2種類の毒素（ロイコトキシンと細胞致死膨化毒素）があげられ，侵襲性歯周炎や，おそらく慢性歯周炎においても，*A. actinomycetemcomitans* の病原性として重要であると考えられる (Chapter 9参照)．また，*B. forsythus*[2] と *F. nucleatum*[69] は，リンパ球内で細胞の"自殺"であるアポトーシスを誘導することが明らかにされている．多くの歯周病原性細菌は，好中球(PMN)を局所に補充する炎症誘導性のケモカインであるインターロイキン8(IL-8)の産生を促進する(前項を参照)．*P. gingivalis* は，上皮細胞のIL-8産生を抑制すること

表 8-2

宿主防御機構の回避に関与する細菌の産生物

宿主防御機構	菌種	細菌の産生物	生物学的影響
特異抗体	*P. gingivalis*	IgGとIgAを破壊する酵素	特異抗体の分解
	P. intermedia		
	P. melaninogenica		
	*Capnocytophaga*属		
多形核白血球	*A. actinomycetemcomitans*	ロイコトキシン	PMNの機能の抑制（細胞のプログラム死）
	F. nucleatum	熱感受性表面タンパク	PMNのアポトーシス
	P. gingivalis	莢膜	ファゴサイトーシスの抑制
	P. gingivalis *T. denticola*	超酸化物の抑制	殺菌効果の減少
リンパ球	*A. actinomycetemcomitans*	ロイコトキシン	成熟BおよびT細胞の死，非致死的な活性抑制
	A. actinomycetemcomitans	細胞致死膨化毒素	リンパ球の細胞周期停止による機能障害
	F. nucleatum	熱感受性表面タンパク	単核球のアポトーシス
	B. forsythus	細胞毒	リンパ球のアポトーシス
	P. intermedia *T. denticola* *A. actinomycetemcomitans*	抑制	抗原と分裂促進因子への応答の減少
IL-8の放出	*P. gingivalis*	上皮細胞のIL-8産生の抑制	細菌応答に対するPMNの機能障害

Socransky SS, Haffejee AD：Microbial mechanisms in the pathogenesis of destructive periodontal diseases: A critical assessment. J Periodontal Res 1991；26：195；Jewett A, Hume WR, Le H, et al: Induction of apoptotic cell death in peripheral blood mononuclear and polymorphonuclear cells by an oral bacterium, *Fusobacterium nucleatum*. Infect Immun 2000；68：1893；Shenker BJ, McKay T, Datar S, et al：*Actinobacillus actinomycetemcomitans* immunosuppressive protein is a member of the family of cytolethal distending toxins capable of causing a G2 arrest in human T cells. J Immunol 1999；162：4773；Arakawa S, Nakajima T, Ishikura H, et al：Novel apoptosis-inducing activity in *Bacteroides forsythus*: a comparative study with three serotypes of *Actinobacillus actinomycetemcomitans*. Infect Immun 2000；68：4611；Darveau RP, Belton CM, Reife RA, et al：Local chemokine paralysis, a novel pathogenic mechanism for *Porphyromonas gingivalis*. Infect Immun 1998；66：1660；and Huang GT, Haake SK, Kim JW, et al：Differential expression of interleukin-8 and intercellular adhesion molecule-1 by human gingival epithelial cells in response to *Actinobacillus actinomycetemcomitans* or *Porphyromonas gingivalis* infection. Oral Microbiol Immunol 1998；13：301より引用改変．

表 8-3
宿主組織分解能を有する細菌酵素

細菌酵素	細菌種
コラゲナーゼ	P. gingivalis
	A. actinomycetemcomitans
トリプシン様酵素	P. gingivalis
	A. actinomycetemcomitans
	T. denticola
ケラチナーゼ	P. gingivalis
	T. denticola
アリルスルファターゼ	C. rectus
ノイラミニダーゼ	P. gingivalis
	B. forsythus
	P. melaninogenica
フィブロネクチン分解酵素	P. gingivalis
	P. intermedia
ホスホリパーゼ A	P. intermedia
	P. melaninogenica

Socransky SS, Haffajee AD：Microbial mechanisms in the pathogenesis of destructive periodontal diseases：A critical assessment. J Periodontal Res 1991；26：195；and Loesche WJ：Bacterial mediators in periodontal disease. Clin Infect Dis 1993；16(suppl 4)：S203より引用改変.

により，PMNが介在した殺菌作用から逃れるのに細菌は優利になると考えられる(Chapter 9参照).

宿主組織破壊における細菌の作用機構

病原因子の研究では，宿主組織破壊に関与する細菌の産生物に焦点が当てられている．これらの細菌は，その特性から宿主組織を直接破壊するものと，宿主組織細胞から生物学的媒介物質（バイオロジックメディエーター）を産生されることで宿主組織を破壊するものとに大きく分類される．

ある種の細菌産生物は，宿主組織細胞の成長を抑制，あるいはその代謝に変化を与える．これらの産生物には，アンモニア，揮発性硫黄化合物，脂肪酸，タンパク，そしてインドールなどの多くの代謝産物が含まれる[149, 170]．組織破壊における重要な分子群として，歯周組織の細菌により産生される多様な酵素がある(表8-3)．これらの酵素は，本来すべての宿主細胞と細胞間マトリックス分子を破壊する能力があるように思われる[24, 90]．とくに，P. gingivalisからは広範囲なタンパク分解酵素が同定されており(Chapter 9参照)，そのなかにはトリプシン様酵素や，コラーゲン，フィブロネクチン，免疫グロブリンを分解する酵素が含まれる．細菌由来の酵素は組織破壊と宿主組織内への細菌の侵入を容易にする．しかし，歯周環境では細菌由来と同様の酵素（たとえばコラゲナーゼ）が宿主組織細胞からも生じることから，疾患の過程における細菌由来プロテアーゼの正確な役割は明らかでない．実際，エラスターゼやマトリックスメタロプロテアーゼのような宿主由来のプロテアーゼを誘導することは細菌が組織破壊を間接的に起こすメカニズムのひとつである(後述を参照)[29, 30]．

宿主の免疫系には，細胞と調節分子群との間に複雑なネットワークが存在する．細菌の産生物質は宿主の免疫系を混乱させ，その結果，組織破壊を引き起こす(表8-4)．特徴的な相互作用としては，細菌内毒素(lipopolysaccharide)の刺激を受けた単球，マクロファージ，そしてPMNからのインターロイキン1(IL-1)，腫瘍壊死因子(tumor necrosis factor；TNF)，そしてプロスタグランジン(prostaglandin)の放出などがある[137, 180]．これらの宿主由来のメディエーターは，骨吸収を刺激し，他の宿主免疫細胞を活性化あるいは抑制する．この種の相互作用は他にも多く存在する．宿主応答の基本的な機構については，次項で詳述する．

免疫学的観点からみた微生物と宿主の相互作用

歯周疾患はこれまで詳述したように細菌依存的であり，細菌は組織破壊の誘導において宿主組織と直接的な相互作用をしている．さらに，歯周疾患で生じる多くの組織変化は非常に組織的な応答であると思われ，宿主の調節によって影響を受けていることが示される．組織的な応答のうちで，抗菌活性は急性炎症性細胞(好中球)により，適応活性は単球/マクロファージとリンパ球により引き起こされる．適応応答とは，上皮の変性，血管形成，深層の結合組織の一過性のリモデリング，抗原特異的な免疫応答をいう．結合組織のリモデリングは一過性で，破壊と再生とが交互に生じると思われる．そして，過度の破壊や不十分な再生の結果として，歯周疾患にいたる．

本項では，歯周病因論における免疫機構の役割の枠組みを示す．そのパラダイムとは，特異的プラーク説，免疫学における最近の概念，そして典型的な臨床，および組織学的観察結果(Chapter 15, 21参照)に矛盾しないものである．細菌感染に対する応答の枠組みを以下に示す．

①補体，常在リンパ球，とくに肥満細胞のような常在因子は，たとえば初期の炎症の血管内皮のシグナル伝達において重要な役割を担う．
②急性炎症性細胞(すなわち，好中球)は，歯肉溝と接合上皮内で歯周病原性細菌を制御することにより局所組織を防御する．
③慢性炎症性細胞，マクロファージ，リンパ球は，上皮下結合組織内で細菌から宿主自身を保護し，局所組織を犠牲にしながらも局所感染が全身に波及し，生命を脅かすのを防ぐのに必要なあらゆることを行っている．

この枠組みのなかで，歯周疾患では長期の細菌感染に対し，宿主免疫機能としての炎症細胞が規則正しい応答を示している(図8-6)．好中球は主に抗菌細胞として機能し，

表 8-4

宿主組織による生物学的活性化分子の産生における細菌の影響とそれらの産生物の例

サイトカインレベルでの影響	細菌種	関与する細菌成分	標的となる宿主組織
インターロイキン1の放出増加	A. actinomycetemcomitans F. nucleatum	リポ多糖(LPS)	多形核白血球
	A. actinomycetemcomitans	37kDaタンパク	マクロファージ
	P. gingivalis	LPS	単球
インターロイキン6の放出増加	A. actinomycetemcomitans	37kDaタンパク	マクロファージ
	A. actinomycetemcomitans C. rectus	細胞全体	歯肉線維芽細胞
	E. corrodens	細胞全体	上皮細胞
インターロイキン8の放出増加	A. actinomycetemcomitans E. corrodens F. nucleatum	細胞全体	上皮細胞
	A. actinomycetemcomitans C. rectus	細胞全体	歯肉線維芽細胞
	A. actinomycetemcomitans F. nucleatum	LPS	多形核白血球
TNFの放出増加	A. actinomycetemcomitans F. nucleatum	LPS	多形核白血球
	A. actinomycetemcomitans	37kDaタンパク	マクロファージ
刺激によるプロスタグランジンE$_2$の放出	C. rectus A. actinomycetemcomitans P. intermedia P. gingivalis	LPS	単球

Socransky SS, Haffajee AD：Microbial mechanisms in the pathogenesis of destructive periodontal diseases：A critical assessment. J Periodontal Res 1991；26：195より引用改変，その他のデータは文献に従う[26, 31, 47, 58, 65, 66, 137, 161, 180, 181]．

そして慢性炎症性細胞は適応応答を調整する．貪食能と殺菌による，細菌侵入を阻止する好中球の作用が，組織破壊酵素の産生による局所組織の変性作用能をもつと考えられる．慢性炎症性細胞であるリンパ球と単球は，歯周組織の感染と歯周組織の修復および治癒の両方に関与する結合組織の変化を調節する．それらはまた，特異的オプソニン作用を有する抗体を形成することにより，好中球を助け細菌感染を制御する．結合組織内での宿主応答は，結果的に局所組織の破壊を引き起こすだろう．この破壊こそが歯周疾患である．近年，歯周疾患の全身に及ぼす影響がますます認識されてきている(Chapter 12, 13参照)．しかしながら，局所的組織破壊が起こるとはいえ，感染の連続的な拡大を防ぐという点で，宿主によってはおおいに功を奏することとなる．

免疫因子と炎症の開始

炎症は，血管の変化の兆候である浮腫と発赤の拡大を伴ってはじまる．細菌感染応答において補体は活性化され，補体由来アナフィラトキシンであるC3aとC5aが産生される．アナフィラトキシンは，肥満細胞常在性白血球である脱顆粒を起こすことにより，血管を間接的に刺激して変化させる物質である．脱顆粒を起こした肥満細胞は，歯肉の炎症の拡大により歯肉結合組織内で増加する．肥満細胞は，TNFα，TGFβ(transforming growth factor β)，インターロイキン4(IL-4)そしてインターロイキン6(IL-6)を恒常的に産生する．そして，肥満細胞は刺激を受けると，IL-1，IL-6，INFγなどの種々の炎症性サイトカインを誘導する[115]．C5a，IL-1β，TNFα，そして細菌のリポ多糖(lipopolysaccharide；LPS)が内皮細胞を刺激し，内皮細胞の管腔表面のセレクチン発現と内皮細胞からのケモカインの放出を誘導する．これらの過程は，白血球の内皮を通過する遊走において中心的に働き(図7-4参照)，その結果，局所組織への白血球の移動が起こる．

健常者では，歯肉溝滲出液(gingival crevicular fluid；GCF)における補体の割合は血清中の約3％である．歯周組織の炎症が増大するほど補体成分の割合が高くなる．たとえば，C3とC4の割合はそれぞれ血清中の25％，85％に増加する[145]．GCF中の補体成分は，急性および慢性炎症性細胞を増加させ，細菌もしくは病原性物質をオプソニン化および無力化し，結合組織の変化を局所的に制御するのに

十分な量である．

細菌侵入の制御－好中球の基本的役割

　好中球は歯周組織の微生物を調節する重要な役割を担っていることが知られている．それらは炎症局所に到達する最初の白血球であり，付着上皮と歯肉溝内の細胞のなかでは常に優勢である(Chapter 15, 21参照)．好中球が細菌感染を効果的に調節するためには，その機能(内皮細胞通過遊走能，走化性，上皮内遊走，オプソニン化，食作用，ファゴリソソーム内殺菌)が備わっていなければならない．急速進行性の歯周組織感染や侵襲性歯周炎には，好中球の異常が関与している(表8-5)．たとえば，乳歯および永久歯の両方に関与する重篤な歯周組織破壊がある人は，好中球の走化性と食作用に異常をもつのは明らかである(カラー図8-1)．また，重篤な歯周組織の問題を抱えている以外には健康な個人であっても，好中球機能にわずかな欠陥が見つかる可能性がある(後述)．

　一日に好中球の約1～2％は，付着上皮の間を遊走している．このような結合組織内遊走には，走化性物質の濃度勾配が必要である(図8-6参照)．付着上皮は，走化性活性を有するサイトカイン(ケモカイン)であるIL-8とICAM-1 (intercellular cell adhesion molecule 1)を発現する．組織の

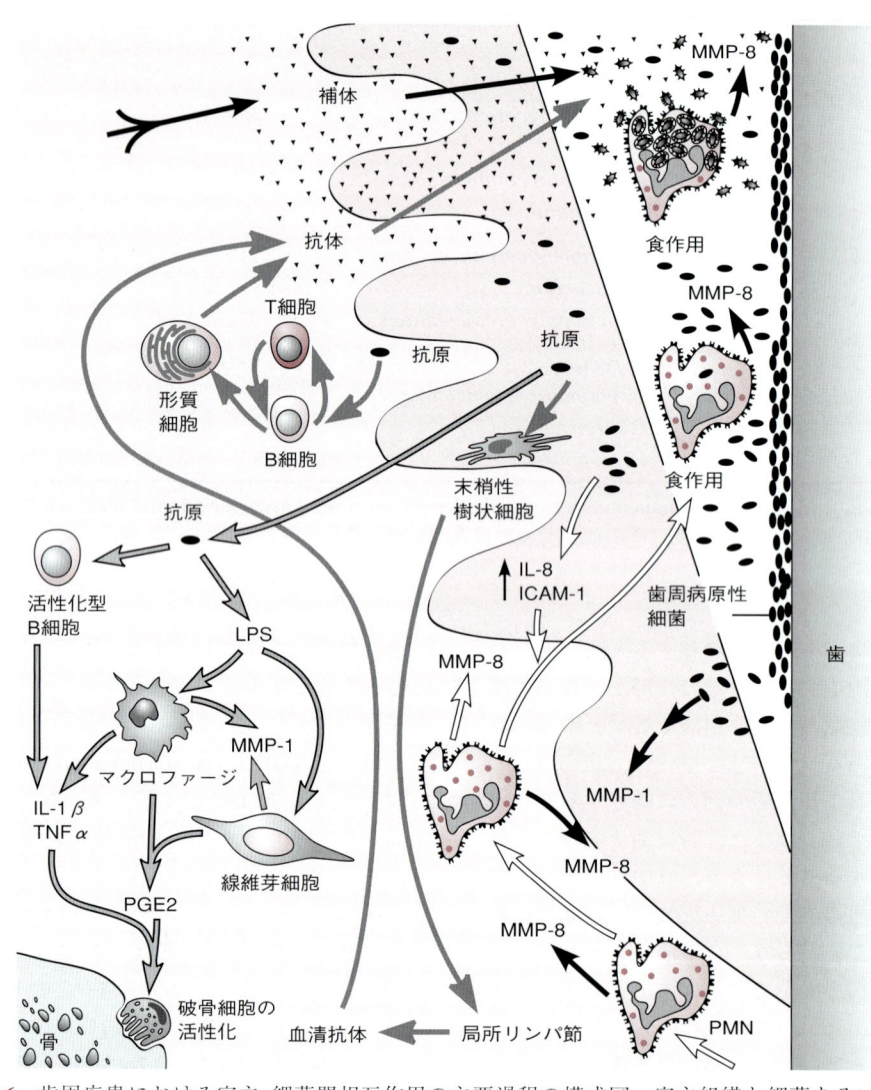

図8-6 歯周疾患における宿主-細菌間相互作用の主要過程の模式図．宿主組織と細菌あるいは宿主組織と細菌抗原の相互作用は，好中球を局所に誘導する(⇐の矢印)．抗体の発現(⬅の矢印)，および骨吸収(⇐の矢印)．歯周組織の細菌に応答して，上皮細胞からのIL-8とICAM-1産生は，とくにIL-8は，好中球(PMN)の走化性シグナルを与える．PMNが細菌を制御する作用には，食作用による攻撃やマトリックスメタロプロテアーゼ(MMP-8)の分泌がある．しかしMMP-8は，組織破壊にも働いているようである．末梢性樹状細胞と細菌抗原との相互作用は全身的な抗体産生を誘導するのに対し，局所のB細胞との相互作用で局所的な抗体産生をもたらす．多くの歯周組織の細菌に対する特異的な抗体は，食作用に不可欠である．補体成分もまた，細菌による食作用に効果的に作用する．細菌のLPSに応答して産生されるIL-1β，TNFα，およびPGE2は，破骨細胞の活性化，増殖，分化を介して骨吸収をもたらす．

外表面におけるサイトカイン発現の増加に伴い，細胞膜上のICAM-1と可溶性IL-8分子の濃度が組織の外側に向かって上昇する[165]．この勾配は，歯肉溝内への好中球の遊走に適している．好中球は，上皮遊出の過程で上皮細胞上のICAM-1に結合するために，付着因子であるLFA-1，Mac-1，もしくはそれら両方を用いる．

P. gingivalisは，in vitroで好中球の上皮間遊走を妨害し[107]，細菌の攻撃に対する応答である上皮細胞のIL-8分泌を阻害することが報告されている[26, 65]．このような特性は，宿主免疫応答への介入という，P. gingivalisの病原性として働いていることを意味する（Chapter 9参照）．

オプソニン化（opsonization）とは，食作用を促進する宿主タンパクと一緒に，細菌のような微粒子をコーティングすることであるとされる（図8-6, 8-7参照）．たとえば，細菌は補体成分（たとえば，iC3b）に由来する分子でコーティングされ，好中球はその受容体（CR3）を有する．同様に，細菌は特異抗体でコーティングされる．それらは，結果として補体を固定し，iC3bに変化したCR3好中球受容体により認識されるC3bが表面に沈着する．IgGイソタイプの特異抗体もまた，好中球のFc受容体に結合することにより直接，食作用を促進し，ある種の歯周病原性細菌に対する食作用に必須である（後述）．

歯周炎患者では，特異的歯周病原体に対するIgGの血清抗体価が，しばしば非常に高く現われる．B細胞は直接応答し，抗体を産生するが，T細胞はIgMからIgGまでのイソタイプスイッチによる制御を必要とする．末梢樹状細胞（たとえば，ランゲルハンス細胞，マクロファージ，B細胞）のような抗原提示細胞（antigen-presenting cell）は歯肉組織内に豊富に存在し[127]，局所のリンパ節に抗原を運び血清抗IgG抗体の産生を促進する．免疫グロブリンは歯肉局所でも産生されることから，歯肉組織では非常に高レベルな免疫グロブリンが存在している．

スケーリング・ルートプレーニングは，P. gingivalisやA. actinomycetemcomitansのような細菌に対する抗体の産生を刺激する[20, 150]．抗体の結合のレベル，タイプ，強さの変化は患者間で異なり，抗体の重要性はその機能に依存する[81]．抗体は歯周病原性細菌の宿主防御を促進する．たとえば，抗体はA. actinomycetemcomitans[10]とP. gingivalis[25]の病原保有種に対するオプソニン化と食作用に必須と考えられる．抗体はまた定着もしくは宿主細胞との相互作用に重要な細菌成分を無力化するためにも機能する．P. gingivalisの血球凝集素に特異的な単クローン抗体の標品は，in vivoで歯周炎患者の深い歯周ポケット内の再定着を防ぐことが示されている[14, 74]．今後さらに，疾患の進行と消退における，特異性細菌のエピトープに対する抗体の役割を明らかにするための知見が必要である．LJPにおいて宿主抗体応答の欠如が疾患の進行に起因すると推測されてきたことは注目すべきである（後述）．

好中球は細菌に結合すると，細胞膜で仕切られた構造であるファゴソーム（phagosome）により細菌を捕獲し，摂取（ファゴサイトーシス）する．ファゴソームとファゴリソーム内の細菌は，酸化もしくは非酸化作用により殺される．歯肉溝は酸素濃度が低いという特徴があり[175]，歯周ポケットの酸化還元電位は歯肉溝より下がる．これらは，歯肉溝内の酸素レベルと酸化還元能の測定により示され，P. gingivalisや口腔内スピロヘータのような偏性嫌気性菌の増殖に反映される．歯肉溝内の好中球による酸化的殺菌作用は，健康な歯肉溝においては損なわれないが，歯周ポケットにおいては障害される．酸化的殺菌作用がなくなることは，歯周炎の進行にとって重要な因子であると考えられる．非酸化的殺菌作用は，ファゴソームとリソソームの融合が含まれ，その結果，取り込まれた細菌を含んだファゴリソーソーム内部では，ライソゾーム，カテプシンG，そしてα-ディフェンシンのような殺菌物質が分泌される．いくつかの歯周病原性細菌は，その病原因子として食細胞回避能を有する．たとえば，A. actinomycetemcomitansのロイコトキシンは，付着因子であるLFA-1に結合した後，真核細胞を溶解することにより食細胞を殺す[92]．近年，A. actinomycetemcomitansもしくは抗ロイコトキシン血清に対する特異抗体が好中球をロイコトキシンの攻撃から守り，食作用を開始させることが証明された[70]．

結合組織の変性－歯周炎における組織破壊

歯周炎の主な特徴は，局所の軟組織，骨，そして歯周組織を最終的に喪失しながら，結合組織がリモデリングすることである．歯肉炎から歯周炎に移行するうえでの基本的な事象は，歯に付着している軟組織の喪失とその後の顎骨吸収である．直接または間接的に組織を破壊する細菌成分は，前述のとおりである．組織破壊に関与する宿主応答の一部としてタンパク分解酵素，サイトカイン，そしてプロスタグランジンなどのメディエーターが産生される．

タンパク分解酵素

マトリックスメタロプロテアーゼ（matrix metalloproteinase；MMP）は，細胞外マトリックス分子の分解による歯周組織破壊に関与する主要な酵素群であると考えられている．MMPは，コラーゲン，ゼラチン，そしてエラスチンのような細胞外マトリックス分子を分解するプロテアーゼファミリーである．MMP-8とMMP-1は両者ともコラゲナーゼであり，MMP-8は浸潤した好中球により放出されるのに対し，MMP-1は線維芽細胞，単球/マクロファージ，上皮細胞のような常在細胞から発現される（図8-6参照）．コラゲナーゼは，歯肉炎または健康歯肉と比較し，歯周炎に伴いGCFと組織中で増加する[68, 138]．

MMPは不活性（潜在性）型で分泌される．組織における酵素活性は，潜在性酵素の活性化と酵素阻害物質により部

表 8-5

侵襲性歯周炎に関与する好中球の機能異常

状態	好中球の異常	歯周組織の症状
好中球減少，顆粒球減少症	好中球数の減少．	重篤な侵襲性歯周炎．
Chediak-Higashi症候群	好中球の走化性と分泌の減少．好中球顆粒は癒合し，メガボディとよばれる巨大顆粒となる．	侵襲性歯周炎と口腔内の潰瘍．小胞輸送調節遺伝子LYSTの変異による．
Papillon-LeFévre症候群	走化性と食作用の機能不全，およびミエロペルオキシダーゼの欠乏を伴う好中球の多機能欠損．	若年者における重篤な進行性の歯周組織破壊がみられ，それが乳歯と永久歯の萌出に関与する．近年，カテプシンC遺伝子の変異が関係することが明らかにされた（Chapter 10参照）．
白血球粘着不全Ⅰ型	白血球機能の欠如は，インテグリンβ2のサブユニット（CD18）の欠失による．好中球は遊走能と食作用が障害される．組織学的には，歯周組織において血管外の好中球はほとんどみられない．	若年者における侵襲性歯周炎がみられ，乳歯と永久歯の萌出に関与する．また，対立遺伝子の両方に遺伝子の欠失がある．
白血球粘着不全Ⅱ型	好中球はP-およびE-セレクチンのリガンド（CD15）を発現しない．その結果，経内皮遊走が阻害される．	若年者における侵襲性歯周炎．

各文献[11, 27, 49, 59, 60, 120, 135, 148, 171]から引用改変．

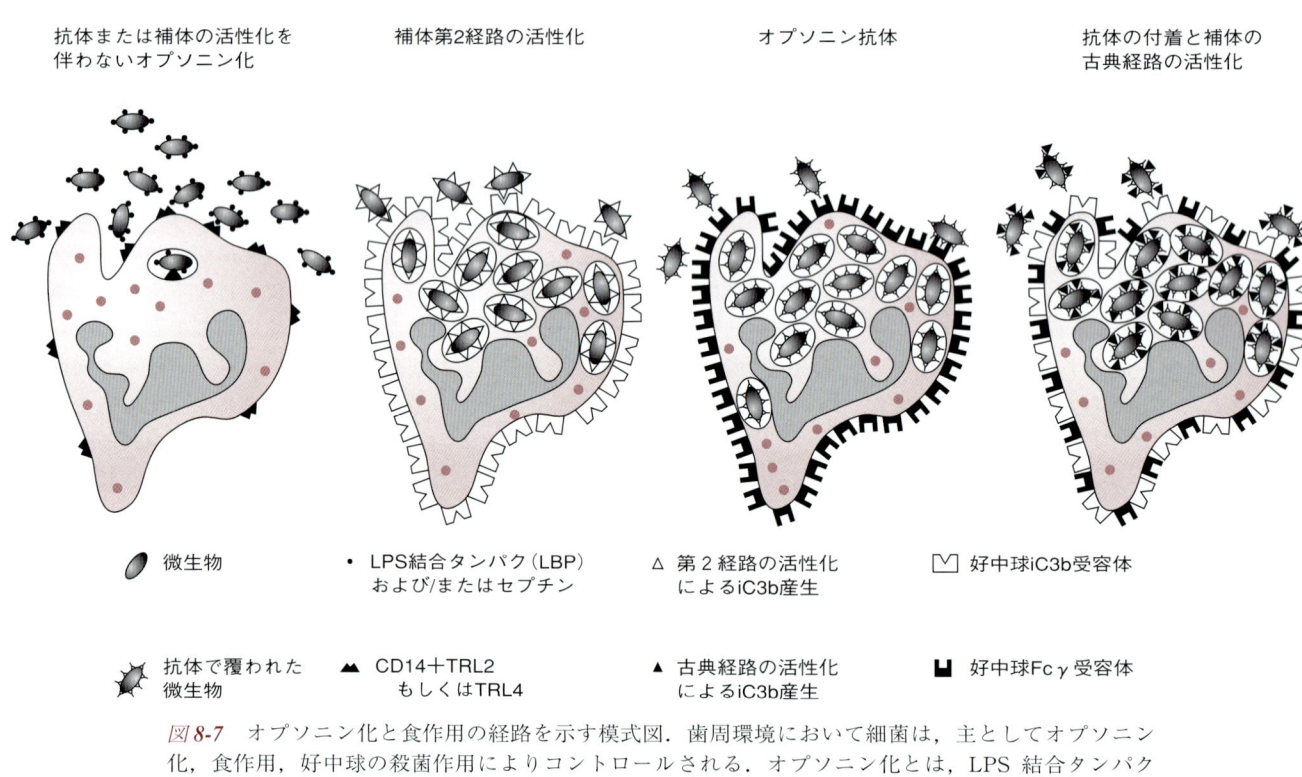

図8-7 オプソニン化と食作用の経路を示す模式図．歯周環境において細菌は，主としてオプソニン化，食作用，好中球の殺菌作用によりコントロールされる．オプソニン化とは，LPS 結合タンパク（LBP）や特異抗体，もしくは補体成分iC3bなどの宿主由来のタンパクを伴う菌体を包み込むことである．IgGサブクラスによる特異抗体を伴うオプソニン化には，A. actinomycetemcomitansなどの細菌を食作用により貪食することが必要である．詳細は本文を参照．

分的に調節される．MMP活性化の機構のひとつは，潜在性MMPのある部位が切断されることである．MMPを活性化させるタンパク分解酵素には，好中球産生カテプシンGのような宿主細胞由来の酵素と同様に，T. denticolaにより産生されるキモトリプシン様プロテアーゼのような細菌由来の酵素があげられる．MMPは，血清やGCF中の α-マクログロブリンにより不活性化される．そして，MMP阻害タンパク（tissue inhibitor of MMP；TIMP）はさまざまな細胞で産生され，主に宿主組織や組織液に含まれる[13]．

歯周炎に関連する他のタンパク分解酵素としては，好中球由来セリンプロテアーゼ，エラスターゼ，カテプシンGがあげられる．エラスターゼは，エラスチン，コラーゲン，フィブロネクチンなどの分子に対し，広い分解能を有する．カテプシンGは，細菌由来のプロテアーゼであり，MMP-8の活性化にも機能する．エラスターゼとカテプシンGの内因性阻害物質（たとえば，α1-プロテアーゼ阻害物質，α1-アンチキモトリプシン，α2マクログロブリン）は，血漿やGCF中に認められる[67]．病因論においてこれらの酵素は，局所組織中の酵素と酵素抑制物質との平衡に依存すると考えられる．カテプシンGは，成人性歯周炎の歯肉組織とGCF中で上昇し[163]，GCF中のエラスターゼの上昇は，活動性の歯周炎におけるアタッチメントロスに関与することが報告されている[3]．したがって，これらの酵素は歯周疾患の進行を示す簡便な臨床的指標になると考えられる．

サイトカイン

炎症性サイトカインであるIL-1と腫瘍壊死因子（TNF）は，歯周組織破壊において中心的な役割を果たす（図8-6参照）[53, 132]．IL-1には，別々の遺伝子によりコードされたIL-1αとIL-1βの2種類の活性型が存在する．両者とも強力な炎症性分子であり，かつて"破骨細胞活性化因子"とよばれていた破骨細胞を活性化するための主要なサイトカインである．IL-1ファミリーには，IL-1受容体アンタゴニスト（IL-1ra）も存在し，IL-1raは宿主細胞からの刺激なしにIL-1受容体へ結合する．TNFにもまた，TNFαとTNFβの2種類の型が存在し，TNFαはIL-1と同様に骨吸収を刺激するなど，多くの生物学的活性をもつ．

IL-1は，活性化マクロファージやリンパ球によって主に産生されるが，肥満細胞，線維芽細胞，ケラチノサイト，内皮細胞などの他の細胞によっても産生される．細菌由来のLPSは，マクロファージがIL-1を産生する際の強力な活性物質であるが，TNFとIL-1もそれ自身でマクロファージを活性化し，IL-1を産生する．IL-1がそれ自身を産生しアップレギュレートする能力は，有効な増幅機構である．TNFαもまた，活性化マクロファージによって，とくに細菌由来のLPSに応答して産生される．TNFβは，主に抗原あるいは分裂促進因子により活性化されたCD4陽性T細胞のTh1サブセットにより産生される．IL-1とTNFαは，内皮細胞を刺激しセレクチンを発現させ，白血球遊走，マクロファージ活性化によるIL-1産生，マクロファージと歯肉線維芽細胞によるプロスタグランジンE₂誘導を促進し，炎症を誘発する[132]．

このような組織破壊に働くサイトカインは，骨吸収の刺激と組織破壊性タンパク分解酵素の誘導に関与する性質をもつ．IL-1は，破骨細胞の増殖，分化，活性化のための強力な刺激物質である．TNFαは，破骨細胞に対しIL-1に似た作用をするが，IL-1よりも破骨細胞誘導能ははるかに劣る．IL-1とTNFαはともに，間葉系細胞においてMMPなどのタンパク分解酵素の産生を誘導し，結合組織破壊をもたらす[53, 132]．

IL-1とTNFαが歯周炎の病原性におけるかぎとなる分子であることは，in vivoの研究から強く支持される．IL-1とTNFαは，歯周炎局所から採取したGCF中に高濃度で認められるが，治療の奏効に付随してIL-1濃度の減少が認められる[110, 157]．歯周炎の重症度には，IL-1濃度の上昇とIL-1ra濃度の減少が関与する[136]．実験的に歯周炎を発症させた動物モデルを用い，IL-1とTNFに対するアンタゴニストを用いた実験系では，歯槽骨近くの炎症性細胞浸潤が80%減少し，骨吸収が60%減少したことが報告されている[8]．

プロスタグランジン

プロスタグランジンは，シクロオキシゲナーゼ（COX-1，COX-2）により生成されるアラキドン酸代謝物である．アラキドン酸は，ほとんどの細胞の形質膜に認められる，20個の炭素鎖を有する多価不飽和脂肪酸である．COX-2は，IL-1β，TNFα，細菌のLPSにより産生量が増加し，プロスタグランジンであるPGE₂が生成され炎症に関与する．歯周組織中のPGE₂産生に応答する細胞のほとんどは，マクロファージと線維芽細胞である．PGE₂は炎症やアタッチメントロスが存在する歯周炎局所において増加する[88, 129]．MMPの発現と破骨細胞による骨吸収は，PGE₂により誘導される（図8-6参照）．

PGE₂は，歯周炎における骨吸収の原因のひとつである．いくつかの歯周病原体に関連した骨吸収は，プロスタグランジン合成系の阻害剤により，その一部が抑制されることがin vitroの研究から示されている[184]．さらに，プロスタグランジン合成系の阻害剤として，非ステロイド系抗炎症剤を進行性歯周炎患者へ使用した結果，プラセボ群と比較し骨吸収が有意に少なかったことが報告されている[174]．重度もしくは進行性歯周炎患者の単球から放出されるPGE₂量は，歯周組織破壊のほとんど，またはまったく認められない軽度の患者よりもはるかに多い[48, 129]．ハイリスクな歯周炎患者は"高分泌型単球"を保有しており，そのため細菌のLPSに対し局所的および全身的に過剰応答すると推測されている[129]．

要約

これらのプロテアーゼとメディエーター，および宿主組織細胞由来のそれらに対する阻害物質の産生は，細菌や歯周組織内に常在あるいは歯周組織に移動してくる宿主細胞により産生される調節性分子によって影響を受ける．正常組織のターンオーバーにおいては，その平衡が保たれているので最終的な組織の損失は何もない．すでに組織の損失が生じている疾患では，この平衡が崩壊していると考えられる．さらに，細菌由来のプロテアーゼは，このような環境下では，たとえ優勢にみえなくとも，歯周組織の局所における影響力は大きい．歯周組織疾患における骨吸収は，IL-1，TNFα，PGE$_2$などの調節分子の活動を介して局所的に生じることが明らかにされている．

結合組織の変性－歯周炎における治癒過程

慢性炎症における免疫機構は，治癒過程における再生と修復に重要な役割を果たす．**再生**(regeneration)とは，オリジナルの組織のように機能する新生組織へ置換することである．歯周組織はその再生能力に限界があることから，宿主の再生を促進するための技術と材料について，多くの研究が精力的に行われている(Chapter 63, 71参照)．

修復(repair)とは，ある組織が線維性結合組織のような別の組織に置換することであり，組織が置換前の組織と同様に機能するわけではない．外傷あるいは外科的侵襲の後，治癒は急性の炎症性応答の一部としてすぐに始まる．受傷とほぼ同時に生じる止血作用のある通常の血餅には，治癒を刺激し促進する血小板由来サイトカインなどの豊富な基質が含まれる．対照的に，歯周組織の感染部位では，外傷の際に多く認められる血小板を多く含む血餅はみられない．このように，歯周疾患の病因論における歯周組織の"治癒"サイクルは炎症後に始まり，血小板以外の細胞成分はその過程において重要なシグナルを出す．歯周組織の修復は，炎症の停止，血管新生，線維形成が平行して起こっている．

炎症後の治癒過程において，炎症過程の停止と炎症後の治癒開始は白血球によって制御される．白血球から産生される重要な抗炎症性シグナルとして，IL-1 receptor antagonist(IL-1ra)とtransfoming growth factor β(TGFβ)があげられる[50]．炎症状態にある歯周組織において，IL-1raの供給源はマクロファージであるのに対し[71]，TGFβは，好中球，マクロファージ，肥満細胞および白血球によって産生される[158]．

IL-1とTGFβなどのサイトカインと同様，血管新生と線維形成は治癒過程の誘導を助長し，炎症と治癒の両方に関与する．IL-1βとIL-1αは，PGE$_2$の産生もしくはplatelet-derived growth factor(PDGF)とTGFβのような"第2の"サイトカインの放出を刺激することによる，線維芽細胞の増殖とコラーゲン合成の誘導に間接的に関与する．タンパク複合体であるPDGFは，αとβ鎖の異なる単量体の組み合わせにより形成される．その結果，PDGF-AA，PDGF-AB，PDGF-BBの3つの異性体が産生され，それらは内皮細胞，血管平滑筋，マクロファージなどの多くの細胞や組織で産生される．PDGFは線維芽細胞と骨芽細胞を活性化し，タンパク合成を誘導する[51]．PDGFは，内皮細胞の増殖に重要な因子であるvascular endothelial growth factor(VEGF)に構造的および機能的に関連している．VEGFは，単球/マクロファージなど多くの細胞で産生される糖タンパクであり，TGFβのような抗炎症性因子により誘導される．

TGFβは，骨芽細胞と線維芽細胞を刺激し，破骨細胞，上皮細胞，そしてほとんどの免疫細胞を抑制する多機能なタンパクである．TGFβの受容体はほとんどの細胞に認められる．TGFβはタンパク前駆体の形で産生され，酸性状態下で活性化する．TGFβは線維芽細胞の細胞外基質であるアドヘジンの合成を促進することが知られている．

他の線維形成を誘導するサイトカインとしては，basic fibroblast growth factor(bFGF)，TGFα，TNFαがあげられる．TGFαとTNFαは，主に単球由来の細胞が産生し，bFGFは歯周組織中のPDL細胞と内皮細胞が産生する[46]．

歯槽骨の治癒において，欠損部の骨の再生は明らかに認められる．免疫機構が破骨細胞の形成および活性化を抑制し，骨芽細胞を活性化させ，骨の治癒や再生を誘導する．破骨細胞の形成を妨げ，あるいは細胞死を増加させることにより，破骨細胞の骨吸収活性を減少させる．TGFβは破骨細胞形成の強力な抑制物質である．骨基質中にはTGFβが含まれており，破骨細胞による骨吸収の際に放出され[119]，破骨細胞はTGFβの活性化に必要な酸性条件を提供する．破骨細胞の分化と活性化は，ナチュラルキラー細胞，Th1 T細胞，マクロファージにより分泌されるインターフェロンγ(INFγ)によって抑制される．INFαの主な作用として，IL-1とTNFαが誘導する骨吸収活性を抑制することが明らかにされている．IL-1raもまた，IL-1とTNFα誘導性の骨吸収活性に対し抑制効果を示す．

骨の治癒については，再生治癒を促す骨芽細胞とPDL細胞の活性化が多く研究されている．insulin-like growth factor I(IGF-I)とPDGFは，再生治癒を誘導し増進させることが報告されている[64, 104, 133]．insulin-like growth factorは，骨芽細胞の成長，分化，コラーゲン合成，を誘導する．近年では，IGF-IとPDGFの組み合わせにより，新生骨とセメント質を含む歯周組織構造の再生を効果的にそして有意に高めることが，ヒト以外の霊長類を用いた研究で示されている[51, 140]．

健常歯肉の細菌学と免疫学

歯肉溝は健常者と歯周疾患患者のどちらにおいても細菌の温床となる．臨床的に健康な歯周組織の細菌叢は，主に

*Actinomyces*や*Streptococcus*属のようなグラム陽性通性菌が優勢である．グラム陰性菌とスピロヘータも認められるがかなり劣勢であり，非常に少数である．通常，微生物に対する血清抗体価は低く，これらは健康な歯肉の状態ではプラーク刺激が全身的な抗原となるには極微量であることを示唆する．概して，歯肉組織にはいくらかの炎症的兆候がみられる．通常，組織には慢性炎症性細胞が浸潤しており，それは一般にリンパ球であるが，好中球もまた歯肉溝内の接合上皮中に存在する．炎症性細胞の浸潤は，細菌性プラークに対する応答であると考えられることから，健常者における宿主防御機構は細菌侵入の調節に有効である．物理的な宿主防御機構としては上皮細胞層が完璧に外界と遮断していること，同様に上皮細胞が剥がれ落ち，歯肉縁下の環境から細菌とその産生物を流し出すGCFの流出作用がある．補体，好中球，そして抗体産物は，歯肉溝内の細菌叢の調節にかかわると考えられる．

歯周疾患の細菌学と免疫学

歯肉炎

もっとも一般的なタイプの歯肉炎は，**プラーク性歯肉炎**であり[108]，その臨床所見は通常，紅斑，組織の増大，出血である．プラーク性歯肉炎の研究には，自然発症型歯肉炎と人為的に発症させた実験的歯肉炎の2種類がある．実験的歯肉炎は，ヒトおよび動物研究に広く用いられる縦断研究モデルである[98]．実験的歯肉炎は，ヒトでは口腔清掃の制限により，動物実験ではプラークの堆積を助長する軟らかい試料によって誘発される．実験的歯肉炎の研究では，一定量のプラークの蓄積に起因して歯肉炎が発症し，沈着したプラークを除去することにより可逆的に回復するという結果が明確に示されている．

PageとSchroederは過去の論文で[130]，歯肉炎を開始期，早期，確立期病変の3つの経過のステージに分け（Chapter 16参照），ヒトおよび動物における実験的歯肉炎の組織病理について総説している．初期病変における組織病理的変化は，主に血管の炎症と好中球の浸潤およびその後に起こるリンパ球の浸潤である．初期のリンパ球浸潤は，T細胞が優勢であるが，その後，B細胞が優勢となりはじめる．確立期病変では，結合組織において形質細胞へと変化するB細胞が優勢であることを特徴とする．好中球はGCFの流量の著しい増加を伴う接合上皮と歯肉溝で優勢を持続する．コラーゲンを含む組織中のコラーゲンの喪失が，歯肉炎のもっとも初期段階で認められることは，注目すべきである．PageとSchroederは，確立期病変における形質細胞の優位性を報告している[15, 16, 146]．ヒトを用いた実験的歯肉炎のいくつかの研究では，形質細胞の優位性を示すことができなかったが，歯肉炎の縦断研究では形質細胞の割合が増加するという報告がある[15]．

実験的歯肉炎では，プラーク中に存在する細菌数の著しい増加に比例して歯肉炎が発症することが示されている．プラーク中の細菌叢もまた，グラム陰性嫌気性菌の割合が増加し，その構成に明確な変化が生じる[159]．自然発症した歯肉炎についての細菌研究は，実験的歯肉炎と比較してグラム陽性通性およびグラム陰性嫌気性菌の割合が相対的に等しく[151]，より優勢になることを示している．プラーク細菌に対する宿主応答は，これまで述べたように基本的には炎症性応答である．歯肉炎では，結合組織付着の喪失は起こらないが，結合組織内でいくらかのコラーゲン線維の喪失が起こっていることは，組織学的に明らかにされている．

特殊な病態を示す歯肉炎には，薬剤，全身疾患，ホルモン変化に関連する歯肉炎がある[108]．このような症例では，歯肉炎に対する宿主の感受性を上げる明らかな宿主環境の変化が存在する．たとえば，妊娠中にはプラークに対する炎症性応答は激しくなり，堆積したプラーク量と比べ，予想以上に歯肉炎の有病率と重篤さが増す．妊娠中の歯肉縁下細菌叢と細菌抗原に対する宿主応答の変化については，すでに報告されている[85, 103]．たとえば，細菌の増殖に必須なビタミンKの代わりにプロゲステロンもしくはエストラジオールを用いる細菌である*P. intermedia*の量が，歯肉縁下におけるホルモンレベルの上昇に比例して増加することが知られている[85]．これらの変化は歯肉炎に対する感受性を上昇させ，分娩後に消退することが臨床的に認められている．

慢性歯周炎

歯肉炎と歯周炎は臨床的な炎症の特徴で分けられる．歯周炎は，歯肉炎には認められない，臨床的に検出可能な宿主組織破壊を伴う．この組織破壊には，アタッチメントロス，歯周ポケットの形成，そして歯槽骨吸収を伴う．一般的にみられる歯周炎，つまり慢性歯周炎では，組織破壊の量は，プラークおよび歯石など局所的病因因子と相関し，種々の細菌パターンにも関連している．疾患の臨床的な経過としては，緩慢な進行であるが，時として急速に進行することもある．

慢性歯周炎における細菌学的病因論

歯周組織の細菌叢は，非常に多様性に富むが，歯周炎に関与しているのは限られた菌種のみである（Chapter 6参照）．そのような細菌種として，*P. gingivalis*, *B. forsythus*, *P. intermedia*, *C. rectus*, *E. corrodens*, *F. nucleatum*, *A. actinomycetemcomitans*, *P. micros*, *T. denticola*があげられる[89, 91, 100, 106, 117, 151, 153, 154, 162]．細菌の"歯周治療に対する応答"に関する研究から，歯周疾患の進行過程でこれらの種の細菌が大きな役割を演じていることが支持されている．*P. gingivalis*, *B. forsythus*, *T. denticola*の分布と数が減少することは，疾患の治療が臨床的に成功することに関係する[23, 57, 101]．アタッチメントロスを伴う罹患部位と非

参考文献

1. Agarwal S, Suzuki JB, Riccelli AE: Role of cytokines in the modulation of neutrophil chemotaxis in localized juvenile periodontitis. J Periodontal Res 1994; 29:127.
2. Arakawa S, Nakajima T, Ishikura H, et al: Novel apoptosis-inducing activity in *Bacteroides forsythus*: a comparative study with three serotypes of *Actinobacillus actinomycetemcomitans*. Infect Immun 2000; 68:4611.
3. Armitage GC, Jeffcoat MK, Chadwick DE, et al: Longitudinal evaluation of elastase as a marker for the progression of periodontitis. J Periodontol 1994; 65:120.
4. Armitage GC: Development of a classification system for periodontal diseases and conditions. Ann Periodontol 1999; 4:1.
5. Armitage GC, Wu Y, Wang HY, et al: Low prevalence of a periodontitis-associated interleukin-1 composite genotype in individuals of Chinese heritage. J Periodontol 2000; 71:164.
6. Asikainen S: Occurrence of *Actinobacillus actinomycetemcomitans* and spirochetes in relation to age in localized juvenile periodontitis. J Periodontol 1986; 57:537.
7. Asikainen S, Chen C, Slots J: Likelihood of transmitting *Actinobacillus actinomycetemcomitans* and *Porphyromonas gingivalis* in families with periodontitis. Oral Microbiol Immunol 1996; 11:387.
8. Assuma R, Oates T, Cochran D, et al: IL-1 and TNF antagonists inhibit the inflammatory response and bone loss in experimental periodontitis. J Immunol 1998; 160:403.
9. Aukhil I, Lopatin DE, Syed SA, et al: The effects of periodontal therapy on serum antibody (IgG) levels to plaque microorganisms. J Clin Periodontol 1988; 15:544.
10. Baker PJ, Wilson ME: Opsonic IgG antibody against *Actinobacillus actinomycetemcomitans* in localized juvenile periodontitis. Oral Microbiol Immunol 1989; 4:98.
11. Barbosa MD, Nguyen QA, Tchernev VT, et al: Identification of the homologous beige and Chediak-Higashi syndrome genes. Nature 1996; 382:262.
12. Bird PS, Gemmell E, Polak B, et al: Protective immunity to *Porphyromonas gingivalis* infection in a murine model. J Periodontol 1995; 66:351.
13. Birkedal-Hansen H: Role of matrix metalloproteinases in human periodontal diseases. J Periodontol 1993; 64:474.
14. Booth V, Ashley FP, Lehner T: Passive immunization with monoclonal antibodies against *Porphyromonas gingivalis* in patients with periodontitis. Infect Immun 1996; 64:422.
15. Brecx MC, Frohlicher I, Gehr P, et al: Stereological observations on long-term experimental gingivitis in man. J Clin Periodontol 1988; 15:621.
16. Brecx MC, Lehmann B, Siegwart CM, et al: Observations on the initial stages of healing following human experimental gingivitis. A clinical and morphometric study. J Clin Periodontol 1988; 15:123.
17. Brogan JM, Lally ET, Poulsen K, et al: Regulation of *Actinobacillus actinomycetemcomitans* leukotoxin expression: analysis of the promoter regions of leukotoxic and minimally leukotoxic strains. Infect Immun 1994; 62:501.
18. Bueno LC, Mayer MP, DiRienzo JM: Relationship between conversion of localized juvenile periodontitis-susceptible children from health to disease and *Actinobacillus actinomycetemcomitans* leukotoxin promoter structure. J Periodontol 1998; 69:998.
19. Carranza FA, Jr, Saglie R, Newman MG, et al: Scanning and transmission electron microscopic study of tissue-invading microorganisms in localized juvenile periodontitis. J Periodontol 1983; 54:598.
20. Chen HA, Johnson BD, Sims TJ, et al: Humoral immune responses to *Porphyromonas gingivalis* before and following therapy in rapidly progressive periodontitis patients. J Periodontol 1991; 62:781.
21. Christersson LA, Slots J, Rosling BG, et al: Microbiological and clinical effects of surgical treatment of localized juvenile periodontitis. J Clin Periodontol 1985; 12:465.
22. Christersson LA, Albini B, Zambon JJ, et al: Tissue localization of *Actinobacillus actinomycetemcomitans* in human periodontitis. I. Light, immunofluorescence and electron microscopic studies. J Periodontol 1987; 58:529.
23. Cugini MA, Haffajee AD, Smith C, et al: The effect of scaling and root planing on the clinical and microbiological parameters of periodontal diseases: 12-month results. J Clin Periodontol 2000; 27:30.
24. Curtis MA, Kuramitsu HK, Lantz M, et al: Molecular genetics and nomenclature of proteases of *Porphyromonas gingivalis*. J Periodontal Res 1999; 34:464.
25. Cutler CW, Kalmar JR, Arnold RR: Phagocytosis of virulent *Porphyromonas gingivalis* by human polymorphonuclear leukocytes requires specific immunoglobulin G. Infect Immun 1991; 59:2097.
26. Darveau RP, Belton CM, Reife RA, et al: Local chemokine paralysis, a novel pathogenic mechanism for *Porphyromonas gingivalis*. Infect Immun 1998; 66:1660.
27. Delcourt-Debruyne EM, Boutigny HR, Hildebrand HF: Features of severe periodontal disease in a teenager with Chediak-Higashi syndrome. J Periodontol 2000; 71:816.
28. Dickinson DP, Kubiniec MA, Yoshimura F, et al: Molecular cloning and sequencing of the gene encoding the fimbrial subunit protein of *Bacteroides gingivalis*. J Bacteriol 1988; 170:1658.
29. Ding Y, Uitto VJ, Haapasalo M, et al: Membrane components of *Treponema denticola* trigger proteinase release from human polymorphonuclear leukocytes. J Dent Res 1996; 75:1986.
30. Ding Y, Haapasalo M, Kerosuo E, et al: Release and activation of human neutrophil matrix metallo- and serine proteinases during phagocytosis of *Fusobacterium nucleatum*, *Porphyromonas gingivalis*, and *Treponema denticola*. J. Clin. Periodontol 1997; 24:237.
31. Dongari-Bagtzoglou AI, Ebersole JL: Production of inflammatory mediators and cytokines by human gingival fibroblasts following bacterial challenge. J Periodontal Res 1996; 31:90.
32. Dzink JL, Tanner AC, Haffajee AD, et al: Gram negative species associated with active destructive periodontal lesions. J Clin Periodontol 1985; 12:648.
33. Dzink JL, Socransky SS, Haffajee AD: The predominant cultivable microbiota of active and inactive lesions of destructive periodontal diseases. J Clin Periodontol 1988; 15:316.
34. Ebersole JL, Taubman MA, Smith DJ, et al: Effect of subgingival scaling on systemic antibody responses to oral microorganisms. Infect Immun 1985; 48:534.
35. Ebersole JL, Taubman MA, Smith DJ, et al: Human immune responses to oral microorganisms: Patterns of systemic antibody levels to *Bacteroides* species. 1986; 51:507.
36. Ebersole JL, Taubman MA, Smith DJ, et al: Human serum antibody responses to oral microorganisms. IV. Correlation with homologous infection. Oral Microbiol Immunol 1987; 2:53.
37. Ebersole JL: The protective nature of host responses in periodontal diseases. 1994; 5:112.
38. Ebersole JL, Kesavalu L, Schneider SL, et al: Comparative virulence of periodontopathogens in a mouse abscess model. Oral Dis 1995; 1:115.

39. Engebretson SP, Lamster IB, Herrera-Abreu M, et al: The influence of interleukin gene polymorphism on expression of interleukin-1β and tumor necrosis factor-α in periodontal tissue and gingival crevicular fluid. J Periodontol 1999; 70:567.
40. Evans RT, Klausen B, Sojar HT, et al: Immunization with *Porphyromonas* (*Bacteroides*) *gingivalis* fimbriae protects against periodontal destruction. Infect Immun 1992; 60:2926.
41. Feuille F, Ebersole JL, Kesavalu L, et al: Mixed infection with *Porphyromonas gingivalis* and *Fusobacterium nucleatum* in a murine lesion model: Potential synergistic effects on virulence. 1996; 64:2095.
42. Fillery ED, Pekovic DD: Identification of microorganisms in immunopathological mechanisms on human gingivitis. J Dent Res 1982; 61:253.
43. Fives-Taylor PM, Meyer DH, Mintz KP, et al: Virulence factors of *Actinobacillus actinomycetemcomitans*. Periodontol 2000; 20:136.
44. Flemmig TF: Periodontitis. Ann Periodontol 1999; 4:32.
45. Frank RM: Bacterial penetration in the apical wall of advanced human periodontitis. J Periodontal Res 1980; 15:563.
46. Gao J, Jordan TW, Cutress TW: Immunolocalization of basic fibroblast growth factor (bFGF) in human periodontal ligament (PDL) tissue. J Periodontal Res 1996; 31:260.
47. Garrison SW, Holt SC, Nichols FC: Lipopolysaccharide-stimulated PGE$_2$ release from human monocytes. Comparison of lipopolysaccharides prepared from suspected periodontal pathogens. J Periodontol 1988; 59:684.
48. Garrison SW, Nichols FC: LPS-elicited secretory responses in monocytes: altered release of PGE$_2$ but not IL-1β in patients with adult periodontitis. J Periodontal Res 1989; 24:88.
49. Genco RJ, Wilson ME, De Nardin E: Periodontal complications and neutrophil abnormalities. In: Genco RJ, Goldman HM, Cohen DW (eds): Contemporary Periodontics. St Louis, 1990, Mosby.
50. Genco RJ: Host responses in periodontal diseases: current concepts. J Periodontol 1992; 63:338.
51. Giannobile WV, Hernandez RA, Finkelman RD, et al: Comparative effects of platelet-derived growth factor-BB and insulin-like growth factor-I, individually and in combination, on periodontal regeneration in *Macaca fascicularis*. J Periodontal Res 1996; 31:301.
52. Goodson JM, Tanner AC, Haffajee AD, et al: Patterns of progression and regression of advanced destructive periodontal disease. J Clin Periodontol 1982; 9:472.
53. Graves DT: The potential role of chemokines and inflammatory cytokines in periodontal disease progression. Clin Infect Dis 1999; 28:482.
54. Gunsolley JC, Burmeister JA, Tew JG, et al: Relationship of serum antibody to attachment level patterns in young adults with juvenile periodontitis or generalized severe periodontitis. J Periodontol 1987; 58:314.
55. Haffajee AD, Socransky SS, Ebersole JL: Survival analysis of periodontal sites before and after periodontal therapy. J Clin Periodontol 1985; 12:553.
56. Haffajee AD, Socransky SS, Dzink JL, et al: Clinical, microbiological and immunological features of subjects with refractory periodontal diseases. J Clin Periodontol 1988; 15:390.
57. Haffajee AD, Cugini MA, Dibart S, et al: Clinical and microbiological features of subjects with adult periodontitis who responded poorly to scaling and root planing. J Clin Periodontol 1997; 24:767.
58. Han YW, Shi W, Huang GT, et al: Interactions between periodontal bacteria and human oral epithelial cells: *Fusobacterium nucleatum* adheres to and invades epithelial cells. Infect Immun 2000; 68:3140.
59. Hart TC, Stabholz A, Meyle J, et al: Genetic studies of syndromes with severe periodontitis and palmoplantar hyperkeratosis. J Periodontal Res 1997; 32:81.
60. Hart TC, Hart PS, Bowden DW, et al: Mutations of the cathepsin C gene are responsible for Papillon-Lefèvre syndrome. J Med Genet 1999; 36:881.
61. Hernichel-Gorbach E, Kornman KS, Holt SC, et al: Host responses in patients with generalized refractory periodontitis. J Periodontol 1994; 65:8.
62. Herrera D, Roldan S, Gonzalez I, et al: The periodontal abscess (I). Clinical and microbiological findings. J Clin Periodontol 2000; 27:387.
63. Herrera D, Roldan S, Sanz M: The periodontal abscess: a review. J Clin Periodontol 2000; 27:377.
64. Howell TH, Fiorellini JP, Paquette DW, et al: A phase I/II clinical trial to evaluate a combination of recombinant human platelet-derived growth factor-BB and recombinant human insulin-like growth factor-I in patients with periodontal disease. J Periodontol 1997; 68:1186.
65. Huang GT-J, Kinder Haake S, Kim J-W, et al: Differential expression of interleukin-8 and intercellular adhesion molecule-1 by human gingival epithelial cells in response to *Actinobacillus actinomycetemcomitans* or *Porphyromonas gingivalis* infection. Oral Microbiol Immunol 1998; 13:301.
66. Huang GT-J, Kinder Haake S, Park N-H: Gingival epithelial cells increase interleukin-8 secretion in response to *Actinobacillus actinomycetemcomitans* challenge. J Periodontol 1998; 69:1105.
67. Ingman T, Sorsa T, Kangaspunta P, et al: Elastase and α1-proteinase inhibitor in gingival crevicular fluid and gingival tissue in adult and juvenile periodontitis. J Periodontol 1994; 65:702.
68. Ingman T, Tervahartiala T, Ding Y, et al: Matrix metalloproteinases and their inhibitors in gingival crevicular fluid and saliva of periodontitis patients. J Clin Periodontol 1996; 23:1127.
69. Jewett A, Hume WR, Le H, et al: Induction of apoptotic cell death in peripheral blood mononuclear and polymorphonuclear cells by an oral bacterium, *Fusobacterium nucleatum*. Infect Immun 2000; 68:1893.
70. Johansson A, Sandstrom G, Claesson R, et al: Anaerobic neutrophil-dependent killing of *Actinobacillus actinomycetemcomitans* in relation to the bacterial leukotoxicity. Eur J Oral Sci 2000; 108:136.
71. Kabashima H, Nagata K, Hashiguchi I, et al: Interleukin-1 receptor antagonist and interleukin-4 in gingival crevicular fluid of patients with inflammatory periodontal disease. J Oral Pathol Med 1996; 25:449.
72. Kaldahl WB, Johnson GK, Patil KD, et al: Levels of cigarette consumption and response to periodontal therapy. J Periodontol 1996; 67:675.
73. Kaldahl WB, Kalkwarf KL, Patil KD, et al: Long-term evaluation of periodontal therapy: II. Incidence of sites breaking down. J Periodontol 1996; 67:103.
74. Kelly CG, Booth V, Kendal H, et al: The relationship between colonization and haemagglutination inhibiting and B cell epitopes of *Porphyromonas gingivalis*. Clin Exp Immunol 1997; 110:285.
75. Kenney EB, Ash MM, Jr: Oxidation reduction potential of developing plaque, periodontal pockets and gingival sulci. J Periodontol 1969; 40:630.
76. Kenney EB, Kraal JH, Saxe SR, et al: The effect of cigarette smoke on human oral polymorphonuclear leukocytes. J Periodontal Res 1977; 12:227.
77. Kesavalu L, Holt SC, Crawley RR, et al: Virulence of *Wolinella recta* in a murine abscess model. Infect Immun 1991; 59:2806.

78. Kesavalu L, Ebersole JL, Machen RL, et al: *Porphyromonas gingivalis* virulence in mice: Induction of immunity to bacterial components. Infect Immun 1992; 60:1455.
79. Kiecolt-Glaser JK, Marucha PT, Malarkey WB, et al: Slowing of wound healing by psychological stress. Lancet 1995; 346:1194.
80. Kinane DF: Periodontitis modified by systemic factors. Ann Periodontol 1999; 4:54.
81. Kinane DF, Mooney J, Ebersole JL: Humoral immune response to *Actinobacillus actinomycetemcomitans* and *Porphyromonas gingivalis* in periodontal disease. Periodontol 2000 1999; 20:289.
82. Kinder SA, Holt SC: Characterization of coaggregation between *Bacteroides gingivalis* T22 and *Fusobacterium nucleatum* T18. Infect Immun 1989; 57:3425.
83. Kinder SA, Holt SC: Carbohydrate receptor on *Porphyromonas gingivalis* T22 mediating coaggregation with *Fusobacterium nucleatum* T18. J Dent Res 1991; 70:275.
84. Kolenbrander PE, Andersen RN: Inhibition of coaggregation between *Fusobacterium nucleatum* and *Porphyromonas* (*Bacteroides*) *gingivalis* by lactose and related sugars. Infect Immun 1989; 57:3204.
85. Kornman KS, Loesche WJ: Effects of estradiol and progesterone on *Bacteroides melaninogenicus* and *Bacteroides gingivalis*. Infect Immun 1982; 35:256.
86. Kornman KS, Robertson PB: Clinical and microbiological evaluation of therapy for juvenile periodontitis. J Periodontol 1985; 56:443.
87. Kornman KS, Crane A, Wang HY, et al: The interleukin-1 genotype as a severity factor in adult periodontal disease. J Clin Periodontol 1997; 24:72.
88. Kornman KS: Host modulation as a therapeutic strategy in the treatment of periodontal disease. Clin Infect Dis 1999; 28:520.
89. Kremer BH, Loos BG, van der Velden U, et al: *Peptostreptococcus micros* smooth and rough genotypes in periodontitis and gingivitis. J Periodontol 2000; 71:209.
90. Kuramitsu HK: Proteases of *Porphyromonas gingivalis*: what don't they do? Oral Microbiol Immunol 1998; 13:263.
91. Lai CH, Listgarten MA, Shirakawa M, et al: *Bacteroides forsythus* in adult gingivitis and periodontitis. Oral Microbiol Immunol 1987; 2:152.
92. Lally ET, Kieba IR, Sato A, et al: RTX toxins recognize a β-2 integrin on the surface of human target cells. J Biol Chem 1997; 272:30463.
93. Lantz MS, Rowland RW, Switalski LM, et al: Interactions of *Bacteroides gingivalis* with fibrinogen. Infect Immun 1986; 54:654.
94. Lantz MS, Allen RD, Duck LW, et al: Identification of *Porphyromonas gingivalis* components that mediate its interactions with fibronectin. J Bacteriol 1991; 173:4263.
95. Lee HJ, Kang IK, Chung CP, et al: The subgingival microflora and gingival crevicular fluid cytokines in refractory periodontitis. J Clin Periodontol 1995; 22:885.
96. Lee W, Aitken S, Sodek J, et al: Evidence of a direct relationship between neutrophil collagenase activity and periodontal tissue destruction in vivo: role of active enzyme in human periodontitis. J Periodontal Res 1995; 30:23.
97. Listgarten MA: Electron microscopic observations on the bacterial flora of acute necrotizing ulcerative gingivitis. J Periodontol 1965; 36:328.
98. Löe H, Theilade E, Jensen SB: Experimental gingivitis in man. J Periodontol 1965; 36:177.
99. Löe H: Periodontal disease. The sixth complication of diabetes mellitus. Diabetes Care 1993; 16:329.
100. Loesche WJ: Importance of nutrition in gingival crevice microbial ecology. Periodontics 1968; 6:245.
101. Loesche WJ, Syed SA, Schmidt E, et al: Bacterial profiles of subgingival plaques in periodontitis. J Periodontol 1985; 56:447.
102. Loesche WJ: Bacterial mediators in periodontal disease. Clin Infect Dis 1993; 16(Suppl 4):S203.
103. Lopatin DE, Kornman KS, Loesche WJ: Modulation of immunoreactivity to periodontal disease-associated microorganisms during pregnancy. Infect Immun 1980; 28:713.
104. Lynch SE, Nixon JC, Colvin RB, et al: Role of platelet-derived growth factor in wound healing: synergistic effects with other growth factors. Proc Natl Acad Sci U S A 1987; 84:7696.
105. MacFarlane GD, Herzberg MC, Wolff LF, et al: Refractory periodontitis associated with abnormal polymorphonuclear leukocyte phagocytosis and cigarette smoking. J Periodontol 1992; 63:908.
106. Macuch PJ, Tanner AC: Campylobacter species in health, gingivitis, and periodontitis. J Dent Res 2000; 79:785.
107. Madianos PN, Papapanou PN, Sandros J: *Porphyromonas gingivalis* infection of oral epithelium inhibits neutrophil transepithelial migration. Infect Immun 1997; 65:3983.
108. Mariotti A: Dental plaque-induced gingival diseases. Ann Periodontol 1999; 4:7.
109. Marucha PT, Kiecolt-Glaser JK, Favagehi M: Mucosal wound healing is impaired by examination stress. Psychosom Med 1998; 60:362.
110. Masada MP, Persson R, Kenney JS, et al: Measurement of interleukin-1α and -1β in gingival crevicular fluid: implications for the pathogenesis of periodontal disease. J Periodontal Res 1990; 25:156.
111. McDevitt MJ, Wang HY, Knobelman C, et al: Interleukin-1 genetic association with periodontitis in clinical practice. J Periodontol 2000; 71:156.
112. McIntire FC, Bush CA, Wu SS, et al: Structure of a new hexasaccharide from the coaggregation polysaccharide of *Streptococcus sanguis* 34. Carbohydr Res 1987; 166:133.
113. Meng HX: Periodontal abscess. Ann Periodontol 1999; 4:79.
114. Mergenhagen SE, Sandberg AL, Chassy BM, et al: Molecular basis of bacterial adhesion in the oral cavity. Rev Infect Dis 1987; 9:S467.
115. Metcalfe DD, Costa JJ, Burd PR: Mast cells and basophils. In: Gallin JI, Goldstein IM, Snyderman R (ed): Inflammation: basic principals and clinical correlates, ed 2. New York, Raven Press, 1992.
115. Moore WE, Holdeman LV, Cato EP, et al: Comparative bacteriology of juvenile periodontitis. Infect Immun 1985; 48:507.
117. Moore WE, Moore LV: The bacteria of periodontal diseases. Periodontol 2000 1994; 5:66.
118. Moritz AJ, Cappelli D, Lantz MS, et al: Immunization with *Porphyromonas gingivalis* cysteine protease: effects on experimental gingivitis and ligature-induced periodontitis in *Macaca fascicularis*. J Periodontol 1998; 69:686.
119. Mundy GR: Inflammatory mediators and the destruction of bone. J Periodontal Res 1991; 26:213.
120. Nagle DL, Karim MA, Woolf EA, et al: Identification and mutation analysis of the complete gene for Chediak-Higashi syndrome. Nat Genet 1996; 14:307.
121. Neiders ME, Chen PB, Suido H, et al: Heterogeneity of virulence among strains of *Bacteroides gingivalis*. J Periodontal Res 1989; 24:192.
122. Newman MG, Socransky SS, Savitt ED, et al: Studies of the microbiology of periodontosis. J Periodontol 1976; 47:373.
123. Newman MG, Socransky SS: Predominant cultivable microbiota in periodontosis. J Periodontal Res 1977; 14:120.

124. Newman MG, Sims TN: The predominant cultivable microbiota of the periodontal abscess. J Periodontol 1979; 50:350.
125. Nisengard RJ: The role of immunology in periodontal disease. J Periodontol 1977; 48:505.
126. Novak MJ: Necrotizing ulcerative periodontitis. Ann Periodontol 1999; 4:74.
127. Nunes IP, Johannessen AC, Matre R, et al: Epithelial expression of HLA class II antigens and Fc gamma receptors in patients with adult periodontitis. J Clin Periodontol 1994; 21:526.
128. Offenbacher S, Scott SS, Odle BM, et al: Depressed leukotriene B4 chemotactic response of neutrophils from localized juvenile periodontitis patients. J Periodontol 1987; 58:602.
129. Offenbacher S, Salvi GE: Induction of prostaglandin release from macrophages by bacterial endotoxin. Clin Infect Dis 1999; 28:505.
130. Page RC, Schroeder HE: Pathogenesis of inflammatory periodontal disease. A summary of current work. Lab Invest 1976; 34:235.
131. Page RC, Altman LC, Ebersole JL, et al: Rapidly progressive periodontitis. A distinct clinical condition. J Periodontol 1983; 54:197.
132. Page RC: The role of inflammatory mediators in the pathogenesis of periodontal disease. J Periodontal Res 1991; 26:230.
133. Park JB, Matsuura M, Han KY, et al: Periodontal regeneration in class III furcation defects of beagle dogs using guided tissue regenerative therapy with platelet-derived growth factor. J Periodontol 1995; 66:462.
134. Persson GR, Engel D, Whitney C, et al: Immunization against *Porphyromonas gingivalis* inhibits progression of experimental periodontitis in nonhuman primates. Infect Immun 1994; 62:1026.
135. Price TH, Ochs HD, Gershoni-Baruch R, et al: In vivo neutrophil and lymphocyte function studies in a patient with leukocyte adhesion deficiency type II. Blood 1994; 84:1635.
136. Rawlinson A, Dalati MH, Rahman S, et al: Interleukin-1 and IL-1 receptor antagonist in gingival crevicular fluid. J Clin Periodontol 2000; 27:738.
137. Roberts FA, Richardson GJ, Michalek SM: Effects of *Porphyromonas gingivalis* and *Escherichia coli* lipopolysaccharides on mononuclear phagocytes. Infect Immun 1997; 65:3248.
138. Romanelli R, Mancini S, Laschinger C, et al: Activation of neutrophil collagenase in periodontitis. Infect Immun 1999; 67:2319.
139. Rowland RW: Necrotizing ulcerative gingivitis. Ann Periodontol 1999; 4:65.
140. Rutherford RB, Niekrash CE, Kennedy JE, et al: Platelet-derived and insulin-like growth factors stimulate regeneration of periodontal attachment in monkeys. J Periodontal Res 1992; 27:285.
141. Safkan-Seppala B, Ainamo J: Periodontal conditions in insulin-dependent diabetes mellitus. J Clin Periodontol 1992; 19:24.
142. Saglie FR, Marfany A, Camargo P: Intragingival occurrence of *Actinobacillus actinomycetemcomitans* and *Bacteroides gingivalis* in active destructive periodontal lesions. J Periodontol 1988; 59:259.
143. Saglie R, Newman MG, Carranza FA, Jr, et al: Bacterial invasion of gingiva in advanced periodontitis in humans. J Periodontol 1982; 53:217.
144. Sandros J, Papapanou P, Dahlen G: *Porphyromonas gingivalis* invades oral epithelial cells in vitro. J Periodontal Res 1993; 28:219.
145. Schenkein HA: The role of complement in periodontal diseases. Crit Rev Oral Biol Med 1991; 2:65.
146. Seymour GJ, Powell RN, Aitken JF: Experimental gingivitis in humans. A clinical and histologic investigation. J Periodontol 1983; 54:522.
147. Shenker BJ, Hoffmaster RH, McKay TL, et al: Expression of the cytolethal distending toxin (Cdt) operon in *Actinobacillus actinomycetemcomitans*: evidence that the CdtB protein is responsible for G2 arrest of the cell cycle in human T cells. J Immunol 2000; 165:2612.
148. Shibutani T, Gen K, Shibata M, et al: Long-term follow-up of periodontitis in a patient with Chediak-Higashi syndrome. A case report. J Periodontol 2000; 71:1024.
149. Singer RE, Buckner BA: Butyrate and propionate: Important components of toxic dental plaque extracts. Infect Immun 1981; 32:458.
150. Sjostrom K, Ou J, Whitney C, et al: Effect of treatment on titer, function, and antigen recognition of serum antibodies to *Actinobacillus actinomycetemcomitans* in patients with rapidly progressive periodontitis. Infect Immun 1994; 62:145.
151. Slots J: Subgingival microflora and periodontal disease. J Clin Periodontol 1979; 6:351.
152. Slots J, Rosling BG: Suppression of the periodontopathic microflora in localized juvenile periodontitis by systemic tetracycline. J Clin Periodontol 1983; 10:465.
153. Socransky SS, Haffajee AD: Microbial mechanisms in the pathogenesis of destructive periodontal diseases: a critical assessment. J Periodontal Res 1991; 26:195.
154. Socransky SS, Haffajee AD: The bacterial etiology of destructive periodontal disease: Current concepts. J Periodontol 1992; 63:322.
155. Sorsa T, Ding YL, Ingman T, et al: Cellular source, activation and inhibition of dental plaque collagenase. J Clin Periodontol 1995; 22:709.
156. Sreenivasan PK, Meyer DH, Fives-Taylor PM: Requirements for invasion of epithelial cells by *Actinobacillus actinomycetemcomitans*. Infect Immun 1993; 61:1239.
157. Stashenko P, Jandinski JJ, Fujiyoshi P, et al: Tissue levels of bone resorptive cytokines in periodontal disease. J Periodontol 1991; 62:504.
158. Steinsvoll S, Halstensen TS, Schenck K: Extensive expression of TGF-beta1 in chronically-inflamed periodontal tissue. J Clin Periodontol 1999; 26:366.
159. Syed SA, Loesche WJ: Bacteriology of human experimental gingivitis: Effect of plaque age. 1978; 21:821.
160. Takemoto T, Kurihara H, Dahlen G: Characterization of *Bacteroides forsythus* isolates. J Clin Microbiol 1997; 35:1378.
161. Tani Y, Tani M, Kato I: Extracellular 37–kDa antigenic protein from *Actinobacillus actinomycetemcomitans* induces TNF-alpha, IL-1 beta, and IL-6 in murine macrophages. J Dent Res 1997; 76:1538.
162. Tanner AC, Haffer C, Bratthall GT, et al: A study of the bacteria associated with advancing periodontitis in man. J Clin Periodontol 1979; 6:278.
163. Tervahartiala T, Konttinen YT, Ingman T, et al: Cathepsin G in gingival tissue and crevicular fluid in adult periodontitis. J Clin Periodontol 1996; 23:68.
164. Tew JG, Zhang JB, Quinn S, et al: Antibody of the IgG2 subclass, *Actinobacillus actinomycetemcomitans*, and early-onset perioodontitis. J Periodontol 1996; 67:317.

165. Tonetti MS, Imboden MA, Lang NP: Neutrophil migration into the gingival sulcus is associated with transepithelial gradients of interleukin-8 and ICAM-1. J Periodontol 1998; 69:1139.
166. Tonetti MS, Mombelli A: Early-onset periodontitis. Ann Periodontol 1999; 4:39.
167. van Dalen PJ, van Deutekom-Mulder EC, de Graaff J, et al: Pathogenicity of *Peptostreptococcus micros* morphotypes and *Prevotella* species in pure and mixed culture. J Med Microbiol 1998; 47:135.
168. Van Dyke TE, Schweinebraten M, Cianciola LJ, et al: Neutrophil chemotaxis in families with localized juvenile periodontitis. J Periodontal Res 1985; 20:503.
169. Van Dyke TE, Wilson-Burrows C, Offenbacher S, et al: Association of an abnormality of neutrophil chemotaxis in human periodontal disease with a cell surface protein. Infect Immun 1987; 55:2262.
170. van Steenbergen TJ, van der Mispel LM, de Graaff J: Effects of ammonia and volatile fatty acids produced by oral bacteria on tissue culture cells. J Dent Res 1986; 65:909.
171. Waldrop TC, Anderson DC, Hallmon WW, et al: Periodontal manifestations of the heritable Mac-1, LFA-1, deficiency syndrome. Clinical, histopathologic and molecular characteristics. J Periodontol 1987; 58:400.
172. Walker SJ, Van Dyke TE, Rich S, et al: Genetic polymorphisms of the IL-1alpha and IL-1beta genes in African-American LJP patients and an African-American control population. J Periodontol 2000; 71:723.
173. Wang B, Holt SC: Interaction of *Treponema denticola* with HEp-2 cells. J Dent Res 1993; 72:324.
174. Williams RC, Jeffcoat MK, Howell TH, et al: Altering the progression of human alveolar bone loss with the nonsteroidal anti-inflammatory drug flurbiprofen. J Periodontol 1989; 60:485.
175. Wilson M, Kalmar JR: FcgRIIa (CD32): A potential marker defining susceptibility to localized juvenile periodontitis. J Periodontol 1996; 67:323.
176. Wilson ME, Hamilton RG: Immunoglobulin G subclass response of localized juvenile periodontitis patients to *Actinobacillus actinomycetemcomitans* Y4 lipopolysaccharide. Infect Immun 1992; 60:1806.
177. Wilson ME, Hamilton RG: Immunoglobulin G subclass response of juvenile periodontitis subjects to principal outer membrane proteins of *Actinobacillus actinomycetemcomitans*. Infect Immun 1995; 63:1062.
178. Wingrove JA, DiScipio RG, Chen Z, et al: Activation of complement components C3 and C5 by a cysteine proteinase (gingipain-1) from *Porphyromonas (Bacteroides) gingivalis*. J Biol Chem 1992; 267:18902.
179. Winkler JR, Robertson PB: Periodontal disease associated with HIV infection. Oral Surg Oral Med Oral Pathol 1992; 73:145.
180. Yoshimura A, Hara Y, Kaneko T, et al: Secretion of IL-1 beta, TNF-alpha, IL-8 and IL-1ra by human polymorphonuclear leukocytes in response to lipopolysaccharides from periodontopathic bacteria. J Periodontal Res 1997; 32:279.
181. Yumoto H, Nakae H, Fujinaka K, et al: Interleukin-6 (IL-6) and IL-8 are induced in human oral epithelial cells in response to exposure to periodontopathic *Eikenella corrodens*. Infect Immun 1999; 67:384.
182. Zambon JJ, Christersson LA, Slots J: *Actinobacillus actinomycetemcomitans* in human periodontal disease. Prevalence in patient groups and distribution of biotypes and serotypes within families. J Periodontol 1983; 54:707.
183. Zambon JJ: *Actinobacillus actinomycetemcomitans* in human periodontal disease. 1985; 12:1.
184. Zubery Y, Dunstan CR, Story BM, et al: Bone resorption caused by three periodontal pathogens in vivo in mice is mediated in part by prostaglandin. Infect Immun 1998; 66:4158.

歯周疾患における宿主と細菌の相互作用の分子生物学

Susan Kinder Haake, George T.-J. Huang

CHAPTER 9

本章の概要

A. actinomycetemcomitans由来病原性因子ロイコトキシンの分子生物学的解析/ロイコトキシン遺伝子発現と病原性との相関関係

 A. actinomycetemcomitansロイコトキシンの外毒素としての特性

 A. actinomycetemcomitansロイコトキシンによる白血球の細胞死誘導機構

 A. actinomycetemcomitansロイコトキシン遺伝子の分子生物学的特性（ロイコトキシン遺伝子発現機構の多様性）

 A. actinomycetemcomitansロイコトキシン遺伝子発現機構
 要約

宿主組織の調和の破壊/P. gingivalis由来タンパク分解酵素（プロテアーゼ）の機能的役割

 P. gingivalisが有するプロテアーゼ

 P. gingivalis gingipain遺伝子の分子生物学的特徴

 P. gingivalis gingipainの生体防御反応に関する修飾作用

 P. gingivalis gingipainの変異株の特徴
 要約

宿主組織の調和の破壊/上皮細胞におけるIL-8とICAM-1の発現

 歯周組織におけるIL-8とICAM-1の発現

 歯周病原性細菌のIL-8とICAM-1の発現に関する作用

 歯周病原性細菌のIL-8遺伝子発現に関する作用
 要約

まとめ

 1900年代中頃，デオキシリボ核酸（DNA）が遺伝情報を伝達する分子であることが明らかになった．この世紀の発見は，長い間不明であった遺伝物質を明らかにしただけでなく，現代遺伝学の幕開けとなった．すなわち，遺伝情報の伝達はDNAの複製に支配されることが示され，その複製機構の解析が重要研究課題であることが明らかにされた．さらに，遺伝子発現を制御する転写機構とタンパク産生を司る翻訳機構の生命科学における重要性も示された．これらの研究を行うにあたっては，遺伝子組み換え技術の開発が必須であった．当初，それは机上のものでしかなかったが，制限酵素の発見により現実のものとなり，飛躍的な進歩を遂げた．そして，現在では実際の臨床において，遺伝子治療を行うことも夢ではなくなりつつある．このように，20世紀後半の遺伝子組み換え技術の進歩は生命科学研究に革命的な進歩をもたらし，実際の医療への応用も試みられるようになった．

 一方，歯周疾患は，歯と歯肉の間にできる解剖学的に特異な環境において，宿主と病原微生物間の複雑な相互作用

の結果生じる疾患である．最近，この複雑な相互作用を分子レベルで理解するために，遺伝子組み換え技術を利用した分子生物学的な研究が行われている．それらの研究の多くは，歯周病研究の最前線であるといえる．本章ではその研究成果を紹介する．とくにいくつかの知見は，細菌由来の病原性因子とそれを認識する細胞分子との相互作用を見いだすことによって，歯周疾患の発症成立機構と病態形成機構を理解しようとするものであり，歯周病研究の新たなパラダイムを築いた意欲的な研究である．

A. actinomycetemcomitans由来病原性因子ロイコトキシンの分子生物学的解析/ロイコトキシン遺伝子発現と病原性との相関関係

グラム陰性の通性嫌気性菌であるActinobacillus actinomycetemcomitansは，歯周疾患患者のプラークから高頻度に検出され，歯周疾患との関連性が重要視されている菌のひとつである．とくに，本菌は慢性歯周炎(成人型歯周炎)だけでなく，侵襲性歯周炎(若年性歯周炎)患者のプラークから特徴的に検出されることが広く知られている．近年の研究から，A. actinomycetemcomitansの病原性因子として，ロイコトキシン(leukotoxin)が注目されている[2]．ロイコトキシンは分子量116-kDaのタンパクで，白血球に特異的に毒性を示す外毒素である．A. actinomycetemcomitansはロイコトキシンを分泌し白血球を細胞死させることにより，生体防御反応から逃避(エスケープ)し感染を成立させる可能性が示されている．興味深いことに，最近のロイコトキシンの分子生物学的研究では，本菌の病原性がロイコトキシン遺伝子の発現量に依存していることが明らかになった．

A. actinomycetemcomitansロイコトキシンの外毒素としての特性

A. actinomycetemcomitansロイコトキシン(LtxA)は，細胞膜に孔(pore)を形成することによって細胞傷害性を発揮するタイプの毒素である．LtxAは，そのC末端側にカチオン結合活性を有したグリシン豊富な繰り返し配列を有しており，この配列が本毒素の活性中心構造部分である．このような構造上の特徴は，Pasturella haemolytica由来のロイコトキシン，腸管病原性大腸菌や百日咳菌由来のヘモリジンによく保存されており，外毒素分類学上，これらをRTX(repeat in toxin)ファミリーとしている．また，LtxAの生物活性は，非常に高い特異性をもっている．すなわち，この外毒素は，好中球，多形核白血球，単球，ならびにリンパ球などの白血球細胞に特異的に作用する．しかしながら，血小板，線維芽細胞，上皮細胞，ならびに血管内皮細胞にはなんら作用を示さなかった[71,78]．この特異性は，現在，白血球細胞に圧倒的に大量に発現しているβ2-インテグリンのひとつであるLFA-1が，LtxAレセプターであるためと考えられている[44,79]．そして，LtxAの有する細胞傷害活性は，LFA-1に結合後，細胞内情報伝達経路を介して細胞死を誘導すると考えられている．

A. actinomycetemcomitansロイコトキシンによる白血球の細胞死誘導機構

近年，LtxAの細胞死誘導作用が詳細に検討されている．好中球や単球/マクロファージ系細胞に，A. actinomycetemcomitansのLtxA産生株を作用させると，図9-1のA〜Cに示すように強い細胞死が誘導される．好中球に関するA. actinomycetemcomitansの弱毒(菌)株と強毒(菌)株の作用を比較検討したところ，図9-1のA〜Cに示すように，強毒株が細胞の変性と融解を短時間で誘導することを認めた．しかし，弱毒株は好中球に貪食され，消化されることが示された(図9-1D)[2]．この好中球と単球/マクロファージ系細胞に関するLtxAの細胞死誘導作用機構は，細胞膜に孔(pore)を形成することによって，細胞内に水分の流入が惹起された後，細胞膜が破壊され，ネクローシス(壊死)を誘導するものと考えられている[45]．一方，リンパ球やナチュラルキラー(NK)細胞に関する本毒素の細胞死誘導作用は，アポトーシス(自死)であることが示されている[40,49,66]．興味深いことに，リンパ球やNK細胞におけるアポトーシスを誘導するLtxAの量は，好中球や単球/マクロファージ系細胞の細胞死誘導に必要な量に比べ微量であった[39]．このように，LtxAの細胞死誘導作用は細胞種に依存し，ネクローシスとアポトーシスによるものとの2つの機構があることが示されている．

A. actinomycetemcomitansロイコトキシン遺伝子の分子生物学的特性(ロイコトキシン遺伝子発現機構の多様性)

最近の研究により，RTXファミリーに属する毒素群の染色体遺伝子は，C，A，B，ならびにDの順で遺伝子配列群が形成され，ひとつのオペロン構造であることが示されている(図9-2)．また，これらの毒素群は生物活性の大小はあるものの，共通の作用機構を有することが示されている．A. actinomycetemcomitansのロイコトキシン遺伝子も，図9-2に示すように，4つの遺伝子，すなわち，ltxC，ltxA，ltxB，ならびに，ltxDの遺伝子配列群から成るひとつのオペロンを形成している．そして，他のRTX毒素と同様，A. actinomycetemcomitansのロイコトキシン遺伝子のオペロン上に存在する遺伝子産物は，すべて本毒素の機能発現に関与している[41,43]．すなわちロイコトキシン本体は，A遺伝子に相当するltxA遺伝子がコードしている．また，ltxA遺伝子産物は他のRTX毒素と同様に，不活性状態のロイコトキシン前駆体である．そこで，B遺伝子に相当するltxB遺伝子産物がその前駆体を活性化する．この

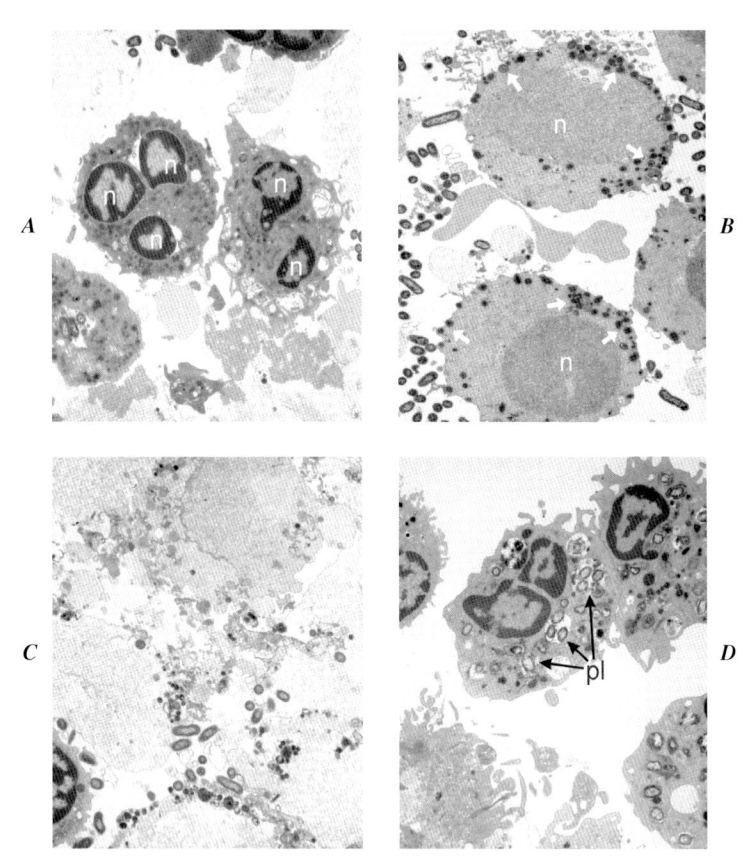

図9-1　A. actinomycetemcomitans強毒株の好中球貪食からの逃避．好中球にA. actinomycetemcomitans HK 1519（強毒株）を作用させたときの電子顕微鏡像．処理時間0分(**A**)，7分後(**B**)，45分後(**C**)の細胞の形態変化を示す．最初（0分）は，正常な構造を示す核(n)を含んだ細胞像が示されている．7分の培養後，核の変化が認められ，細胞の周辺に顆粒（白矢印）の存在が認められる．さらに本菌を作用させ続けると，完全に細胞が破壊される．A. actinomycetemcomitansの弱毒株（NCTC 9710）を，60分間作用(**D**)させても変化は認められなかった．しかしながら，ファゴリソーム（pl）への本菌の取り込みは観察された．（Johansson A, et al：Anaerobic netrophil-dependent killing of A. actinomycetemcomitans in relation to the bacterial leukotoxicity. Eur J Oral Sci 2000：108：136. Figure courtesy of A. Johanssonより引用）

毒素活性化機構の分子レベルでの解析は，RTX毒素のひとつである病原性大腸菌由来ヘモリジンで詳細に検討され，毒素に結合している脂肪酸が化学的に修飾されることにより活性化することが示されている[69]．したがって，このltxB遺伝子による活性化機構も同様である可能性が考えられている．さらに，RTXファミリー毒素群において，BとD遺伝子産物は，毒素の細胞外分泌に関与するトランスポーターであることが示されている．A. actinomycetemcomitansのロイコトキシン遺伝子上のltxBとltxDも，本菌ロイコトキシン分泌機能に関与する可能性が示されている[22,43]．従来，A. actinomycetemcomitansのロイコトキシンは細菌外には分泌されず，本菌の細胞壁に結合していると考えられていた．しかしながら，最近，本菌のいくつかの種類が，大量のロイコトキシンを分泌することが示された[33]．今後，本菌のロイコトキシンの分泌の制御因子は，病原性を左右する因子として詳細に検討されると思われる．

A. actinomycetemcomitansロイコトキシン遺伝子発現機構

細菌のプロモーター領域は，RNA（ribonucleic acid）への転写を司るRNAポリメラーゼが結合するDNA配列が含まれる．同一細菌種においてもプロモーター領域配列の変異が認められ，その変異が遺伝子発現量に関与し，結果として細菌株のタンパク発現量に増減が生じることが広く知られている．すなわち，産生されるm-RNA量の調節機構のひとつは，プロモーター領域の配列の変異が関与している．

A. actinomycetemcomitansの細胞傷害作用は，ロイコトキシンの産生量に依存している．そのため，本菌はその毒素産生量の多少により，強毒株と弱毒株に分類されている．さらに最近の研究[9,25]では，この毒素産生量の多少が本毒素の上流域（調節遺伝子領域）に依存していることが示された．図9-2に示すように，A. actinomycetemcomitansのロイコトキシン本体であるltxCの上流域の検討を行うと，

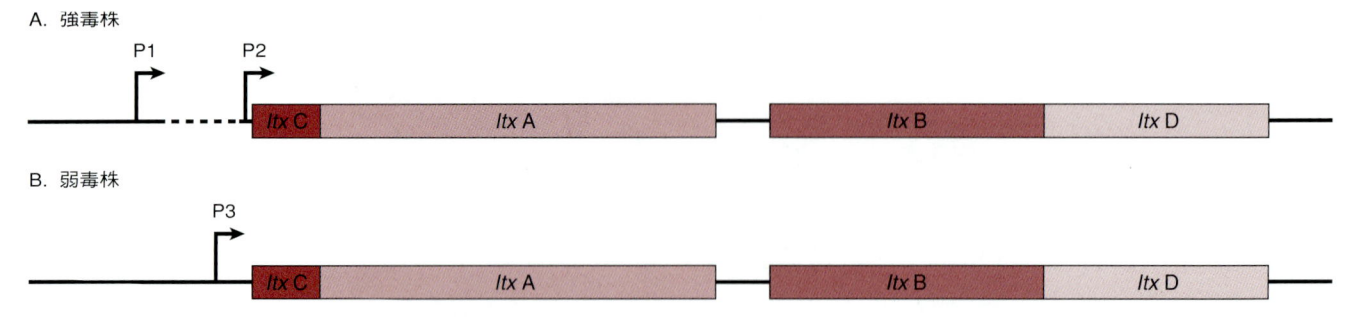

図9-2 A. actinomycetemcomitans強毒株と弱毒株のロイコトキシン・オペロンの比較．歯周病原性細菌A. actinomycetemcomitansのロイコトキシン・オペロンは，ltxC，ltxA，ltxB，ならびにltxDの成るの構造遺伝子部分からなる．ロイコトキシン本体は，ltxAがコードしている．強毒株においては，オペロンの上流域（調節遺伝部分）の点線で示した部分に，約530bpの大きさのDNAの欠損が存在することが明らかになっている．P1とP2は強毒株におけるプロモーター領域を示している．また，P3は弱毒株におけるプロモーター領域の存在を示している．

強毒株の上流域には2か所のプロモーター領域（図9-2に示すP1とP2）が存在する．この強毒株のP1とP2プロモーターは活性酸素にまったく反応しないが，恒常的に強くロイコトキシン遺伝子発現を誘導し，環境に影響されないことが示されている．一方，弱毒株の上流域では，プロモーター領域（図9-2に示すP3）は1か所のみである．このP3プロモーターは，P1とP2プロモーターに比較し転写活性が低いことが示されている．この2菌種間のプロモーター部分の遺伝子配列を詳細に検討すると，強毒株のプロモーター領域は，P3プロモーター領域である530塩基対が欠損していることが見いだされた．すなわち，強毒株の上流域にはP3プロモーター領域が存在しない．したがって，これらの知見は，強毒株が転写活性の低いプロモーターであるP3領域の欠損により出現することを示唆している．

　好中球に関するA. actinomycetemcomitansの弱毒株と強毒株の作用を比較検討したところ，図9-1のA〜Cに示すように，強毒菌株が細胞の変性と融解を短時間で誘導することを認めた．しかし，弱毒菌株は好中球に貪食され，消化されることが示された（図9-1D）．前述したように，弱毒株はプロモーターであるP3領域の低い転写活性によって，ロイコトキシン発現が少ない．したがって，弱毒株と強毒株の判定は，PCR法を用い前述したロイコトキシン遺伝子上流域のP3領域の有無を検討することにより求められる．強毒株の種類は人種や地域によりさまざまで，非常に多くのものが確認されている[23]．興味深いことに，限局型侵襲性歯周炎（若年性歯周炎）の疑いがある子どもを調査したところ，本菌の強毒株がより多く検出されたことが報告されている[10]．以上のことから，A. actinomycetemcomitansのロイコトキシンは，歯周疾患の病態成立に重要な役割を担っている病原性因子のひとつと考えられている．

要約

　歯周病原性細菌，A. actinomycetemcomitansの病原性が強いもの（強毒株）と弱いもの（弱毒株）の差異は，ロイコトキシンの構造上の差異ではなく，外毒素の発現量の差異によるものである[64]．すなわち，本菌群の外毒素発現量はすべて同じではなく，強発現株と弱発現株が存在することが明らかにされている．したがって，Chapter 6で述べた"特異的な菌種によって形成された特異的プラークが歯周疾患を誘導する"という考えは，"特異的な菌種のなかで病原性の高い菌株によって形成された特異的プラークが歯周疾患を誘導する"と修正する必要があるかもしれない．ゆえに，今後，A. actinomycetemcomitansのロイコトキシンに関連する遺伝子の多様性を明らかにするための分子生物学的研究は，意義あるものとなると考えられる．さらに，歯周疾患患者の患部から検出される細菌を検査することは，歯周疾患の診断・診察を行ううえで重要なことと考えられる．患部からのA. actinomycetemcomitansの強毒株の検出は，疾患の進行と発症に密接に関連していると考えられる．一方，興味深いことに，最近，本菌弱毒株が強毒株の付着や増殖を抑制・阻害する可能性が示唆されている．したがって，実際の患者プラーク中のA. actinomycetemcomitansの強毒株のみならず，弱毒株の検出も検討することによって，弱毒株と歯周疾患との関連性がより明らかになるかもしれない．このように，歯周病原性細菌の病原性因子を明らかにし，その病原性因子をプローブとして，実際の歯周疾患患者での強毒株と弱毒株の存在を明らかにすることは，本疾患の治療や予防に役立つものと考えられる．

宿主組織の調和の破壊/P. gingivalis由来タンパク分解酵素（プロテアーゼ）の機能的役割

　Porhyromonas gingivalisは，ヒトの慢性期と急性期の歯周疾患に密接に関与している病原性細菌のひとつである（Chapter 6参照）[19,24]．本菌はグラム陰性の偏性嫌気性菌であり，さらに，霊長類や齧歯類に実験的歯周疾患を誘導す

表 9-1
P. gingivalisによって産生されるタンパク分解酵素（プロテアーゼ）

酵素名	遺伝子	分子量	酵素クラス	切断部位	注釈	文献
Arg-gingipain (RgpA)	rgpA	50〜110 kDa	システイン	Argに続くペプチド結合の切断	付着ドメインを有することにより分解能が増加	1, 18, 37, 58, 62
Arg-gingipain (RgpB)	rgpB	48〜90 kDa	ステイン	Argに続くペプチド結合の切断	付着ドメインをもたないrgpA同族体	53, 55, 68
Lys-gingipain (Kgp)	kgp	60〜180 kDa	システイン	Lysに続くペプチド結合の切断	付着ドメインあり	7, 62
Periodontain	N/A	75 kDa ヘテロダイマー	システイン	分解され55kDaに断片化されたものが酵素活性を有する	血漿中のタンパク分解酵素インヒビターの不活化	57
Proly tripeptidase PtpA	ptpA	82 kDa	セリン	アミノ末端から3残基目のPro部の切断	細菌の栄養源としてのタンパク生成	5
Proly dipeptidyl peptidase IV	dpp	78 kDa	セリン	アミノ末端から2残基目のPro部の切断	細菌の栄養源としてのタンパク生成	3, 38, 42
Collagenase	prtC	38 kDa	メタロプロテアーゼ	I型コラーゲンの分解	ゲラチンを分解することはできない	36

N/A：Not applicable（該当なし）．Arg：アルギニン．Lys：リジン．Pro：プロリン．

ることができる．また本菌は，歯周疾患の病態の成立と進行に関連した多くの病原性因子を有することが明らかにされている．そのなかで，重要視されている病原性因子のひとつが，本菌の有している組織破壊性のタンパク分解酵素（プロテアーゼ）群である．ここ20年間で，P. gingivalis由来プロテアーゼが多種多様なタンパクを分解できることが示された．このことは，当初酵素の種類と活性について，かなり混乱した時期を生み出すこととなった．その後，分子生物学的な検討が加わることにより，本菌のプロテアーゼ群についての整理がなされ，表9-1に示されていることが明らかにされた[12]．

P. gingivalis由来プロテアーゼ研究の成果で特記すべきことのひとつは，本菌由来プロテアーゼの作用が宿主由来のプロテアーゼ阻害剤（インヒビター）で，まったく抑制されないことである[57]．さらに，P. gingivalis由来プロテアーゼは，その宿主のプロテアーゼインヒビターを分解することも示されている．このことは，歯周疾患患者の歯周組織で本プロテアーゼが活発に働き，宿主組織の破壊に関与すると考えられる．さらに，このプロテアーゼは，免疫反応を修飾する可能性も示されている．したがって，本プロテアーゼの病原性因子としての研究は意義あることと考えられ，詳細な機構が分子生物学的なアプローチで行われている．とくにプロテアーゼの産生機構について多くの研究がなされた．その結果，興味深いことにP. gingivalis由来プロテアーゼは，宿主-寄生体の境界面での本菌の代謝や生態においても重要な役割を有していることが示された．

P. gingivalisが有するプロテアーゼ

P. gingivalisは，糖発酵能を有していないためエネルギー源と栄養源を得るためにタンパクを短いペプチド断片に分解し，それを取り込み利用している[14]．実際の歯周疾患の環境下では，宿主の組織が豊富なタンパク供給源となっている．たとえば，歯周組織の主要なタンパクであるコラーゲンの場合，まずP. gingivalis由来コラゲナーゼ（PrtC）や宿主由来のコラゲナーゼがコラーゲンをペプチドに断片化する．その後，本菌は細胞壁上のタンパク分解酵素であるdipeptidyl peptidase IV（DPPIV）とprolyl tripeptidyl peptidases（PtpA）を利用し，断片化コラーゲンをそれぞれ2つと3つのペプチド鎖に完全に消化し，細胞内に取り込む．また，最近発見されたP. gingivalisの有するジンジパイン（gingipain）も，断片化コラーゲンを消化する能力を有することが示されている．このような，本菌由来のプロテアーゼによるコラーゲンをはじめとする種々の歯周組織の構成分子の破壊は，本菌の代謝に関係してる．さらに，最近このようなタンパク分解酵素は，病原性にも密接に関係するものと考えられている．

P. gingivalis gingipain遺伝子の分子生物学的特徴

P. gingivalisの酵素で，もっとも研究されているのは，

ジンジパイン(gingipain)として知られている酵素群である．これらの酵素は，菌体外分泌型や細胞壁結合型など多彩な型を有し，また，いくつかのgingipainは，（血球凝集素のドメインを有するので）細胞への付着に関与することも報告されている（図9-3）．GingipainのうちArg-gingipain(Rgp)は特異的にarginine(Arg)残基のC末端側のペプチド結合を切断し，Lys-gingipain(Kgp)は，特異的にlysine(Lys)残基のC末端側のペプチド結合を切断する．Rgpは2種類存在し，それぞれをコードしている遺伝子はrgpAとrgpBである．また，rgpA遺伝子の解析から，rgpA遺伝子産物(RgpA)は，3つのドメインから成ることが明らかにされている．すなわち，RgpAは，本酵素の活性化時に切断されるN末端側の前駆体(propeptide)ドメイン，プロテアーゼドメイン，ならびにC末端側に細胞付着(因子)ドメインを有する（図9-3参照）．また，rgpA遺伝子産物は翻訳後に切断や水酸化などの修飾を受け，本プロテアーゼの多様な形(アイソフォーム)をつくりだしている．もうひとつのArg-gingipainであるRgpBは，細胞付着ドメインを有していないが，本質的にはRgpAと変わらないことが示されている．一方，Kgpの遺伝子はkgpAの1種だけである．Kgpの構造は，N末端前駆体ドメイン，プロテアーゼドメイン，ならびにC末端細胞付着ドメインを有する点でRgpAの構造と類似していることが示されている．Kgpプロテアーゼドメインのアミノ酸配列のRgpAとの相同性は，22％であることが示されている．これは，その2つの酵素の基質特異性の違いによるものと考えられている[61]．また，

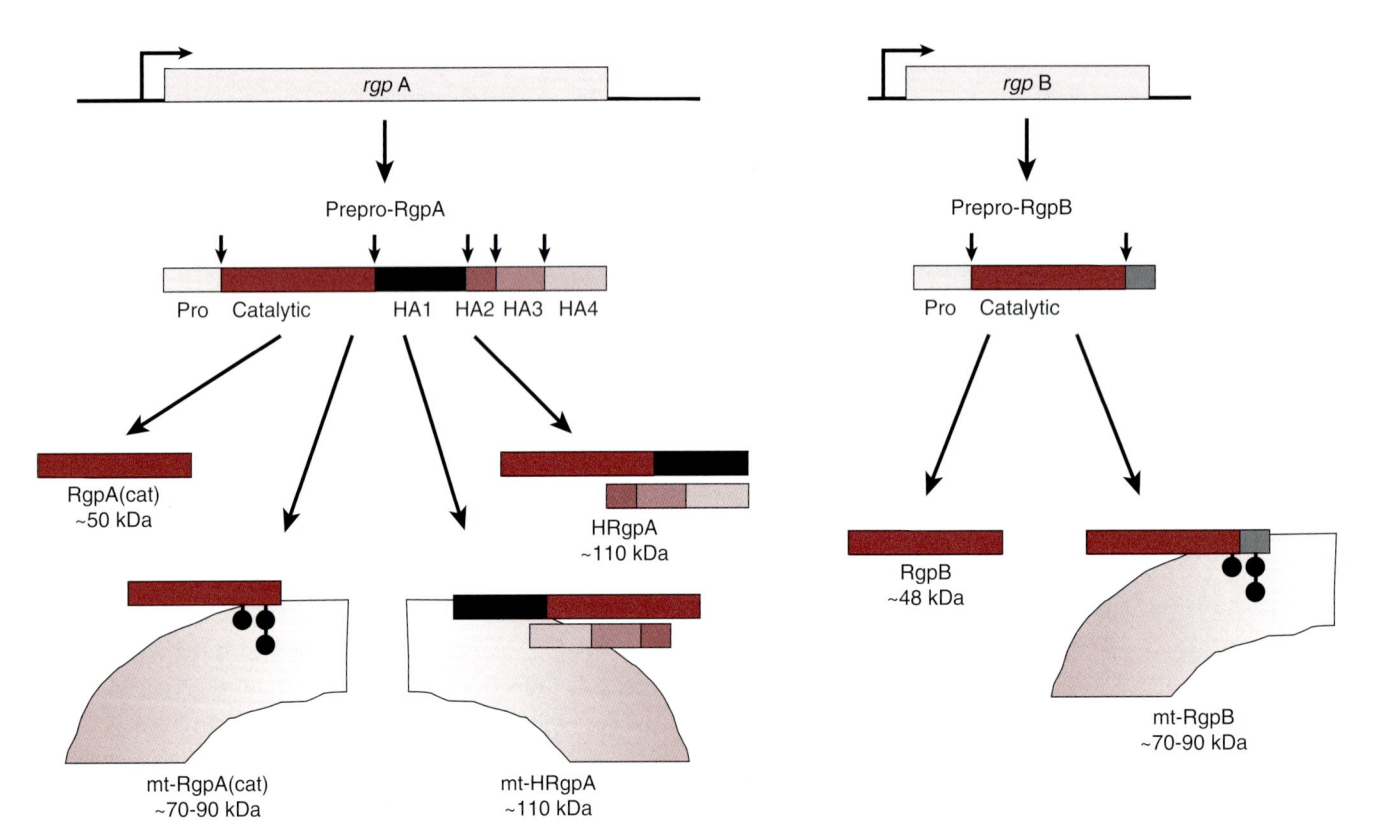

図9-3 rgpAとrgpB遺伝子産物の翻訳後プロセシング過程．翻訳直後のrgpAとrgpB遺伝子産物(prepro-RgpAとprepro-RgpB)は，前駆体(propeptide)ドメイン(pro)と触媒(catalytic)ドメインを有する．RgpAは，ヘムアグルチン遺伝子(HA1とHA2など)に関連した一連の付着ドメインをプロセシングし，それらのタンパク生成に関与する．これらの前駆タンパクは，翻訳プロセシング過程で切断され，また炭水化合物を付加されることによりさまざまなアイソフォームが生まれる．また，切断されたRgpAが，最終的なタンパクとして存在するとは限らない．HRgpAとよばれるアイソフォームは，酵素活性(触媒；catalytic)ドメインと細胞付着(因子)ドメインが共有結合した高分子の成熟型RgpAとして存在する．また，RgpA(cat)とHRgpAは，通常，細菌の細胞壁に結合している．細胞壁に結合しているタイプのもの(膜結合型)をmtとよんでいる(例；mt-RgpA)．prepro-RgpBは，rgpB遺伝子が細胞付着部位をコードしていないため，翻訳後プロセシング過程でアイソフォームをつくることは少ない．(Travis J, Potempa J : Bacterial proteinases as targets for the development of second-generation antibiotics. Biochimica et Biochimica et Biophysica Acta 2000 ; 1477 : 35より引用改変)

KgpとRgpにみられる細胞付着ドメインは，*P. gingivalis*のヘムアグルチン(hemagglutin；HagA)とTlaの有する細胞付着ドメインと相同性が認められた．この細胞付着ドメインは，本酵素と本酵素複合体(コンプレックス)をフィブリノーゲン，フィブロネクチン，ならびにラミニンなどを介して*P. gingivalis*を結合組織に接着させる役割を担っていることが示されている[63]．また，gingipainがこの細胞付着ドメインを有さない場合，酵素活性は約1/2に減弱することが示されている[31]．したがって，gingipainの細胞付着ドメインは歯周疾患の病原性を考察するうえで重要な構造であることが考えられ，また，本酵素の細胞付着ドメインとプロテアーゼドメインが協調し合うことにより，組織破壊がより増強されるものと考えられる．

P. gingivalis gingipainの生体防御反応に関する修飾作用

P. gingivalis gingipainは，本菌の増殖や組織破壊に関連するだけでなく，正常な生体防御反応に影響を与える可能性も示されている(表9-2)．すなわち，gingipainはブラジキニン誘導作用を有し，そのブラジキニンは，血管透過性を上昇させることにより歯肉の炎症における歯肉溝滲出液の増加に関連するものと考えられている．また，本酵素はリポ多糖(lipopolysaccharide；LPS)の細胞レセプターであるCD14を分解することが示され，さらにサイトカインIL-1β，IL-6，ならびにIL-8も特異的に破壊することが示されている．このことは，細菌感染に関する宿主の正常な免疫反応を修飾する可能性を示している．とくにIL-8は，好中球特異的な走化性因子(ケモカイン)であることから，gingipainの本ケモカインに関する分解作用は，結果的に好中球の正常な機能を抑制または刺激するなどして攪乱する可能性が推察されている．すなわち，分泌型のKgpとRgpは，IL-8を特異的に切断する結果，活性化することができる．したがって，好中球を炎症局所に過剰に集積させ，炎症反応を強く誘導すると考えられる．もしこの仮説が正しければ，集積された好中球は大量のタンパク分解酵素を分泌し，その酵素が宿主組織破壊に関与することが考えられる．また，その分解物は*P. gingivalis*に栄養として取り込まれることにより本菌の代謝や増殖を活発化させ，その結果，感染の進行・成立に関連するのかもしれない．一方，細胞壁結合型Rgpは，IL-8を完全に分解することにより，本ケモカイン活性を不活化する可能性が報告されている．さらに，*P. gingivalis*に近接した好中球の機能は，vesicleとして放出される細胞壁結合型Rgpによっても抑制されると考えられる．これらのgingipainの作用は，本菌の好中球の貪食からの逃避機構のひとつであると推察されている．さらに，細胞壁結合型Rgpが好中球の補体成分C5aレセプターや補体成分C3bを分解することによって，細胞のオプソニンや貪食を抑制する可能性も示されている．これらの知見から総合して考察すると，*P. gingivalis* gingipainは，本菌感染部位を中心とした広範囲の炎症を惹起することにより病態形成に積極的に関与し，一方，本菌感染部位局所では，抗炎症的な役割を演じて生体防御機構からの本菌の逃避に関

表 9-2

P. gingivalis gingipainの宿主への病原性

標的となる宿主機能	*P.gingivalis*プロテアーゼ	作用機序	作用	引用文献
好中球の貪食機能	Rgp	C5の分解	好中球の感染部位への集積	16, 80
	Rgp，Kgp	IL-8の活性化	好中球の感染部位への集積	52
	細胞壁結合型Rgp	IL-8の不活性化	好中球の感染部位への集積の抑制	52
	Kgp	好中球の細胞膜状のC5aレセプターの分解	好中球の貪食の抑制	32
	Rgp	補体成分C3とIgGの分解	オプソニン化と貪食の抑制	64, 80
自然免疫	Rgp，Kgp	LPSの情報伝達物質であるCD14とToll-likeレセプターの分解	細菌に関する宿主細胞の反応の抑制	70
サイトカインネットワーク	Rgp，Kgp	Il-1β，IL-6，IL-8，ならびにTNFαの分解	感染に関する生体防御反応の攪乱	4, 11, 20
カリクレイン/キニン・システム	Rgp，Kgp	ブラジキニンの活性化による血管の透過性上昇	歯肉における浮腫形成促進と歯肉溝滲出液の増加	29, 76
血液凝固系と線維素溶解系への作用	Rgp，Kgp	凝固促進と線溶系亢進	歯肉から出血	6, 30

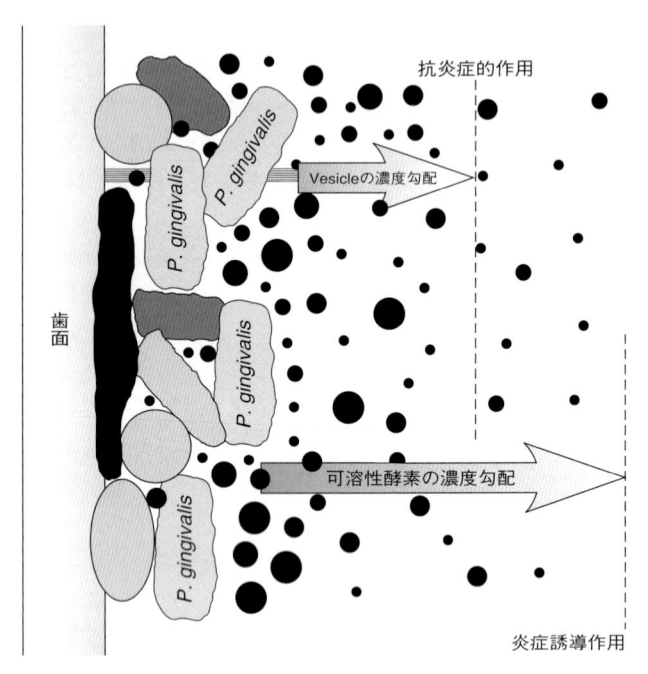

図9-4 P. gingivalis gingipainの炎症誘導作用と抗炎症的作用の推測図．好中球の特異的走化性因子IL-8を活性化する可溶性のP. gingivalis gingipainは，炎症を惹起することに関与すると考えられる．一方，抗炎症的な作用は，膜結合型gingipainにより説明されている．すなわち，菌から分泌されるvesicle（図中の黒い丸）として膜結合型gingipainが放出されていると考えられている．その抗炎症的な作用は，好中球の作用を抑制することによって宿主の感染防御から本菌が逃避することに関与していると考えられている．(Mikolajczyk-Pawlinska J, Travis J, Potempa J, et al : Modulation of interleukin-8 activity by gingipains from Porphyromonas gingivalis : implications for pathogenicity of periodontal disease. FEBS Lett 1998 ; 440 : 282より引用)

係している可能性が考察されている[52]（図9-4）．

P. gingivalis gingipainの変異株の特徴

病原性細菌の分子生物学的研究では，病原性因子の遺伝子をクローニングし，さらにその遺伝子産物を発現することにより，その病原性因子の特徴と性状を解析してきた．さらに，近年，細菌の有する形質転換を利用した相同的遺伝子組み換え方法により，病原性因子をコードする特定の遺伝子を不活化した細菌株，いわゆる欠損株を人工的につくりだすことができるようになった．すなわち，この方法を用いた結果，親株に比較して，1つまたはいくつかの遺伝子変異を有した欠損株を得ることができるのである．そして，この変異株を用いることにより，その標的遺伝子産物の菌における生理的な意義性だけでなく，病原性因子として宿主細胞に関する影響を検討することができる．

P. gingivalisの基礎研究においても，前述した手法により詳細な検討が行われている．本菌において，gingipainの欠損株を作製することにより明らかになったいくつかの基本的な知見を示す．まず，本菌rgpAとrgpBの両遺伝子の変異株では，Arg-gingipainの活性がまったく失われていることから，本菌のもつArg-gingipain活性は両遺伝子産物のみにより担われていることが明らかとなった[53]（表9-3）．また同様に，Kgp欠損株ではまったくLys-gingipainの活性が失われた[59]．さらに，rgpA，またはkgp遺伝子変異株においては，ヘムアグルチンが産生されてこないことも明らかにされ，本酵素群が自己タンパクのプロセシングに関係することが示された[53]．

さらに，その後の精力的なP. gingivalis gingipain変異株の研究によって，gingipainが本菌の代謝，組織傷害作用，ならびに生体防御反応の修飾作用に密接に関連していることが明らかにされた．本酵素のすべての遺伝子（rgpA，rgpB，kgp）の変異株は，宿主のマトリックスタンパク分解能を完全に失っていた．またこのことは，菌の代謝に用いるタンパクを得ることが制限されると考えられた．実際，培地上におけるこの変異株の増殖能は，著しく抑制されていることが確認された[67]．興味深いことに，rgpA変異P. gingivalis株においては，I型コラーゲンの分解能を失うことが示された[73]．rgpAとrgpBの両遺伝子変異株においては，P. gingivalisの培養上清に存在する白血球の貪食能抑制作用が著明に減弱していることが示された．さらに，rgpA変異株は，親株ほど白血球の貪食に抵抗できないことが明らかになっている[65]．また，rgpA変異株は，P. gingivalisの有する補体成分C3の分解作用も失っていた．これらの結果から，Arg-gingipainは，P. gingivalisの有する貪食とオプソニン化への抵抗性に密接に関連していることが示唆された．

また興味深いことに，rgp遺伝子群の変異株において，P. gingivalisの線毛が存在しないことが示された．本菌の線毛は，付着因子として感染の成立における重要性が示されており，またその線毛はfimbrillinタンパクの重合体であることが明らかにされている[48]．したがって，Arg-gingipainは，fimbrillin前駆体からfimbrillinへのプロセシングに関係しているため，rgp遺伝子群の変異株では線毛を産生できないと考えられている[34]．このことは，Arg-gingipainがP. gingivalisの感染初期段階における病原性，とくに組織付着に関与することをより強く示すものである．

P. gingivalisは，ヘムの酸化型であるヘミンを菌体内に蓄積することから，培地上で黒色のコロニーを形成する．また，このヘミンと本菌の病原性との関連性も報告されている[51]．すなわち，Kgp欠損株では，黒色コロニーを形成しないことが示されたのである．本菌は，ヘモグロビンを分解しヘミンを得ていること，さらにこのヘミンは鉄を得るために必須のものである[8]．したがって，Lys-gingipainは，このヘミン獲得に機能的な役割を担っていることが考えられる．実際，Lys-gingipainは，ヒトのヘモグロビン

を切断することができることが確認された．したがって，Lys-gingipain が，ヘムと鉄を獲得するためのヘモグロビン分解酵素（hemoglobinase）として機能することが示唆された[46]．また，P. gingivalis はヘモグロビンをレセプターに吸着させた後，分解していると考えられている．すなわち，本菌のヘム獲得にはヘモグロビンレセプターの重要性が示唆される．興味あることに，そのレセプターは，rgpA，kgp，ならびに hagA 遺伝子上の細胞付着ドメイン部分が，そのレセプターとの機能を有している可能性が示された[54]．これらの知見から，P. gingivalis gingipain が本菌のヘモグロビンレセプターと hemoglobinase の機能を共有し，"一人二役"としての役割を演じている可能性が推察できる．さらに，この"一人二役"の機構は，本菌が栄養素の収集を効率よく行うということに関して機能的であり，かつ合目的的であるといえるかもしれない．

P. gingivalis gingipain 欠損株の作製から得られたこれらの知見の多くは，本実験の性質上，予期せず得られたものもあるが，本遺伝子産物の病原性への関与が示された．

表 9-3

P. gingivalis gingipain 欠損株の特徴

欠損プロテアーゼ（gingipain）	変異遺伝子	欠損株の特徴	文献
Arg-gingipain (RgpA)	rgpA	Arg-gingipain の発現量の減少 ● 好中球の貪食に関する抵抗性の減弱 好中球機能の抑制作用の阻害[†] 本菌の付着能の減弱 ● ヘムアグルチンの産生の一部抑制 ● 本菌線毛の発現阻害 ● 他の細菌との凝集欠損 ● Ⅰ型コラーゲンへの結合欠損 Ⅰ型コラーゲン分解能の消失 感染モデルマウスの組織内侵入能の一部抑制	19, 53, 64, 73
Arg-gingipain (RgpB)	rgpB	Arg-gingipain の発現量の減少 好中球機能の抑制作用の減弱[†] ● 本菌線毛の発現阻害 ● 他の細菌との凝集欠損 ● 上皮細胞への付着能の減少 マトリックスプロテインとⅠ型コラーゲンへの付着能の減少	56, 72
Arg-gingipain (RgpA, RgpB)	rgpA, rgpB	Arg-gingipain の活性の完全消失 好中球機能の抑制作用の消失 本菌線毛の消失 本菌細胞壁表層物質の成熟化の抑制	53, 56, 67
Lys-gingipain (Kgp)	kgp	Lys-gingipain の活性の完全消失 ヘムアグルチン産生の一部抑制 ● コロニーの黒色素産生阻害 ● ヘム蓄積とヘモグロビン分解の抑制 好中球機能の抑制作用に変化なし[†] 感染モデルマウスの組織内侵入能の一部抑制	46, 47, 59
Arg-gingipain, Lys-gingipain	rgpA, rgpB, kgp	Arg-gingipain と Lys-gingipain の活性の完全消失 分泌されるタンパク分解酵素の完全消失 ● 合成培地での本菌増殖抑制 ヘムアグルチンの産生の一部抑制 ● ヘムアグルチンを介した細菌付着能の消失 ● コロニーの黒色素産生阻害	67

[†] 好中球の機能は chemiluminescence で検討した．

要約

近年，常用されている抗生物質に対する薬物耐性菌の増加をかんがみると，病原性微生物由来プロテアーゼに関する阻害剤を治療薬として用いることは，興味深いものと思われる．実際，HIVの治療薬のひとつとして，HIVウイルスのもつ特異的なプロテアーゼに関する阻害剤（インヒビター）がAIDS患者に投与され，その有効性が報告されている[21,77]．このように，病原性微生物の有するプロテアーゼに関する研究は，新たな治療薬開発と密接に関連している．P. gingivalisの有するプロテアーゼに関する分子生物学は，本酵素がユニークな特徴を有し，さらに本菌の病原性に密接に関連することを示した．また，本菌プロテアーゼは，宿主がもつプロテアーゼと類似点があるものの，両酵素に共通な阻害剤は見当たらない．これらの知見は，歯周病原性細菌の病原性機構の解析のみならず，新たな治療法・技術の開発に応用できるかもしれない．すなわち，本菌の有するプロテアーゼ特異的阻害剤の開発は，副作用のない新しいタイプの抗菌剤のひとつとなる可能性を示唆する．

宿主組織の調和の破壊/上皮細胞における IL-8とICAM-1の発現

従来より，上皮細胞の役割は，上皮下に広がる結合組織を物理的な刺激から守るためのバリアーとしての働きのみであると考えられてきた．しかしながら，最近，粘膜の上皮細胞は，宿主の免疫反応や炎症反応に積極的に関与する可能性があることが示されるようになった．すなわち，粘膜に感染しようとする（病原性）微生物のセンサーとしての役割を果たすことにより，上皮下の細胞に情報を送り，その情報により免疫反応や炎症反応が誘導されることが示されている[35]．この情報伝達が，宿主の生体防御機構の中心的な役割を担っている可能性も考えられている．

歯周組織は解剖学的に特徴のある粘膜組織である．そして，歯周病原性細菌は，歯と結合組織を覆う粘膜上皮細胞とでつくられた溝の部分（歯肉溝）に付着し増殖する．この歯肉溝に蓄積した細菌に関する歯周組織の反応は，歯肉炎や歯周疾患における炎症反応として認められる．これらの細菌の感染部位に最初に現われ，生体防御機構に関連する白血球は，この歯肉溝にもっとも多く存在する好中球である．重度の歯周疾患に罹患している患者のなかには，好中球の機能異常を有する者がいることから，生体防御機構における歯周組織中の好中球の重要性が示されている（Chapter 8参照）．また，感染部位への好中球の集積の過程には，一連の生理活性物質（Chapter 7参照）が関係し，その多くは細菌感染により宿主細胞が産生する物質である．それらの生理活性物質のなかで，好中球の歯周組織への集積と局在にもっとも重要な物質である好中球走化性因子（ケモカイン）インターロイキン-8（IL-8）と細胞接着因子のひとつであるIntercellular adhesion molecule-1（ICAM-1）の歯周組織における機能的な役割が報告されている．最近の分子生物学的研究から，これらの分子が調節する好中球の機能が，歯周疾患の病態の進行に密接に関連することが明らかになった．

歯周組織におけるIL-8とICAM-1の発現

IL-8は好中球の走化性因子（ケモカイン）として重要なサイトカインである．また，本因子は，好中球のインテグリン（integrin）であるLFA-1とMac-1の発現を誘導する．これらインテグリンの増加は，本細胞の接着能力を上昇させる．また，これらのLFA-1とMac-1を介した細胞接着機構の解析から，これらのインテグリンは，種々の細胞膜上に発現しているImmunoglobulinスーパーファミリーのひとつであるICAM-1に特異的に結合することが明らかにされている[15,50]．さらに，好中球の上皮細胞層での移動，さらには上皮（皮膜）組織（血管の場合など）を越えての移動は，ICAM-1依存的に行われることが知られている[60]．これらの知見から，IL-8とICAM-1は，好中球の集積，局在，ならびに活性化にかかわる重要な因子であると考えられる．

IL-8とICAM-1は，肺，腸，泌尿器，ならびに歯周組織の上皮細胞が細菌に暴露されたときに，強く誘導されることが明らかにされている．組織染色による研究では，健康な歯周組織と歯周疾患に罹患した組織においても，IL-8とICAM-1の発現が認められた．IL-8は，内縁上皮組織中だけでなく，歯肉溝滲出液中にも検出される[17,27,74,75]（図9-5）．一方，ICAM-1は，接合上皮組織中には強く発現しているが，その他の歯周組織においては，その発現が弱いことが報告されている[27]（図9-6）．さらに，その接合上皮でのICAM-1の発現量は，歯肉溝に向かい増加していることが明らかにされている．この歯周組織中のICAM-1の分布は，好中球の分布と相関している．したがって，付着歯肉での好中球の集積や歯肉溝への滲出に，IL-8とICAM-1の機能的な役割が示唆されている．また，歯周疾患における歯周組織の破壊部位は，好中球の分布する部位と一致する[74,75]．このことから，歯周組織でのIL-8とICAM-1の発現は，歯周疾患の病態の形成と進行にも密接に関連すると考えられている．

歯周病原性細菌のIL-8とICAM-1の発現に関する作用

歯周病原性細菌の宿主細胞への作用の解析のために，それらの細菌を in vitro で培養した口腔上皮細胞に作用させた実験がよく行われている．その実験結果から，A. actinomycetemcomitans や F. nucleatum を始めとする種々の口腔内細菌は上皮細胞のIL-8とICAM-1の発現を強く誘導することが示された[13,26,28]．実際，F. nucleatum を in vitro で培養した口腔上皮細胞に2時間作用させると，その上清中にIL-8が分泌されてくることが示されている（図9-7A）．し

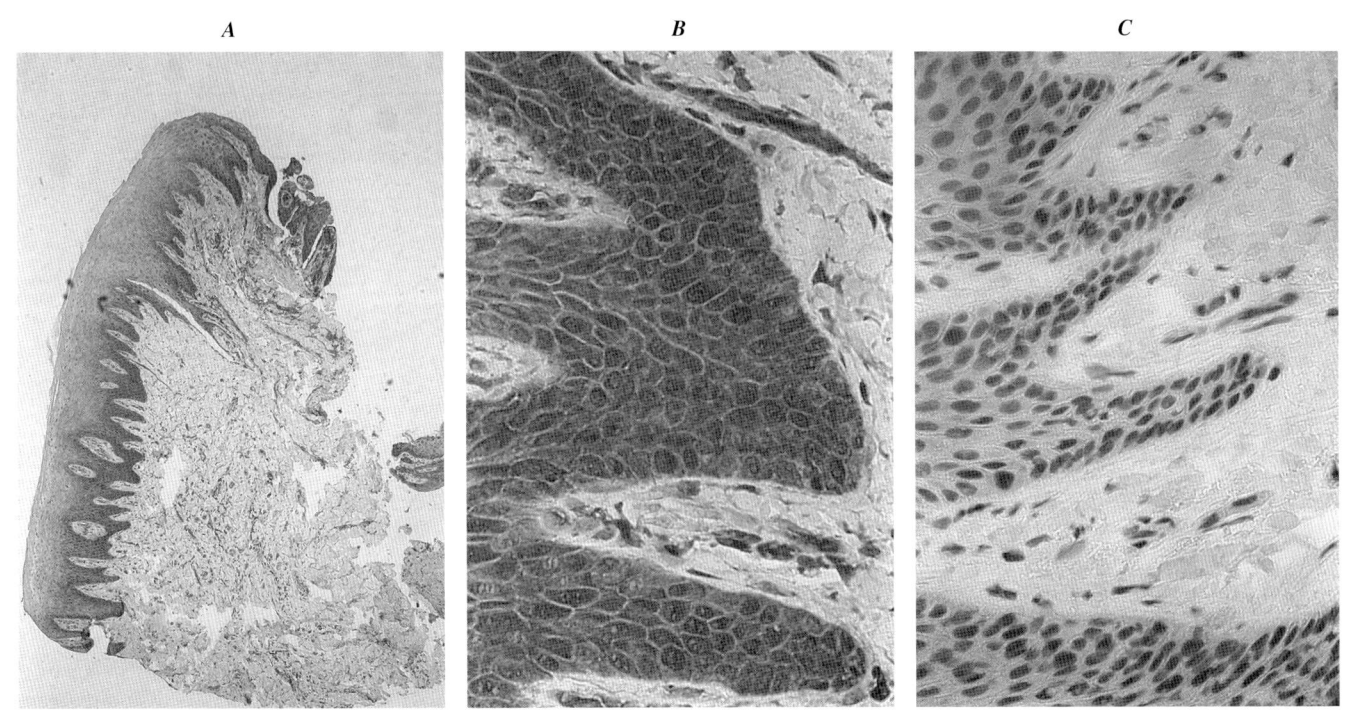

歯周疾患における宿主と細菌の相互作用の分子生物学 ■ CHAPTER 9

*図*9-5 ヒトの歯肉組織におけるIL-8の発現についての免疫染色による検討．ヒトの歯肉組織をIL-8を認識する特異的抗体で染色した．**A**：歯周疾患患者の歯肉組織の接合上皮部にIL-8の強い発現が認められた．また，本組織における基底細胞層と有棘細胞層に本ケモカインの発現が観察される．（倍率×40）**B**：基底細胞層のIL-8の組織染色像．（倍率×400）**C**：コントロール抗体で染色を行った組織像．**B**に比較してまったく染色されていない．（倍率×400）
(Huang GT, Zhang X ; Immunohistochemical analysis of interleukin-8 and intercellular adhesion molecule-1 in human gingival epithelium. Internat J Oral Biol 1999 ; 24 : 7より引用)

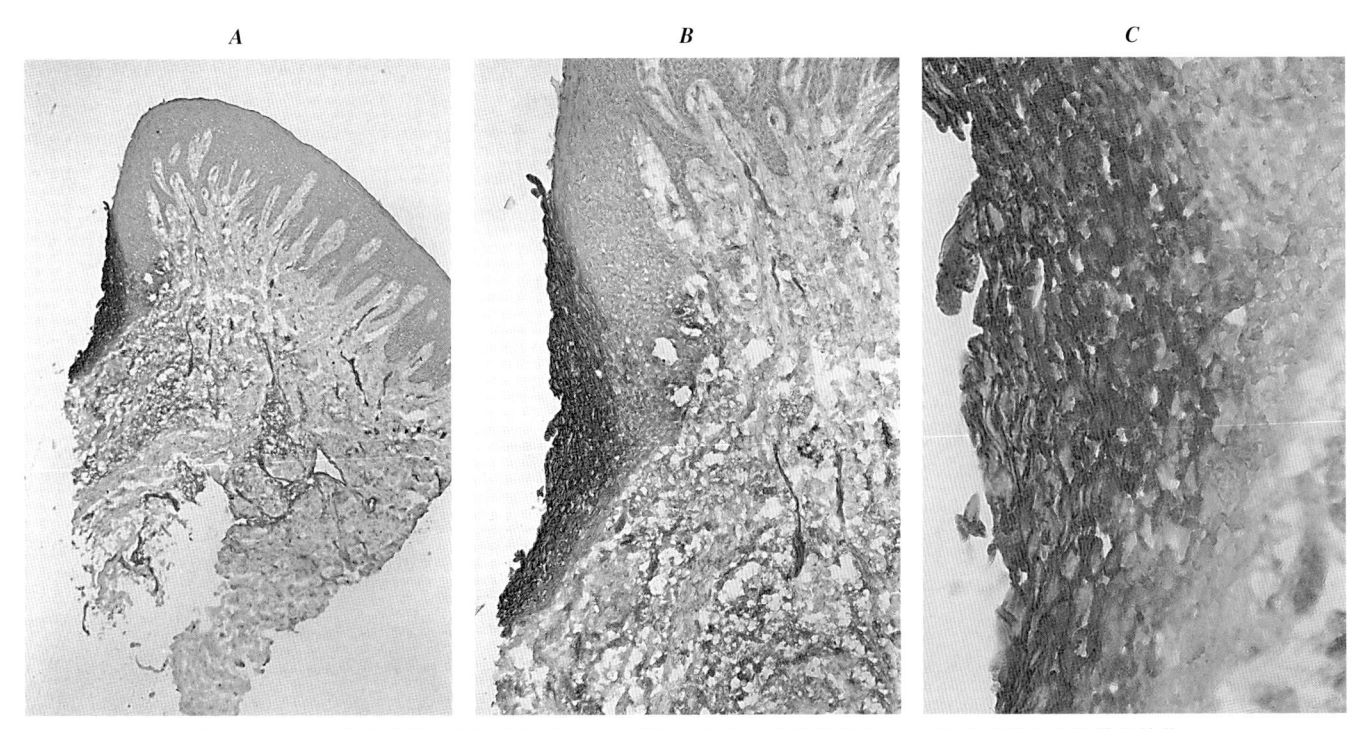

図 9-6 ヒトの歯肉組織におけるICAM-1の発現．ヒトの歯肉組織をICAM-1を認識する特異的抗体で染色した．**A**：接合上皮にはICAM-1の強い発現が認められたが，外縁上皮でのICAM-1発現は観察できなかった．（倍率×40）**B**, **C**：歯肉溝と接合上皮のICAM-1発現は，歯肉溝底部と歯牙側に向かってより強くなることが明らかとなった．（**B**：倍率×100，**C**：倍率×400）
(Huang GT, Zhang X ; Immunohistochemical analysis of interleukin-8 and intercellular adhesion molecule-1 in human gingival epithelium. Internat J Oral Biol 1999 ; 24 : 7より引用)

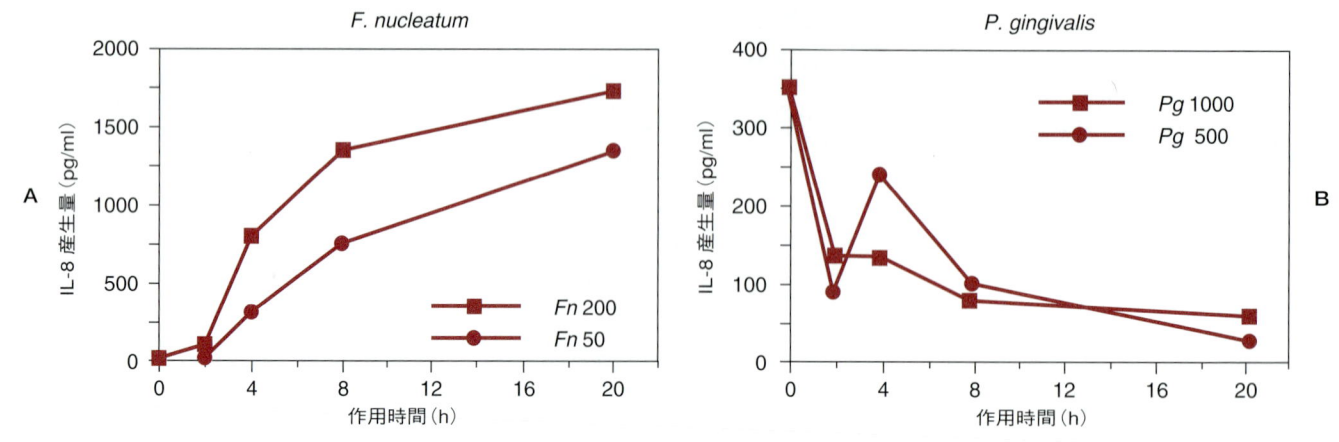

図9-7 ヒト歯肉上皮細胞のIL-8発現に関する歯周病原性細菌の作用．ヒト歯肉上皮細胞にF. nucleatum(Fn)とP. gingivalis(Pg)を作用させ，2時間培養後，抗生物質を添加して細胞に付着している細菌を除去した．その培養上清を回収し，培養上清中のIL-8の量を酵素標識免疫吸着法(enzyme-linked immunosorbant assay；ELISA)にて検討した．グラフ内に示したFn200は，歯肉上皮細胞1個あたり200個のFnを作用させたことを示している．Fnはヒト歯肉上皮細胞のIL-8の発現を強く誘導する．しかしながら，Pgは本細胞のIL-8の発現を抑制していることが示された．(Huang GT, Kim D, Lee JK, et al；Interleukin-8 and intercellular adhesion molecule1 regulation in oral epithelial cells by selected periodontal bacteria：Multiple effects of Porphyromonas gingivalis via antagonistic mechanisms. Infect Immun 2001；69：1364より引用)

かしながら，P. gingivalisを2時間作用させた場合では，この上皮細胞の恒常的なIL-8とICAM-1の発現が強く抑制されることが報告されている(図9-7B)[13,28]．このようなP. gingivalisのIL-8に関する特徴的な作用は，本菌のもつ宿主の生体防御反応からの逃避機構のひとつであると考えられ，興味深いものである．このようなP. gingivalisのケモカインに関する抑制作用は，本菌の産生するgingipainが関与する可能性が考えられる．しかしながら，いずれのgingipainの欠損株でも，親株と同じようにIL-8の発現を抑制できることが示された．これらの結果から，P. gingivalisのIL-8抑制作用は，本菌の有するgingipainの作用でないことが明らかになっている．

歯周病原性細菌のIL-8遺伝子発現に関する作用

IL-8タンパク量の一部は，遺伝子レベルの制御だけでなく，そのタンパク自身が分解されることにより制御されている可能性が示されている．しかしながら他のケモカインと同様に，IL-8の発現量の大部分は，遺伝子レベルの制御が主要なものである．したがって，歯周病原性細菌F. nucleatumとP. gingivalisによるIL-8遺伝子発現量を検討することは興味深い．そこで，図9-8に示すように，Northern blot assayによりF. nucleatumとP. gingivalisを口腔上皮細胞に作用させた際のIL-8の発現を検討した．なおこの方法は，細胞から抽出したmRNA量を標識されたIL-8 cDNAをプローブとして用いて検出する方法であり，得られたオートラジオグラフィーのバンドの濃さがそのまま遺伝子発現量を示すものである．その結果，F. nucleatumを作用させた口腔上皮細胞のIL-8の発現(図9-8B)は，4時間の作用時間で非処理群(mock)に比べて強く誘導されることが明らかとなった(C)．またその作用は，細胞にF. nucleatumを処理した後，その細胞を洗浄しF. nucleatumを除いた実験群(W)においても(C)と同様なIL-8遺伝子発現量が認められた．また，本細胞のglyceradehyde-3-phosphate dehydrogenase(GAPDH)mRNA量は，非常に安定しているのでコントロールとして使用した．

また，図9-8Aに示すように，P. gingivalis処理後，本菌細胞を洗浄し，その細菌を除いた口腔上皮細胞のIL-8遺伝子発現(W)は，F. nucleatumの場合と同じく非常に強く誘導された．しかし，本菌を持続的に作用させた細胞を用いた実験群(C)においては，恒常的なIL-8の遺伝子発現が抑制されていることが示された．興味あることに，ICAM-1の発現はいずれの実験条件においても，P. gingivalisに反応して著明に増加した．したがって，P. gingivalisは口腔上皮細胞のIL-8遺伝子発現を，条件によって誘導または抑制することが示された．なお，IL-8の誘導作用は，他の細菌の作用機構と同様であると考えられる．しかし，IL-8の抑制作用はP. gingivalisに特異的であり，興味深い．この作用は，本遺伝発現における転写レベルでの抑制と転写後のIL-8 mRNAの分解亢進のどちらか，または両方であると考えられる．また，このIL-8の遺伝子発現に関するP. gingivalisの抑制作用は，歯周疾患の発症に密接に関係する可能性が推察されるが，詳細な点は不明である．

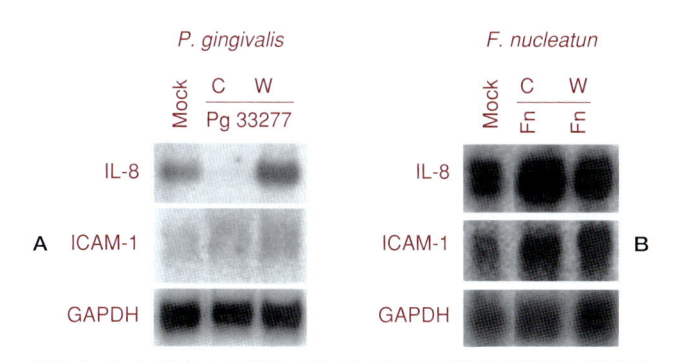

図9-8 ヒト歯肉上皮細胞のIL-8とICAM-1遺伝子発現に関するF. nucleatumとP. gingivalisの作用．ヒト歯肉上皮細胞に，**A**：P. gingivalis ATCC 33277株（Pg33277）と**B**：F. nucleatum（Fn）を作用させた．それぞれのCは細菌を4時間持続的に細胞に作用させた実験群を示している．また，Wは細菌を2時間細胞に作用させた後，洗浄し，さらに2時間培養した細胞のIL-8とICAM-1遺伝子発現を検討したものである．ヒトglyceraldehyde-3-phosphate dehydrogenase（GAPDH）遺伝子発現は，コントロールとして検討した．Fnはいずれの実験条件下においても，IL-8とICAM-1遺伝子発現を誘導した（**B**）．PgはICAM-1遺伝子発現を増加させた（**A**）．しかしながら，持続的な本菌の刺激は，IL-8の遺伝子発現を著明に抑制した（**A**のC）．一方，Pgを初期に暴露させた実験群では，本ケモカインの遺伝子発現を著明に誘導した（**A**のW）．(Huang GT, Kim D, Lee JK, et al；Interleukin-8 and intercellular adhesion molecule-1 regulation in oral epithelial cells by selected periodontal bacteria：Multiple effects of Porphyromonas gingivalis via antagonistic mechanisms. Infect Immun 2001；69：1364より引用)

要約

口腔上皮細胞が細菌に暴露されたときに産生するIL-8とICAM-1は，重要な分子である．すなわち，多くの口腔細菌はこれらの分子を強力に誘導し，好中球の集積，局在，ならびに活性化に関与するものと考えられている．しかしながら，P. gingivalisは，IL-8の恒常的な遺伝子発現を抑制することが示された．本菌によるIL-8の抑制作用は，タンパクレベルでの分解作用機構の存在も推察されるが，遺伝子レベルでの抑制作用であることが明らかにされた．すなわち，P. gingivalisが細胞に作用し，細胞内情報伝達機構を修飾することにより，転写レベルまたは転写後の調節機構を介して，IL-8 mRNA量の減少を誘導する可能性が考察される．この情報伝達機構を詳細に検討し，分子レベルで理解することは，生体の防御機構に関する病原性細菌の病原性因子・機構を看破することになると思われる．しかしながら，その病原性因子・機構の理解においては，実際の宿主としての歯周組織での環境を考慮して考えなければ，最終的な理解には至らない．実際，歯周疾患局所には多数の好中球が存在することから，P. gingivalisのIL-8発現に関する抑制作用を反映していないように思われる．したがって，P. gingivalisのIL-8発現に関する抑制作用をどのように理解するかが重要である．ひとつの推察として，P. gingivalisのIL-8の減弱は，好中球の集積には十分に影響しないが，本細胞の活性化を一部阻害することにより，細菌の貪食などを抑制している可能性が考えられる．すなわち，P. gingivalisのIL-8発現に関する抑制作用という現象は，好中球の活性化を抑制することにより，ケモカイン麻痺（chemokine paralysis）を誘導するのかもしれない[13]．そのchemokine paralysisが誘導された後，P. gingivalisは強力に宿主の防御反応を破壊する可能性が推察される．今後，このP. gingivalisのchemokine paralysis誘導作用を阻止することは，歯周治療における新しい戦略となるかもしれない．

まとめ

21世紀に入り，われわれ人類は分子生物学の発展の成果として，ヒトのゲノムプロジェクトを完成させるまでに至った．すでにいくつかの病原性微生物の染色体は，その全塩基配列が明らかになっている．また，このP. gingivalisを始めとする歯周病原性細菌についても，ゲノムプロジェクトが推進されつつある．したがって，ヒトと歯周病原性細菌のゲノムからの情報は，宿主（host）と寄生体（parasite）の相互作用における新たな展開を生み出す可能性があると考察される．"病原性に関係する特異的な遺伝子とその遺伝子産物がどのように病態形成に関係するのか？"，さらには"その情報は治療の発展とリスクの評価にどのように応用することができるのか？"．これらの点については，今後の研究によって明らかになると思われる．本章で説明したいくつかの研究は，歯周疾患に関する病原性に対して分子生物学的なアプローチをした成果である．これらの研究は，将来，治療面においても役立つものとなるかもしれない．歯周病原性細菌の病原性に関する分子生物的な研究は，近い将来，ゲノムプロジェクトからの情報とその解析から得られる情報により，より効率よく発達する可能性が考えられる．

参考文献

1. Aduse-Opoku J, Muir J, Slaney JM, et al: Characterization, genetic analysis, and expression of a protease antigen (PrpRI) of Porphyromonas gingivalis W50. Infect Immun 1995; 63:4744.
2. Baehni PC, Tsai CC, McArthur WP, et al: Leukotoxic activity in different strains of the bacterium Actinobacillus actinomycetemcomitans isolated from juvenile periodontitis in man. Arch Oral Biol 1981; 26:671.
3. Banbula A, Bugno M, Goldstein J, et al: Emerging family of proline-specific peptidases of Porphyromonas gingivalis: purification and characterization of serine dipeptidyl peptidase, a structural and functional homologue of mammalian prolyl dipeptidyl peptidase IV. Infect Immun 2000; 68:1176.

4. Banbula A, Bugno M, Kuster A, et al: Rapid and efficient inactivation of IL-6 gingipains, lysine- and arginine-specific proteinases from *Porphyromonas gingivalis*. Biochem Biophys Res Commun 1999; 261:598.
5. Banbula A, Mak P, Bugno M, et al: Prolyl tripeptidyl peptidase from *Porphyromonas gingivalis*. A novel enzyme with possible pathological implications for the development of periodontitis. J Biol Chem 1999; 274:9246.
6. Barkocy-Gallagher GA, Foley JW, Lantz MS: Activities of the *Porphyromonas gingivalis* PrtP proteinase determined by construction of *prt*P-deficient mutants and expression of the gene in *Bacteroides* species. J Bacteriol 1999; 181:246.
7. Barkocy-Gallagher GA, Han N, Patti JM, et al: Analysis of the prtP gene encoding porphypain, a cysteine proteinase of *Porphyromonas gingivalis*. J Bacteriol 1996; 178:2734.
8. Bramanti TE, Holt SC: Roles of porphyrins and host iron transport proteins in regulation of growth of *Porphyromonas gingivalis* W50. J Bacteriol 1991; 173:7330.
9. Brogan JM, Lally ET, Poulsen K, et al: Regulation of *Actinobacillus actinomycetemcomitans* leukotoxin expression: analysis of the promoter regions of leukotoxic and minimally leukotoxic strains. Infect Immun 1994; 62:501.
10. Bueno LC, Mayer MP, DiRienzo JM: Relationship between conversion of localized juvenile periodontitis-susceptible children from health to disease and *Actinobacillus actinomycetemcomitans* leukotoxin promoter structure. J Periodontol 1998; 69:998.
11. Calkins CC, Platt K, Potempa J, et al: Inactivation of tumor necrosis factor-alpha by proteinases (gingipains) from the periodontal pathogen, *Porphyromonas gingivalis*. Implications of immune evasion. J Biol Chem 1998; 273:6611.
12. Curtis MA, Kuramitsu HK, Lantz M, et al: Molecular genetics and nomenclature of proteases of *Porphyromonas gingivalis*. J Periodontal Res 1999; 34:464.
13. Darveau RP, Belton CM, Reife RA, et al: Local chemokine paralysis, a novel pathogenic mechanism for *Porphyromonas gingivalis*. Infect Immun 1998; 66:1660.
14. Dashper SG, Kandasamy S, O'Brien-Simpson N, et al: Amino acid and peptide uptake by *Porphyromonas gingivalis*. J Dent Res 1998; 77:1133.
15. Diamond MS, Staunton DE, de Fougerolles AR, et al: ICAM-1 (CD54): a counter-receptor for Mac-1 (CD11b/CD18). J Cell Biol 1990; 111:3129.
16. Discipio RG, Daffern PJ, Kawahara M, et al: Cleavage of human complement component C5 by cysteine proteinases from *Porphyromonas* (*Bacteroides*) *gingivalis*. Prior oxidation of C5 augments proteinase digestion of C5. Immunology 1996; 87:660.
17. Fitzgerald JE, Kreutzer DL: Localization of interleukin-8 in human gingival tissues. Oral Microbiol Immunol 1995; 10:297.
18. Fletcher HM, Schenkein HA, Macrina FL: Cloning and characterization of a new protease gene (*prtH*) from *Porphyromonas gingivalis*. Infect Immun 1994; 62:4279.
19. Fletcher HM, Schenkein HA, Morgan RM, et al: Virulence of a *Porphyromonas gingivalis* W83 mutant defective in the *prtH* gene. Infect Immun 1995;63:1521.
20. Fletcher J, Nair S, Poole S, et al: Cytokine degradation by biofilms of *Porphyromonas gingivalis*. Curr Microbiol 1998; 36:216.
21. Flexner C: HIV-protease inhibitors. N Engl J Med 1998; 338:1281.
22. Guthmiller JM, Kolodrubetz D, Kraig E: Mutational analysis of the putative leukotoxin transport genes in *Actinobacillus actinomycetemcomitans*. Microb Path 1995; 18:307.
23. Haraszthy VI, Hariharan G, Tinoco EM, et al: Evidence for the role of highly leukotoxic *Actinobacillus actinomycetemcomitans* in the pathogenesis of localized juvenile and other forms of early-onset periodontitis [In Process Citation]. J Periodontol 2000; 71:912.
24. Holt SC, Ebersole J, Felton J, et al: Implantation of *Bacteroides gingivalis* in nonhuman primates initiates progression of periodontitis. Science 1988; 239:55.
25. Hritz M, Fisher E, Demuth DR: Differential regulation of the leukotoxin operon in highly leukotoxic and minimally leukotoxic strains of *Actinobacillus actinomycetemcomitans*. Infect Immun 1996; 64:2724.
26. Huang GT, Kim D, Lee JK, et al: Interleukin-8 and intercellular adhesion molecule 1 regulation in oral epithelial cells by selected periodontal bacteria: Multiple effects of *Porphyromonas gingivalis* via antagonistic mechanisms. Infect Immun 2001; 69:1364.
27. Huang GT, Zhang X: Immunohistochemical analysis of interleukin-8 and intercellular adhesion molecule-1 in human gingival epithelium. Int J Oral Biol 1999; 24:7.
28. Huang GT-J, Kinder Haake S, Kim J-W, et al: Differential expression of interleukin-8 and intercellular adhesion molecule-1 by human gingival epithelial cells in response to *Actinobacillus actinomycetemcomitans* or *Porphyromonas gingivalis* infection. Oral Microbiol Immunol 1998; 13:301.
29. Imamura T, Pike RN, Potempa J, et al: Pathogenesis of periodontitis: a major arginine-specific cysteine proteinase from *Porphyromonas gingivalis* induces vascular permeability enhancement through activation of the kallikrein/kinin pathway. J Clin Invest 1994; 94:361.
30. Imamura T, Potempa J, Tanase S, et al: Activation of blood coagulation factor X by arginine-specific cysteine proteinases (gingipain-Rs) from *Porphyromonas gingivalis*. J Biol Chem 1997; 272:16062.
31. Imamura T, Potempa J, Travis J, et al: Comparison of pathogenic properties between two types of arginine-specific cysteine proteinases (gingipains-R) from *Porphyromonas gingivalis*. Microb Pathog 2000; 29:155.
32. Jagels MA, Travis J, Potempa J, et al: Proteolytic inactivation of the leukocyte C5a receptor by proteinases derived from *Porphyromonas gingivalis*. Infect Immun 1996; 64:1984.
33. Kachlany SC, Fine DH, Figurski DH: Secretion of RTX leukotoxin by *Actinobacillus actinomycetemcomitans*. Infect Immun 2000; 68:6094.
34. Kadowaki T, Nakayama K, Yoshimura F, et al: Arg-gingipain acts as a major processing enzyme for various cell surface proteins in *Porphyromonas gingivalis*. J Biol Chem 1998; 273:29072.
35. Kagnoff MF, Eckmann L: Epithelial cells as sensors for microbial infection. J Clin Invest 1997; 100:6.
36. Kato T, Takahashi N, Kuramitsu HK: Sequence analysis and characterization of the *Porphyromonas gingivalis prt*C gene, which expresses a novel collagenase activity. J Bacteriol 1992; 174:3889.
37. Kirszbaum L, Sotiropoulos C, Jackson C, et al: Complete nucleotide sequence of a gene prtR of *Porphyromonas gingivalis* W50 encoding a 132 kDa protein that contains an arginine-specific thiol endopeptidase domain and a haemagglutinin domain. Biochem Biophys Res Comm 1995; 207:424.
38. Kiyama M, Hayakawa M, Shiroza T, et al: Sequence analysis of the *Porphyromonas gingivalis* dipeptidyl peptidase IV gene. Biochim Biophys Acta 1998; 1396:39.
39. Korostoff J, Wang JF, Kieba I, et al: *Actinobacillus actinomycetemcomitans* leukotoxin induces apoptosis in HL-60 cells. Infect Immun 1998; 66:4474.

40. Korostoff J, Yamaguchi N, Miller M, et al: Perturbation of mitochondrial structure and function plays a central role in *Actinobacillus actinomycetemcomitans* leukotoxin-induced apoptosis. Microb Pathog 2000; 29:267.
41. Kraig E, Dailey T, Kolodrubetz D: Nucleotide sequence of the leukotoxin gene from *Actinobacillus actinomycetemcomitans*: homology to the alpha-hemolysin/leukotoxin gene family. Infect Immun 1990; 58:920.
42. Kumagai Y, Konishi K, Gomi T, et al: Enzymatic properties of dipeptidyl aminopeptidase IV produced by the periodontal pathogen *Porphyromonas gingivalis* and its participation in virulence. Infect Immun 2000; 68:716.
43. Lally ET, Golub EE, Kieba IR, et al: Analysis of the *Actinobacillus actinomycetemcomitans* leukotoxin gene. Delineation of unique features and comparison to homologous toxins. J Biol Chem 1989; 264:15451.
44. Lally ET, Kieba IR, Sato A, et al: RTX toxins recognize a beta2 integrin on the surface of human target cells. J Biol Chem 1997; 272:30463.
45. Lear JD, Furblur UG, Lally ET, et al: *Actinobacillus actinomycetemcomitans* leukotoxin forms large conductance, voltage-gated ion channels when incorporated into planar lipid bilayers. Biochim Biophys Acta 1995; 1238:34.
46. Lewis JP, Dawson JA, Hannis JC, et al. Hemoglobinase activity of the lysine gingipain protease (Kgp) of *Porphyromonas gingivalis* W83. J Bacteriol 1999; 181:4905.
47. Lewis JP, Macrina FL: IS195, an insertion sequence-like element associated with protease genes in *Porphyromonas gingivalis*. Infect Immun 1998; 66:3035.
48. Malek R, Fisher JG, Caleca A, et al: Inactivation of the *Porphyromonas gingivalis* fimA gene blocks periodontal damage in gnotobiotic rats. J Bacteriol 1994; 176:1052.
49. Mangan DF, Taichman NS, Lally ET, et al: Lethal effects of *Actinobacillus actinomycetemcomitans* leukotoxin on human T lymphocytes. Infect Immun 1991; 59:3267.
50. Marlin SD, Springer TA: Purified intercellular adhesion molecule-1 (ICAM-1) is a ligand for lymphocyte function-associated antigen 1 (LFA-1). Cell 1987; 51:813.
51. Marsh PD, McDermid AS, McKee AS, et al: The effect of growth rate and haemin on the virulence and proteolytic activity of *Porphyromonas gingivalis* W50. Microbiol 1994; 140:861.
52. Mikolajczyk-Pawlinska J, Travis J, Potempa J, et al: Modulation of interleukin-8 activity by gingipains from *Porphyromonas gingivalis*: implications for pathogenicity of periodontal disease. FEBS Lett 1998; 440:282.
53. Nakayama K, Kadowaki T, Okamoto K, et al: Construction and characterization of arginine-specific cysteine proteinase (Arg-gingipain)–deficient mutants of *Porphyromonas gingivalis*. Evidence for significant contribution of Arg-gingipain to virulence. J Biol Chem 1995; 270:23619.
54. Nakayama K, Ratnayake DB, Tsukuba T, et al: Haemoglobin receptor protein is intragenically encoded by the cysteine proteinase-encoding genes and the haemagglutinin-encoding gene of *Porphyromonas gingivalis*. Mol Microbiol 1998; 27:51.
55. Nakayama K, Slakeski N, Bhogal PS, et al: Domain-specific rearrangement between the two Arg-gingipain-encoding genes in *Porphyromonas gingivalis*: possible involvement of nonreciprocal recombination. Microbiol Immunol 1997; 41:185.
56. Nakayama K, Yoshimura F, Kadowaki T, et al: Involvement of arginine-specific cysteine proteinase (Arg-gingipain) in fimbriation of *Porphyromonas gingivalis*. J Bacteriol 1996; 178:2818.
57. Nelson D, Potempa J, Kordula T, et al: Purification and characterization of a novel cysteine proteinase (periodontain) from *Porphyromonas gingivalis*. Evidence for a role in the inactivation of human alpha1-proteinase inhibitor. J Biol Chem 1999; 274:12245.
58. Okamoto K, Misumi Y, Kadowaki T, et al: Structure characterization of argingipain, a novel arginine-specific cysteine proteinase as a major periodontal pathogenic factor from *Porphyromonas gingivalis*. Arch Biochem Biophy 1995; 316:917.
59. Okamoto K, Nakayama K, Kadowaki T, et al: Involvement of a lysine-specific cysteine proteinase in hemoglobin adsorption and heme accumulation by *Porphyromonas gingivalis*. J Biol Chem 1998; 273:21225.
60. Parkos CA, Delp C, Arnaout MA, et al: Neutrophil migration across a cultured intestinal epithelium. Dependence on a CD11b/CD18-mediated event and enhanced efficiency in physiological direction. J Clin Invest 1991; 88:1605.
61. Pavloff N, Pemberton PA, Potempa J, et al: Molecular cloning and characterization of *Porphyromonas gingivalis* lysine-specific gingipain. A new member of an emerging family of pathogenic bacterial cysteine proteinases. J Biol Chem 1997; 272:1595.
62. Pavloff N, Potempa J, Pike RN, et al: Molecular cloning and structural characterization of the Arg-gingipain proteinase of *Porphyromonas gingivalis*. Biosynthesis as a proteinase-adhesin polyprotein. J Biol Chem 1995; 270:1007.
63. Pike RN, Potempa J, McGraw W, et al: Characterization of the binding activities of proteinase-adhesin complexes from *Porphyromonas gingivalis*. J Bacteriol 1996; 178:2876.
64. Schenkein HA: Etiology of localized juvenile periodontitis. J Periodontol 1998; 69:1068.
65. Schenkein HA, Fletcher HM, Bodnar M, et al: Increased opsonization of a *prt*H-defective mutant of *Porphyromonas gingivalis* W83 is caused by reduced degradation of complement-derived opsonins. J Immunol 1995; 154:5331.
66. Shenker BJ, Vitale LA, Keiba I, et al: Flow cytometric analysis of the cytotoxic effects of *Actinobacillus actinomycetemcomitans* leukotoxin on human natural killer cells. J Leukoc Biol 1994; 55:153.
67. Shi Y, Ratnayake DB, Okamoto K, et al: Genetic analyses of proteolysis, hemoglobin binding, and hemagglutination of *Porphyromonas gingivalis*. Construction of mutants with a combination of *rgp*A, *rgp*B, *kgp,* and *hag*A. J Biol Chem 1999; 274:17955.
68. Slakeski N, Bhogal PS, O'Brien-Simpson NM, et al: Characterization of a second cell-associated Arg-specific cysteine proteinase of *Porphyromonas gingivalis* and identification of an adhesin-binding motif involved in association of the *prt*R and *prt*K proteinases and adhesins into large complexes. Microbiol 1998; 144:1583.
69. Stanley P, Koronakis V, Hughes C: Acylation of *Escherichia coli* hemolysin: a unique protein lipidation mechanism underlying toxin function. Microbiol Mol Biol Rev 1998; 62:309.
70. Sugawara S, Nemoto E, Tada H, et al: Proteolysis of human monocyte CD14 by cysteine proteinases (gingipains) from *Porphyromonas gingivalis* leading to lipopolysaccharide hyporesponsiveness. J Immunol 2000; 165:411.
71. Taichman NS, Dean RT, Sanderson CJ: Biochemical and morphological characterization of the killing of human monocytes by a leukotoxin derived from *Actinobacillus actinomycetemcomitans*. Infect Immun 1980; 28:258.
72. Tokuda M, Duncan M, Cho MI, et al: Role of *Porphyromonas gingivalis* protease activity in colonization of oral surfaces. Infect Immun 1996; 64:4067.

73. Tokuda M, Karunakaran T, Duncan M, et al: Role of Arg-gingipain A in virulence of *Porphyromonas gingivalis*. Infect Immun 1998; 66:1159.
74. Tonetti MS: Molecular factors associated with compartmentalization on gingival immune responses and transepithelial neutrophil migration. J Periodontal Res 1997; 32:104.
75. Tonetti MS, Imboden MA, Gerber L, et al: Localized expression of mRNA for phagocyte-specific chemotactic cytokines in human periodontal infections. Infect Immun 1994; 62:4005.
76. Travis J, Banbula A, Potempa J: The role of bacterial and host proteinases in periodontal disease. In: Langer J, Ansorge S (eds): Cellular Peptidases in Immune Functions and Diseases 2. New York, Kluwer Acedemic/Plenum, 2000.
77. Travis J, Potempa J: Bacterial proteinases as targets for the development of second-generation antibiotics. Biochim Biophys Acta 2000; 1477:35.
78. Tsai CC, McArthur WP, Baehni PC, et al: Extraction and partial characterization of a leukotoxin from a plaque-derived Gram-negative microorganism. Infect Immun 1979; 25:427.
79. Wang JF, Kieba IR, Korostoff J, et al: Molecular and biochemical mechanisms of *Pasteurella haemolytica* leukotoxin-induced cell death. Microb Pathog 1998; 25:317.
80. Wingrove JA, DiScipio RG, Chen Z, et al: Activation of complement components C3 and C5 by a cysteine proteinase (gingipain-1) from *Porphyromonas* (*Bacteroides*) *gingivalis*. J Biol Chem 1992; 267:18902.

歯周疾患に関連した遺伝的要因

Bryan S.Michalowicz, Bruce L.Pihlstrom

CHAPTER 10

本章の概要

遺伝学研究の概要
分離分析
双生児研究
連鎖分析と相関研究

早期発症型歯周疾患
遺伝性疾患との関連性
早期発症型歯周炎の分離分析

早期発症型歯周炎の連鎖分析
早期発症型歯周炎の相関研究

成人における歯周炎
成人性歯周炎の双生児研究
成人性歯周炎の相関研究

遺伝学研究の臨床的意義
歯周病学における遺伝学研究の将来

もともと，歯周炎はその原因が完全に環境に依存した疾患であると考えられていた．しかし，そのように考えられていたにもかかわらず，環境的要因だけでは，集団における歯周疾患の多様性の一部分だけしか説明できないということもまた認識されていた．歯周炎に関する古典的な縦断研究において，Löeらは口腔衛生状態の悪い個人や歯科医療を受けたことのない個人の間で，急速に歯周炎が進行した者もいれば，歯周炎をほとんど経験したことがない者もいることを見いだした．この多様性は認知されていない環境的要因か，あるいは疾患に対する個人の感受性の違いによるものであるとされている．個人の疾患に対する感受性は，遺伝的な多様性としてとらえることができるので，歯周病学における最近の主眼は，遺伝的なリスクを定量化し，

そして疾患に対する感受性を決定している特異的な遺伝子変異を同定することに置かれている．現在，歯周疾患に対する感受性の決定において遺伝子が演じている特異的な役割については，多くの点が未知のままである．そこで，本章では遺伝的なリスクを解明するために使われているいくつかの研究方法の概略を読者に提供し，そしてさまざまな歯周疾患に関する遺伝的なリスクファクターについて論じる．

アメリカ歯周病学会(AAP)は，最近，歯周疾患に関する新たな診断の枠組みを確立した(Chapter 4 参照)．現在，診断は主として疾患の進行度に基づいて行われている．限局型若年性歯周炎(localized juvenile periodontitis)と広汎型若年性歯周炎(generalized juvenile periodontitis)という病名は，それぞれ限局型侵襲性歯周炎(localized aggressive periodontitis)，と広汎型侵襲性歯周炎(generalized aggressive periodontitis)に置き換えられている．定義では，侵襲性歯周炎はどの年齢でも発症する可能性があるとされているが，通常は思春期に発症する．若年性歯周炎は，かつては思春

本章の一部は，Pihlstrom BL, Michalowicz BS : Genetic risk for Periodontal diseases : A clinical perspective. Journal de Paradontologie D'Implantologie Orale, 1998 ; 17 : 123から改編した．

期から20代前半までの比較的狭い年齢の間で発症すると定義されていた．慢性歯周炎という病名は，現在では経過が遅く，緩やかに進行している病変を表わすために使われている．以前は，成人性歯周炎(adult periodontitis)は35歳以上の患者における慢性病変のことを指していた．本章に記載されている症例は，以前の年齢制限を含んだ診断分類に基づいているので，病変に言及するときは以前の診断に用いられていた病名を使用する．

遺伝学研究の概要

個人に固有な遺伝情報は，デオキシリボ核酸(DNA)を構成しているヌクレオチド塩基(アデニン，シトシン，チミン，グアニン)の配列のなかに記されている．ヒトゲノムは，22対の常染色体と，2本の性染色体に含まれている30億以上の塩基対より構成されている(図10-1)．遺伝子は，エクソンとよばれる不連続性につながる断片の中に記されているヌクレオチド塩基の配列である．このエクソンは，生体の発育，生理機能，免疫反応を制御しているすべてのポリペプチド合成のための鋳型となる．最近の試算では，ヒトゲノムは，約25,000～35,000の遺伝子を含んでいることが示されている[95]．

生物の遺伝的組成を，遺伝子型(genotype)とよび，その形質と特徴の集合を表現型(phenotype)とよぶ．表現型は遺伝子と環境との相互作用によって決定される[50]．形質と疾患は，1個の遺伝子(monogenic)あるいは数個の遺伝子(oligogenic)あるいは多数の遺伝子(polygenic)に起因していると考えられる．病因に遺伝的要因と環境的要因の両者を含むものを多因子性(multifactorial)とよぶ．

染色体上のある特定の場所を遺伝子座(loci)とよび，遺伝子座での塩基配列における多様性を対立遺伝子(allele；アレル)という．ある遺伝子座で，対立遺伝子が相同染色体上で同一であれば，その個人はホモ接合，あるいは同型接合(homozygous)と考えられ，対立遺伝子が異なっていれば，ヘテロ接合あるいは異型接合(heterozygous)と考えられる．ある対立遺伝子は，その表現型の変化に密接に関係しているものもあれば，表現型になにも影響を与えない対立遺伝子もある．集団における表現型の違いは，翻訳領域，あるいは遺伝子の転写，発現を制御している非翻訳領域の対立遺伝子の影響による可能性がある．

遺伝子マーカー(genetic marker)という用語は，染色体上におけるある特定の位置，あるいは領域を位置づけることができる遺伝子，あるいは塩基配列のことをいう．遺伝疫学の観点から，遺伝子マーカーが集団のなかで十分に多型性を示すか，あるいは変化をみせれば，疾患対立遺伝子(疾患アレル)の場所を探しだし，それを同定するために用いることができる．ハンチントン病のような単一遺伝子病における遺伝子の役割と，歯周炎のような複雑な多因子性疾患における遺伝子の役割の間には重大な違いがある．単一遺伝子病では，その変異をもつほとんどすべての人がその症状を呈するので，遺伝子は原因として考えられている．

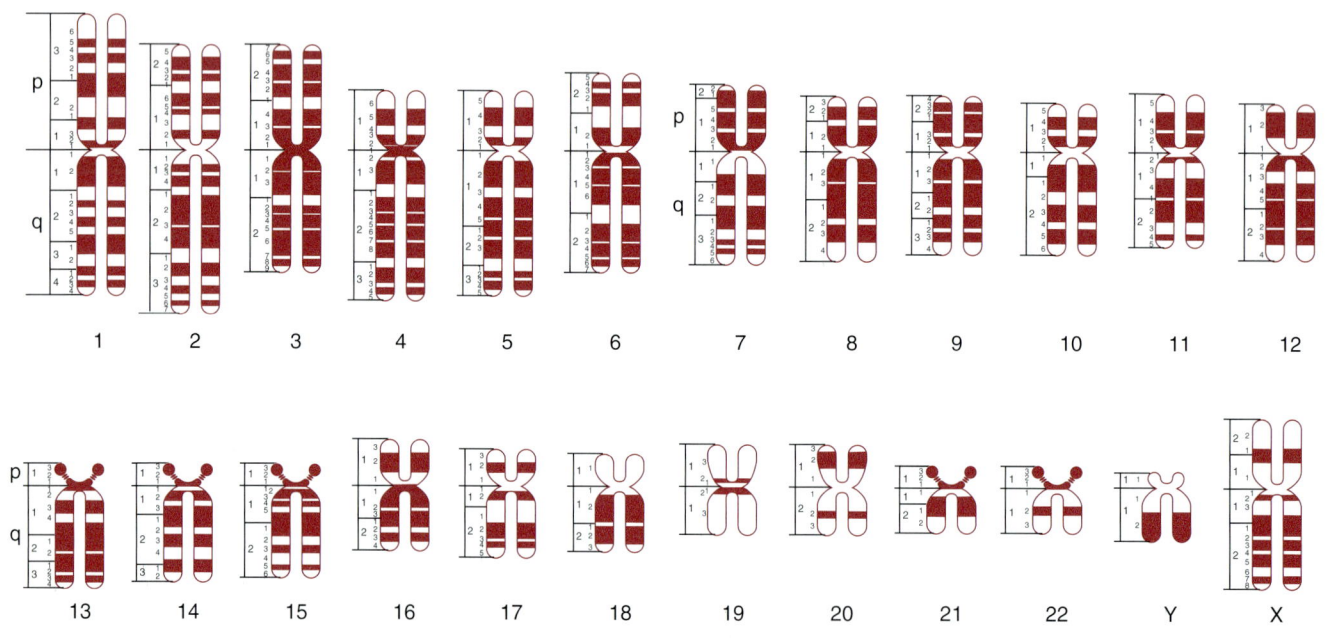

図10-1 染色体上の位置を表わすために使われている命名法は，分裂前期あるいは分裂前中期に観察される染色体の外見と染色像に基づいている．それぞれの染色体は，短腕(p)と長腕(q)をもっている．この図では，染色体はギムザ染色の後に現われる像として示してある(Gバンド像)．遺伝子はこれらのバンド内の位置に基づいて場所が決められる．たとえば，11q23は第11番染色体の長腕上にある第2領域の3番目のバンド内の位置を意味する．サブバンドは小数点で表わす(たとえば，11q23.2)．(Jorde LB, Carey JC, White RL[eds]：Medical Genetics.St Louis, Mosby, 1995より引用)

環境的因子は，一般的にはその表現型を決定するほど重要ではない．一方，複雑な多因子性疾患に関係する遺伝子は，しばしば感受性遺伝子(susceptibility gene)，あるいはより正確には感受性対立遺伝子(susceptibility allele)とよばれている．これらの多因子性疾患においては，感受性対立遺伝子を受け継いだ個人は，有害な環境に曝露されるまでは発症しないと考えられる．歯周疾患における，重要な環境的リスクファクターには，グラム陰性嫌気性菌，喫煙，不良な口腔衛生がある．

歯周炎などの一般的な疾患に対する感受性に，遺伝子が影響を及ぼしているという考え方は，比較的よく知られている．歯周炎の複雑な原因ならびに病因を考えたときに，歯周組織の発達や細胞性免疫ならびに体液性免疫機構を制御している遺伝子の数と組み合わせが多様であることは，個人の歯周疾患に対するリスクにも影響を与えている可能性がある．実際のところ批評家たちは，すべての形質と疾患はある遺伝的多様性をもっている可能性があり，そして単にこの事実を確かめるだけでは，なんの実用的価値もないと主張するかもしれない．しかし，疾患に関する遺伝的な根拠が確立されたなら，どの対立遺伝子が表現型に対して明らかな影響を及ぼしているのか判定することは重要である．さらに，疾患の対立遺伝子が同定されたならば，その疾患の予防，診断，治療の改善のために応用できるかどうかを判断することも，重要な意義をもってくる．前者の課題は労力を要するが，組織的方法で取り組める．一方，後者はより複雑であり，科学的，倫理的，公衆衛生学的根拠についての諸議論を必要とする．

分離分析

遺伝性疾患は家系に受け継がれる．疾患が世代を超えて家系に受け継がれてゆく様式は，その疾患の疾患対立遺伝子(disease allele)が，常染色体に存在するのかあるいは性染色体に存在するのか，また優性かあるいは劣性か，そして完全浸透であるかあるいは部分的浸透※1)であるかに依存している．一般的に，優性(dominant)対立遺伝子は，対立遺伝子を有するヘテロ接合においてその表現型を決定する．劣性(recessive)対立遺伝子は，相同染色体上の両方の遺伝子座に存在するときのみその表現型を決定する．浸透率(penetrance)とは，ある特有の表現型が，1つの遺伝子型に起因している確率のことである．部分的浸透(partially penetrant)とは，疾患対立遺伝子を受け継ぐ個人の一部の人だけが影響を受けることを意味する．

分離分析では，家系のなかで観察された疾患のパターンは，さまざまな遺伝モデルの下で予想される様式と比較される．分離分析の統計的検出力は，家系の数とその構成員，そして疾患の不均一性に依存している．不均一性(heterogeneity)とは，家系間で異なった疾患の原因があることを意味する．一般的に分離分析は，不均一性を明らかにするには低い検出力しかもたない．また分離分析は，疾患の遺伝的影響と家系内での病原性微生物の感染などの測定不可能な環境的な原因とを区別することはできない[21]．

双生児研究

複雑な疾患に関する遺伝的要因ならびに環境的要因の相対的な影響は，双生児から得られる情報を分析することで推定できる．古典的な双生児研究においては，一卵性双生児，二卵性双生児が共有している遺伝子の影響を推定するため，同じ環境で育った双生児が比較される．一卵性(monozygotic)双生児は遺伝的に同一であるのに対して，二卵性(dizygotic)双生児は平均して50%の遺伝子を共有し合っている．ある形質について，それが双生児の双方に認められるか否かを判定し，両者とも影響を受けている双生児の割合，すなわち正の合致率(concordance rate)が二卵性双生児よりも一卵性双生児で大きい場合は遺伝的影響が推測される．プロービング深さやアタッチメントロスのような連続的な形質(量的形質)の測定に関しては，級内相関係数が計算される．この相関係数は，双子の違いについて双子間の偏差を示している．主として双生児から得られる情報は，遺伝率(heritability)を評価するのに用いられる．遺伝率は，表現型(形質)の差異が，どれくらい遺伝的に決定されているかを表わしたものである．遺伝率50%の推定値は，その集団中における分散の1/2が，遺伝的違いによるものであることを意味する．これは，遺伝的影響をもつ両親の子どもがその影響を受ける可能性が，50%あることを意味しているわけではない．遺伝率を正確に評価するには，きわめて多くの同じ環境で育った双生児のサンプル数を必要とする．

遺伝率は，生後離れた環境で別々に育てられた一卵性双生児からも推定できる．この場合，彼らは異なる環境で成育したので，この双子の類似性は彼らが共有している遺伝子の影響による可能性がある(しかし離れた環境で育てられた双子も子宮内の環境を共有している．この子宮内の環境が疾患に影響する点では，別々に育てられた一卵性双生児から算定された遺伝率というものは，人為的に誇張されている可能性がある)．古典的な双生児分析よりは説得力はあるが，このような離れた環境で育てられた双生児の不足から，現在こういった研究はほとんど行われていない．

遺伝率は，評価方法にかかわらず個人ではなく集団に関係がある．また遺伝率は，ある特異的な環境に暴露された集団における遺伝子の影響を表わしている．そして双生児研究だけでは，疾患の遺伝様式や疾患遺伝子の数や場所を決定することはできない．

連鎖分析と相関研究

連鎖分析と相関研究は，疾患対立遺伝子を染色体上の特定の領域に位置付けるために用いられる．これらの研究は，

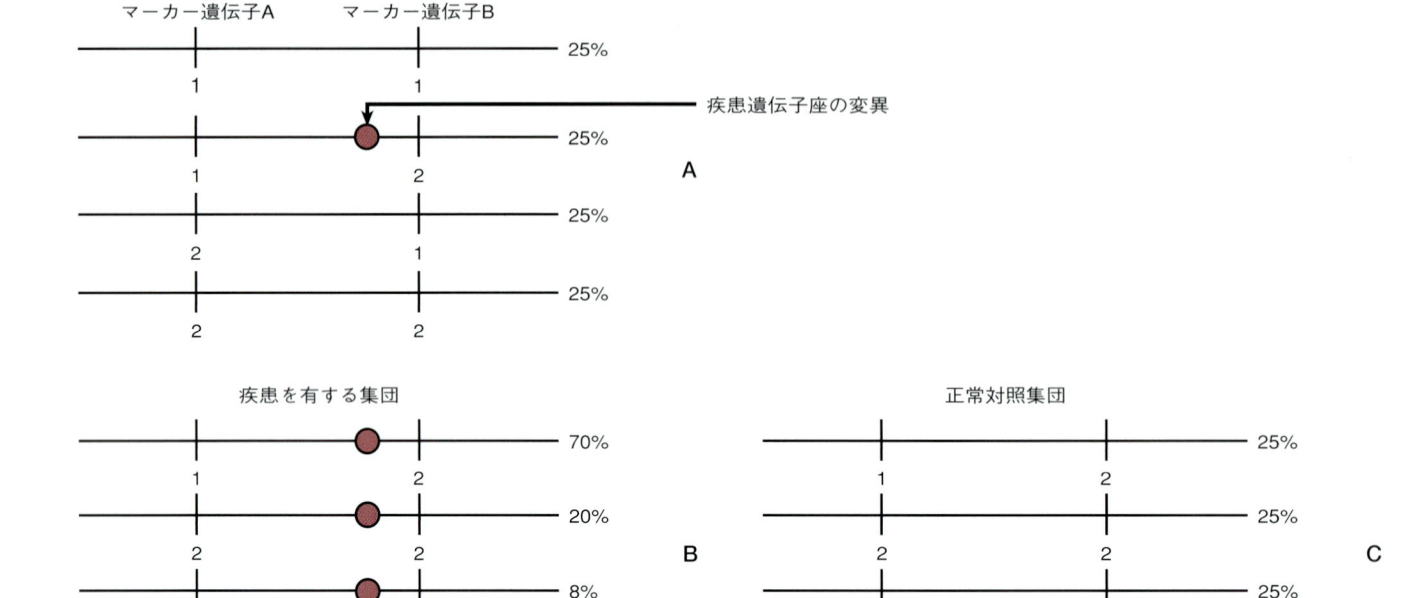

図10-2 ある疾患遺伝子座と2つの連鎖した遺伝子座A, Bとの間の連鎖不平衡．この疾患遺伝子座の変異は始めA₁B₂ハプロタイプをもつ染色体上に現われる．何世代か経過した後，疾患遺伝子座の変異をもっているほとんどの染色体は，A₁B₂ハプロタイプを有している．しかし，組み換えの結果として，疾患遺伝子座の変異は他のハプロタイプ上に認められる．A₁B₂ハプロタイプは，疾患遺伝子座をもつ染色体の70%，正常染色体の25%に認められるので，疾患遺伝子座と遺伝子座A, B間には連鎖不平衡がある．遺伝子座Bは疾患遺伝子座に近接しているので，遺伝子座Aよりもより大きな連鎖不平衡にある．(Jorde LB, Carey JC, White RL[eds]：Medical Genetics. St Louis, Mosby, 1995より引用改変)

対立遺伝子が減数分裂時に分離する際のある特徴を利用している．すなわち，配偶子形成において2倍体細胞(それぞれの対立遺伝子を2個もっている)は，1倍体細胞(1個の対立遺伝子しかもっていない)になるために分裂する．異なる遺伝子座にある2つの対立遺伝子が組み換わる確率は，一般的に2つの対立遺伝子間の距離に比例している．ゲノムから無作為に選んだ2つの対立遺伝子は組み換わる可能性があり，2つの遺伝子あるいは両親の対立遺伝子がともに子孫に伝わる可能性は50%である．しかしながら，近接した遺伝子座にある対立遺伝子はともに伝えられる傾向にあり，これはそれらの遺伝子が連鎖しているからである．疾患とともに伝播する遺伝子マーカーを同定することにより，研究者は推定上の疾患遺伝子の位置を推測することができる．ある遺伝子マーカーになる対立遺伝子が，疾患を有するすべての家系に疾患遺伝子とともに伝えられる必要はなく，またある家系内で疾患遺伝子と連鎖している遺伝子マーカーが，集団全体における疾患と関連性がない場合がある．**対立遺伝子相関(連鎖不平衡)は，同じマーカー遺伝子が，多数の家系において疾患とつながりがあるときに起こる**(図10-2)．

連鎖分析は，疾患のある個人を多数有する複数の家系を用いて行われる．疾患の有無により，遺伝子型が家族の一人ひとりに対して決められ，その家系においてマーカー遺伝子と疾患がともに伝えられているか判断するために，複雑な統計モデルが使われる．そのモデルのなかで特定しなければならないパラメータには，遺伝様式，その集団におけるマーカー遺伝子の頻度，疾患の浸透度などがある．連鎖を評価するために使われる簡易統計値は，**ロッド値**(logarithm of the odds；LOD)である．これは，ある組み換え率の下にマーカー遺伝子と疾患遺伝子が連鎖しているか否かを評価するためのひとつの指標である．連鎖分析は，一般的には質的な形質や疾患について行われるが，量的形質に関する連鎖を評価する方法も開発されている．ある特定の領域に対する連鎖が確立されたとしても，存在する疾患遺伝子や変異を同定するのは容易ではない．マーカー遺伝子と疾患遺伝子が20〜30cM(センチモルガン)以内にあれば，連鎖は検出できる．ヒトでは，1cM[※2]は，おおよそ100万塩基を表わしている．現在，変異の探索において2,000万〜3,000万塩基対の解読作業はいまだに容易ではないので，さらにその領域を特定するために詳細なマーカー遺伝子のマッピングが使われている．幸いにもヒトゲノム解読のめざましい進行により，連鎖が確立されれば近傍にある

すべての候補遺伝子を同定することが将来可能になるであろう．

相関(連鎖不平衡)について検証するためには，ある遺伝子座における対立遺伝子の保有頻度を，疾患のある被験者(患者)と同一集団から抽出した健常者(対照)との間で比較する．ケースコントロール研究は，遺伝疫学研究において広く使われている方法であるが，その結果の解釈には注意を要する．相関は，必ずしも疾患と疾患遺伝子との間に，生物学的なつながりがあることを意味するものではない．それは，そのマーカー対立遺伝子と疾患の両方が集団で増加するような環境的因子や，その患者と対照の人種や民族的な性質においてまだ明らかにされていない違い，あるいは単なる偶然による可能性などがあるからである[13]．異系交配集団や任意交配集団において真の連鎖不平衡を見いだすことは，疾患遺伝子とマーカー遺伝子が互いに染色体上できわめて近接して存在していることを意味する．

相関(連鎖不平衡)とは，ある対立遺伝子の存在が，ある限定された環境内において疾患のリスクを付与することを示している．この限定は，歯周炎のような発症率の高い多因子性疾患を議論するときは必須である．ある集団では疾患の予測に有効な対立遺伝子が，他の集団やあるいは同じ集団でも著しく異なる環境に曝露されたときなどは有効でないことがある．たとえば，もしある特殊な型の細菌性抗原に対する体液性免疫を調節している遺伝子が，その集団で多型であったらどうだろう．それに対して低応答性の対立遺伝子，すなわち疾患遺伝子をもつ個人は，この抗原を発現している病原性微生物の増殖を効果的に抑制できないであろう．つまりその病原性微生物の存在下において，この低応答性の対立遺伝子をもつ個人は疾患を発症するであろう．一方，この特殊な細菌が存在したことがない集団，あるいは稀にしか存在しない地域の集団では，この疾患と対立遺伝子との間にはなんら関係がないかもしれない．したがって，ハイリスク対立遺伝子(ハイリスクアレル)という概念は，ある環境に特異的である可能性がある．

早期発症型歯周疾患

早期発症型歯周疾患(early onset periodontal disease；EOP)は，前思春期前歯周炎(prepubertal periodontitis；PPP)，若年性歯周炎(juvenile periodontitis；JP)，急速進行性歯周炎(rapidly progressive periodontitis)などの児童や若年者，そして比較的若い成人に起こる疾患群である．歯周組織の破壊の度合いは，一般的に認められる成人性，慢性歯周疾患よりもEOPにおいて重度である．診断は，臨床的ならびにX線写真の判定に基づいて行われるが，免疫学的，微生物学的特徴の違いは，この疾患の亜型においてかなり認められる．この違いが疾患遺伝子の探索を困難にしている．なぜなら，同じ表現型を表わす多数の原因(病因的多様性)と異なる亜集団に働く異なった遺伝的リスクファクター(遺伝的多様性)が存在する可能性があるからである．今日までのEOPに関するほとんどの研究は，大量の遺伝的多様性を解明するには不十分な統計力であった．この疾患の臨床像の多様性と診断を確定するために使われた限られた診断基準もまた，疾患感受性遺伝子の探索を困難なものにしている．それにもかかわらず，さまざまな情報から得られた知見は，EOPに関するリスクがかなりの部分，遺伝的に規定されている可能性を示している[83]．

遺伝性疾患との関連性

早期発症型歯周炎は，多くの遺伝性疾患において共通して認められるひとつの特徴である(表10-1)．これらの遺伝性疾患は，Soafer[87]とHart[39]によって詳細に論じられており，主要ないくつかの遺伝子が，EOPのリスクに影響を与えている可能性があることを示している．これらの疾患は，産生されるタンパクの欠損あるいは生化学的な欠損に

表 10-1

早期発症型歯周炎に関連した遺伝性疾患

疾患	タンパクあるいは生化学的欠損
白血球粘着不全I型	CD18(LFA分子のβ-2インテグリン鎖)
白血球粘着不全II型	CD15(E-セレクチン，P-セレクチンの好中球のリガンド) フコース代謝の先天性異常
無カタラーゼ血症	カタラーゼ酵素
慢性周期性好中球減少症	不明
Chediak-Higashi症候群	リソソーム輸送調節遺伝子の変異により，好中球のリソソームへのベシクル(小胞)の輸送異常
Ehlers-Danlos症候群(IV, VIII, IX型)	III型コラーゲン
Papillion-Lefèvre症候群	カテプシンC(dipeptidyl aminopeptidase I)
低ホスファターゼ血症	組織非特異型アルカリホスファターゼ
21トリソミー	複数(トリソミー領域は少なくとも500万塩基の長さである)
前思春期性歯周炎(非症候性)	カテプシンC

従って分類されている．すなわち，変異した対立遺伝子が免疫系の食細胞機能，あるいは上皮組織や結合組織の構造，また歯に影響を及ぼしている．その症状の原因となる遺伝子あるいは組織欠損が同定されている疾患もあるが，それらがまだ同定されていない疾患もある．

低ホスファターゼ血症は，組織非特異型アルカリホスファターゼ遺伝子（1 p36.1-p34）の変異が原因で起こる稀な疾患である[77]．この遺伝子の変異は，アルカリホスファターゼの欠損につながり，異常な骨の石灰化，骨格の異常，セメント質の形成不全をもたらす．常染色体優性型と劣性型の両方が報告されている．通常，小児型は致命的であるが，軽症型は小児と成人に発症する．この場合，乳歯と場合によっては永久歯の早期喪失を招く[14]．

Papillion-Lefèvre症候群（PLS）は，掌蹠過角化症と早期発症型歯周炎を特徴とする稀な常染色体劣性遺伝性疾患である（カラー図10-1）[28,38]．また，乳歯列，永久歯列の両方が影響を受けることがある．PLSは，第11染色体にあるカテプシンC遺伝子の変異を原因としている[33,93]．

カテプシンCは，上皮組織あるいは多形核白血球のような免疫細胞などのさまざまな組織に，通常高いレベルで発現しているシステイン・プロテアーゼである[75]．その機能は，タンパクの分解と免疫細胞や炎症性細胞の酵素前駆体の活性化に関係している．PLS患者は，ほとんどすべてのカテプシンC活性を欠いており[93]，変異ホモ接合体（両親から同じ変異を受け継いでいる）か複合ヘテロ接合体（それぞれの親から異なる変異を受け継いでいる）のいずれかである[32]．あるPLS患者では，EOPは病原性微生物*Actinobacillus actinomycetemcomitans*と関連性がある．これらの患者では，*A.actinomycetemcomitans*を根絶することで歯周組織の破壊を阻止できる[73]．このことは，EOPは遺伝的な変異の直接的な結果ではなく，むしろ高感受性の宿主における特異的な細菌感染の結果である可能性を示している．

無カタラーゼ血症，白血球粘着不全，Chediak-Higashi症候群などの遺伝性疾患は，歯周感染に対する生体防御機構において，食細胞機能の重要性を明示している．PPPをもつ多くの患者も，すべてではないが食細胞機能に遺伝的あるいは先天的な欠損を有している．これらの症候群に関連した免疫学的な欠損は深刻であり，患者は，通常，歯周炎に加えて全身的な感染症を併発している．こうした症候群の原因となっている変異遺伝子は，稀であるかもしれないが，同じ遺伝子座での他の一般的な対立遺伝子は，非症候群型のEOPの候補遺伝子マーカーとして利用できる可能性がある．最近，ヨルダンのある家系における非症候群型のPPPをもつ患者たちは，カテプシンC遺伝子の変異がホモ接合であることが示されている（図10-3）[34]．

食細胞が血行性に歯周組織に達するには，血管壁に接着し，そのあと血管壁を通り抜けなければならない．この接着を媒介する分子が，食細胞と血管内皮細胞の細胞表面に存在する．白血球表面に発現している3つの細胞接着分子は，αサブユニット（CD11a,b,cのいずれか1つ）と，1つの共通なβサブユニット（CD18）から構成されている．これらの接着分子の発現が少なすぎると，白血球は血管内皮に付着することができず，重要な食細胞を介した免疫応答が損なわれる．白血球接着分子に遺伝的な欠損をもつ患者は，EOP，とくにPPPに高いリスクを有する．白血球粘着不全には2つの遺伝型が報告されており，それぞれ異なる接着分子に影響を及ぼしている．2コピーの変異遺伝子をもつホモ接合体は，白血球接着分子の数に劇的な減少があり，歯周炎などの再発性の感染症を発症する（カラー図10-2）．1つの変異遺伝子をもつヘテロ接合体では，白血球接着分子の発現は正常人の約半分である．この場合，細胞接着は一般的に正常であるが，成人発症型の歯周疾患のリスクが増大する可能性がある[96]．

早期発症型歯周炎の分離分析

長年にわたって，若年性歯周炎（JP）は，家系のなかに集積することが認められている[8,12]．この知見は証明はされていないが，この疾患が遺伝的な背景をもっていることを示唆している．また，環境因子を共有しているため，家系内に集積して発症する可能性もある．JPの遺伝的背景に関する根拠は，数々の情報から得られている．

JPに関する多くの研究では，限局型（localized form）と広

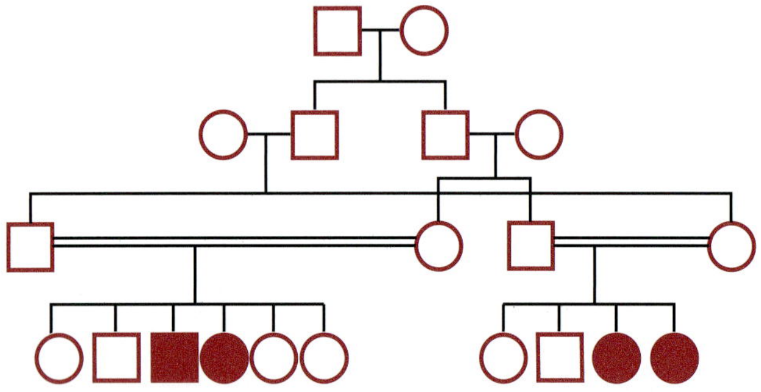

図10-3 前思春期性歯周炎をもつ患者の家系図．塗りつぶされている円と正方形は，それぞれ疾患をもつ男性と女性を表わしている．疾患のある子どもの両親の間の二重線は，血縁関係があることを示しており（この場合，いとこ同士），この関係は，稀な常染色体劣性遺伝性疾患にしばしば認められる．疾患のある個人は，カテプシンC遺伝子の変異に関してホモ接合体であった．疾患をもつ子どもの4人の親は，遺伝子変異についてヘテロ接合体であった．これらのヘテロ接合体では，だれも疾患に関する臨床的な兆候を示さなかった．（Hart TC, Hat PS, Michalec MD, et al：Localization of a gene for prepubertal periodontitis to chromosome 11q14 and identification of a cathepsin C gene mutation. J Med Genet 2000；37：95より引用）

表 10-2

早期発症型歯周疾患の分離分析

人種/民族	家系の数（人数）	考えられる遺伝様式	備考	文献
白人と黒人	19(88)	X-連鎖優性	文献中の症例と2つの新しい症例の検討．家系のなかに男性の不足を認めた．浸透率75%と推定された．	57
フィンランド人	31(158)	常染色体劣性	Genetic ratio 0.26 完全確認，0.17 不完全確認．疾患をもった両親はいなかった．	81
	30(142)	常染色体劣性	Genetic ratioは，AR[1]様式にきわめて一致する．疾患をもった両親はいなかった．	80
Triracial[†]	1(50)	常染色体優性	5世代家系．JP[2]が象牙質形成不全症とともに伝播した．疾患対立遺伝子は第4染色体に連鎖．	11
黒人，白人，アジア人	32(199)	常染色体劣性	AR, XD[3], 散発性モデルが調べられた．33家系のうち8家系がXD様式に適合．	52
特定されていないアメリカ人標本	28(157)	常染色体劣性	第二種の過誤（type II error）が，誤ってAD[4]様式を勝ってAR様式を採択することがわかった．AR, XD, 散発性モデルを調べた．	5
白人と黒人	100(631)	常染色体優性	人種の異質性の形跡．疾患対立遺伝子は，白人よりも黒人に高頻度に認められた．	54

[1] AR：常染色体劣性．[2] JP：若年性歯周炎．[3] XD：X染色体優性．[4] AD：常染色体優性．
[†] Triracial：白人／黒人／インディアン

汎型（generalized form）は，同じ疾患の変型であると考えられている．この説は両病型がしばしば同じ家系内で発症するという所見によって支持さている[52,54,57]．しかし，この稀な2つの疾患が，同じ家系内で発症する確率は非常に小さい．PPPとJPもまた，同じ家系のなかで認められており[88]，これらの疾患が同じ遺伝的なリスクファクターを共有していることが示唆されている．また，EOPの異なった病型が，同一個人において順次，発症することも観察されている[86]．

EOPを有する複数発症家系（疾患をもつ者が1人以上いる家系）の多くの症例報告から情報を得ることができる．これらの家系における疾患の病型から，優性遺伝，劣性遺伝の両遺伝様式が存在することが研究者によって示されている．しかしながら，正式な分離分析はほとんど行われておらず，統一性のある結果は得られていない（表10-2）．Melnickらは，発端者（その家系のなかで最初に同定された疾患をもつ個人）と疾患を有する者に女性が多く認められていることから，X-染色体連鎖遺伝を提案した[57]．後になって，女性の患者が多いのは，サンプリングバイアスによるものであることがわかった．これは女性の方が男性よりも歯科医療を求め，家系研究に協力的であったからである[37]．また，初期の研究では認められなかった父親-息子への伝播（この父親-息子への伝播の欠如がX-染色体連鎖遺伝を示唆した）も後の研究では認められた[80,81]．フィンランド人の集団では，発端者の両親は疾患を発症していないので，常染色体劣性遺伝様式であることが支持された．現在までアメリカで行われた大規模な調査研究では，アフリカ系アメリカ人（黒人）家系と白人家系において常染色体優性遺伝様式が支持されている[54]．しかしながら，この疾患遺伝子の推定頻度は，黒人に有意に高く，この集団におけるEOPの高い罹患率を反映している．

分離分析は，EOPの病因におけるある主要な遺伝子の役割を支持した．多因子あるいは多遺伝子モデルだけでは，家系で認められる疾患の病型を適切に説明することはできない．年配の個人では正確に診断することは困難であり，さまざまな臨床的な表現型が存在し，そしてこれらの疾患の病因の多様性ならびに遺伝的な多様性により，結果が誤まった方向へ導かれる傾向がある[10,72]．Beatyらは，EOPを容易に診断できる限られた年齢範囲において，誤った遺伝様式が正しいものよりも支持される機会が増加することを認めている[5]．

Schenkeinは，EOPにおいて限局型と広汎型の病因を区別し，家系集積を可能にする遺伝モデルを提案した[82]．彼は，EOPと細菌のリポ多糖（LPS）に対する免疫グロブリンIgG2の応答性が，それぞれ独立して優性遺伝形質と相互優性遺伝形質を伝播するという理論を立てた．このモデルに基づくと，EOPに関する対立遺伝子1つと，2つの高IgG2応答性対立遺伝子をもつ患者は，限局性歯周炎のみ発症する可能性がある．これに対して，このEOPに関係する対立遺伝子と1つのみの高IgG2応答性対立遺伝子のみをもつ患者は，LPSに対するIgG2の応答性が強くないので，より広範囲にわたる疾患を発症する可能性がある．こ

れは魅力的なモデルではあるが，より厳密な検定が必要であり，IgG2値と歯周炎における人種と喫煙の交絡効果（confounding effect）を明らかにするための研究が重要である．

早期発症型歯周炎の連鎖分析

今日までEOPの連鎖分析は，ほとんど行われていない．Boughmanらは，JPと特定の染色体領域との間の相関を初めて報告した[11]．彼らはある大家族の家系を調べ，この家系ではある常染色体優性型のJPが象牙質形成不全症とともに伝播することを見いだした．また，ひとつの想定されるJPの疾患遺伝子が第4染色体の長腕（4q11-13）に位置し，象牙質形成不全症に関係する遺伝子の近傍にあった．しかしながら一般集団においては，JPは象牙質形成不全症とともに伝播されず，同一領域に対する相関は除外された[36]．

SaxenとKoskimiesは，フィンランド人における少数の複数発症家系のヒト白血球抗原（human leukocyte antigen；HLA）についてタイピングを行い，JPは，この遺伝子領域に関係している可能性が少ないことを結論として示した[79]．バージニア州のある家系の研究では，ゲノム全体にわたる探索で連鎖を示唆する2つの染色体領域を同定したが，統計的な有意差を確立するにはいたらなかった[98]．もしこの疾患が遺伝的に均一であれば，この研究で使われた標本は主要な遺伝子の連鎖を見いだすのに十分な検出力をもっていたので，この場合も先と同様に疾患の多様性が統一した結論を導きだすことを困難にするひとつの要因になっていた．

早期発症型歯周炎の相関研究

EOPの疾患遺伝子の探索においては，研究者はゲノムの無作為な探索よりも候補として考えられる遺伝子領域に照準を合わせている．これらの領域は，疾患の病因に関係ある酵素や調節分子の遺伝子内，またはその近傍に位置している．EOPの候補遺伝子の数と種類は膨大である．免疫グロブリン受容体，LPS結合タンパク，プロスタグランジン，サイトカインなどの遺伝子の多型性（polymorphisms）は，すべてこの研究にとって適切なマーカーである[35,99]．ビタミンD受容体の多型性[40]，FMLP受容体の変異[30]は，限局型のEOPに関連性がある．

HLA抗原は，免疫応答の制御に関係しているため，EOPの候補遺伝子マーカーとして考えられている．40以上の疾患がさまざまなHLA抗原と関係があり，そのほとんどが自己免疫疾患である[92]．ヒトでは，クラスI，クラスII抗原は，第6染色体に位置している．近傍には，補体や炎症性サイトカインであるTNFα遺伝子が存在する．現在，150以上のHLA抗原が血清学的に同定されている．これらの遺伝子の翻訳領域の塩基配列を分析すると，遺伝子レベルでより際立った変異が認められる．クラスIIDR抗原のβ-1分子（DRB1アレル）では，220以上の対立遺伝子が同定されている．この多様性は，連鎖分析にとって好ましいものであるが（ほとんどの個人は，ある遺伝子マーカーに対してヘテロ接合体である），対立遺伝子相関（連鎖不平衡）の探索にとっては妨げになる可能性がある．大きくかつ均質な被験者集団を除いては，これらの多くの抗原と対立遺伝子によって，ある特有のHLA型をもつ適切な数の被験者を得る機会は少なくなる．またある相関が，単なる偶然によって見いだされるという可能性が，行った検定の数とともに増加する．たとえば，歯周疾患とすべての知られているHLA抗原との間の相関について検定を行うことを考えた場合，通常の有意差5％の水準では，おおよそ7つの抗原（150抗原×0.05）が，単なる偶然によって歯周疾患と相関があるとされることが予想される．複数の仮説を検定するための統計学的な補正方法を利用することはできるが，通常そのような補正は行われていない．

歯周疾患の文献のなかで，HLA抗原に関する多くのケースコントロール研究があるにもかかわらず，統一性のある知見はほとんど得られていない（表10-3）．一貫性のある結果が得られない理由は，疑陽性の所見，人種，民族的構成の違い，患者群を判定した臨床的な診断基準の違い，あるいは真の多様性などによるものかもしれない．**EOPと常に相関があると考えられる2つの抗原は，HLA-A9とHLA-B15である．**HLA-A9とHLA-B15をもっている被験者の疾患に対するリスクは，これらの抗原をもっていない被験者に比べて1.5〜3.5倍高い[87]．これに対して，JPの患者でHLA-A2抗原をもっている者は対照に比べて少ない．このことは，HLA-A2抗原がなんらかの形で防御的に働いている可能性がある[42,43,91]．クラスIIDR4抗原は，インスリン依存型糖尿病と関連性があるので，歯周病学においてとくに注目されている．DR4抗原をもつインスリン依存型糖尿病の患者は，歯周疾患などの糖尿病関連合併症に高いリスクを有している[78]．このHLA-D抗原は，歯周疾患とインスリン依存型糖尿病との相関に関係があることが示唆されている[22]．症例数は少ないが，KatzらはDR4抗原が対照に比べてEOPの患者でより優勢であることを見いだした[44]．しかしながら，他の報告ではこの抗原に対して，なんら相関が認められないことが示されている（表10-3参照）．

歯周病変の形成ならびに進展におけるインターロイキン1（interleukin 1；IL-1）の役割から，この遺伝子が研究されている．IL-1は，主として活性化した単球から産生され，多様な作用を有している．骨吸収を促進し，コラーゲン合成を抑制し，マトリックスメタロプロテアーゼ活性やプロスタグランジン合成を高める作用がある[48,90]．IL-1には，IL-1αとIL-1βの2型が存在する．IL-1アンタゴニスト（IL-1ra）は，IL-1受容体に競合的に結合することによりIL-1の活性を阻害する．ヒトでは，IL-1α，IL-1β，とIL-1ra

の遺伝子は，第2染色体の長腕に集まって存在している[65]．この領域にいくつかの多型性が同定されてはいるが，そのすべてがIL-1活性の違いに相関があるわけではない．翻訳領域の一塩基置換によるある異型体では，IL-1β産生が4倍増加することが報告されている[35]．IL-1の作用の大きさは，組織破壊の度合いに関連性があるかもしれないので，IL-1機能に影響するIL-1遺伝子領域の多型性は，歯周炎に対する感受性に影響を与える可能性がある[48]．

あるIL-1β対立遺伝子が広汎型早期発症型歯周疾患と連鎖不平衡にあることが報告されており（2q13）[21]，少なくとも1つの疾患遺伝子が，このIL-1βの多型そのものか，あるいはきわめて近接して存在していることが示唆されている．この研究では連鎖不平衡は，伝達不平衡検定によって検出されている．この検定は，マーカー対立遺伝子がヘテロ接合体の両親から患児へ伝えられた数に対して，伝播されなかった数を対比させ検定するものである．連鎖していないマーカー遺伝子が，子どもに伝達される確率は50％である．しかし，マーカー遺伝子と疾患遺伝子が連鎖不平衡にある場合は，マーカー遺伝子は50％以上で伝達される．この報告では核家族の数が少なく，また同一集団における同胞対解析（sibling pair analyses）は，この遺伝子領域に対して連鎖があったとしてもきわめてわずかであることを示している[21]．JPは，白人よりも黒人でハイリスクであるが，このハイリスクIL-1β対立遺伝子は黒人ではあまりにも一般的すぎるので，JPに関する診断的価値はないかもしれない[97]．

成人における歯周炎

臨床家は長い間，歯周炎に対する感受性が人種間，民族間で異なるのではないかと感じていた．アメリカでは，黒人は白人よりもより重篤な歯周疾患に罹患している[7,68]．また，スリランカ，南太平洋諸島では，類似した環境を有する他の集団よりも歯周疾患に陥りやすい傾向がある[4]．これらの違いは，明らかにされていない環境的要因によるかもしれないが，遺伝的な違いの結果である可能性も否定できない．

歯周炎と歯肉炎の程度は，家系内で相関がある[6,94]．この類似性の基盤，すなわち環境的因子あるいは遺伝子が共有されているか否かは，いくつかの大規模な家系分析において研究されている．当初は，日本とハワイの児童を対象とした研究によって，歯肉炎は劣性遺伝子によるものであることが示唆された[84]．しかし後になって，ハワイのさまざまな人種集団の歯周炎について，遺伝的，環境的なばらつきを評価するために家系内（兄弟，姉妹，両親-子ども）相関が使われた．その結果，家系内の類似性は共有した遺伝子ではなく，文化的な継承や共通した家庭環境によるものであることが結論づけられた[15,74]．Beatyらは，主として黒人の被験者から同様の結果を得ている[6]．歯周疾患の臨床的な程度に関する相関は，父親-子ども間よりも母親-子ども間で大きかった．この研究では同胞相関は一般的に低く，家族性相関（すなわち遺伝的な影響）が存在しないという仮説は否定されなかった．

成人性歯周炎の双生児研究

1940年に，早くもNovakは，歯周組織の状態が一卵性双生児でしばしば類似していることを認めている[66]．ミネソタ州，バージニア州で独自に行われた双生児研究では，成人性歯周炎に関して有意な遺伝的要素が存在することが結論として示されている[58,59,61,62]．この研究の双生児の例を，カラー図10-3, 10-4に示してある．歯肉炎，プロービング深さ，付着の喪失量に関するこの集団の母子分散の38〜82％の間が，おそらく遺伝的分散によるものであろう．またこれらの双生児におけるX線写真での歯槽骨梁の高さについて，有意な遺伝的影響が認められた．さらに，生後離れた環境で育てられた一卵性双生児では，生後そのまま同じ環境で育てられた双生児と同様に類似した所見を呈していた．このことは，家庭環境が，歯周疾患の臨床的な程度にはなんら有意な影響を与えないことを示している．とくに，違う家族から口腔衛生習慣を学び，そして病原性細菌を得たであろうと思われるのに，このような知見が示されたことは意外であった．

双生児研究の有用性にもかかわらず，正確に遺伝率を推定するにはきわめて多くのサンプル数を必要とする．たとえば，前出の研究における付着の喪失量に関する遺伝率は，48％であると推定できる[58]．この推定値の90％信頼区間は，きわめて大きく21〜71％の範囲であった．

数千人の双生児の成人に対するアンケート調査は，歯周炎に対して遺伝的要素が存在するというさらなる証拠を提示した[19]．疾患の合致率は，二卵性双生児（8％）に比べて一卵性双生児（23％）で有意に高かった．ただし，双生児が自分の歯周疾患に気づいていなかったなど，その評価方法に疑問は残るが，ここで得られた知見は，最近行われた同一集団における臨床研究で確認された[60]．広汎かつ重篤な歯周疾患の遺伝率は約50％であり，以前の評価と一致していた．歯周炎に関する遺伝的要因は，喫煙，歯科医療の利用，口腔衛生の習慣などの行動様式には関連性がなかった．これは，ヒトの行動様式に関係する遺伝子ではなく，生物学的な仕組みを制御している遺伝子が疾患について遺伝的な影響を与えていることを意味している．

双生児研究は，宿主の遺伝子が口腔微生物叢の構成に影響を与えるか否かを検討するためにも使われている．口腔細菌は家系内に伝播してゆく[3]．このことは，歯周炎がなぜ家系に集積するのかを部分的に説明できるひとつの根拠である．口腔内への細菌の侵入はひとつの環境的な事象であるが，宿主への長期にわたる定着は，宿主の遺伝的要因，環境的要因の両者によって決定される可能性がある．思春

表 10-3

歯周疾患におけるHLA抗原とその対立遺伝子：相関研究の要約

疾患	年齢	人種/民族	症例数	対照数	疾患との関連	備考	文献
JPとnon-JP EOP	13～30	白人	JP：19名 non-JP：28名	41名[1] 267名[2]	non-JPでA2, A5 ↓	JPでA2↓の傾向． ANUGとの関連性はない．	42,91
RPP	23～39 （平均31）	白人	44名	2,041名[2]	A9（A24）↑	患者は過去にJPなし． 有意のB15, DR抗原↑はない． しかしDR5↑の傾向あり．	45
JPとnon-JP EOP	13～30	白人	JP：33名 non-JP：41名	53名	non-JPでA2↓	JPに関して類似した傾向． A9, A28, Bw15に違いはない． ABO式血液型についても検査．	43
JP	11～29 （最頻値21）	白人	39名	1,967名[2]	A9, A28, Bw15↑	APとの有意な相関はない． JPにおいてA2↓の傾向．	76
JP	≦25	白人と黒人	30名	341名	黒人でBw15↑ （クラスⅠのみ）	白人でB12↑の傾向．少ない被験者数． 8家系でHLA抗原との連鎖の知見はない．	20
EOP	平均26.5	日本人	24名	47名	なし （クラスⅡのみ）	DRB1↑の傾向あり．DR1401, DR1501なし． DQB1, DQB0503, DQB0602なし． DRとの相関はDQとの連鎖不平衡による．	67
JP	15～25	カリブ海諸国黒人	38名	42名	A1, B22, A28, DR7↑ A68(28), B5, DR2↓	多重比較の補正後，有意差は残らなかった．	64
RPP	21～35	アシュケナジ[†]と非アシュケナジユダヤ人	10名	120名	DR4↑	被験者数が少ない． 未補正P値．	44
JP	思春期～35	非アシュケナジユダヤ人	26名	113名[2]	A9, B15↑	GJPに関連性あり，LJPにはない． DR抗原には関連性はない．	87
RPP	20～35	6つの民族地域集団	12名	55名	DRB1↑, 0401×, 0404×, 0405×, 0408×	EOPの被験者が少ない． すべての患者（n=48），あるいは，DRアレルに有意な相関はない．	9
LJPとRPP	LJP：思春期～24 RPP：思春期～35	トルコ市民	LJP：30名 RPP：30名	3,731名[2]	A9（A24），DR4↑	両患者群でDR4↑．	24
EOP+AP（？）	25～40 平均33.0	特定なし	49名	70名[1] 600名[2]	A9↑，A10↓	患者群でA9↑（抵抗性グループとの比較）． 抵抗性グループでA10↓（非診断群との比較）．	2
EOPとAP	平均34.9	日本人	55名	26名	なし （クラスⅡのみ）	患者群の1つのサブグループでDQB1遺伝子の異型制限酵素部位が存在した．	89
G-EOP	報告なし	ヨーロッパ白人	90名	88名	なし （DQB1遺伝子のみ）	制限酵素部位との関連性について検討． （文献90に記載）	41
特定なし	平均35.9	白人	30名[3]	30名[3]	DR4, DR53, DQ3↑ （クラスⅡのみ）	歯周炎と糖尿病との関連性がD抗原によって媒介されている可能性がある．	1,22
EOPとAP	20～49	特定なし	50名	257名[2]	A9, B44(12), Bw35, Cw4↑	Cw4とBw35は強い連鎖不平衡にある（配偶子相関）．	55
AP	40～73 平均49.9	白人，黒人	25名	25名[1] 22,000名[2]	A28, B5↓	診断されていない対照と比較すると，白人において有意にA28↓，黒人においてB5↓．	29

[1] 抵抗性グループ．[2] 集団に基づいた対照群．疾患の状態は判定されていない．[3] 15名の患者はインスリン依存型糖尿病をもっている．
EOP：早期発症型歯周炎，JP：若年性歯周炎，GJP：広汎型若年性歯周炎，LJP：限局型若年性歯周炎，RPP：急速進行性歯周炎，AP：成人性歯周炎，G-EOP：広汎型早期発症型歯周炎，ANUG：急性壊死性潰瘍性歯肉炎
[†] アシュケナジユダヤ人，東欧またはロシア系ユダヤ人

期の双生児では，血縁関係のないペアに比べて口腔微生物叢に類似性があることが明らかにされている[63]．しかしながら，成人の双子では宿主の遺伝子も初期の家庭環境も，歯肉縁下プラークの歯周病原性細菌の存在に有意に影響を与えていないようである[61]．これらの知見を総合すると，宿主遺伝子は口腔細菌の初期の定着に影響する可能性はあるが，この影響は成人まで存続しないことを示唆している．

成人性歯周炎の相関研究

EOPの候補遺伝子と考えられている遺伝子の多くのものは，成人性歯周炎（AP）の研究にとっても有用である．APとHLA抗原との関連性が，ケースコントロール研究を用いて調べられている．しかし，これらの研究結果には，統一性が得られていない（表10-3参照）．1つの研究では，HLA-B5抗原がAPに抵抗性のある成人に優勢であることが示されていた[29]．

Kornmanらは，"複合"IL-1遺伝子型（composite IL-1 genotype）が，北部ヨーロッパの成人における重度歯周炎の発症と関連性があることを報告した[47]．"複合"IL-1遺伝子型は，IL-1α，IL-1βの遺伝子座でより頻度の少ない対立遺伝子を少なくとも1コピー含んでいる遺伝子型のことである．この複合遺伝子型をもつ非喫煙者は，重度（軽度ではなく）の歯周疾患を有する可能性が6.8倍増加した．一方，喫煙者における相関は認められなった．これは，環境因子のあるものは強力なリスクファクターなので，この環境因子が疾患に対し遺伝的に影響を及ぼしている感受性あるいは抵抗性を打ち消しているいるという仮説を支持している．これに対して，Goreらは，"複合"IL-1遺伝子型ではなく，より頻度の低いIL-1β対立遺伝子が，進行性成人性歯周炎をもつ患者に優勢であることを見いだした[27]．これらのIL-1α，IL-1β領域は連鎖不平衡にあり，このことはIL-1α対立遺伝子の役割がIL-1β対立遺伝子との関連性よるものであり，疾患との関連によるものではないことを意味している．EOPに関するリスクも，IL-1α対立遺伝子よりもIL-1β対立遺伝子によってより多く付与されているという類似した知見が得られている[21]．

Galbraithらは，APとTNFαの多型性との間に相関がないことを報告したが[26]，ある遺伝子型は進行した歯周疾患をもつ患者の口腔内の好中球によるTNFα産生の増加と関連性があった．同様に，Engebretsonらは，複合IL-1遺伝子型をもつ歯周炎患者の歯肉溝液中のIL-1量に違いがあることを報告した[23]．これらのTNFα，IL-1の変異体は，機能的多型の例である．すなわち，最終産物であるタンパクの構造（すなわち機能），あるいは産生に影響を与える翻訳領域の塩基配列の変異である．このような機能的な多型の同定，とくに免疫応答を調節している遺伝子の多型性の同定は，歯周疾患の宿主感受性を決定する対立遺伝子の発見を容易にするはずである．

歯周治療にわずかにしか反応を示さない患者は，難治性歯周炎（refractory periodontitis）に罹患しているといわれている．だがEOPもAPも治療に抵抗性を示す場合がある．難治性歯周炎患者由来の好中球は，通常ある種の機能的な欠損を有している[53,69]．Kobayashiらは，日本人の集団で好中球の免疫グロブリン受容体（FcγR）の多型性とAPとの間の相関を検定した[46]．これらの多型性は，IgGイソタイプの受容体をコードしている遺伝子内に存在し，好中球がオプソニン化された抗原をどれくらい効率よく貪食できるかに関係がある．FcγRの遺伝子型の頻度は，AP患者と健康な対照との間で違いはなかった．しかし，1つの対立遺伝子（FcγRⅢb-NA2）は，疾患の再発を経験した患者においてより多く認められた．ほかの研究では，このFcγR遺伝子型と難治性歯周疾患との間の相関は認められていない[18]．

遺伝学研究の臨床的意義

歯周疾患の原因ならびに，発症，進展，結末における宿主遺伝子の役割が理解され始めている．歯周疾患の進行する可能性のもっとも高い患者の同定や，再発性の歯周疾患にかかる可能性のある患者の同定，あるいは歯周疾患の結果，歯の喪失を招く可能性の高い患者の同定において遺伝学的検査の有用性が証明されるかもしれない．しかしながら，検査手段の有効性は，幅広い集団で評価されなければならない．歯周疾患の複雑な病因を考えたとき，遺伝学的な検査は一部の患者，あるいは一部の集団でのみ有効である可能性がある．癌などの複雑な疾患についてリスクを割り出すための遺伝学的検査は，ますます普及してきている．このような検査が利用できることに伴って，遺伝学的検査に従事する者は，どのような遺伝学的検査が可能であり，結果について何が期待でき，そして検査の前と後に被験者にどんな助言と支援ができるかなど，公衆の要求に対して十分に説明する責任がある[71]．

特定の遺伝的リスクファクターの知識を得ることで，臨床家は疾患に非常に高い感受性をもつ患者に対して，環境因子を基礎とした予防と治療の方向づけをすることが可能になるであろう．たとえば，病原性微生物の口腔内への定着を防ぐための早期の積極的な試みは，歯周疾患に対して感受性の高い個人の疾患予防に効果を発揮するかもしれない．しかし現在，感受性をもつ患者に対する特異的な予防法ならびに治療方法の有効性は，まだ確立されていない．

遺伝的な情報もまた，治療成績の予測に有効であるかもしれない．歯周疾患の患者管理に関する後ろ向きコホート研究では，患者の予後はIL-1の遺伝子型に一部依存する可能性が示されている[56]．この研究で，前述の複合IL-1遺伝子型は，患者の歯の喪失を2.7倍増加させることを示している．また，遺伝子型が陽性で重度の喫煙が組み合わさった場合，歯の喪失は8倍近く増加した．他の知られているリスクファクターの影響を考慮するために前向きコ

ホート研究が必要ではあるが，上記の研究は患者のIL-1遺伝子型が将来の疾患の予測にとって重要な要素のひとつである可能性を示している．

歯周炎に関する遺伝的リスクファクターの同定は，有力な環境的リスクファクターを認識しその管理を行うことの重要性を決して軽んじるものではない．たとえば喫煙は，APにおける重要なリスクファクターのひとつである．この喫煙によるリスクは，疾患に対する遺伝的な感受性，あるいは抵抗性より優位に立っているようである[47]．タバコを吸っている患者に対する予防戦略は，喫煙という圧倒的な環境的因子に対応しなければならない．また，あるリスク対立遺伝子の有害な影響に直接対処できる，新しい治療方法を開発できる可能性もある．ひとつの例としては，細菌性抗原に対して過度に反応するよう遺伝的にプログラムされている患者には，精選された抗炎症薬の使用が考えられる．

歯周病学における遺伝学研究の将来

現在のところ，歯周炎に関するリスク遺伝子の探索は，いくつかの候補遺伝子領域に焦点を絞らなければならない．ゲノム全体にわたるリスク遺伝子の探索は，現在，タイピングに利用できる遺伝子マーカーの数が限られているので実現可能ではない．一塩基多型は，疾患対立遺伝子の探索において重要な情報源である可能性がある．一塩基多型は，ゲノム全体にわたって高い頻度(1,000塩基程度)で起こる単一塩基対の置換である．一塩基多型は，タンパクのアミノ酸配列にはほとんど変化がないか，あるいはエクソン中にはわずかにしか存在しない．しかし，疫学的観点からみると，一塩基多型は集団における変異を表わしているため有用である．現在，数万あるいは数十万のマーカーが，もっとも一般的かつ複雑な疾患について関連性を検出するために必要であると考えられている[49]．しかし，ヒトゲノムプロジェクトのめざましい進行によって，疾患に中程度のリスクしか付与していない対立遺伝子までも，それらすべてを同定することが間もなく実現可能になってくるであろう．今日でさえ，高血圧の候補遺伝子と考えられている75の遺伝子のなかに800以上の一塩基多型が同定されている[31]．歯周疾患については，おそらく同じくらいの数の候補となる一塩基多型が存在し，とくにその遺伝子産物が細胞性免疫応答ならびに体液性免疫応答を制御する遺伝子のなかに存在するであろう[35]．

現在までのところ，ある特定の歯周疾患と一貫して関連性を示している対立遺伝子はほとんどなく，また研究された患者の数も比較的少ない．したがって，1つの対立遺伝子，あるいは遺伝子型に関連したリスクは正確には評価されていない．研究に利用できる候補遺伝子の数が増加するにつれて現われる多数の疑陽性の発見は，研究者が多くの間違った情報を追跡する可能性を秘めている．歯周疾患と遺伝子との関連性は，複数の研究によって追認されなければならず，その遺伝子は，歯周疾患と生物学的に意味ある関連性をもっているはずである．

歯周炎は明らかに多因子性疾患であり，研究者は重要な環境的因子と遺伝的因子の役割を同時に検討する研究計画を立てる必要がある．ヒトゲノムの遺伝子数と口腔内に存在する細菌の膨大な数を考えたとき，遺伝子と環境は，歯周疾患のリスクを変える，重要で，しかもいまだ明らかにされていない様態で互いに影響し合っている可能性がある．もっとも重要なことは，特異的な遺伝的リスクファクターを同定することは，学問的には注目を集めるかもしれないが，このことが疾患の予防あるいは治療の改善に貢献しなければ，ほとんど意味がないということである．

注釈

※1) 遺伝的浸透率：優性遺伝子をもっている個人のうち，優性形質を発現している個体の割合を浸透率で表わす．浸透率100％は完全浸透とよび，優性遺伝子をもつ個体はすべて形質発現を現わす．一方，浸透率50％の場合，優性遺伝子をもっていても50％の確率でしかその表現型は現われない．

※2) センチモルガン：2つの遺伝子座で1％の組み換え率を示すものを，遺伝子地図上で1cMの距離として定義している．

参考文献

1. Alley CS, Reinhardt RA, Maze CA, et al: HLA-D and T lymphocyte reactivity to specific periodontal pathogens in type 1 diabetic periodontitis. J Periodontol 1993; 64:974.
2. Amer A, Singh G, Darke C, et al: Association between HLA antigens and periodontal disease. Tissue Antigens 1988; 31:53.
3. Asikainen S, Chen C, Alaluusua S, et al: Can one acquire periodontal bacteria and periodontitis from a family member? J Am Dent Assoc 1997; 128:1263.
4. Baelum V, Chen X, Manji F, et al: Profiles of destructive periodontal disease in different populations. J Periodontol Res 1996; 31:17.
5. Beaty TH, Boughman JA, Yang P, et al: Genetic analysis of juvenile periodontitis in families ascertained through an affected proband. Am J Hum Genet 1987; 40:443.
6. Beaty TH, Colyer CR, Chang YC, et al: Familial aggregation of periodontal indices. J Dent Res 1993; 72:544.
7. Beck JD, Koch GG, Rozier RG, et al: Prevalence and risk indicators for periodontal attachment loss in a population of older community dwelling blacks and whites. J Periodontol 1990; 61:521.
8. Benjamin SD, Baer PN: Familial patterns of advanced alveolar bone loss in adolescence (periodontosis). Periodontics 1967; 5:82.
9. Bonfil JJ, Dillier FL, Mercier P, et al: A "case control" study on the role of HLA DR4 in severe periodontitis rapidly progressive periodontitis. Identification of types and subtypes using molecular biology (PCR.SSO). J Clin Periodontol 1999; 26:77.
10. Boughman JA, Beaty TH, Yang P, et al: Problems of genetic model testing in early onset periodontitis. J Periodontol 1988; 59:332.

11. Boughman JA, Halloran SL, Roulston D, et al: An autosomal-dominant form of juvenile periodontitis: its localization to chromosome 4 and linkage to dentinogenesis imperfecta and Gc. J Craniofac Genet Dev Biol 1986; 6:341.
12. Butler JH: A familial pattern of juvenile periodontitis (periodontosis). J Periodontol 1969; 40:115.
13. Cantor RM, Rotter JI: Analysis of genetic data: Methods and interpretation. In: King RA, Rotter JI, Motulsky AG (eds): The Genetic Basis of Common Diseases. Oxford University Press, New York, 1992.
14. Chapple IL: Hypophosphatasia: dental aspects and mode of inheritance. J Clin Periodontol 1993; 20:615.
15. Chung CS, Kau MCW, Chung SSC, et al: A genetic and epidemiologic study of periodontal disease in Hawaii. II. Genetic and environmental influence. Am J Hum Genet 1977; 29:76.
16. Chung CS, Runck DW, Niswander JD, et al: Genetic and epidemiologic studies of oral characteristics in Hawaii's school children: I. Caries and periodontal disease. J Dent Res 1970; 49:1374.
18. Colombo AP, Eftimiadi C, Haffajee AD, et al: Serum IgG2 level, Gm(23) allotype and Fc gammaRIIa and Fc gamma RI-IIb receptors in refractory periodontal disease. J Clin Periodontol 1998; 25:465.
19. Corey LA, Nance WE, Hofstede P, et al: Self-reported periodontal disease in a Virginia twin population. J Periodontol 1993; 64:1205.
20. Cullinan MP, Sachs J, Wolf E, et al: The distribution of HLA-A and -B antigens in patients and their families with periodontosis. J Periodontal Res 1980; 15:177.
21. Diehl SR, Wang YF, Brooks CN, et al: Linkage disequilibrium of interleukin-1 genetic polymorphisms with early onset periodontitis. J Periodontol 1999; 70:418.
22. Dyer JK, Peck MA, Reinhardt RA, et al: HLA-D types and serum IgG responses to Capnocytophaga in diabetes and periodontitis. J Dent Res 1997; 76:1825.
23. Engebretson SP, Lamster IB, Herra-Abreu M, et al: The influence of interleukin polymorphisms on expression of interleukin-1 and tumor necrosis factor-a in periodontal tissue and gingival crevicular fluid. J Periodontol 1999; 70:567.
24. Firatli E, Kantarci A, Cebeci I, et al: Association between HLA antigens and early onset periodontitis. J Clin Periodontol 1996; 23:563.
25. Fischer J, Blanchet-Bardon C, Prud'homme J-F, et al: Mapping of Papillon-Lefévre syndrome to the chromosome 11q14 region. Europ J Hum Genet 1997; 5:156.
26. Galbraith GM, Steed RB, Sanders JJ, et al: Tumor necrosis factor alpha production by oral leukocytes: Influence of tumor necrosis factor genotype. J Periodontol 1998; 69:428.
27. Gore EA, Sanders JJ, Pandey JP, et al: Interleukin-1 beta+ 3953 allele 2: association with disease status in adult periodontitis. J Clin Periodontol 1998; 25:781.
28. Gorlin RJ, Sedano H, Anderson VF: The syndrome of palmar-plantar hyperkeratosis and premature periodontal destruction of the teeth. J Pediatr 1964; 65:985.
29. Goteiner D, Goldman MJ: Human lymphocyte antigen haplotype and resistance to periodontitis. J Periodontol 1984; 55:155.
30. Gwinn MR, Sharma A, De Nardin E: Single nucleotide polymorphisms of the N-formyl peptide receptor in localized juvenile periodontitis. J Periodontol 1999; 70:1194.
31. Halushka MK, Fan JB, Bentley K, et al: Patterns of single-nucleotide polymorphisms in candidate genes for blood-pressure homeostasis. Nat Genet 1999; 22:239.
32. Hart PS, Zhang Y, Firatli E, et al: Identification of cathepsin C mutations in ethnically diverse Papillon-Lefévre syndrome patients. J Med Genet 2000; 37:927.
33. Hart TC, Hart PS, Bowden DW, et al: Mutations of the cathepsin C gene are responsible for Papillon-Lefévre syndrome. J Med Genet 1999; 36:881.
34. Hart TC, Hart PS, Michalec MD, et al: Localisation of a gene for prepubertal periodontitis to chromosome 11q14 and identification of a cathepsin C gene mutation. J Med Genet 2000; 37:95.
35. Hart TC, Kornman KS: Genetic factors in the pathogenesis of periodontitis. Periodontol 2000 1997; 14:202.
36. Hart TC, Marazita ML, McCanna KM, et al: Reevaluation of the chromosome 4q candidate region for early onset periodontitis. Hum Genet 1993; 91:416.
37. Hart TC, Marazita ML, Schenkein HA, et al: No female preponderance in juvenile periodontitis after correction for ascertainment bias. J Periodontol 1991; 62:745.
38. Hart TC, Stabholz A, Meyle J, et al: Genetic studies of syndromes with severe periodontitis and palmoplantar hyperkeratosis. J Periodontal Res 1997; 32(1 Pt 2):81.
39. Hart TC: Genetic considerations of risk in human periodontal disease. Current Opinions Periodontol 1994; 3.
40. Hennig BJ, Parkhill JM, Chapple IL, et al: Association of a vitamin D receptor gene polymorphism with localized early onset periodontal diseases. J Periodontol 1999; 70:1032.
41. Hodge PJ, Riggio MP, Kinane DF: No association with HLA-DQB1 in European Caucasians with early onset periodontitis. Tissue Antigens 1999; 54(2):205.
42. Kaslick RS, West TL, Chasens AI, et al: Association between HL-A2 antigen and various periodontal diseases in young adults. J Dent Res 1975; 54:424.
43. Kaslick RS, West TL, Chasens AI: Association between ABO blood groups, HL-A antigens and periodontal diseases in young adults: a follow-up study. J Periodontol 1980; 51:339.
44. Katz J, Goultschin J, Benoliel R, et al: Human leukocyte antigen (HLA) DR4. Positive association with rapidly progressing periodontitis. J Periodontol 1987; 58:607.
45. Klouda PT, Porter SR, Scully C, et al: Association between HLA-A9 and rapidly progressive periodontitis. Tissue Antigens 1986; 28:146.
46. Kobayashi T, Westerdaal NA, Miyazaki A, et al: Relevance of immunoglobulin G Fc receptor polymorphism to recurrence of adult periodontitis in Japanese patients. Infect Immun 1997; 65:3556.
47. Kornman KS, Crane A, Wang HY, et al: The interleukin-1 genotype as a severity factor in adult periodontal disease. J Clin Periodontol 1997; 24:72.
48. Kornman KS, di Giovine FS: Genetic variations in cytokine expression: a risk factor for severity of adult periodontitis. Ann Periodontol 1998; 3:327.
49. Kruglyak L: Prospects for whole-genome linkage disequilibrium mapping of common disease genes. Nat Genet 1999; 22:139.
50. Lewin B: Genes, ed 4. Oxford, Oxford University Press, 1994.
51. Löe H, Anerud A, Boysen H, et al: Natural history of periodontal disease in man. Rapid moderate, and no loss of attachment in Sri Lankan laborers 14 to 46 years of age. J Clin Periodontol 1986; 13:431.
52. Long JC, Nance WE, Waring P, et al: Early onset periodontitis: a comparison and evaluation of two proposed modes of inheritance. Genet Epidemiol 1987; 4:13.
53. MacFarlane GD, Herzberg MC, Wolff LF, et al: Refractory periodontitis associated with abnormal polymorphonuclear leukocyte phagocytosis and cigarette smoking. J Periodontol 1992; 63:908.
54. Marazita ML, Burmeister JA, Gunsolley JC, et al: Evidence for autosomal dominant inheritance and race-specific heterogeneity in early onset periodontitis. J Periodontol 1994; 65:623.

55. Marggraf E, von Keyserlingk-Eberius HJ, Komischke B, et al: Association of histocompatibility antigens (HLA antigens) with deep periodontopathies [in German]. Dtsch Zahnarztl Z 1983; 38:585.
56. McGuire MK, Nunn ME: Prognosis versus actual outcome. IV. The effectiveness of clinical parameters and IL-1 genotype in accurately predicting prognoses and tooth survival. J Periodontol 1999; 70:49.
57. Melnick M, Shields ED, Bixler D: Periodontosis: a phenotypic and genetic analysis. Oral Surg Oral Med Oral Pathol 1976; 42:32.
58. Michalowicz BS, Aeppli D, Virag JG, et al: Periodontal findings in adult twins. J Periodontol 1991; 62:293.
59. Michalowicz BS, Aeppli DM, Kuba RK, et al: A twin study of genetic variation in proportional radiographic alveolar bone height. J Dent Res 1991; 70:1431.
60. Michalowicz BS, Diehl SR, Gunsolley JC, et al: Evidence of a substantial genetic basis for risk of adult periodontitis. J Periodontol 2000; 71:1699.
61. Michalowicz BS, Wolff LF, Klump, D, et al: Periodontal bacteria in adult twins. J Periodontol 1999; 70:263.
62. Michalowicz BS: Genetic and heritable risk factors in periodontal disease. J Periodontol 1994; 65(5 Suppl):479.
63. Moore WE, Burmeister JA, Brooks CN, et al: Investigation of the influences of puberty, genetics, and environment on the composition of subgingival periodontal floras. Infect Immun 1993; 61:2891.
64. Moses JH, Tsichti H, Donaldson P, et al: HLA and susceptibility to juvenile periodontitis in Afro-Caribbeans. Tissue Antigens 1994; 43:316.
65. Nicklin MJ, Weith A, Duff GW: A physical map of the region encompassing the human interleukin-1 alpha, interleukin-1 beta, and interleukin-1 receptor antagonist genes. Genomics 1994; 19:382.
66. Noack B: Die Parodontoseätiologie im Lichte der Vererbung. Untersuchungen an erbverschiedenen und erbgleichen Zwillingspaaren. Osterr Zschr Stomat 1940; 38:267, 369, 395.
67. Ohyama H, Takashiba S, Oyaizu K, et al: HLA Class II genotypes associated with early onset periodontitis: DQB1 molecule primarily confers susceptibility to the disease. J Periodontol 1996; 67:888.
68. Oliver RC, Brown LJ, Löe H: Variations in the prevalence and extent of periodontitis. J Amer Dent Assoc 1991; 122:43.
69. Oshrain IB, Telsey B, Mandel ID: Neutrophil chemotaxis in refractory cases of periodontitis. J Clin Periodontol 1987; 14:52.
70. Pihlstrom BL, Michalowicz BS: Genetic risk for periodontal diseases: A clinical perspective. Journal De Paradontologie & D'Implantologie Orale 1998; 17:123.
71. Ponder BA: Costs, benefits and limitations of genetic testing for cancer risk. Br J Cancer 1999; 80 Suppl 1:46.
72. Potter RH: Guest Editorial. Etiology of periodontitis: the heterogeneity paradigm. J Periodontol 1989; 60:593.
73. Preus HR: Treatment of rapidly destructive periodontitis in Papillon-Lefevre syndrome. Laboratory and clinical observations. J Clin Periodontol 1988; 15:639.
74. Rao DC, Chung CS, Morton NE: Genetic and environmental determinants of periodontal disease. Am J Med Genet 1979; 4:39.
75. Rao NV, Rao GV, Hoidal JR: Human dipeptidyl-peptidase I: Gene characterization, localization, and expression. J Biol Chem 1997; 272:10260.
76. Reinholdt J, Bay I, Svejgaard A: Association between HLA-antigens and periodontal disease. J Dent Res 1977; 56:1261.
77. Root AW: Recent advances in the genetics of disorders of calcium homeostasis. Adv Pediatr 1996; 43:77.
78. Rotter JR, Vadheim CM, Rimoin DL: Diabetes mellitus. In: King RA, Rotter JI, Motulsky AG (eds): The Genetic Basis of Common Diseases. New York, Oxford University Press, 1992.
79. Saxen L, Koskimies S: Juvenile periodontitis—no linkage with HLA-antigens. J Periodontal Res 1984; 19:441
80. Saxen L, Nevanlinna HR: Autosomal recessive inheritance of juvenile periodontitis: test of a hypothesis. Clin Genet 1984; 25:332.
81. Saxen L: Heredity of juvenile periodontitis. J Clin Periodontol 1980; 7:276.
82. Schenkein HA: Genetics of early onset periodontal diseases. In: Genco R, et al (eds): Molecular Pathogenesis of Periodontal Disease. Washington, D.C., American Society for Microbiology, 1994.
83. Schenkein HA: Inheritance as a determinant of susceptibility for periodontitis. J Dent Educ 1998; 62:840.
84. Schull WJ, Neel JV: Effects of Inbreeding on Japanese Children. New York, Harper and Row, 1965.
85. Shapira L, Eizenburg S, Sela MN, et al: HLA A9 and B15 are associated with generalized form, but not the localized form, of early onset periodontal diseases. J Periodontol 1994; 65:219.
86. Shapira L, Smidt A, Van Dyke TE, et al: Sequential manifestation of different forms of early onset periodontitis. A case report. J Periodontol 1994; 65:631.
87. Sofaer JA: Genetic approaches in the study of periodontal diseases. J Clin Periodontol 1990; 17:401.
88. Spektor MD, Vandesteen GE, Page RC: Clinical studies of one family manifesting rapidly progressive, juvenile and prepubertal periodontitis. J Periodontol 1985; 56:93.
89. Takashiba S, Noji S, Nishimura F, et al: Unique intronic variations of HLA-DQ beta gene in early onset periodontitis. J Periodontol 1994; 65:379.
90. Tatakis DN: Interleukin-1 and bone metabolism: a review. J Periodontol 1993; 64(5 Suppl):416.
91. Terasaki PI, Kaslick RS, West TL, et al: Low HL-A2 frequency and periodontitis. Tissue Antigens 1975; 5:286.
92. Thomson G: HLA disease associations: models for the study of complex human genetic disorders. Crit Rev Clin Lab Sci 1995; 32:183.
93. Toomes C, James J, Wood AJ, et al: Loss-of-function mutations in the cathepsin C gene result in periodontal disease and palmoplantar keratosis. Nat Genet 1999; 23:421.
94. van der Velden U, Abbas F, Armand S, et al: The effect of sibling relationship on the periodontal condition. J Clin Periodontol 1993; 20:683.
95. Venter JC, Adams MD, Myers EW, et al: The sequence of the human genome. Science 2001; 291:1304.
96. Waldrop TC, Anderson DC, Hallmon WW, et al: Periodontal manifestations of the heritable Mac-1, LFA-1, deficiency syndrome. Clinical, histopathologic and molecular characteristics. J Periodontol 1987; 58:400.
97. Walker SJ, Van Dyke TE, Rich S, et al: Genetic polymorphisms of the IL-1alpha and IL-1beta genes in African-American LJP patients and an African-American control population. J Periodontol 2000; 71:723.
98. Wang S, Sun C, Gillanders E, et al: Evidence for susceptibility genes for early onset periodontitis. J Dent Res 1997; 76:151 (Abstract).
99. Wilson ME, Kalmar JR: Fc-gamma-RIIA (CD32)—a potential marker defining host susceptibility to localized juvenile periodontitis. J Periodontol 1996; 67:323.

歯石の歯周疾患に及ぼす影響と歯周疾患の発症・進行に影響を与えるその他の因子

James E. Hinrichs

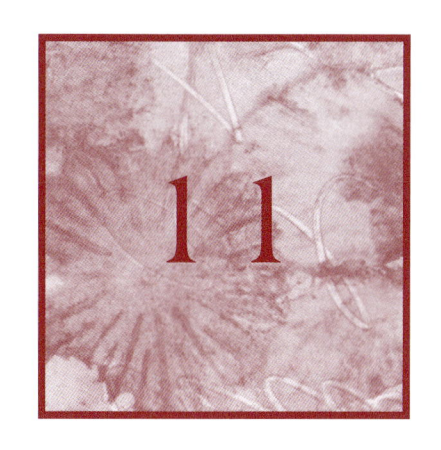

CHAPTER 11

本章の概要

歯石
- 歯肉縁上歯石と歯肉縁下歯石
- 歯石沈着率とその動態
- 歯石の構成成分
- 歯石の歯面への接着機構
- 歯石形成機序
- 歯周疾患との関連性
- マテリアアルバ，食渣，ならびに外来性沈着物

歯周疾患の発症・進行に影響を与えるその他の因子
- 歯科医原性因子
- 不正咬合とその原因が歯周疾患に及ぼす影響について
- 矯正治療に伴う歯周疾患の合併症
- 埋伏第三大臼歯の抜歯
- 歯周疾患に影響を及ぼす機械的刺激と化学的刺激
- 喫煙
- 放射線治療

歯肉の炎症の主な原因は，細菌性のプラークである（Chapter 6, 8 参照）．さらに，プラークとあいまって，歯周疾患の成立と進行に影響を与える因子が知られている．その因子は，歯石，不良修復物・補綴物，矯正治療に伴う合併症，機械的刺激，化学的刺激，ならびに喫煙などである．本章ではこれらの因子について説明する．

歯石

歯石は，プラークが石灰化したものである．また，天然歯のみならず，補綴処置を行った歯にも形成される．一般的に，歯石は歯肉縁との位置関係に応じて，歯肉縁上歯石と歯肉縁下歯石に分類されている．

歯肉縁上歯石と歯肉縁下歯石

歯肉縁上歯石（supragingival calculus）は歯肉縁から歯冠部に存在している．そのため，直視することが可能である．

歯石は，通常，白もしくは淡い黄色であるが，タバコや食物の色素などの影響により着色していることもある．また，硬さについては，粘土様の硬さである．したがって，歯面から容易に除去できるが，部位によっては再形成されることもある．歯石は，一歯，または数歯に限局する場合もあるが，口腔内全体に発生することもある．

歯肉縁上歯石の好発部位は，上顎大臼歯部頬側面（図11-1，カラー図11-1, 11-2）と下顎切歯舌側面の2か所である[50]．歯肉縁上歯石の形成には唾液成分が関与している．そのため，唾液腺開口部付近の歯面には，歯石の沈着が起こりやすい．すなわち，耳下腺由来の唾液は上顎大臼歯頬側に位置するStensen管の開口部から分泌され，顎下腺と舌下腺由来の唾液が分泌されるWharton管とBarrholin管の開口部は，下顎切歯舌側面に位置することから，上顎大臼歯部頬側面と下顎切歯舌側面には歯石が沈着しやすいと考えられる．歯石沈着の著しい症例では，歯間乳頭を覆うように

橋状に沈着が認められるもの（図11-2）や，対合歯のない歯の咬合面を覆うように歯石を形成することもある．

歯肉縁下歯石（subgingival calculus）は歯肉縁より下に沈着する．そのため通常は直視できない．ゆえに，歯肉縁下歯石の位置や範囲は，探針などの歯科器具を用いて注意深く触知することにより評価する．Clerehugh[45]らは，WHO（世界保健機関）の#621探針を用いて歯肉縁下歯石の位置と分布を評価した後，その歯を抜去し，歯肉縁下歯石を視覚的に観察した．その結果，探針を用いての評価は，80％以上の正確さであることを報告している．歯肉縁下歯石は一般的に硬くて緻密である．さらに歯面への付着は強固であることが多い．色調は黒褐色もしくは緑がかった黒色をしている（図11-3）．一般的に，歯肉縁下歯石は歯肉縁上歯石とともに認められるが，稀に歯肉縁上歯石を伴わないこともある．顕微鏡を用いた研究では，歯肉縁下歯石の多くは歯周ポケット底付近まで認められるが，接合上皮内にその存在が観察されることはない．

歯肉組織が退縮し，歯肉縁下歯石が直視できるようになった場合は，その縁下歯石は歯肉縁上歯石に分類される（図11-4）．したがって，歯肉縁上歯石には，歯肉縁下歯石由来のものも存在する．このような歯石をプラークとともに除去すると，歯肉の炎症と歯周ポケットの深さが減少し，そのうえ臨床的付着の獲得が認められる（図11-5）．ゆえに，歯石は歯周疾患に影響を与える因子であると考えられている（Chapter 47参照）．

また，歯肉縁上歯石と歯肉縁下歯石は，どちらもX線写真上で認めることができる（Chapter 31参照）．とくに，高度に石灰化した隣接面部の歯石は，不透過像として写る（図11-6）．しかしながら，すべての歯石の検出をX線写真上で行うことはできない[37]．すなわち，歯周ポケットのもっとも根尖側の歯石は，X線写真に不透過像として現われるほど高度に石灰化していない．したがって，X線写真上の歯石の付着部位は歯周ポケットの深さを正確に表わすものではない．

歯石沈着率とその動態

Anerud[6]らは，スリランカの茶園労働者とノルウェー大学の学生における歯周組織の状態を15年間にわたり観察した．この2つのグループに関する歯科予防処置状態には大きな違いが認められ，スリランカの茶園労働者グループは予防処置をまったく受けていなかったが，ノルウェー大学の学生グループは予防処置を受けていた．したがって，スリランカ人グループにおいては，歯が萌出した直後に付着したであろうと思われる歯肉縁上歯石の形成が認められた．そこで，このスリランカ人グループを詳細に調査することにより，歯石沈着の動態を検討した．まず，歯肉縁上歯石を検討した結果，最初に歯石が沈着する部位は，上顎大臼歯頬側面と下顎切歯舌側面であることが明らかとなった．この歯肉縁上歯石の沈着期間には個人差があるが，歯石沈着量が最大に達するのは25～30歳であった．この時期にほとんどの歯に歯肉縁上歯石が沈着し，とくに口蓋側や舌側は頬側と比べその沈着量が多いことが示された．また，歯肉縁上歯石沈着部位は，左右対称であった．興味あることに，45歳までは小臼歯を中心に歯肉縁上歯石が沈着しない歯が若干認められた．さらに，歯肉縁下歯石形成の動態についても，スリランカ人グループを詳細に検討することにより求めた．その結果，最初の歯肉縁下歯石形成は，歯肉縁上歯石の有無に関係なく単独で認められるか，あるいは歯肉縁上歯石がすでに存在している隣接面部に観察されることが多い[6]．その後，30歳までに，すべての歯が特定の規則性なしに歯肉縁下歯石を有するようになっていた．

つぎに，スリランカ人グループとノルウェー大学の学生グループとの比較検討を行った．前述したように，ノルウェー大学の学生らは口腔清掃指導と歯科予防処置を頻繁に受けていたため，この比較検討は歯科先進国での歯石沈

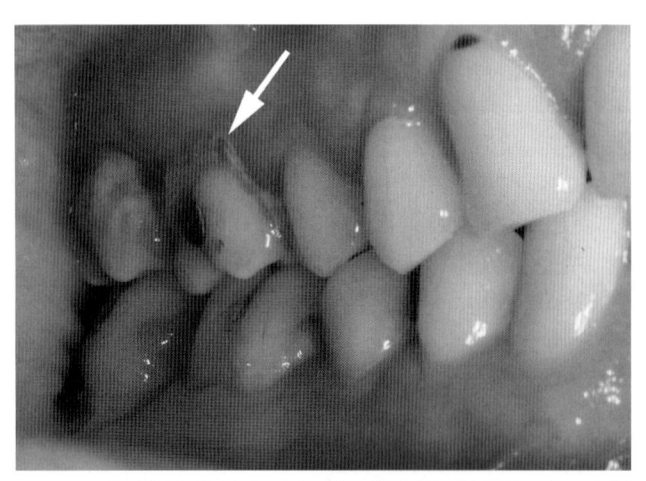

図11-1 歯肉縁上歯石は，耳下腺の開口部の相当部である上顎大臼歯部頬側面に沈着する．

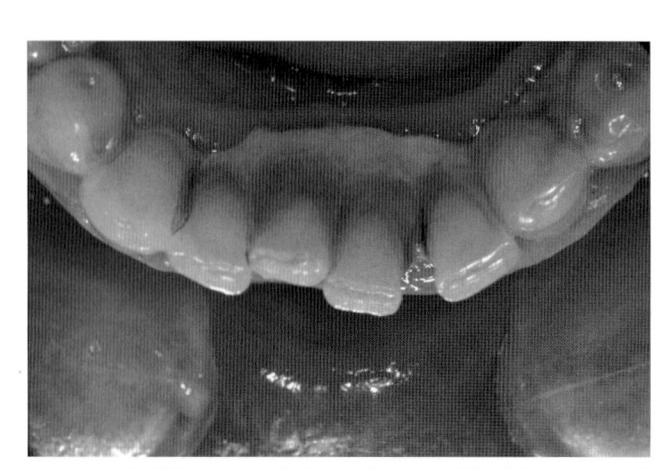

図11-2 広範囲にわたる歯肉縁上歯石が下顎前歯部舌側面に沈着している．

着状況を明らかにできる．まず，彼らは，スリランカ人グループと比較して歯石の沈着が著しく少なかったが，10代の80%が上顎大臼歯頬側面と下顎切歯舌側面にのみ歯肉縁上歯石が形成されていた．このような早期の歯石沈着が認められるにも関わらず，ほかの歯には歯石の形成はみられず，さらに加齢に伴う歯石沈着の増加は観察されなかった[6]．これらの知見から推察すると，上顎大臼歯頬側面と下顎切歯舌側面にのみに認められる微量の歯肉縁上歯石沈着は，歯科治療の有無に関わらず，生理的な許容範囲内のものであるのかもしれない．

また，最近，歯科先進国であるアメリカ合衆国において行われた第3回米国全国健康・栄養調査(National Health and Nutrition Examination Survey；NHANESⅢ)の結果は，この点を支持している可能性が推察される．すなわち，1988〜1994年，アメリカにおいて9,689名の成人を対象に歯石の沈着を検討した結果，対象者の91.8%に歯石がみられ，55.1%に歯肉縁下歯石があることが示されている[4]．

歯石の構成成分

歯肉縁上歯石は，無機質(70〜90%)と有機成分から成る[68]．無機質は，75.9%のリン酸カルシウム($Ca_3[PO_4]_2$)，3.1%の炭酸カルシウム($CaCO_3$)，微量のリン酸マグネシウム($Mg_3[PO_4]_2$)，ならびに，その他の金属の形で存在している[214]．また，原子レベルの解析では，カルシウムが39%，リン酸が19%，二酸化炭素が1.9%，マグネシウムが0.8%そして微量のナトリウム，亜鉛，ストロンチウム，臭素，銅，マンガン，タングステン，金，アルミニウム，ケイ素，鉄，そして，フッ素である[140]．このような歯石の無機成分の割合は，生体の他の石灰化組織の成分割合と類似している．また，歯石の無機成分は，唾石のものとも類似している．さらに，無機成分の少なくとも2/3は結晶構造から成る[110]．主な結晶構造は下記の4種類である．

- ハイドロキシアパタイト(約58%)
- ウィットロックカイトマグネシウム(約21%)

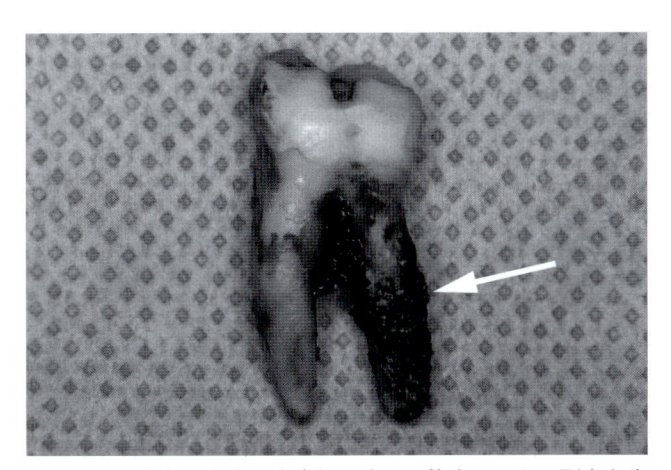

図11-3 黒色色素を含む歯肉縁下歯石が抜去された下顎大臼歯の遠心根にみられる．

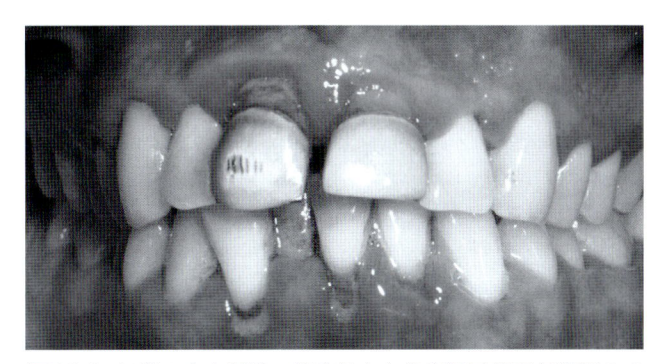

図11-4 31歳の白人男性．歯肉縁上と歯肉縁下歯石が歯列の広範囲に沈着している．

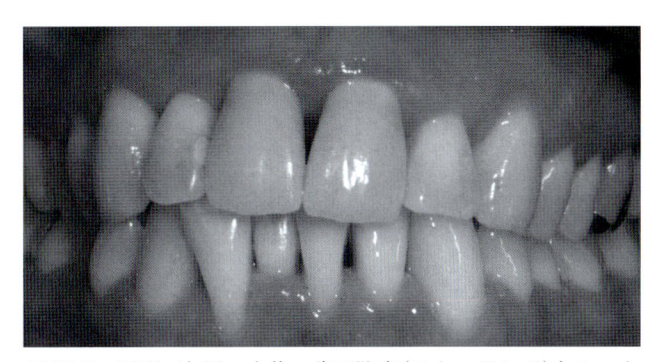

図11-5 図11-4と同一人物．歯石除去(スケーリング)とルートプレーニングにより，歯肉縁上歯石と歯肉縁下歯石を除去して，1年後の定期健診時の写真を示す．歯肉の炎症症状の明らかな軽減が認められる．

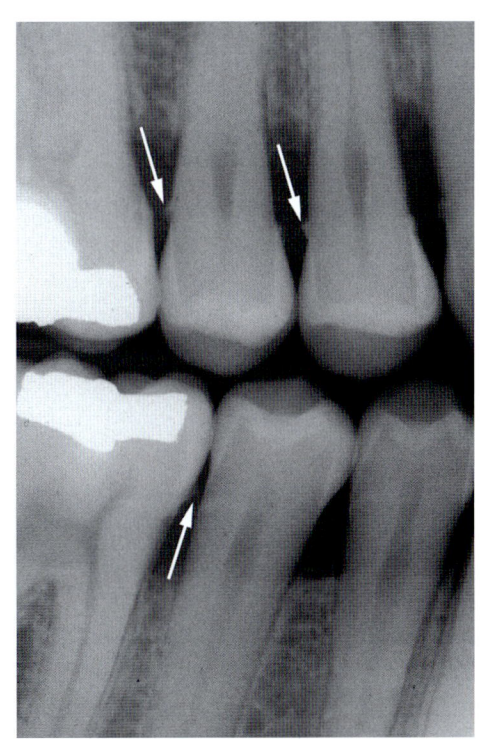

図11-6 咬翼法により撮影されたX線写真．歯肉縁下歯石の沈着が隣接面部に認められる．

- リン酸オクタカルシウム(約12%)
- ブラシャイト(約9%)

一般に，2つもしくはそれ以上の結晶構造が1つの歯石にみられる．とくに，ハイドロキシアパタイトとリン酸オクタカルシウムは，すべての歯石に検出される．また，ブラシャイトは下顎前歯部の歯石で検出されることが多い．ウィットロックカイトマグネシウムは臼歯部の歯石に多くみられる．4つの結晶構造の構成率における多様性は，歯石の付着期間と部位が関与すると考えられている[26]．

また，歯肉縁下歯石と歯肉縁上歯石の構成成分には，大きな違いは認められない．しかし，歯肉縁下歯石は，マグネシウムとウィットロックカイトが多く，ブラシャイトとリン酸オクタカルシウムは少ない[177, 201]．リン酸に対するカルシウムの比率は歯肉縁下歯石の方が高い．また，歯周ポケットの深さに伴いナトリウムが増加する[116]．

一方，歯石の有機成分は，タンパク多糖体，剥離口腔上皮細胞，白血球，ならびに種々の細菌などの由来であると考えられている[125]．有機成分の1.9〜9.1%は炭水化物で，ガラクトース，グルコース，ラムノース，マンノース，グルクロン酸，ガラクトサミンを含むものが多く，さらに，アラビノース，ガラクツロン酸，グルコサミンを含むこともある[114, 124, 195]．アラビノースとラムノース以外の炭水化物は，唾液中の糖タンパクに由来すると考えられている．歯石の有機成分の5.9〜8.2%は唾液タンパクであった．しかしながら，歯肉縁下歯石中には唾液中のタンパクはほとんど存在しないことも報告されている[16]．歯石中のタンパク成分のアミノ酸に特異的な特徴はない．また，中性脂肪，遊離脂肪酸，コレステロール，コレステロールエステル，ならびにリン脂質が，0.2%の割合で歯石の有機成分中に存在している[115]．

歯石の歯面への接着機構

歯石の歯面への接着機構がいくつか報告されている．現在知られている接着機構は，以下の4つである[106, 179, 220]．

1. ペリクルを介した接着(図11-7A)．
2. 表面が粗糙な吸収窩やう蝕との機械的嵌合効力による接着(図11-7B，11-8)．
3. セメント質表面の小丘(mound)と歯石の緊密な適合による接着[196](図11-9)．
4. セメント質へ侵入した細菌の石灰化による接着(この接着形式は完全に認知されていない[106](図11-10)．

また，セメント質の深部に埋もれた歯石は，形態学的にセメント質と同じようにみえることがあり，"calculocementum"とよばれている[186]．

歯石形成機序

歯石の多くはプラークが石灰化したものである．プラーク石灰化の初期段階は，プラーク形成の1〜14日目の間に始まる無機塩の沈着である．その後の石灰化は，4〜8時間で起こると報告されている[202]．プラークの石灰化の動態は，2日間でプラークの50%，12日間でその60〜90%に至る[139, 180, 190]．このように石灰化は短期間で行われることが示されているが，すべてのプラークが石灰化するわけではない．プラークが石灰化するか否かが，どのような機構に

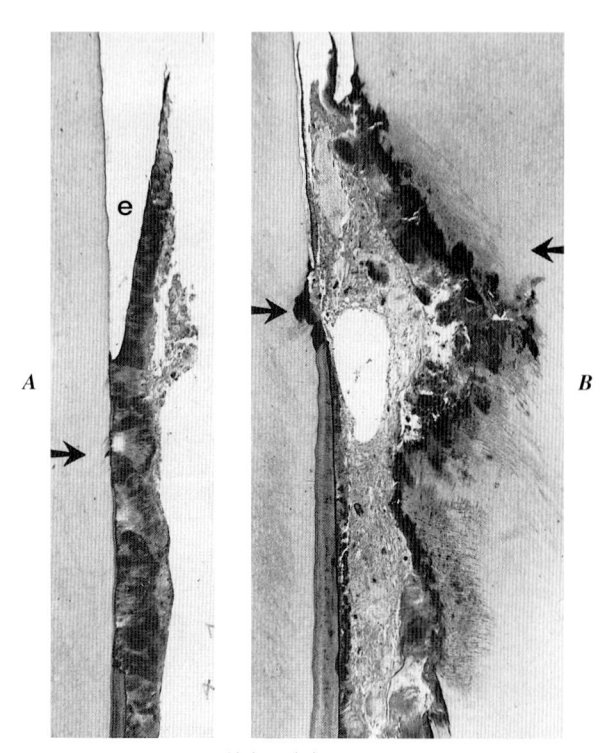

図11-7　A：エナメル質表面(e)のペリクル上に形成された歯石．エナメル質は標本作製時に除去されている．象牙質への接着と象牙細管への侵入(矢印)が認められる．B：隣接面部に発生した根面う蝕の標本．う蝕は初期の部分と進行した部分が認められる．さらにう蝕表面に付着した歯石(矢印)が認められる．

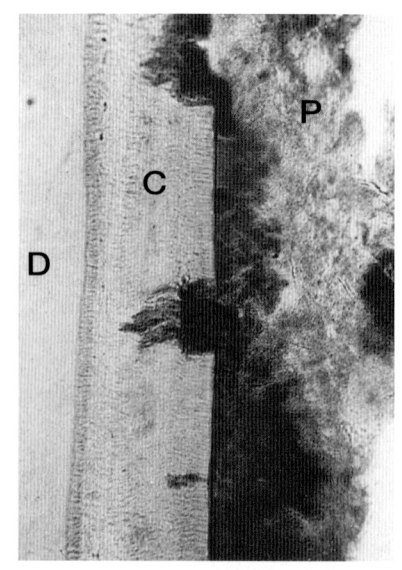

図11-8　歯の表面のセメント質に侵入した歯石(C)．図の下方部分は，侵入の初期段階．D：象牙質．P：歯石に付着したプラーク．

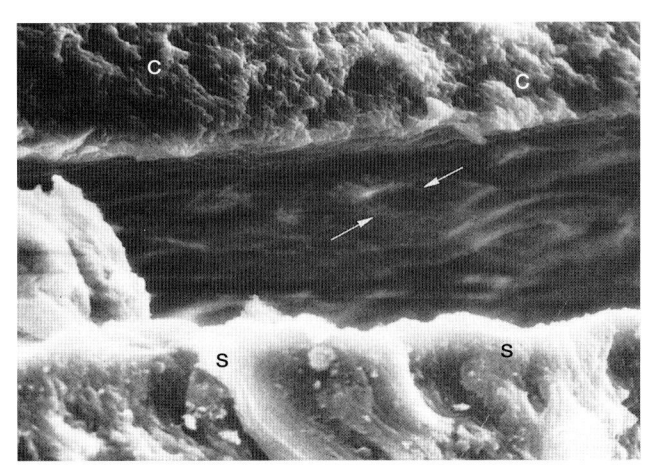

図11-9 歯肉縁下歯石(**C**)の底面とその歯石のセメント質表面との結合部位(**S**). 歯石にみられるセメント質の小丘の痕跡(矢印)を示す. (Dr. John Sottosantiと Dr. La Jollaのご厚意による)

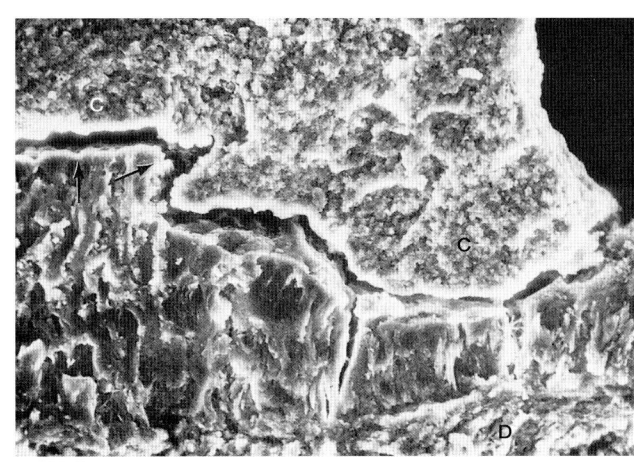

図11-10 セメント質表面(矢印)の下方に侵入し,象牙質(**D**)付近にまで達する歯肉縁下歯石(**C**). このような歯石は,除去が非常に困難であると思われる. (Dr. John Sottosantiと Dr. La Jollaのご厚意による)

支配されているのかについては明らかにされていない. しかし,興味あることに,石灰化しないプラークは形成後2日目以降,無機質含有量が増加しなくなることが示されている[181].

前述したように,臨床的な知見の大部分は,プラークが石灰化することにより歯石が形成されることを示している. だが一方,無菌動物実験における歯石の形成も報告されている[78]. このジレンマを感じるような知見は,矛盾するものとして捉えるのではなく,ひとつのパラドックスと考えるのが妥当であると思われる. すなわち,その無菌動物実験の結果は,"臨床の場におけるプラークの石灰化(歯石形成)に,唾液や歯肉溝滲出液といった口腔内環境が積極的に関与している"と捉えるべきものであろう. 実際,プラークの石灰化に必要な無機物の多くは,唾液や歯肉溝滲出液から供給されていることが示されている[93,197].

供給された無機塩類はプラーク中で濃縮される. 実際,唾液よりプラーク中の方が,カルシウム濃度が2～20倍高いことが観察されている[26]. また,歯石を形成しやすい者と歯石のない者のプラーク中の無機物を比較すると,歯石を形成しやすい者のプラークはカルシウムとリンの濃度が高く,カリウム濃度は低くなっていることが示されている. 興味あることに,歯石を形成しやすい者のプラーク中のリン濃度は,歯石形成のない者と比較して3倍以上高い[125]. プラークの石灰化において,リンはカルシウムより重要であるかもしれない.

歯石中の結晶形成は,有機基質である炭水化物-タンパク質複合体にカルシウムイオンが結合し,その後,結晶リン酸カルシウム塩が形成される[123]. この結晶形成は最初,細菌の細胞間基質で起こり,つぎに細菌表面,そして最後に菌体内で行われる[69,221]. 歯石形成は,歯肉縁上に位置するプラークの場合その表面から始まり,また歯肉縁下に位置するプラークの場合は,歯に隣接した部分から始まる.

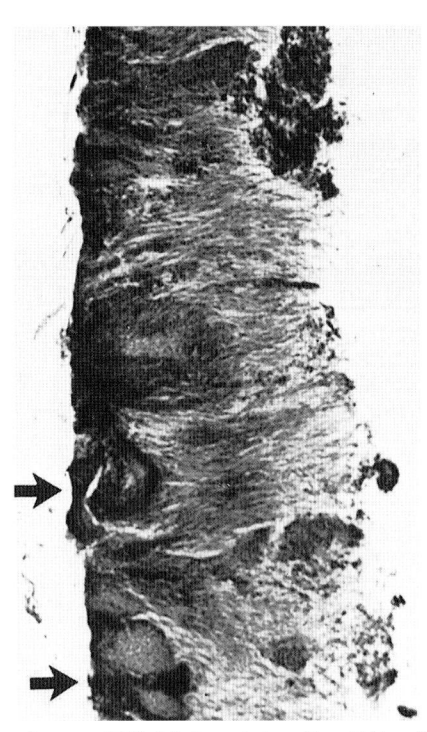

図11-11 プラークが形成されてから,約5日目の状態. 球状の石灰化巣(矢印)がみられる. また,プラークの内側には垂直に並んだ糸状菌が多く認められ,その外側には球菌が多く観察される. (Turesky S, Renstrup G, Glickman I : Histologic and histochemical observations regarding early calculus formation in children and adults. J Periodontol 1961;32:7 より引用)

石灰化部位は,そのサイズの増大に伴い癒合して大きな塊となる(図11-11). また,プラークの石灰化に伴い細菌構成と染色性が変化する. 特に石灰化が認められるプラーク中には,糸状菌の増加が認められる. また,プラークは,石灰化により好塩基性から好酸性に変わることから,PAS陽性部分が減少する. SH基やアミノ基の染色も減弱する. さらに,トルイジンブルーによる染色も変化する[210].

歯肉縁上歯石は薄い表皮状に分離することができる．ゆえに，石灰化の過程においては，プラークが層状に固まったと考えられ，実際，歯肉縁上歯石は層状の石灰化層を示す[127]．

プラークの石灰化開始時期と沈着速度には，人によって差異が認められる[140, 206]．そこで，歯石の沈着量を評価することにより，歯石形成の著しい者，中程度の者，非常に少ない者，ならびに形成のみられない者に分けて検討することが行われた．その結果，歯石形成のみられる者の歯石を詳細に検討すると，1日平均，乾燥重量で0.1～0.15%増加することが示された．歯石形成が最大量に達するまでに要する時間は，10週または6か月と報告されており，研究により大きく異なる[46, 208]．また，歯石形成は最大量に達した後，その量が減少することもある[190, 206]．この歯石沈着の減少は，蓄積した歯石が食物や頬，口唇および舌などにより磨耗するためと考えられている．また，抗歯石(抗プラーク)形成成分が配合された歯磨剤は，臨床での歯石除去を容易にするために開発された．これらの製品の普及は，患者にとって有意義なものになるかもしれない．

歯石の石灰化に関する2つの説

プラークが石灰化して歯石になるメカニズムについては，2つの有名な石灰化機構に基づいて考察されている[141]．

ひとつはカルシウムとリン酸イオン濃度が上昇し，過飽和の状態が局所的に形成された後，ミネラル沈着物が起こるとするものである．この機構を支持するいくつかの知見をつぎに示す．従来より，唾液pHの上昇が，唾液中のリン酸カルシウム塩の沈着に関与する可能性が示されている．このpHの上昇は，プラーク由来，またはタンパクの分解による炭酸ガスの消失とアンモニアの産生などによる可能性が報告されている[25, 88]．また，コロイド状になったタンパク成分がカルシウムイオンやリン酸イオンと結合することができることから，唾液中のコロイド状タンパクがリン酸カルシウム塩の過飽和の状態をつくりだし，さらに，この状態の唾液が停滞することによりコロイドが沈殿し，リン酸カルシウム塩の沈殿を引き起こす可能性も示されている[164, 183]．また，プラーク，剥離上皮細胞，ならびに細菌由来のホスファターゼが唾液中の有機リン酸を加水分解し，遊離リン酸イオンの濃度を上昇させることによりリン酸カルシウム塩の沈殿に関与する可能性が報告されている[212]．また，球菌，糸状菌，白血球，マクロファージ，ならびに剥離上皮細胞由来のエステラーゼの関与も示されている[10]．さらに，難溶性のリン酸カルシウム塩の沈着には，脂肪酸によるカルシウムとマグネシウムを含むアルカリ金属塩形成が関係する可能性が示唆されている．このような機構が，カルシウムとリン酸イオン濃度を上昇させ，リン酸カルシウム塩の沈殿に関与すると考えられる．

もうひとつの機構は，seeding agent(石灰化した核)が成長し癒合して石灰化した塊を形成していくとする，"epitactic concept"，または，"heterogeneous nucleation"とよばれる説である[143]．現在においても，seeding agentの実態は不明である．しかし，プラークの細菌細胞間基質に，seeding agentが存在すると推察されている[126, 139, 221]．とくに，炭水化物-タンパク複合体は，唾液からカルシウムを獲得することができることから，カルシウムと結合して核を形成することによりミネラルの沈着を引き起こし，石灰化を開始させるseeding agentとしての働きがあると考えられている[123, 209]．

このように，種々の機構がリン酸カルシウム塩の沈殿を誘導し，歯石形成に密接に関与するものと考えられている．

歯石の石灰化に関する細菌の役割

従来から，糸状菌，ジフテリア様細菌，バクテリオネーマ，ならびにベイヨネラなどは，石灰化細菌として菌体内にアパタイト結晶を形成することができることが観察されている(図11-12)．しかしながら，無菌動物にも歯石様の沈着物が生じることから，このような石灰化細菌は，歯石形成に必須ではないと考えられている[78]．実際，プラークの石灰化は，それを構成している細菌のグラム染色性に関係なく，多くの場合，菌体外で開始される[108]．歯石の形成過程の詳細な観察では，石灰化部分がプラークの基質部分を広がりながら，その石灰化部分に巻き込まれるように細菌も石灰化していくことが明らかとなった[69, 221]．すなわち，プラーク内の大部分の細菌は，その外側から他のプラーク成分とともに石灰化すると考えられている[69, 173, 212]．つぎは，その石灰化機構に，細菌由来の物質の関与があるのか否かが興味のあるところであるが，その点については，細菌性

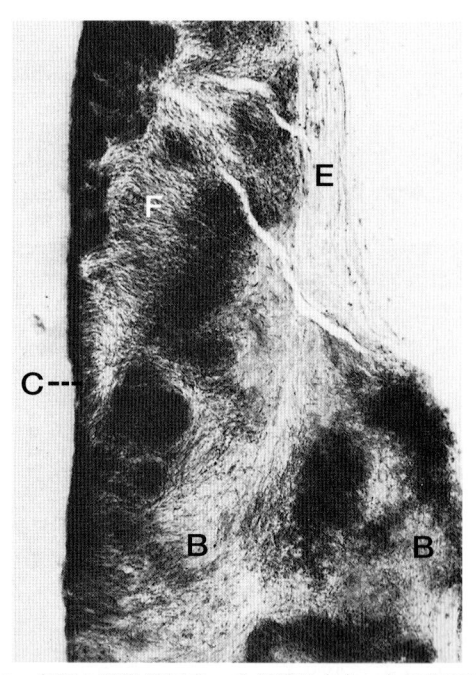

図11-12 歯石の顕微鏡写真．内部構造(C)，糸状菌(F)，その他の形態を示す細菌(B)，ならびに剥離上皮細胞(E)を示す．

図 11-13 抜歯したヒトの歯の断面の電子顕微鏡写真．セメント質表面(矢印)に強固に付着した歯肉縁下歯石(C)の切断面を示す．さらに，歯石およびセメント質表面に付着した細菌(B)を示す．(Dr. John Sottosanti と Dr. La Jollaのご厚意による)

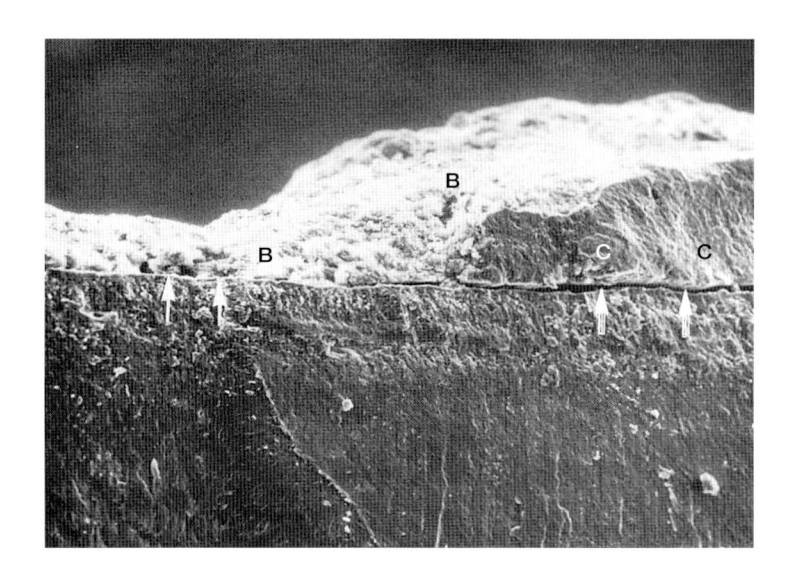

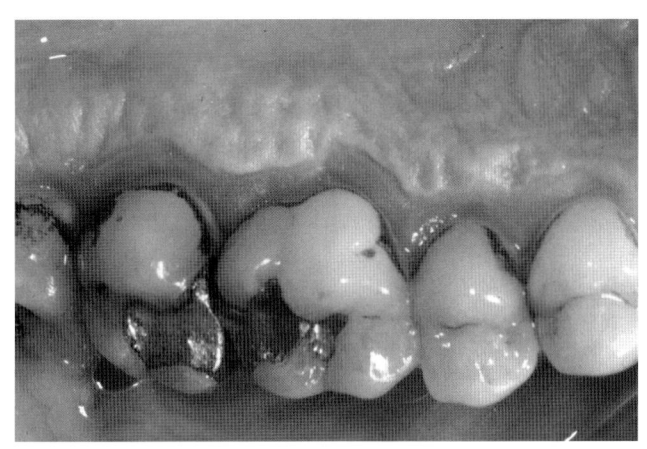

図 11-14 喫煙により歯冠部にタバコ色素沈着を認める．

由来のホスファターゼがpHを変化させることにより石灰化を増強し，歯石形成に積極的に関与していることを示す知見が報告されている[55,123]．さらに興味あることに，動物実験において，食餌に添加された抗生物質(ペニシリン)が歯石形成を減少させることが示唆されている．ゆえに，ヒトの口腔内での歯石形成には，プラークが積極的に関与していると思われる．

歯周疾患との関連性

Albanderら[4]は，歯周炎を有する10代の156名を6年以上観察した．その結果，歯肉縁下歯石の長期間の沈着は，アタッチメントロスを誘導することを示した．また，歯石の発生率，歯肉炎，ならびに歯周炎は加齢とともに増加するため，成人の歯周組織の状態は歯石の沈着量と密接に関係する傾向が認められる[72,111]．実際，成人の場合，歯肉縁下歯石の大きさが顕微鏡レベルで確認するほどの大きさの場合もあるが，歯肉縁下歯石がない歯周ポケットはきわめて少ない．しかしながら，歯石は常に石灰化していないプラークの層に覆われているために，歯周疾患における歯石

だけの影響を明らかにすることは困難である[181]．また，近年の歯周疾患の発症機構の基礎研究の成果から，歯面を覆うプラークが，歯周疾患の進行の主な因子であることが証明されている．実際，歯石沈着の少ない若年者で詳細に検討すると，歯石の沈着よりもプラークの蓄積が歯周疾患の進行に密接に関係していることが示されている[72,111]．このように，歯石は直接的な病原性を有していなくとも，プラークの病原性を積極的に支持・維持する可能性が推察されている．すなわち，歯肉組織への刺激はプラークが主なものであり，プラーク下層の石灰化部分は，プラークが蓄積するための安定した"足場"を提供する可能性が考えられる(図11-13)．実際，歯石形成時期を詳細に観察すると，歯肉縁下歯石は歯周ポケットの形成に関与するよりも，プラーク蓄積の"足場"として，歯周ポケットが存在し続けることに関与しているようにみえることが多々ある．ゆえに，その"足場"となる歯石の形成機構は，プラークがポケット形成の原因となる歯肉炎を起こし，そして，ポケット内でのプラークの蓄積が炎症を誘導，その炎症の刺激により歯肉溝滲出液が増加し，その滲出液由来のミネラルが歯肉縁下歯石形成に関与すると考察されている．また，歯周疾患の成立・進行に密接に関連する歯石は，実際の臨床では，隣接面などの狭くてプラーク除去の不可能な部位に形成される．そのため，歯科医師が歯石とともに歯面に付着するプラークやその他の刺激物質を取り除く技術を身に付け，その除去作業を慎重に行うことは歯周治療の基礎といえる．

マテリアアルバ，食渣，ならびに外来性沈着物

マテリアアルバは，細菌，剥離上皮細胞，白血球，ならびに唾液タンパクや脂質が濃縮したもので，食物はごくわずかか，または含まれていない．すなわち，プラークとは明らかに別の物質である[182]．また，マテリアアルバは黄色もしくは灰白色で，軟らかくスティッキー感(粘着性)のある沈着物で，プラークより接着性は低い．マテリアアルバ

と歯肉炎の原因になると考えられている[191]．この粗糙面の形成には，歯肉縁下領域の修復物の辺縁，合着材，切削歯質，ならびに非切削歯質などが関与している．たとえば，歯肉縁下のアクリルレジン，ポーセレン，ならびに金合金（図11-17）[191]などの修復物は，丁寧に研磨しても顕微鏡学的な溝状または傷状の粗糙面が認められる．また，合着材によってクラウンの辺縁とフィニッシュラインとが離開し（図11-18），合着材の粗糙な面が露出する場合も示されている．さらに，合着材の溶解や分解が形成面と修復物の間にクレーター（図11-19）を形成し，プラーク蓄積と歯肉炎の原因になる粗糙面となる可能性も示されている．この粗糙面の問題だけでなく，修復物のマージンを歯肉縁下に設定した場合，そのマージンと歯面との間に20〜40μmの間隙ができ，この間隙がプラークの蓄積を誘導するという可能性も考察されている[189]．

補綴物・修復物の形態

また，修復物・補綴物の歯冠形態の良否は，歯肉の状態に関与することが広く知られている．クラウンや修復物のオーバーカントゥアは，プラークを蓄積し，隣接している頬，口唇，ならびに舌による自浄作用を妨げる傾向がある[7, 104, 136, 218]（図11-20, 11-21）．一方アンダーカントゥアの修復物は，咀嚼時に生じる力を緩衝することができなくなると考えられている[218]．また，修復物の装着により歯間鼓形空隙の形態が適切でなくなると，歯間乳頭部の炎症が惹起されると考えられている．咬合面形態も歯肉に影響を与える．すなわち，歯の咬合面にある辺縁隆線と発育溝は，食物の流れに関与し，鼓形空隙への食物の流入を抑制している．さらに，辺縁隆線も歯肉に影響を与える．辺縁隆線を咬合面から観察したときに，もっとも適切な臼歯部のコンタクトポイントは歯の最大近遠心径の位置で，かつ辺縁隆線から根側に向かう位置である．さらに，そのコンタクトポイントは歯の辺縁隆線の輪郭に沿って与えられる．このような理想的な形態のコンタクトポイントで隣在歯と緊密に接する必要性がある．すなわち，密接な隣接面接触は歯間鼓形空隙への食片圧入が阻害されるが，隣接面う蝕などにより接触が緩い場合や接触していない場合は，その圧入が誘導される．辺縁隆線や発育溝が理想的なものであれば，隣接部における咬合圧により食物が歯周組織に強く押し込まれること，すなわち食片圧入が起こりにくいと考えられている．実際，磨耗により辺縁流線の消失が認められるような咬合面形態の変形は，対合歯による食片圧入を増大させることがよくある．また，臨床的に食片を歯間部に押し込む原因となっている咬頭は，プランジャーカスプとよばれている．このプランジャーカスプの作用は，欠損部位を放置したときや隣接歯間の相互作用に変化が起こったときに顕著に現われる．食片圧入の原因の古典的分類は，Hirschfeld[87]によって行われている．その原因は，不均一な歯の咬耗，隣在歯の喪失，接触面の開放，先天的な形態学的異常，ならびに不適当な修復物である．この分類は，本章における上記の食片圧入の原因についての説明を支持するものと考えられる．

先天的な形態学的奇形歯のすべてが食片圧入を起こし，歯周疾患の原因になるわけではない．このことは，歯冠形態の異常が，歯周疾患の発症の必要十分条件ではないことを示す．実際，歯周組織の健康な男性において，隣接面の接触の0.7〜76％に欠陥があり，辺縁隆線の33.5％に異常があることが示されている[109, 148]．しかし，有意なポケット深さの増加と臨床的付着の減少は，歯間離開と食片圧入の両方が認められる部位に多く，歯冠形態の異常とは強く相関しない[94]．したがって，隣接面の接触と辺縁隆線の異常は，歯周疾患の発症と進行に必須のものではないが，本疾患の増悪因子である可能性が考察できる．また，前歯部の過蓋咬合は，上顎前歯部の舌側面や下顎前歯部の頬側面の食片圧入の一般的な原因である．これらの部位は，歯肉退縮や臨床的アタッチメントロスが認められる．

歯科材料が歯周組織に与える影響

一般的に，修復・補綴材料は歯周組織に傷害作用を及ぼさない[7, 100]．唯一よく知られている例外は，アクリルレジンに関するアレルギー反応による歯周組織の炎症である[211]（図11-22）．

修復・補綴材料の歯周組織への直接作用が認められなくても，プラーク中の細菌の構成や代謝に影響を与える可能性については興味深い．一般的に，修復・補綴歯に付着しているプラークは，シリケートセメント上に付着している場合を除き，天然歯のそれと大きく変わらないことが知られている[145]．また，修復・補綴材料の表面の構造は，プラークの付着・保持に関与しているとされている[211, 215]が，もし十分に研磨されていれば，あるいは適切な口腔衛生指導に基づくブラッシングを行っていれば，プラークをほぼ

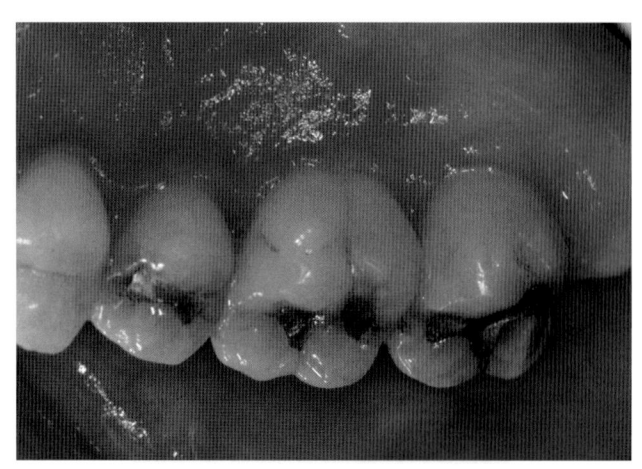

図11-22　上顎のアクリル性暫間的部分床義歯により炎症を起こした口蓋歯肉．炎症を起こした小臼歯と第一大臼歯に近接した歯肉に炎症が認められる．

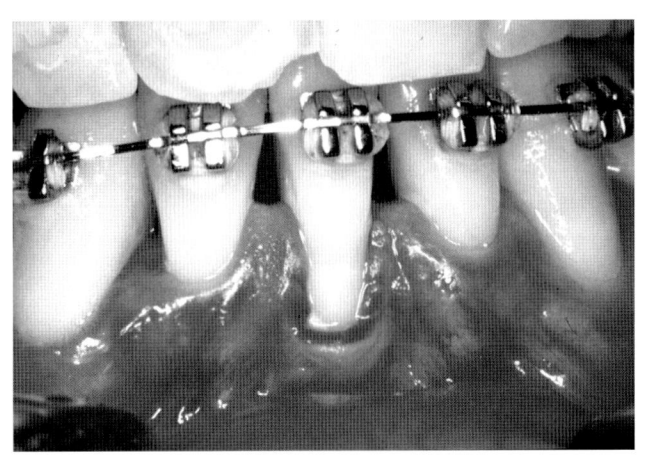

図 11-23 下顎切歯部の歯肉は歯根が露出し，付着歯肉の多くが消失しており，さらに歯肉退縮を伴っている．

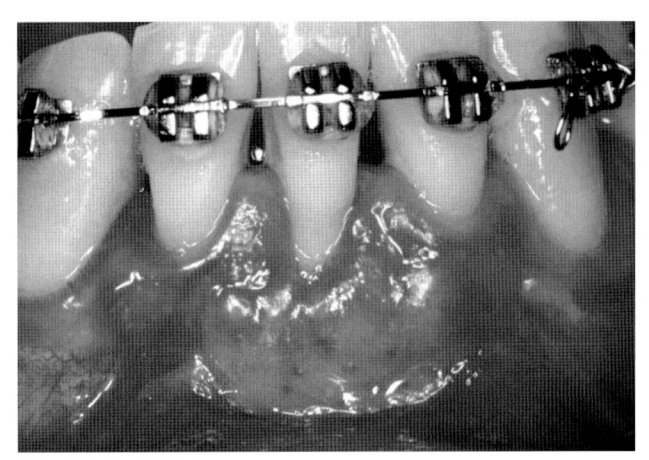

図 11-24 図 11-23と同一患者．治療のため軟組織の移植術を行った．

完全に除去することができる[145, 178]．通常，架橋義歯(ブリッジ)の人工歯(ポンティック)底部は，軽く粘膜面に接触させる．ブリッジのポンティック部分が，粘膜面に過剰に強く接触していると，それによって歯周疾患の原因となるプラークの蓄積を誘導し，良好な衛生状態を阻害する．これらのことから，修復・補綴材料の成分の問題よりも，"補綴物・修復物の形態"の項で説明したように，その形態が歯肉の炎症に関係すると考えられる[61, 192]．

部分床義歯の設計

いくつかの研究は，部分床義歯装着後の隣接歯動揺度，歯周組織の炎症，ならびに歯周ポケットの形成などの増加が認められることを示している[27, 38, 185]．装着した部分床義歯が歯肉を覆う割合の増加に依存して，プラークの蓄積を誘導する．義歯を就寝時にも装着し続けた場合は，プラーク蓄積も一層増加することが示されている[27]．したがって，可撤式義歯の存在は，プラークの量を増加させると考えられる[65]．そこで，歯と歯周組織に関する部分床義歯の悪影響を除くために，装着した義歯の形態を考慮した個人的な口腔衛生指導の必要性が考察できる[19]．また，興味あることに，可撤式義歯はプラーク中のスピロヘータの割合を増加させる可能性が示されている[65]．

歯科治療器具

ラバーダムに用いるクランプ，マトリックスバンド，ならびに切削用バーの使用が歯肉を傷つけることにより，機械的外傷と炎症の原因となることがある．一時的な傷害であれば，短期間に修復されるため歯肉への影響は少ない．しかし，患者にとって不必要な傷害であることから，その点に基づき考察すると大きな問題であると思われる．また，歯肉縁下にマージンを設定し形成するために歯肉圧排糸を歯肉溝に挿入したり，また歯肉縁下の印象を採得するために歯肉溝内面の歯肉を傷つけたり，あるいは圧排糸や印象材などの材料が歯肉溝に不回避的に残留することにより，アレルギー反応を含む生体の反応を誘導し，歯肉の炎症の原因となる可能性があると考えられている．(詳細はChapter 75参照)

不正咬合とその原因が歯周疾患に及ぼす影響について

不正咬合患者における歯列不正は，プラークコントロールをより困難なものとすると考えられている．歯列不正の一種である叢生と歯周疾患との間に限っての研究では，有意な相関があるという報告と相関がないという報告があり，統一した見解が得られていない[36, 63, 151, 199]．しかしながら，臼歯部の辺縁隆線が不揃いな場合については，ポケットの深さ，アタッチメントロス，プラーク，ならびに歯肉炎との間に弱いながらも有意な相関が見いだされている[103]．また，歯列弓から唇側，ならびに舌側に突出した歯の根面部，または小帯の高位付着や付着歯肉の量が少ない歯根部では，歯肉退縮が頻繁にみられる[2, 133]（図11-23，11-24）．このように歯列不正と歯周疾患との関係がいくつか報告されている．

また，歯列の欠損部の放置による歯列不正と歯周疾患との関連性も報告されている[42]．すなわち，臼歯部の喪失を放置することによって，残存歯を支持している歯周組織，とくに歯根膜に悪影響を認める．たとえば，下顎第一大臼歯の抜歯後の放置は，まず上顎第一大臼歯を挺出させ，その後に下顎の第二大臼歯と第三大臼歯の近心移動と近心傾斜を誘導する．下顎第二大臼歯の近心移動によって，その遠心咬頭は挺出する．その遠心咬頭は，上顎第一・第二大臼歯間に楔状に入り込み，上顎第二大臼歯を遠心に傾斜させる結果，コンタクトを離開させる．そしてさらに食片圧入が生じ，上顎第一大臼歯と第二大臼歯間の歯肉炎を誘発し，最終的に歯槽骨吸収が起こる．このことは，下顎第一大臼歯部の補綴処置を行わないすべての症例において生じるわけではない．しかしながら，臨床的によくみられる症

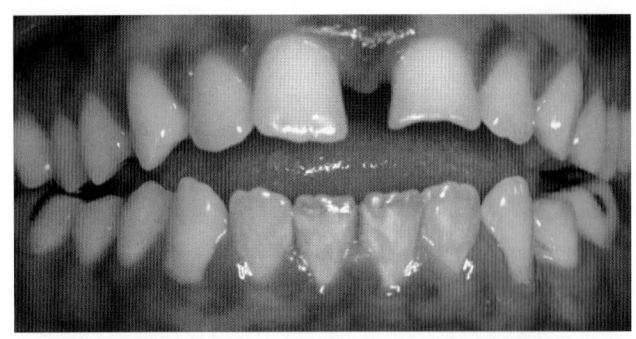

図11-25 舌の不良習癖が原因と考えられる，前歯部にフレアーを伴う前歯部開咬を示す症例．

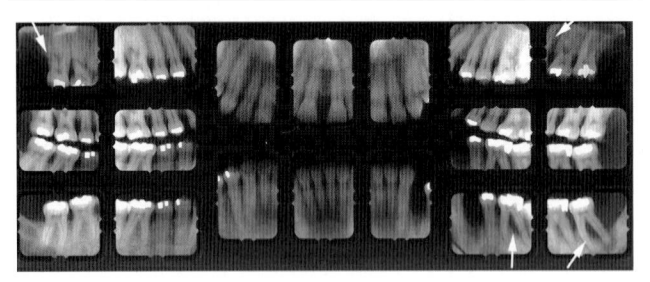

図11-26 図11-25と同一患者のX線写真．大臼歯部に重度歯周組織破壊（矢印）が認められる．

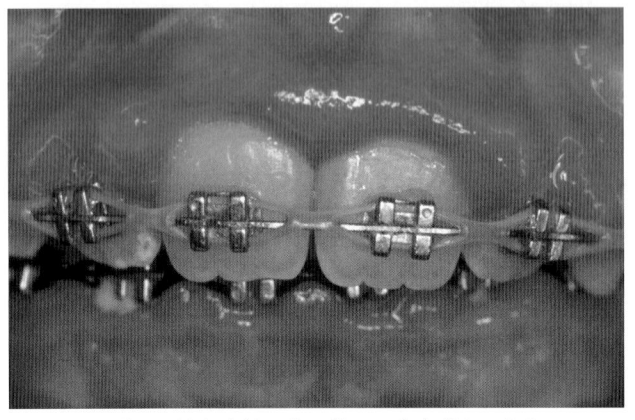

図11-27 矯正装置と清掃不良に伴い，歯肉炎がみられる．

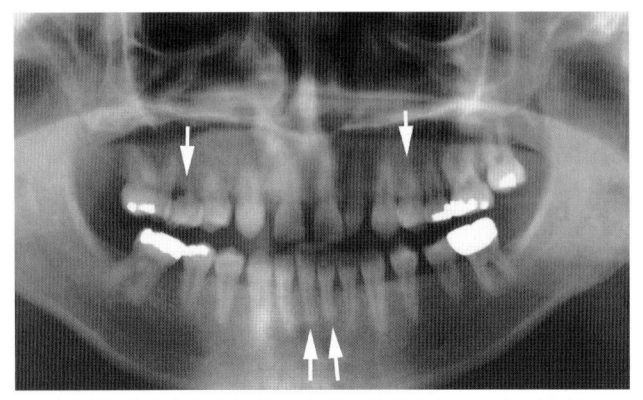

図11-28 矯正治療を開始する前の歯根吸収の存在を示すパノラマX線写真．

状であり，臼歯部喪失の補綴処置が行われなかった場合，隣接歯とその周囲歯周組織に悪影響を及ぼすことを示した典型的なケースである．さらに，臼歯部喪失後の補綴処置を行わず，それが原因となり近心コンタクトの変化を伴う残存歯の移動や傾斜が強く生じるまで放置した場合，抜歯の必要性が生じることもある．

舌圧が過度の前方圧として前歯部に働きかけると，結果として前歯部のフレアーアウトと傾斜を引き起こすことがある（図11-25，11-26）．舌圧は病的な歯の移動の重要な因子となり，さらに前歯部の開咬を誘導する[39]．口呼吸が舌癖と開咬の原因となっている臨床例はよく認められる．とくに口呼吸を伴う前歯部の開咬の場合，辺縁歯肉と乳頭部歯肉に強く炎症を認めることがある．しかし，口呼吸が直接，歯周疾患に影響するか否かは明らかにされていない[199]．疫学的な研究においては，口呼吸をする者は口呼吸をしない者に比べ歯肉炎が重症化しているとする報告[133]があるが，口呼吸と歯肉炎の進行の間には，相関関係がないとする報告[5]もある．また，大量の歯石が存在する場合，あるいは叢生がある場合に限って，口呼吸と歯肉炎の発症に相関関係が認められるという知見もある[90,91]．このように，口呼吸は歯列不正の原因のひとつであるが，局所の歯周疾患の病因因子となるか否かは今後の検討課題である．

咬合に適さない補綴処置は，歯周支持組織を障害するような不調和な咬合を誘導する．咬合性外傷による病変部の組織学的特徴は，根尖部周辺の歯根膜が押し広げられ，斜状と水平方向のコラーゲン線維が収縮し，血管新生と白血球の遊走が高まり，歯槽骨における破骨細胞の数が増加していることが認められる[24]．これらの変化は，根尖部周辺に多く認められ，歯肉溝での細菌の引き起こす炎症と区別されている．このように，臨床的な咬合性外傷の現象論は，詳しく報告されている．しかし，現在，"咬合性外傷による炎症が誘導するアッタッチメントロスの詳細な機構"は，完全には明らかにされていない[188]（Chapter 24で，咬合性外傷に関する歯周組織の反応の詳細を説明する）．

矯正治療に伴う歯周疾患の合併症

矯正治療時にプラークが停滞しやすくなることは，臨床的によく認められる．また矯正バンドが直接，歯肉を傷害することもある．さらに，不適切な矯正治療により生じる歯への過度な移動力と固定力は，歯と歯周組織に傷害を与えることが広く知られている．本章では，そのような矯正治療が歯周組織に悪影響を与えるいくつかの要因を詳細に説明する．

プラークの蓄積とその細菌叢

矯正装置が，歯肉炎の原因となるプラークと食物残渣の停滞の原因となることが，臨床的によく認められる（図11-27）．さらに，興味あることに，矯正装置が口腔内の細菌

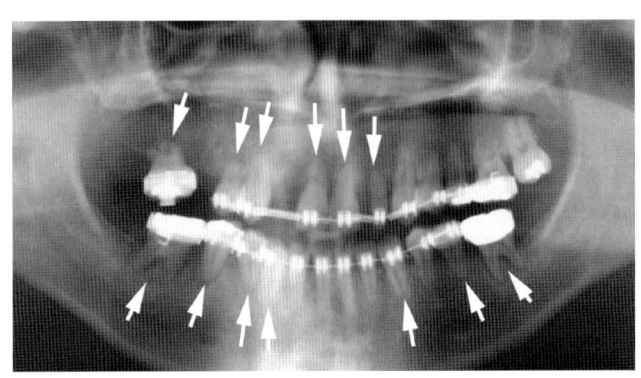

図11-29 図11-28と同一患者．4年間の矯正治療を行った後のパノラマX線写真を示す．多くの歯根に重度の歯根吸収（矢印）を認める．

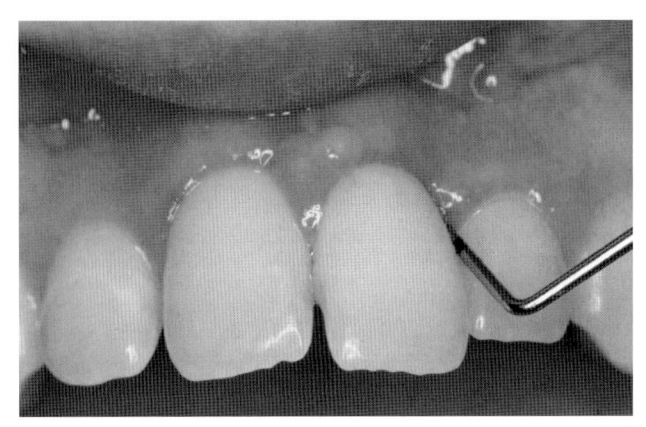

図11-31 正中離開した上顎中切歯の治療にエラスティックを用いた処置後の歯肉の状態．歯肉炎と深い歯肉溝が形成されている．

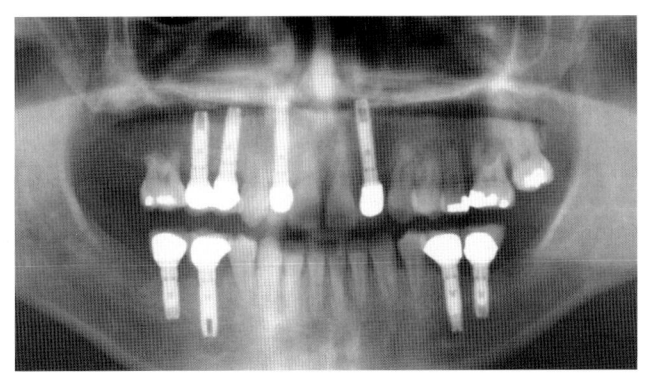

図11-30 図11-29と同一患者のパノラマX線写真．広範囲に歯根吸収が認められた動揺度の著しい歯を抜去し，インプラントによる治療が行われている．

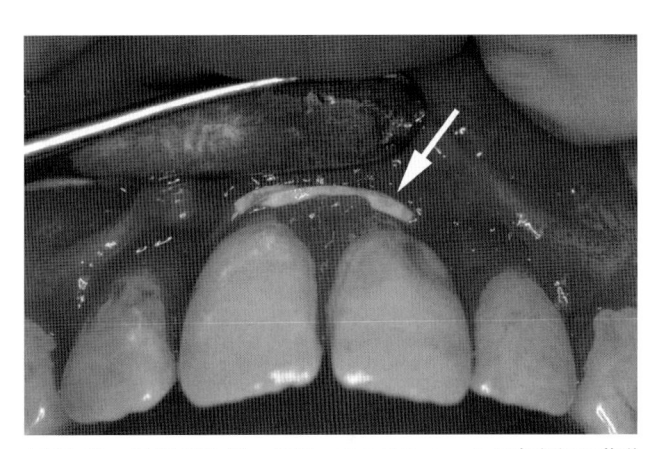

図11-32 図11-31と同一症例．エラスティックが歯頸部に移動し歯肉部に埋入することにより，アタッチメントロスを形成している．骨吸収も認められる．

叢に影響する可能性が示されている．従来より，矯正バンド装着歯の歯肉溝の細菌叢が変化すること，すなわち，Prevotella melaninogenica，Prevotella intermedia，ならびに，Actinomyces odontolyticusが増加し，その一方で，歯肉溝の正常細菌叢を構成する細菌群が減少することが報告されている[52]．近年，矯正装置が口腔内細菌叢に及ぼす影響についての詳細な検討を行った結果，Actinobacillus actinomycetemcomitansが矯正装置装着小児の85％に検出されることが示された[150]．

矯正治療の歯肉と歯槽骨への影響

矯正治療は，しばしば，永久歯の萌出後すぐに開始される．その時期，接合上皮はエナメル質に付着している．このような場合，矯正用バンドをアタッチメントレベルを超えて装着することは禁忌である．なぜなら，そのような装置の装着は，歯から歯肉を剥離し，歯肉退縮の原因となる歯肉溝の接合上皮の歯根側への移動を誘導するからである[152]．

思春期に2年間矯正治療を行った者の歯槽骨の吸収量は，1人平均0.1～0.5mmであった．この歯槽骨吸収はコントロール群にもみられ，有意差は認められなかった．しかし，成人における矯正治療中の歯槽骨の吸収程度は，思春期のそれより高い可能性がある[119]．とくに，歯周疾患を有している者への矯正治療は，歯槽骨の吸収が顕著に起こる可能性が考察できる．

矯正力による歯周組織の反応が歯周組織に及ぼす影響

矯正による歯の移動は，歯周組織が力に反応することで発生する[168, 184]．歯槽骨の変化を骨リモデリングの概念に当てはめて考察すると，圧迫側では破骨細胞による骨吸収が起こり，牽引側では骨芽細胞による骨形成が行われている．このように，適度な矯正力は，骨の修復とリモデリングを起こす．しかし，過度な矯正力は，歯根膜細胞と付近の歯槽骨に不可逆的な壊死を起こす可能性が示されている[156-158]．さらに，過度な矯正力は，歯周組織だけでなく歯根の吸収を引き起こすこともある[34, 35]．歯根の1/3以上に及ぶ歯根吸収は，矯正治療を受けている思春期の患者の3％にみられるとの報告もある[97]．20～45歳の全歯の歯根

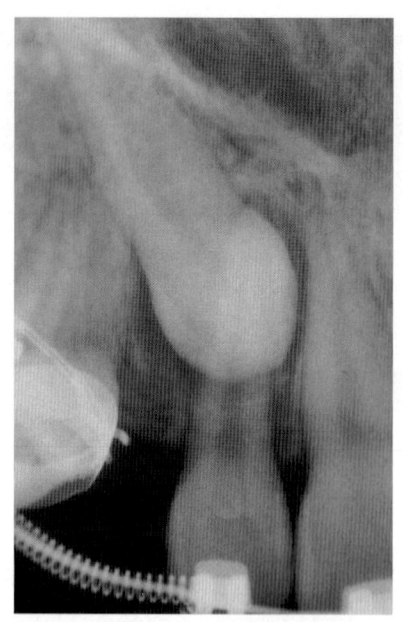

図11-33 外科的手術により露出させたのち、矯正治療により挺出させる必要があると思われる埋伏上顎犬歯のX線写真.

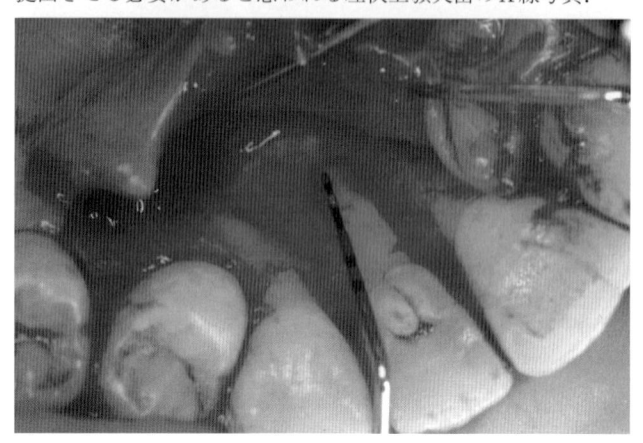

図11-34 図11-33の口腔内写真.

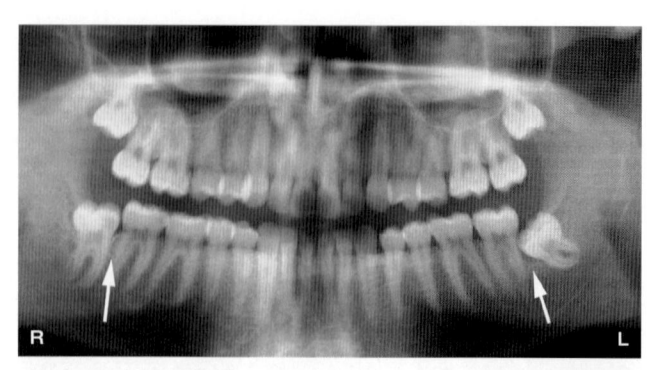

図11-35 近心に傾斜した埋伏下顎左側第三大臼歯の囊胞様病変および第二大臼歯との遠心隣接部に骨吸収が認められるパノラマX線写真. 下顎右側第三大臼歯は垂直に埋伏しており、第二大臼歯との遠心隣接部には著明な骨吸収が認められない.

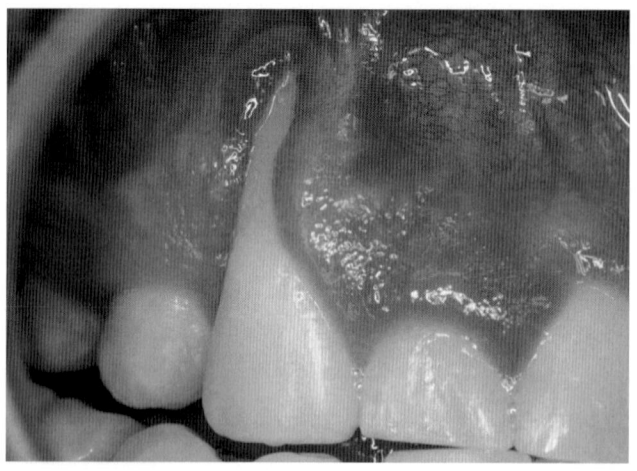

図11-36 自分の爪を用いた不良習癖により、歯肉退縮を起こした上顎犬歯部歯肉.

吸収の発生率を厳密に観察すると、治療前では2％で、治療後は24.5％であった[119]（図11-28～11-30）. これらの知見から考察すると、矯正治療時における過度の矯正力と早急な歯の移動を避けることが重要である.

正中離開の治療にエラスティック（矯正治療用のゴム輪）を使用すると、歯根に沿ってエラスティックが移動し、歯の保存不可能と診断しなければならないような重度のアタッチメントロスを生じることもある（図11-31、11-32）. また、埋伏歯を外科的に露出させ、その歯を矯正学的に挺出することは、隣接した歯の歯周組織の付着を傷つける可能性がある（図11-33、11-34）. 一方、埋伏歯を外科的に処置したあと、矯正治療により挺出させた90％以上の歯は完全な上皮付着が認められる[86].

歯牙歯槽に認められる辺縁歯肉と付着歯肉の歯槽頂間歯肉線維は、矯正治療中に捻転歯を回転させる際、伸張していることが報告されている[53]. これらの歯槽頂間歯肉線維の外科的切断後、または外科的除去後に、ただちに保定を行うことは、捻転した歯の矯正治療後の後戻りを減少させるかもしれない.

埋伏第三大臼歯の抜歯

多くの臨床報告[8]は、埋伏第三大臼歯の抜歯により第二大臼歯の遠心の歯肉部が垂直的に欠損し、空隙を生じさせることを示している. この医原性の空隙は歯肉形態に影響されない[43]. また、25歳以上の者の埋伏第三大臼歯の抜歯において、この空隙の発生の頻度が高くなる[8, 105, 130]. また、このような埋伏第三大臼歯の抜歯以外にも、第二大臼歯遠心面に病変を形成する原因が知られている. それは第二大臼歯遠心面における、目視できるプラークの蓄積、遠心部の歯周疾患、埋伏第三大臼歯による第二大臼歯の根吸収、囊胞の出現、第三大臼歯の傾斜、ならびに第三大臼歯の第二大臼歯へ緊密な接触などを含んでいる（図11-35）.

歯周疾患に影響を及ぼす機械的刺激と化学的刺激

歯周疾患の発症や進行に関与する機械的刺激の習癖に、

患者は気が付かないでいることがあるかもしれない．口腔内の外傷となる原因には，歯ブラシと歯間に用いるトゥースピックの誤った使用方法，歯肉に爪を押し付ける習癖（図11-36），ならびに種々の熱い食物による火傷などがある[29]．化学的刺激としては，アスピリンやコカインなどの薬剤の使用，歯磨剤とチューインガムに関するアレルギー反応，嚙みタバコの使用，ならびに高濃度の洗口剤（マウスリンス）の使用などがあげられる[187]．

歯ブラシなどによる機械的刺激の影響

歯の欠損と同様に歯肉の擦過傷は，激しい水平方向とローリングによるブラッシングの結果であることが多々ある．この歯ブラシによる外傷は，研磨作用の強い歯磨剤の使用で増強される．この外傷による歯肉変化は，急性的なものと慢性的なものがある．急性的症状は，上皮細胞剥離から結合組織下の細胞の破壊までさまざまであるため，症状や持続期間は一様でなく，痛みを伴うこともある（図11-37）．このような付着歯肉の紅斑と剥離は，過度のブラッシングの後遺症であるともいえるかもしれない．急性の歯肉外傷の兆候は，新しい歯ブラシの使用時に頻繁にみられる．硬い歯ブラシの毛が歯肉に対して垂直に置かれたときに強い力をかけると，歯ブラシが突き刺さることにより傷が形成される．このような外傷は歯肉の急性歯肉膿瘍の原因となることもある（Chapter 19参照）．また，慢性的なブラッシングよる外傷は，歯根露出を伴う歯肉退縮を引き起こす．隣接面のアタッチメントロスは一般的に細菌感染による歯周疾患によることが多いが，頰側や舌側のアタッチメントロスは歯ブラシによる歯肉の擦過傷が原因のひとつであると考えられている[194]．また，不適切なデンタルフロスの使用は，歯間乳頭の裂傷を引き起こすこともある．

洗口剤などによる化学刺激

刺激を有するような化学物質や薬剤は，歯肉の過敏な部位だけでなく，その広範囲に非特異的に急性炎症を引き起

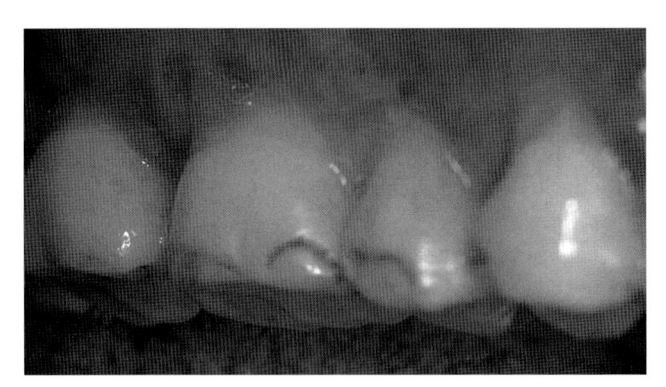

図11-37 過度のブラッシングによる歯肉上皮細胞の剥離と，結合組織の露出により痛みを伴う潰瘍を形成した症例．

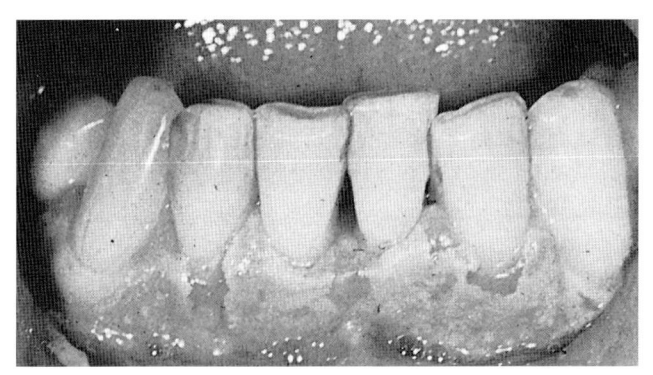

図11-38 化学的刺激による外傷．刺激の強い洗口剤の使用により生じた歯肉の壊死．

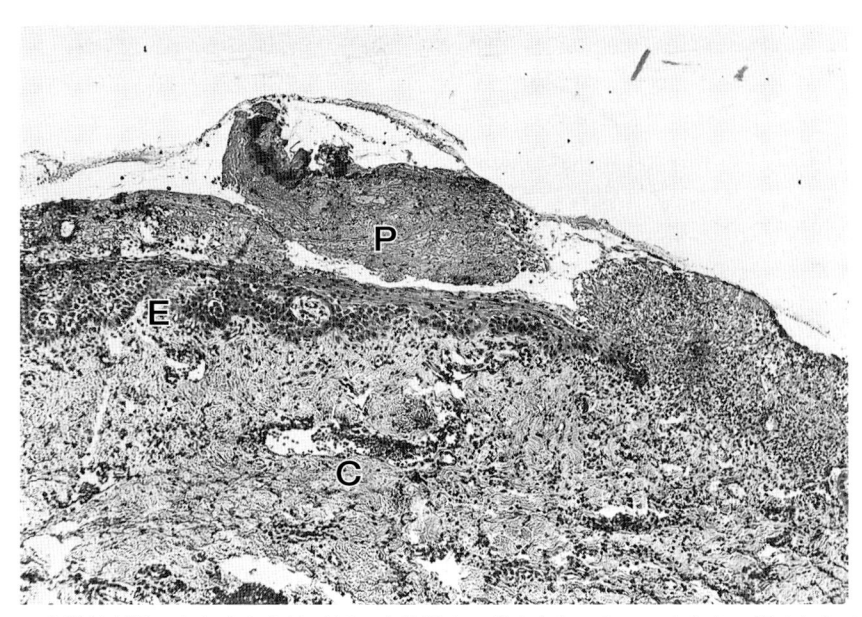

図11-39 化学的刺激により生じた壊死部の生検標本．炎症を起こしているときに認められる典型的な結合組織（**C**）と表面の偽膜（**P**）が認められる．また，新生された上皮細胞がみられる．この上皮細胞は治癒過程において重要と考えられている．

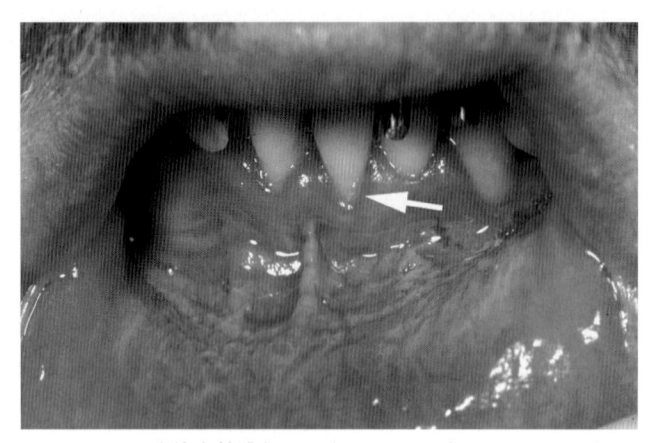

図11-40 口腔前庭粘膜部にみとめられる嚙みタバコが原因と考えられる歯肉の退縮と過角化.

こす．潰瘍を伴う急性炎症では，歯肉組織に関する化学物質の非特異的為害性によるものと考えられる．たとえば，強力な洗口剤の乱用，アスピリンやコカインなど粘膜に腐蝕作用を有する薬剤の局所投与，ならびにフェノールや硝酸銀などの薬剤を偶発事故的に粘膜に接触させてしまった場合などである．

一方，アレルギーが原因の炎症症状では，初期の単純な紅斑から，痛みを伴う小胞形成と潰瘍形成まで進行することがある．稀にみられる洗口剤(図11-38, 11-39)，歯磨剤，ならびに義歯材料などに対する激しい歯肉の炎症反応は，アレルギーとして説明されている．

喫煙

アメリカ人の約25％が喫煙をしている[40]．また，アメリカよりも喫煙者の割合がより高い国もある[15,121]．1947年初め，喫煙は壊死性潰瘍性歯周炎(NUG)の有病率と相関していることが報告されたが，従来から歯肉の炎症と喫煙の関連性が報告されていた[154,155]．また，プラークコントロールができている者を，喫煙者と非喫煙者で比較検討した研究において，喫煙者は非喫煙者と比較してより深い歯周ポケットと，より大きなアタッチメントロスを有していることが示されている[9,17,21,23,77,112]．さらに，喫煙者は根分岐部病変の発症が多く，また進行速度も速いことが示されている[9,20,74,142,216]．これらの結果から，喫煙はアタッチメントロス，歯槽骨の吸収，深い歯周ポケット，ならびに歯石の沈着に関与することが考えられる．しかし，口腔ケアに関心を有し，口腔清掃状態の良好な喫煙者は，必ずしも歯周疾患を発症するわけではない．

歯周疾患の臨床的指標で検討したところ，喫煙者は非喫煙者に比べて2.6～6倍の割合で，歯周疾患の発症や進行が認められる[18,22,77,79,198]．また，歯周疾患と喫煙量との関連性についても検討されている．すなわち，中程度の喫煙者(15～30箱/年)の歯周炎罹患オッズ比は非喫煙者の2.77倍で，重度の喫煙者(30箱以上/年)では4.75倍である[21]．これらの結果から，喫煙は歯周疾患の増悪因子であると考えられている[1,120,122]．

MacFarlanceら[120]は，難治性の歯周疾患罹患者の90％以上が喫煙者であり，また全喫煙者の30％が難治性歯周疾患に罹患していることを報告している．喫煙している歯周メインテナンス治療患者は，非喫煙者よりも5年間で2倍歯を喪失しやすいという報告もされている[132]．これらの知見から，喫煙は歯周疾患の発症と増悪の原因となる可能性の高い，もっとも重要なリスクファクター(危険因子)のひとつであると考えられている[17,18,77]．

喫煙者に歯周疾患の有病率が高く，疾患が重症化していく原因として，2つの可能性が考察される．喫煙が歯周病原性細菌の蓄積しやすい状態を形成する可能性と，喫煙がより歯周病原性の高い特異的な細菌感染を誘導する可能性である．喫煙している歯周疾患患者から得たプラーク中に，特異的に検出される病原性細菌は発見されていない[160,163,198]．実際，エリー地方(Pennsylvania州北西部のErie湖畔に位置する)とニューヨーク市の市民を対象とした大規模な断面調査から，喫煙者は非喫煙者より，*A. actinomycetemcomitans*, *Porphyromonas gingivalis*, *Bacteroides forsythus*などの歯周病原性細菌が多く検出されることが示されているが，この調査においても，その3種類の細菌が喫煙者の歯周炎に特異的な病原性細菌である可能性を示す統計学的有意差は認められなかった[219]．一方，歯周疾患を有した喫煙者に抗生物質療法などの非外科的な処置を行った際，効果が認められにくいことが報告されている．最近，その効果減弱をかんがみ，実験を行った結果，喫煙者は非喫煙者より，*A.actinomycetemcomitans*[171], *P. gingivalis*[76,82], *B. forsythus*[76]に関する感染抵抗力が減弱している可能性が示されている．この結果から，喫煙が歯周病原性細菌に感染しやすい環境を誘導する可能性が示唆された．

歯周疾患の発症と成立に歯周病原性細菌の感染は必須である．本疾患の進行速度，または感受性は，宿主の感染防御反応の減弱と密接な関係を有していると思われる．そのため，喫煙が感染防御反応に影響している可能性が推察できる．実際，喫煙者は，B細胞の機能と抗体産生を刺激するヘルパーT細胞の血中細胞数が減少していることが報告されている[14,48,67]．またそれにより，血清中のIgGレベルが減少することが推察される[14]．白人を対象とした研究によって，喫煙が血清中のIgG2量を減少することが報告されている[65]．進行性の歯周炎を有したアフリカ系アメリカ人の喫煙者では，血清中のIgG2タイプの抗*A. actinomycetemcomitans*抗体量が非常に減少していることが報告されている[200]．さらに，喫煙者は，*P. intermedia*と*Fusobacterium nucleatum*を認識する血清中のIgG抗体量が減少する[81]．また喫煙は，好中球の貪食能を抑制することが広く知られている．そのため，歯周疾患に関する防御反応が減弱するのかもしれない[120]．また，この点の詳細な

検討は，好中球の走化性の減弱，食作用の減少，抗体力価の低下，ならびにオプソニン化の低下などを明らかにしている[102]．一方，ニコチンは歯肉の血流を減少させる[44]．また，歯周疾患の創傷がタバコやニコチンに曝されると，軟組織，硬組織における血管再生が抑制され，治癒の遅延が認められる可能性も考察されている[137, 172]．

喫煙は歯周治療の予後に影響する因子である[132, 144]．多くの研究[3, 75, 76, 82, 96, 162, 171]は，喫煙が非外科的処置による歯周ポケットの深さの減退とアタッチメントロスの改善に影響することを示している．定期健康診査の継続により，プロービング深さの改善，臨床的アタッチメントレベルの獲得，ならびに歯槽骨の回復について，歯周外科処置を受けた患者の予後を調査したところ，喫煙者は非喫煙者より治癒や回復が遅延していることが示された[3, 32, 96, 161]．喫煙の増加により，根面を覆っている厚い遊離歯肉は退縮しやすくなる[133]．しかし，喫煙による歯肉溝における結合組織の変化については，明らかになっていない[84, 222]．喫煙者に歯周組織再生誘導法（guided tissue regeneration；GTR）による歯周外科手術を行ったとき，臨床的付着の獲得は，非喫煙者と比較すると少ないことが示されている[47, 118, 175, 204, 205]．また，いくつかの研究から，喫煙者は，インプラントの成功率が低いことが知られている[12, 51, 70, 95]．すなわち，インプラントの術後，喫煙しなかった者の成功率は95%以上であり，喫煙した者の成功率は89%以下であることが示されている[12]．このように，喫煙はインプラント成功率に影響すると考えられている．しかし，インプラント術後15年間にわたる長期的な研究[113]は，下顎に埋入し，補綴処置されたインプラント周囲の辺縁歯槽骨の吸収は，喫煙者と非喫煙者であまり差がないことを示している．またその他にも，その術後，長期間の経過観察では，喫煙が失敗の要因とならない可能性を示している[134, 213]．ゆえに，インプラント術後直前後の禁煙が，手術の成功に関与するのかもしれない．実際，インプラント体埋入手術前の1週間と術後8週間の禁煙により，インプラントの成功率が有意に増加することも報告されている[13]．これらの知見から，喫煙は歯周治療による組織の改善を抑制する因子である可能性が考察されている．しかし喫煙が歯周治療による成果を完全に阻害することはない．

禁煙は，喫煙による悪影響をなくすが，喫煙によりすでに惹起されている歯肉への悪影響を回復させるものではない．しかし，喫煙の悪影響は，禁煙によりもっとも効果的に抑制できることが示唆されている．すなわち，以前に喫煙習慣の経験がある者（喫煙経験者）の歯周疾患の発症と進行は，喫煙者と喫煙経験のない者（非喫煙者）の中間である[30, 79, 80]．喫煙経験者と非喫煙者の両者は，喫煙者と比較すると歯周治療に順調に反応し，また，喫煙経験者と非喫煙者との間の反応性に統計学的有意差は認められていない[76, 96]．また，歯周治療に関する禁煙の効果は，治療前の禁煙期間とは相関しない[76]．すなわち，過去の喫煙歴は，現在の歯周治療に関する歯周組織の反応に影響を与えず，治療中または治療後の喫煙が影響を与えると考えられている．また興味あることに，Feldmanとその共同研究者ら[59]は，紙巻タバコを喫煙している者のプラーク，歯石，ポケット深さ，ならびに歯槽骨の吸収の程度は，葉巻タバコ（葉巻）を嗜好する者より重症化していることを示した．

アメリカにおいて，嗅ぎタバコや噛みタバコなどの無煙タバコを吸っている者もいるが[41]，無煙タバコも，歯周組織への影響があることが報告されている．実際，無煙タバコと口腔内の扁平上皮癌との関連性が示唆されている[217]．また，運動選手や思春期の者を対象とする疫学的研究から，口腔粘膜における白斑病変と無煙タバコは，強い相関があることが示された[49, 57, 147, 174, 203]．このような口腔粘膜の白斑病変は，無煙タバコを吸っている者の約50～60%にみられ，さらにその病変の存在する下顎前頬側面においては，歯肉退縮を伴う限局したアタッチメントロスが25～30%の確率でみられるとする報告もある[73, 159, 174]（図11-40）．興味深いことに，無煙タバコを6週間控えると，その白斑病変が臨床的に消失することがあるという報告もある[131]．

放射線治療

放射線治療は，正常細胞と腫瘍細胞の両方に対して細胞障害（傷害）作用がある．頭部や頸部の腫瘍に関する典型的な放射線治療時の放射線照射量は，5,000～8,000centiGray（cGy＝1 rad）で行われている[153]．放射線照射量は，分割法とよばれている方法で行った場合，1回照射量の合計量となる．分割照射は腫瘍細胞の死亡率を増大し，放射線の悪影響を最小限にする．分割照射法では，1週間毎に100～1,000cGyを照射することが多い．

放射線治療では，軟組織の虚血や線維化を引き起こし，一方で照射された骨は低栄養と低酸素状態となり，閉塞性動脈内膜炎を引き起こす．頭部や頸部の放射線治療の副作用として，口腔の機能を制限するような強い炎症を粘膜に引き起こす[176]．通常，放射線治療開始後，5～7日で粘膜炎が引き起こされる．深刻な粘膜炎は，患者の喫煙，飲酒，ならびに刺激性の食物などの摂取を禁止することにより避けることができる．クロルヘキシジン洗口剤の使用は，粘膜炎を快方に向かわせることもある[166]．しかし，最近，アメリカで用いられるようになったクロルヘキシジン洗口剤はアルコールの含有量が多く，粘膜を脱水させ，痛みを増強させる．唾液腺が放射線の照射野に入っている状態で，照射量6,000cGy以上に曝露されると，障害を受け唾液の分泌量が減少することがある[129]．口腔乾燥症はプラーク量を増やし，唾液がなくなることによって緩衝能が減弱する結果を招く．このような場合，口腔衛生指導や予防的歯科専門治療，フッ塗布，ならびに頻繁に歯科健診を行うことによって，う蝕予防や歯周疾患予防を行う．このとき，フッ

素塗布に個人トレーを用いることは，効果的な方法である[101]．

癌患者で，歯肉に放射線を多量に曝露した者は，放射線治療をしていない者と比較し，歯周組織のアタッチメントロスと歯牙喪失が多いことが報告されている[56]．放射線治療が行われた後の患者に対しては，口腔内の初期回復を待って，適切な非外科的歯周治療の前に予防的抗生物質投与を行わなければならない．頭頸部の放射線照射を受けた患者は，歯科感染症，ならびに歯周組織感染症が発症する危険性があるからである．ゆえに，このような場合，担当歯科医師は，放射線治療前に患者の(腫瘍を治療する)担当医と相談した方がよい．放射線治療前に照射側の抜歯や歯周外科処置を行う場合は，照射による骨壊死を引き起こす可能性を考えると行わない方がよいかもしれない．もし，放射線照射前に歯周治療を行う場合は，最小限の歯周病治療にとどめ，さらに血管収縮剤を含む局所麻酔の使用の制限と高酸素療法を行う必要性があるかもしれない．さらに，事前に予防処置として，抗生物質投与，細菌検査(培養)，ならびに抗生物質感受性試験を行うべきである(医学上重篤な疾患患者の歯肉の管理については，Chapter38参照)．

参考文献

1. Adams D: Diagnosis and treatment of refractory periodontitis. Curr Opin Dent 1992; 2:33.
2. Addy M, Dummer P, Hunter M, et al: A study of the association of fraenal attachment, lip coverage and vestibular depth with plaque and gingivitis. J Periodontol 1987; 58:752.
3. Ah M, Johnson G, Kaldahl W, et al: The effect of smoking on the response to periodontal therapy. J Clin Periodontol 1994; 21:91.
4. Albandar J, Kingman A, Brown L, et al: Gingival inflammation and subgingival calculus as determinants of disease progression in early-onset periodontitis. J Clin Periodontol 1998; 25:231.
5. Alexander A: Habitual mouth breathing and its effect on gingival health. Parodontologie 1970; 24:49.
6. Anerud A, Löe H, Boysen H: The natural history and clinical course of calculus formation in man. J Clin Periodontol 1991; 18:160.
7. App G: Effect of silicate, amalgam and cast gold on the gingiva. J Prosthet Dent 1961; 11:522.
8. Ash M, Costich E, Hayward J: A study of periodontal hazards of third molars. J Periodontol 1962; 33:209.
9. Axelsson P, Paulander J, Lindhe J: Relationship between smoking and dental status in 35-, 50-, 65-, and 75-year old individuals. J Clin Periodontol 1998; 25:297.
10. Baer P, Burstone M: Esterase activity associated with formation of deposits on teeth. Oral Surg 1959; 12:1147.
11. Baer P, Keyes P, White C: Studies on experimental calculus formation in the rat. XII. On the transmissibility of factors affecting dental calculus. J Periodontol 1968; 39:86.
12. Bain C, Moy P: The association between the failure of dental implants and cigarette smoking. Int J Oral Maxillofac Implants 1993; 8:609.
13. Bain C: Smoking and implant failure—Benefits of a smoking cessation protocol. Int J Oral Maxillofac Implants 1996; 11:756.
14. Barbour S, Nakashim K, Zhang J, et al: Tobacco and smoking: Environmental factors that modify the host response (immune system) and have an impact on periodontal health. Crit Rev Oral Biol Med 1997; 8:437.
15. Bartecchi C, MacKenzie T, Schrier R: The human costs of tobacco use. I. N Engl J Med 1994; 331:907.
16. Baumhammers A, Stallard R: A method for the labeling of certain constituents in the organic matrix of dental calculus. J Dent Res 1966; 45:1568.
17. Beck J, Koch C, Offenbacher S: Incidence of attachment loss over 3 years in older adults—new and progressing lesions. Community Dent Oral Epidemiol 1995; 23:291.
18. Beck J, Koch G, Rozier R, et al: Prevalence and risk indicators for periodontal attachment loss in a population of older community-dwelling blacks and whites. J Periodontol 1990; 61:521.
19. Bergman B, Hugoson A, Olsson C: Periodontal and prosthetic conditions in patients treated with removable partial dentures and artificial crowns. Acta Odontol Scand 1971; 29:621.
20. Bergström J, Eliasson S: Cigarette smoking and alveolar bone height in subjects with high standard of oral hygiene. J Clin Periodontol 1987; 14:466.
21. Bergström J, Eliasson S: Noxious effect of cigarette smoking on periodontal health. J Periodont Res 1987; 22:513.
22. Bergström J, Preber H: Tobacco use as a risk factor. J Periodontol 1994; 65:545.
23. Bergström J: Cigarette smoking as risk factor in chronic periodontal disease. Community Dent Oral Epidemiol 1989; 17:245.
24. Biancu S, Ericsson I, Lindhe J: Periodontal ligament tissue reactions to trauma and gingival inflammation. An experimental study in beagle dogs. J Clin Periodontol 1995; 22:772.
25. Bibby B: The formation of salivary calculus. Dent Cosmos 1935; 77:668.
26. Birkeland J, Jorkjend L: The effect of chewing apples on dental plaque and food debris. Commun Dent Oral Epidemiol 1974; 2:161.
27. Bissada N, Ibrahim S, Barsoum W: Gingival response to various types of removable partial dentures. J Periodontol 1974; 45:651.
28. Bjorn AL, Bjorn H, Grcovic B: Marginal fit of restorations and its relation to periodontal bone level. Odont Revy 1969; 20:311.
29. Blanton P, Hurt W, Largent M: Oral factitious injuries. J Periodontol 1977; 48:33.
30. Bolin A, Eklund G, Frithiof L, et al: The effect of changed smoking habits on marginal alveolar bone loss. Swed Dent J 1993; 17:211.
31. Bondemark L: Interdental bone changes after orthodontic treatment: a 5-year longitudinal study. Am J Orthod Dentofac Orthop 1998; 114:25.
32. Bostrom L, Linder L, Bergstrom J: Influence of smoking on the outcome of periodontal surgery. A 5-year follow-up. J Clin Periodontol 1998; 25:194.
33. Brain W: The effect of surgical transsection of free gingival fibers on the regression of orthodontically rotated teeth in the dog. Am J Orthod 1969; 55:50.
34. Brezniak N, Wasserstein A: Root resorption after orthodontic treatment: Part 1. Literature review. Am J Orthod Dentofac Orthop 1993; 103:62.

35. Brezniak N, Wasserstein A: Root resorption after orthodontic treatment: Part 2. Literature review. Am J Orthod Dentofac Orthop 1993; 103:138.
36. Buckley L: The relationship between malocclusion and periodontal disease. J Periodontol 1972; 43:415.
37. Buchanan S, Jenderseck R, Granet M, et al: Radiographic detection of dental calculus. J Periodontol 1987; 58:747.
38. Carlsson G, Hedegard B, Koivumaa K: Studies in partial dental prosthesis. IV. Final results of a four-year longitudinal investigation of dentogingivally supported partial dentures. Acta Odontol Scand 1965; 23:443.
39. Carranza F, Sr, Carraro J: El empuje lingual como factor traumatizante en periodoncia. Rev Asoc Odontol Argent 1959; 47:105.
40. Centers for Disease Control and Prevention: Cigarette smoking among adults. MMWR Morb Mort Wkly Rep 1997; 48:1217.
41. Centers for Disease Control: Tobacco use among high school students—United States. MMWR Morb Mort Wkly Rep 1998; 47:229.
42. Chaikin B: Anterior periodontal destruction due to the loss of one or more unreplaced molars. Dent Items Int 1939; 61:17.
43. Chin Quee T, Gosselin D, Millar E, et al: Surgical removal of the fully impacted mandibular third molar. The influence of flap design and alveolar bone height. J Periodontol 1985; 56:625.
44. Clarke N, Shephard B, Hirsch R: The effects of intra-arterial epinephrine and nicotine on gingival circulation. Oral Surg Oral Med Oral Pathol 1981; 52:577.
45. Clerehugh V, Abdeia R, Hull P: The effect of subgingival calculus on the validity of clinical probing measurements. J Dentistry 1996; 24:329.
46. Conroy C, Sturzenberger O: The rate of calculus formation in adults. J Periodontol 1968; 39:142.
47. Cortellini P, Pini Prato G, Tonetti M: Long-term stability of clinical attachment following guided tissue regeneration and conventional therapy. J Clin Periodontol 1996; 23:106.
48. Costabel U, Bross K, Reuter C, et al: Alterations in immunoregulatory T-cell subsets in cigarette smokers. A phenotypic analysis of bronchoalveolar and blood lymphocytes. Chest 1986; 90:39.
49. Creath C, Cutter G, Bradley D, et al: Oral leukoplakia and adolescent smokeless tobacco use. Oral Surg Oral Med Oral Pathol 1991; 72:35.
50. Dawes C: Recent research on calculus. N Zealand Dent J 1998; 94:60.
51. De Bruyn H, Collaert B: The effect of smoking on early implant failure. Clin Oral Impl Res 1994; 5:260.
52. Diamanti-Kipioti A, Gusberti F, Lang N: Clinical and microbiological effects of fixed orthodontic appliances. J Clin Periodontol 1987; 14:326.
53. Edwards J: A study of the periodontium during orthodontic rotation of teeth. Am J Orthod 1968; 54:441.
54. Egelberg J: Local effect of diet on plaque formation and development of gingivitis in dogs. III. Effect of frequency of meals and tube feeding. Odontol Revy 1965; 16:50.
55. Ennever J: Microbiologic mineralization: A calcifiable cell-free extract from a calcifiable microorganism. J Dent Res 1983; 41:1383.
56. Epstein J, Lunn R, Le N, et al: Periodontal attachment loss in patients after head and neck radiation therapy. Oral Surg Oral Med Oral Pathol 1998; 86:673.
57. Ernster V, Grady DG, Greene JC, et al: Smokeless tobacco use and health effects among baseball players. JAMA 1990; 264:218.
58. Fattore L, Strauss R, Bruno J: The management of periodontal disease in patients who have received radiation therapy for head and neck cancer. Spec Care Dentist 1987; 7:120.
59. Feldman R, Alman J, Chauncey H: Periodontal disease indexes and tobacco smoking in healthy aging men. Gerodontics 1987; 3:43.
60. Fletcher G: The role of irradiation in the management of squamous-cell carcinomas of the mouth and throat. Head Neck Surg 1979; 1:441.
61. Flemmig T, Sorensen J, Newman M, et al: Gingival enhancement in fixed prosthodontics. Part II. Microbiologic findings. J Prosthet Dent 1991; 65:365.
62. Flores-de-Jacoby L, Zafiropoulos G, Ciancio S: The effect of crown margin location on plaque and periodontal health. Int J Periodont Restor Dent 1989; 9:197.
63. Geiger A, Wasserman B, Turgeon L: Relationship of occlusion and periodontal disease. VIII. Relationship of crowding and spacing to periodontal destruction and gingival inflammation. J Periodontol 1974; 45:43.
64. Ghamrawy E: Quantitative changes in dental plaque formation related to removable partial dentures. J Oral Rehabil 1976; 3:115.
65. Ghamrawy E: Qualitative changes in dental plaque formation related to removable partial dentures. J Oral Rehabil 1979; 6:183.
66. Gilmore N, Sheiham A: Overhanging dental restorations and periodontal disease. J Periodontol 1971; 42:8.
67. Ginns L, Goldenheim P, Miller L: T-lymphocyte subsets in smoking and lung cancer. Analyses of monoclonal antibodies and flow cytometry. Am Rev Res Dis 1982; 126:265.
68. Glock G, Murray M: Chemical investigation of salivary calculus. J Dent Res 1938; 17:257.
69. Gonzales F, Sognnaes R: Electromicroscopy of dental calculus. Science 1960; 131:156.
70. Gorman L, Lambert P, Morris H, et al: The effect of smoking on implant survival at second stage surgery: DICRG interim report No. 5. Dental implant clinical research group. Implant Dent 1994; 3:165.
71. Gorzo I, Newman H, Strahan J: Amalgam restoration, plaque removal and periodontal health. J Clin Periodontol 1979; 6:98.
72. Greene J: Oral hygiene and periodontal disease. Am J Public Health 1963; 53:913.
73. Greer R, Poulson T: Oral tissue alterations associated with the use of smokeless tobacco by teen-agers, Part I. Clinical findings. Oral Surg Oral Med Oral Pathol 1983; 56:275.
74. Grossi S, Genco R, Machtei E, et al: Assessment of risk for periodontal disease. II Risk indicators for alveolar bone loss. J Periodontol 1995; 66:23.
75. Grossi S, Skrepcinski F, DeCaro T, et al: Response to periodontal therapy in diabetics and smokers. J Periodontol 1996; 67:1094.
76. Grossi S, Zambon J, Machtei E, et al: Effects of smoking and smoking cessation on healing after mechanical therapy. J Amer Dent Assoc 1997; 128:599.
77. Grossi S, Zambon J, Ho A, et al: Assessment of risk for periodontal disease. I. Risk indicators for attachment loss. J Periodontol 1994; 65:260.
78. Gustafsson B, Krasse B: Dental calculus in germ free rats. Acta Odontol Scand 1962; 20:135.
79. Haber J, Kent RL: Cigarette smoking in periodontal practice. J Periodontol 1992; 63:100.
80. Haber J, Wattles J, Crowley M, et al: Evidence for cigarette smoking as a major risk factor for periodontitis. J Periodontol 1993; 64:16.

175. Rosen P, Marks M, Reynolds M: Influence of smoking on long-term clinical results of intrabony defects treated with regenerative therapy. J Periodontol 1996; 67:1159.
176. Rothwell B: Prevention and treatment of the orofacial complications of radiotherapy. J Am Dent Assoc 1987; 114:316.
177. Rowles S: The inorganic composition of dental calculus. In: Blackwood HJ (ed): Bone and Tooth. Oxford, Pergamon Press, 1964.
178. Sanchez-Sotres L, Van Huysen G, Gilmore H: A histologic study of gingival tissue response to amalgam, silicate and resin restorations. J Periodontol 1969; 42:8.
179. Schoff F: Periodontia: An observation on the attachment of calculus. Oral Surg 1955; 8:154.
180. Schroeder H: Inorganic content and histology of early dental calculus in man. Helv Odontol Acta 1963; 7:17.
181. Schroeder H: Crystal morphology and gross structures of mineralizing plaque and of calculus. Helv Odontol Acta 1965; 9:73.
182. Schroeder H: Formation and inhibition of dental calculus. Berne, Hans Huber, 1969.
183. Schroeder H, Bambauer H: Stages of calcium phosphate crystallization during calculus formation. Arch Oral Biol 1966; 11:1.
184. Schwartz A: Tissue changes incidental to orthodontic tooth movement. Ortho Oral Surg Rad Int J 1932; 18:331.
185. Scoman S: Study of the relationship between periodontal disease and the wearing of partial dentures. Aust Dent J 1963; 8:206.
186. Selvig J: Attachment of plaque and calculus to tooth surfaces. J Periodont Res 1970; 5:8.
187. Serio F, Siegel M, Slade B: Plasma cell gingivitis of unusual origin. J Periodontol 1991; 62:390.
188. Serio F, Hawley C: Periodontal trauma and mobility. Diagnosis and treatment planning. Dent Clin North Am 1999; 43:37.
189. Setz J, Diehl J: Gingival reaction on crowns with cast and sintered metal margins: a progressive study. J Prosthet Dent 1994; 71:442.
190. Sharawy A, Sabharwal K, Socransky S, et al: A quantitative study of plaque and calculus formation in normal and periodontally involved mouths. J Periodontol 1966; 37:495.
191. Silness J: Fixed prosthodontics and periodontal health. Dent Clin North Am 1980; 24:317.
192. Sorensen J, Doherty F, Newman M, et al: Gingival enhancement in fixed prosthodontics. Part I. Clinical findings. J Prosthet Dent 1991; 65:100.
193. Sorensen J, Larsen I, Jorgensen K: Gingival and alveolar bone response to marginal fit of subgingival crown margins. Scand J Dent Res 1986; 94:109.
194. Spieler E: Preventing toothbrush abrasion and the efficacy of the Alert toothbrush. Comp Continu Edu Dent 1996; 17:478.
195. Standford J: Analysis of the organic portion of dental calculus. J Dent Res 1966; 45:128.
196. Stanton G: The relation of diet to salivary calculus formation. J Periodontol 1969; 40:167.
197. Stewart R, Ratcliff P: The source of components of subgingival plaque and calculus. Periodont Abstr 1966; 14:102.
198. Stoltenberg J, Osborn J, Pihlstrom B, et al: Association between cigarette smoking, bacterial pathogens, and periodontal status. J Periodontol 1993; 64:1225.
199. Sutcliffe P: Chronic anterior gingivitis: An epidemiological study in school children. Br Dent J 1968; 125:47.
200. Tangada S, Califano J, Nakashima K, et al: The effect of smoking on serum IgG2 reactive with *Actinobacillus actinomycetemcomitans* in early-onset periodontitis patients. J Periodontol 1997; 68:842.
201. Theilade J, Schroeder H: Recent results in dental calculus research. Int Dent J 1966; 16:205.
202. Tibbetts L, Kashiwa H: A histochemical study of early plaque mineralization. Abstract No. 616, J Dent Res 1970; 19:202.
203. Tomar S, Winn D, Swango P, et al: Oral mucosal smokeless tobacco lesions among adolescents in the United States. J Dent Res 1997; 76:1277.
204. Tonetti M, Pini-Prato G, Cortellini P: Effect of cigarette smoking on periodontal healing following GTR in infrabony defects. A preliminary retrospective study. J Clin Periodontol 1995; 22:229.
205. Trombelli L, Kim C, Zimmerman G, et al: Retrospective analysis of factors related to clinical outcome of guided tissue regeneration procedures in intrabony defects. J Clin Periodontol 1997; 24:366.
206. Turesky S, Renstrup G, Glickman I: Effects of changing the salivary environment on progress of calculus formation. J Periodontol 1962; 33:45.
207. Volker J, Pinkerton D: Acid production in saliva carbohydrates. J Dent Res 1947; 26:229.
208. Volpe A, Kupczak L, King W, et al: In vivo calculus assessment. Part IV. Parameters of human clinical studies. J Periodontol 1969; 40:76.
209. Von der Fehr F, Brudevold F: In vitro calculus formation. J Dent Res 1960; 39:1041.
210. Waerhaug J: The source of mineral salts in subgingival calculus. J Dent Res 1955; 34:563.
211. Waerhaug J, Zander H: Reaction of gingival tissue to self-curing acrylic restorations. J Am Dent Assoc 1957; 54:760.
212. Wasserman B, Mandel J, Levy BM: In vitro calcification of calculus. J Periodontol 1958; 29:145.
213. Weyant R: Characteristics associated with the loss and peri-implant tissue health of endosseous dental implants. Int J Oral Maxillofac Implants 1994; 9:95.
214. White D: Dental calculus: recent insights into occurrence, formation, prevention, removal and oral health effects of supragingival and subgingival deposits. Eur J Oral Sci 1997; 105:508.
215. Wise M, Dykema R: The plaque retaining capacity of four dental materials. J Prosthet Dent 1975; 33:178.
216. Wouters F, Salonen L, Frithiof L, et al: Significance of some variables on interproximal alveolar bone height based on cross-sectional epidemiologic data. J Clin Periodontol 1993: 20:199.
217. Wray A, McGuirt F: Smokeless tobacco usage associated with oral carcinoma. Incidence, treatment, outcome. Arch Otolaryngol Head Neck Surg 1993; 119:929.
218. Yuodelis R, Weaver J, Sapkos S: Facial and lingual contours of artificial complete crowns and their effect on the periodontium. J Prosthet Dent 1973; 29:61.
219. Zambon J, Grossi S, Machtei E, et al: Cigarette smoking increases the risk for subgingival infection with periodontal pathogens. J Periodontol 1996; 67:1050.
220. Zander H: The attachment of calculus to root surfaces. J Periodontol 1953; 24:16.
221. Zander H, Hazen S, Scott D: Mineralization of dental calculus. Proc Soc Exp Biol Med 1960; 103:257.
222. Zucchelli G, Clauser C, De Sanctis M, et al: Mucogingival versus guided tissue regeneration procedures in the treatment of deep recession type defects. J Periodontol 1998; 69:138.

全身疾患および障害が歯周組織に及ぼす影響

Perry R. Klokkevold, Brian L. Mealey, Fermin A. Carranza

CHAPTER 12

本章の概要

栄養の影響
- 栄養の物質的特徴
- 口腔微生物に及ぼす栄養の効果
- 脂溶性ビタミン欠乏症
- 水溶性ビタミン欠乏症
- タンパク質欠乏症
- 飢餓

内分泌障害
- 糖尿病
- 糖尿病の口腔内所見
- 細菌性病原体
- 多形核白血球機能
- コラーゲン代謝異常
- 上皮小体機能亢進症
- 性ホルモン
- 思春期における歯肉
- 月経周期に関連する歯肉の変化
- 妊娠中の歯肉疾患
- ホルモン性避妊薬と歯肉
- 閉経期の口内炎（老人性萎縮性歯肉炎）
- コルチコステロイドホルモン

血液疾患
- 白血病
- 白血病患者の歯周組織
- 慢性白血病
- 貧血症
- 血小板減少症

免疫不全疾患
- 白血球疾患
- 抗体欠損（性）疾患

循環器疾患
- 動脈硬化症
- 先天性心疾患

その他の全身状態
- 金属中毒

心身障害

多くの全身疾患は，リスクインジケーターまたはリスクファクターとして歯周組織を悪化させることにかかわっている．過去数十年間の臨床的および基礎科学的研究により，歯周疾患の複雑さと病態がよりよく理解されるようになった[153]．必須の細菌性の原因が存在するし，破壊的な歯周疾患にかかわる特定の細菌（歯周病原性細菌）も存在する．これらの病原体のみでは疾患は引き起こされないが，病原体が存在しないことは歯周組織が健康であることと矛盾しないようである．歯周疾患の病因と病態における細菌の役割については，Chapter 6, 8 を参照されたい．おそらく，

歯周炎に関する最近の発見でもっとも意味深いもののひとつは，宿主応答が個人間で大きく異なり，細菌性病原体への不適切なあるいは過大な宿主の免疫応答が疾患をより重症にするということである．換言すれば，歯周病原性細菌に対する宿主応答は非常に重要で，個人個人の疾患の重症度の違いを説明するように思われる．最近のエビデンスは，歯周組織の感染が全身の健康問題，たとえば冠動脈性心疾患，発作，糖尿病，早期の陣痛，低体重児出産や呼吸性疾患などに及ぼす役割にも光を当て始めている[138]．歯周組織の感染が全身の健康に及ぼしうる役割は，Chapter 13を参照のこと．歯周組織の感染および宿主の免疫応答の相互関係に加えて，多くの環境的，身体的そして社会心理的ストレス因子は，歯周組織に影響を及ぼし疾患の発現を左右する．一般に，これらの疾患が慢性の破壊的な歯周炎を発症させることはない．しかし，歯周組織破壊の素因をつくるか，早めるか，さもなければその進行を増悪させるかもしれない．本章では，全身疾患および障害が歯周組織に及ぼす影響について議論する．

栄養の影響

栄養の不足とアンバランスが歯周疾患に対して重要な役割を果たす，という考えに非常に固執する臨床家がいる．今日までに行われた研究は，一般的にこの見解を支持しない．しかし，実験のデザインとデータの解釈に多くの問題があるので，これらの研究の知見が不適切なように思わせるのかもしれない[5]．栄養が口腔および歯周組織へ及ぼす効果に関する主な意見と研究所見は，以下に示すとおりである．

1. 栄養不足により口腔内に変化が起こることはある．これには，歯周組織に加えて唇，口腔粘膜，および骨の変化も含む．これらの変化は，栄養のかかわる疾患の歯周組織または口腔内所見であると考えられている．
2. 栄養不足のみで歯肉炎または歯周ポケットが引き起こされることはない．しかし，栄養不足は歯周組織の状態に影響し，それによって局所的因子と過度の咬合力の害的な効果を悪化させうる．理論的には境界領域が存在し，もしも歯周組織に対するそれらの効果が栄養不足によって悪化するならば，不十分に厳しい局所要素(因子)は歯肉および歯周組織の疾患を引き起こす．

本項では，栄養的な問題が原因となってもたらされた他の口腔内の変化を参照しながら，それらが歯周疾患に関連するか否か栄養の分野における既存の知識を整理する．

栄養の物質的特徴

多数の動物実験から，栄養の物質的な特徴はプラークの蓄積および歯肉炎の進行において，何らかの役割を演じることが示された[156]．栄養的には適切でも，軟らかい食事はプラークと歯石の形成を誘導するかもしれない[33, 123, 156]．硬い繊維質の食物は，歯面を綺麗にし，また刺激を与え，たとえ食事が栄養的に不十分であってもプラーク形成と歯肉炎を引き起こしにくい[55, 94, 109, 213]．

しかしヒトにおいては，硬い食物の摂取によってプラーク形成が減少することを示せていない[114]．この矛盾は歯の解剖の違いや，実験動物では硬い食物のみを食事として与えることができるが，ヒトでは軟らかい食物も摂取するということと関連するのかもしれない．人間の食事にはショ糖が多く含まれており，それは多量のプラーク形成を起きやすくさせる．

口腔微生物に及ぼす栄養の効果

食物の摂取は，一般的には個体を維持することに関連して考えられるが，それはまた細菌にとっても栄養源になる[17]．口腔内細菌に対するその影響をとおして，食事は微生物型の相対的な分布，それらの代謝活動と病原性に影響を及ぼし，それらはかわるがわる，口腔疾患の出現と重症度に影響を及ぼす．

微生物のための栄養源は内因性であるとともに外因性でもある．外因性因子のなかでも，食事の糖含有量の影響は広範囲に研究されており，食事中の炭水化物の量，型および摂取する頻度が細菌の成長に影響することが示された[38]．ある種の微生物による歯面への付着とコロニー形成は，食事の成分によって可能になることがある．

脂溶性ビタミン欠乏症

ビタミンA，DおよびEは，人間の食事に必要とされる脂溶性ビタミンである．本項では，これらのビタミンの欠乏症の所見を述べる．

ビタミンA欠乏症

ビタミンAの主な機能は，皮膚と粘膜における上皮細胞の健康を維持することである．ビタミンA欠乏症は，皮膚，粘膜および眼の異常所見をもたらす．ビタミンAが不足すると退行性の変化が上皮組織で生じ，角質化性の化生を生じる．上皮組織には微生物の侵入を防御するための主要なバリア機能があるので，ビタミンAもまた上皮を維持する際に重要な役割を演じている．

ビタミンA欠乏がヒトの口腔内組織に及ぼす影響に関する情報はほとんどない．いくつかの疫学的研究は，ヒトにおけるビタミンAと歯周疾患の間にいかなる関係も示せていない[206]．

実験動物では，ビタミンA欠乏症は歯肉の角質増殖と過形成を引き起こし，歯周ポケットを形成する傾向も示した．接合上皮の増殖と歯肉の治癒遅滞を伴う歯肉上皮の過形成と過角化[29, 64]がビタミンA欠乏症ラットにおいて報告された．局所因子の存在下では，ビタミンA欠乏症ラットは歯周ポケットを形成した．この歯周ポケットは，ビタミンA

欠乏症でない動物のものよりも深く，関連する上皮の過角化を示す[28,77]．

ビタミンD欠乏症

ビタミンDまたはカルシフェロールは，胃腸管からのカルシウム吸収とカルシウムとリンのバランスの維持にとって不可欠である．ビタミンD欠乏症およびカルシウム，リン摂取のアンバランスは，小児にはくる症そして大人では骨軟化症を生じさせる．

このような欠乏症あるいはアンバランスが歯周組織に及ぼす影響は，結果として若いイヌの歯槽骨に骨粗鬆症を生じさせる．すなわち通常の割合でできるが石灰化していない類骨，再吸収するための類骨形成が不全となり，過度の蓄積を誘導し，歯根膜腔の幅の減少，セメント質形成の正常な割合，しかし不完全な石灰化およびいくらかのセメント質の吸収，そして歯槽骨の成長パターンの歪曲を引き起こす[14,208]．

骨軟化症の動物においては，破骨細胞による急激で全顎的な重度の歯槽骨の吸収，骨と骨髄を置換する線維芽細胞の増殖，そして吸収されていない残存する骨小柱の周囲に新しい骨形成がみられる[53]．X線的には，全顎にわたる部分的なものから完全なものにいたるまでの歯槽硬線の消失と周囲骨の骨密度の低下，骨海綿質小柱の欠損，X線透過性の増大，そして残存する海綿質小柱の突起(隆起)の増加がみられる．歯周組織の顕微鏡的およびX線的変化は，実験的に誘導された上皮小体機能亢進症においてみられるものとほとんど同じである．

ビタミンE欠乏症

ビタミンEはフリーラジカル反応を制限する抗酸化剤として働き，細胞を脂質酸化から保護する．ポリ不飽和脂肪が高い細胞膜は，ビタミンE欠乏下で損傷を受ける主要部位である．ビタミンE欠乏症と口腔疾患の関係は何も示されていない．しかし，ビタミンEの全身投与は，ラットにおける歯肉の治癒を促進するように思われる[107,144,155]．

水溶性ビタミン欠乏症

ビタミンBとCは，人間の食事で摂取される必要のある水溶性ビタミンである．これらのビタミンの機能と欠乏症による臨床的な所見を以下に述べる．

ビタミンB複合体欠乏症

ビタミンB複合体にはチアミン，リボフラビン，ニコチン酸，ピリドキシン(B6)，ビオチン，葉酸そしてコバラミン(B12)などがある．口腔疾患は，稀にビタミンB複合体グループのひとつの要素の欠乏によって生じる．しかし，一般的にその欠乏症は複数存在する．

ビタミンB複合体欠乏症に共通する口腔の変化は，歯肉炎，舌炎，舌痛，口角炎そして口腔粘膜全体に及ぶ炎症である．ビタミンB欠乏下の歯肉炎は非特異的で，欠乏よりもむしろ細菌性プラークによって引き起こされる．しかし，歯肉炎は後者の修飾的な効果の影響を受けやすい[2]．

人におけるチアミン欠乏症の兆候は脚気とよばれ，麻痺，浮腫，食欲の減退を含む心血管症候群によって特徴付けられる．明らかな脚気はアメリカでは稀である．チアミン欠乏による口腔障害は，口腔粘膜の知覚過敏症──頬側粘膜，舌下，口蓋上の小疱(見せかけのヘルペス)──そして口腔粘膜のびらんを含む[83,130]．

リボフラビン欠乏症(ビタミンB2欠乏症)の症状は舌炎，口角炎，脂漏性皮膚炎そして表在性血管新生性角膜炎を含む．舌炎はマゼンタ変色と乳頭突起の萎縮によって特徴付けられる．軽度から中等度のケースでは，舌背には舌乳頭に斑状の萎縮，および小石のように突出した充血したポリープ状乳頭がみられる[2,99]．重度の欠乏症では舌背は全体的に平らで乾いており，しばしば表面に亀裂を生じている．

口角炎は唇の継ぎ目の炎症として始まり，続いて，びらん，潰瘍そして亀裂を生じる．リボフラビン欠乏症は口角炎の唯一の原因ではない．垂直面の損失は，口角に唾液が垂れることとあいまって，口角炎と類似した状態を生じさせるだろう．カンジダ症は，衰弱した人の唇の継ぎ目で生じるかもしれない．この病変は口角炎とよばれている[81]．

リボフラビン欠乏下の動物に観察される変化には，水癌を含む，歯肉，歯周組織，口腔粘膜の重度の病変があげられる[41,199]．

ニコチン酸欠乏症は結果的にペラグラを生じさせる．ペラグラは，皮膚炎，胃腸障害，神経および精神的障害(皮膚炎，下痢，痴呆)，舌炎，歯肉炎，そして全身的な口内炎によって特徴付けられる．

舌炎と口内炎はニコチン酸不足のもっとも初期の臨床兆候であろう[131]．歯肉は舌変化があってもなくても，ニコチン酸欠乏症にかかわるかもしれない[108]．もっとも一般的な所見は壊死性潰瘍性歯肉炎で，たいていは局所的刺激の加わる部位に生じる．

実験動物においてビタミンB複合体およびニコチン酸欠乏症より生じる口腔の兆候には，黒毛舌と歯肉，歯根膜および歯槽骨の破壊を伴う歯肉の炎症がある[2,15,50]．好中球減少症と同様に，歯肉と他の口腔組織における壊死は，実験動物におけるニコチン酸欠乏の末期の特徴である．

葉酸欠乏症により，口腔の変化，胃腸病変，下痢そして腸の吸収不良を伴う，巨赤芽球性の赤血球生成を伴う大球性貧血を結果として生じる[52]．葉酸が欠乏した動物は炎症を生じることなく，歯肉，歯根膜，歯槽骨の壊死を示す[182]．炎症の欠如は欠乏症により誘導された顆粒球減少症の結果である．スプルーとその他の葉酸が欠乏した状態の人間においては，全顎的な口内炎が生じる．それは潰瘍化した舌

炎および口唇炎を伴うかもしれない．潰瘍性口内炎は，白血病治療において使用される葉酸に対するアンタゴニストの毒性効果の初期の指標である．

ヒトを対象とした一連の研究から，葉酸の全身あるいは局所的使用後にプラセボと比較して歯肉の炎症が著しく減少したことが報告された[203, 204]．この減少はプラーク蓄積が変化せずに起こった．また著者らは，妊娠と経口避妊薬が関与する歯肉の変化は，歯肉の葉酸レベルが不十分であることに一部関連しているかもしれないと仮定した[202]．妊婦の臨床研究において，歯肉の炎症の減少が局所的な葉酸塩（エステル）含有の含嗽剤の使用により生じた．全身的な葉酸投与では変化はみられなかった[152]．葉酸吸収の干渉とフェニトインの利用に基づいて，フェニトイン誘導性の歯肉肥大と葉酸とのかかわりが想定された[201]．

ビタミンC（アスコルビン酸）欠乏症

人における重度のビタミンC欠乏は，出血素質および治癒遅延により特徴付けられる疾患である**壊血病**を結果として生じる．ビタミンCは人間の食事には必要とされるが，他の霊長類，ギニアピッグ，そしていくらかの珍しい空飛ぶ哺乳類を除くその他の動物には必要ではない[48]．ビタミンCは果物と野菜に豊富に含まれる．壊血病は十分な食物が供給されている国では稀であるが，（乳児用）人工乳がビタミンで強化されていなかった場合，生後1年以内の幼児に発症するだろう．そして，非常に高齢で，とりわけ一人暮らしの老人で食事が制限されている場合にも壊血病を発症する[48]．アルコール中毒もまた，壊血病の素因をつくるかもしれない．

壊血病の臨床兆候は，四肢の筋肉内の出血部位，関節，ときとして爪の出血性障害を含む．また，しばしば毛包周囲の点状出血，感染に対する易罹患性の増悪，そして治癒不全を起こす[48]．出血して腫脹した歯肉と緩められた歯もまた，壊血病に共通の特徴である．

ビタミンC欠乏症（壊血病）はコラーゲン産生および維持の不足，類骨形成の停滞あるいは停止，そして骨芽細胞機能の低下をもたらす[61, 212]．ビタミンC欠乏症はまた，毛細血管の透過性亢進，外傷性出血に対する敏感性の増加，末梢血管の収縮性エレメントの過少反応，そして血流低下により特徴付けられる[116]．

可能性のあるアスコルビン酸と歯周疾患の病因論的な関係

アスコルビン酸は以下に示すうちの1つ，あるいはそれ以上のメカニズムによって歯周疾患に関与するかもしれない[213]．

1. アスコルビン酸のレベルが低いと，歯周組織内のコラーゲン代謝が影響を受ける．従って，アスコルビン酸は組織の再生あるいは修復する能力それ自体を修飾する．アスコルビン酸の役割についてのこの所見を支持する実験的な証拠はない．さらに，壊血病にかかったサルの歯根膜中のコラーゲン線維は，サルが死ぬ直前に，最後に影響を受けることが示されている[205]．

2. アスコルビン酸欠乏は，骨形成を阻害して歯周の骨欠損を誘導する．骨芽細胞によるが骨形成が不足した結果生じる歯槽骨および他の骨で起こる変化は，欠乏状態のかなり後期に起こる[72]．壊血病のサルにおける歯槽骨の骨粗鬆症は，破骨細胞による骨吸収増加の結果として生じるが，歯周ポケットの形成とはかかわりがない[205]．

3. アスコルビン酸欠乏は，口腔粘膜のトリチウムを含むエンドトキシンおよびインスリン，そして人の歯肉溝上皮のトリチウムを含むデキストランに対する透過性を増加させる[6, 7]．それゆえ，アスコルビン酸の最適濃度では，細菌産物に対する上皮のバリア機能を維持するだろう．

4. アスコルビン酸濃度が上昇すると，それらの貪食活性に影響を及ぼすことなく，白血球の走化および遊走能が高まる[79]．ビタミンCの大量投与は，白血球の殺菌能を損なわせるようである[183]．歯周疾患の病態および治療に対するこれらの所見の重要性は理解されていない．

5. 細菌による刺激や治癒に対する脈管反応と同様に，歯周の微小血管系を維持するにはアスコルビン酸の濃度が最適であることが必要とされる[36]．

6. ビタミンCの欠乏は，プラーク中細菌の生態系の平衡を妨げ，結果的にその病原性を増加させるかもしれない．しかし，これを示す証拠はない．

疫学的研究

大人数を対象に行われたいくつかの研究から，歯肉あるいは歯周の状態とアスコルビン酸濃度の関係が解析された[206]．これらの研究は，アスコルビン酸の生化学分析のためにいくつかの異なる方法を，そして歯周の変化を評価するために種々の指標を使用した．それらの研究は，異なる社会経済状況，異なる人種そしてさまざまな年代の人々について行われた．

それらすべての疫学的調査が，ビタミンCレベルと歯周疾患の頻度あるいは重症度との間に因果関係を見いだすことができなかった[35, 58, 172]．アスコルビン酸の大量投与もまた，歯周の健康をよりよくすることには関連しないことがわかった[97, 214]．

歯肉炎

壊血病が重度の歯肉病変にかかわるとする伝説的な逸話によって，ビタミンC欠乏症は歯肉炎における病因因子で，すべての年代に共通しているという仮説が導かれた．

腫脹し，易出血性の青みがかった赤色の歯肉を呈する歯

肉炎は，ビタミンC欠乏症の典型的な兆候のひとつであるとされているが，歯肉炎自体，本来はビタミンC欠乏症には起因しない．ビタミンC欠乏症患者が，必ずしも歯肉炎に罹患しているというわけではない．急性ビタミンC欠乏症は，歯肉の炎症を発生させたり頻度を高めたりはしないが，その重症度を増加させる[42, 72, 73]．ビタミンC欠乏症患者にみられる歯肉炎は，細菌性プラークに起因する．ビタミンC欠乏症はプラークに対する歯肉の反応を悪化させ，浮腫，腫脹と出血傾向を増悪させるかもしれない．それに加えて，ビタミンC欠乏症を正せば疾患の重症度を減じるかもしれないが，歯肉炎は細菌の因子が存在するかぎり残存する．

歯周炎

ビタミンC欠乏下の歯周組織および歯肉の変化は，実験動物においてかなり報告されている[72, 94, 205]．急性ビタミンC欠乏症は，歯根膜における浮腫と出血，歯槽骨の骨粗鬆症と歯の動揺を結果的に引き起こす．また，出血，浮腫およびコラーゲン線維の変性が歯肉で起こる．ビタミンC欠乏症はまた，歯肉の治癒を遅らせる．接合上皮直下および歯槽骨頂に存在する歯周線維は，ビタミンC欠乏による影響がもっとも少ない．そして，それは稀に生じる上皮の根尖方向へのダウングロースを説明する[205]．

ビタミンC欠乏症によって歯周ポケットは生じない．ポケット形成には，局所的な細菌因子が必須である．しかし，急性ビタミンC欠乏症は，歯肉の炎症が直下の歯根膜および歯槽骨に及ぼす破壊的な効果を強める[73]．

組織破壊の悪化は，一部では炎症に対する限界のある結合組織の防御バリア作用を制御できないことから，また一部では，コラーゲンとムコ多糖基質の形成不全および線維芽細胞の形成と骨芽細胞への分化の抑制を含む，ビタミンCの欠乏に起因する破壊的な傾向により生じる．

ヒトにおける実験的研究からは，壊血病において古くから記述されている劇的な臨床変化を示すことはできなかった[49, 93, 165]．CharbeneauとHurtによって出版された症例報告では，既存の中程度の歯周炎が壊血病の増悪に伴い悪化したことが示された[42]．

第3回米国全国健康・栄養調査（NHANES Ⅲ）で分析された12,419名の成人の後ろ向き調査において，Nishidaらは元喫煙者と現在も喫煙している者を，臨床的アタッチメントで評価した場合，食事によるビタミンCの摂取量と歯周疾患の間に弱いが統計学的には有意な濃度依存的な関係があることを見いだした[146]．これは，歯周病変がすでに存在しており，さらにその他の破壊因子が存在するときに，ビタミンC欠乏が歯周疾患に最大限の影響を及ぼすことを示唆する．

まとめると，過去の文献の分析から，ビタミンC欠乏による顕微鏡的な兆候は，人におけるプラークに誘導された歯周疾患のそれとはまったく異なる．急性または慢性のビタミンC欠乏症の状態にある患者でも，プラーク蓄積がみられない場合には，たとえ彼らの歯肉の健康状態にいかなる変化が起きてもほとんど歯周疾患に影響しない．

タンパク質欠乏症

タンパク質欠乏症は，筋肉の萎縮，虚弱，体重の減少，貧血症，白血球減少症，浮腫，乳汁の分泌低下，感染に対する抵抗力の低下，治癒遅延，リンパ減少，特定のホルモンと酵素系をつくる能力の減少を含む多くの病理学的変化を伴う低タンパク血症を引き起こす[38]．タンパク質欠乏症は実験動物の歯周組織にも変化を引き起こす[43]．タンパク質欠乏状態下の動物において，以下の観察がなされた．歯肉と歯根膜の結合組織の変性，歯槽骨の骨粗鬆症，セメント質沈着の遅滞，治癒遅延および舌上皮の萎縮[39, 190, 191]．また，類似の変化が非口腔領域の骨膜と歯槽骨で生じた．骨粗鬆症は破骨細胞の活性増加よりもむしろ，類骨の沈着減少，骨芽細胞数の減少，そして骨芽細胞形成のために結合組織細胞の形態的分化が遅延した結果生じる．

これらの観察は，それらが破壊的因子の導入よりむしろ通常の骨形成活性の抑制の結果である歯槽骨吸収を示すという点において興味深い．タンパク質欠乏症はまた，歯周組織への局所的因子と外傷性咬合の破壊的な働きを増強するが，歯肉の炎症の開始とその重症度は局所因子に依存する[141, 191]．換言すれば，タンパク質欠乏症は歯周組織を完全ではない状態にしてしまい，結果的に細菌感染を受けた際に組織破壊をより起こしやすい状態にしてしまう．

飢餓

飢餓は究極的な栄養問題である．いかなる食物も摂取しなければ全身的に，栄養分の欠乏を起こし，身体的な刺激，そしてエネルギーのための燃料がまったくなくなる．若い成人を飢餓寸前の状態にした研究では，体重の24%が損失したにもかかわらず，口腔または骨格のシステムには何の変化もなかった[106]．しかしながら，もうひとつの研究では断食の期間を長くしたところ，プラーク指数が減少し，歯肉炎指数がかなりの増加を示した[189]．

実験動物において，急性の飢餓は歯槽骨と他の骨の骨粗鬆症，歯槽骨高径の減少を引き起こし，さらに歯肉の炎症と関連する骨吸収を増悪させた[74]．

内分泌障害

内分泌障害，たとえば糖尿病，思春期や妊娠と関連するホルモン変動は，歯周組織の健康に悪影響を与える全身状態としてよく知られる例である．内分泌障害とホルモン変動は歯周組織に直接影響を及ぼし，局所因子に対する組織反応を修飾し，歯肉における解剖学的変化を起こす．そのことがプラークの蓄積と疾患の進行を促進するかもしれな

い．本項では，内分泌障害と歯周疾患との関連性を裏付ける証拠について述べる．

糖尿病

　糖尿病は歯周疾患の観点からみても非常に重要な疾患である．それは，慢性高血糖によって特徴付けられる複雑な代謝疾患である．インスリン産生の減少，インスリンの作用不全，あるいはその両方の組み合わせにより血流から組織内へとグルコースが輸送されにくくなり，そのことが結果的に血糖濃度の上昇と尿への糖の排出を引き起こす．脂質とタンパク質代謝もまた，糖尿病によって影響を受ける．コントロールされていない糖尿病(慢性高血糖)は，微少血管病変(網膜症，ネフロパシー，神経障害)，大血管病変(心血管と脳血管)，感染に対する易感染性の増加，そして治癒不全を含む長期にわたるいくつかの合併症とかかわりがある．

　ざっと見積もって，約1,570万人あるいはアメリカ合衆国の人口の5.9％が糖尿病である[143]．これらの約半数は，彼ら自身が糖尿病であることに気づいていない．糖尿病の主な2つの型は1型と2型であり，それぞれにあまり多くはないが二次的なタイプの糖尿病もある．

　1型糖尿病は以前，インスリン依存型糖尿病(IDDM)とよばれており，膵臓のランゲルハンス島のインスリンを産生するβ細胞が細胞性の自己免疫反応により破壊されることで発症する．そして，結果的にインスリン欠乏を引き起こす．1型糖尿病は糖尿病全体の5～10％を占めており，子どもと若い成人にもっとも好発する．この型の糖尿病はインスリン産生不足から生じ，非常に不安定でコントロールするのが難しい．それは，ケトン症と昏睡を頻発する傾向があり，肥満先行するわけではなく，コントロールするためにインスリン注射が必要となるからである．1型糖尿病患者は，多食性，多渇症，多尿症そして易感染性を含む糖尿病の典型的な兆候を示す．

　2型糖尿病は，以前はインスリン非依存型糖尿病(NIDDM)とよばれており，インスリン抵抗性，インスリン分泌不全，肝臓におけるグルコース産生の亢進に起因している．2型糖尿病では膵臓のインスリン産生細胞であるβ細胞は，細胞性の自己免疫反応によって破壊されない．2型糖尿病は糖尿病のもっとも一般的な病型であり，すべての症例の90～95％を占める．この病型は成人でもっとも好発する．多くの場合，重篤な兆候または合併症が起こるまで疾患に気づかない．一般的に2型糖尿病は肥満のある人にみられ，食事や経口の低血糖薬によってたいていはコントロールされる．ケトン症と昏睡の増悪は一般的ではない．2型糖尿病は1型糖尿病と同じ兆候を示すが，あまり重症でない病型においては典型的な症状を示す．

　糖尿病の付加的なカテゴリーは，他の疾患あるいは状態の結果生じる二次的な高血糖である．このような高血糖の主な例は妊娠に伴う妊娠糖尿病である．妊娠糖尿病はすべての妊婦の2～5％に生じるが，出産後に消失する．妊娠糖尿病になった女性は，後年に2型糖尿病になる危険性が高い．その他の二次的糖尿病は，膵臓およびインスリン産生細胞の破壊を伴う疾患に関連している．内分泌疾患，たとえば先端巨大症，クッシング症候群，腫瘍，膵切除およびインスリン濃度を変動させる薬または化学製品がこれに含まれる．実験的に誘導される糖尿病は，疾患の2つの古典的なカテゴリーのうちの1つに入るというよりは，たいていはこのカテゴリーに入る．

糖尿病の口腔内所見

　糖尿病患者においては，口腔内の変化が多数みられる．糖尿病患者における口腔内変化には，口角症，粘膜の乾燥とひび割れ，口と舌の焼け付くような感覚，唾液の流量不足，そして口腔内の細菌叢の変化，*Candida albicans*と溶血性レンサ球菌およびブドウ球菌が非常に優位になることがあげられる[1,23,82,133]．う蝕の罹患率の増加もまた，よくコントロールされていない糖尿病患者にみられる[59,67]．これらの変化はいつも認められるわけではなく，糖尿病にとって特異的でも病因的でもない点に注目すべきである[136]．さらに，これらの変化は，よくコントロールされた糖尿病患者においてはあまり認められない．糖尿病のコントロールが良好な患者は，通常の組織反応を示す．通常の歯列，感染に対する正常な防御，そしてう蝕の発生率も上昇しない[197]．

　糖尿病が歯周組織に及ぼす影響は徹底的に調べられた．糖尿病が歯周組織に及ぼす効果について決定的な結論を下すのは難しいが，増大傾向を示す歯肉，無茎性のまたは有茎性の歯肉ポリープ，ポリープ状歯肉の増殖，膿瘍形成，歯周炎そして動揺歯を含む種々の変化が示された[92]（カラー図12-1）．おそらく，コントロールされていない糖尿病患者におけるもっとも顕著な変化は，防御機構の低下と破壊的な歯周疾患を導く感染に対する感受性の増加である．

　1型糖尿病患者の歯周炎の発症は，12歳以後に初発するようである[44]．歯周炎罹患の頻度は13～18歳までで9.8％，19歳以降は39％と増加することが報告されている．

　この項目に関する広範な文献および臨床家らの全体的な印象は，糖尿病患者の歯周疾患には首尾一貫したあるいは厳密な病型というものはないという事実を指摘している．非常に重度の歯肉の炎症，深い歯周ポケット，急激な骨吸収，そして頻繁な歯周膿瘍の形成は，しばしば口腔清掃の不良な糖尿病患者(カラー図12-1参照)で起こる[3]．1型糖尿病の子どもは，その他の部位に比較して，第一大臼歯と切歯の周囲の破壊がより重篤であるという傾向がある．しかし，この破壊傾向はより高い年代で一般化される[44]．若年性糖尿病においては，広範な歯周組織の破壊がこれらの患者の年齢のためにしばしば起こる．

別の研究者は，歯周組織破壊の割合は30歳までは糖尿病の有無にかかわらず同様であると報告した[70, 195]．だが，30歳以降，糖尿病に罹患している患者は歯周組織の破壊の程度が大きくなる．これは，疾患の進行と関連するかもしれない．10年以上にわたり，明らかに糖尿病に罹患している患者は，10年未満の糖尿病の既往歴のある患者よりも歯周組織がより大きく破壊されている[70]．それはまた，時間とともに悪化し続ける限定された組織の完全性と関連があるかもしれない．糖尿病患者におけるコラーゲン代謝異常に関しては以下の記述を参照されたい．

糖尿病と歯周組織の状態の間には相関はないとする研究もあるものの，よく配慮された研究の大多数は，類似した局所因子が存在する条件下においては，糖尿病を有する患者はそうでない患者に比較してより高い歯周疾患の頻度と重症度を示すと報告している[10, 23, 37, 45, 89, 96, 145, 147, 149, 174, 209]．調査所見から，大きなアタッチメントロス，プロービング時の出血の増加そして歯の動揺の増加を認める（図12-1）．おそらく，検査された患者における糖尿病罹患度とコントロールの程度の違い，および指標と患者サンプリングの多様性によって，結果の統一性の欠如が生じたのであろう．

最近の研究は，コントロールされていないか，あまりよくコントロールされていない糖尿病は，歯周炎を含めた感染症に対して易罹患性を示し，感染は重症化することを示唆している[12, 174]．糖尿病は歯肉炎または歯周ポケットを引き起こさない．しかし，糖尿病が局所的な因子に対する歯周組織の反応を変える（カラー図12-1A，B参照）という示唆があり，そのことが骨吸収を促進させ，歯周組織の術後治癒を遅らせる．頻繁な歯周膿瘍は，糖尿病患者における歯周疾患の重要な特徴であるようにみえる．

アリゾナの成人ピマインディアンのおよそ40％は2型糖尿病である．このアメリカインディアン種族における糖尿病の有無による比較から，糖尿病患者では，破壊的な歯周炎に罹患した頻度は明らかに高く，無歯顎であることも同様に15％増加していることがわかった[51]．破壊的な歯周炎に罹患する危険性は，これらの人では3倍に増加する[57]．

細菌性病原体

糖尿病患者の歯肉溝滲出液と血液中のグルコース量は，そうでない患者と比較して，プラーク指数と歯肉炎指数が同程度であれば高かった[60]．糖尿病患者における歯肉中お

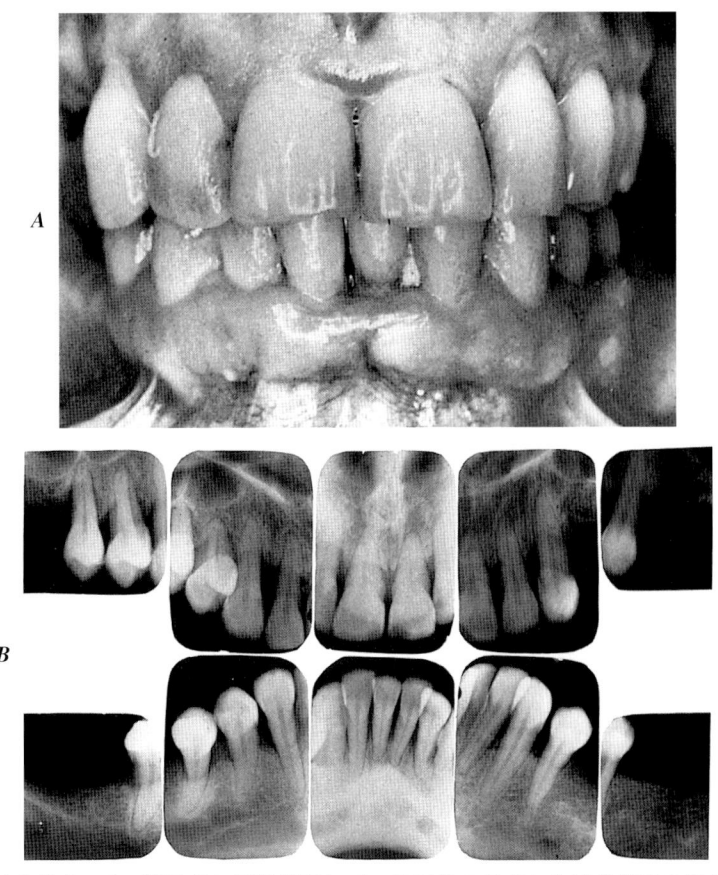

図12-1 糖尿病患者．*A*：糖尿病に長期罹患している34歳の患者における歯肉の炎症および歯周ポケット．*B*：Aで示された患者の全顎的な高度の骨吸収．臼歯の補綴治療を行っておらず，残存歯に咬合過重負担が加わっている．

および血液中のグルコース量の上昇は，細菌叢の環境を変える．そして，細菌の質的な変化をもたらし，結果的にコントロールの不良な糖尿病患者にみられる重度の歯周疾患を説明できるであろう．

歯周炎に罹患した1型糖尿病患者では，歯肉縁下細菌叢は主にCapnocytophaga，嫌気性ビブリオ，アクチノマイセス種で構成させていることが報告された．Porphyromonas gingivalis, Prevotella intermedia, Actinobacillus actinomycetemcomitansは糖尿病に罹患していない者の歯周病変において一般的であるが，糖尿病患者では菌数が低かった[88, 134]．しかしながら，その他の研究では，少数のCapnocytophagaと，P. intermedia, P. melaninogenica, Campylobacter rectusと同様に，多数のA. actinomycetemcomitansとblack-pigmented Bacteroidesが発見された[133, 175]．黒色産生種，とくにP. gingivalis, P. intermedia, C. rectusは，2型糖尿病に罹患したピマインディアンの重度の歯周病変において顕著であった[68, 215]．これらの結果は，糖尿病患者の歯周ポケットにおける細菌叢が変化していることを示している．これらの細菌の正確な役割はいまだに明らかにされていない．

多形核白血球機能

感染症に対する糖尿病患者の感受性の増加は，多形核白血球の機能不全によって結果的に生じた走化性の低下，不完全な貪食作用または付着能の低下によるものであると仮定されている[69, 137, 158]．糖尿病患者では免疫グロブリンA，GあるいはMの異常は発見されていない[169]．

コラーゲン代謝異常

コラゲナーゼ活性の上昇とコラーゲン合成の減少が慢性高血糖を伴う糖尿病患者にみられる．コラーゲン合成の低少，骨粗鬆症および歯槽骨高径の減少が糖尿病動物において生じ，その他の骨においても類似の骨粗鬆症を伴っている[71, 178]．歯根膜とセメント質は影響を受けない．しかし，グリコーゲンは歯肉中で涸渇する．別の研究者は，局所的な因子を伴う歯肉の炎症と骨破壊は，非糖尿病の動物よりも糖尿病の動物においてより重度であると報告した[25]．全身性骨粗鬆症，歯槽骨頂の吸収そして歯肉の炎症と歯石の付着した歯周ポケットの形成が，インスリン置換療法を受けている遺伝性糖尿病に罹患した中国産ハムスターにおいてみられたことが示された[186]．

慢性高血糖は，コラーゲンと細胞外基質の合成，そしてその成熟と維持に悪影響を及ぼす．高血糖状態では，多数のタンパクとマトリックス分子は非酵素的な糖化反応を受け，最終糖化産物（advanced glycation end products；AGEs）を形成する．AGEsの形成は通常のグルコースレベルでも生じるが，高血糖状態ではAGE形成が過剰になる．AGE

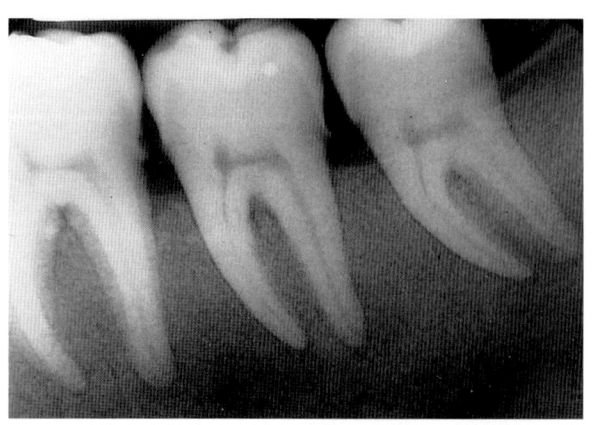

図12-2　重篤な腎臓疾患を伴う二次的な上皮小体機能亢進症に罹患した35歳女性．根尖部のX線像は，骨のスリガラス様所見および歯槽硬線の消失を示す．(Dr. L Roy, Eversole, San Francisco, Calif のご厚意による)

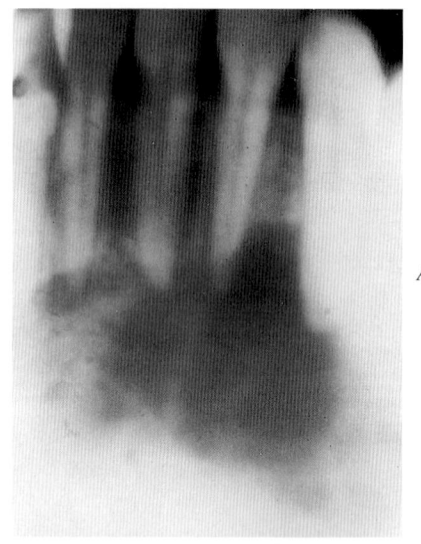

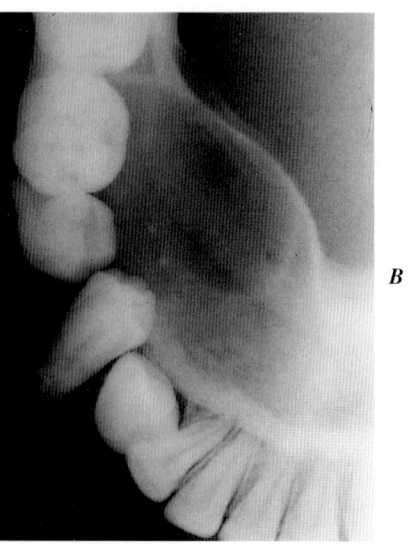

図12-3　A：上皮小体機能亢進症を伴う褐色腫の根尖部．B：咬合面X線像．(Dr. L Roy Eversole, San Francisco, Calif のご厚意による)

形成はコラーゲンにクロスリンクしてコラーゲンをより融解されにくくし、また正常な修復や置換を阻害する。結果的に、コントロールの悪い糖尿病患者組織中のコラーゲンは古くなり、より破壊されやすい。

AGEsは糖尿病の典型的な合併症において中心的な役割を果たす[31]。また、歯周疾患の進行においても同様に重要な役割を果たすかもしれない。血糖コントロールの不良とAGEsの増加は、歯周組織をより破壊に対して弱くする[177]。クロスリンクされたコラーゲンをとおして細胞の遊走は妨げられ、そしておそらくより重要なことに、より長期間、損害を受けたコラーゲンが組織内に残存することにより組織完全性が損なわれる。

局所的な因子に対する修飾された細胞反応、損なわれた組織完全性およびコラーゲン代謝異常の蓄積効果は、疑う余地なく糖尿病に罹患した個人の感染症と破壊的な歯周疾患に対する感受性において重要な役割を演じる。

25～74歳までの1,426名の患者グループに対するリスクインジケーターに関する研究は、45歳以上の被験者で糖尿病に罹患しており、かつ喫煙する者はこれらのインジケーターがない患者よりも歯周疾患に罹患するリスクが20倍高いことを示した。もしも歯肉縁下で*Bacteroides forsythus*か*P. gingivalis*が感染したら、彼らのリスクは30～50倍高まる[86]。

上皮小体機能亢進症

副甲状腺分泌過多は、全身的な骨格の脱灰化、拡大した骨髄腔内の結合組織の増殖を伴う再骨折の増加、そして骨囊胞と巨細胞腫の形成を引き起こす[207]。この病変は**骨炎線維性囊胞**、あるいはRecklinghausenの骨病変とよばれている。

口腔の変化としては、不正咬合と歯の動揺、X線的な証拠として密接にかみ合う海綿質の小柱を伴う歯槽骨の骨粗鬆症、歯根膜腔の拡大、歯槽硬線の消失、そしてX線透過性の囊胞様空間があげられる（図*12-2*, *12-3*）。骨囊胞はヘモジデリンを豊富に含むマクロファージと巨細胞が存在する線維性組織で満たされている。それらは本当の腫瘍でなく巨細胞性肉芽腫であるが、褐色腫（brown tumor）とよばれる。

硬膜の喪失と顎の巨細胞腫は、上皮小体機能亢進による骨病変の後期の兆候であり、そのこと自体は本来は稀である。歯槽硬線の完全な喪失は、それほど頻繁には起こらないが、それに対して過度の診断上の重要性をもたせてしまう危険がある。歯槽硬線の完全な喪失が起こりうる他の病変は、パジェット病、線維性異形成症そして骨軟化症である。上皮小体機能亢進症患者の25％、45％そして50％が口腔の変化を示したと報告した研究者もいる[170, 188, 192]。イヌにおける歯周疾患と食事に起因するカルシウム不足によって引き起こされる二次的な上皮小体機能亢進症との間に相関があることが示唆された[90]。これは、他の研究によって確かめられていない[194]。

性ホルモン

性ホルモンの修飾が、その発生あるいは複雑化の要因となると考えられている、歯肉病変が数タイプ存在する。このような歯肉病変の病型は、生理学的なホルモン変化とかかわり、主要な脈管構成要素を伴う非特異的な炎症変化によって特徴付けられ、そして臨床的には著しい出血傾向を誘導する。

実験的な研究

雌イヌにプロゲステロンを投与すると、拡張肥大と歯肉の微細血管の透過性亢進を引き起こし、それが損傷に対する感染性と滲出液を増加させる。しかし、そのことは歯肉上皮の形態に影響は及ぼさない[96]。

雌ラットにエストロゲンを繰り返し注射すると、顎内に骨内膜の骨形成が増加し、骨基質においてムコ多糖タンパ

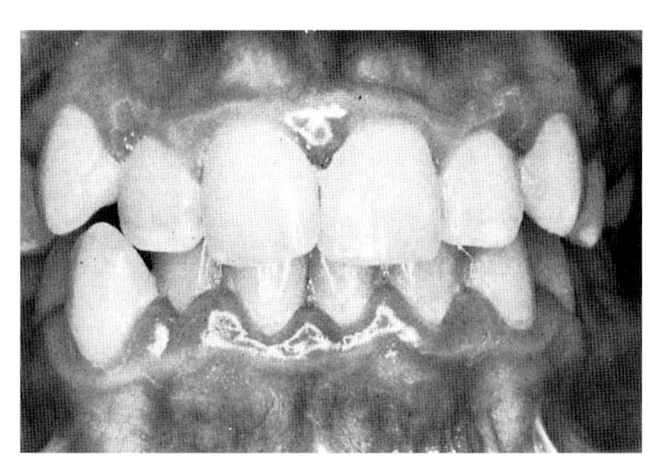

図12-4 浮腫、変色および肥大した思春期の歯肉炎.

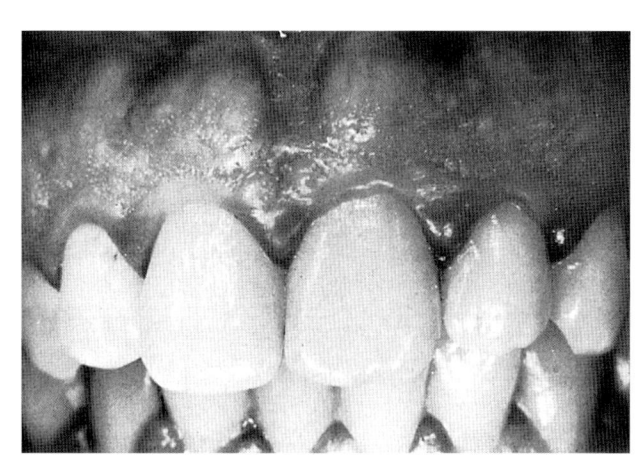

図12-5 妊娠中の歯間乳頭の初期変化.

ク質複合体の重合の低下が起こる[21, 148, 187]．またエストロゲン注射は，卵巣摘出された雌の動物において歯肉上皮の角質増殖と血管壁の線維化への傾向を妨害する．それらはまた，骨形成および線維性増殖を刺激し，コルチゾンの全身投与によって誘発される歯周組織における破壊的な変化を補償する[76]．局所的に投与されるプロゲステロン，エストロゲンおよび性腺刺激ホルモンは，化学的刺激に対する急性の炎症反応を減じるようにみえる[122]．

エストロゲンとプロゲステロンの上昇したレベルは，雌イヌにおいて歯肉炎の有無にかかわらず，歯肉溝滲出液を増加させる．それは，ホルモンによって誘発された歯肉の血管の透過性亢進により生じたように思われる[119]．

卵巣摘出は歯槽骨の骨粗鬆症，セメント質の減形成，そして，ヤングアダルト・マウスにおける歯根膜の線維密度および細胞数の減少を引き起こす．しかし，これらは高齢の動物では起きない[75, 159]．エストロゲン欠乏動物の歯肉上皮には萎縮がみられる[217]．

テストステロンの全身投与は，歯肉溝上皮のセメント質上のダウングロースを遅らせる．また，歯槽骨における骨芽細胞活性を刺激し，歯根膜の細胞成分を増加させ，下垂体切除術によって抑制される骨芽細胞活性を回復させる[171, 184, 185]．口腔内の創傷治癒は，男性では去勢によって速められるが，女性では卵巣摘出による影響はない[34]．

思春期における歯肉

思春期には局所的な刺激に対してしばしば歯肉の過剰な反応を伴う[193]．著しい炎症，青みがかった赤色の変色，浮腫，そして腫脹が通常は比較的軽度な歯肉反応を導く局所的因子によって引き起こされる（図12-4）．

成人期が近づくと，局所因子が持続するときでさえも歯肉の反応の重症度は減少する．しかし，完全に正常へ戻るには，これらの因子の除去が必要になる．歯肉疾患の頻度と重症度は思春期に増加するが，歯肉炎はこの時期に普遍的に起こるものではなく，口腔衛生が良好であれば防止することができる（Chapter 20参照）．

月経周期と関連する歯肉の変化

一般的には月経周期に付随して顕著な歯肉の変化が生じることはないが，ときどき問題が生じる．月経に関連して起こる歯肉の変化はホルモンのアンバランスにより生じる．そして場合によっては，卵巣の機能異常の既往歴と関連するかもしれない．

生理中に歯肉炎の発生頻度が増加する．一部の患者は，生理が始まる前日に歯肉からの出血あるいはむくみ，歯肉の緊張した感覚について不調を訴えるかもしれない．炎症歯肉からの滲出液は月経期間中に増加する．このことは，現存する歯肉炎は月経により悪化するが，正常歯肉の歯肉溝滲出液は影響を受けないことを示唆する[95]．歯の動揺度は月経周期を通してあまり変わらない[65]．唾液中の細菌数は生理中と14日前の排卵日の間に増加する[27, 160]．

妊娠中の歯肉疾患

妊娠中のホルモン変化に関するいかなる知識も得られる以前である1898年には，妊娠中の歯肉の変化についてすでに説明がなされていた[24]．

妊娠それ自体によって歯肉炎は起きない．妊娠中の歯肉炎は妊娠していない個人においてもそうであるように，細菌性プラークに起因する．妊娠はプラークに対する歯肉の反応を増強し，結果として生じる臨床像（図12-5～12-7）を変化させる．局所的因子がない場合，妊娠中の歯肉には顕著な変化は起きない．

歯肉炎の重症度は，妊娠して最初の2，3か月に増悪する．妊娠以前はとくに注意を払わなかった程度の軽度の慢性歯肉炎を有する患者は，以前に炎症を起こした部位が増

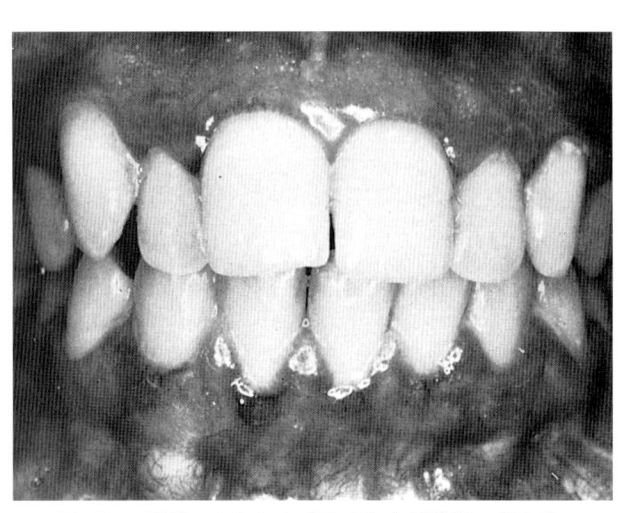

図12-6 浮腫，変色および出血した妊娠期の歯肉炎．

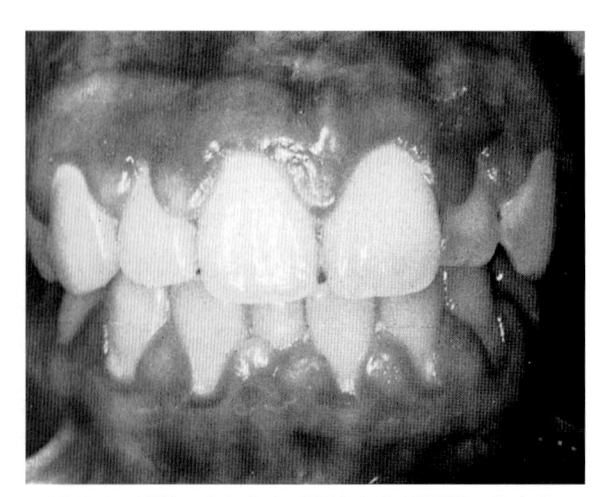

図12-7 浮腫，変色および肥大した妊娠期の歯肉炎．

大して浮腫性になり，さらに変色してくるために歯肉を気にし始める．妊娠前に歯肉から少量の出血があった患者は，出血する傾向がひどくなってくることを気にし始める（カラー図12-1G参照）．

歯肉炎は8か月目までしだいにひどくなり，9か月目で減少する．プラークの堆積も同じ傾向をたどる[124]．ある研究者は，歯肉炎は妊娠期間中の第2と第3の3か月間の間にもっとも悪くなると報告した[47]．歯肉炎とプラーク量との相関関係は妊娠中よりも出産後に強くなり，このことは妊娠が局所因子に対する歯肉の反応を悪化させる他の因子を誘導することを示唆している[111]．

よく計画された研究において報告された妊娠中の歯肉炎発病率は，約50〜100％と幅がある[124,128]．妊娠は以前炎症を起こした部位を悪化させ，健康な歯肉には影響を及ぼさない．歯肉炎がよく起きるという印象をもつのは，患者本人は気づいていないが以前炎症を起こしていた部位の悪化によって引き起こされているのだろう[167]．歯の動揺[164]，ポケット深さと歯肉溝滲出液もまた妊娠中に増加する[96,118]．

歯肉炎は分娩2か月後までに部分的に減少し，そして1年後には歯肉の状態は妊娠していなかった患者と同程度になる[47]．しかし，局所因子が存在するかぎり歯肉は正常な状態には戻らない．また，妊娠後に減少するのは，歯の動揺，ポケット深さと歯肉の滲出液である．妊娠中および分娩後15か月間における歯周の変化に関する縦断研究において，著しいアタッチメントロスはみられなかった[47]．

歯肉の出血が治まることがもっとも顕著な臨床的特徴である．歯肉は炎症がみられ，その色は明るい赤から青っぽい赤までまちまちである[216,218]．辺縁および歯間部の歯肉は浮腫状で圧力を加えるとへこみ，滑らかで輝くようにみえ，柔らかくしなやかで，ラズベリーのようにみえることもある．極端な赤みが著しい血管透過性の亢進により生じ，そして易出血傾向を示す（カラー図12-1G参照）．これら歯肉の変化は，急性感染症が合併しないかぎりたいてい痛みを伴わない．場合によっては，炎症を起こした歯肉は**妊娠腫**とよばれる不連続な"腫瘍様"の塊を形成する（Chapter 18参照）．

妊娠中の歯肉疾患の顕微鏡像は，非特異的で血管新生している増殖的な炎症のひとつであり[128,218]，歯肉上皮および結合組織の浮腫と変性を伴う著しい炎症性の細胞浸潤が起こる．上皮は増殖性で，下方へかなり肥厚しており（上皮索），表面の角化は減少し，細胞内および細胞外で浮腫と白血球の浸潤がさまざまな程度にみられる[200]．また新しく形成された毛細血管が豊富に存在する．

細菌とホルモン間の相互作用がプラーク構成を変え，歯肉の炎症を導くかもしれないという可能性は十分に調べられていなかった．KornmanとLoescheは，歯肉縁下の細菌叢が妊娠の進行に伴ってより嫌気的細菌叢に変化することを報告した．妊娠中に著しく増加する唯一の微生物は，*P. intermedia*である[112]．この増加は，エストラジオールとプロゲステロンの全身レベルでの上昇にかかわっているようにみえるし，歯肉出血のピークと一致するようにもみえる[112]．また，妊娠中の母親のTリンパ球反応の低下が，プラークに対する組織反応を変化させる因子のひとつであるかもしれないことが示唆されている[150]．

妊娠中の歯肉炎の悪化は，主にプロゲステロンレベルの上昇によって生じる．それは歯肉の微小循環系の拡張およびねじれ，うっ血，機械的な刺激に対する罹患性の増加を引き起こし，これらすべてが歯周循環組織への滲出液の漏出を起きやすくさせる[142,149]．妊娠中にエストロゲンとプロゲステロンの著しい増加が起こり，出産後に減少する．歯肉炎の重症度は妊娠中のホルモンレベルによって変わる[96]．

歯肉は女性ホルモンの標的器官である．Formicolaらは，雌ラットに注射された放射性のエストラジオールが生殖器だけでなく歯肉にも現われることを示した[62]．

妊娠中の歯肉炎の悪化には2つのピークがあることが示唆された．つまり，性腺刺激ホルモンが過剰産生される全妊娠期間の最初の1/3の期間と，エストロゲンとプロゲステロン濃度が最高値になる第3の3か月間である[124]．増加した性ホルモンによる歯肉のマスト細胞の破壊と結果として起きるヒスタミンとタンパク分解酵素の遊離は，局所因子に対する過剰な炎症反応に貢献するだろう[121]．

ホルモン性避妊薬と歯肉

ホルモン性避妊薬は，妊娠期間中にみられるのと同様に局所因子に対する歯肉の反応を悪化させ，1年半以上服用される場合，歯周組織の破壊を増加させる[56,110,120]．

いくつかの種類の経口避妊薬は，その他のものに比較してより劇的な変化を起こすが，さまざまなブランド（商標，銘柄）におけるプロゲステロンまたはエストロゲン内容の違いに基づいて存在する相互関係は，まったく認められていない[128,157]．経口避妊薬への累積的な曝露は，歯肉の炎症または口腔の堆積物インデックスに明らかな影響を及ぼさない[101]．

閉経期の口内炎（老人性萎縮性歯肉炎）

閉経期の口内炎は閉経期あるいは閉経後に起こる．軽度の兆候と症状がときどき現われ，それはもっとも初期の閉経の変化にかかわる．閉経期の口内炎は一般的な状態ではない．その名称のため，閉経につねに伴って起こるという誤った印象を与えるかもしれないが，実際は逆である．口腔内の障害は閉経期に一般的に生じる特徴ではない[210]．

歯肉と口腔粘膜は乾いて輝いており，異常な青みから赤みの範囲内の色をしており，簡単に出血する．頬粘膜のしわに亀裂を生じる場合があり，そして同等の変化が膣粘膜内に起こるかもしれない[166]．患者は，口腔中に乾いた熱い

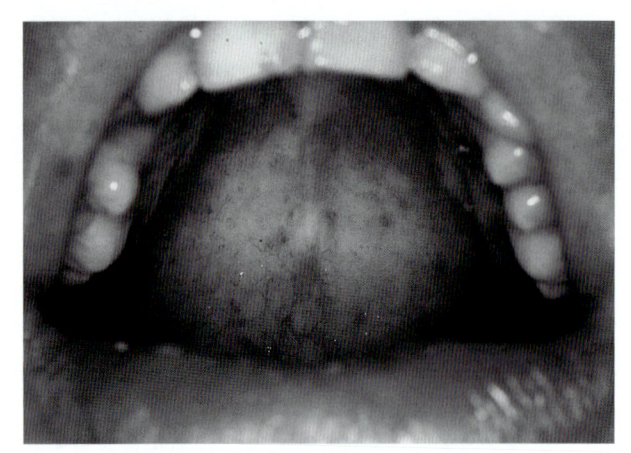

図 12-8 潜存的な出血障害をもつ患者の軟口蓋の明らかな点状出血.

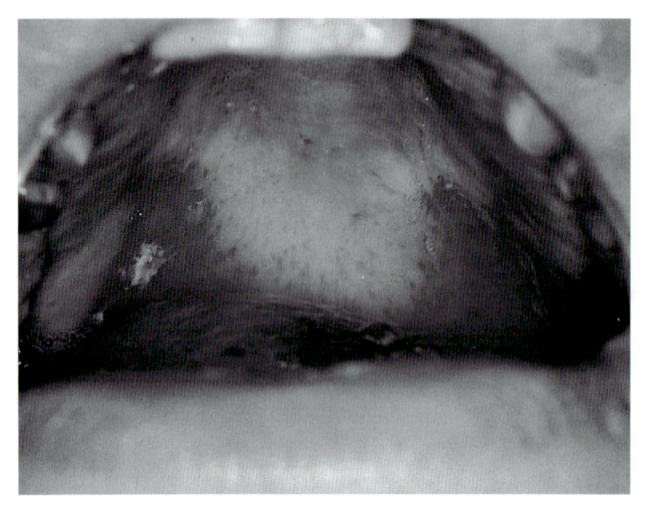

図 12-9 化学療法によって誘導された血小板減少症患者の軟口蓋,および扁桃の側面の明らかな斑状出血.

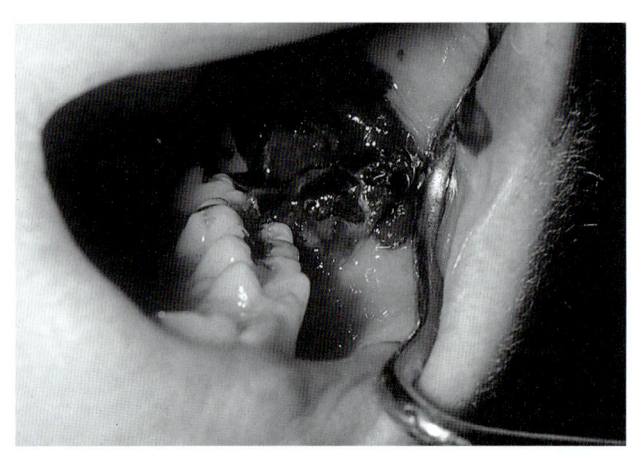

図 12-10 血小板減少症患者における歯肉溝からの自然出血.口腔内で形成された大きな血餅から正常な凝固が認められるが,血小板は止血させるには不適当である.

感覚を感じると訴える.それは,熱変化に対する極端な過敏反応,"塩からい","ピリッとする"あるいは"酸っぱい"と表現される味覚異常,そして部分床義歯の使いづらさを伴う[135].

顕微鏡下では,歯肉は上皮およびいくつかの例では潰瘍のある領域で,胚および有棘細胞層に萎縮を示す.閉経期の口内炎の兆候と症状は,慢性剥離性歯肉炎のそれらにある程度相当する(Chapter 39参照).卵巣切除術または悪性の新生物の治療において,放射線による殺菌の後,閉経期の口内炎の兆候と症状に類似した状態がときどき起こる.

コルチコステロイドホルモン

ヒトにおいて,コルチゾンおよび副腎皮質刺激ホルモン(adenocorticotropic hormone;ACTH)の全身投与は,歯肉および歯周疾患の発生および重症度に対してまったく効果がないように思われる[115].しかし,免疫抑制療法(プレドニゾン,メチルプレドニゾンおよびアザチオプリン,シクロホスファミド)を受けている腎臓移植患者は,同量のプラークを有する対照被験者に比較して有意に歯肉の炎症が低下していた[16, 103, 151, 198].

実験動物におけるコルチゾンの全身投与は,歯槽骨の骨粗鬆症,歯根膜と歯肉の結合組織における出血を伴う毛細血管の拡大と充血,歯根膜のコラーゲン線維の変性と数の減少,そして局所的な刺激に起因する炎症に関連する歯周組織の破壊の増悪を引き起こす.

血液疾患

すべての血球は健康な歯周組織の維持に重要な役割を果たす.白血球は末梢および炎症反応に関係している.赤血球は,ガス交換と歯周組織への栄養補給に関与する.血小板は通常の止血に必要である.血液または血液供給器官の障害は,歯周組織に深遠な影響を及ぼしうる.出血のようなある種の口腔内変化は,血液障害の存在を暗示するかもしれない.しかし,明確な診断には完全な身体検査および綿密な血液学的検査が必要である.似たような口腔内変化が血液の悪液質のうちの一形式以上に起こり,そして二次的な炎症性変化は,広範囲な変化を口腔内に生じさせる.

血液の悪液質を伴う歯肉および歯周組織の障害は,血液疾患による劇的な口腔変化の単純なかかわりにおいてよりも,むしろ口腔組織と血液および血液形成器官との間の基本的な相互関係の観点から考えられなければならない.軟口蓋でもっとも頻繁に観察される斑状出血と溢血点は,潜存的な出血障害を有することを示している(図12-8, 12-9).コントロールするのが難しい歯肉またはその他の口腔粘膜領域からの異常出血は,血液学的異常を示唆する重要な臨床的兆候である.出血傾向が生じるのは正常な止血メカニズムが障害されたときである.

全身疾患および障害が歯周組織に及ぼす影響 ■ CHAPTER 12   219

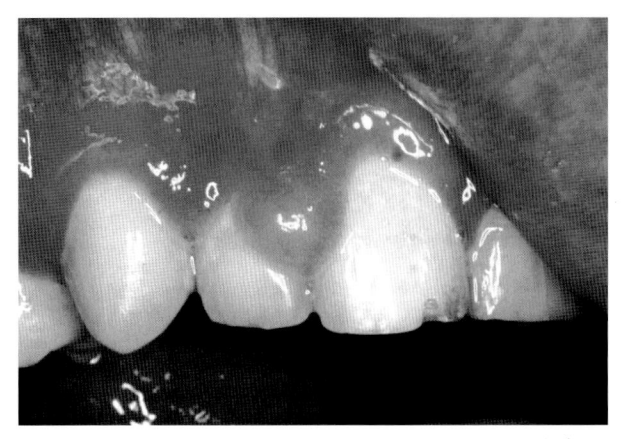

図 *12-11*　白血病細胞の浸潤は歯間部乳頭の局所的な歯肉肥大を引き起こす．

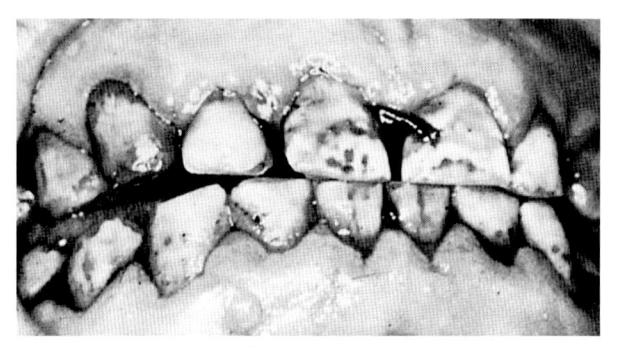

図 *12-12*　急性リンパ性白血病．歯肉は炎症性，浮腫性で，変色し自然出血する．

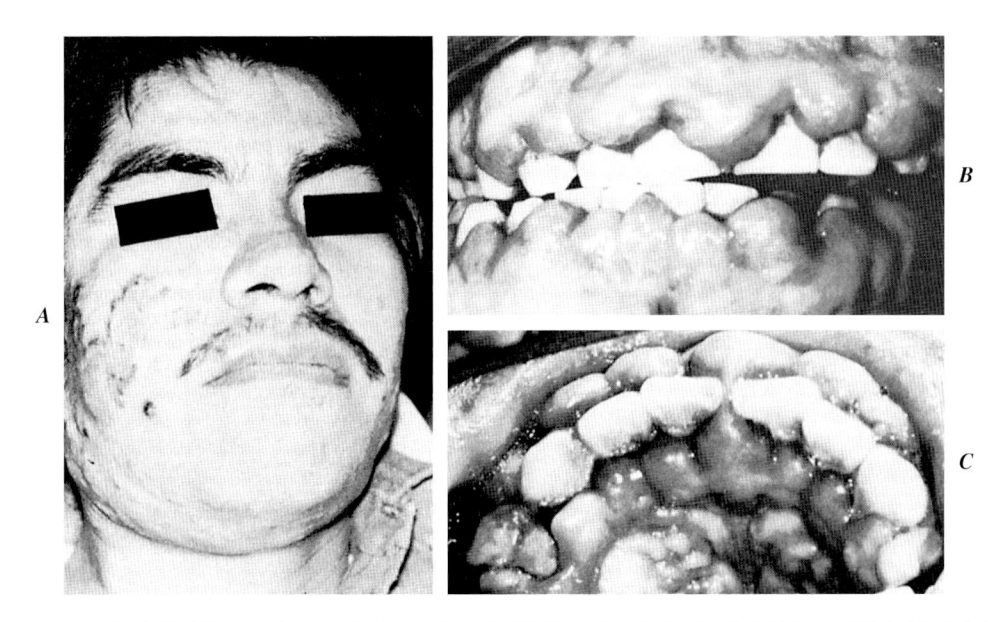

図 *12-13*　急性骨髄性白血病．**A**：患者の顔貌．右側頬上に隆起した平らな斑紋および丘疹（皮膚白血病）に注目．**B**：顕著な歯肉肥大を示す口腔内所見．**C**：上顎前歯部の咬合面観．顔と口蓋面観における著しい肥大に注目．(Dr. Spencer Woolfe, Dublin, Ireland のご厚意による)

白血病

　白血病は"白血球を前駆体とする悪性の新生物"である．それは，①広範囲にわたる骨髄の増殖性の白血球細胞への置換，②循環血液中の未成熟白血球の数と形態の異常，③肝臓，脾臓，リンパ節，その他の体中の部位における白血球細胞の広範な浸潤，によって特徴付けられる[168]．

　関与する白血球型によって，白血病はリンパ性あるいは骨髄性に分類される．骨髄性白血病のサブグループが単球性白血病である．またその進行によって，急速に死に至らしめる急性，そして亜急性あるいは慢性になりうる．

　急性白血病においては，始原性の増殖細胞が末梢循環へ遊離される．一方，慢性白血病においては，循環系へ遊離された際に異常細胞は通常の形態学的特徴を有しており，より成熟している傾向がある．

　どの白血病においても，白血病細胞による骨髄成分の置き換えにより，赤血球，白血球および血小板の正常な産生が減少する．そして，貧血症，非悪性の白血球数の減少と血小板減少症を引き起こす．貧血症は，組織内の酸素付加をより乏しい状態にする．そして，組織をより脆く破壊を受けやすくする．循環している正常白血球の減少は，感染症に対する罹患性の増加に繋がる．血小板減少症（低い血小板数）は出血傾向をもたらす．そして，それらはどの組織においても起こりうるが，口腔，とりわけ歯肉溝で起こる傾向がある（図 *12-10*）．一部の患者では，白血病細胞が骨髄に存在している間，通常の血球数を有するかもしれない．この病型は，非白血性白血病（aleukemic leukemia）と

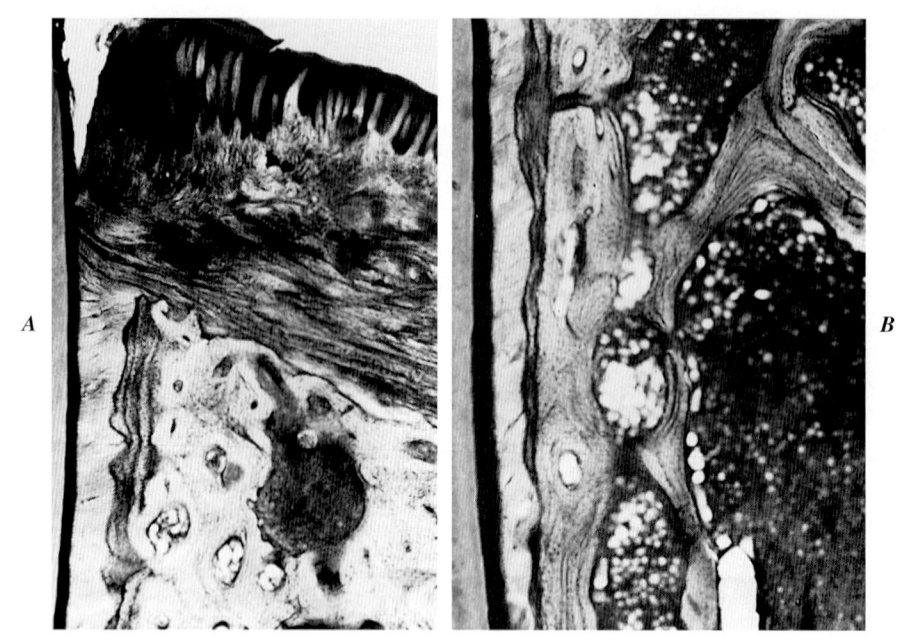

図12-14 A：ヒトの検死標本における歯肉と骨内の白血病細胞の浸潤．B：Aと同じ症例．歯根膜への拡張の欠損と骨髄腔における密な浸潤に注目．

よばれる[80]．

白血病患者の歯周組織

白血病における口腔および歯周組織の兆候は，白血病細胞の浸潤，出血，口腔潰瘍そして感染症からなる．

歯周組織への白血病細胞の浸潤

白血病細胞は，歯肉そして稀に歯槽骨内へ浸潤することがある．歯肉への白血病細胞の浸潤は，しばしば**白血病性歯肉肥大**(Chapter 18参照)を引き起こす．

成人の白血病患者1,076名の研究は，3.6%の有歯顎患者に白血病性の歯肉増殖病変があったことを示した．その内訳は，急性単球性白血病患者(66.7%)において最高発生率を示し，急性骨髄単球性白血病患者(18.7%)，急性骨髄性白血病患者(3.7%)とつづく[54]．しかし，単球性白血病は非常に稀な病型であることを指摘しておかなければならない．白血病性歯肉肥大は，無歯顎患者または慢性白血病患者ではみられない．白血病性歯肉肥大は白血病細胞による歯肉真皮への浸潤から成り，細菌性プラークの蓄積した部位に歯肉ポケットを形成する．そしてまた，歯肉の肥大にも寄与する二次的な炎症病変を発症する．

臨床的に，歯肉辺縁の丸みを帯びて緊張した歯肉は，はじめ青味がかった赤や暗紫色にみえる．その後歯肉は，歯間乳頭においてもっとも頻繁に肥大し，そして歯冠を部分的に覆ってしまう(図12-11～12-13)．

顕微鏡的には，付着歯肉および辺縁歯肉において主に未成熟白血球の密度の濃い広範な浸潤を示す．異所性の造血を示す有糸分裂像が時折みられるかもしれない．歯肉の正常な結合組織構成要素は，白血病細胞に取って代わられる(図12-14A)．細胞の性質は白血病の病型に依存する．細胞の浸潤は，すべての網状結合組織層においてより顕著である．ほとんどすべての症例において，乳頭層の白血球数はかなり少ない．血管は膨張し，主に白血病細胞を含む．赤

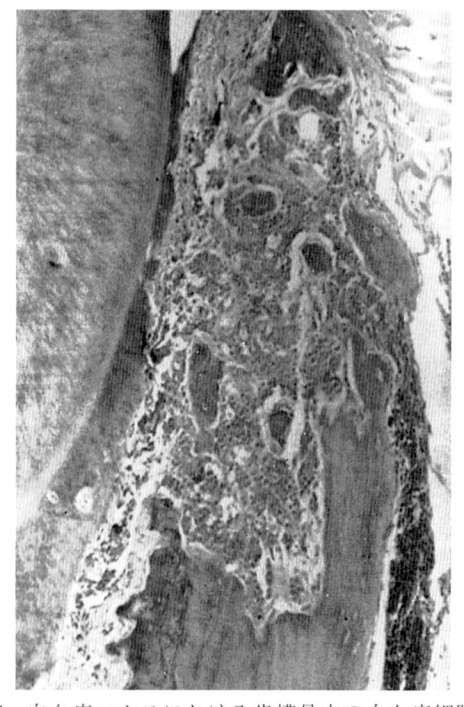

図12-15 白血病マウスにおける歯槽骨内の白血病細胞の浸潤．白血病細胞が浸潤して骨の破壊と歯根膜の消失を引き起こしているのに注目．

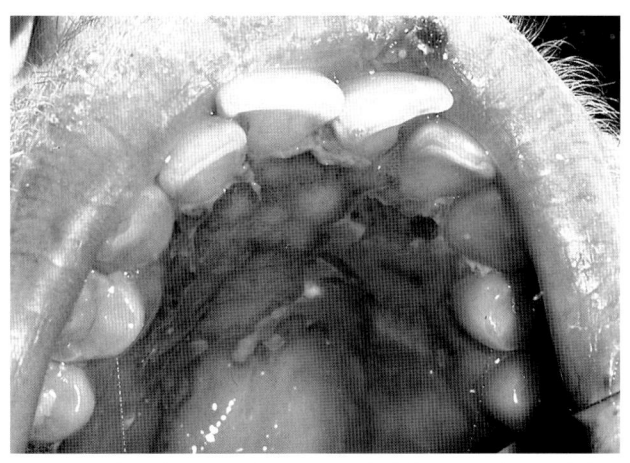

全身疾患および障害が歯周組織に及ぼす影響 ■ CHAPTER 12   221

図 *12-16*　白血病から二次的に顆粒球減少症に罹患した患者の口蓋部の大きな潰瘍．この異常な潰瘍はヘルペスウイルスの日和見感染によって生じた．大きな病変部内に癒合した，小さい散在性の丸い潰瘍に注目．

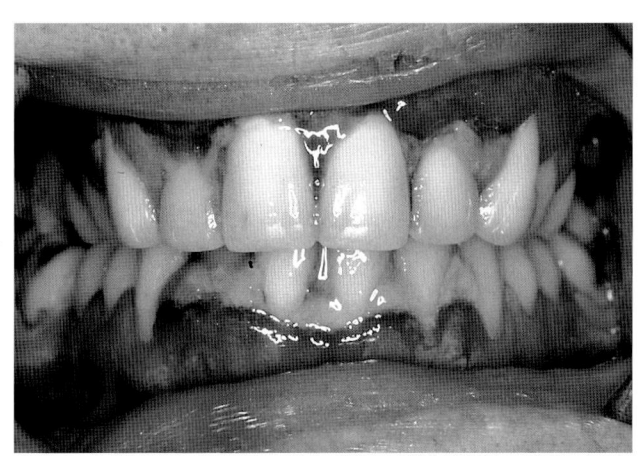

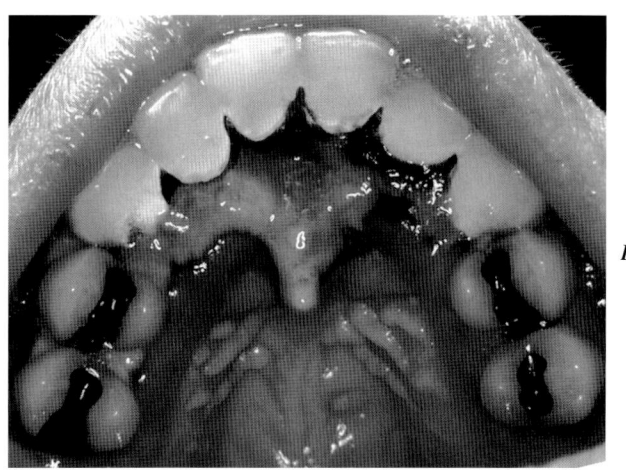

図 *12-17*　**A**：急性骨髄性白血病患者の前歯部面観．歯間部歯肉は高度に炎症性で腫脹し，壊死性である．**B**：歯間部および口蓋組織が広範に壊死した口蓋面観．

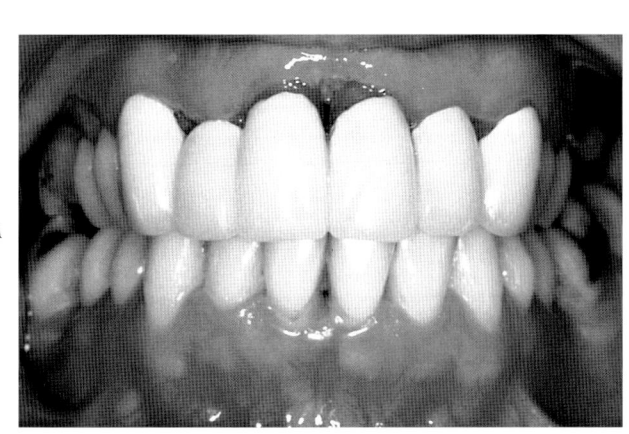

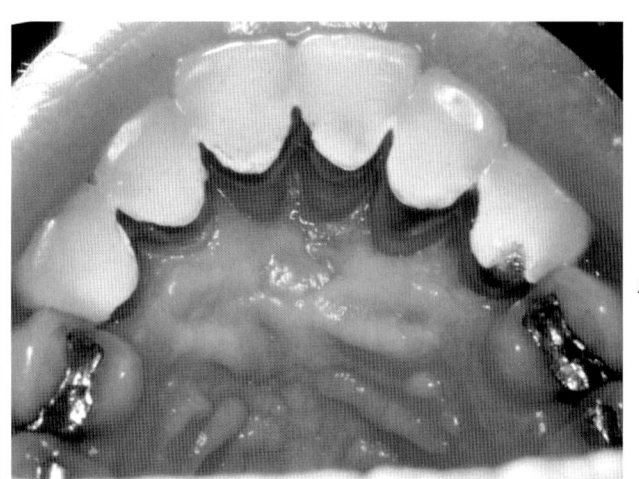

図 *12-18*　図 *12-17* で示したのと同じ患者で，化学療法後に疾患の軽減が始まっている．**A**：前歯部面観．組織の健康は劇的に改善されたが歯間部乳頭は失なわれている．**B**：口蓋面観．上顎前歯周囲の広範な歯肉組織の欠損を示す．

血球数は減少している．また，上皮は種々の変化を呈し，それはより薄くなるか過形成性である．一般所見としては，表面角化の減少を伴う，細胞間および細胞内の浮腫と白血球浸潤がかかわる変性がみられる．

辺縁歯肉の顕微鏡像では，白血病細胞に加えて，顕著な炎症性要素を示す歯肉その他の組織像とは異なる．浮腫と変性を伴う形質細胞とリンパ球の散在性病巣は，一般的な所見である．辺縁歯肉の内面はたいてい潰瘍形成しており，そして偽膜形成を伴う辺縁の壊死もみられるかもしれない．

歯根膜と歯槽骨は，急性および亜急性白血病（図12-14B参照）にも関与するかもしれない．歯根膜には成熟および未熟白血球が浸潤しているかもしれない．歯槽骨骨髄は，たとえば局在性の壊死，血管の血栓症，成熟および未熟な白血球浸潤，散在的な赤血球浸潤，線維性組織による脂肪髄の置換のようなさまざまな変化を示す．

白血病マウスでは，白血病細胞が骨髄腔と歯根膜へ浸潤することで支持骨の破壊と歯根膜の消失を伴う歯槽骨の骨粗鬆症が引き起こされる（図12-15）[30, 40]．

真皮および皮下結合組織における異常な白血病細胞の集積は皮膚白血病（leukemia cutis）とよばれており，盛り上がった平らな斑点と丘疹を形成する（図12-13A参照）[54, 168]．

出血

歯肉の出血は，臨床的に判別できる歯肉炎がみられない場合でも白血病患者にみられる一般的所見である（図12-10参照）[180]．歯肉の出血は白血病の初期の兆候である[180]．それは，白血病細胞による骨髄細胞の置換，および白血病細胞またはそれらの産生物による正常な幹細胞機能の抑制から生じる血小板減少が原因である[168]．

この出血傾向はまた，皮膚および口腔粘膜中にも出現することがある．点状出血がしばしばみられ，白血病細胞の浸潤を伴うこともあるが，そうでないこともある．口腔内出血は，急性白血病患者の17.7％に，そして慢性白血病患者の4.4％に出現する兆候であるという報告がなされた[125]．この兆候は使用された化学療法薬剤の使用によっても生じることがある．

口腔潰瘍および感染

白血病細胞による骨髄細胞の置換によって生じる顆粒球減少は，日和見感染性の微生物に対する組織抵抗性を下げ，潰瘍形成して感染を引き起こす．孤立性のパンチアウトされたような粘膜下組織に深く入り込み，強く張り付いた白いかさぶたによって覆われる潰瘍が口腔粘膜にみられる[11]．これらの病変は咬合または口蓋線に関連して，頬粘膜のような外傷部位に起こる．ヘルペス感染の既往歴を有する患者は，化学療法が開始された後にしばしば多部位に大きく不規則な形態でヘルペス性口腔潰瘍を形成するかもしれない（図12-16）[85]．

白血病患者における歯肉への細菌感染は，原発性の細菌

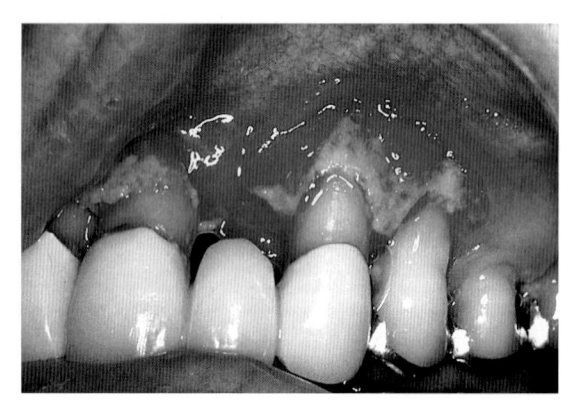

図12-20 この免疫抑制患者における日和見的な細菌感染は歯肉を完全に破壊し，その下にある骨が露出している．

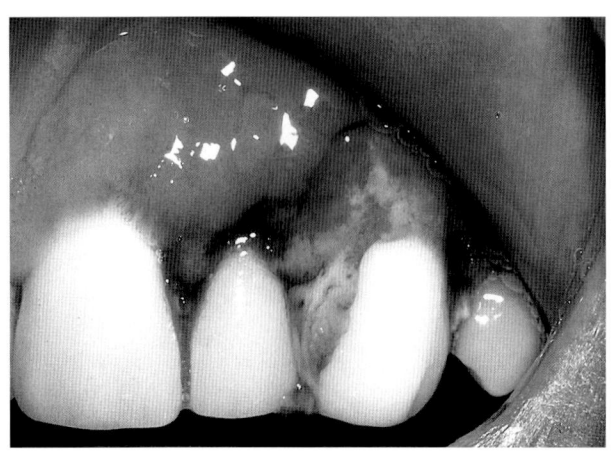

図12-19 白血病患者の歯肉への日和見的な細菌感染．歯肉組織は非常に炎症性で，出血しており，偽膜を形成をし壊死を起こしている．

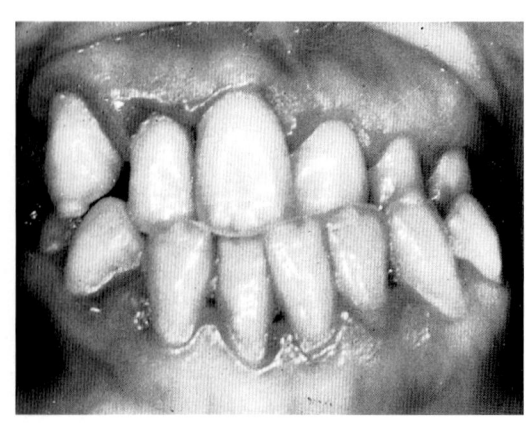

図12-21 貧血患者における歯肉の全体的な蒼白．変色した炎症性の辺縁歯肉は，隣接する青白い付着歯肉と明瞭なコントラストを示す．

感染となり，あるいは既存の歯肉疾患または歯周疾患をより重篤にするかもしれない[19]．急性歯肉炎および壊死性潰瘍性歯肉炎の病変部は，急性白血病の末期においてより頻繁にしかも重篤になる（図12-17，図12-18）．

白血病では患者の刺激に対する反応が変化する．その結果，非白血病患者に比較して，炎症性滲出液の細胞成分が量的および質的に異なる．そこには通常の炎症性細胞に加えて明らかに未熟な白血病細胞の浸潤がみられる．

白血病患者の炎症歯肉は，非白血病患者における炎症を起こした歯肉とは臨床的に異なる．歯肉は独特な青っぽい赤色をしており，著しくスポンジ様で壊れやすく，非常にわずかな刺激によっても，また自発的にも持続的に出血する．この著しく変化し変質した組織は，細菌に対して極端に易感染性で，重篤な急性の歯肉壊死と偽粘膜形成を引き起こすほどである（図12-19，図12-20）．これらは，血液障害によって変えられた口腔組織上に重ねられた，二次的な口腔内変化である．それらは関連障害を生じ，たとえば全身への毒性効果，食欲減退，吐き気，持続的な歯肉出血による血液の消失と持続的な激痛のように，相当に患者の困難の元凶となるかもしれない．局所因子を除去することによって，白血病における重篤な口腔内変化を軽減することが可能である．

慢性白血病

慢性白血病においては，血液学的な異常を示唆する臨床的な口腔の変化は非常に珍しい．慢性白血病における顕微鏡的な変化は，劇的な臨床兆候なしに，顎の通常の脂肪髄を成熟リンパ球の島（かたまりで置換した）または辺縁歯肉におけるリンパ球の浸潤から成るかもしれない．

白血病の存在が，厄介な歯肉状態の性質をはっきりさせるために行われた歯肉の生検によって偶然わかることがある．そのような場合は，医学的な検査や血液学的な調査によって，その所見の裏付けを行うべきである．歯肉の生検標本における白血病関与の欠如は，白血病の可能性を除外したことにならない．慢性白血病において，歯肉は血液学的な異常を示さずに単に炎症性変化のみを示すかもしれない．白血病と認定された患者の歯肉の生検は，白血病の浸潤が歯肉の臨床的な異常外見にどの程度関与しているかを示す．このような所見は興味深いが，患者が受ける恩恵は，定期的に白血病患者の歯肉の生検を行うことを正当化するには不十分である．

貧血症

貧血症とは赤血球数とヘモグロビン量の減少にみられるような，血液の質的および量的な欠乏のことである．貧血症は，血液喪失，造血の減少，あるいは血液破壊の増加の結果，生じる可能性がある．

貧血症は細胞形態学とヘモグロビン含有量によって，①大球性高色素性貧血（悪性貧血），②大球性低色素性貧血（鉄欠乏性貧血），③鎌状赤血球貧血，④正球性正色素性貧血（溶血性貧血または再生不良性貧血）に分類される．

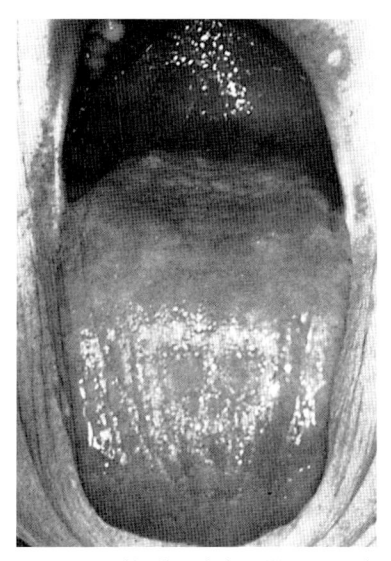

図12-22 悪性貧血患者の滑らかな舌．

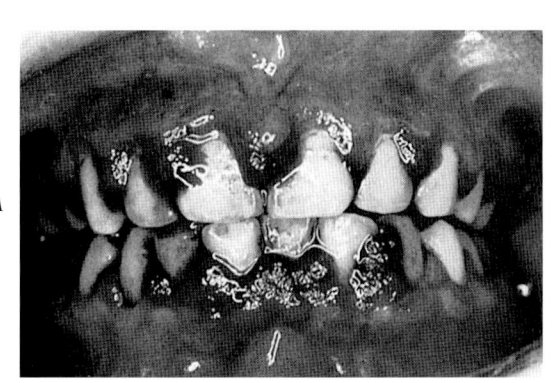

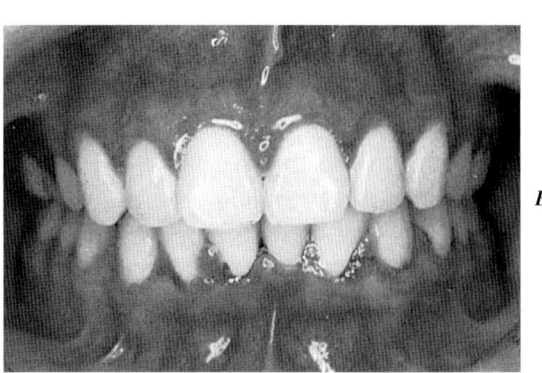

図12-23 特発性血小板減少性紫斑病．**A**：特発性血小板減少性紫斑病患者における出血性歯肉．**B**：表面の堆積物を除去して注意深いスケーリングを行った後に，歯肉疾患の重症度が著しく軽減した．

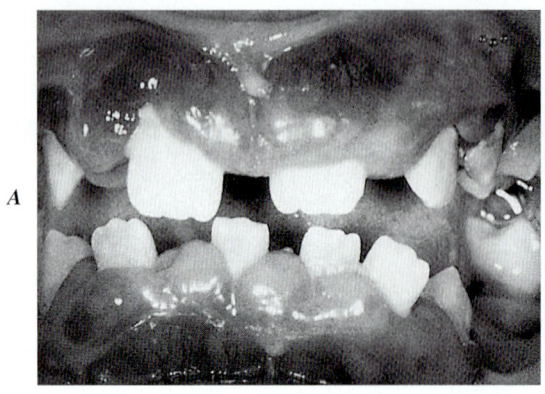

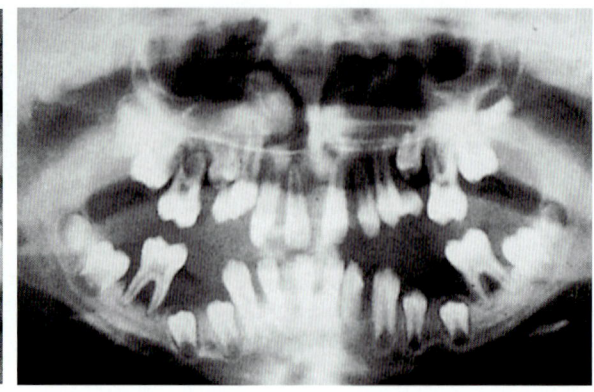

図 12-24 前思春期性歯周炎の臨床写真（**A**）とパノラマX線写真（**B**）．患者は周期性好中球減少症および無γグロブリン血症を有する10歳の少年．

悪性貧血では症例の75％に舌の変化が起きる．舌は乳頭の萎縮のために，赤くて滑らかで輝くようにみえる．歯肉は著しく蒼白である（図12-21，図12-22）．

鉄欠乏性貧血は類似した舌と歯肉変化を誘導する．嚥下困難（Plummer-Vinson症候群）を引き起こす口腔粘膜と口腔咽頭部の舌炎と潰瘍化から成る症候群が，鉄欠乏性貧血症患者において記述された．

鎌状赤血球貧血は，もっぱら黒人に発症する慢性溶血性貧血の遺伝型である．それは，蒼白，黄疸，虚弱，リウマチの発現および下腿の潰瘍によって特徴付けられる．口腔内の変化としては，顎の広汎性の骨粗鬆症がみられ，それは蒼白と黄色っぽく変色した口腔粘膜に沿って，独特な歯間中隔小柱の脚立様配列を伴う．歯周組織の感染は，鎌状赤血球の危機を促進するかもしれない[162]．

再生不良性貧血により骨髄における，赤血球の産生不全が生じる．病因はたいてい，骨髄に対する，有毒な薬剤の影響である．口腔の変化は，口腔粘膜の青白い変色，付随する好中球減少症による感染に対する罹患性の増加を含む．

血小板減少症

血小板減少性紫斑病は特発性であるかもしれない（たとえば，Werlhof病における未知の病因のように）．あるいは，機能している骨髄量の減少と循環している血小板数の減少の原因となる，いくつかの既知の病因論的な因子によって二次的に起こるのかもしれない．そのような病因論的な因子は，白血病にみられるような，骨髄の形成不全，骨髄中の骨髄巨核球の締め出し，腫瘍による骨髄の置換，そしてX線照射，ラジウム，あるいはベンゼンやアミノピリンやヒ素などの薬剤による骨髄の破壊を含む．

血小板減少性紫斑病は，血小板数の低下，血餅退縮時間と出血時間の延長，正常またはわずかな凝固時間の延長によって特徴付けられる．皮膚，または粘膜からの自然発生的な出血がみられ，点状出血と出血小嚢が，口腔内，とりわけ口蓋と扁桃腺と頰粘膜において起こる（図12-8，12-9参照）．歯肉は増大し，柔らかく，脆い．歯肉は自発的に，あるいはほんのわずかな刺激によっても出血が起こり，コントロールするのは困難である．歯肉の変化は局所的な刺激に対して異常反応を示す．歯肉の状態の重篤さは局所因子の除去によって劇的に軽減される（図12-23）．

免疫不全疾患

宿主防御機構の不全は，重篤で破壊的な歯周病変につながるかもしれない．免疫不全は，原発性，遺伝性あるいは二次的で，免疫抑制療法またはリンパ球システムの病理的破壊に起因するかもしれない．白血病，ホジキン病，リンパ腫および多発性骨髄腫はすべて，続発性の免疫不全疾患を引き起こすだろう．

白血球疾患

白血球の生産または機能に影響を及ぼす疾患は，重篤な歯周組織の破壊をもたらすかもしれない．（Chapter 8，10参照）

無顆粒球症

無顆粒球症（agranulocytosis）は，循環中の顆粒球数の減少によって特徴付けられ，口腔粘膜，皮膚，胃腸と尿生殖器管の潰瘍性壊死性病変を含む重篤な感染症を引き起こす．本疾患の重症度の低い病型は，好中球減少症（neutropenia）または顆粒球減少症（granulocytopenia）とよばれている．

薬に対する特異体質は，無顆粒球症のもっとも一般的な原因である．しかし，その原因が説明できない例もある．無顆粒球症は，アミノピリン，バルビツレートおよびそれらの誘導体，ベンゼン環の誘導体，スルホンアミド，金塩あるいはヒ素性薬剤のような薬の投与後に報告された[113, 127, 139, 163]．一般に急性疾患として発症するが，ときに周期的エピソード（周期性好中球減少症）として再び現れる．そ

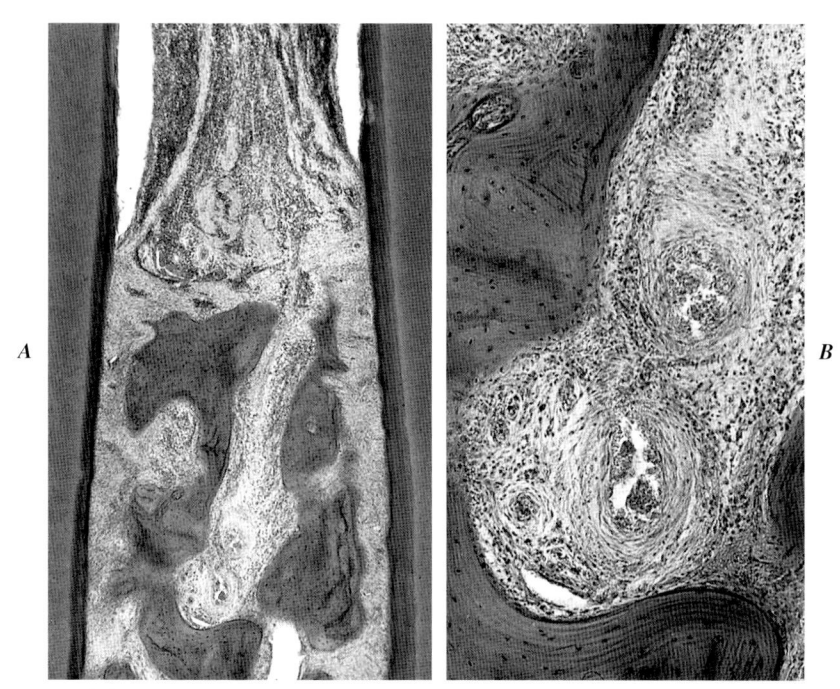

図 *12-25* 歯周疾患に罹患した高齢者における血管の変化. *A*：歯肉から歯間中隔内に拡張している炎症を示す歯周炎. *B*：歯間中隔の骨髄スペースにおける血管壁の肥厚した小細動脈を示す詳細像.

れは，再発性の好中球減少性のサイクルを伴い周期的に発現するかもしれない[196].

無顆粒球症の発症は，熱，倦怠感，虚弱および咽喉痛を伴う．口腔，中咽頭と喉頭の潰瘍化が特徴的である．粘膜は，黒や灰色の孤立した壊死斑を示し，隣接する病変でない領域からはっきりと分画される[104,132].

顆粒球の欠損による顕著な炎症性反応の欠如は，もっとも顕著な特徴である．歯肉辺縁は含まれるかもしれないし，そうでないかもしれない．歯肉出血，壊死，増加された唾液分泌過多と悪臭は，付随して起こる臨床的な特徴である．急速で破壊的な歯周炎の発生が周期性好中球減少症においてみられた（図 *12-24*）[181].

以下の顕微鏡的な変化が歯周組織で記載されている[13].
- 主要な線維の破壊を伴う歯根膜の出血．
- 破骨細胞による骨吸収を伴う網状骨の骨粗鬆症．
- 出血性の歯根膜における壊死骨の小さな断片．
- 歯に近接した骨髄内の出血がみられ，そこでは歯根膜が拡大し，歯表面と平行する線維を伴う高密度の線維性組織から構成されている．
- 新しい骨小柱の形成．

周期性好中球減少症において，歯肉の変化は疾患の再発的な悪化に伴い繰り返される[46].

イヌにおける実験的好中球減少症は，ヘテロ（異種）の抗好中球血清によって作成された．好中球性顆粒球は組織から消失したが，潰瘍性病変と細菌の浸潤が観察されなかったのは，おそらく実験期間が短かったためであろう（4日間）[173].

感染症が無顆粒球症の一般的な特徴であるので，急性壊死性潰瘍性歯肉炎，ジフテリア，水癌と扁桃の急性壊死性炎症を考慮に入れてこのような症状を鑑別診断する必要がある．はっきりとした白血球減少症の血液学的な所見と好中球のほぼ完全な欠如があれば確定診断される．

Chediak-Higashi症候群

Chediak-Higashi症候群は，ほとんどすべての細胞において細胞小器官の生成に影響を及ぼす稀な疾患である．それはメラニン形成細胞，血小板そして食細胞内のほとんどに影響して，部分的な白化現象，軽度の出血障害と急速で破壊的な歯周炎を含む再発性の細菌感染症を引き起こす．それは，牧場で飼育されているミンク（Chapter 10参照）で，遺伝的に伝染した病気と記述された[8,154].

抗体欠損（性）疾患
無γグロブリン血症

無γグロブリン血症は，B細胞欠損により生じる．T細胞機能は正常である．無γグロブリン症には，先天性（X連鎖またはBruton型無γグロブリン血症）のものと後天性のものがある．本疾患は，子どもにおける破壊的な歯周炎を含む再発性感染症によって特徴付けられる（図 *12-24*参照）．

後天性免疫不全症候群

後天性免疫不全症候群（AIDS）はヒト免疫不全ウイルス

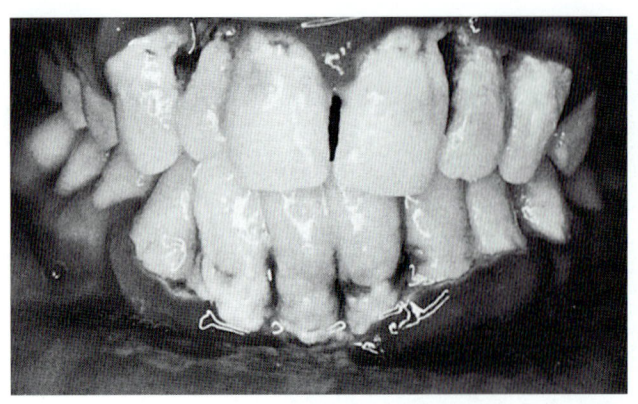

図12-26 ファロー四徴症を伴う若者における潰瘍性壊死病変を伴う広範な辺縁性炎症および歯周組織の破壊.

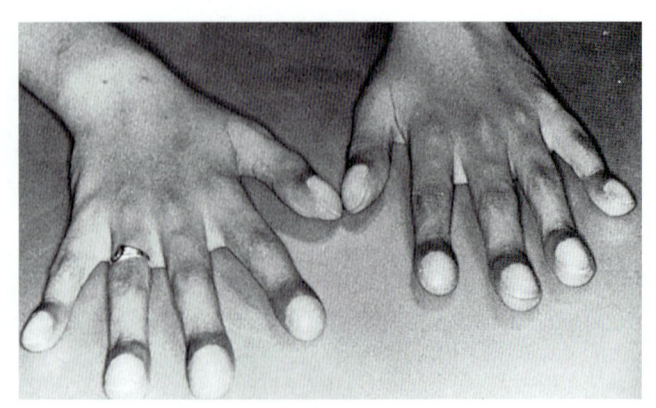

図12-27 図12-26で示した患者における特徴的なばち指形成.未治療の先天的なチアノーゼ性心疾患と一致している.

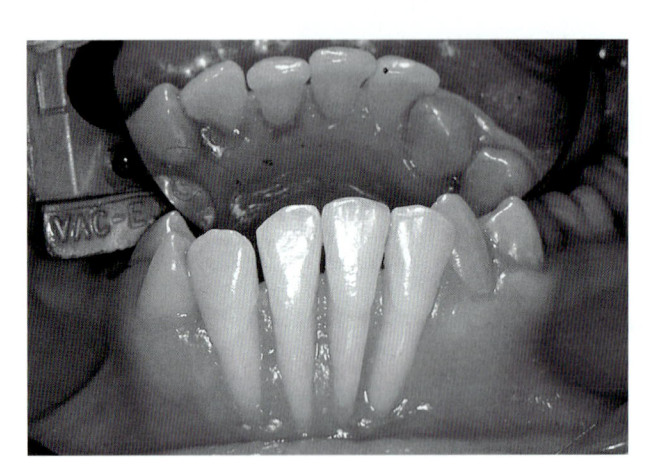

図12-28 下顎前歯すべてにみられる重度の歯肉退縮．これは非協力的で施設に収容された心理的障害をもつ成人において全身麻酔下で発見された．患者は習慣的に指を4本すべて下唇の内側に入れて家の中を歩き回ることが知られていた.

(HIV)によって引き起こされる．そして，リンパ球の破壊によって特徴付けられ，患者を破壊的な歯周病変および悪性疾患を含む日和見感染に対してより感染しやすくさせる．(Chapter 29参照)．

循環器疾患
動脈硬化症

高齢者において，石灰化の有無にかかわらず，内膜の肥厚化，管腔の狭窄化，中膜の肥厚化，中膜と外膜の硝子様変性によって特徴付けられる動脈硬化症の変化は，歯周組織の炎症部位におけるのと同様に，顎中の血管においてもみられる（図12-25）[84, 161, 211]．

歯周疾患と動脈硬化症は両方とも加齢に伴って増加する．そして，血管変化によって誘発される循環障害は，患者の歯周疾患に対する罹患性を増加させるかもしれないという仮説が提唱された[11, 20, 22]．逆にいえば，歯周病変を有する個人は，慢性の歯周感染と炎症の結果として，心臓疾患に対するリスクがより大きいかもしれないことを示唆する最近の証拠があるということである．歯周の炎症性疾患と全身疾患のリスクとの間の関係の詳細は，Chapter 13を参照のこと．

実験動物において，細動脈閉塞によって生じる10時間以上にわたる部分的な虚血は，酸化酵素と酸性ホスファターゼ活性における，さらには歯肉上皮のグリコーゲンおよび脂質量における変化を生み出す[98]．つづいて生じる潰瘍は上皮で起こり，接合部上皮はもっとも影響を受けにくい[105]．DNA複製は落ち込む．歯周病変に特徴的な変化は起こらない．虚血につづいて充血が生じるが，それには代謝の変化と上皮内でのDNA合成の増加が伴う．細動脈閉塞に対する歯肉の反応は上皮の増殖と肥厚である．

先天性心疾患

歯肉病変と他の口腔兆候は，先天性心疾患に罹患した子どもに起こるかもしれない[26, 102]．ファロー四徴症，それは，肺動脈弁狭窄，右心室肥大，心室中隔欠損および大動脈騎乗によって特徴付けられ，口腔の変化は唇と歯肉の紫色の変色，ときには重度の辺縁性歯肉炎と歯周組織の破壊を含む（図12-26, 12-27）．唇と歯肉の変色は，チアノーゼの一般的な程度と一致しており，矯正的な心臓手術の後に正常に戻る．舌は被覆され，亀裂を生じ，浮腫状にみえる．そして，発赤の極端なポリープ状の糸状乳頭がある．上皮下毛細管の数は増加するが，心臓手術の後正常に戻る[63]．

アイゼンメンゲル四徴の症例では，肺の機能不全と拡張期の雑音がみられる．唇，頬，そして頬粘膜はチアノーゼの症状を示すが，ファロー四徴症候におけるものよりは顕著ではない．重篤な全顎的な辺縁性歯肉炎がみられるかもしれない．大動脈と上大静脈の転位がある症例では，より軽度のチアノーゼによる変色と辺縁性歯肉炎が認められる．大動脈縮窄症では，動脈管によって連結されている領域内

の血管が狭窄している．本症を有する患者は，口腔の前歯部において歯肉の著しい炎症を示す．

その他の全身状態
金属中毒
薬の合成物中の，そして工業的接触をとおして，水銀，鉛，そしてビスマスのような金属を摂取すると，毒性の証拠のないままに中毒を起こすか，あるいは吸収するために口腔内に兆候が現われるだろう．

ビスマス中毒
慢性ビスマス中毒は，潰瘍性口内炎に加えて胃腸内障害，吐き気，嘔吐，黄疸によって特徴付けられ，一般的に金属的味覚と口腔粘膜の灼熱感に付随して色素沈着を伴う．舌は，痛みを伴い炎症があるかもしれない．さまざまタイプの蕁麻疹と粘膜疹の発疹，そして皮膚と粘膜における水疱性の紫斑病巣，帯状疱疹様の発疹と色素沈着はビスマス中毒に起因する皮膚病変のうちのひとつである．急性ビスマス中毒は稀であるが，メトヘモグロビン形成，チアノーゼ，呼吸困難を伴う[91]．

口腔におけるビスマス色素沈着は，たいてい歯肉辺縁の幅の狭い青黒色の着色として，先在的に歯肉の炎症の存在する領域に現われる(Chapter 17，図**17-11**参照)．このような色素沈着は，炎症において脈管変化に関連するビスマス硫化物の微粒子の沈降によって生じる．これは，中毒の原因にはならず，単に血流中にビスマスが存在することを示すだけである．口腔におけるビスマス色素沈着は中毒の場合にも起こる．辺縁歯肉に炎症がある場合，それは糸状の模様を呈する．

鉛中毒
鉛はゆっくりと吸収され，中毒性兆候が発現する時期はとくに明らかではない[100]．顔と唇が蒼白となり，悪心，嘔吐，食欲の減退と腹部の疝痛から成る胃腸の症状が生じる．また，末梢性の神経炎，心理的疾患，脳炎が報告されている．口腔の兆候は，唾液分泌過多，苔舌，独特の甘い味覚，歯肉の色素沈着と潰瘍である．歯肉の色素沈着は糸状であり(burtonian線)，青みがかった灰色で局所の刺激が関連している．口腔の兆候は中毒性兆候なしに起こるかもしれない．

水銀中毒
水銀中毒は，頭痛，不眠症，心臓血管の兆候，顕著な唾液分泌過多および金属的味覚によって特徴付けられる[4]．糸状形式した歯肉の色素沈着は，硫化第二水銀の沈着物に起因する．硫化第二水銀は刺激としても作用する．それは先在的な炎症を強め，一般的に歯肉と隣接した粘膜の顕著な潰瘍化とその下にある骨の破壊を誘導する．　歯肉の水銀中毒はまた，中毒症状のない患者において局所的刺激のある領域に起こる．

他の化学薬品
リン，ヒ素，クロムのようなその他化学薬品は，歯の動揺と剥脱を伴う歯槽骨の壊死を起こすかもしれない[117, 179]．歯肉の炎症と潰瘍は通常，歯肉の下にある組織の破壊にかかわる．ベンゼン中毒は下にある骨の破壊を伴う潰瘍と歯肉出血を伴う[179]．

心身障害
精神的影響からくる組織の有機的な制御に対する有害な効果は，**心身障害**として知られている[87]．①歯周組織を傷つける悪習慣の発達，②生理学的な組織バランスに対しての自律神経系の直接的な影響，の2つの経路で心身障害が口腔に引き起こされるかもしれない．

心理的に，口腔は直接的または象徴的に大多数の人間の本能と情念に関連している．乳児期においては多くの口腔の欲求は，口腔の受容の，および攻撃的な傾向と口のエロチシズムとしての直接的な表現とみることができる[176]．成人では，本能的な欲求のほとんどは教育によって通常は抑制されており，代用の手段により満足される．あるいは口腔よりも適切な器官によって引き継がれる．しかし，精神的および感情的な拘束下では，成人において口腔は潜在意識下で基本的欲求を満足させるはけ口になるかもしれない．

神経症的な習慣は，満足感をもたらすかもしれない．しかし，歯のグラインディングあるいはクレンチング，外部の物質(たとえば，鉛筆あるいはパイプ)を少しずつかじる，爪を嚙む，タバコの過剰摂取，などのような神経症的な習慣は，すべて潜在的に歯周組織を傷害する[32, 66, 176]．歯肉退縮のように自分で歯肉を傷つけることが子どもと成人の両方である．精神医学的状態や不安を感じる状態と歯周疾患の発症の間に相互作用があることが報告された．しかし，これらの報告に疑問を呈する研究者もいた[9, 18, 129, 141]．壊死性潰瘍性歯肉炎の原因となる心理学的要因についてはChapter 19を参照されたい．

参考文献
1. Adler P, Wegner H, Bohatka A: Influence of age and duration of diabetes on dental development in diabetic children. J Dent Res 1973; 52:535, 1973.
2. Afonsky D: Oral lesions in niacin, riboflavin, pyridoxine, folic acid and pantothenic acid deficiencies in adult dogs. Oral Surg 1955; 8:207, 315, 867.
3. Ainamo J, Lahtinen A, Vitto VJ: Rapid periodontal destruction in adult humans with poorly controlled diabetes. A report of two cases. J Clin Periodontol 1990; 17:22.
4. Akers LH: Ulcerative stomatitis following therapeutic use of mercury and bismuth. J Am Dent Assoc 1936; 23:781.

5. Alfano MC: Controversies, perspectives and clinical implications of nutrition in periodontal disease. Dent Clin North Am 1976; 20:519.
6. Alfano MC, Miller SA, Drummond JF: Effect of ascorbic acid deficiency on the permeability and collagen biosynthesis of oral mucosal epithelium. Ann NY Acad Sci 1975; 258:253.
7. Alvares O, Siegel I: Permeability of gingival sulcular epithelium in the development of scorbutic gingivitis. J Oral Pathol 1981; 10:40.
8. Babior BM: Disorders of neutrophil function. In: Wyngaarden JB, Smith LHJ (eds): Cecil Textbook of Medicine, ed 18. Philadephia, Saunders, 1988.
9. Baker EG, Crook GH, Schwabacher (eds): Personality correlates of periodontal disease. J Dent Res 1961; 40:396.
10. Barnett ML, Baker RL, Yancey JM, et al: Absence of periodontitis in a population of insulin-dependent diabetes mellitus (IDDM) patients. J Periodontol 1984; 55:402.
11. Barrett P: Gingival lesions in leukemia. A classification. J Periodontol 1984; 55:585.
12. Bartolucci EG, Parkes RB: Accelerated periodontal breakdown in uncontrolled diabetes. Pathogenesis and treatment. Oral Surg Oral Med Oral Pathol 1981; 52:387.
13. Bauer WH: Agranulocytosis and the supporting dental tissues. J Dent Res 1946; 25:501.
14. Becks H, Collins DA, Freytog RM: Changes in oral structures of the dog persisting after chronic overdoses of vitamin D. Am J Orthod 1946; 32:463.
15. Becks H, Wainwright WW, Morgan AF: Comparative study of oral changes in dogs due to deficiencies of pantothenic acid, nicotinic acid and unknowns of B vitamin complex. Am J Orthod 1943; 29:183.
16. Been V, Engel D: The effects of immunosuppressive drugs on periodontal inflammation in human renal allograft patients. J Periodontol 1982; 53:245.
17. Behbehani MJ, Jordan HV: Comparative colonization of human Actinomyces species in hamsters under different dietary conditions. J Periodont Res 1980; 15:395.
18. Belting CM, Gupta OP: The influence of psychiatric disturbances on the severity of periodontal disease. J Periodontol 1961; 32:219.
19. Bergmann OJ, Ellegaard B, Dahl M, et al: Gingival status during chemical plaque control with or without prior mechanical plaque removal in patients with acute myeloid leukemia. J Clin Periodontol 1992; 19:169.
20. Bernick S: Age changes in the blood supply to human teeth. J Dent Res 1967; 46:544.
21. Bernick S, Ershoff BH: Histochemical study of bone in estrogen-treated rats. J Dent Res 1963; 42:981.
22. Bernick S, Levy BM, Patek PR: Studies on the biology of the periodontium of marmosets. VI. Arteriosclerotic changes in the blood vessels of the periodontium. J Periodontol 1969; 40:355.
23. Bernick SM, Cohen DW, Baker L, et al: Dental disease in children with diabetes mellitus. J Periodontol 1975; 46:241.
24. Biro S: Studies regarding the influence of pregnancy upon caries. Vierteljahrschr Zahnheilk 1898; 14:371.
25. Bissada NF, Schaffer EM, Laarow A: Effect of alloxan diabetes and local irritating factors on the periodontal structures of the rat. Periodontics 1966; 4:233.
26. Blitzer B, Sznajder N, Carranza FA Jr: Hallazgos clinicos periodontales en ninos con cardiopatias congenitas. Rev Assoc Odont Argent 1975; 63:169.
27. Borghelli RF, Devoto FCH, Foglia V, et al: Periodontal changes and dental caries in experimental prediabetes. Diabetes 1967; 16:804.
28. Boyle PE: Effect of vitamin A deficiency on the periodontal tissues. Am J Orthod 1947; 33:744.
29. Boyle PE, Bessey OA: The effect of acute vitamin A deficiency on the molar teeth and paradontal tissues, with a comment on deformed incisor-teeth in this deficiency. J Dent Res 1941; 20:236.
30. Brown LR, Roth GD, Hoover D, et al: Alveolar bone loss in leukemic and nonleukemic mice. J Periodontol 1969; 40:725.
31. Brownlee M: Glycation and diabetic complications. Diabetes 1994; 43:836.
32. Burstoen MS: The psychosomatic aspects of dental problems. J Am Dent Assoc 1946; 33:862.
33. Burwasser P, Hill TJ: The effect of hard and soft diets on the gingival tissues of dogs. J Dent Res 1939; 18:389.
34. Butcher EO, Klingsberg J: Age, gonadectomy and wound healing in the palatal mucosa. J Dent Res 1961; 40:694.
35. Buzina R, Brodarec A, Jušić M, et al: Epidemiology of angular stomatitis and bleeding gums. Int J Vitam Nutr Res 1973; 43:401.
36. Cabrini RL, Carranza FA Jr: Adenosine triphosphatase in normal and scorbutic wounds. Nature 1963; 200:1113.
37. Campbell MJA: Epidemiology of periodontal disease in the diabetic and the nondiabetic. Aust Dent J 1972; 17:274.
38. Cannon P: Some Pathologic Consequences of Protein and Amino Acid Deficiencies. Springfield, IL, Charles C. Thomas, 1948.
39. Carranza FA Jr, Cabrini RL, Lopez Otero R, et al: Histometric analysis of interradicular bone in protein deficient animals. J Periodont Res 1969; 4:292.
40. Carranza FA Jr, Gravina O, Cabrini RL: Periodontal and pulpal pathosis in leukemic mice. Oral Surg 1965; 20:374.
41. Chapman OD, Harris AE: Oral lesions associated with dietary deficiencies in monkeys. J Infect Dis 1941; 69:7.
42. Charbeneau TD, Hurt WC: Gingival findings in spontaneous scurvy. A case report. J Periodontol 1983; 54:694.
43. Chawla TN, Glickman I: Protein deprivation and the periodontal structures of the albino rat. Oral Surg 1951; 4:578.
44. Cianciola LJ, Park BH, Bruck E, et al: Prevalence of periodontal disease in insulin-dependent diabetes mellitus (juvenile diabetes). J Am Dent Assoc 1982; 104:653.
45. Cohen DW, Friedman LA, Shapiro J, et al: Diabetes mellitus and periodontal disease: Two year longitudinal observations. Part I. J Periodontol 1970; 41:709.
46. Cohen DW, Morris AL: Periodontal manifestations of cyclic neutropenia. J Periodontol 1961; 32:159.
47. Cohen DW, Shapiro J, Friedman L, et al: A longitudinal investigation of the periodontal changes during pregnancy and fifteen months postpartum. J Periodontol 1971; 42:653.
48. Cotran RS, Kumar V, Robbins SR: Robbins' Pathologic Basis of Disease, ed 4. Philadelphia, Saunders, 1989.
49. Crandon JH, Lund CC, Dill DB: Experimental human scurvy. N Engl J Med 1940; 223:353.
50. Denton J: A study of tissue changes in experimental black tongue of dogs compared with similar changes in pellagra. Am J Pathol 1928; 4:341.
51. Diabetes and oral health. J Am Dent Assoc 1987; 115:741.
52. Dreizen S: Oral manifestations of human nutritional anemias. Arch Environ Health 1962; 5:66.
53. Dreizen S, Levy BM, Bernick S, et al: Studies of the biology of the periodontium of marmosets. III. Periodontal bone changes in marmosets with osteomalacia and hyperparathyroidism. Isr J Med Sci 1967; 3:731.
54. Dreizen S, McCredie KB, Keating MJ, et al: Malignant gingival and skin infiltrates in adult leukemia. Oral Surg 1983; 55:572.

55. Egelberg J: Local effect of diet on plaque formation and development of gingivitis in dogs. I. Effect of hard and soft diets. Odont Revy 1965; 16:31.
56. El-Ashiry GM, El-Kafrawy AH, Nasr MF, et al: Comparative study of the influence of pregnancy and oral contraceptives on the gingivae. Oral Surg 1970; 30:472.
57. Emrich LJ, Shlossman M, Genco RJ: Periodontal disease in non–insulin-dependent diabetes mellitus. J Periodontol 1991; 62:123.
58. Enwonwu CO, Edozien JC: Epidemiology of periodontal disease in western Nigerians in relation to socioeconomic status. Arch Oral Biol 1970; 15:1231.
59. Falk H, Hugoson A, Thorstensson H: Number of teeth, prevalence of caries and periapical lesions in insulin-dependent diabetics. Scand J Dent Res 1989; 97:198.
60. Ficara AI, Levin MP, Grover MF, et al: A comparison of the glucose and protein content of gingival fluid from diabetics and nondiabetics. J Periodont Res 1975; 10:171.
61. Follis RH: The pathology of nutritional disease. Springfield, IL, Charles C. Thomas, 1948.
62. Formicola AJ, Weatherford T, Grupe H Jr: The uptake of H3-estradiol by the oral tissues in rats. J Periodont Res 1970; 5:269.
63. Forsslund G: Occurrence of subepithelial gingival blood vessels in patients with morbus caeruleus (tetralogy of Fallot). Acta Odontol Scand 1962; 20:301.
64. Frandsen AM: Periodontal tissue changes in vitamin A deficient young rats. Acta Odontol Scand 1963; 21:19.
65. Friedman LA: Horizontal tooth mobility and the menstrual cycle. J Periodont Res 1972; 7:125.
66. Frohman BS: Occlusal neuroses. Psychoanal Rev 1932; 19:297.
67. Galea H, Aganovic I, Anganovic M: The dental caries and periodontal disease experience of patients with early-onset insulin-dependent diabetes. Int Dent J 1986; 36:219.
68. Genco RJ, Shlossman M, Zambon JJ: Immunologic studies of periodontitis patients with type II diabetes (abstract). J Dent Res 1987; 66:257.
69. Gillman CF, Berstein JM, Van Oss C: Increased phagocytosis associated with increased surface hydrophobicity of neutrophils of children with chronic infections (abstract). Fed Proc 1976; 35:227.
70. Glavind L, Lund B, Löe H: The relationship between periodontal state and diabetes duration, insulin dosage and retinal changes. J Periodontol 1968; 39:341.
71. Glickman I: The periodontal structures in experimental diabetes. NY J Dent 1946; 16:226.
72. Glickman I: Acute vitamin C deficiency and periodontal disease. I. The periodontal tissues of the guinea pig in acute vitamin C deficiency. J Dent Res 1948; 27:9.
73. Glickman I: Acute vitamin C deficiency and the periodontal tissues. II. The effect of acute vitamin C deficiency upon the response of the periodontal tissues of the guinea pig to artificially induced inflammation. J Dent Res 1948; 27:201.
74. Glickman I, Morse A, Robinson L: The systemic influence upon bone in periodontoclasia. J Am Dent Assoc 1944; 31:1435.
75. Glickman I, Quintarelli G: Further observations regarding the effect of ovariectomy upon the tissues of the periodontium. J Periodontol 1960; 31:31.
76. Glickman I, Shklar G: The steroid hormones and the tissues of the periodontium. Oral Surg 1955; 8:1179.
77. Glickman I, Stoller M: The periodontal tissues of the albino rat in vitamin A deficiency. J Dent Res 1948; 27:758.
78. Glickman I, Stone IC, Chawla TN: The effect of cortisone acetate upon the periodontium of white mice. J Periodontol 1953; 24:161.
79. Goetzl EJ: Enhancement of random migration and chemotactic response of human leukocytes by ascorbic acid. J Clin Invest 1974; 53:813.
80. Goldman HM: Acute aleukemic leukemia. Am J Orthod 1940; 26:89.
81. Goodman MH: Perlèche: A consideration of its etiology and pathology. Bull Johns Hopkins Hosp 1943; 51:263.
82. Gottsegen R: Dental and oral considerations in diabetes mellitus. NY J Med 1962; 62:389.
83. Govier WM, Grieg ME: Prevention of oral lesions in B1 avitaminotic dogs. Science 1943; 98:216.
84. Grant D, Bernick S: Arteriosclerosis in periodontal vessels of aging humans. J Periodontol 1970; 41:170.
85. Greenberg MS, Cohen SB, Boosz B, et al: Oral herpes infections in patients with leukemia. J Am Dent Assoc 1987; 114:483.
86. Grossi SG, Zambon JJ, Norderyd OM, et al: Microbiological risk indicators for periodontal disease. Abstract 818. J Dent Res 1993; 72:206.
87. Gupta OP: Psychosomatic factors in periodontal disease. Dent Clin North Am 1966; 10:11.
88. Gusberti F, Grossman N, Loesche W: Puberty gingivitis in insulin-dependent diabetes. Abstract 199. J Dent Res (special issue) 1982; 61:201.
89. Hayden P, Buckley LA: Diabetes mellitus and periodontal disease in an Irish population. J Periodont Res 1989; 24:298.
90. Henrikson PA: Periodontal disease and calcium deficiency in the dog. Acta Odont Scand 1968; 26(suppl 50):1.
91. Higgins WH: Systemic poisoning with bismuth. JAMA 1916; 66:648.
92. Hirschfeld I: Periodontal symptoms associated with diabetes. J Periodontol 1934; 5:37.
93. Hodges RE, Baker EM, Hood J, et al: Experimental scurvy in man. Am J Clin Nutr 1969; 22:535.
94. Hojer JA: Studies in scurvy. Acta Paediatr 1924; 3(suppl):119.
95. Holm-Pederson P, Löe H: Flow of gingival exudate as related to menstruation and pregnancy. J Periodont Res 1967; 2:13.
96. Hugoson A: Gingival inflammation and female sex hormones. J Periodontol Res 5(suppl):1970.
97. Ismail AI, Burt BA, Eklund SA: Relation between ascorbic acid intake and periodontal disease in the United States. J Am Dent Assoc 1983; 107:927.
98. Itoiz ME, Litwack D, Kennedy JE, et al: Experimental ischemia in monkeys. III. Histochemical analysis of gingival epithelium. J Dent Res 1969; 48:895.
99. Jeghers H: Riboflavin deficiency. IV. Oral changes. In: Advances in Internal Medicine I. New York, Interscience Publishers, 1942.
100. Jones RR: Symptoms in early stages of industrial plumbism. JAMA 1935; 104:195.
101. Kalkwarf KL: Effect of oral contraceptive therapy on gingival inflammation in humans. J Periodontol 1978; 49:560.
102. Kaner A, Losch P, Green M: Oral manifestations of congenital heart disease. J Pediatr 1946; 29:269.
103. Kardachi BJR, Newcomb GM: A clinical study of gingival inflammation in renal transplant patients taking immunosuppressive drugs. J Periodontol 1978; 49:307.
104. Kastlin G: Agranulocytic angina. Am J Med Sci 1927; 173:799.

105. Kennedy JE, Zander HA: Experimental ischemia in monkeys. I. Effect of ischemia on gingival epithelium. J Dent Res 1969; 48:696.
106. Keys A, Brozek J, Henschel A, et al. In: The Biology of Human Starvation, vol 1. Minneapolis, University of Minnesota Press, 1950.
107. Kim JE, Shklar G: The effect of vitamin E on the healing of gingival wounds in rats. J Periodontol 1983; 54:305.
108. King JD: Vincent's disease treated with nicotinic acid. Lancet 1940; 2:32.
109. King JD, Glover NE: The relative effects of dietary constituents and other factors upon calculus formation and gingival disease in the ferret. J Pathol Bacteriol 1945; 57:353.
110. Knight GM, Wade AB: The effects of hormonal contraceptives on the human periodontium. J Periodont Res 1974; 9:18.
111. Kolodzinski E, Munoa N, Malatesta E: Clinical study of gingival tissue in pregnant women. Abstract. J Dent Res 1974; 53:693.
112. Kornman KS, Loesche WJ: The subgingival microbial flora during pregnancy. J Periodont Res 1980; 15:111.
113. Kracke RR: Granulopenia as associated with amidopyrine administration. Report made at the Annual Session of the AMA 1934.
114. Krasse B, Brill N: Effect of consistency of diet on bacteria in gingival pockets in dogs. Odont Rev 1960; 11:152.
115. Krohn S: The effect of the administration of steroid hormones on the gingival tissues. J Periodontol 1958; 29:300.
116. Lee RE, Lee NZ: The peripheral vascular system and its reactions in scurvy: An experimental study. Am J Physiol 1947; 149:465.
117. Liberman H: Chrome ulcerations of the nose and throat. N Engl J Med 1941; 225:132.
118. Lindhe J, Attstrom R: Gingival exudation during the menstrual cycle. J Periodont Res 1967; 2:194.
119. Lindhe J, Attstrom R, Bjorn A: Influence of sex hormones on gingival exudation in gingivitis-free female dogs. J Periodont Res 1968; 3:272.
120. Lindhe J, Bjorn AL: Influence of hormonal contraceptives on the gingiva of women. J Periodont Res 1967; 2:64.
121. Lindhe J, Branemark PI: Changes in microcirculation after local application of sex hormones. J Periodont Res 1967; 2:185.
122. Lindhe J, Sonesson B: The effect of sex hormones on inflammation. II. Progestogen, oestrogen and chorionic gonadotropin. J Periodont Res 1967; 2:7.
123. Lindhe J, Wicen PO: The effects on the gingivae of chewing fibrous foods. J Periodont Res 1969; 4:193.
124. Löe H: Periodontal changes in pregnancy. J Periodontol 1965; 36:209.
125. Lynch MA, Ship I: Initial oral manifestations of leukemia. J Am Dent Assoc 1967; 75:932.
126. MacKenzie RS, Millard HO: Interrelated effects of diabetes, arteriosclerosis and calculus on alveolar bone loss. J Am Dent Assoc 1963; 66:191.
127. Madison FW, Squier TL: Primary granulocytopenia after administration of benzene chain derivatives. JAMA 1934; 102:755.
128. Maier AW, Orban B: Gingivitis in pregnancy. Oral Surg 1949; 2:234.
129. Manhold JH: Report of a study on the relationship of personality variables to periodontal conditions. J Periodontol 1953; 24:248.
130. Mann AW, Spies TD, Springer M: Oral manifestations of vitamin B complex deficiencies. J Dent Res 1941; 20:269.
131. Manson-Bahr P, Ransford ON: Stomatitis of vitamin B2 deficiency treated with nicotinic acid. Lancet 1938; 2:426.
132. Mark HA: Agranulocytic angina. Its oral manifestations. J Am Dent Assoc 1934; 21:119.
133. Mascola B: The oral manifestations of diabetes mellitus: A review. NY Dent J 1970; 36:139.
134. Mashimo P, Yamamoto Y, Slots J, et al: The periodontal microflora of juvenile diabetes—Culture, immunofluorescence and serum antibody studies. J Periodontol 1983; 54:420.
135. Massler M, Henry J: Oral manifestations during the female climacteric. Alpha Omegan September, 1950; 105.
136. McCarthy P, Shklar G: Diseases of the Oral Mucosa, ed 2. Philadelphia, Lea & Febiger, 1980.
137. McMullen JA, VanDyke TE, Horozewicz HU, et al: Neutrophil chemotaxis in individuals with advanced periodontal disease and a genetic predisposition to diabetes mellitus. J Periodontol 1981; 52:167.
138. Mealey BL: Influence of periodontal infections on systemic health. Periodontology 2000 1999; 21:197.
139. Meyer A: Agranulocytosis. Report of a case caused by sulfadiazine. Calif West Med J 1944; 61:54.
140. Miller SC, Stahl SS, Goldsmith (eds): The effects of vertical occlusal trauma on the periodontium of protein deprived young adult rats. J Periodontol 1957; 28:87.
141. Miller SC, Thaller JL, Soberman A: The use of the Minnesota Multiphasic Personality Inventory as a diagnostic aid in periodontal disease. A preliminary report. J Periodontol 1956; 27:44.
142. Mohammed AH, Waterhouse JP, Friederici HH: The microvasculature of the rat gingiva as affected by progesterone: An ultrastructural study. J Periodontol 1974; 45:50.
143. National Diabetes Data Group: Diabetes in America, ed 2. Bethesda, MD, National Institutes of Health, NIH No. 95-1468, 1995.
144. Nelson MA, Chaudhry AP: Effects of tocopherol (vitamin E) deficient diet on some oral//para-oral and hematopoietic tissues of the rat. J Dent Res 1966; 45:1072.
145. Nichols C, Laster AA, Bodak Gyovai LZ: Diabetes mellitus and periodontal disease. J Periodontol 1978; 49:85.
146. Nishida M, Grossi SG, Dunford RG, et al: Dietary vitamin C and the risk for periodontal disease. J Periodontol 2000; 71(8):1215.
147. Novaes AB Jr, Pereira ALA, Moraes N, et al: Manifestations of insulin-dependent diabetes mellitus in the periodontium of young Brazilian patients. J Periodontol 1991; 62:116.
148. Nutlay AG, Bhaskar SN, Weinmann JP, et al: The effect of estrogen on the gingiva and alveolar bone in rats and mice. J Dent Res 1954; 33:115.
149. O'Leary TM, Shannon I, Prigmore JR: Clinical and systemic findings in periodontal disease. J Periodontol 1962; 32:243.
150. O'Neil TCA: Maternal T-lymphocyte response and gingivitis in pregnancy. J Periodontol 1979; 50:178.
151. Oshrain HI, Mender S, Mandel ID: Periodontal status of patients with reduced immunocapacity. J Periodontol 1979; 50:185.
152. Pack A, Thomson M: Effects of topical and systemic folic acid supplementation on gingivitis in pregnancy. J Clin Periodontol 1980; 7:402.
153. Page RC: The pathobiology of periodontal diseases may affect systemic diseases: inversion of a paradigm. Ann Periodontol 1998; 3:108.
154. Page RC, Schroeder HE: Periodontitis in Man and Other Animals. A Comparative Review. Basel, S. Karger, 1982.
155. Parrish JH Jr, DeMarco TJ, Bissada NF: Vitamin E and periodontitis in the rat. 1977; 44(2):210.

156. Pelzer R: A study of the local oral effect of diet on the periodontal tissues and the gingival capillary structure. J Am Dent Assoc 1940; 27:13.
157. Perry DA: Oral contraceptives and periodontal health. J West Soc Periodontol 1981; 29:72.
158. Phair J: Neutrophil dysfunction in diabetes mellitus. J Lab Clin Med 1975; 85:26.
159. Piroshaw N, Glickman I: The effect of ovariectomy upon the tissues of the periodontium and skeletal bones. Oral Surg 1957; 10:133.
160. Prout RES, Hopps RM: A relationship between human oral bacteria and the menstrual cycle. J Periodontol 1970; 41:98.
161. Quintarelli G: Histopathology of the human mandibular artery and arterioles in periodontal disease. Oral Surg 1957; 10:1047.
162. Rada RE, Bronny AT, Hasiakos PS: Sickle cell crisis precipitated by periodontal infection. J Am Dent Assoc 1987; 11:799.
163. Randall CL: Granulocytopenia following barbiturates and amidopyrine. JAMA 1934; 102:1137.
164. Rateitschak KH: Tooth mobility changes in pregnancy. J Periodont Res 1967; 2:199.
165. Restarski JS, Pijoan M: Gingivitis and vitamin C. J Am Dent Assoc 1944; 31:1323.
166. Richman JJ, Abarbanel AR: Effects of estradiol, testosterone, diethylstilbestrol and several of their derivatives upon the human mucous membrane. J Am Dent Assoc 1943; 30:913.
167. Ringsdorf WM, Powell BJ, Knight LA, et al: Periodontal status and pregnancy. Am J Obstet Gynecol 1962; 83:258.
168. Robbins SL, Cotran RS, Kumar V: Pathologic Basis of Disease, ed 4. Philadephia, Saunders, 1989.
169. Robertson HD, Polk HC Jr: The mechanism of infection in patients with diabetes mellitus. A review of leukocyte malfunction. Surgery 1974; 75:123.
170. Rosenberg EH, Guralnick WC: Hyperparathyroidism. Oral Surg 1962; 15(suppl 2):84.
171. Rushton MA: Epithelial downgrowth: Effect of methyl testosterone. Br Dent J 1952; 93:27.
172. Russell AL: International nutrition surveys: A summary of preliminary dental findings. J Dent Res 1963; 42:233.
173. Rylander H, Attstrom R, Lindhe J: Influence of experimental neutropenia in dogs with chronic gingivitis. J Periodont Res 1975; 10:315.
174. Safkan-Seppala B, Ainamo J: Periodontal conditions in insulin-dependent diabetes mellitus. J Clin Periodontol 1992; 19:24.
175. Sastrowijoto SH, Hillemans P, van Steenbergen TJM, et al: Periodontal condition and microbiology of healthy and diseased periodontal pockets in type I diabetes mellitus patients. J Clin Periodontol 1989; 16:316.
176. Saul LJ: A note on the psychogenesis of organic symptoms. Psychoanal 1935; 4:476.
177. Schmidt AM, Weidman E, Lalla E: Advanced glycation endproducts (AGEs) induce oxidant stress in the gingiva: A potential mechanism underlying accelerated periodontal disease associated with diabetes. J Periodontol Res 1996; 31:508.
178. Schneir M, Imberman M, Ramamurthy N, et al: Streptozotocin-induced diabetes and the rat periodontium: Decreased relative collagen production. Coll Relat Res 1988; 8:221.
179. Schour I, Sarnat BG: Oral manifestations of occupational origin. JAMA 1942; 120:1197.
180. Scopp IW: Healthy periodontium in chronically ill patients. J Periodontol 1957; 28:147.
181. Scully CE, MacFayden A, Campbell A: Oral manifestations in cyclic neutropenia. Br J Oral Surg 1982; 20:96.
182. Shaw JH: The relation of nutrition to periodontal disease. J Dent Res 1962; 41(suppl 1):264.
183. Shilotri PG, Bhat KS: Effect of megadoses of vitamin C on bacterial activity of leukocytes. Am J Clin Nutr 1977; 30:1077.
184. Shklar G, Chauncey H, Peluso D: The effect of testosterone on the periodontium of the male albino rat. IADR Abstracts 1962; vol 68.
185. Shklar G, Chauncey H, Shapiro S: The effect of testosterone on the periodontium of normal and hypophysectomy rats. J Periodontol 1967; 38:203.
186. Shklar G, Cohen MM, Yerganian G: Periodontal disease in the Chinese hamster with hereditary diabetes. J Periodontol 1962; 33:14.
187. Shklar G, Glickman I: The effect of estrogenic hormone on the periodontium of white mice. J Periodontol 1956; 27:16.
188. Silverman S, Gordon G, Grant T, et al: The dental structures in primary hyperparathyroidism. Oral Surg 1962; 15:426.
189. Squire CF, Costley JM: Gingival status during prolonged fasting for weight loss. J Periodontol 1957; 28:87.
190. Stahl SS: The effect of a protein-free diet on the healing of gingival wounds in rats. Arch Oral Biol 1962; 7:551.
191. Stahl SS, Sandler HC, Cahn L: The effects of protein deprivation upon the oral tissues of the rat and particularly upon the periodontal structures under irritation. Oral Surg 1955; 8:760.
192. Strock MS: The mouth in hyperparathyroidism. N Engl J Med 1945; 224:1019.
193. Sutcliffe P: A longitudinal study of gingivitis and puberty. J Periodont Res 1972; 7:52.
194. Svanberg G, Lindhe J, Hugoson A, et al: Effect of nutritional hyperparathyroidism on experimental periodontitis in the dog. Scand J Dent Res 1973; 81:155.
195. Sznajder N, Carraro JJ, Rugna S, et al: Periodontal findings in diabetic and nondiabetic patients. J Periodontol 1978; 49:445.
196. Telsey B, Beube FE, Zegarelli EV, et al: Oral manifestations of cyclical neutropenia associated with hypergammaglobulinemia. Oral Surg 1962; 15:540.
197. Tervonen T, Knuuttila M, Pohjamo L, et al: Immediate response to non-surgical periodontal treatment in subjects with diabetes mellitus. J Clin Periodontol 1991; 18:65.
198. Tollefsen T, Saltvedt E, Koppang HS: The effect of immunosuppressive agents on periodontal disease in man. J Periodont Res 1978; 13:240.
199. Topping NH, Fraser HF: Mouth lesions associated with dietary deficiencies in monkeys. Public Health Rep 1939; 54:416.
200. Turesky S, Fisher B, Glickman I: A histochemical study of the attached gingiva in pregnancy. J Dent Res 1958; 37:1115.
201. Vogel, R: Relationship of folic acid to phenytoin-induced gingival overgrowth. In: Hassell TM, Johnson M, Dudley K (eds): Phenytoin-Induced Teratology and Gingival Pathology. New York, Raven Press, 1980.
202. Vogel R, Deasy M, Alfano M, et al: The effect of folic acid on gingival health of women taking oral contraceptives. J Prev Dent 1980; 6:221.
203. Vogel R, Fink R, Frank O, et al: The effect of topical application of folic acid on gingival health. J Oral Med 1978; 33:20.
204. Vogel R, Fink R, Schneider L, et al: The effect of folic acid on gingival health. J Periodontol 1976; 47:667.

205. Waerhaug J: Effect of C-avitaminosis on the supporting structures of the teeth. J Periodontol 1958; 29:87.
206. Waerhaug J: Epidemiology of periodontal disease. Review of the literature. In: World Workshop in Periodontics. Ann Arbor, MI, American Academy of Periodontology and the University of Michigan Press, 1966.
207. Weinmann JP, Schour I: The effect of parathyroid hormone on the alveolar bone and teeth of the normal and rachitic rat. Am J Pathol 1945; 21:857.
208. Weinmann JP, Schour I: Experimental studies in calcification. Am J Pathol 1945; 21:821, 1047.
209. Willershausen B, Barth S, Preac-Mursic V, et al: Parodontalbefund und Mikroflora bei insulin-abhangigen (Typ I)-Diabetikern. Schweiz Monatsschr Zahnmed 1991; 101:1399.
210. Wingrove FA, Rubright WC, Kerber PE: Influence of ovarian hormone situation on atrophy, hypertrophy, and/or desquamation of human gingiva in premenopausal and postmenopausal women. J Periodontol 1979; 50:445.
211. Wirthlin MR Jr, Ratcliff PA: Arteries, atherosclerosis and periodontics. J Periodontol 40:341.
212. Wolbach SB, Bessey OA: Tissue changes in vitamin deficiencies. Physiol Rev 1942; 22:233.
213. Woolfe SN, Hume WR, Kenney EB: Ascorbic acid and periodontal disease: A review of the literature. J West Soc Periodontol 1980; 28:44.
214. Woolfe SN, Kenney EB, Hume WR, et al: Relationship of ascorbic acid levels of blood and gingival tissue with response to periodontal therapy. J Clin Periodontol 1984; 11:159.
215. Zambon JJ, Reynolds H, Fisher JB, et al: Microbiological and immunological studies of adult periodontitis in patients with non–insulin-dependent diabetes mellitus. J Periodontol 1988; 59:23.
216. Ziskin DE, Blackberg SN: A study of the gingivae during pregnancy. J Dent Res 1933; 13:253.
217. Ziskin DE, Blackberg SN: The effect of castration and hypophysectomy on the gingiva and oral mucous membranes of Rhesus monkeys. J Dent Res 1940; 19:381.
218. Ziskin DE, Blackberg SN, Stout A: The gingivae during pregnancy: An experimental study and a histopathological interpretation. Surg Gynecol Obstet 1933; 57:719.

歯周医学

Brian L. Mealey, Perry R. Klokkevold

CHAPTER 13

本章の概要

歯周炎の病態生物学
病巣感染論
科学的根拠に基づいた治療
細菌の貯蔵庫としての歯肉縁下の環境
歯周疾患と死亡率
歯周疾患と冠動脈心疾患/アテローム性動脈硬化症
　歯周組織の感染の影響
　心筋梗塞や脳梗塞における歯周疾患の関与
歯周疾患と脳梗塞
　歯周組織の感染と脳梗塞の関連

歯周疾患と糖尿病
　糖尿病における血糖コントロールと歯周組織の感染との関連
歯周疾患と出産
　細菌性腟炎
　出産における歯周炎のかかわり
歯周疾患と慢性閉塞性肺疾患
歯周疾患と急性呼吸器疾患
治療における歯周医学
　歯科治療における歯周疾患と全身の健康
　患者教育
　歯周疾患，CHD，COPDと妊娠

　ここ1世紀の科学と技術の進歩によって，歯周疾患の病因論に関する膨大な知見が得られた．歯周疾患は感染症である．しかしながら，環境，身体，社会，そして宿主のストレスなどが疾患の発症や進行に影響を及ぼす．全身状態が歯肉炎や歯周炎の発症や進行に影響を及ぼすことはすでに明白となっている．このことについては，Chapter 10，12で言及した．全身疾患は好中球，単球/マクロファージやリンパ球の機能に影響を及ぼし，その結果として宿主の炎症性メディエーターの産生や活性を亢進することとなる[53]．このような変化は，早期に発症する歯周組織破壊あるいは急速に破壊が進むような臨床所見が認められる場合，さらに著明となる．

　ここ10年，全身の健康と口腔内の健康の相互関係についての根拠が示され，脚光を沿びるようになってきている．このことは，多くの臓器組織に歯周疾患が影響を及ぼす可能性があることを示唆している．この歯周医学という分野は，以下の重要な疑問を投げかけている．歯周炎とよばれる歯周組織での細菌感染は，口腔内から全身へと影響を及ぼすことがあるのか？　歯周組織の感染はヒトの健康を脅かす全身疾患や全身状態に影響を及ぼすのか？

歯周炎の病態生物学

　われわれの知るところでは，ここ30年で歯周炎の病因論は大きく変化した[57]．以前は，細菌性プラークの非特異的

BOX 13-1
歯周組織の感染によって疾患の誘発が示唆される臓器器官と傷病名

心臓血管/脳血管系
　アテローム性動脈硬化症
　冠動脈心疾患
　アンギーナ
　心筋梗塞
　脳血管障害（梗塞）
内分泌系
　糖尿病
生殖器系
　早期低出生体重児
呼吸器系
　慢性閉塞性肺疾患
　急性細菌性肺炎

蓄積が歯周組織の破壊の唯一の原因と考えられていたが，現在では歯周炎は少数の主にグラム陰性菌の感染によって発症する疾患であることが知られている．さらに，疾患の発症と進行に宿主要因が深くかかわっていることも明らかとなった．歯周疾患の発症には病原性細菌は必須ではあるが，それだけでは十分に疾患の原因とはなっていない．感受性の高い宿主もまた重要な要因である．もし，宿主が病原性細菌に対する感受性が低い場合では，臨床上大きな変化は起きないであろう．逆に，感受性の高い患者であれば，病原性細菌によって歯周炎の症状を呈するようになるであろう．

宿主感受性の重要性を認識しようとすることは，論文のいたるところに記述されてきた歯周炎の発症，自然史，進行の違いを理解するための扉を開くことになる．宿主の感受性には個人差があり，歯周疾患の病原因子に対してすべての個体が弱いわけではない．つまり，似たような細菌の感染が起きた場合でも，すべての個体で同じ疾患が発症するわけではない．同様に，歯周治療に対する反応性も創傷治癒能力や疾患の発症に対する感受性によって異なってくるであろう．たとえば，気管支に存在する病原因子は多くの個体では問題にならないであろうが，高齢者のように感受性が高くなっている患者の場合には生命を脅かす病原因子となってしまう．

多くの全身疾患についてChapter 10, 12で述べてきたが，これを歯周炎に対する宿主の感受性に応用することができる．たとえば，何らかの原因で免疫が抑制された患者では，歯肉縁下細菌に対して抵抗できず，結果として急速で重篤な歯周組織破壊が起きる．他方，歯周組織に影響を及ぼす全身疾患についてよく調べられた結果，近年になってこれらの知見から，歯周疾患は全身疾患に罹患するリスクを高めたり，全身疾患の進行に影響を及ぼすことがわかってきた[46]．

歯周組織における感染は，冠動脈心疾患（coronary heart disease；CHD），アンギーナや血栓形成などのCHD関連疾患，アテローム性動脈硬化症，脳梗塞，糖尿病，早期分娩，低体重児出産，慢性閉塞性肺疾患（chronic obstructive pulmomary disease；COPD）に影響を及ぼす（**BOX 13-1**）[46,58]．

病巣感染論

歯周医学に関する近年の研究の結果，病巣感染の概念についての過去の研究結果が再度注目されるようになった．1900年，イギリス人の医師であるWilliam Hunterが，通常では認めがたいが口腔内細菌は多くの全身疾患に影響を及ぼす可能性があり[16,51]，その処置として，う蝕歯は抜歯するよりも修復処置を行って感染源から保護するべきであるという考え方をはじめて明らかにした．さらにHunterは，う蝕や歯髄壊死や根尖部膿瘍と同様に，歯肉炎や歯周炎も細菌による感染症であることを主張した．さらに彼は，このような状況下で抜歯を行うと敗血症を引き起こすと主張した．Hunterは歯の形態やそれに対する歯槽骨との関係から，歯は敗血症を引き起こしやすいと信じ，口腔敗血症の全身への影響は感染した細菌の毒性と個体の抵抗性に左右されるとした．彼はさらに，長期にわたる毒素や低段階での"亜感染症"状態になっている口腔組織は，多くの臓器に影響を及ぼすであろうと予想していた．最後に，Hunterは口腔敗血症とその結果として起こる全身疾患は，抜歯などによって敗血症を引き起こす原因を除去すれば改善すると信じていた．そしてHunterのこれらの考えは，多くの疾患についての説明がつくようになるにつれて，イギリスだけでなくついにはアメリカにおいても支持されるようになり，抜歯処置が多く行われるようになった．

歯が関連していると推定された全身疾患に対し，たとえ残っていた歯を全部抜歯しても病状が改善しない場合もあり，抜歯処置が普及していた1940～1950年代になると，病巣感染論は支持されなくなった．この理論は，複雑な全身疾患のために考えられる解釈についての討議の内容は，なんら科学的根拠に基づいてはいなかった．Hunterとその支持者らは，口腔で起きた敗血症がどのような全身疾患を発症させたのかを説明できなかった．彼らは全身疾患と口腔内の健康状態の相互関係を明らかにすることはできなかったのである．さらに，抜歯という処置は患者の意図している病状の軽減法ではなく，また全身疾患の改善も必ずしも認められなかった．しかしながら，Hunterの考えは微生物学や免疫学における大規模な研究を奨励する結果となった．

科学的根拠に基づいた治療

口腔と全身の疾患の関連性を示唆する最近の研究結果により，多くの病巣感染論に対する教訓が再燃してきている．しかし，この仮説がもう一度評判を落とさないように，根

拠のない属性がないこと（論拠のないどんな理論も）が必要である[51]．今日の科学的根拠に基づいた医学と歯学は，口腔内感染と全身疾患との関連の可能性について検証する絶好の環境を提供している[17]．

AとBというそれぞれの状態の相互関係を明らかにするためには，異なったレベルでの証拠が検討されなければならない．すべての科学的知見は，すべて同じ重みをもっているわけではない[32, 52]．より強力な証拠がそれぞれの状態の真の相互関係を明らかにする．表13-1において，さまざまなレベルの証拠について記述した．

たとえば，コレステロール値の上昇とCHD発症の相互関係について調査する場合，この現象が事例に完全に一致するか，あるいは最近心筋梗塞を起こした患者と最近のコレステロール値が一致するかを確認することが必要である．これらの事例に基づいた報告は，コレステロールと心筋梗塞の関連の可能性を示唆するが，証拠には乏しい．このような症例報告は横断研究が必要で，多くの集団を対象に心筋梗塞の既往がある患者のコレステロール値が高いかどうか，また心筋梗塞のない集団（対照群）と比較してコレステロール値が高くないかどうかを調べる必要がある．理想的には，このような横断研究は心筋梗塞を引き起こす他の年齢，性別，喫煙歴などのリスクファクターを加味してコントロールされることが望ましい．そのうえで，コレステロール値の関与があるかどうかを検討すべきである．顕著に高いコレステロール値を示す者を対象に，梗塞の有無について調べることは症例報告よりも信憑性が高く，コレステロールと心筋梗塞の因果関係を明らかにしてくれるであろう．

さらに強い証拠は，何度にもわたって行った縦断研究である．たとえば，対象となる集団のコレステロール値を数年間定期的に計測し，評価する．その結果，高コレステロール値を示す群で有意に心筋梗塞を発症する者が多いのであれば，より強い証拠となりうる．最後に，介入試行は潜在的な病原因子を変え，結果として起きた状態に変更の趣旨を決定するように設計される可能性がある．たとえば，高コレステロール値を示す患者群を2群に分け，コレステロールを下げる薬や食事制限を施す群と，何もしない群に分ける．また，この2群の他に正常なコレステロール値を示すコントロール群を設定し，他の群と比較する場合もある．そして実験開始後，時間がたつにつれて各群の心筋梗塞の発症率は変化してくるであろう．コレステロール値を下げる治療を行った群の心筋梗塞発症の確率が非治療群と比較して継続的に低くなった場合，コレステロール値と心筋梗塞との相互関係が確立されるであろう．

それぞれのレベルに関する証拠では，状態AとBの間には，生物学的にもっともらしい関連性があるかを決定することは重要である．たとえば，症例報告，横断研究，縦断研究や介入試行のすべてにおいてコレステロール値と心筋梗塞との相互作用が支持されたとしても，次のような疑問が残る．コレステロールは心筋梗塞にどのように関与するのか？　どのコレステロールが循環器系にどのような作用機序で働き，その結果として心筋梗塞のリスクを高めているのか？　これらの点に関する研究結果が，2つの状態の相互関係を実証する証拠となる．

病巣感染論は20世紀初頭に提言されたが，そのほとんどが証拠に基づいていなかった．症例報告とその他の事例によってその理論が成り立っていた．作用機序についても提案されていたが，科学的根拠には基づいていなかった．あ

表 13-1

エビデンスの評価

研究のタイプ	エビデンスの信憑性	コメント
症例報告	＋/－	・比較的不十分な回顧的・事例証拠を提供 ・さらなる検討の必要性を示唆しうる
横断研究	＋	・単一時期の群間比較 ・症例報告よりは信憑性あり ・調査に比較的費用がかからない
縦断研究	＋＋	・調査対象群を複数回調査 ・横断研究よりは信憑性あり ・対照群のある研究は対照群のない研究よりもずっと信憑性がある ・さらに複雑で調査に費用がかかる
介入試行	＋＋＋	・何かの干渉の効果を試験 ・対照なしの研究より対照（すなわちプラセボ）のある研究の方が信憑性あり ・無作為対象干渉調査でもっとも高い信憑性のある研究 ・調査は困難で高価

いにく，この理論は科学的根拠を調べる前に臨床的な習慣が先行し，何百万もの不必要な抜歯が行われた．今日，口腔感染症と全身疾患の関連性についてどのような根拠が得られ，相互関係が実証され，そして相互の作用機序を確認することができたかが重要視されるようになり，再度調査が行われている．本章では全身の健康と歯周組織の感染との相互関係について述べる．

細菌の貯蔵庫としての歯肉縁下の環境

歯周疾患患者の歯肉縁下の細菌叢は，宿主に対して顕著で厳しいグラム陰性菌の攻撃のための貯蔵庫を供給する（Chapter 6，8 参照）．これら微生物とLPS（リポ多糖体）といったその産生物は，歯周組織や歯肉溝上皮に侵入し，潰瘍や組織の断裂を引き起こす．たとえ治療を行ったとしても完全に微生物を根絶することはできず，すぐにもとの状態に回復してしまう．歯肉縁下のバクテリアやその産生物に接した歯周ポケット内の上皮の総面積は，中等度の広汎型歯周炎患者で成人の手のひら程度の大きさがあり，症状がより進行するとその面積はさらに大きなものとなる[57]．細菌感染症は機械的歯周処置や日々行っている通常の口腔清掃によっても頻繁に起きている[25, 45, 74]．そして，歯周組織での，バクテリアに対する免疫炎症反応やその結果産生される物質によって，血管へ多大な影響が及ぼされるようになる．この宿主応答は，歯周組織の感染と種々の全身疾患との関連について，その作用機序の一部を説明する．

歯周疾患と死亡率

医療の結果を知る究極の方法は死亡率である．1960年代に標準的加齢研究とよばれる前向き研究が始められた．ここでは2,280名の健康な男性を対象に，臨床的，X線写真的，生化学的検査および心電図の検査を行った．その後，対象者全員を3年ごとに30年間にわたり調査し，その間の医科および歯科治療の受診歴も調査した．退役軍人病院歯科の調査は1968年から開始され，標準的加齢研究の対象者の一部を対象に口腔内の加齢変化と口腔疾患のリスクファクターについて行われた[18]．臨床的検査が行われ，歯槽骨レベルは全顎のX線写真から計測が行われた．それぞれの患者の歯槽骨の吸収量をパーセントで，プロービング深さはその平均値を算出した．この調査から得られた最近の報告で，歯周疾患の程度と対象とした患者の死亡率に相関性が認められた[19]．医科的に健常な804名のうち，調査期間中に166名が死亡した．その際，歯周疾患の程度は，喫煙，アルコールの摂取，コレステロール値，血圧，心疾患の家族歴，教育レベル，体重などの他の因子よりも死亡率と相関していた．とくにベースライン時の歯槽骨の吸収レベルが全体の21%以上の歯周疾患を有する患者の死亡率は，他の因子を有した者より70%以上も高かった．興味深いことに，歯槽骨吸収の進行は，死亡率を上げることで知られている喫煙よりも死亡率を高める（52%リスクを増加させた）．

前述した研究によって，歯周炎が死亡率を上げるリスクファクターであることがわかった．しかし，これは相互関係が明らかになっただけで，原因は明確ではない．今回の研究に含まれていない健康に影響を与える因子が，死亡率を上げた可能性もある．言い換えれば，歯周疾患をもった患者は，喫煙のような他に死亡率を高める因子をもっているかもしれないということである．この結果から口腔の健康状態が全身疾患のリスクファクターに影響を及ぼすことが示唆されるが，他の全身疾患に影響を及ぼすリスクファクターについても考慮しなければならない．宿主の感受性が高い人は歯周疾患になりやすいが，同様に循環器疾患のように全身疾患のリスクも高くなる．たとえば，歯周炎と循環器疾患の共通のリスクファクターとして，喫煙，年齢，人種，男性，ストレスがある．遺伝的要因もおそらく両者にかかわっている[57]．退役軍人病院歯科の縦断研究では，喫煙は死亡率を上げる独立した因子であった．歯周疾患が死亡率を上げるリスクファクターであるというためには，喫煙やその他の死亡率を上げる因子を調査し，歯周疾患という因子と比較して検討しなければならない．

歯周疾患と冠動脈心疾患／アテローム性動脈硬化症

さらに進んで，歯周疾患と冠動脈疾患（CHD）／アテローム性動脈硬化症との相互関係を調べるために，歯周疾患の診査の他に特異的な全身疾患と臨床症状を調べた．CHDが関連する疾患は主要な死亡原因のひとつである．心筋梗塞は，急性全身性のバクテリアとウイルスの感染と相関性があり，梗塞はときにインフルエンザ様症状の後に起こることがある[38, 67]．口腔感染症は心筋梗塞と相関性があるのか？ 喫煙，脂質異常症，高血圧や糖尿病など典型的なリスクファクターでは，多くの患者の冠動脈アテローム性動脈硬化症の発症を説明できない．局所の感染による慢性の炎症反応が，CHD発症機序に関連していることが示唆されている[48]．

急性心筋梗塞あるいはCHD患者と年齢・年代の一致した対照患者を比較した横断研究の結果，心筋梗塞患者の口腔内の健康状態（歯周炎，根尖病巣，う蝕，歯冠周囲炎）は明らかに悪かった[39, 40]．口腔健康状態の悪化と心筋梗塞との関係は，心疾患におけるリスクファクターである，年齢，コレステロール値，高血圧，糖尿病，喫煙との関係からみると独立している．アテローム性動脈硬化症はCHD関連疾患の重要な要因であることから，冠動脈アテローム硬化症と口腔の健康も相関している．Mattilaらは，CHDと診断された患者の口腔内X線診査と冠動脈の血管造影を行った[41]．その結果，歯科疾患の重症度と冠動脈疾患の間に強い相関性を認めた．この相互関係は冠動脈疾患の他のどの要因よりも強かった．口腔の健康とCHDの相互関係が横

断研究によって明らかになったが，因果関係については明確にはできなかった．むしろ，歯科疾患は全身の健康管理の指標となるのではないか．たとえば，歯周疾患とCHDはともに生活習慣と関連しており，喫煙，糖尿病，低い社会経済的な地位など数多くのリスクファクターがかかわっている．バクテリアの感染は内皮細胞，血液凝固，脂質代謝，単球/マクロファージに多大な影響を与える．Mattilaらの研究では，冠状動脈のアテローム性動脈硬化症の典型的なよく知られている因子よりも，歯科の感染症は強いリスクファクターであるとされた．

縦断研究はこの相互関係について有力なデータを導く．Mattilaらによる7年間の追跡調査では，歯科疾患は新規の致命的な，あるいはそうでない冠動脈疾患の発症と関連があったとしている[42]．成人の国民を対象とした前向き研究で，9,760名を対象に14年間，医科的，歯科的診査を行った[14]．主な結果として，CHDによる入院または死亡に着目した．歯周疾患をもつ対象者は，他のリスクファクターを補正しても歯周疾患をもたないか軽度である者と比較して25%，CHDに罹患する率が高かった．若い年齢層（25～49歳）の男性ではとくに，CHDの危険性が70%高くなっていた．口腔清掃状況と心疾患にも相関性が見いだされた．口腔清掃程度が悪く，プラークや歯石の付着歯数が高い患者では，CHDのリスクが2倍高いことがわかった．

別の大規模な前向き研究では，1,147名の男性を対象に18年間調査が行われた[5]．その間，207名（18%）の男性がCHDに罹患した．調査開始時から，歯周疾患がCHDの発症の有無と関連性がないか追跡したところ，著明な相互関係を見いだした．20%以上の歯槽骨吸収を有する患者では，それ以下の群と比較して50%以上，CHDの発症率が高くなっていた．さらに広範囲にわたって3 mm以上のポケットがある場合，CHDが発症しやすくなることがわかった．口腔内全体の半分の歯で3 mm以上のプロービング深さがある場合はCHDの発症率は倍になり，ほとんどの歯で3 mm以上のプロービング深さがある場合は3倍となる．歯周組織の状態とCHDの発症にかかわるさまざまな研究の結果，歯周疾患は他の既存のリスクファクターとは異なるCHDのリスクファクターであることがわかった．

歯周組織の感染の影響

歯周組織の感染は確固たるメカニズムを介して，アテローム性動脈硬化症やCHDの発症や進行に影響を及ぼすことが推察される．歯周炎とアテローム性動脈硬化症はともに複合性の原因因子をもっており，遺伝的要因と環境要因があいまって発症にいたる．両疾患は多くのリスクファクターを共有しており，類似した病原性のメカニズムを有している．

虚血性心疾患

虚血性心疾患にはアテローム発生や血栓形成の過程が関与している（図13-1）．血液の粘稠性が高くなると，血栓形成のリスクが高くなることによって虚血性心疾患や狭心症の発作を起こしやすくなる[36]．フィブリノーゲンはおそらく凝固能亢進性の状態に導くためにもっとも重要な因子である．血漿フィブリノーゲンの増加は心血管の状態や末梢血管の疾患のリスクファクターとなる（図13-2）[37]．白血球数（WBC）の増加は心疾患や発作の指標となりうるし，循環リンパ球は血管での栓塞を誘発するであろう．第VIII血液凝固因子であるvon Willebrand因子は同様に虚血性心疾患のリスクファクターである．

全身の感染症

全身の感染症は凝固能亢進状態を促進し血液の粘稠度を上昇させる（図13-3）．フィブリノーゲンの濃度と白血球数の増加は歯周疾患に罹患した患者でよく認められる[34]．口腔清掃を行わない患者も同様に，第VIII血液凝固因子，von Willebrand因子・抗原や血栓形成が促進する．しかし，歯周組織の感染は血液の粘稠性や血栓形成を上昇させ，幹あるいは末梢血管の疾患のリスクを高める．

日常活動

歯みがきや咀嚼運動などの日常活動は頻繁に細菌感染（菌血症）を引き起こす．日々の咀嚼や歯みがきによって歯科治療よりもずっと長い時間，菌血症が引き起こされているのである[25]．歯周疾患によって，歯周炎に関与するグラム

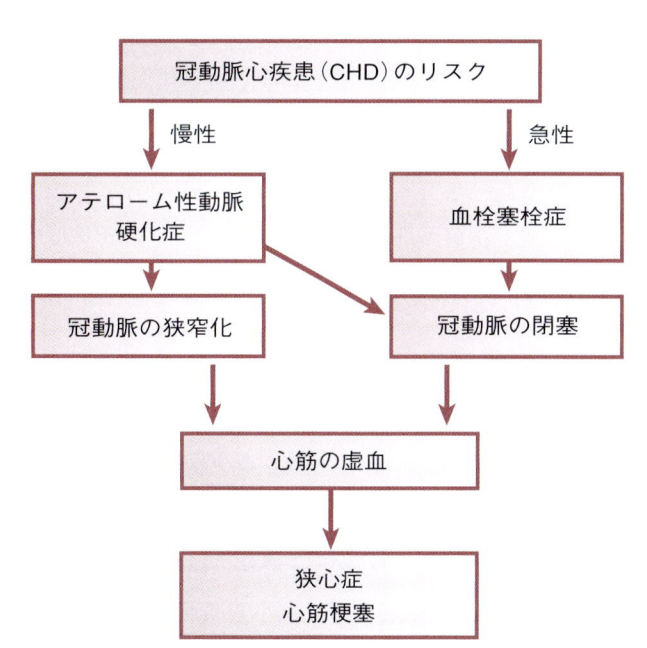

図13-1　急性および慢性の虚血性心疾患．CHD由来の狭心症あるいは心筋梗塞は，どちらかあるいはその両方の経路によって引き起こされる．

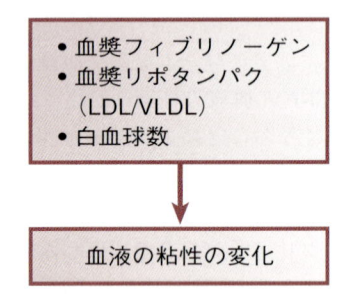

図13-2 健康に影響を与える血液の粘稠度を左右する因子．

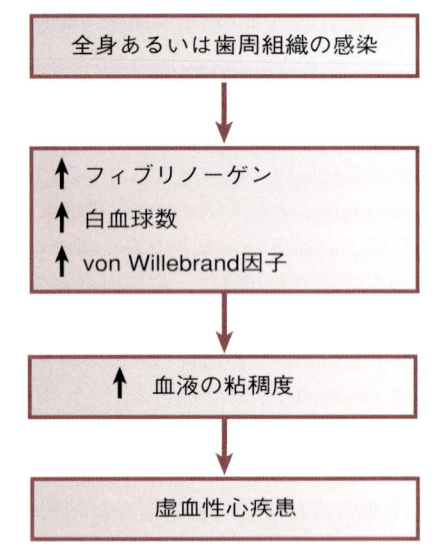

図13-3 血液の粘稠度に対する感染の影響．血漿フィブリノーゲンとvon Willebrand因子の増加によって凝固能亢進が起こる．これに併せて白血球数が増加すると血液の粘稠度は高くなり，冠動脈虚血のリスクが高くなる．

陰性菌などによる菌血症が起こりやすくなる．感染性心内膜炎患者の約8％が，治療放置されていた歯周疾患や歯科疾患と関連していると見積もられている[15]．この事実は，アメリカ心臓病学会(AHA)は"口腔内の健康を十分に保つことによって細菌感染の機会を低下させる"と細菌性心内膜炎の予防方法として強調している．

血栓形成

血小板凝集は血栓形成の主な原因で，ほとんどの急性の心筋梗塞は血栓塞栓症によって生じる．口腔細菌は冠血栓形成に関与している可能性がある．血小板は，一般的な歯肉縁上プラークの構成細菌のひとつであるStreptococcus sanguisや歯周炎関連細菌であるPorphyromonas gingivalisなどの原因因子と選択的に結合する[28]．血小板の凝集はある種の細菌に発現された血小板凝集関連タンパク(platelet aggregation-associated protein；PAAP)によって促進される[27]．動物モデルでPAAP陽性細菌種を血管内に注入すると，心筋梗塞時にみられるような心拍数，血圧，心筋収縮能および心電図(ECG)の変化をもたらした．血小板の蓄積は肺でもみられ，頻呼吸を起こす．PAAP陰性菌を注入してもその現象は起こらない．PAAP陽性菌は凝集を引き起こし，結果として血栓塞栓を引き起こし，心筋や肺に影響を及ぼす．このように，S. sanguisやP. gingivalisなどの歯周炎関連細菌は，循環血小板との関連で急性血栓塞栓性の疾患を引き起こす可能性がある．

アテローム性動脈硬化症

アテローム性動脈硬化症は，動脈のもっとも内管，および中膜，内膜の平滑筋から成る層，コラーゲンと弾性線維などが厚くなる疾患である(図13-4)．アテローム性プラークの付着初期には，血流中の単球が血管の内皮細胞に付着する．この付着には，いくつかの内皮細胞表面に存在する，intercellular adhesion molecule-1(ICAM-1), endothelial leukocyte adhesion molecule-1(ELAM-1), vascular cell adhesion molecule-1(VCAM-1), などの接着分子の存在が関与している[33]．これら接着分子は，細菌由来のLPS，プロスタグランジン，炎症性サイトカインによって発現が亢進する．単球は血管の内皮細胞に付着した後，内皮細胞層に侵入し動脈内部の深層に遊走する．単球はみずからの酸化とともに血中低比重リポタンパク(LDL)を貪食し，アテローム性プラークのもととなる泡沫細胞へと変化する．

動脈において単球はマクロファージへと分化することもある．インターロイキン1(IL-1), 腫瘍壊死因子α(TNFα), プロスタグランジンE2(PGE2)などの炎症性サイトカインが産生されると，結果としてアテロームの病巣が増大する．線維芽細胞増殖因子(FGF), 血小板由来増殖因子(PDGF)などのマイトジェン因子は，平滑筋細胞の増殖とコラーゲン産生を促進し，動脈の管腔の厚みを増加させる[37]．アテローム性プラークの形成，血管壁の内面の肥厚，著明な血流量の減少が血管で認められる．動脈血栓症は，しばしばアテローム性プラークの剥離によって起こる．血流中を流れる剥離したプラーク，動脈内のコラーゲンや単球/マクロファージからの因子が血小板を活性化し凝集を引き起こすようになる．血小板とフィブリンの蓄積は血管に栓塞をつくる血栓を形成し，結果としてアンギーナや心筋梗塞などの虚血性疾患を招く．血栓は血管壁由来のものと栓塞由来のものとに分けられるが，どちらも血管を閉塞し心筋梗塞や脳梗塞の発作という急性症状を引き起こすようになる．

心筋梗塞や脳梗塞における歯周疾患の関与

動物モデルにおいて，グラム陰性菌とそのLPSが動脈の血管壁における炎症性細胞の浸潤，平滑筋細胞の増殖，血管内凝集を促進した．このような変化は通常のアテローム性動脈硬化症とまったく同じである．動脈内膜切除術の際に8個の粉瘤を採取し，そのうち3個の粉瘤に歯周病原性細菌を認めた[77]．歯周疾患によって細菌産物に慢性的に全

身がさらされることになる．低レベルの菌血症は，凝集能の上昇，血管壁の肥厚化，血小板機能の亢進などの宿主反応を引き起こし，血栓塞栓性の疾患などを引き起こしやすくする(図13-5)．

細菌と宿主応答は患者によって多様であることが研究によって示された．ある患者では多量のプラークの付着や病原微生物の存在がありながら，骨吸収やアタッチメントロスに対して強い抵抗性を有している場合がある．他方，プラークの付着がほとんどなく，病原微生物もあまり存在しないにもかかわらず，重篤な歯周組織の破壊を認める場合もある．このような異常な炎症反応を起こす場合には，単球/マクロファージの表現型(Mϕ+)で異常な反応を起こす細胞の関与が考えられる．この患者の単球/マクロファージは細菌性LPSの刺激に対して，炎症のメディエーターであるIL-1やTNFαやPGE₂が正常の患者の単球/マクロファージよりも多量に分泌される．侵襲性歯周炎患者や難治性歯周炎患者，1型糖尿病患者は，Mϕ+表現型を有している[7]．

この単球/マクロファージの表現型は，遺伝的要因と環境的要因の両方があいまって出現する[7]．単球/マクロファージの細胞種は，歯周疾患やアテローム性動脈硬化症の共通の病原性を有しているのかもしれない．食事によって上昇する血中LDL濃度は，細菌性LPSに対する単球/マクロファージの応答性を亢進させる．このように，上昇したLDL値はアテローム性動脈硬化症やCHDのリスクファクターとなり，単球/マクロファージによって組織破壊や炎症を惹起するサイトカインの産生を促進する．これは，アテローム病変の進展だけでなく，歯周組織の破壊の進展にもいえることである．これは循環器障害と歯周疾患の両疾患に共通した病因の一例である．患者にMϕ+表現型が存在する場合には，患者は歯周疾患とCHDの両方のリスクを有していることになる(図13-6)．歯周組織の感染はアテローム性動脈硬化症や血栓塞栓症の発症に関与し，細菌性LPSや発炎性サイトカインによって血管内皮細胞や血管壁に障害を受ける．Mϕ+表現型を有した患者の血管内単球/マクロファージはこのような異常な組織侵襲を受け，その結果アテローム性動脈硬化症や血栓塞栓症の発症につながってゆくものと考えられる[46]．

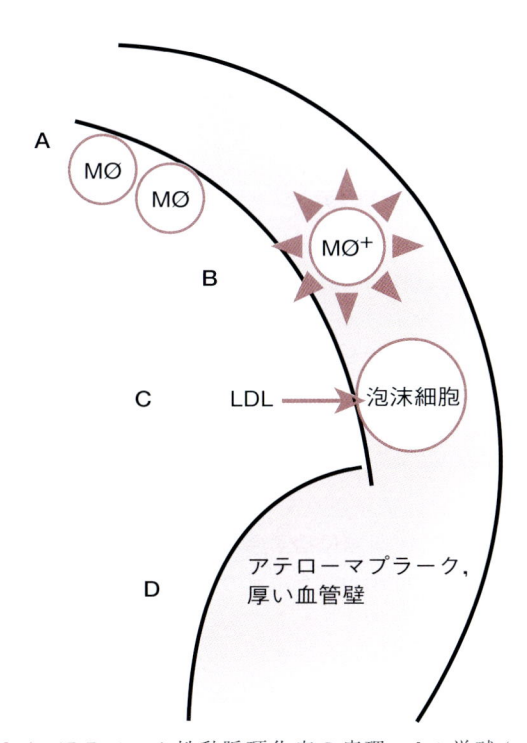

図13-4　アテローム性動脈硬化症の病理．**A**：単球/マクロファージが血管内皮細胞に付着．**B**：単球/マクロファージが動脈の血管壁に侵入し，発炎性サイトカインや成長因子を産生．**C**：酸化LDLを取り込んだマクロファージは泡沫細胞となる．**D**：平滑筋の増殖とプラークが血管壁を厚くし，管腔を狭小にする．Mϕ：マクロファージ．Mϕ+：活性化マクロファージ．

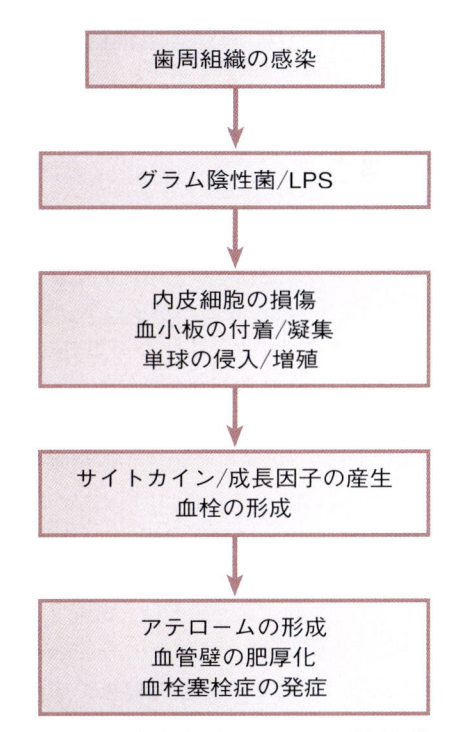

図13-5　アテローム性動脈硬化症における歯周組織の感染の影響．歯周疾患の病原菌とその産生物は結果として血管内細胞に損傷を与える．単球/マクロファージが血管壁に侵入すると炎症反応を惹起するようなサイトカインを産生し，アテローム病変を拡大させる．サイトカイン中の成長因子は血管壁で平滑筋の増殖を促進する．損傷した内皮細胞は血小板を刺激し，その結果として血小板の凝縮（アグリゲーション）を引き起こし，ひいては血栓塞栓症を引き起こす可能性がでてくる．

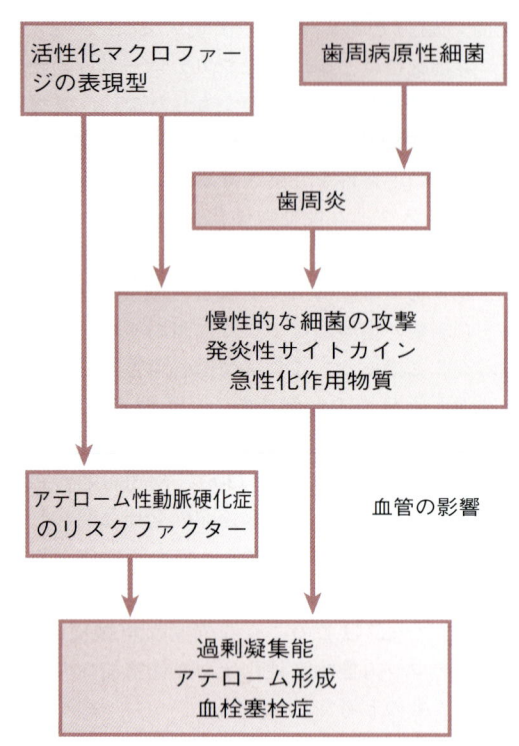

図13-6　単球/マクロファージの過剰反応による循環器,歯周組織への影響．他のリスクファクターと合併した場合,マクロファージ陽性の表現型によってアテローム性動脈硬化症や歯周疾患に罹患しやすくする．歯周炎によって生じた細菌の産生物や炎症性メディエーターは,血管の内皮細胞,単球/マクロファージ,血小板や平滑筋に影響を及ぼし,そして血液の凝集能を高める．このことは将来,アテローム性動脈硬化症やその結果として血栓塞栓症や虚血性疾患を引き起こす．

歯周疾患と脳梗塞

　虚血性脳梗塞あるいは脳梗塞は,全身的な細菌やウイルス感染によってもたらされることが多い[69]．ある研究で,大脳虚血を有する患者は虚血をもたない患者と比較して,発症前の1週間以内に全身的な感染を起こしている可能性が5倍高い．最近に起こった感染症は大脳虚血の非常に大きなリスクファクターとなり,高血圧,脳梗塞の既往,糖尿病,喫煙やCHDとは異なる独自の因子である[20]．興味深いことに,感染が起きた後に発作を起こした場合は,より重篤な虚血が起こり,またより強い神経障害が起こる[21]．感染症の続きで発作を起こした患者は,血漿フィブリノーゲンの値が高く,C-反応性タンパク(C-reactive protein；CRP)も強陽性となる．CRPは急性の感染や広範囲の炎症によって出現する物質である．CRPは単球/マクロファージからのサイトカイン産生を誘導し,凝固系に作用して血液凝固を促進する．フィブリノーゲン量の上昇はこれに引き続き起こる．

歯周組織の感染と脳梗塞の関連

　口腔清掃程度の悪い状態は,脳血管性の虚血に対する著明なリスクファクターとなる．プロービング時の出血,排膿,歯肉縁下歯石や他の歯周組織や歯根周囲の問題を有した男性患者は,そうでない患者と比較して有意に脳梗塞が起こりやすくなる[70]．脳梗塞を起こした患者の実に25％に重篤な歯科感染症があり,健康な者では2.5％にしか認められなかった．この報告は,50歳以下の男性における歯科疾患と脳梗塞の関連性を如実に表わしている．他の報告では,脳梗塞の既往がある50歳以上の男女は,脳梗塞のない群と比較してより重篤な歯周炎と歯根周囲の問題を有していた[22]．口腔内の不健康な状態は脳梗塞に対するリスクファクターである．18年間に及ぶ縦断研究の結果,口腔内全体で歯槽骨吸収が20％以上起きた者は,20％以下の者と比較して3倍も脳梗塞を起こす確率が高くなっていた．歯周疾患は喫煙よりも強い脳梗塞のリスクファクターである．

　脳梗塞の多くは血栓塞栓性疾患が原因で発症するが,しかしその他は脳血管性のアテローム性動脈硬化症に関連している．前項で述べたように,歯周組織の感染によって動脈の内皮にバクテリアが強固に付着して,アテロームをもたらす単球/マクロファージが血管管腔を狭くし,アテローム性動脈硬化症の発生に関与する(図13-5,13-6参照)．さらに,歯周組織の感染は血漿フィブリノーゲンとCRPレベルにも関連し,凝固能を高める原因となる．最終的には,歯肉縁上および縁下プラーク由来の血小板凝集関連タンパク(PAAP)陽性菌群による細菌感染症は,血小板の凝集能を上げ,血栓形成を促進し,血栓塞栓症を誘発し脳梗塞を引き起こす[46]．

歯周疾患と糖尿病

　糖尿病と歯周疾患の関係についてはすでに多くの研究がなされてきた．疫学的調査の結果,糖尿病は歯周疾患の重篤度とリスクを上げることが明らかとなっている[59]．糖尿病が歯周疾患に影響を及ぼす生物学的なメカニズムについては,すでにChapter 12で述べた．糖尿病患者とくに血糖コントロールが悪い患者では,よく歯周炎の罹患率と重篤度の上昇がみられ,歯周疾患は"糖尿病の第6の合併症"とよばれている[35]．糖尿病の5つの"典型的な"合併症(**BOX 13-2**)に加え,アメリカ糖尿病学会は歯周疾患は糖尿病患者で発症しやすく,医師の診査項目のなかに現在や過去の歯周組織の感染状況を加えるべきであるとの見解を示した[2,3]．

　歯周組織への糖尿病の影響については多くの研究が行われたが,そのなかでわずかではあるが歯周組織の感染が糖尿病のコントロールに影響を及ぼすかどうかが調べられた．以下の問題が残っている．

- 歯周疾患の罹患の有無や進行程度は糖尿病患者の代謝状態に影響を及ぼすか？
- 細菌の攻撃を抑制し,炎症を消退させることをねらった歯周治療は,血糖コントロールの測定値に影響を与えるか？

2型(インスリン非依存型)糖尿病患者の縦断研究の結果，重度歯周炎は時間の経過とともに血糖コントロールの状態を悪化させることがわかった[71]．調査開始時に重度歯周炎に罹患した患者は，歯周炎をもたない患者と比較して2～4年で血糖コントロールの悪化が認められた．本研究の結果から，歯周炎は血糖コントロールの悪化を導くことがわかった．歯周炎はさらに糖尿病の古典的な他の合併症にも影響を及ぼすことがわかった．重度歯周炎に罹患した成人糖尿病患者は，歯肉炎や軽度歯周炎患者と比較して，調査開始後1～11年の間で腎臓や大動脈血管の合併症が発症しやすかったことがわかった[72]．両群の血糖コントロールの状態が同程度であるにもかかわらず，その結果は事実であった．重度歯周炎患者の82％が1つもしくはいくつかの循環器障害を発症したが，重度歯周炎のない患者で循環器障害を発症したのは21％であった．さらにこの重度歯周炎患者群では，糖尿病の合併症が起こりやすいことがわかった．

歯周炎に罹患した糖尿病患者の歯周治療は，血糖コントロールによい影響を及ぼす可能性がある[46, 47]．これは，血糖コントロールの状態が悪く，進行した歯周組織破壊が認められる患者に対して歯周治療を行う場合，より明確になる可能性がある[24]．40年前，歯周治療の効果が糖尿病と重度歯周炎に罹患した若い成人で説明された[75]．機械的デブライドメント，外科処置，選択的抜歯や抗生物質の全身投与といった処置は，その結果としてインスリン依存性を低下させる．さらに近年に行われた研究の結果，スケーリング・ルートプレーニングと2週間のドキシサイクリンの全身投与の併用療法によって歯周組織の状態が改善した患者では，1型(インスリン依存型)糖尿病患者の血糖コントロールが著しく改善した(図13-7)[49]．逆に，歯周治療を行っても歯周組織の状態が改善しなかった患者では，血糖コントロールの状態もあまり変化しなかった．

コントロールされていない重度歯周炎に罹患した2型糖尿病患者に，機械的デブライドメントとドキシサイクリン14日間全身投与の併用療法を行った患者群と，機械的デブライドメントとプラセボ偽薬の併用療法を行った患者群の比較検討が行なわれた[23]．その結果，すべての患者でプロービング深さやプロービング時の出血の改善が認められた．そして，ドキシサイクリン投与群では，P. gingivalisの有意な減少を認めた．さらにドキシサイクリン投与群では，治療後3か月で有意な血糖コントロールの改善が認められ，6か月経過後，緩やかにもとの状態に戻った．プラセボ偽薬投与群では，血糖コントロールに著明な変化は認められなかった．以上の結果から，歯肉縁下の機械的デブライドメントとドキシサイクリンの全身投与は，血糖コントロールの悪い重度歯周炎に罹患した糖尿病患者において，血糖値を短期間のあいだ改善することが示唆された．

他方，中等度から良好な糖尿病と歯周炎のコントロールがなされている患者では，機械的デブライドメントのみでは歯周組織の改善はみられても，血糖コントロールに変化は認められなかった．機械的な処置のみで抗生物質の投与を行わない場合には，血糖コントロールの改善はあまり認められなかった[1, 8, 23, 66]．これらの患者は治療開始前から血糖コントロールの状態が比較的良好であったので，結果として改善があまり認められなかったのかもしれない．しかし，慢性の歯周炎患者に対する抗生物質の常用は適切ではないかもしれないが，コントロールされていない糖尿病患者で重度歯周炎患者の場合には適切な治療方法のひとつとなる．もちろん，抗生物質を投与する場合でも，機械的デブライドメントによるプラークと歯石の除去は必須である．

機械的デブライドメントに抗生物質療法を付加した場合に起こる，血糖コントロールが改善するメカニズムは当時

BOX 13-2
糖尿病の合併症

網膜症
腎障害
神経障害
大動脈血管症
創傷治癒遅延
歯周疾患

Löe H：Periodontal disease：The sixth complication of diabetes mellitus. Diabetes Care 1993；16（suppl 1）：329.

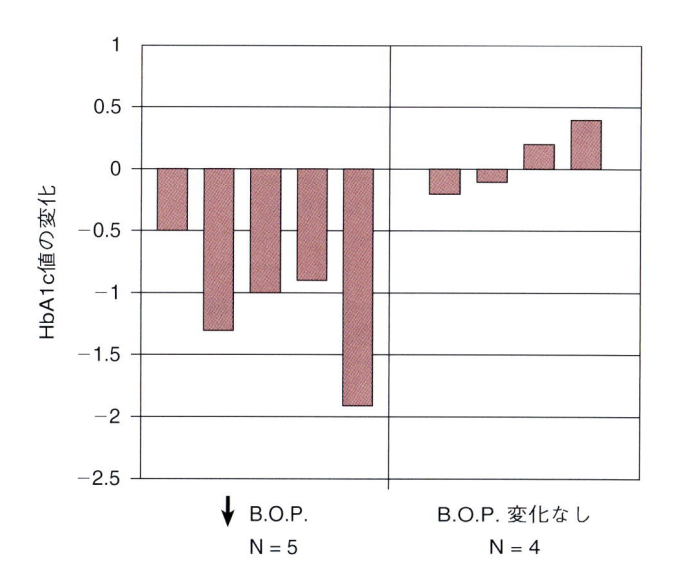

図13-7　歯周治療の血糖コントロールにおける効果．5名の患者で，機械的処置とドキシサイクリン抗生物質の全身投与の併用療法の結果，血糖値の改善がみられた(糖化ヘモグロビン値HbA1cの低下)．4名の患者では歯周疾患に改善が認められず，血糖コントロールについても変化が認められなかった．(Miller LS, Manwell MA, Newbold D, et al：The relationship between reduction in periodontal inflammation and diabetes control：A report of 9 cases. J Periodontol 1992；63：843より引用)

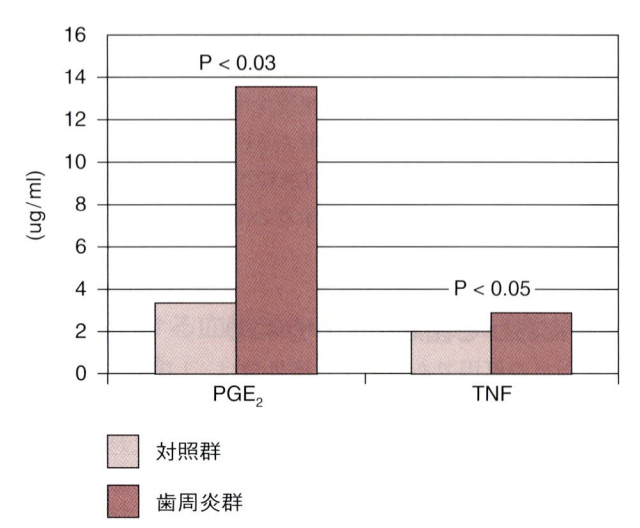

図13-10 実験的歯周炎に罹患した実験動物の羊水中のサイトカイン量．妊娠ハムスターを用いた実験的歯周炎で羊水中のTNFαとPGEの量を測定した結果，歯周組織の感染は胎仔の環境に影響を及ぼすことがわかった．(Offenbacher S, Jarad HL, O. Reilly PG, et al：Potential pathogenic mechanisms of periodontitis-associated pregnancy complications. Ann Periodontol 1998；3：233より引用)

抑制し，羊水中のTNFαとPGE₂量を増加させることが明らかとなった(図13-10)[55]．これは歯周組織の感染が胎仔の環境と妊娠の結果に影響を与える可能性があるという直接的な証拠となりうる．

これらの動物実験から，ヒトにおいても歯周炎は出産に影響を及ぼすことが示唆される．124名の女性(うち93症例はLBW児で31症例はNBW児を出産)を対象に行った調査で，Offenbacherらのグループは，LBW児を出産した母親の方が，NBW児を出産した母親と比較して有意にアタッチメントロスを認めたという報告をした[54]．LBW児出産を誘発するリスクファクターを補正した後に出した結果によると，歯周炎によって60%以上の部位に3mm以上のアタッチメントロスを認める女性は，少なくともLBW児出産の可能性がそうでない場合と比べて7.5倍以上増加することが示唆された．事実，歯周炎に罹患している場合のLBW児出産に対するリスクは，妊娠期間中の喫煙や飲酒よりも高いことが知られている．この研究結果は歯周組織の感染と異常出産との強い相関性を示唆している．その他の研究では，LBW児を出産した女性は歯周組織が健常な部位は非常に少なく，歯肉からの出血が多いことが示唆された[13]．

横断研究の結果，LBW児を出産した母親の歯肉縁下からは，高頻度で*Actinobacillus actinomycetemcomitans*, *Bacteroides forsythus*, *P.gingivalis*, や*Treponema denticola*が検出され，NBW児を出産した母親からはあまり検出されなかった[55]．また，LBW児を出産した母親の歯肉溝滲出液中のPGE₂とIL-1量が多かった．さらに，初産の女性の歯肉溝滲出液中のIL-1量と出産した子どもの体重には相関性が認められた．歯肉溝滲出液中のPGE₂量が高い女性では，やはり胎児の体重は少ない傾向にあった．歯肉溝滲出液中のIL-1とPGE₂量は，母親の羊水中のIL-1とPGE₂量と相関することもわかった．実際，歯肉溝滲出液中のこれら炎症性メディエーターを測定することは，羊膜穿刺による羊水採取によってIL-1やPGE₂量を測定するよりも侵襲が少なくてすむという利点がある[55]．したがって，LBW児を出産した女性はNBW児出産の女性と比較してより広汎性で重篤な歯周炎に罹患し，歯肉の炎症が強く，病原性の高い菌が検出され，歯肉縁下の炎症も強いことがわかった．以上の調査結果と動物実験の結果を併せて考察すると，歯周炎は妊娠している女性の出産に対して重大な悪影響を及ぼしていることがわかる．しかし，現時点では，ヒトにおける長期的な研究や，歯周炎に罹患した女性の出産に対する悪影響を歯周治療によってどの程度改善できるかといった報告はない．

歯周疾患と慢性閉塞性肺疾患

慢性閉塞性肺疾患(chronic obstructive pulmonary disease；COPD)は，慢性気管支炎か肺気腫による気流の障害によって特徴付けられる病態である．気管支粘液腺が拡大し，好中球や単核の炎症性細胞が肺組織中に蓄積しながら炎症反応が拡大して発症する[26, 73]．およそ1,400万人のアメリカ人がCOPDに罹患しており，喫煙が最大のリスクファクターである．

COPDは歯周疾患と同様の病態メカニズムを有している．両疾患は，歯周疾患では細菌，COPDでは喫煙といった慢性的な刺激によって宿主の炎症性反応が起こっている．その結果として起こる好中球の流入によって，酸化と加水分解酵素による組織破壊を導く．さらに単球やマクロファージの侵潤によって発炎性メディエーターを産生するようになる．

CHDや他の全身状態と比べて，COPDと歯周疾患との関連性はあまり知られていない．1,100名以上の男性を対象とした縦断研究の結果，歯槽骨吸収はCOPD罹患のリスクと相関していた[26]．25年間の調査期間中に対象者の23%の者がCOPDと診断された．調査開始時に行われた歯周診査の結果，進行した骨吸収を認めた者は，骨吸収が少ない者と比較してCOPDに罹患しやすいことがわかった．また，年齢や喫煙の有無，およびその他の既知の因子は，COPD発症と相関性が見いだせなかった．また，口腔清掃程度が悪いと気管支炎や肺気腫などの慢性呼吸器疾患に罹患しやすくなることもわかった．これらの相関性の検証については，今後の研究結果を待たなくてはならない．

歯周疾患と急性呼吸器疾患

上気道はしばしば，口腔，鼻腔，咽頭からの感染にさらされる．逆にガス交換を行っている下気道は，通常宿主の

防御機構と咳反射による物理的排除機構によって異物を速やかに気道に押し戻す[46]．肺炎は，細菌，ウイルス，菌類，またはマイコプラズマによって引き起こされる肺の感染症であり，市中感染と病院内感染に分類される．さまざまな細菌が肺炎を引き起こす可能性があり，市中感染と病院内感染では菌種が異なることが多い．

市中感染による**細菌性肺炎**は，感染性のエアロゾルの吸入や口腔咽頭の微生物の吸引によって引き起こされる．*S. pneumoniae*と*Haemophilus influenzae*がもっとも一般的であるが，その他の嫌気性菌を含む数多くの菌種によっても発症する[56]．抗生物質療法は，市中感染による細菌性肺炎に対して著効を示す．これまでに口腔清掃状態あるいは歯周疾患と，市中感染による細菌性肺炎のような急性の呼吸器疾患との相関性を示す結果はない[64]．

病院内での感染は，前述の細菌性肺炎とはその内容が異なってくる．**病院内での院内細菌性肺炎**は，重篤になり死亡率も高い．院内細菌性肺炎患者の20～50%が死にいたるとされている[11]．院内細菌性肺炎の発症率は，集中治療室での治療や人工呼吸器を使用しているような患者で高くなっている．人工呼吸器装着後，数日経過した患者の半数以上で肺炎に罹患することが知られている．もっとも一般的な院内細菌性肺炎はグラム陰性菌の感染によるもので，その嫌気性菌のほとんどがその患者の歯肉縁下細菌叢に認められる．

院内細菌性肺炎は，通常口腔咽頭に存在する細菌を吸引することによって発症する．潜在的呼吸器系病原体（potential respiratory pathogens；PRPs）を含む口腔咽頭に存在する細菌叢は入院期間とともに増加し，入院期間が長くなるほどPRPsが広がることがわかっている[46]．PRPsは胃腸の腸管内でよく認められ，それが口腔咽頭へ逆流しそこでコロニーを形成する．そしてその後，肺炎を引き起こすことになる．PRPsが口腔咽頭後方にコロニー形成した場合は，そうでない場合と比較して院内細菌性肺炎発症のリスクが非常に高くなる．

抗生物質の全身投与による選択的除菌法とは，消化管と口腔咽頭からPRPsを根絶し，その結果として院内細菌性肺炎のリスクを最小限にする手法である．この手法は，主に気管内挿管され人工呼吸器を装着している患者に施される．選択的除菌によって院内細菌性肺炎は顕著に抑制される[65]．消化管内の除菌のみでは肺炎の発症は減少しないが，口腔咽頭部の除菌を行うことによって肺炎はかなり減少する[60, 68]．これは口腔咽頭が細菌性肺炎発症の際のPRPsのコロニー形成の主な部位であることを意味している．

さらにデンタルプラークからの細菌供給によって口腔咽頭が原発となったPRPsも考えられる．病院や私設療養施設のとくに重症な患者の共通点は，口腔清掃状態が不良なことである[6]．PRPsは一般的に通院患者よりも集中治療室にいる患者の歯肉縁上プラークや頬粘膜表面から検出される[63]．しかし，長期入院患者のすべてからプラーク由来のコロニーを検出できるわけではない．歯肉縁下プラークにもPRPsが含まれていることがあり，歯周病原性細菌が院内細菌性肺炎を引き起こしている可能性がある．そのうえ，歯周ポケットからの嫌気性菌は，重大な病原性と死亡率を有する肺膿瘍などの呼吸器疾患の発症にかかわっている可能性がある[4]．このようないくつかの状況証拠から歯周病原性細菌が院内細菌性肺炎を引き起こす原因であることが示唆され，歯周疾患が院内肺炎発症のリスクを高めることがわかった．しかし一方で，細菌性肺炎発症への歯周治療の効果を評価した研究はない．

治療における歯周医学

歯周疾患が歯を支持する組織のみを破壊する局所の疾患であるという概念は改めなければならない．すなわち，歯周組織や歯周疾患はもっと全身的に影響を及ぼす可能性があるということである．しかし，ほとんどの症例ではその影響は取るに足らないものであるし，少なくとも臨床的には問題はない．しかし，影響を受けやすい個体では，歯周組織の感染は全身疾患に対する確固たるリスクファクターとして影響を及ぼす危険性がある．さらに，歯周組織の感染はすでに発症している全身疾患を悪化させる可能性もある．

歯科治療における歯周疾患と全身の健康

歯周疾患と全身の健康との潜在的関係に関する知識をもつことによって，歯科医療の専門家たちは，視野を広げ，歯科の技術的な側面から一歩下がって考え，口腔が多くの臓器と互いに相関していることを認識するようになる．妊娠している女性の脚に手のひらほどの大きさの感染症が存在したならば，その女性や健康管理を行っている者は強い関心を抱き，それが母体や胎児へ悪影響を与える可能性について危惧するであろう．また，糖尿病における代謝異常にこのような化膿性病変が悪影響を及ぼすことがわかっているのであれば，即座にその評価と積極的な治療を行うであろう．歯周疾患もこれと同等に扱わなければならない．歯周炎はグラム陰性菌の感染によって重篤な炎症を引き起こす疾患で，血管内に細菌感染を引き起こし，その産生物は全身に影響を及ぼす．しかしながら，歯周疾患は歯周組織の破壊が顕著になるまで症状が少ない"静かな"疾患の傾向がある．ほとんどの患者や医師は，口腔内に存在する可能性があるこのような潜在的な感染症をあまり認識していない．

患者教育

患者教育を優先すべきである．ほんの30年前に，CHDにかかわる因子は不明であった．しかし今日では，コレステロールと心疾患の関連性を知らない人は非常に少ない．

この変容は，研究によってコレステロールと心疾患との因果関係を明らかにし，広く一般市民にこの結果を徹底的に伝えるという教育効果がもたらしたものである．重要なことは，コレステロール値がすべての人に心疾患を引き起こすのではなく，疾患を発症する危険性を高めるということである．また，コレステロールのCHD発症における作用機序が示された．同様に，歯周医学の分野においても歯周組織の感染についての性質を強調すべきで，感染に伴い全身疾患のリスクが高まることや歯周組織の感染が全身疾患を引き起こす可能性について根気よく教育していくべきである．コレステロールと心疾患が関連性があることが広く知られるようになってから，コレステロール値を検査する人が増えた．同様に，全身疾患と歯周疾患の関連性が広く知られるようになれば，その結果として歯周疾患の診査を希望する人が増える可能性がある．

このような認識の向上には，新聞や雑誌，その他のよく知られた媒体を介することが効果的である．しかしながら，もっとも正確な情報を提供をするのは，日々患者と接触している医師や歯科医師である．通常，妊娠している女性は，感染症が妊娠に対して悪影響を及ぼすことを知っている．また，一般的に糖尿病患者は感染症が血糖コントロールを悪化させることを知っている．しかしながら，これらの多くの患者は，顕在化しない歯周組織の感染が全身の感染症と同程度の影響を及ぼすことを知らない．歯周組織の感染を適切に診断して処置を行い，疾患の再発や進行を防ぐのは歯科医師次第である．医科の専門家は口腔内と口腔保健になじみが少ないので，歯科医師は教育によって患者の管理状態を改善するとともに医科領域ともより綿密なコミュニケーションをとる必要がある．同様に，患者は疾患の予防について教育を受けなければならない．それはちょうど患者がコレステロール値を下げるとそれによって心疾患のリスクが減少することを理解しているように，歯周組織の感染についても予防することを強調すべきである．もし，患者達が医師の怠慢によって，CHDの予防としてコレステロール値や体重を下げたり喫煙習慣をやめたりしなければ，リスクが高い状態となる．同様に，歯周組織の感染を抑制するためには，歯科医師が徹底的な口腔衛生と定期的なリコールを行う必要性を強調すべきである．

歯周疾患，CHD，COPDと妊娠

歯周疾患はCHD，COPD，あるいは出産に影響を及ぼすのか？ この質問に対しては，今日得られている論拠については解答できるが，将来新たに明らかとなる論拠によって異なった結論が得られるかもしれない．歯周疾患は多くの全身疾患に対してリスクを増加させるかもしれない．生物学的にもっともらしいメカニズムによってこれらの状態における歯周組織の感染の役割が説明されているが，歯周組織の感染を，コレステロールが心疾患を引き起こすということ以上に強調すべきではない．歯周組織の感染は，多くの全身状態の多くのリスクファクターのうちのひとつに過ぎない．幸い，それは，年齢，性別および遺伝子の影響とは異なり，容易に修正ができるリスクファクターである．

20世紀の初頭，病巣感染論は広く支持されており，敗血症を予防する目的で論拠に基づく抜歯処置が行われていた．同様に，われわれの現在の知識を基本にした臨床の実用性は，現在発展途上である．将来なされる研究の結果は，全身の健康に影響を及ぼす歯周組織の感染について明確にしてゆくであろう．将来，歯周組織の感染とLBW児，循環器疾患，脳血管疾患，呼吸器疾患や糖尿病の相互関係について明らかとなっていくであろう．どのような原因も，明らかにするためには縦断研究と介入試行が必要である．

歯周医学の分野を追求することによって，口腔は全身と関連付けられ，新たな見識が提供されるであろう．長きにわたって，歯科医師は全身の状態が口腔内に現われることを体感している．今は，歯周組織が全身の健康状態に及ぼす影響についてさらに検討しなければならない．

参考文献

1. Aldridge JP, Lester V, Watts TLP, et al: Single-blind studies of the effects of improved periodontal health on metabolic control in type 1 diabetes mellitus. J Clin Periodontol 1995; 22:271.
2. American Diabetes Association: Report of the expert committee on the diagnosis and classification of diabetes mellitus. Diabetes Care 1997; 20:1183.
3. American Diabetes Association: Standards of medical care for patients with diabetes mellitus. Diabetes Care 1998; 21(suppl 1):523.
4. Bartlett JG: Anaerobic infections of the lung. Chest 1987; 91:901.
5. Beck JD, Garcia RG, Heiss G, et al: Periodontal disease and cardiovascular disease. J Periodontol 1996; 67:1123.
6. Beck JD: Periodontal implications: Older adults. Ann Periodontol 1996; 1:322.
7. Beck JD, Offenbacher S, Williams R, et al: Periodontitis: A risk factor for coronary heart disease? Ann Periodontol 1998; 3:127.
8. Christgau M, Pallitzsch KD, Schmalz G, et al: Healing response to non-surgical periodontal therapy in patients with diabetes mellitus: clinical, microbiological and immunological results. J Clin Periodontol 1998; 25:112.
9. Collins JG, Windley III HW, Arnold RR, et al: Effects of a *Porphyromonas gingivalis* infection on inflammatory mediator response and pregnancy outcome in hamsters. Infect Immun 1994; 62:4356.
10. Collins JG, Smith MA, Arnold RR, et al: Effects of a *Escherichia coli* and Porphyromonas gingivalis lipopolysaccharide on pregnancy outcome in the golden hamster. Infect Immun 1994; 62:4652.
11. Craven DE, Steger KE, Barber TW: Preventing nosocomial pneumonia: State of the art and perspectives for the 1990s. Am J Med 1991; 91(suppl 3B):s44.
12. Dajani AS, Taubert KA, Wilson W, et al: Prevention of bacterial endocarditis. Recommendations by the American Heart Association. JAMA 1997; 277:1794.

13. Dasanayake AP: Poor periodontal health of the pregnant woman as a risk factor for low birth weight. Ann Periodontol 1998; 3:202.
14. DeStefano F, Andra RF, Kahn HS, et al: Dental disease and risk of coronary heart disease and mortality. Br Med J 1993; 306:688.
15. Drangsholt MT: A new causal model of dental diseases associated with endocarditis. Ann Periodontol 1998; 3:184.
16. Dussault G, Shieham A: Medical theories and professional development. The theory of focal sepsis and dentistry in early twentieth century Britain. Soc Sci Med 1982; 16:1405.
17. Evidence-Based Medicine Working Group: Evidence-based medicine. A new approach to teaching the practice of medicine. JAMA 1992; 268:2420.
18. Garcia RI, Chauncey HH: Longitudinal studies of aging and oral health. J Dent Res 1991; 70:865.
19. Garcia RI, Krall EA, Vokonas PS: Periodontal disease and mortality from all causes in the VA Dental Longitudinal Study. Ann Periodontol 1998; 3:339.
20. Grau AJ, Buggle F, Heindl S, et al: Recent infection as a risk factor for cerebrovascular ischemia. Stroke 1995; 26:373.
21. Grau AJ, Buggle F, Steichen-Wiehn C, et al: Clinical and biochemical analysis in infection-associated stroke. Stroke 1995; 26:1520.
22. Grau AJ, Buggle F, Ziegler C, et al: Association between acute cerebrovascular ischemia and chronic and recurrent infection. Stroke 1997; 28:1724.
23. Grossi SG, Skrepcinski FB, DeCaro T, et al: Treatment of periodontal disease in diabetics reduces glycated hemoglobin. J Periodontol 1997; 68:713.
24. Grossi SG, Genco RJ: Periodontal disease and diabetes mellitus: A two-way relationship. Ann Periodontol 1998; 3:51.
25. Guntheroth WG: How important are dental procedures as a cause of infective endocarditis? Am J Cardiol 1984; 54:797.
26. Hayes C, Sparrow D, Cohen M, et al: The association between alveolar bone loss and pulmonary function: The VA dental longitudinal study. Ann Periodontol 1998; 3:257.
27. Herzberg MC, Meyer MW: Effects of oral flora on platelets: Possible consequences in cardiovascular disease. J Periodontol 1996; 67:1138.
28. Herzberg MC, Meyer MW: Dental plaque, platelets and cardiovascular diseases. Ann Periodontol 1998; 3:151.
29. Hill GB: The microbiology of bacterial vaginosis. Am J Obstet Gynecol 1993; 169:450.
30. Hill GB: Investigating the source of amniotic fluid isolates of fusobacteria. Clin Infect Dis 1993; 16(suppl 4):s423.
31. Hill GB: Preterm birth: associations with genital and possibly oral microflora. Ann Periodontol 1998; 3:222.
32. Jeffcoat MK, McGuire M, Newman MG: Evidence-based periodontal treatment. Highlights from the 1996 World Workshop in Periodontics. J Am Dent Assoc 1997; 128:713.
33. Kinane DF: Periodontal disease's contributions to cardiovascular disease: An overview of potential mechanisms. Ann Periodontol 1998; 3:142.
34. Kweider M, Lowe GDO, Murray GD, et al: Dental disease, fibrinogen and white cell counts: Links with myocardial infarction? Scott Med J 1993; 38:73.
35. Löe H: Periodontal disease: The sixth complication of diabetes mellitus. Diabetes Care 1993; 16(suppl 1):329.
36. Lowe GDO, Lee AJ, Rumley A, et al: Blood viscosity and risk of cardiovascular events: The Edinburg Artery Study. Br J Haematol 1997; 96:168.
37. Lowe GDO: Etiopathogenesis of cardiovascular disease: Hemostasis, thrombosis, and vascular medicine. Ann Periodontol 1998; 3:121.
38. Mattila KJ: Viral and bacterial infections in patients with acute myocardial infarction. J Intern Med 1989; 225:293.
39. Mattila KJ, Nieminen MS, Valtonen VV, et al: Association between dental health and acute myocardial infarction. Br Med J 1989; 298:779.
40. Mattila KJ: Dental infections as a risk factor for acute myocardial infarction. Eur Heart J 1993; 14:51.
41. Mattila KJ, Valle MS, Nieminen MS, et al: Dental infections and coronary atherosclerosis. Atherosclerosis 1993; 103:205.
42. Mattila KJ, Valtonen VV, Nieminen M, et al: Dental infection and the risk of new coronary events: Prospective study of patients with documented coronary artery disease. Clin Infect Dis 1995; 20:588.
43. McCormick MC: The contribution of low birth weight to infant mortality and childhood morbidity. N Engl J Med 1985; 312:82.
44. McDonald HM, O'Loughlin JA, Jolley P, et al: Vaginal infections and preterm labour. Br J Obstet Gynecol 1991; 98:427.
45. Mealey BL: Periodontal implications: Medically compromised patients. Ann Periodontol 1996; 1:256.
46. Mealey BL: Influence of periodontal infections on systemic health. Periodontology 2000 1999; 21:197.
47. Mealey BL: Diabetes mellitus. In: Rose LF, Genco RJ, Mealey BL, et al (eds): Periodontal Medicine. Toronto, BC Decker, 2000.
48. Mehta JL, Saldeen TGP, Rand K: Interactive role of infection, inflammation and traditional risk factors in atherosclerosis and coronary artery disease. J Am Coll Cardiol 1998; 31:1217.
49. Miller LS, Manwell MA, Newbold D, et al: The relationship between reduction in periodontal inflammation and diabetes control: A report of 9 cases. J Periodontol 1992; 63:843.
50. Morales WJ, Schorr S, Albritton J: Effect of metronidazole in patients with preterm birth in preceding pregnancy and bacterial vaginosis: A placebo-controlled double-blind study. Am J Obstet Gynecol 1994; 171:345.
51. Newman HN: Focal infection. J Dent Res 1996; 75:1912.
52. Newman MG: Improved clinical decision making using the evidence-based approach. Ann Periodontol 1996; 1:i.
53. Offenbacher S: Periodontal diseases: pathogenesis. Ann Periodontol 1996; 1:821.
54. Offenbacher S, Katz V, Fertik G, et al: Periodontal disease as a possible risk factor for preterm low birth weight. J Periodontol 1996; 67:1103.
55. Offenbacher S, Jarad HL, O'Reilly PG, et al: Potential pathogenic mechanisms of periodontitis-associated pregnancy complications. Ann Periodontol 1998; 3:233.
56. Ostergaard L, Anderson PL: Etiology of community-acquired pneumonia. Evaluation by transtracheal aspiration, blood culture, or serology. Chest 1993; 104:1400.
57. Page RC: The pathobiology of periodontal diseases may affect systemic diseases: inversion of a paradigm. Ann Periodontol 1998; 3:108.
58. Page RC, Beck JD: Risk assessment for periodontal diseases. Int Dent J 1997; 47:61.
59. Papapanou PN: Periodontal diseases: Epidemiology. Ann Periodontol 1996; 1:1.
60. Pugin J, Auckenthaler R, Lew DP, et al: Oropharyngeal decontamination decreases incidence of ventilator-associated pneumonia. A randomized, placebo-controlled, double-blind clinical trial. JAMA 1991; 265:2704.
61. Ridker PM: Fibrinolytic and inflammatory markers for arterial occlusion: the evolving epidemiology of thrombosis and hemostasis. Thromb Haemost 1997; 78:53.
62. Sammalkorpi K: Glucose intolerance in acute infections. J Intern Med 1989; 225:15.

63. Scannapieco FA, Mylotte JM: Relationships between periodontal disease and bacterial pneumonia. J Periodontol 1996; 67:1114.
64. Scannapieco FA, Papandonatos GD, Dunford RG: Associations between oral conditions and respiratory disease in a national sample survey population. Ann Periodontol 1998; 3:251.
65. Selective Decontamination of the Digestive Tract Trialist's Collaborative Group: Meta-analysis of randomised controlled trials of selective decontamination of the digestive tract. Br Med J 1993; 307:525.
66. Smith GT, Greenbaum CJ, Johnson BD, et al: Short-term responses to periodontal therapy in insulin-dependent diabetic patients. J Periodontol 1996; 67:794.
67. Spodick DH, Flessas AP, Johnson MM: Association of acute respiratory symptoms with onset of acute myocardial infarction: Prospective investigation of 150 consecutive patients and matched control patients. Am J Cardiol 1984; 53:481.
68. Stoutenbeek CP, van Saene HKF, Miranda DR, et al: The effect of oropharyngeal decontamination using topical non-absorbable antibiotics on the incidence of nosocomial respiratory tract infections in multiple trauma patients. J Trauma 1987; 27:357.
69. Syrjanen J, Valtonen VV, Iivanainen M, et al: Preceding infection as an important risk factor for ischemic brain infarction in young and middle aged patients. Br Med J 1988; 296:1156.
70. Syrjanen J, Peltola J, Valtonen V, et al: Dental infections in association with cerebral infarction in young and middle-aged men. J Intern Med 1989; 225:179.
71. Taylor GW, Burt BA, Becker MP, et al: Severe periodontitis and risk for poor glycemic control in patients with non-insulin-dependent diabetes mellitus. J Periodontol 1996; 67:1085.
72. Thorstensson H, Kuylensteirna J, Hugoson A: Medical status and complications in relation to periodontal disease experience in insulin-dependent diabetics. J Clin Periodontol 1996; 23:194.
73. Travis J, Pike R, Imamura T, et al: The role of proteolytic enzymes in the development of pulmonary emphysema and periodontal disease. Am J Respir Crit Care Med 1994; 150:143.
74. Wahl MJ: Myths of dental-induced endocarditis. Arch Intern Med 1994; 154:137.
75. Williams RC, Mahan CJ: Periodontal disease and diabetes in young adults. JAMA 1960; 172:776.
76. Yki-Jarvinen H, Sammalkorpi K, Koivisto VA, et al: Severity, duration and mechanism of insulin resistance during acute infections. J Clin Endocrinol Metab 1989; 69:317.
77. Zambon JJ, Haraszthy VI, Grossi S, et al: Identification of periodontal pathogens in atheromatous plaques. J Dent Res 1997; 76(special issue):408(Abstr 3159).

喫煙と歯周疾患

M. John Novak, Karen F. Novak

CHAPTER 14

本章の概要

歯周疾患の広がりと重症度に対する喫煙の影響
　歯肉炎
　歯周炎

歯周疾患の原因と病因における喫煙の影響
　微生物学
　免疫学

生理学

歯周治療への反応性に対する喫煙の影響
　非外科的療法
　歯周外科処置とインプラント
　メインテナンス療法
　再発性（難治性）疾患

　有歯顎のアメリカ成人では，喫煙者が27.9％，禁煙者が23.3％存在すると見積もられている．喫煙者は，中高齢者と比べて34歳以上の人達に多く，その内訳は女性（25.1％）より男性（30.9％）が高く，さらに非ヒスパニック系黒人男性（38.6％）にもっとも多くみられる．喫煙率は，中・高所得者層よりも低所得者層（37.1％）で高く，また学歴が低くなるほど高くなる[69]．喫煙を歯周炎の主なリスクファクターであるとする科学的根拠が増えるにつれて，喫煙が歯周組織に対して及ぼす影響の広さ，そして喫煙が歯周炎の罹患率と症状の重症度に影響を及ぼすことが明らかとなってきた．さらに，喫煙は長期間にわたるインプラント埋入の成果を左右するのみならず，歯周治療の外科的・非外科的治療の結果にも影響を及ぼす．またアメリカでの歯周炎患者の41.9％は喫煙と関係があると考えられ，喫煙患者の歯周炎の発症，進行，そして疾患の管理に喫煙が重大な影響を与えることを理解することがさらに重要となってきている．本章では，喫煙による歯周疾患の発症率と症状の重症度の因果関係，そして喫煙が病因のみならず治癒にも強く影響することについて述べる．研究の詳細な結果については，これに関するあるいくつかの優れた文献を参照していただきたい[34,49,50,53,71]．

歯周疾患の広がりと重症度に対する喫煙の影響

歯肉炎

　ヒトを対照とした臨床研究で，プラークの堆積に伴う炎症の反応性は，非喫煙者と比較して喫煙者では悪いことが実証された（表14-1）[6,16]．さらに，横断研究によって，喫煙者は非喫煙者よりも歯肉の炎症が少ないことが矛盾なく示され[5,8,9,54,55]．これらの結果により，喫煙者は非喫煙者と比較してプラーク堆積に伴う臨床的な炎症の出現が抑制されていることが示唆された．このような知見を検証するために，微生物学，免疫学そして生理学的因子からみた影響についてその詳細を後述する．

歯周炎

　たとえ，喫煙者の歯肉炎が非喫煙者と比較してプラークの堆積に対する歯肉の炎症反応が少ないとしても，生体に

表 14-1 歯周疾患の進展と進行に及ぼす喫煙の影響

歯周疾患	喫煙の影響
歯肉炎	↓歯肉の炎症とプロービング時の出血
歯周炎	↑歯周組織破壊の進展と進行
	↑ポケット深さ，アタッチメントロス，骨吸収
	↑歯周組織破壊の割合
	↑重度歯周炎の罹患率
	↑歯の喪失
	↑1日の喫煙量の増加と疾患の進展
	↓禁煙に伴う疾患の進展と進行

↑：増加，↓：減少

害のある喫煙というリスクファクターは歯周組織破壊の範囲と疾患の重症度を増加させる因子である．多くの横断研究と縦断研究によって，喫煙患者では非喫煙者と比べて，歯周ポケット深さ，アタッチメントロス，歯槽骨吸収の点で，より広範囲で重症度が高いことが明らかとなった[34,49,50,53,71]．米国全国健康・栄養調査（National Health and Nutrition Examination Survey；NHANESⅢ）の一環として，18歳以上の有歯顎者12,000名以上を対象に喫煙と歯周炎の関係が評価された[69]．その際，1部位以上で4mm以上の臨床的アタッチメントロスと4mm以上のポケット深さがある場合を歯周炎と定義した．疾病対策予防センター（Centers for Disease Control and Prevention；CDC）によって，次のような基準が確立された．喫煙者とは，今までに100本以上タバコを喫煙し，調査期間中も喫煙している者とし，また禁煙者とは今までに100本以上のタバコを喫煙したが現在は喫煙していない者，非喫煙者とは今までに100本以上のタバコを喫煙していない者と定めた．調査対象となった12,000名のうち，9.2％が歯周炎と診断された．この結果はアメリカには約1,500万人の歯周炎患者がいることを示唆している．喫煙者は，非喫煙者と比べて，年齢，性別，人種/民族，学歴，収入/貧困を加味したうえで平均でおよそ4倍の確率で歯周炎に罹患していた．禁煙者は，喫煙経験のない者と比べて，1.68倍歯周炎になりやすかった．この研究は，1日当たりの喫煙量と歯周炎になる確率の間に相関関係があることを実証した．被験者のうち1日9本以下の喫煙者のオッズ比は2.79で歯周炎になっているのに対し，1日31本以上を喫煙する被験者のオッズ比は，ほぼ6である．禁煙者は，禁煙してから年を追うごとに歯周炎になる確率が下がる．これらの調査の結果から，アメリカの成人の歯周炎患者のうちおよそ42％（640万人）が現在の喫煙に，11％（170万人）が過去の喫煙に起因していることが明確となった．

これらの結果は，アメリカとヨーロッパで行われた他の横断研究の結果と一致している．歯周炎に対する喫煙者のオッズ比は，1.5〜7.3の間であると評価されたが，これは歯周炎の重症度によってその評価が異なる[50]．総計2,361名の被験者を対象とした6つの調査のメタ分析から，喫煙者は非喫煙者・禁煙者と比べて重度歯周炎になる確率がほぼ3倍であることが明確となった[49]．長期にわたる喫煙は，高齢者の歯と歯周組織に有害な影響を与えることが明らかにされている．高齢の喫煙者は，約3倍，重度歯周疾患になりやすく[4,44]，何年にもわたる喫煙経験年数は，歯の喪失，歯冠や歯根のう蝕そして歯周疾患の重要なリスクファクターとなる[32,33]．喫煙は若い成人の歯周疾患の重症度にも影響を与えることが示された．若い成人において喫煙は，広汎型侵襲性歯周炎（以前の分類での"早期発症型歯周炎"）の重症度に関係しており[64]，19〜30歳の若い成人の喫煙者は，非喫煙者より3.8倍歯周炎になりやすいことが明らかとなっている[26]．縦断研究によって，1日15本以上喫煙する若い成人は歯の喪失のリスクが非常に高く[30]，喫煙者は非喫煙者より6倍以上もの確率でアタッチメントロスが存続することが実証された[31]．10年間にわたる研究の結果，非喫煙者と比較して喫煙者は2倍の速さで骨の喪失が起こり[11]，それはたとえプラークコントロールを良好に行っても，より速やかに進行することが報告された[10]．

葉巻あるいはパイプなどの影響についての情報は少ないが，紙巻タバコとほぼ同様の結果が認められた[2,20,21,42]．喫煙者では5mm以上のアタッチメントロスを有する歯の割合と中等度・重度歯周炎患者の占める割合が高かったが，葉巻とパイプの喫煙者の歯周炎の罹患程度は喫煙者と非喫煙者の中間であった[2]．ただし歯の喪失に関しては，非喫煙者と比較して葉巻とパイプの喫煙者の方が多く認められた[42]．

無煙タバコの使用と口腔白板症とがんの発症には関連が認められている[15,75]．しかしながら，無煙タバコを使用する部位での限局的なアタッチメントロスと歯肉退縮以外には，歯周疾患に広範な影響は及ぼさないようである[60]．

もっとも興味深いのは，禁煙者は喫煙者より歯周炎のリスクは低いが，非喫煙者よりは高く，また喫煙をやめてから年を追うごとに歯周炎のリスクが減少するという事実である[69]．以上のことから，喫煙の結果，歯周疾患は進行し，喫煙の中止により改善できるため，歯周疾患の教育と治療において禁煙指導は非常に重要である．

歯周疾患の原因と病因における喫煙の影響

喫煙によってより歯周組織破壊の範囲と進行度が大きくなるのは，慢性歯周炎にみられるような宿主と細菌の相互作用に変化が生じ，より侵襲性の歯周組織破壊を起こすことが原因であると示唆されている（Chapter 6〜8参照，表14-2）．病原性細菌の数や毒性の増加，細菌に対する宿主

応答の変化あるいはこの両者を伴った歯肉縁下プラークの細菌叢の変化によって，細菌の攻撃と宿主応答の不均衡が起こる．そこで，以下に歯周炎に対する喫煙の影響についての微生物学的，免疫学的，そして生理学的な研究による最近の知見について記述する．

微生物学

喫煙者と非喫煙者間でプラーク堆積量の差異は認められなかったことから，喫煙者の微生物の攻撃に変化が起きた場合，それはプラークの数量的な変化ではなく質的な変化によるものであることが示唆される[8]．いくつかの研究が喫煙によって歯肉縁下プラークに変化が生じるかを調査をしたが，矛盾した結果が出たため結論にはいたらなかった．142名の慢性歯周炎患者を対象とした研究では，6mm以上の深いポケットから採取したプラークで，*Actinobacillus acitnomycetemcomitans*，*Porphyromonas gingivalis*，*Prevotella intermedia* の細菌数の違いはまったくみられなかった[57]．同じような研究が，615名の患者を対象として行われたが，*A. acitnomycetemcomitans*，*P. gingivalis*，*P. intermedia*，*Eikenella corrodens*の検出率は免疫学的測定法を使っても喫煙者と非喫煙者の間で有意差はみられなかった[67]．一方，別の研究報告では喫煙者と非喫煙者の間で歯肉縁下プラークの微生物の組成に違いがあったと報告された．喫煙経験の異なる798名を対象とした研究では，喫煙者からは非喫煙者・禁煙者の2.3倍以上にのぼるかなり高いレベルで*Bacteroides forsythus*が検出されることが見いだされた[76]．とくに注目すべきは，歯周治療後の喫煙者のポケット内には非喫煙者と比べて*B. forsythus*，*A. actinomycetemcomitans* および*P. gingivalis* が多量に残っていることから，喫煙者の機械的プラークコントロールへの応答は非喫煙者と比べてよくなかった[23, 24, 27, 59]．いままでの微生物学的研究ではサンプルを採取した部位とその部のポケット深さ，サンプリングの方法，被験者の病状，そして細菌の分類とデータ解析方法などいろいろな点で調査方法に不一致があった[28]．このような問題を克服するために，最近の研究では272名の成人の被験者(喫煙者50名，禁煙者98名，非喫煙者124名)から第三大臼歯を除くすべての歯の歯肉縁下プラークを採取した[28]．チェッカーボードDNA-DNAハイブリダイゼーション法を使い，29種の異なる歯肉縁下の細菌をスクリーニングした結果，*Eikenella nodatum*，*Fusobacterium nucleatum ss. vincentii*，*P. intermedia*，*Peptostreptococcus micros*，*Prevotella nigrescens*，*B. forsythus*，*P. gingivalis*，*Treponema denticola*を含むオレンジと赤の複合体(Chapter 6 参照)が，非喫煙者・禁煙者と比較して喫煙者により認められることを発見した．興味深いことに，これら歯周組織の病原体の進展がみられた浅いポケットで増加したコロニー形成が原因(ポケット深さ4mm以下)で，4mm以上のポケットでは喫

表 14-2

歯周疾患の原因と病因における喫煙の影響

病原因子	喫煙の影響
微生物学的	プラークの堆積には影響なし ↑歯周病原性細菌の浅いポケットでのコロニー形成 ↑深い歯周ポケット内の歯周病原性細菌の比率
免疫学的	好中球の遊走能，貪食能と酸化によるバースト状態の変化 ↑歯肉溝滲出液中のTNFαとPGE2量 ↑歯肉溝滲出液中の好中球コラゲナーゼ量 ↑LPS刺激単球によるPGE2産生
生理学的	↑炎症に伴う↓歯肉内の血管 ↑炎症に伴う↓歯肉溝滲出液量とプロービング時の出血 ↓歯肉縁下の温度 ↑局所麻酔からの覚醒に要する時間

↓：減少，↑：増加

煙者，禁煙者そして非喫煙者の間には違いがなかった．そのうえ，これらの病原性細菌は下顎より上顎で優勢であった．これらの結果から，非喫煙者や禁煙者と比べて喫煙者の歯周病原性細菌のコロニー形成はより広範囲であり，広範囲のコロニー形成によってさらに歯周組織へ破壊がもたらされると考えられる．

免疫学

細菌の増殖に対する宿主の免疫応答は本質的に保たれている．歯周組織が健康であったり歯肉炎であったりする場合は，プラークによる細菌の曝露と歯肉組織の免疫応答のバランスが取れており，歯周組織の支持が失われていない状態をいう．それとは対照的に，歯周炎は宿主-細菌間の均衡の変化に伴い発症し，宿主-細菌間の均衡の変化は，おそらく歯肉縁下プラークを構成する細菌または宿主の免疫応答が変化したかあるいはその両方によって起こると思われる（Chapter 6～8 参照）．喫煙は，主に免疫応答による宿主の防御に影響を及ぼしており，その結果，歯周組織の破壊が進む．喫煙の身体に有害な影響は，細菌感染に対する免疫応答の低下が原因で現われる．好中球は細菌の感染に対する宿主応答の重要な構成要素であるので，その好中球の数や機能が変化すると，限局的な，または全身的な感染が起こることになる．好中球の重要な機能として遊走能(血流から炎症部位への直接的な移動)，貪食能(たとえば細菌のような外部からの異物を取り込む)，そして酸化と非酸化による殺菌能がある．末梢血や喫煙者の唾液中に存在する好中球や*in vitro*でのタバコの煙やニコチンにさらした

好中球は，走化性，貪食能，そして酸化による殺菌能に機能変化が起きていることが明らかになった．口腔内から採取した好中球の走化性と貪食能は，喫煙によって低下しており[19, 38]，タバコ製品が好中球に与える影響をin vitroで調べたところ，細胞の遊走能と酸化による破裂に対する有害な影響がみられた[14, 37, 43, 62, 65]．さらに，歯周炎がある非喫煙者よりも喫煙者において，貪食と殺菌に関する抗体産生，とくに歯周病原性細菌に対するIgG_2レベルが減少したという報告がある[13, 25, 58, 68]．これは喫煙者は歯周組織の感染に対するの防護能が低下していることを示唆している．その一方で，喫煙者の歯肉溝滲出液中のTNFα量が上昇していることが実証されている[12]．また同様に，PGE_2，好中球エラスターゼ，マトリックスメタロプロテアーゼ-8（MMP-8）の増加も認められている[66]．In vitroでの研究においても，ニコチンの影響を受けLPS刺激による単球のPGE_2産生量が増加した[51]．

以上の結果から，喫煙は歯周組織の感染に対する好中球の応答を阻害するだけでなく，組織破壊性の酵素の放出を増加させる可能性があることが示唆された．喫煙者にみられる急速な組織破壊に関与する免疫学的な変化は現在でも正確には明らかになっていない．喫煙が歯周炎における組織破壊と免疫応答にどのような影響を及ぼすのかを明らかにするには，さらなる研究が必要である．

生理学

過去に行われた研究から，喫煙者の炎症症状は非喫煙者と比べてそれほど顕著ではないことが示された[6, 16]．これは，前述したように喫煙者の炎症反応の変化のためであるかもしれないし，あるいは歯肉組織にある血管反応の変化のためであるかもしれない．喫煙者と非喫煙者の間では健康歯肉の血管の密度に差はあまりない[52]が，喫煙者は非喫煙者と比べてプラークの堆積により微小循環の反応が変化している．炎症に伴い認められる歯肉溝滲出液量の増加[6]，プロービング時の出血[6]，歯肉の血管[7]は，非喫煙者と比べて喫煙者の方が少なかった．そのうえ，健康な歯肉組織の酸素濃度は非喫煙者より喫煙者の方が低いようであるが，中等度の炎症が存在する場合は逆になる[29]．歯肉縁下の温度は喫煙者の方が非喫煙者より低く[18]，局所麻酔による血管収縮からの回復も喫煙者の方が長くかかる[39, 72]．これらの累積データは，喫煙者は非喫煙者と比較して歯肉組織中の毛細血管に変化をきたしており，それが血流の低下や炎症の臨床症状の悪化を導いていることを示している．

歯周治療への反応性に対する喫煙の影響

非外科的療法

多くの研究によって，喫煙者の歯周治療への反応性は非喫煙者や禁煙者と比べてあまりよくないことが指摘されている（表14-3）．多くの臨床研究が，口腔清掃指導，スケーリング・ルートプレーニングなどを含む非外科的歯周治療（PhaseⅠ治療）を行った場合，非喫煙者の方が喫煙者よりより効果的にポケット深さが改善されると報告している[1, 23, 24, 27, 36, 56, 59]．そのうえ，スケーリング・ルートプレーニング後の臨床的アタッチメントゲインが，非喫煙者に対して喫煙者では得られにくい．過去に歯周治療を受けていない重度歯周疾患患者を対象とした研究で，スケーリング・ルートプレーニングに加えて口腔清掃指導を行った患者の治療終了から6か月後を評価した結果，喫煙者より非喫煙者の方がポケット深さとプロービング時の出血の平均値がより悪かった[59]．たとえばプラークスコアが悪い症例においては，治療前に平均7mmであったポケット深さが，治療後には非喫煙者で平均2.5mm，喫煙者で平均1.9mm減少したのが観察された．また他の研究では，ポケット深さが5mm以上の症例で非外科的処置を行った3か月後のポケット深さの減少量は喫煙者（1.29mm）は非喫煙者（1.76mm）よりも少なく，同様に臨床的アタッチメントレベルの獲得量も少なかった[23]．プラークコントロールが良好な患者では非外科的療法を選択するような，4～6mmのポケット深さを有する場合では喫煙者と非喫煙者の間には差異があまり認められない[56]．喫煙者・非喫煙者ともに治療後にもまだポケットが存在している場合は，補助的に局所の抗菌療法を行う場合がある（Chapter50参照）．スケーリング・ルートプレーニングとともに歯肉溝内へのテトラサイクリン含浸線維の使用，あるいは歯肉縁下へのミノサイクリン含有ジェル，またはメトロニダゾール含有ジェルの使用を行った場合においても，喫煙者は非喫煙者よりポケットの減少が少なかった[40]．以上の結果から，喫煙者は非喫煙者より非外科的治療の予後がよくないと結論できる．しかしながら，プラークコントロールが非常に良好であれば，これらの差は最小となる．非喫煙者・禁煙者と喫煙者を比較すると，禁煙者と非喫煙者は非外科的治療に同程度によく反応したことから[23]，禁煙の有益性を患者に教育すべきである．

歯周外科処置とインプラント

喫煙者の非外科的療法における歯周組織の応答は不良であるが，それは外科的療法でも同様である．歯肉縁上スケーリング，ルートプレーニング，改良型Widmanフラップ，骨切除術の4つの異なる処置治療の結果を縦断的比較研究でみてみると，喫煙者は（重度は1日20本以上，軽度は1日19本以下の喫煙と定義する）非喫煙者と禁煙者よりポケットの減少が少なく，臨床的アタッチメントレベルがほとんど改善していないことが一致してみられた[36]．これらの違いは治療終了後すぐに始まり，さらに歯周治療の補助的療法を行っていた7年間続いた．その7年間の分岐部の悪化は重度・軽度喫煙者の方が過去の喫煙者・非喫煙者と比べると大きかった．

表 14-3

歯周治療に対する反応性に及ぼす喫煙の影響

処置	喫煙の影響
非外科処置	↓スケーリング・ルートプレーニングに対する臨床的応答性 ↓ポケット深さの減少 ↓臨床的アタッチメントゲイン
外科処置とインプラント	↓外科処置後のポケットの減少 ↑分岐部の外科処置後の悪化 ↓臨床的アタッチメントゲイン，↓骨填塞，↑退縮，↑GTR後の膜の露出 ↓DFDBA移植後のポケットの減少 ↓オープン・フラップキュレッタージ後のポケット深さの減少と臨床的アタッチメントゲイン インプラント治療の成功と喫煙の影響の結果の矛盾 禁煙はインプラント処置前に行うべきである
メインテナンス	↑メインテナンス中のポケット深さ ↓臨床的アタッチメントレベルの改善
再発性(難治性)疾患	↑喫煙者の再発性/難治性疾患 ↑喫煙者の再治療の必要性 ↑喫煙者の外科的侵襲に伴う歯周組織の感染による悪影響を制御するための抗生物質の使用 ↑喫煙者の外科的治療後の歯の喪失

↓：抑制，↑：促進．その他の略号は文中を参照．

喫煙は，組織再生誘導法(guided tissue regeneration；GTR)[70, 73]の結果と骨移植による骨内欠損の治療にもまた，悪影響を及ぼすことが認められている[61]．深い骨内欠損にGTR法を行なった12か月後の喫煙者の臨床的アタッチメントゲイン量は非喫煙者の半分以下であった(非喫煙者5.2mmに対して喫煙者2.1mm)[70]．さらにつぎの研究では，73名の喫煙者は臨床的アタッチメントゲインがわずかで(非喫煙者3.2mmに対して喫煙者1.2mm)，歯肉退縮がより多く認められ，欠損部の骨の回復もわずかにしか認められなかった．そのうえ，GTR膜の露出が喫煙者では全症例で，非喫煙者では約半分に認められた(表14-4)．

同じく，脱灰凍結乾燥骨移植(decalcified freeze dried bone allograft；DFDBA)を骨内欠損に適応した場合，喫煙者のポケット深さの改善は非喫煙者より少なかった(非喫煙者が48.3％減少したのに対して喫煙者は41.9％)[61]．

歯根と骨表面にアクセスするのに使用されるもっとも一般的な外科処置は，再生療法または移植処置を行わないオープン・フラップキュレッタージである．この処置の6か月後，たとえ患者が毎月，歯周治療の補助療法を受けていたとしても，喫煙者の深いポケット(7mm以上)は非喫煙者より改善がみられず(非喫煙者4mmに対して喫煙者3mm)，また臨床的アタッチメントゲインも少なかった(非喫煙者2.8mmに対して喫煙者1.8mm)[63]．さらに顕著な差が認められたのは，手術完了後，非喫煙者の深いポケット(7mm以上)の47％が3mm以下へと改善されたが，喫煙者の深いポケットでは3mm以下への改善が認められたのは手術後6か月でわずか16％であった．

インプラントの成功の可否に対する喫煙の影響はまだはっきりしていない．いくつかの研究では，喫煙者のインプラント成功率は低いされているが[3, 17, 22, 35]，別の研究では喫煙の影響はなかったとされている[48, 74]．インプラントの成功の可否には数々の要因が影響するので(Chapter68〜73参照)，喫煙によるインプラント失敗の独立変数が管理された臨床研究で必要とされている．しかしながら，喫煙が長期にわたるインプラントの成功に対して悪影響を及ぼす

表 14-4

外科処置後の喫煙者と非喫煙者の治癒反応に関する臨床パラメータ

	喫煙者	非喫煙者	有意差
CALの改善	1.2±1.3mm	3.2±2.0mm	<0.007
GRの増加	2.8±1.2mm	1.3±1.3mm	<0.008
PBLの改善	0.5±1.5mm	3.7±2.2mm	<0.008
ME	10/10	15/28	<0.008

CAL：臨床的アタッチメントレベル，GR：歯肉退縮，ME：膜露出の頻度，PBL：プロービングによる骨レベル．Trombelli M, Kim CK, Zimmermen GJ, et al : Retrospective analysis of factors related to clinical outcome of guided tissue regeneration procedures in intrabony defects. J Clin Periodontol 1997；24：366より一部改変．

ことは明らかであるので，患者に喫煙による不利益について情報を提供し，喫煙をやめないとインプラント失敗の危険性が高くなることを知らせるべきである．

メインテナンス療法

喫煙は長期にわたって歯周治療に悪影響を及ぼし，そして，それはメインテナンス療法の頻度とは無関係である．スケーリングを含めて，スケーリング・ルートプレーニング，改良型Widmanフラップ，そして骨外科の4つの異なる治療を行った後，3か月ごとに7年間，歯科衛生士によるメインテナンス治療を行った[36]．7年間，毎年評価を行った結果，喫煙者のポケットは一貫して非喫煙者より深く，さらにアタッチメントゲインも少なかった．また，重度喫煙者（1日20本以上喫煙）では，軽度喫煙者，禁煙者，そして非喫煙者よりもプラークの付着量が多かった．フラップ手術後の6か月間，毎月メインテナンス治療を受けていたにもかかわらず，喫煙者は非喫煙者よりポケットが深く，改善していなかった[63]．しかしプラークやプロービングによる出血の値には有意差は見つからなかった．これらの結果から，喫煙は歯肉縁下のプラークの特性，宿主応答，歯周組織治癒に影響を及ぼし，喫煙者のポケット消失に対して長期間作用し，通法の歯周治療では改善しにくいことが示唆された．抗菌薬や生体調整薬を用いて，喫煙者の歯周疾患をコントロールするためにはさらなる研究が必要であろう．

再発性（難治性）疾患

喫煙者の歯周疾患をコントロールすることは難しいため，多くの喫煙者の場合は通法の歯周処置では治りにくく，非喫煙者よりさらに治療後の歯周組織の破壊が進みやすい[45, 47]．患者が歯周治療に対して本当に難治性であるのか，あるいは行った処置が疾患の進行をコントロールするのに不十分であるのかどうかは判別しにくい[41, 47]．治療に対して難治性であると思われていた歯周疾患が実は密に進行していただけであったり，再発を繰り返したりしている場合が多いことから，難治性歯周炎の診断は分類から削除された（Chapter 4参照）．歯肉縁下細菌叢と宿主応答の両方に影響を与える喫煙の作用は，歯周炎をコントロールする新しい治療様式の研究モデルを提供した．口腔清掃指導，スケーリング・ルートプレーニング，外科処置そして抗菌剤の使用などの異なる組み合わせで行った治療に反応しなかった約90%の難治性の患者は喫煙者だった[45, 46]．ある研究の結果，難治性の患者の平均年齢は42歳で，31名中28名の難治性患者が喫煙者であった[45]．この31名の患者のうち，19%は手術（ポケット除去手術）を再度受けており，また10%が2度再治療を受けていた．そして患者のほとんどは抗生物質療法を平均4回受けていた．36%の患者は治療期間中に平均3歯を失っていた（1～10歯）．

これらの研究から，喫煙者は若い頃から歯周疾患に罹患していること，その治療は従来の治療法では難しいこと，そして進行性または再発性の歯周炎が継続し，最終的には歯の喪失にいたることが明らかとなった．喫煙を継続する患者に対して，どのような治療レベルとタイプを実施し歯周組織の健康維持に長期間メインテナンスを供給するかについては，さらなる研究が必要である．

参考文献

1. Ah MKB, Johnson GK, Kaldahl WB, et al: The effect of smoking on the response to periodontal therapy. J Clin Periodontol 1994; 21:91.
2. Albandar JM, Streckfus CF, Adesanya MR, et al: Cigar, pipe, and cigarette smoking as risk factors for periodontal disease and tooth loss. J Periodontol 2000; 71:1874.
3. Bain CA, Moy PK: The association between the failure of dental implants and cigarette smoking. Int J Oral Maxillofac Implants 1993; 8:609.
4. Beck JD, Koch GG, Rozier RG, et al: Prevalence and risk indicators for periodontal attachment loss in a population of older community-dwelling blacks and whites. J Periodontol 1990; 61:521.
5. Bergstrom J, Floderus-Myrhed B: Co-twin control study of the relationship between smoking and some periodontal disease factors. Community Dent Oral Epidemiol 1983; 11:113.
6. Bergstrom J, Preber H: The influence of cigarette smoking on the development of experimental gingivitis. J Periodont Res 1986; 21:668.
7. Bergstrom J, Persson L, Preber H: Influence of cigarette smoking on vascular reaction during experimental gingivitis. Scand J Dent Res 1988; 96:34.
8. Bergstrom J: Cigarette smoking as a risk factor in chronic periodontal disease. Community Dent Oral Epidemiol 1989; 17:245.
9. Bergstrom J: Oral hygiene compliance and gingivitis expression in cigarette smokers. Scand J Dent Res 1990; 98:497.
10. Bergstrom J, Eliasson S, Dock J: A 10-year prospective study of tobacco smoking and periodontal health. J Periodontol 2000; 71:1338.
11. Bolin A, Eklund G, Frithiof L, et al: The effect of changed smoking habits on marginal alveolar bone loss: a longitudinal study. Swed Dent J 1993; 17:211.
12. Bostrum L, Linder LE, Bergstrom J: Clinical expression of TNF-α in smoking-associated periodontal disease. J Clin Periodontol 1998; 25:767.
13. Califano JV, Schifferle RE, Gunsolley JC, et al: Anibody reactive with Porphyromnas gingivalis serotypes K1–6 in adult and generalized early-onset periodontitis. J Periodontol 1999; 70:730.
14. Codd EE, Swim AT, Bridges RB: Tobacco smokers' neutrophils are desensitized to chemotactic peptide-stimulated oxygen uptake. J Lab Clin Med 1987; 110:648.
15. Creath CJ, Cutter G, Bradley DH, et al: Oral leukoplakia and adolescent smokeless tobacco use. Oral Surg Oral Med Oral Pathol 1991; 72:35.
16. Danielsen B, Manji F, Nagelkerke N, et al: Effect of cigarette smoking on the transition dynamics in experimental gingivitis. J Clin Periodontol 1990; 17:159.
17. De Bruyn H, Collaert B: The effect of smoking on early implant failure. Clin Oral Implants Res 1994; 5:260.

18. Dinsdale CR, Rawlinson A, Walsh TF: Subgingival temperature in smokers and nonsmokers with periodontal disease. J Clin Periodontol 1997; 24:761.
19. Eichel B, Sharik HA: Tobacco smoke toxicity: Loss of human oral leukocyte function and fluid cell metabolism. Science 1969; 166:1424.
20. Feldman RS, Bravacos JS, Close CL: Associations between smoking different tobacco products and periodontal disease indexes. J Periodontol 1983; 54:481.
21. Feldman RS, Alman JE, Chauncey HH: Periodontal disease indexes and tobacco smoking in healthy aging men. Gerodontics 1987; 3:43.
22. Gorman LM, Lambert PM, Morris HF, et al: The effect of smoking on implant survival at second stage surgery: DICRG interim report #5. Dental implant clinical research group. Implant Dent 1994; 3:165.
23. Grossi SG, Skrepcinski FB, DeCaro T, et al: Response to periodontal therapy in diabetics and smokers. J Periodontol 1996; 67:1094.
24. Grossi SG, Zambon J, Machtei EE, et al: Effects of smoking and smoking cessation on healing after mechanical therapy. J Am Dent Assoc 1997; 128:599.
25. Gunsolley JC, Pandey JP, Quinn SM, et al: The effect of race, smoking and immunoglobulin allotypes on IgG subclass concentrations. J Perio Res 1997; 32:380.
26. Haber J, Wattles J, Crowley M, et al: Evidence for cigarette smoking as a major risk factor for periodontitis. J Periodontol 1993; 64:16.
27. Haffajee AD, Cugini MA, Dibart S, et al: The effects of scaling and root planing on the clinical and microbiologic parameters of periodontal diseases. J Clin Periodontol 1997; 24:324.
28. Haffajee AD, Socransky SS: Relationship of cigarette smoking to the subgingival microbiota. J Clin Periodontol 2001; 28:377.
29. Hanioka T, Tanaka M, Ojima M, et al: Oxygen sufficiency in the gingiva of smokers and nonsmokers with periodontal disease. J Periodontol 2000; 71:1846.
30. Holm G: Smoking as an additional risk for tooth loss. J Periodontol 1994; 65:996.
31. Ismail AI, Morrison EC, Burt BA, et al: Natural history of periodontal disease in adults: findings from the Tecumseh Periodontal Disease Study. J Dent Res 1990; 69:430.
32. Jette AM, Feldman HA, Tennstedt SL: Tobacco use: A modifiable risk factor for dental disease among the elderly. Am J Public Health 1993; 83:1271.
33. Jette AM, Feldman HA, Douglass C: Oral disease and physical disability in community dwelling older persons. J Am Geriatr Soc 1993; 41:1102.
34. Johnson GK, Slach NA: Impact of tobacco use on periodontal status. J Dent Educ 2001; 65:313.
35. Jones JK, Triplett RG: The relationship of cigarette smoking to impaired intraoral wound healing: a review of evidence and implications for patient care. J Oral Maxillofac Surg 1992; 50:237.
36. Kaldahl WB, Johnson GK, Patil KD, et al: Levels of cigarette consumption and response to periodontal therapy. J Periodontol 1996; 67:675.
37. Kalra J, Chandhary AK, Prasad K: Increased production of oxygen free radicals in cigarette smokers. Int J Exp Pathol 1991; 72:1.
38. Kenney EB, Kraal JH, Saxe SR, et al: The effect of cigarette smoke on human oral polymorphonuclear leukocytes. J Periodont Res 1977; 12:227.
39. Ketabi M, Hirsch RS: The effects of local anesthetic containing adrenaline on gingival blood flow in smokers and nonsmokers. J Clin Periodontol 1997; 24:888.
40. Kinane DF, Radvar M: The effect of smoking on mechanical and antimicrobial periodontal therapy. J Periodontol 1997; 68:467.
41. Kornman KS: Refractory periodontitis: Critical questions in clinical management. J Clin Periodontol 1996; 23:293.
42. Krall EA, Garvey AJ, Garcia RI: Alveolar bone loss and tooth loss in male cigar and pipe smokers. J Am Dent Assoc 1999; 130:57.
43. Lannan S, McLean A, Drost E, et al: Changes in neutrophil morphology and morphometry following exposure to cigarette smoke. Int J Exp Pathol 1992; 73:183.
44. Locker D, Leake JL: Risk indicators and risk markers for periodontal disease experience in older adults living independently in Ontario, Canada. J Dent Res 1993; 72:9.
45. MacFarlane GD, Herzberg MC, Wolff LF, et al: Refractory periodontitis associated with abnormal polymorphonuclear leukocyte phagocytosis and cigarette smoking. J Periodontol 1992; 63:908.
46. Magnussen I, Low S, McArthur WP, et al: Treatment of subjects with refractory periodontal disease. J Clin Periodontol 1994; 21:628.
47. Magnussen I, Walker CB: Refractory periodontitis or recurrent disease. J Clin Periodontol 1996; 23:289.
48. Minsk L, Polson AM, Weisgold A, et al: Outcome failures of endosseous implants from a clinical training center. Compend Continuing Educ Dent 1996; 17:848.
49. Papapanou PN: Periodontal diseases: Epidemiology. Ann Periodontol 1996; 1:1.
50. Papapanou PN: Risk assessments in the diagnosis and treatment of periodontal diseases. J Dent Educ 1998; 62:822.
51. Payne JB, Johnson GK, Reinhardt RA, et al: Nicotine effects on PGE2 and IL-1ß release by LPS-treated human monocytes. J Periodont Res 1996; 31:99.
52. Persson L, Bergstrom J: Smoking and vascular density of healthy marginal gingival. Eur J Oral Sci 1998; 106:953.
53. Position paper: Tobacco use and the periodontal patient. J Periodontol 1999; 70:1419.
54. Preber H, Bergstrom J: Occurrence of gingival bleeding in smoker and nonsmoker patients. Acta Odontol Scand 1985; 43:315.
55. Preber H, Bergstrom J: Cigarette smoking in patients referred for periodontal treatment. Scad J Dent Res 1986; 94:102.
56. Preber H, Bergstrom J: The effect of non-surgical treatment on periodontal pockets in smokers and nonsmokers. J Clin Periodontol 1986; 13:319.
57. Preber H, Bergstrom J, Linder LE: Occurrence of periopathogens in smoker and nonsmoker patients. J Clin Periodontol 1992; 19:667.
58. Quinn SM, Zhang JB, Gunsolley JC, et al: The influence of smoking and race on adult periodontitis and serum IgG$_2$ levels. J Periodontol 1998; 69:171.
59. Renvert S, Dahlen G, Wikstrom M: The clinical and microbiologic effects of non-surgical periodontal therapy in smokers and nonsmokers. J Clin Periodontol 1998; 25:153.
60. Robertson PB, Walsh M, Greene J, et al: Periodontal effects associated with the use of smokeless tobacco. J Periodontol 1990; 61:438.
61. Rosen PS, Marks MH, Reynolds MA: Influence of smoking on long-term clinical results of intrabony defects treated with regenerative therapy. J Periodontol 1996; 67:1159.
62. Ryder MI, Fujitaki R, Johnson G, et al: Alterations of neutrophil oxidative burst by in vitro smoke exposure: implications for oral and systemic diseases. Ann Periodontol 1998; 3:76.
63. Scabbia A, Cho K-S, Sigurdsson TJ, et al: Cigarette smoking negatively affects healing response following flap debridement surgery. J Periodontol 2001; 72:43.

64. Schenkein HA, Gunsolley JC, Koertge TE, et al: Smoking and its effects on early-onset periodontitis. J Am Dent Assoc 1995; 126:1107.
65. Selby C, Drost E, Brown D, et al: Inhibition of neutrophil adherence and movement by acute cigarette smoke exposure. Exp Lung Res 1992; 18:813.
66. Soder B: Neutrophil elastase activity, levels of prostaglandin E2, and matrix metalloproteinase-8 in refractory periodontitis sites in smokers and nonsmokers. Acta Odont Scandinavica 1999; 57:77.
67. Stoltenberg JL, Osborn JB, Pihlstrom BL, et al: Association between cigarette smoking, bacterial pathogens and periodontal status. J Periodontol 1993; 64:1225.
68. Tangada SD, Califano JV, Nakashima K, et al: The effect of smoking on serum IgG_2 reactive with *Actinobacillus actinomycetemcomitans* in early-onset periodontitis. J Periodontol 1997; 68:842.
69. Tomar SL, Asma S: Smoking-attributable periodontitis in the United States: findings from NHANES III. J Periodontol 2000; 71:743.
70. Tonetti MS, Pino-Prato G, Cortellini P: Effect of cigarette smoking on periodontal healing following GTR in infrabony defects. J Clin Periodontol 1995; 22:229.
71. Tonetti MS: Cigarette smoking and periodontal diseases: etiology and management of disease. Ann Periodontol 1998; 3:88.
72. Trikilis N, Rawlinson A, Walsh TF: Periodontal probing depth and subgingival temperature in smokers and nonsmokers. J Clin Periodontol 1999; 26:38.
73. Trombelli M, Kim CK, Zimmerman GJ, et al: Retrospective analysis of factors related to clinical outcome of guided tissue regeneration procedures in intrabony defects. J Clin Periodontol 1997; 24:366.
74. Weyant RJ: Characteristics associated with the loss and peri-implant tissue health of endosseous dental implants. Int J Oral Maxillofac Implants 1994; 9:95.
75. Wray A, McGuirt WF: Smokeless tobacco usage associated with oral carcinoma, Incidence, treatment, outcome. Arch Otolaryngol Head Neck Surg 1993; 119:929.
76. Zambon JJ, Grossi SG, Machtei EE, et al: Cigarette smoking increases the risk for subgingival infection with periodontal pathogens. J Periodontol 1996; 67:1050.

PART 4

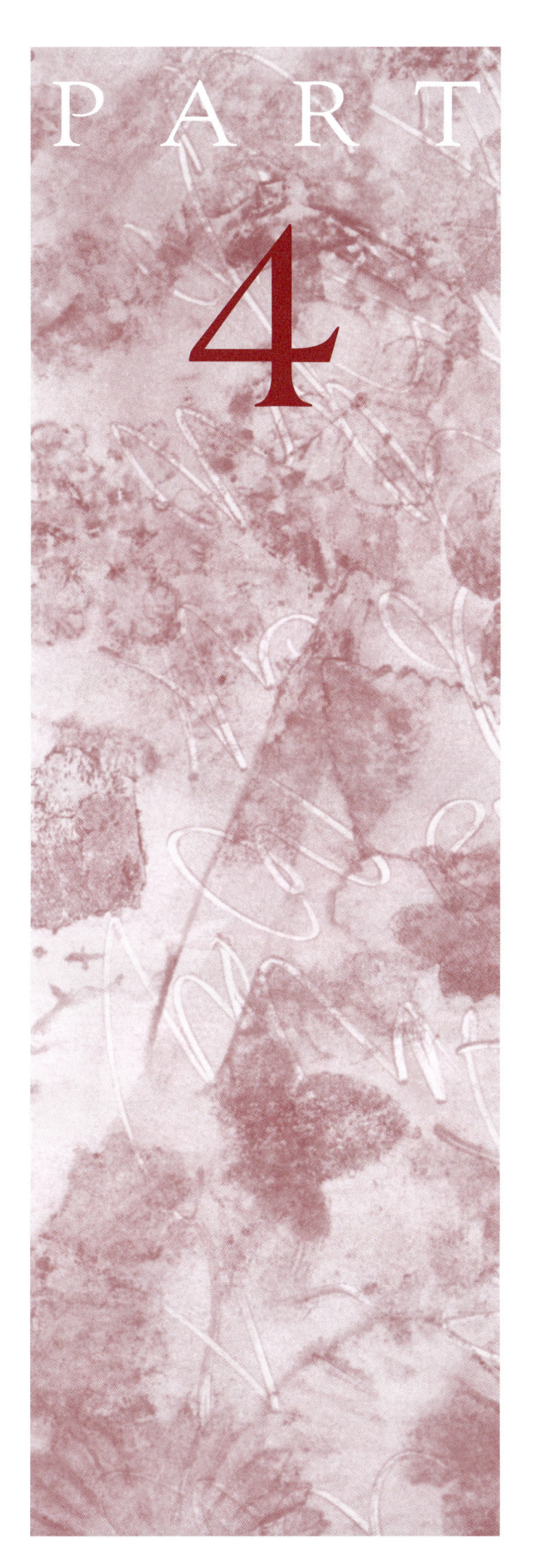

歯周病理学

Michael G. Newman, Fermin A. Carranza

　疾患の顕微鏡上での組織変化に関する完全な知識は，われわれが患者の口腔内で遭遇する臨床所見やX線所見に対する理解や解釈を提供するであろう．この情報は，歯周組織の破壊と治癒における，生物学的性状を理解するのに不可欠である．

　PART 4では歯肉疾患(SECTION Ⅰ)と歯周疾患(SECTION Ⅱ)についての情報を提供する．また後のSECTIONでは，歯周組織に影響を及ぼす他の疾患について詳述した章を設けた．

SECTION I 歯肉疾患

歯肉の防御機構

Jaime Bulkacz, Fermin A.Carranza

15 CHAPTER

本章の概要

歯肉溝滲出液
　採取方法
　接合上皮と歯肉溝上皮の透過性
　量
　組成
　歯肉溝滲出液の細胞性と液性免疫活性
　臨床的意義
　歯肉溝滲出液中の薬物

歯肉溝の白血球
唾液
　抗菌因子
　唾液中の抗体
　唾液の緩衝能と凝固因子
　白血球
　歯周病理学における役割

　歯肉組織は絶えず機械的，および細菌的な侵襲にさらされている．唾液，上皮層，および初期の炎症反応が，これらの侵襲に対抗している．上皮の役割，つまりその角化の程度とターンオーバーの速さについてはChapter 1を参照されたい．本章では，接合上皮と歯肉溝上皮の透過性，および歯肉溝滲出液，白血球，唾液の役割について述べる．

歯肉溝滲出液

　19世紀以来，歯肉溝滲出液(sulcular fluid or gingival crevicular fluid；GCF)の存在は知られていたが，口腔防御機構におけるその構成要素と役割は1950年代にWaerhaug[128]，およびBrillとKrasse[14]の先駆的研究によっ

て解明された．BrillとKrasseの研究によると，蛍光物質をイヌの筋肉内に注射し，歯肉溝にろ紙を挿入して調査した結果，3分以内に蛍光物質が回収された．このことによって，歯肉溝滲出液は組織中を流れる血流成分から成り，歯肉溝をとおして排出されていることが示された．

　その後の研究で，Brill[11, 12]はヒトでのGCFの存在を確認し，それが漏出液であると考えた．しかしながら，GCFは持続的な漏出液ではなく，炎症性の滲出物であると主張する者[74, 129]もいた．つまり，正常な歯肉ではほとんど滲出液を採取することができないからである．

　近年，歯周疾患の予測や検出に必要な検査法の開発への関心の高さから，GCFの成分，起源，機能を扱う研究論

文が多数発表された．

採取方法

GCFを採取する際のもっとも難しい点は，歯肉溝から得られる量がわずかなことである．これまで数多くの採取方法が試みられてきた[10, 13, 59, 63, 64, 74, 76, 104, 124, 125]．それらの採取方法には，吸収性ペーパーストリップス，歯肉溝周囲や歯肉溝内に置いたねじった糸，マイクロピペット，および歯頸部内洗浄を用いたものがある．

吸水性ペーパーストリップスを用いるものには，溝内に置く方法（歯肉溝内法）とその外側に置く方法（歯肉溝外法）がある（図15-1）．歯肉溝，または歯周ポケットとペーパーストリップスとの位置関係は重要である．Brillの方法では，抵抗感があるまでポケット内に挿入する（図15-1 A 参照）．この方法は，歯肉溝上皮自体に滲出液の流出を引き起こさせる刺激を与えている．

Löe，およびHolm-Pedersen[74]は，この刺激を最小にするためペーパーストリップスを歯周ポケットの入り口に，または歯周ポケット入り口を覆うように置いた（図15-1 B, C 参照）．この方法では流出してきた滲出液をストリップスで採取できるが，歯肉溝上皮とストリップスとは直接触れていない．

Weinsteinら[129]は，前もって重さを量っておいたねじった糸を使用した．糸は歯の周囲の歯肉溝に置き，集められた滲出液の量は糸の重さを計ることにより見積もった．

マイクロピペットを使用すると，毛細管現象により滲出液の収集ができる．規格化された長さと直径のキャピラリチューブをポケット内に置き，後にその内容物を遠心分離し分析する[10, 12, 13]．

臨床的に健康な歯肉におけるGCFの研究には，頸部洗浄法が使用できる．その方法のなかには，硬口蓋から口腔前庭までアクリル製のトレーで覆い，洗浄するものがある．このトレーの歯肉縁部には溝が付いていて，4本のGCF収集用チューブが接続されている．GCFは，歯頸部領域の一方から他方へ洗浄液をポンプを使用して流すことで得られる[21]．

2本の注射針を用いる応用法もある．1本の針の内側にもう一本の針が入っている構造で，内側の排出側の針はポケットの底部にあり，外側の収集側の針は歯肉縁にある．収集用針からサンプルチューブへと連続した吸引によってGCFが集められる[104]．

接合上皮と歯肉溝上皮の透過性

BrillとKrasse[14]による蛍光物質を用いた初期の研究は，後に墨汁[97]や含糖酸化鉄[21]などの物質を用い確認された．歯肉溝上皮から浸透する物質にはアルブミン[96, 125]，菌体内毒素[95, 100, 101, 109]，チミジン[49]，ヒスタミン[28]，フェニトイン[120]，およびホースラディシュ・ペルオキシダーゼ[80, 81]などがあげられる．このことから，最大100万kDaまでの物質が透過することが示された[110]．

SquierとJohnson[119]は，物質がそのままの状態の上皮を通過するという浸透のメカニズムを再検討した．細胞間隙に沿って分子やイオンが細胞間を移動する機構は，理論的に可能と思われる．そしてこの機構では，物質は細胞膜を通過することはない．

量

ペーパーストリップスに採取されたGCFの量は，さまざまな方法により測定できる．ニンヒドリン染色によって湿った部分をよりはっきりと視覚化することや，その量を拡大写真にして平面上で評価したり，拡大鏡や顕微鏡を用いて測定することもできる．

電気変換器（ペリオトロン，Harco Electronics, Winnipeg, Manitoba, Canada）を用いてペーパーストリップス（ペリオペーパー）で採取した滲出液量を測定する方法が開発された（図15-2）．ペーパーストリップスの水分は，電子の流れに影響を与え，それがデジタルで読み取られる．*in vitro*での

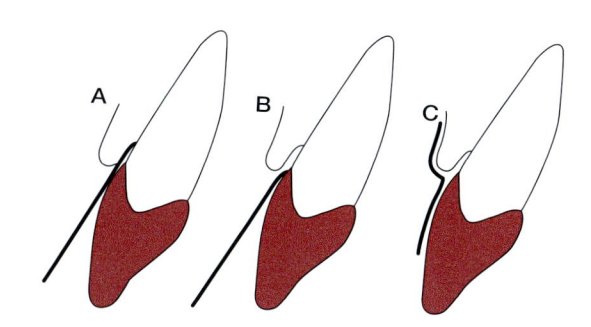

図15-1 滲出液採取のための吸水性ペーパーストリップスの配置法．A：歯肉溝内法．B, C：歯肉溝外法．

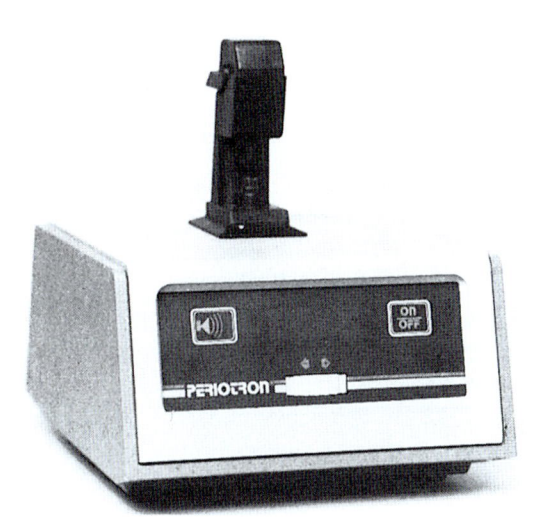

図15-2 ろ紙に採取した滲出液量を測定するための電気変換器．

表 15-1
報告されている歯肉滲出液中の酵素と他の化合物

組成	参考文献
酸性ホスファターゼ	50
アルカリホスファターゼ	28
α1-アンチトリプシン	2
α2-マクログロブリン	2
アリールスルファターゼ	36
アスパラギン酸アミノトランスフェラーゼ	34
β-グルクロニダーゼ	3, 36
コンドロイチン硫酸	54
クエン酸	40
サイトカイン	12, 16, 32, 37, 41
インターロイキン1α	
インターロイキン1β	
インターロイキン6, 8	
IgG, IgA, IgG4, IgM	
シスタチン	27
エンドプペチダーゼ	
カテプシンD	29
カテプシンB/L	14
カテプシンG	13, 14
エラスターゼ	13, 14
プラスミノゲン活性化因子	24
コラゲナーゼ	19, 39
トリプターゼ様物質	14
トリプシン様物質	14
ジペプチジル・ペプチダーゼⅣ様物質	14
エラスターゼ-α1プロティナーゼ酵素阻害因子	26
エキソペプチダーゼ	48
フィブリン	53
フィブロネクチン	53
グリコシダーゼ	4
αL-フコシダーゼ	
シアリダーゼ	
β-N-アセチルグルコサミニダーゼ	
β-ガラクトシダーゼ	
β-マンノシダーゼ	
ヒアルロニダーゼ	55
免疫グロブリン	21, 35, 49
乳酸脱水素酵素	36
ラクトフェリン	17, 52
乳酸	37
リゾチーム	5, 18, 52
メダラシン	33
ミエロペルオキシダーゼ	29, 30, 52
プロスタグランジンE2	33, 44
トランスフェリン	2
トロンボキサン	33, 34

Ig：免疫グロブリン

表 15-2
歯肉滲出液で検出される細菌由来の可能性を含む酵素と化合物

産生物質	参考文献
酸性ホスファターゼ	46, 47
アルカリホスファターゼ	16
アミノペプチダーゼ	38
βラクタマーゼ	46, 47
コンドロイチン硫酸	56
キモトリプシン様物質	57
コラゲナーゼ	20, 23, 38
ジペプチジル・アミノペプチダーゼⅣ様物質	1
デオキシリボヌクレアーゼ	46
フィブリノリジン	14, 42
グルコシダーゼ	46
溶血素	11
ヒアルロニダーゼ	55
イミノペプチダーゼ	5
イムノグロブリナーゼ	22, 31, 51
リゾホスホリパーゼ	6, 7
ホスホリパーゼA	6
ホスホリパーゼC	8, 9
プロスタグランジン様物質	10
トリプシン様酵素	46, 48

実験から，ニンヒドリン染色法と電気変換器を用いた方法との比較では，2つの方法の間に明らかな有意差はなかった[122]．

採取されるGCFの量はごくわずかである．Cimasoni[21]による，幅1.5mmのペーパーストリップスを軽度の炎症を起こしている歯肉溝中に1mm挿入した測定では，3分後におよそ0.1mgのGCFをペーパーストリップスに吸収させることができた．Challacombe[19]は同位元素希釈法を使用し，一定の時間に特定の部位に存在するGCFの総量を測定した．平均gingival indexが1未満のボランティアを用いた測定で，大臼歯歯頸部からの平均GCF量は，0.43～1.56μlであったことが示された．

組成

GCFの成分は，ある種のタンパク[76, 87, 106]，特異抗体や抗原[35, 94]，いくつかの特異的な酵素[15]を含むという特徴をもつ．また，GCFは細胞成分を含んでいる[28, 31, 131]．

GCF成分を用いて，罹患している疾病の検出，診断，および歯周疾患に対して易感染性の患者の予測を行おうとする多くの研究が試みられてきた[2]．現在のところ，GCFに含まれる40以上の化合物が分析されたが[91]，それらの明確な由来はわかっていない．これらの化合物は，歯肉溝の細菌由来，または生体由来と考えられる．しかし，その由来を解明することが困難な場合もある．その例としては，細胞質酵素であるX-β-グルクロニダーゼ，リソソーム酵素，乳酸脱水素酵素がある．コラゲナーゼの由来は，線維芽

細胞や多形核好中球(Polymorphonuclear neutroplils；PMNs)[89]の可能性もあるし，細菌により分泌されたコラゲナーゼの可能性もある[35]．ホスホリパーゼはリソソームや細胞質の酵素であるが，微生物によってもつくりだされる[15]．これまで検出されたGCF成分の大部分が酵素であるが，酵素ではない物質もある(表15-1)．

細胞成分

GCF中に認められる細胞成分には，細菌，剥離した上皮細胞と歯肉溝上皮を通過してきた白血球(PMNs，リンパ球，および単球/マクロファージ)が含まれる[28,31]．

電解質

GCF中の電解質として，カリウム，ナトリウム，およびカルシウムが研究されてきた．ほとんどの研究で，炎症に伴いカルシウムとナトリウム濃度が増加する正の相関関係があることと，カリウムに対してナトリウムの割合が上昇することが示された(詳しくは参考文献12・13，表15-2参照)[56-58,63]．

有機化合物

炭水化物とタンパク質の双方が研究され，グルコースへキソサミンとヘキスロン酸の2種の化合物がGCFから見いだされた[47]．GCF中のグルコース濃度は血清中のそれよりも3～4倍高く，血中グルコース濃度とGCF中グルコース濃度は相関しない[47]．これは隣接している組織の代謝活性の結果というだけでなく，局所に存在する細菌叢の作用とも解釈できる．

GCF中の総タンパク量は血清中のものよりはるかに少ない[13,14]．GCF中のタンパクの濃度と歯肉炎，ポケットの深さ，または骨の吸収の割合との間には相関関係は少しも見いだされなかった[7]．

確認されているGCF中の代謝産物または細菌性産生物には，乳酸[48]，尿素[42]，ヒドロキシプロリン[93]，菌体内毒素[114,115]，細胞障害性物質，硫化水素[118]，抗力因子[27]があげられる．また，多くの酵素が特定されている(表15-1, 15-2参照)．

GCF成分の分析方法は，その成分と同じくらい多様である．しかし，以下に示すようないくつかの例で十分であろう．

- メタロプロテアーゼ(metalloprotease)[28]を検出するための蛍光測定法．
- 酵素レベルとインターロイキン1β(IL-1β)[69]を検出するための酵素免疫測定法(ELISA)．
- シクロオキシゲナーゼ誘導体[88]とプロコラーゲンⅢ[123]を検出するためのラジオイミュノアッセイ法．
- チニダゾール(timidazole)を検出するのための高圧液体クロマトグラフィー(HPLC)法[68]．
- 急性期タンパクを検出するための直接，または間接免疫ブロット法(immunodots)[113]．
- その他の方法．

歯肉溝滲出液の細胞性と液性免疫活性

歯周疾患をモニターすることは困難である．なぜなら，疾患の発症とその進行を追跡する非観血的な方法は，ほとんどないからである．GCFの分析は，その簡便さと非観血的方法であることから，非常に有用である可能性がある．

GCFの分析を用いて，健康な人と歯周疾患患者との細胞性および液性免疫応答の違いが調べられた[66]．GCF中のサイトカインを含めた細胞性免疫反応では(表15-1参照)，疾患との関係を示す明らかな証拠は認められなかった．しかしながら，インターロイキン1α(IL-1α)とIL-1βは内皮細胞とPMNs，単球/マクロファージの結合を促進させ，プロスタグランジン(PGE_2)の生産を促し，骨吸収を進行させることが知られている[69]．またGCF中には，インターフェロンαが存在するという以前に示された証拠もある[66]．このインターフェロンαはIL-1βの骨吸収活性を抑制するため，歯周疾患において防御的な役割をもっていると考えられている[44]．

歯肉溝から採取可能な滲出液の量が少ないので，非常に敏感な免疫学的検定法の使用によってのみ抗体の特異性の分析が可能となる[27]．特定の細菌に対する抗体について，歯肉溝と血清中のものとを比較した研究からは，歯周疾患患者のGCFに存在する抗体の意義に関して，明確なエビデンスは得られていない[66]．

歯肉の防御機構に関する抗体の役割ははっきりしないが，歯周疾患患者では抗体応答の低下は有害であるということと，抗体応答は歯周疾患において防御的な役割を果たしているということに関してはコンセンサスが得られている[65]．

臨床的意義

前述したように，GCFは炎症性の滲出物である．臨床的には変化なく正常にみえる歯肉でも，きわめて微細に調べると炎症を起こしているいう事実がある[74]．このことによって，臨床的に正常な歯肉溝でのGCFの存在を説明することができる．

GCFの量は炎症があるときには増え[34,111]，しばしばその炎症の激しさに比例して増加する[90]．GCF産生量は咬合による外傷によって増加するのではなく[79]，粗食物の咀嚼，歯みがき，歯肉マッサージ，排卵[71]，ホルモン性避妊薬[72]，および喫煙[82]によって増加する．GCFの量に影響を及ぼす他の要素は，日内周期性と歯周治療である．

日内周期性

GCF量は午前6時～午後10時にかけて徐々に増加し，その後減少する[9]．

性ホルモン

雌性ホルモンは導管の透過率を高めるので，GCF量を増加させる[69]．妊娠[68]，排卵，ホルモン性避妊薬[70]は，すべて歯肉滲出液量を増加させる．

機械的な刺激

咀嚼[12]としっかりとした歯肉のブラッシングはGCFの流れを活発にする．ペーパーストリップスを歯肉溝内へ挿入することによって生じるわずかな刺激でさえ，滲出液量を増加させる．

喫煙

喫煙は一過性ではあるが，即座に著しくGCF量を増加させる[82]．

歯周治療

歯周外科の後の治癒期間にGCF量は増加する[3]．

歯肉溝滲出液中の薬物

GCFを介して排出される薬物は，歯周治療において有効に使用される場合がある．BaderとGoldhaber[6]は，テトラサイクリンがGCFをとおして排出されることをイヌを用いて示した．この発見が引き金となって，テトラサイクリン濃度が血清と比較してGCFで高い値を示すことがわかった[43]．また，ヒトのGCFから検出された他の抗生物質にはメトロニダゾールがある[32]（Chapter50参照）．

歯肉溝の白血球

白血球は，ヒトや実験動物において臨床的に健康な歯肉溝で検出される．検出される白血球は圧倒的にPMNsが多い．それらは，歯肉溝の底部に接して存在する結合組織内の細胞外にわずかにみられ，そこから上皮を通過，移動し[18,45]，歯肉溝へと遊走する（図15-3, 15-4）．

歯肉溝底部に接する組織に組織学的な炎症性の血管浸潤がないときでさえ，白血球は歯肉溝に存在している．臨床的に健康なヒトの歯肉溝から得られた白血球数の比較では，91.2〜91.5％がPMNs，8.5〜8.8％が単核細胞であった[117,131]．

単核細胞は58％がBリンパ球，24％がTリンパ球，そし

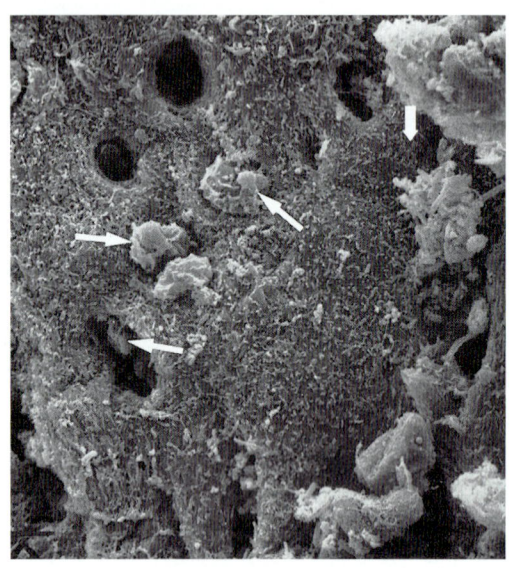

図15-3　歯周ポケット壁の走査型電子顕微鏡像．いくつかの白血球（矢印）が存在し，部分的に細菌（太い矢印）で覆われている．穴の部分は白血球が通過するトンネルに相当する．

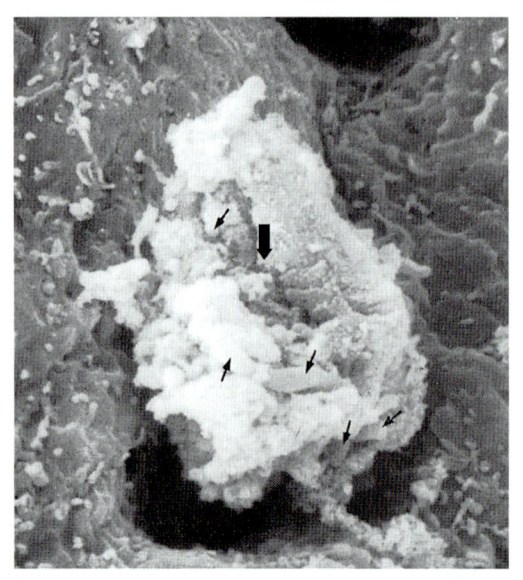

図15-4　図15-3を高倍率にした走査型電子顕微鏡像．ポケット壁から現われた白血球に細菌が付着している（小さい矢印）．太い矢印は細菌が飲み込まれている貪食空胞を示す．

表 15-3

口腔衛生における唾液の役割

機能	唾液成分	考えられるメカニズム
潤滑作用	糖タンパク，ムコイド	胃粘素様の被覆
物理的防護作用	糖タンパク，ムコイド	胃粘素様の被覆
洗浄作用	物理的な流れ	付着物，細菌の除去
緩衝作用	重炭素とリン酸塩	酸の中和
歯の維持作用	ミネラル	成熟とミネラル補給
抗菌作用	糖タンパクペリクル	機能的保護
	免疫グロブリンA	細菌定着の抑制
	リゾチーム	細菌細胞壁の破壊
	ラクトペルオキシダーゼ	病原性細菌の酸化

て18%が単核食細胞であった．Tリンパ球対Bリンパ球の比率は，末梢血での正常値，およそ3：1に対して，GCFではおよそ1：3という逆の比率を示している[131]．

白血球は，いろいろなプラーク中細菌[54, 130]によって引き寄せられるが，無菌動物の歯肉溝でも見いだすことができる[75, 103]．白血球の存在は，なんの機械的刺激も受けていない(安静状態の)健康な歯肉溝でも報告されている．このことから，白血球の移動は血管透過性の亢進からは独立して起こっていることを示している[5, 124]．これらの白血球の大部分が活性を示し，食作用と殺菌能をもつことがわかってきた[62, 92, 98]．したがって，それらの白血球は歯肉溝へのプラークの拡大に対抗する防御機構の主要な構成要素である．

また，白血球は唾液中にも存在する(次項参照)．そして口腔への白血球の主な出口は歯肉溝である[107]．

唾液

唾液は口腔内の組織を一定の生理的な状態に維持するという防御機構を有している(表15-3)．唾液は，外界にさらされている口腔表面を機械的に洗浄する作用，細菌によって産生される酸に対する緩衝作用，そして細菌の活動を制御する作用により，プラークに対して多大な影響を与えている．

抗菌因子

唾液は口腔内において細菌やその産生物に影響を与える多数の無機質と有機質を含んでいる．無機質としては，イオン状やガス状の重炭酸塩，ナトリウム，カリウム，リン酸塩，カルシウム，フッ化物，アンモニウム，および二酸化炭素が含まれる．また，有機質としては，リゾチーム，ラクトフェリン，ミエロペルオキシダーゼ，ラクトペルオキシダーゼ，そして，糖タンパク，ムチン，β2-マクログロブリン，フィブロネクチン[123]，および抗体などの凝集素が含まれる．

in vitroの実験から，リゾチームはある種の細菌の細胞壁中のグリコペプチドのムラミン酸を含む領域の構成成分間の結合を開裂させ加水分解酵素であることがわかっている．リゾチームはグラム陰性菌とグラム陽性菌[50]の双方に働く．Veillonella属，そして，Actinobacillus actinomycetemcomitansはこの酵素のターゲットのひとつである．これにより，口腔内へのこの種の細菌の侵入を退けているのであろう[53]．

唾液中のラクトペルオキシダーゼチオシアネートシステムは，細菌の増殖に必須なリジンとグルタミン酸の蓄積を防ぐことから，ある種のLactobacillusとStreptococcus[84, 102]に対して殺菌効果があることが示されている．唾液中で発見された他の抗菌物質にはラクトフェリンがある．これは，Actinobacillus属に対して有効である[55]．

唾液中のペルオキシダーゼと類似の酵素であるミエロペルオキシダーゼは，白血球により産生され，Actinobacillus[83]に対する殺菌性をもつ．また，Actinomyces属がハイドロキシアパタイトに付着するのを抑制するという付加的効果ももっている[16]．

唾液中の抗体

GCFと同様に，唾液には口腔内常在細菌に対する抗体が含まれている．免疫グロブリンG(IgG)およびM(IgM)も存在しているが，唾液で多く認められる免疫グロブリンは免疫グロブリンA(IgA)である．これに対して，GCFではIgGがより一般的である[121]．大小いずれの唾液腺も分泌性IgA(sIgA)と，わずかな量のIgGとIgMを分泌する．GCFには，多くのIgG，補体，またはIgMやIgGと結合して細菌を不活発したり，オプソニン作用をもつPMNが含まれる．

唾液の抗体は局所的に合成されていると考えられる．口腔常在菌の種には反応するが，腸管の特異的な細菌とは反応が起こらない[36, 38]．唾液中に存在する多くの細菌は，その周囲をIgAでコーティングされることが示されてきた．そして，歯面への細菌性沈着物にはIgAとIgGの双方が含まれ，その量は細菌性沈着物の乾燥重量の1%以上に達している[37]．唾液に含まれる耳下腺由来のIgA抗体は，口腔内のStreptococcus属の上皮細胞への付着を抑制することが示された[33, 128]．Gibbonsら[36～38]は，分泌物中の抗体が細菌による粘膜や歯面への付着能を失わせると提唱した．

一般に唾液中に見いだされる酵素は，唾液腺，細菌，白血球，口腔組織，または食物などの由来である．主な酵素は耳下腺アミラーゼである．

唾液中のある種の酵素は歯周疾患においてその濃度が上昇すると報告された．その酵素とは，ヒアルロニダーゼとリパーゼ[17]，β-グルクロニダーゼとコンドロイチン硫酸[41]，アミノ酸カルボキシル基分解酵素[41]，カタラーゼとペルオキシダーゼ類，そしてコラゲナーゼである[60]．

唾液中のタンパク分解酵素は，宿主と口腔内細菌の双方でつくられる．これらの酵素が歯周疾患の発症とその進行に関与することが知られてきた[49, 78]．これらの酵素に対抗するために，エラスターゼを抑制するカテプシン[51]，そして抗ロイコプロテアーゼなどのシステインタンパク分解酵素を抑制する抗タンパク分解酵素(antiproteases)が，唾液中に含まれる[89]．マトリックスメタロプロテアーゼ組織内阻害物質(tissue inhibitor of matrix metalloproteinase；TIMP)と同定されている他の抗タンパク分解酵素は，コラーゲン分解酵素の活性を抑制することが示された[26]．

唾液中の高分子の粘液性糖タンパクは，プラークを形成する多くの細菌と特異的に結合する[33, 36-38, 130]．糖タンパク-細菌の相互作用によって，露出している歯面に容易に細菌の蓄積が起こる．これらの相互作用の特異性は明らかにされてきた．ヒトのプラーク内細菌間に存在する基質は，

プラークの維持を助ける唾液中の糖タンパクと類似の重合体を含んでいると考えられる．さらに，これらの糖タンパクが獲得被膜の一部をつくるために，選択的にハイドロキシアパタイトに吸着する．唾液中の他の糖タンパクは，ある種の細菌が歯面や口腔粘膜の上皮細胞へ収着するのを抑制する．この反応には，血液型反応にかかわる糖タンパクが関連しているように思われる[1, 33, 36, 38, 128]．その他のムチンの効果は粘性に富んだバイオフィルムに結合することで，口腔内から細菌を除去することである．

哺乳類の細胞の表面に存在する糖タンパクと糖脂質は，ある種のウイルスや細菌が付着するための受容体として使われている．その結果，唾液の分泌物中の糖タンパクと上皮細胞表層との高い類似性によって，分泌物が競合的に細胞への抗原の収着を抑制し，病的変化を制限することを示唆している．

唾液の緩衝能と凝固因子

粘膜の上皮細胞表面や歯面の水素イオン濃度(pH)を生理的範囲に維持することは，唾液の緩衝能の重要な機能である．この主な効果はう蝕の研究から示されてきた．もっとも重要な唾液の緩衝能は重炭酸-炭酸機能である[77]．

また，唾液は急速な血液凝固を起こし，細菌の侵入から傷口を保護する凝固因子(第Ⅷ，ⅨおよびⅩ因子，血漿トロンボプラスチン前駆物質〔PTA〕，ハーゲマン因子)を含んでいる[67]．また，活性型フィブリン溶解酵素の存在も示されている．

白血球

唾液には剥離した上皮細胞に加えて，あらゆる種類の白血球が含まれている．主要な白血球はPMNsであり，PMNsの数は人によって，また1日の時間によって変化し，歯肉炎により増加する．歯肉溝上皮を通過，移動することによって，PMNsは口腔内に放出される．唾液中に存在するPMNsは，しばしばオログラニュロサイト(orogranulocytes)とよばれ，それらの口腔への移動の速度はオログラニュロサイト移動率(orogranulocytic migratory rate)とよばれる．研究者のなかには移動の速度が歯肉の炎症の重篤さに関連していて，歯肉炎を評価するための信頼できる指標であると考える者もいる[117]．

歯周病理学における役割

唾液はプラーク形成の開始，成熟化，および代謝に大きな影響を及ぼす．また，唾液の流量とその組成は，歯石の組成，歯周疾患，およびう蝕に影響を及ぼす．唾液腺を除去した実験動物では，う蝕[39]，歯周疾患[46]の発症頻度が著しく増加し，創傷治癒が遅れた[112]．

ヒトにおいて，炎症性の歯肉疾患，う蝕，および歯頸部や根面う蝕など急速な歯の破壊を引き起こすもののなかに，唾液腺分泌物の減少(口腔乾燥症：xerostomia)がある．口腔乾燥症は，唾石症，サルコイドーシス，シェーグレン症候群，ミクリッツ病，放射線照射，および外科的な唾液腺除去などのさまざまな唾液腺由来の原因により生じる(Chapter38, 39参照)．

参考文献

1. Adinolfi M, Mollison PL, Polley MJ, et al: A blood group antibodies. J Exp Med 1966; 123:951.
2. Armitage G: Diagnostic tests for periodontal diseases. Curr Opinion Dent 1992; 2:53.
3. Arnold R, Lunstad, G, Bissada, N, et al: Alterations in crevicular fluid flow during healing following gingival surgery. J Periodont Res 1966; 1:303.
4. Attstrom R: Presence of leukocytes in the crevices of healthy and clinically inflamed gingiva. J Periodontol 1970; 5:42.
5. Attstrom R, Egelberg J: Emigration of blood neutrophils and monocytes into the gingival crevices. J Periodont Res 1970; 5:48.
6. Bader HJ, Goldhaber P: The passage of intravenously administered tetracycline in the gingival sulcus of dogs. J Oral Ther 1966; 2:324.
7. Bang J, Cimasoni G: Total protein in human crevicular fluid. J Dent Res 1971; 50:1683.
8. Birkedal-Hansen H, Taylor RE, Zambon JJ, et al: Characterization of collagenolytic activity from strains of Bacteroides gingivalis. J Periodont Res 1988; 23:258.
9. Bissada NF, Schaffer EM, Haus E: Circadian periodicity of human crevicular fluid. J Periodontol 1967; 38:36.
10. Bjorn HL, Koch G, Lindhe J: Evaluation of gingival fluid measurements. Odont Rev 1965; 16:300.
11. Brill N: The gingival pocket fluid. Studies of its occurrence, composition and effect. Acta Odont Scand 1969; 20(suppl 32):159.
12. Brill N: Effect of chewing on flow of tissue fluid into gingival pockets. Acta Odontol Scand 1959; 17:277.
13. Brill N, Bronnestam R: Immunoelectrophoretic study of tissue fluid from gingival pockets. Acta Odontol Scand 1960; 18:95.
14. Brill N, Krasse B: The passage of tissue fluid into the clinically healthy gingival pocket. Acta Odontol Scand 1958; 16:223.
15. Bulkacz J: Enzymatic activities in gingival fluid with special emphasis on phospholipases. J Western Soc Periodont 1986; 36:145.
16. Camargo PM de, Miyasaki KT, Wolinsky LE: Host modulation of adherence: The effect of human neutrophil myeloperoxidase on the attachment of Actinomyces viscosus and naeslundii to saliva coated hydroxyapatite. J Periodont Res 1988; 23:334.
17. Carlsson J, Egelberg J: Local effect of diet on plaque formation and development of gingivitis in dogs. II. Effect of high carbohydrate versus high protein/fat diets. Odont Rev 1965; 16:42.
18. Cattoni M: Lymphocytes in the epithelium of healthy gingiva. J Dent Res 1951; 30:627.
19. Challacombe SJ: Passage of serum immunoglobulin into the oral cavity. In Lehner, T, Cimasoni, G (eds): Borderland between Caries and Periodontal Disease, vol 2. London, Academic Press, 1980.
20. Cimasoni G: The crevicular fluid. In Myers H (ed): Monographs in Oral Science, vol 3. Basel, S Karger, 1974.

21. Cimasoni G: Crevicular fluid updated. In Myers H (ed): Monographs in Oral Science, vol 12. Basel, S Karger, 1983.
22. Cobb CM, Brown LR: The effects of exudate from the periodontal pocket on cell culture. Periodontics 1967; 5:5.
23. Dawes C: The chemistry and physiology of saliva. In Shaw JH, Sweeney EA, Cappuccino CC, et al (eds): Textbook of Oral Biology. Philadelphia, Saunders, 1978.
24. Dawes C, Jenkins GM, Tonge CH: The nomenclature of the integuments of the enamel surface of teeth. Br Dent J 1963; 115:65.
25. Dinarello CA: Interleukin-1 and its biologically related cytokines. In Cohen S (ed): Lymphokines and the Immune Response. Boca Raton, FL, CRC Press, 1990.
26. Drouin L, Overall CM, Sodek J: Identification of matrix metallo-endoproteinase inhibitor (TIMP) in human parotid and submandibular saliva: partial purification and characterization. J Periodont Res 1988; 23:370.
27. Ebersole JL, Taubman MA, Smith DJ: Gingival crevicular fluid antibody to oral microorganisms. II. Distribution and specificity of local antibody responses. J Periodont Res 1985; 20:349.
28. Egelberg J: Cellular elements in gingival pocket fluid. Acta Odontol Scand 1963; 21:283.
29. Egelberg J: Gingival exudate measurements for evaluation of inflammatory changes of the gingiva. Odont Rev 1964; 15:381.
30. Egelberg J: Permeability of the dentogingival vessels. II. Clinically healthy gingiva. J Periodont Res 1966; 1:276.
31. Egelberg J, Attstrom R: Presence of leukocytes within crevices of healthy and inflamed gingiva and their immigration from the blood. J Periodont Res 1969; (suppl 4):23.
32. Eisenberg L, Suchow R, Coles RS, et al: The effects of metronidazole administration on clinical and microbiologic parameters of periodontal disease. Clin Prevent Dent 1991; 13:28.
33. Ellen RP, Gibbons RJ: Protein associated adherence of Streptococcus pyogenes to epithelial surfaces: Prerequisite for virulence. Infect Immun 1972; 5:826.
34. Garnick JJ, Pearson R, Harrell D: The evaluation of the Periotron. J Periodontol 1979; 50:424.
35. Genco RJ, Zambon JJ, Murray PA: Serum and gingival fluid antibodies as an adjunct in the diagnosis of *Actinobacillus actinomycetemcomitans*–associated periodontal disease. J Periodontol 1985; 56:41.
36. Gibbons RJ, van Houte J: Selective bacterial adherence to oral epithelial surfaces and its role as an ecological determinant. Infect Immun 1971; 3:567.
37. Gibbons RJ, van Houte J: On the formation of dental plaques. J Periodontol 1973; 44:347.
38. Gibbons RJ, van Houte J, Liljemark WF: Some parameters that effect the adherence of S. salivarius to oral epithelial surfaces. J Dent Res 1972; 51:424.
39. Gilda JE, Keyes PH: Increased dental caries activity in the Syrian hamster following desalivation. Proc Soc Exp Biol Med 1947; 66:28.
40. Glas JE, Krasse B: Biophysical studies on dental calculus from germ-free and conventional rats. Acta Odontol Scand 1962; 20:127.
41. Gochman N, Meyer RK, Blackwell RQ, et al: The amino acid decarboxylase of salivary sediment. J Dent Res 1959; 38:998.
42. Golub LM, Borden SM, Kleinberg K: Urea content of gingival crevicular fluid and its relation to periodontal disease in humans. J Periodont Res 1971; 6:243.
43. Gordon JM, Walker CB, Goodson JM, et al: Sensitive assay for measuring tetracycline levels in gingival crevice fluid. Antimicrob Agents Chemother 1980; 17:193.
44. Gowan M, Mundy GR: Actions of recombinant interleukin 1, interleukin 2 and interferon-gamma on bone resorption. In vitro. J Immunol 1986; 136:2478.
45. Grant DA, Orban BJ: Leukocytes in the epithelial attachment. J Periodontol 1960; 31:87.
46. Gupta OH, Blechman H, Stahl SS: The effects of desalivation on periodontal tissues of the Syrian hamster. Oral Surg 1960; 13:470.
47. Hara K, Löe H: Carbohydrate components of the gingival exudate. J Periodont Res 1969; 4:202.
48. Hasegawa K: Biochemical study of gingival fluid. Lactic acid in gingival fluid. Bull Tokyo Med Dent Univ 1967; 14:359.
49. Holt SC, Bramanti TE: Factors in virulence expression and their role on periodontal disease pathogenesis. Crit Rev Oral Biol Med 1991; 2:177.
50. Iacono VC, Bolot PR, Mackay JB, et al: Lytic sensitivity of Actinobacillus actinomycetemcomitans to lysozyme. Infect Immun 1983; 40:773.
51. Isemura S, Ando K, Nakashizoka T, et al: Cystatin S: A cystein-proteinase inhibitor of human saliva. J Biochem 1984; 96:1311.
52. Jensen RL, Folke LEA: The passage of exogenous tritiated thymidine into gingival tissues. J Periodontol 1974; 45:786.
53. Jolles P, Petit JF: Purification and analysis of human saliva lysozyme. Nature 1963; 200:168.
54. Kahnberg KE, Lindhe J, Helden J: Initial gingivitis induced by topical application of plaque extract. A histometric study in dogs with normal gingiva. J Periodont Res 1976; 11:218.
55. Kalmar JP, Arnold RP: Killing of Actinobacillus actinomycetemcomitans by human lactoferrin. Infect Immun 1988; 56:2552.
56. Kaslick RS, Mandel ID, Chasens AJ, et al: Concentration of inorganic ions in gingival fluid. J Dent Res 1970; 49:887.
57. Kaslick RS, Chasens AI, Mandel ID, et al: Quantitative analysis of sodium, potassium and calcium in gingival fluid from gingiva in varying degrees of inflammation. J Periodontol 1970; 41:93.
58. Kaslick RS, Chasens AI, Mandel ID, et al: Sodium, potassium and calcium in gingival fluid. A study of the relationship of the ions to one another, to circadian rhythms, gingival bleeding, purulence, and to conservative periodontal therapy. J Periodontol 1970; 41:442.
59. Kaslik RS, Chasens AI, Weinstein O, et al: Ultramicromethods for the collection of gingival fluid and quantitative analysis of its sodium content. J Dent Res 1986; 47:1192.
60. King JD: Experimental investigation of periodontal disease in the ferret and in man, with special reference to calculus formation. Dent Pract 1954; 4:157.
61. Kiroshita JJ, Muhlemann HR: Effect of sodium ortho and pyrophosphate on supragingival calculus. Helv Odontol Acta 1966; 10:46.
62. Kowolik MJ, Raeburn JA: Functional integrity of gingival crevicular neutrophil polymorphonuclear leukocytes as demonstrated by nitroblue tetrazolium reduction. J Periodont Res 1980; 15:483.
63. Krasse B, Egelberg J: The relative proportions of sodium, potassium and calcium in gingival pocket fluid. Acta Odontol Scand 1962; 20:143.
64. Krekeler G: Quantitative determination of the gingival sulcus fluid by means of microcapillaries. Dtsch Zahnaertzl Z 1975; 30:544.
65. Lamster IB, Celenti R, Ebersole J: The relationship of serum IgG antibody titers to periodontal pathogens to indicators of the host response in gingival crevicular fluid. J Clin Periodontol 1990; 17:419.

66. Lamster IB, Novak MJ: Host mediators in gingival crevicular fluid: Implications for the pathogenesis of periodontal disease. Crit Rev Oral Biol Med 1992; 3:31.
67. Leung SW, Jensen AT: Factors controlling the deposition of calculus. Int Dent J 1958; 8:613.
68. Liew V, Mack G, Tseng P, et al: Single-dose concentrations of timidazole in gingival crevicular fluid, serum and gingival tissue in adults with periodontitis. J Dent Res 1991; 70:910.
69. Life JS, Johnson NW, Powell JR, et al: Interleukin-1 beta (IL-1b) levels in gingival crevicular fluid from adults without previous evidence of destructive periodontitis. A cross sectional study. J Clin Periodontol 1992; 19:53.
70. Lindhe J, Attstrom R: Gingival exudation during the menstrual cycle. J Periodont Res 1967; 2:194.
71. Lindhe J, Attstrom R, Bjorn AL: Influence of sex hormones on gingival exudate of gingivitis-free female dogs. J Periodont Res 1968; 3:273.
72. Lindhe J, Bjorn AL: Influence of hormonal contraceptives on the gingiva of women. J Periodont Res 1967; 2:1.
73. Lisanti VF: Hydrolytic enzymes in periodontal tissues. Ann NY Acad Sci 1960; 85:461.
74. Löe H, Holm-Pedersen P: Absence and presence of fluid from normal and inflamed gingiva. Periodontics 1965; 3:171.
75. Magnusson B: Mucosal changes at erupting molars in germ-free rats. J Periodont Res 1969; 4:181.
76. Marcus ER, Jooste CP, Driver HS, Hatting J: The quantification of individual proteins in crevicular gingival fluid. J Periodont Res 1985; 20:444.
77. Mandel I: Relation of saliva and plaque to caries. J Dent Res 1974; 53(suppl):246.
78. Mandel ID: Markers of periodontal disease susceptibility and activity derived from saliva. In Johnson NW (ed): Risk Markers of Oral Diseases, vol 3. New York, Cambridge University Press, 1991.
79. Martin LP, Noble WH: Gingival fluid in relation to tooth mobility and occlusal interferences. J Periodontol 1974; 45:444.
80. McDougall WA: Pathways of penetration and effects of horseradish peroxidase in rat molar gingiva. Arch Oral Biol 1970; 15:621.
81. McDougall WA: The effect of topical antigen on the gingiva of sensitized rabbits. J Periodont Res 1974; 9:153.
82. McLaughlin WS, Lovat FM, Macgregor IDM, et al: The immediate effects of smoking on gingival fluid flow. J Clin Periodontol 1993; 20:448.
83. Miyasaki KT, Wilson ME, Genco RJ: Killing of *Actinobacillus actinomycetemcomitans* by the human peroxide chloride system. Infect Immun 1986; 53:161.
84. Muhlemann HR, Schroeder H: Dynamics of supragingival calculus formation. Adv Oral Biol 1964; 1:175.
85. Nagao M: Influence of prosthetic appliances upon the flow of crevicular tissue fluid. I. Relation between crevicular tissue fluid and prosthetic appliances. Bull Tokyo Med Dent Univ 1967; 14:241.
86. Nakamura M, Slots J: Salivary enzymes: origin and relationship to periodontal disease. J Periodont Res 1983; 18:559.
87. Novaes AB Jr, Ruben MP, Kramer GM: Proteins of the gingival exudate: A review and discussion of the literature. J Western Soc Periodontol 1979; 27:12.
88. Offenbacher S, Williams RC, Jeffcoat MK, et al: Effects of NAIDS on beagle crevicular cyclo-oxygenase metabolites and periodontal bone loss. J Periodont Res 1992; 27:207.
89. Ohlsson M, Rosengreen M, Tegner H, et al: Quantification of granulocyte elastase inhibitor in human mixed saliva and in pure parotid secretion. Phys Chem 1983; 364:1323.
90. Orban JE, Stallard RE: Gingival crevicular fluid: A reliable predictor of gingival health? J Periodontol 1969; 40:231.
91. Page RC: Host response tests designed for diagnosing periodontal disease. J Periodontol 1992; 63:356.
92. Passo SA, Tsai CC, McArthur WP, et al: Interaction of inflammatory cells and oral microorganisms. IX. The bacterial effect of human PMN leukocytes on isolated plaque microorganisms. J Periodont Res 1980; 15:470.
93. Paunio K: On the hydroxyproline-containing components in the gingival exudate. J Periodont Res 1971; 6:115.
94. Pollock JJ, Andors L, Gulumoglu A: Direct measurement of hepatitis B virus antibody and antigen markers in gingival crevicular fluid. Oral Surg, Oral Med, Oral Pathol 1984; 57:499.
95. Ranney RR, Montgomery EH: Vascular leakage resulting from topical application of endotoxin to the gingiva of the beagle dog. Arch Oral Biol 1973; 18:963.
96. Ranney RR, Zander HA: Allergic periodontal disease in sensitized squirrel monkeys. J Periodontol 1970; 41:12.
97. Ratcliff P: Permeability of healthy gingival epithelium by microscopically observable particles. J Periodontol 1966; 37:291.
98. Renggli HH: Phagocytosis and killing by crevicular neutrophils. In Lehner T (ed): The Borderland between Caries and Periodontal Disease. New York, Grune and Stratton, 1977.
99. Renggli HH, Regolatti B: Intracrevicular sampling of leukocytes using plastic strips. Helv Odont Acta 1972; 16:93.
100. Rizzo AA: Absorption of bacterial endotoxin into rabbit gingival pocket tissue. Periodontics 1968; 6:65.
101. Rizzo AA: Histologic and immunologic evaluation of antigen penetration with oral tissues after topical application. Periodontics 1970; 41:210.
102. Rosebury R, Karshan M: Salivary Calculus: Dental Science and Dental Art. Philadelphia, Lea & Febiger, 1938.
103. Rovin S, Costich ER, Gordon HA: The influence of bacteria and irritation in the initiation of periodontal disease in germfree and conventional rats. J Periodont Res 1966; 1:193.
104. Salonen JI, Paunio KU: An intracrevicular washing method for collection of intracrevicular contents. Scand J Dent Res 1961; 99:406.
105. Sandalli P, Wade AB: Alterations in crevicular fluid flow during healing following gingivectomy and flap procedures. J Periodont Res 1969; 4:314.
106. Sano K, Nakao M, Shiba A, et al: An ultra-micro assay for proteins in biological fluids other than blood using a combination of agarose gel isoelectric focusing and silver staining. Clin Chim Acta 1984; 137:115.
107. Schiott CR, Löe H: The origin and variation in the number of leukocytes in the human saliva. J Periodont Res 1969; (suppl 4):24.
108. Schultz-Haudt S, Bibby BG, Bruce MA: Tissue destructive products of gingival bacteria from nonspecific gingivitis. J Dent Res 1954; 33:624.
109. Schwartz J, Stinson FL, Parker RB: The passage of tritiated bacterial endotoxin across intact gingival crevicular epithelium. J Periodontol 1972; 43:270.
110. Selvig K: Structure and metabolism of the normal periodontium. Position paper. International Conference on Research in the Biology of Periodontal Disease, Chicago, June 12–15, 1977.
111. Shapiro L, Goldman H, Bloom A: Sulcular exudate flow in gingival inflammation. J Periodontol 1979; 50:301.
112. Shen LS, Ghavamzadeh G, Shklar G: Gingival healing in sialadenectomized rats. J Periodontol 1979; 50:533.

113. Sibraa PD, Reinhardt AA, Dyer JK, et al: Acute-phase protein detection and quantification in gingival crevicular fluid by direct and indirect immuno-dot. J Clin Periodont 1991; 18:101.
114. Simon B, Goldman HM, Ruben MP, et al: The role of endotoxin in periodontal disease. II. Correlation of the amount of endotoxin in human gingival exudate with the clinical degree of inflammation. J Periodontol 1970; 42:81.
115. Simon B, Goldman HM, Ruben MP, et al: The role of endotoxin in periodontal disease. III. Correlation of the amount of endotoxin with the histologic degree of inflammation. J Periodontol 1971; 42:210.
116. Skapski H, Lehner T: A crevicular washing method for investigating immune components of crevicular fluid in man. J Periodont Res 1976; 11:19.
117. Skougaard MR, Bay I, Kilnkhammer JM: Correlation between gingivitis and orogranulocytic migratory rate. J Dent Res 1994; 48:716.
118. Solis Gaffar MC, Rustogi KN, Gaffar A: Hydrogen sulfide production from gingival crevicular fluid. J Periodontol 1980; 51:603.
119. Squier CA, Johnson NW: Permeability of oral mucosa. Br Med Bull 1975; 31:169.
120. Steinberg AD, Steinberg J, Allen P, et al: The effect of alteration in the sulcular environment upon the movement of 14C-diphenylhydantoin through rabbit sulcular tissues. J Periodont Res 1976; 11:47.
121. Sueda T, Bang J, Cimasoni G: Collection of gingival fluid for quantitative analysis. J Dent Res 1969; 48:159.
122. Suppipat W, Suppipat N: Evaluation of an electronic device for gingival fluid quantitation. J Periodontol 1977; 48:388.
123. Talonopoika JT, Hamalainen MM: Collagen III aminoterminal propeptide in gingival crevicular fluid before and after periodontal disease. Scand J Dent Res 1992; 100:107.
124. Theilade J, Egelberg J, Attstrom R: Vascular permeability to colloidal carbon in clinically inflamed gingiva. J Periodont Res 1971; 6:100.
125. Tolo K: Transport across stratified nonkeratinized epithelium. J Periodont Res 1971; 6:237.
126. Tomasi TB, Bienenstock J: Secretory immunoglobulins. Adv Immunol 1968; 9:1.
127. Vogel JJ, Amdur BH: Inorganic pyrophosphate in parotid saliva. Arch Oral Biol 1967; 12:159.
128. Waerhaug J: The gingival pocket. Anatomy, pathology deepening and elimination. Odont Tidskaift 1952; 60(suppl 1):1.
129. Weinstein E, Mandel ID, Salkind A, et al: Studies of gingival fluid. Periodontics 1967, 5:161.
130. Williams RW, Gibbons RG: Inhibition of bacterial adherence by secretory immunoglobulin A: A mechanism of antigen disposal. Science 1972; 177:697.
131. Wilton JMA, Renggli HH, Lehner T: The isolation and identification of mononuclear cells from the gingival crevice in man. J Periodont Res 1976; 11:243.
132. Winkelhoff AJ van, Steenberger TJM van, de Graaff J: The role of black-pigmented Bacteroides in human oral infections. J Clin Periodontol 1988; 15:145.

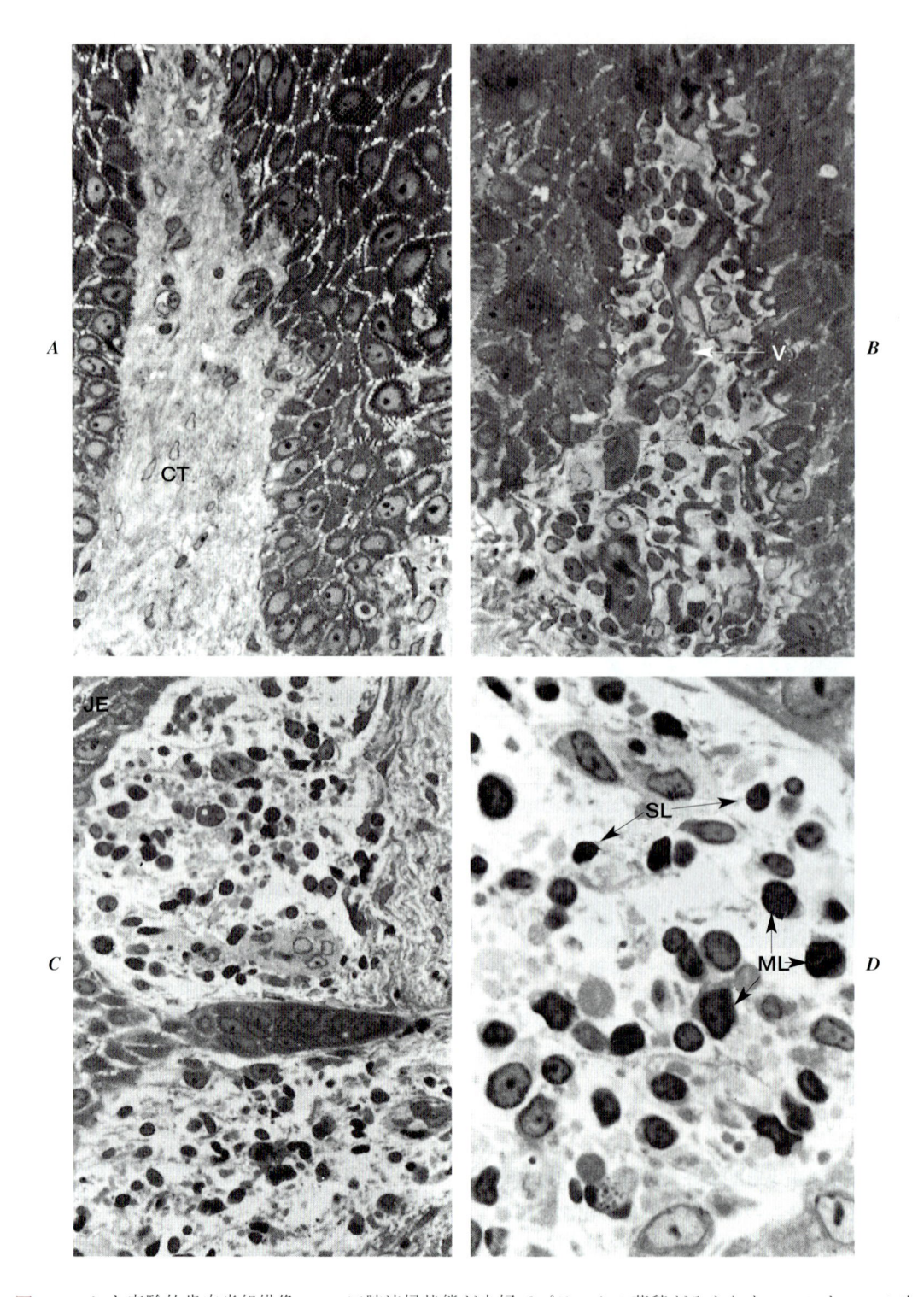

図 16-2 ヒト実験的歯肉炎組織像．**A**：口腔清掃状態が良好でプラークの蓄積がみられないコントロール生検標本．左は接合上皮．結合組織(**CT**)には背後の密集したコラーゲン線維や線維芽細胞，血管の他にいくつかの細胞がみられる．（倍率×500）**B**：プラーク蓄積8日後の生検試料．結合組織は炎症性細胞が浸潤しコラーゲン線維に換わっている．拡張した血管(**V**)が中央にみられる．（倍率×500）**C**：プラーク蓄積8日後，接合上皮につづいて結合組織は歯肉溝の基底部において，単球細胞の浸潤とコラーゲン変性の兆候がみられる（細胞侵入の周囲に明瞭な空間）．（倍率×500）**D**：より高倍率の炎症性細胞の浸潤像．プラーク蓄積8日後，多数の小型(**SL**)，中型(**ML**)リンパ球が結合組織内にみられる．これらの細胞周囲のコラーゲン線維の大部分が，酵素消化の結果として消失していると推定される．（倍率×1,250）(Payne WA, Page RC, Ogilvie AL, et al：Histopathologic features of the initial and early stages of experimental gingivitis in man. J Periodont Res 1975；10：51より引用)

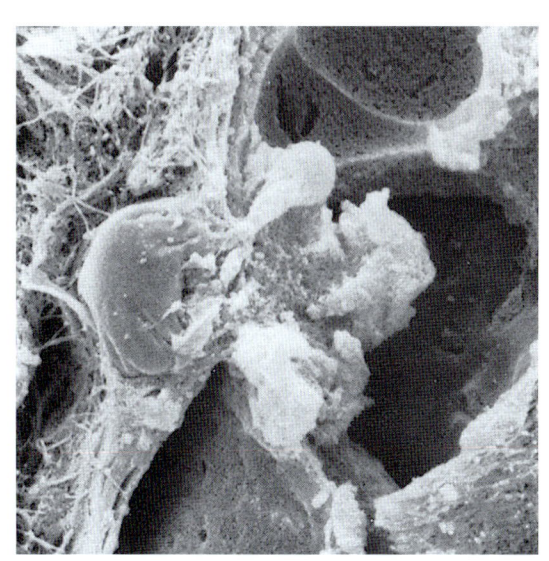

図 16-3 走査型電子顕微鏡写真では，白血球が血管壁を通り抜けて歯周結合組織へ遊出するのが観察される．

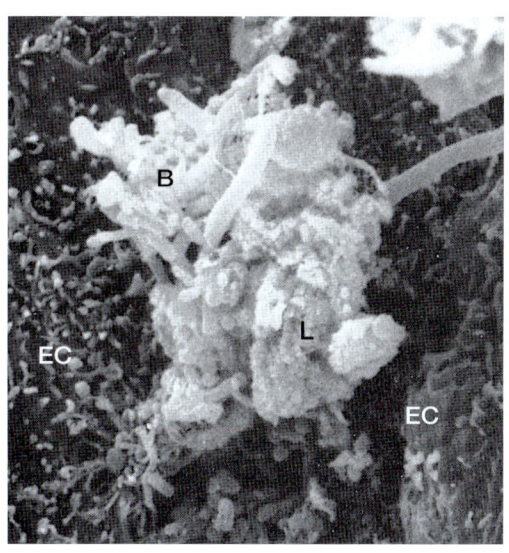

図 16-5 ポケット壁に現われた白血球とそれを覆う微生物，および細胞外リソソームの走査型電子顕微鏡写真．EC：上皮細胞．

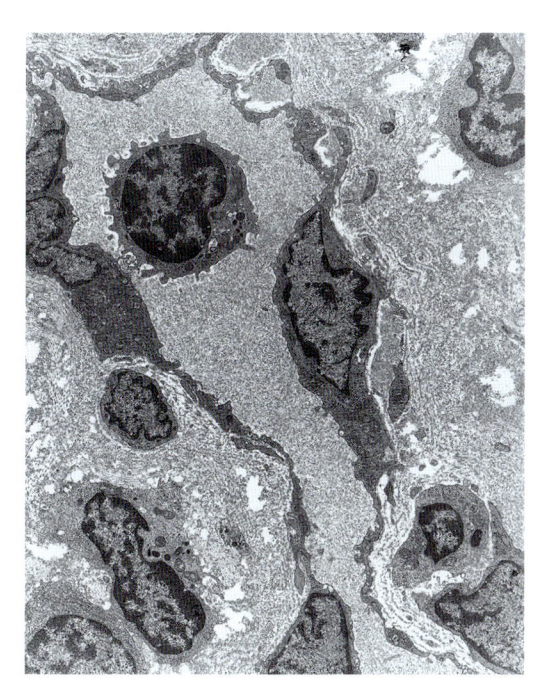

図 16-4 初期のヒト歯肉炎病変．いくつかの血管外リンパ球と1つの管腔内リンパ球を伴った血管を認める歯肉溝上皮下の基底層部．生検試料は同様の血管周囲コラーゲンの高度な破壊を示す．（倍率×2,500）（Kansas City, Dr. Charles Cobbのご厚意による）

パ球，単球，さらに肥満細胞によってコラーゲン線維が破壊される（図 16-7）．

形質細胞の優勢は，確立期の病変の主な特徴である．しかしながら，ヒトにおいて実験的な歯肉炎を起こさせたいくつかの報告では，6か月持続させたものを含め[1]，影響を受けた結合組織での形質細胞優勢の立証[7,8,43]は失敗に終わっている．形質細胞の割合の増加[1]は長期存続の歯肉炎で明白であるが，典型的な"確立期病変"の発現は6か月を超えることもある．

無傷のコラーゲン線維束の数と炎症細胞の数には，反比例の関係が存在するように思われる[44]．コラーゲン分解活性は，酵素コラゲナーゼによって炎症のある歯肉組織[16]で増加する．コラゲナーゼは通常，歯肉組織[5]に存在し，若干の口腔内細菌，およびPMNsによって産生される．

酵素の組織化学的な研究で，慢性的な歯肉炎で酸性のアルカリホスファターゼ[47]，β-グルクロニダーゼ，β-グルコシダーゼ，β-ガラクトシダーゼ，エステラーゼ[28]，アミノペプチダーゼ[30,36]，およびチトクロムオキシダーゼ[9]のレベルが上昇していることが示されている．中性のムコ多糖のレベルは減少しており[45]，おそらく基質が分解された結果であると思われる．

ステージIV　歯肉炎：発展期病変

歯周組織崩壊の段階[22]，もしくは発展期病変[33]として知られているステージIVの特徴は，病変の歯槽骨内への進展である[26]．これについてはChapter 22, 23で詳細に記す．

参考文献

1. Amato R, Caton J, Polson A, Espeland M: Interproximal gingival inflammation related to the conversion of a bleeding to a non-bleeding state. J Periodontol 1986; 57:63.
2. Attström R: Studies on neutrophil polymorphonuclear leukocytes at the dentogingival junction in gingival health and disease. J Periodont Res (Suppl) 1971; 8:6.

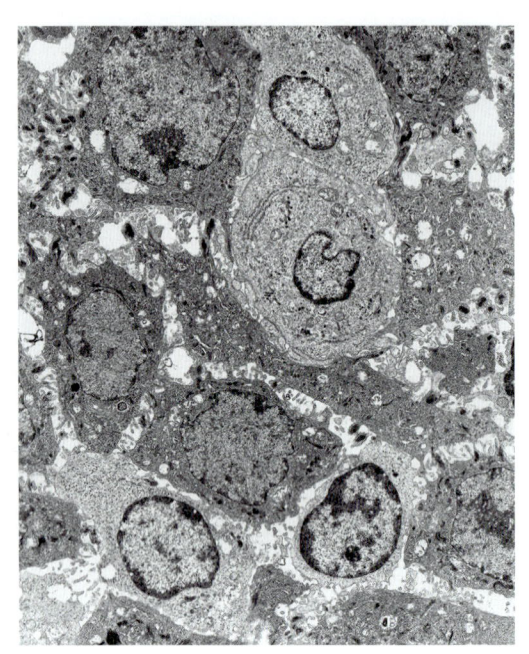

図 16-6 ヒト被験者における確立期の歯肉炎. 多くの微絨毛とデスモソーム結合を伴って細胞内空隙が広がっている歯肉溝上皮部位. いくつかの小型リンパ球と大型リンパ球がともに上皮層を通り抜け, 移動しているのがみられる. (倍率×3,000)

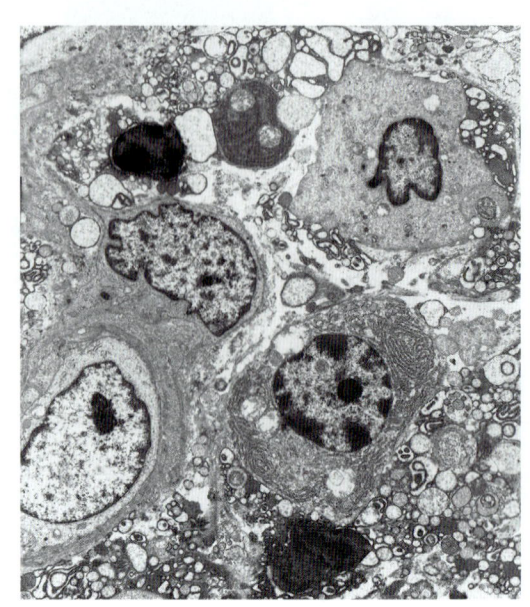

図 16-7 ヒト被験者における発展期歯肉炎. 多くの細胞の残骸を伴う変性した形質細胞を示す固有層からの生検材料. (倍率×3,000)(Kansas City, Dr. Charles Cobbのご厚意による)

3. Attström R: The roles of gingival epithelium and phagocytosing leukocytes in gingival defense. J Clin Periodontol 1975; 2:25.
4. Attström R, Egelberg J: Emigration of blood neutrophils and monocytes into the gingival crevices. J Periodont Res 1970; 5:48.
5. Beutner E H, Triftshauser C, Hazen SP: Collagenase activity of gingival tissue from patients with periodontal disease. Proc Soc Exp Biol Med, 1966; 121:1082.
6. Brecx MC: Histophysiology and histopathology of the gingiva. J West Soc Periodontol 1991; 39:33.
7. Brecx MC, Frohlicher I, Gehr P, et al: Stereological observations on long-term experimental gingivitis in man. J Clin Periodontol 1988; 15:621.
8. Brecx MC, Lehman B, Siegwart CM, et al: Observations on the initial stages of healing following human experimental gingivitis. A clinical and morphological study. J Clin Periodontol 1988; 15:123.
9. Burstone, MS: Histochemical study of cytochrome oxidase in normal and inflamed gingiva. Oral Surg 1960; 13:1501.
10. Caffesse RG, Nasjleti C: Enzymatic penetration through intact sulcular epithelium. J Periodontol 1976; 47:391.
11. Flieder DE, Sun CN: Chemistry of normal and inflamed human gingival tissues. Periodontics 1966; 4:302.
12. Freedman HL, Listgarten MA, Taichman NS: Electron microscopic features of chronically inflamed human gingiva. J Periodont Res 1968; 3:313.
13. Fullmer H, Gibson W: Collagenolytic activity in gingivae of man. Nature 1966; 209:728.
14. Garant PR, Mulvihill JE: The fine structure of gingivitis in the beagle. III. Plasma cell infiltration of the subepithelial connective tissue. J Periodont Res 1971; 7:161.
15. Gavin JR: Ultrastructural features of chronic marginal gingivitis. J Periodont Res 1970; 5:19.
16. Hancock E, Cray R, O'Leary T: The relationship between gingival crevicular inflammation and gingival fluid. A clinical and histologic study. J Periodontol 1979; 50:13.
17. Hanioka T, Shizukuishi S, Tsunemitsu A: Changes in hemoglobin concentration and oxygen saturation in human gingiva with decreasing inflammation. J Periodontol 1991; 62:366.
18. Hock J, Nuki K: A vital microscopy study of the morphology of normal and inflamed gingiva. J Periodont Res 1971; 6:81.
19. Kindlova M: Changes in the vascular bed of the marginal periodontium in periodontitis. J Dent Res 1965; 44:456.
20. Lamster I, Hartley L, Vogel R: Development of a biochemical profile for gingival crevicular fluid. Methodological considerations and evaluation of collagen-degrading and ground substance-degrading enzyme activity during experimental gingivitis. J Periodontol (11 Suppl) 1985; 56:13.
21. Lamster I, Vogel R, Hartley L, et al: Lactate dehydrogenase, β-glucuronidase and arylsulfatase activity in gingival fluid associated with experimental gingivitis in man. J Periodontol 1985; 56:139.
22. Lange D, Schroeder HE: Cytochemistry and ultrastructure of gingival sulcus cells. Helv Odont Acta 15 (Suppl 6) 1971; 65.
23. Lindeman R, Economou J: Actinobacillus actinomycetemcomitans and Bacteroides gingivalis activate human peripheral monocytes to produce interleukin-1 and tumor necrosis factor. J Periodontol 1988; 59:728.
24. Levy BM, Taylor AC, Bernick S: Relationship between epithelium and connective tissue in gingival inflammation. J Dent Res 1969; 48:625.
25. Lindhe J, Hamp SE, Löe H: Experimental periodontitis in the beagle dog. J Periodont Res 1973; 8:1.
26. Lindhe J, Schroeder HE, Page RC, et al: Clinical and stereologic analysis of the course of early gingivitis in dogs. J Periodont Res 1974; 9:314.

27. Lindhe J, Socransky SS: Chemotaxis and vascular permeability produced by human periodontopathic bacteria. J Periodont Res 1979; 14:138.
28. Lisanti VF: Hydrolytic enzymes in periodontal tissues. Ann NY Acad Sci 1960; 85:461.
29. Listgarten MA, Ellegaard B: Experimental gingivitis in rhesus monkeys. J Periodont Res 1973; 8:199.
30. Mori M, Kishiro A: Histochemical observation of aminopeptidase activity in the normal and inflamed oral epithelium. J Osaka Univ Dent Sch 1961; 1:39.
31. Oliver RC, Holm-Pedersen P, Löe H: The correlation between clinical scoring, exudate measurements, and microscopic evaluation of inflammation of the gingiva. J Periodontol, 1969; 40:201.
32. Page RC: The role of inflammatory mediators in the pathogenesis of periodontal disease. J Periodont Res 1991; 26:230.
33. Page RC, Ammons WF, Simpson DM: Host tissue response in chronic inflammatory periodontal disease. IV. The periodontol 1975; 46:144.
34. Page RC, Schroeder, HE: Pathogenic mechanisms. In Schluger S, Youdelis R, Page RC (eds): Periodontal Disease: Basic Phenomena, Clinical Management and Restorative Interrelationships. Philadelphia, Lea & Febiger, 1977.
35. Payne WA, Page RC, Ogilvie AL, et al: Histopathologic features of the initial and early stages of experimental gingivitis in man. J Periodont Res 1975; 10:51.
36. Quintarelli G: Histochemistry of gingiva. III. The distribution of aminopeptidase in normal and inflammatory conditions. Arch Oral Biol 1960; 2:271.
37. Saglie R, Newman MG, Carranza FA Jr: Scanning electron microscopy study of the interaction of leukocytes and bacteria in human periodontitis. J Periodontol 1982; 53:752.
38. Saglie R, Newman MG, Carranza FA Jr, et al: Bacterial invasion of gingiva in advanced periodontitis in humans. J Periodontol 1982; 53:217.
39. Schroeder HE: Transmigration and infiltration of leucocytes in human junctional epithelium. Helv Odontol Acta 1973; 17:6.
40. Schroeder HE, Graf de Beer M, Attström R: Initial gingivitis in dogs. J Periodont Res 1975; 10:128.
41. Schroeder HE, Munzell-Pedrazzoli S, Page RC: Correlated morphological and biochemical analysis of gingival tissue in early chronic gingivitis in man. Arch Oral Biol 1973; 18:899.
42. Schwartz J, Stinson F, Parker R: The passage of bacterial endotoxin across intact gingival crevicular epithelium. J Periodontol 1972; 43:270.
43. Seymour GJ, Powell RN, Aitken RF: Experimental gingivitis in humans. A clinical and histological investigation. J Periodontol 1983; 54:522.
44. Simpson DM, Avery BE: Histopathologic and ultrastructural features of inflamed gingiva in the baboon. J Periodontol 1974; 45:500.
45. Thilander H: Epithelial changes in gingivitis. An electron microscopic study. J Periodont Res 1968; 3:303.
46. Wennstrom J, Heijl L, Lindhe J, et al: Migration of gingival leukocytes mediated by plaque bacteria. J Periodont Res 1980; 15:363.
47. Winer RA, O'Donnell LS, Chauncey HH, et al: Enzyme activity in periodontal disease. J Periodontol 1970; 41:449.

歯肉炎の臨床的特徴

Fermin A. Carranza, John W. Rapley

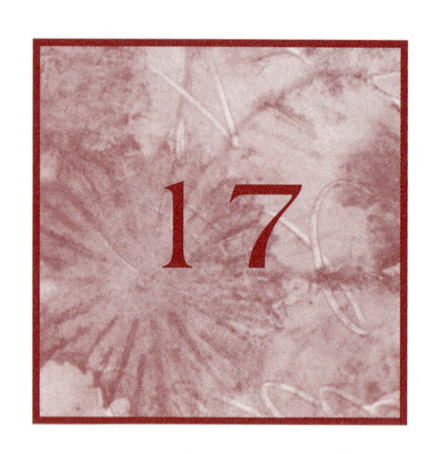

本章の概要

経過と期間
分類
臨床所見
　プロービング時の歯肉出血
　歯肉出血の局所的因子
　歯肉の色調変化

全身的因子に関連した色調変化
歯肉の硬さの変化
歯肉の表面性状の変化
歯肉の位置的変化
歯肉外形の変化

経過と期間

　急性歯肉炎は突然発症し，罹患期間は短く，疼痛を伴う．急性症状があまり強くないものを亜急性歯肉炎という．再発性歯肉炎は治療後，もしくは自然に消退した後に繰り返し発症する．慢性歯肉炎は急性や亜急性の転帰をとらないかぎり，ゆるやかに発症し疼痛がない．慢性歯肉炎はもっとも一般的にみられる(図17-1, カラー図17-1)．慢性歯肉炎は炎症と消退が繰り返されたことにより，正常な歯肉に炎症が波及し変化する疾患である[14, 15]．

分類

　限局性歯肉炎は1歯または数歯に限局しているものであり，広汎性歯肉炎は口腔全体が罹患しているものである．辺縁性歯肉炎は歯肉辺縁が罹患しているものであり，隣接する付着歯肉の一部も含まれることがある．歯間乳頭と，隣接する辺縁歯肉に及ぶこともある．歯間乳頭は歯肉辺縁よりも罹患頻度が高い．歯肉炎の初期兆候は歯間乳頭にもっともよくみられる．びまん性歯肉炎は歯肉縁，付着歯肉，歯間乳頭に及ぶ．

　個々のケースの歯肉疾患の分類は，以上の言葉を組み合わせて以下のように記述される．

限局性辺縁性歯肉炎：1ないし数歯の辺縁歯肉に限られている(図17-2)．

限局性びまん性歯肉炎：辺縁歯肉から頬粘膜ひだまで広がっているがその範囲は限られている(図17-3, カラー図17-1A参照)．

限局性乳頭部歯肉炎：限られた範囲の1ないし数か所の歯間空隙に限局されている(図17-4, カラー図17-1B参照)．

広汎性辺縁性歯肉炎：すべての歯肉辺縁にみられる．歯間乳頭部はたいてい広汎性辺縁性歯肉炎に罹患している(図17-5, カラー図17-1C参照)．

広汎性びまん性歯肉炎：すべての歯肉にみられる．歯槽粘膜と付着歯肉に及ぶと歯肉歯槽粘膜境が不明瞭になることがある(図17-6, カラー図7-1D)．もし病因に共通の因子が疑われる場合，広汎性びまん性歯肉炎の原因は全身状態に関係しているといえる．

歯肉炎の臨床的特徴 ■ CHAPTER 17   275

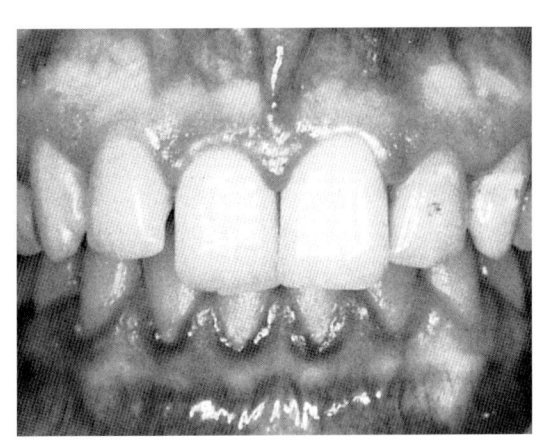

図17-1 慢性歯肉炎．辺縁と歯間部は滑らかで腫脹と色調の変化がみられる．

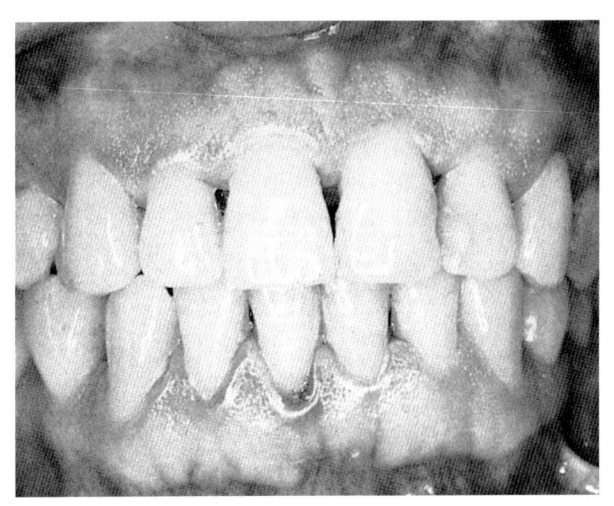

図17-2 下顎前歯部にみられる限局性辺縁性歯肉炎．

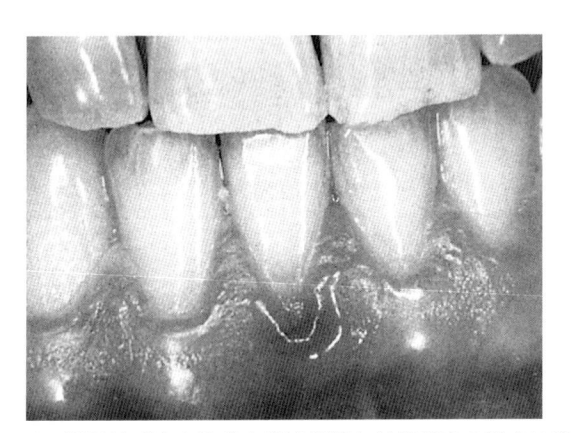

図17-3 限局性びまん性歯肉炎は辺縁と付着歯肉の両方に及ぶ．

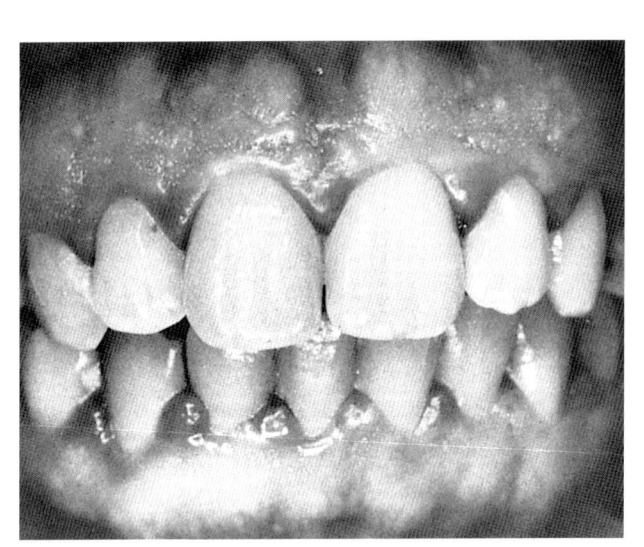

図17-4 乳頭部歯肉炎．

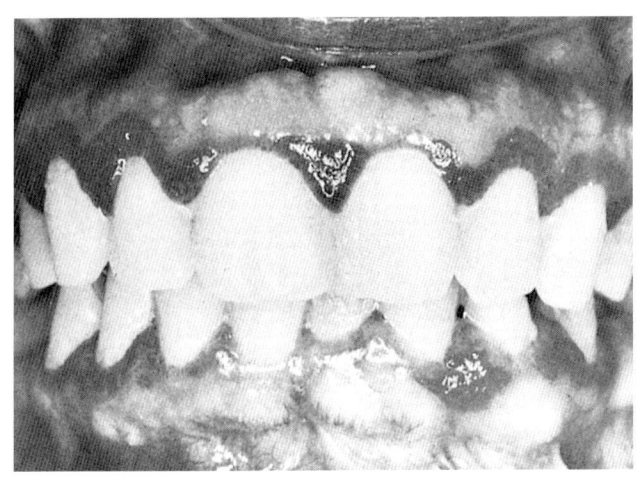

図17-5 広汎性辺縁性歯肉炎．歯間乳頭部も罹患している．

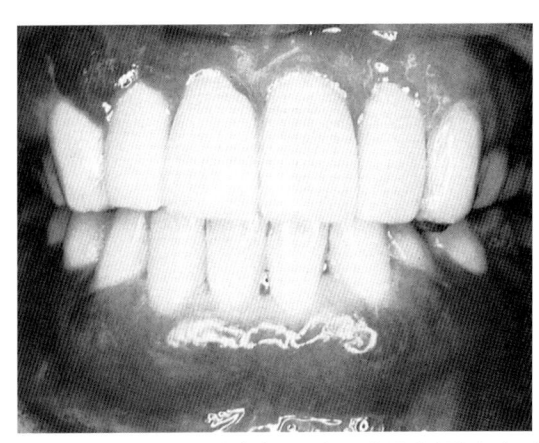

図17-6 広汎性びまん性歯肉炎．辺縁，歯間乳頭部および付着歯肉は，慢性剝離性歯肉炎を伴っている．

臨床所見

歯肉炎の臨床的特徴を評価する場合，**系統的**に行うことが必要である．わずかな歯肉の変化にも注意すべきである．なぜならばそれらは，診断上の重要な意味をもつからである．臨床診査は歯肉の色調，形態，硬さ，位置，易出血度および疼痛といった一連の系統的診査を必要とする．本章ではこれらの臨床的特徴とそれぞれの原因となる顕微鏡的変化について述べる．

プロービング時の歯肉出血

歯肉炎が確立する以前の歯肉炎の初期兆候は2つある．①歯肉溝滲出液量の増加，②弱い圧によるプロービング時の歯肉溝からの出血である（図17-7，カラー図17-1G, H参照）．歯肉溝滲出液についての詳細はChapter 15を参照されたい．

歯肉出血の量，時間，誘発因子などはさまざまである．プロービング時の出血は臨床的に容易に認めることができる．そして，それは早期診断やより進行した歯肉炎の予防におおいに有効である．プロービング時の出血は，色調の変化やその他の炎症時の肉眼的所見よりも早く現われる[15,16,20]．

そのうえ，歯肉出血はより客観的な診断が可能であるので，術者による主観的評価を少なくするためにも，初期の歯肉炎の診断には，色調の変化よりもプロービング時の歯肉出血をみる方が有効である．歯肉出血に基づいたいくつかの歯肉炎の指標[1,6,26]については，Chapter 5で説明されている（プロービングについては，より詳述されているChapter 30を参照されたい）．

歯肉出血の局所的因子
慢性および再発性出血

通常，頻繁にみられるプロービング時の異常な出血は慢性炎症によるものである[23]．

出血は慢性もしくは再発性であり，機械的な外傷（ブラッシング，楊枝や食片圧入）やりんごのような固い食物の咀嚼により誘発される．

> 歯肉の炎症巣における毛細血管の拡張と充血，そして歯肉溝上皮の肥厚と潰瘍形成は，異常歯肉出血の結果としてみられる組織学的変化である（図17-9）．なぜならば，毛細血管は充血して表層に近く，薄くなり変性した上皮は防御力が低下し，通常無害である刺激が毛細血管の破壊や歯肉出血を引き起こすからである．

プロービング時の出血部位は，出血していない部位より炎症を起こした結合組織の領域（細胞が多く，コラーゲンが少ない組織）で多い．ほとんどの場合，プロービング時の出血部位の細胞浸潤は大部分がリンパ球である．これは，ステージⅡあるいは早期歯肉炎の特徴である[2,7,10]．

出血の程度や誘発性出血の起こりやすさは炎症の強さに

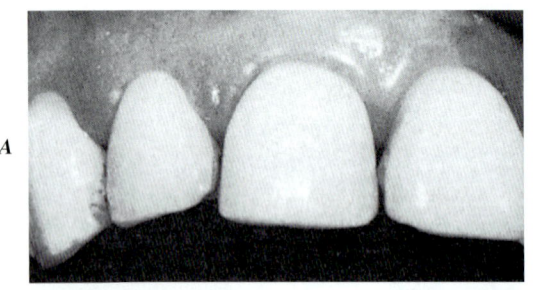

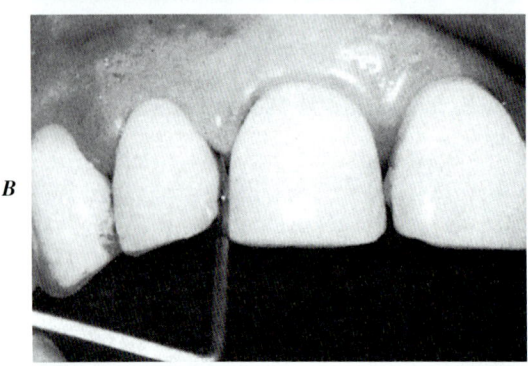

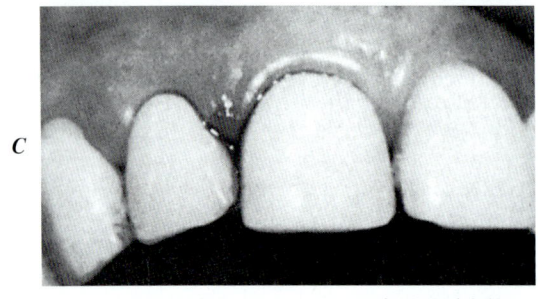

図17-7　プロービング時の出血．**A**：軽度の浮腫を伴った中等度の歯肉炎．**B**：歯肉溝底部まで歯周プローブを挿入．**C**：2，3秒後に出血が認められる．(Dr. Joseph Hsiou, Los Angeles, Califのご厚意による)

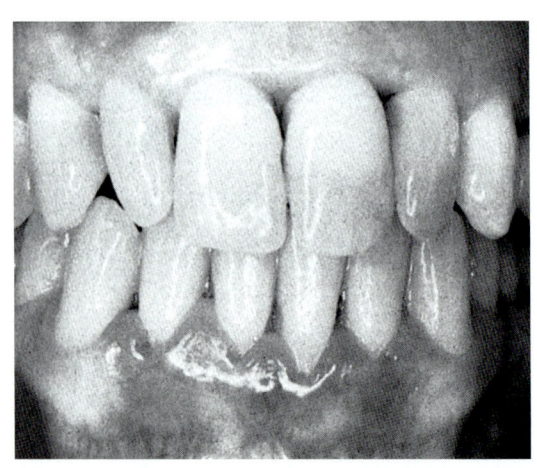

図17-8　歯周ポケットに伴う辺縁および付着歯肉にみられる垂直性の変色．

よる．血管が損傷，破裂した後，複雑なメカニズムにより止血へと向かう[35]．血管壁は収縮し，血流は減少する．血小板は組織縁に付着し，線維性の血餅が形成され，損傷部位付近は収縮し，結果的に周囲組織へと近づく．しかしながら，この部分が刺激されると出血は再発する．

歯肉炎が中等度もしくは歯周炎の症例では，プロービング時の出血は組織破壊の活動性の指標となると考えられる(Chapter 22参照)．

急性出血

歯肉からの突然の出血は，外傷もしくは急性歯肉疾患で自然に引き起こされる．硬毛歯ブラシでの強いブラッシング圧，あるいは固く鋭い食片による歯肉への損傷はたとえ歯肉疾患がなくても歯肉出血を引き起こす．熱い食物や薬品による歯肉の熱傷は出血傾向を増大させる．

自然出血や軽い刺激による出血は，急性壊死性潰瘍性歯肉炎時に起こる．この場合，壊死した上皮の表面が剥離して，炎症性結合組織内の充血した血管が露出する．

全身的因子に関連した歯肉出血

いくつかの全身疾患では，自然にあるいは刺激により歯肉出血が過度に起き，止血が困難である．これらの出血性の疾患は多様性があり，病因論や臨床症状により異なる．このような疾患は，止血機構の機能不全，皮膚や内部器官，口腔粘膜を含む他の組織の異常出血に共通な特徴である．

易出血は止血機構の1つあるいは複数の機能不全が原因していることがある[33]．歯肉に異常出血が起こる出血性障害には，血管そのものの異常(ビタミンC欠乏症あるいはSchönlein-Henoch紫斑病のようなアレルギー症状)，血小板障害(突発性血小板減少性紫斑病)，低プロトロンビン血症(ビタミンK欠乏症)，他の血液凝固因子の欠損(血友病，白血病，クリスマス病)，尿毒症[21]に続発する血小板トロンボプラスチン因子(PF3)欠乏症や多発性骨髄腫[3]および風疹後症候群[14]がある．出血は，サリチル酸塩のような薬剤の過剰投与や，ジクマロールやヘパリンのような抗血液凝固剤の投与後に起こる．血液疾患と歯周疾患との関係は，Chapter 12にて考察する．

歯肉の色調変化

慢性歯肉炎の色調変化

歯肉の疾患において，色調の変化は臨床的に重要な兆候のひとつである．健全な歯肉の色調はコーラルピンクである．また血管組織や，それを覆う上皮層によって変化する．このため，血管新生の増加や上皮角化の減少または消失が起こると，歯肉はより赤くなる．そして，血管新生の減少する(真皮の線維増殖と関係がある)か，上皮の角化亢進があると歯肉の色調はより白くなる．

したがって慢性炎症性変化では，血管新生の亢進や炎症性組織によって上皮が圧迫され，角化組織が減少することによって赤ないし青みがかった赤色を呈する．

加えて，静脈の停滞は青みがかった色を生じさせる．歯肉の色調は炎症過程の慢性化に伴って変化する．その変化は歯間乳頭や歯肉辺縁から始まり，付着歯肉へと広がる(図17-8参照)．正確な診断と治療を行なうためには，臨床的な歯肉の色調変化を生じさせる組織変化について理解しておく必要がある．

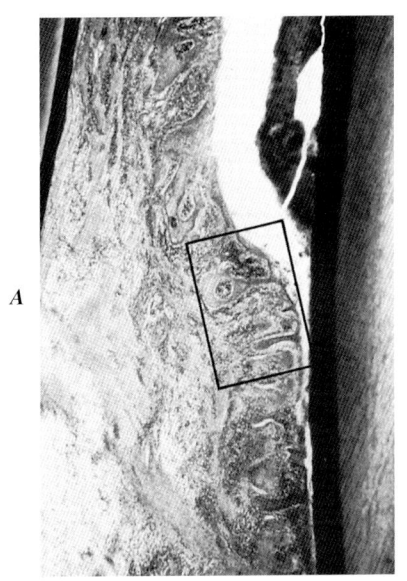

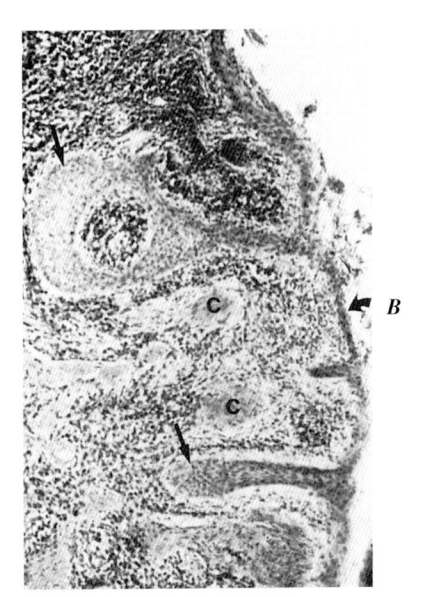

図17-9　A：ヒトの解剖標本における歯間部の線維像．B：Aの枠内の強拡大像．著明な炎症性細胞浸潤，薄い上皮(曲がったの矢印)，網状上皮突起の伸展(直線の矢印)，そしてコラーゲン線維の残存(C)．

急性歯肉炎の色調変化

急性歯肉炎における色調の変化は，その性状や分布の点で慢性歯肉炎の場合とはいくぶん異なっている．色調の変化は急性な状態によって，辺縁性やびまん性であり，斑状の場合もある．急性壊死性潰瘍性歯肉炎では病変は辺縁性であり，ヘルペス性歯肉口内炎ではびまん性である．そして化学的刺激に対する急性の反応では，斑状あるいはびまん性である．

色調の変化は炎症の強さによって異なる．初期においては，明らかな紅斑が現われる．歯肉の状態が悪化しなければ，回復するまでは色調の変化だけである．重度の急性炎症の場合，赤色は次第に鈍い灰白色になる．組織の壊死による色調の変化は，これに隣接する歯肉と薄い輪郭との境界は明瞭である．急性歯肉炎のさまざまな臨床像と病理的特徴の詳細は，Chapter 19を参照されたい．

金属性色素着色

治療の際の使用，もしくは職業的な環境によって全身に吸収された重金属（蒼鉛，ヒ素，水銀，鉛，銀）は歯肉や口腔粘膜の領域を変色させることがある[19]．重金属による色調の変化は稀であるが，それでも疑わしい場合は除去するべきである．

典型的な例では，歯肉辺縁の形態に沿って黒もしくは青い線がみられる（図17-10）．色素沈着は歯間部辺縁や付着歯肉に孤立した黒いしみとして現われることもある．これはアマルガムや他の金属断片が偶然取り込まれ，入れ墨状になることとは異なる[5]（図17-11）．

金属を全身的に吸収した歯肉の色素沈着は，上皮下の結合組織の血管周囲に金属硫化物が沈着することにより生じる．歯肉の色素沈着は全身的な毒性の結果ではない．炎症領域のみに生じて，刺激を受けた血管の透過性が亢進し，金属が周囲組織へ滲出するようになる．炎症が生じている歯肉以外にも，咬合や異常咬合癖（口唇の内面，咬合面線上にある頬と舌の側面）により刺激を受けた粘膜にも色素沈着が通常みられる．金属を含有した薬物の使用を中止しなくても，炎症性の変化を治療することによって着色を除去することができる．

全身的因子に関連した色調変化

多くの全身疾患は歯肉を含めた口腔粘膜に色調変化を引き起こす[8]．一般的に，異常な色素沈着は特異的性状ではなく，より治療努力をするか適正な専門医を紹介するべきである[32]．

内因性の口腔色素沈着は，メラニン，ビリルビンや鉄によって引き起こされる[19]．メラニンによる口腔色素沈着は正常な生理的色素沈着であり，少数民族の集団で高い割合で認められる（Chapter 1参照）．メラニン沈着を増大させる疾患には以下のようなものがあげられる．

アジソン病：副腎の機能不全により引き起こされ，暗青色

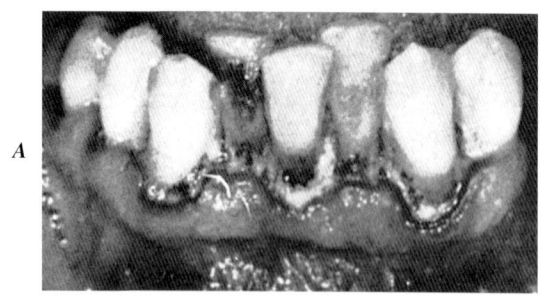

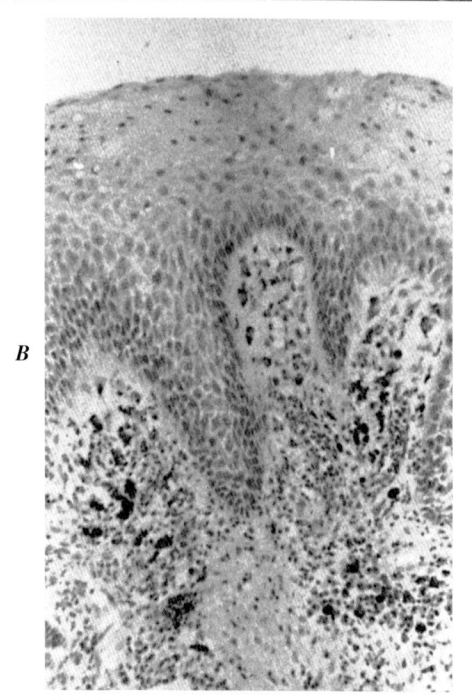

図17-10 蒼鉛線．A：蒼鉛治療を受けた患者の歯肉の変色線．B：単球やマクロファージにより貪食された蒼鉛粒子を示す生検組織標本．

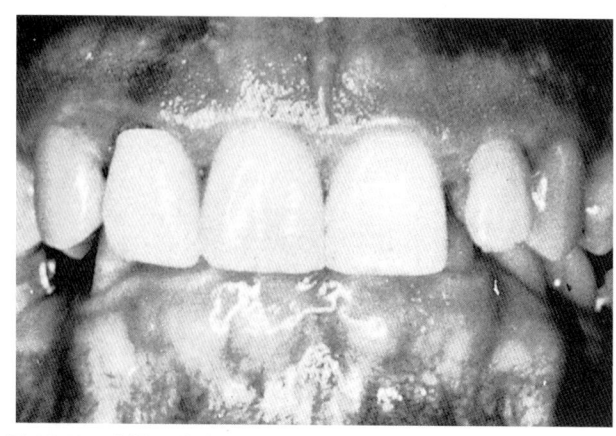

図17-11 金属の小片が上顎側切歯部歯肉に埋入したため変色が起こった．

から褐色まで種々な変色孤立斑が現われる．
Peutz-Jeghers症候群：腸管のポリープ形成，口腔粘膜や口唇にメラニン沈着がみられる．
Albright症候群（多発性線維性骨形成異常），von Recklinghausen病（神経線維腫症）：口腔内にメラニン沈着が起こる．

皮膚と粘膜は胆汁沈着によって着色することもある．黄疸は，強膜の診査により明らかにされるが，口腔粘膜も黄色に変化する場合がある．血色素症の鉄の沈着は，口腔粘膜を青みがかった灰色に変色させる場合がある．数種の内分泌や代謝障害，たとえば糖尿病や妊娠などでは色調の変化が結果として起こることがある．貧血，赤血球増加症や白血病のような血液疾患も歯肉の色調変化を引き起こす．歯肉の色調に変化を及ぼす外因子として大気中に含まれる炭塵や金属塵のような刺激物，錠剤や食物などの着色剤などがある．タバコは歯肉の過角化を起こし，口腔粘膜にも強いメラニン沈着を引き起こす[27]．局所的に青みがかった黒い沈着は，たいてい粘膜にアマルガムが入り込んだ結果である（図17-11参照）．

歯肉の硬さの変化

慢性炎症および急性炎症は，正常時の強靱な弾力性のある歯肉の硬さに変化を及ぼす．これまでに述べたように，慢性歯肉炎では破壊（水腫）と修復（線維腫）の変化が同時に存在している．そして歯肉の硬さはそれら相互の優位性によって決定されている（図17-12, 17-13）．表17-1は臨床でみられる歯肉の硬さの変化と，その臨床的変化を起こす組織学的変化を要約したものである．

歯肉における石灰化物

顕微鏡によって認められる程度の石灰化物は歯肉によくみられる[4, 25]．これは1個または数個がまとまってみられることもあり，大きさ，位置，形態そして構造もさまざまである．これらの石灰化物は，スケーリング中[25]に歯から除去され外傷的に歯肉に埋入されたもの，または残根や残遺物やセメント質の断片やセメント粒が石灰化したものである（図17-14）．この石灰化物の周囲に慢性炎症や線維症が起こり，ときには異物により巨細胞の活性が高まる．これらは，骨様の基質で囲まれていることもある．歯肉のなかの結晶性異物についての記述もあるが，その起源は明らかではない[30]．

歯肉の表面性状の変化

歯肉表面のスティップリングの喪失は歯肉炎の初期の兆候である．慢性炎症の歯肉炎の表面は，滑らかで光沢があるか，硬く結節状のどちらかであり，滲出性か線維性の変化が著しい．滑らかな歯肉の表面は，萎縮性歯肉炎のため上皮が退縮することによっても形成される．そして剥離した歯肉表面は慢性剥離性歯肉炎を起こす．角化症では革のような表面になり，薬剤で誘発された歯肉肥大は結節状の表面をつくる．

表 17-1

歯肉の硬さの臨床的変化と病理組織学的変化

臨床的変化	下部組織の顕微鏡像
慢性歯肉炎 1．圧迫により陥凹する柔性の腫脹． 2．著しく柔性でもろく，プローブを挿入すると容易に破れる．また表面は針先のような点状の紅斑や剥離を起こしている． 3．硬い皮様の硬さ．	1．炎症性滲出液や滲出細胞の浸潤． 2．炎症や炎症性滲出を起こす有害物質による結合組織および上皮の変性．上皮と結合組織との関係が変化し，炎症性で充血性の結合組織が歯肉表面2・3層の上皮細胞のなかにまで広がっている．上皮は薄くなり，浮腫や白血球浸潤に伴う変性が生じ，上皮突起が結合組織中へ延長している部分とは区別される． 3．長期にわたる慢性炎症に伴う線維の増殖と上皮の増殖．
急性歯肉炎 1．びまん性の腫脹と軟化． 2．びらん状の表面と灰色がかったうろこ状の粒子の残屑で覆われた壊死組織が付着している． 3．小水疱形成．	1．急性炎症に由来するびまん性の浮腫，黄色腫症にみられる脂肪の浸潤． 2．線維素性の網状組織のなかに，細菌，多形核白血球，変性上皮細胞が混在して偽膜を形成している壊死組織． 3．核と細胞質の変性および細胞壁の破壊を伴う細胞間と細胞内の浮腫．

歯肉の位置的変化
実際の歯肉の位置と見かけ上の歯肉の位置

歯肉退縮とは、歯肉の位置が根尖側に移動することにより、根面が露出することである。歯肉退縮の意味を理解するには、歯肉の実際の位置と見かけ上の位置を区別しなければならない。**実際の位置**とは歯の接合上皮の高さである(図17-15)。それに対し**見かけ上の位置**とは歯肉辺縁の高さである。歯肉退縮の程度を決定するのは、見かけ上の歯肉の位置ではなく、実際の歯肉の位置である。

歯肉の位置には臨床的に観察できる可視性のものと、歯肉によって覆われ、接合上皮の高さまでプローブを挿入することによってのみ計測することができる非可視性のものがある(図7-15参照)。たとえば、歯周疾患では露出した歯根の部分が炎症性のポケット壁で覆われている、つまり歯肉退縮のあるものは非可視性で、またあるものは可視性である。全体的な歯肉退縮量はそれら2つを合わせたものである。

歯肉退縮は歯肉の状態ではなく、位置について表わす用語である。退縮した歯肉は炎症をしばしば起こしている(図17-16, 17-17)。しかし位置以外は正常であることもある(図17-18)。歯肉退縮は1歯(図17-19)、あるいは数歯に限局することもあり、口腔全体に及ぶこともある(図17-20, 図17-1F参照)。

歯肉退縮の病因論

加齢とともに歯肉退縮は増大する。その率は、子どもで8%、50歳以上で100%とさまざまである[39]。

ある研究者たちは、歯肉退縮は年齢に関係した生理的な過程であると仮説を立てている。しかしながら、歯肉の付

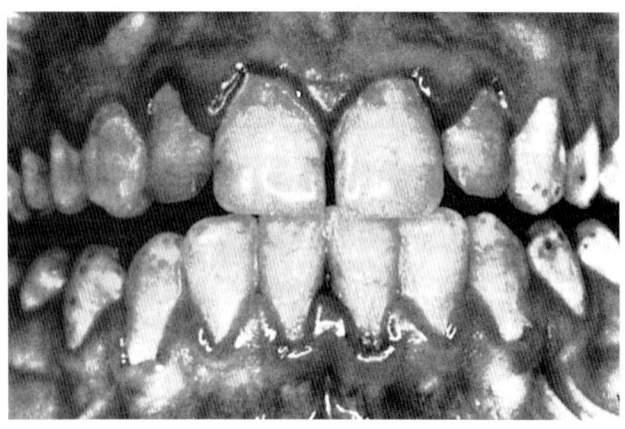

図17-12 慢性歯肉炎。顕著な組織学的変化の炎症性滲出物や組織の変性によって起こる腫脹や変色がみられる。歯肉は軟らかく、もろく、容易に出血する。斑状歯に注目。

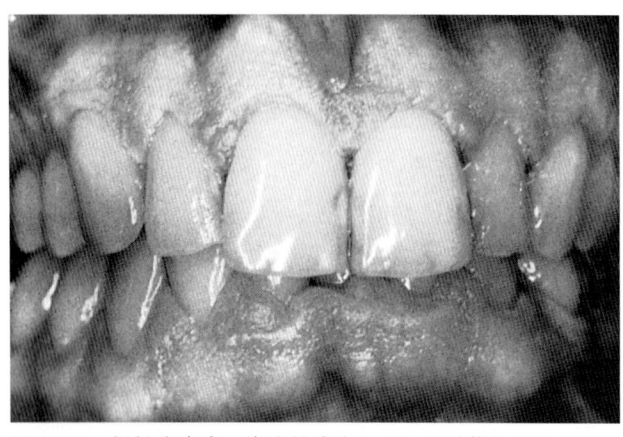

図17-13 慢性歯肉炎。炎症性病変において線維性増殖が著しいときに起こる。表面に微細な結節のある硬い歯肉がみられる。

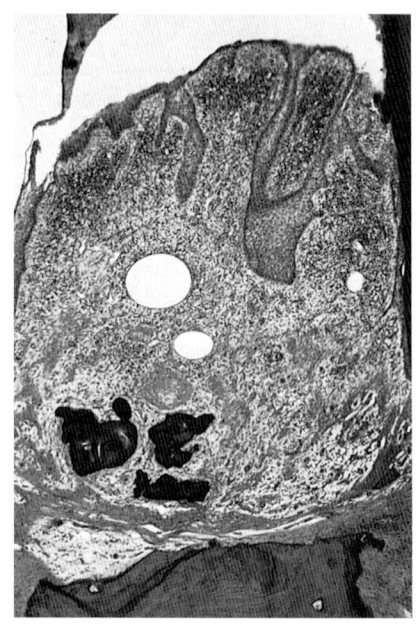

図17-14 歯肉にみられるセメント粒。

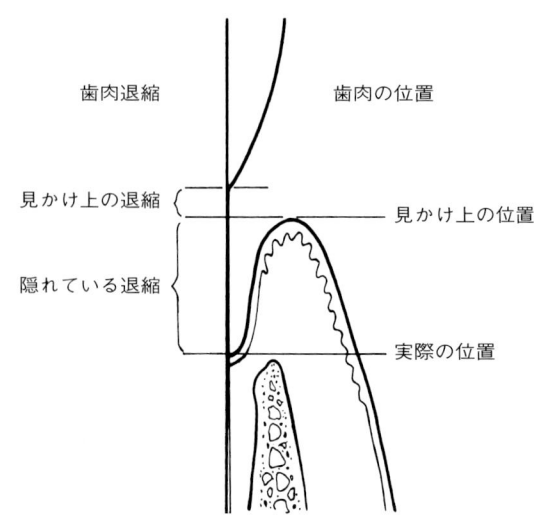

図17-15 歯肉の見かけ上の位置と実際の位置、および見かけ上の歯肉退縮と隠れている歯肉退縮。

着位置の生理的移動に関する明らかな論拠(エビデンス)は, いまのところ報告されてはいない[17]. 徐々に起こる根尖側移動は, そのほとんどがわずかな病的変化が継続したものであったり, あるいは歯肉に対して繰り返し起こるわずかな外傷によって引き起こされる可能性が高い. しかし, 歯科治療を受けていない人々のなかには, 歯周炎の増加の結果として歯肉退縮に至った者もいる[13,18].

誤ったブラッシング法(歯肉の擦過), 歯の位置異常, 軟組織による摩擦(歯肉剥離)[34], 歯肉炎と小帯の付着異常は, 歯肉退縮に関係している. 咬合性外傷を示唆する考えもあるが, その機序はいまだ証明されていない. サルにおける唇側方向への矯正移動は, 歯肉退縮と同じように辺縁歯槽骨と結合組織の付着の喪失を引き起こしている[36].

ブラッシングは歯肉の健康にとって重要であるが, 誤ったブラッシング方法や硬毛によるブラッシングは, 歯肉退縮の原因となる場合がある. 歯肉退縮は比較的健康な歯肉を有し, 細菌性プラークの沈着の少ない, 良好な口腔清掃状態の患者で頻繁にみられ, また重症である傾向がある[9,28,29].

歯肉退縮の起こりやすさは, 歯列弓内での歯の位置[38], 骨に対する歯根の彎曲そして近遠心的根面の彎曲などに影響される[24]. 回転, 傾斜, または唇(頬)側へ転位したりしている歯では, 歯槽骨壁が薄くなったり, 高さを減じたりする. 咀嚼や通常のブラッシングによる外圧によって, 支持組織のない歯肉は歯肉退縮を引き起こす. 歯槽骨と歯根の角度が歯肉退縮に影響する. その状態は, しばしば上顎臼歯部において認められる(図17-21). 口蓋根の舌側傾斜が顕著で頬側根が外側に突出している場合は, 歯頸部の骨は薄く短くなるため骨の支持のない歯肉は摩耗し, 結果として歯肉退縮が起こる.

喫煙と歯肉退縮の関係が注目されている(Chapter 14参照). このメカニズムには多くの因子が関与しており, 歯肉の血

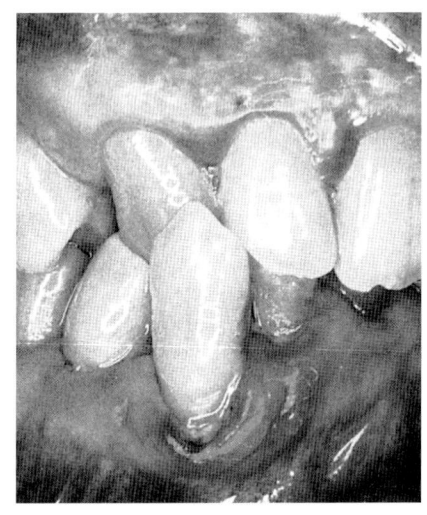

図 *17-16* 歯列から突出している犬歯にみられる歯肉退縮. 局所的な刺激に対する強い炎症性の反応に注意.

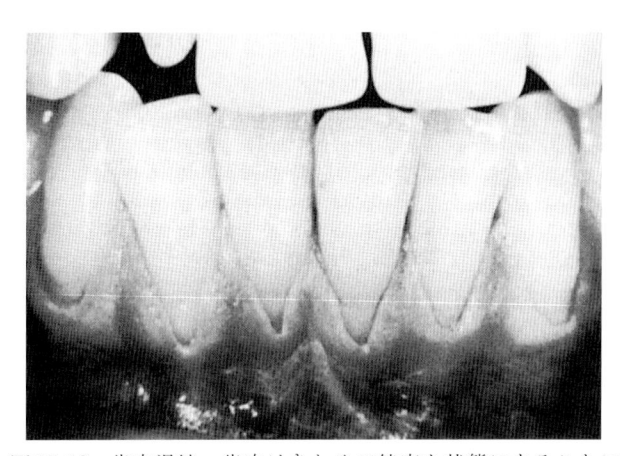

図 *17-18* 歯肉退縮. 歯肉はきわめて健康な状態にあることに注意.

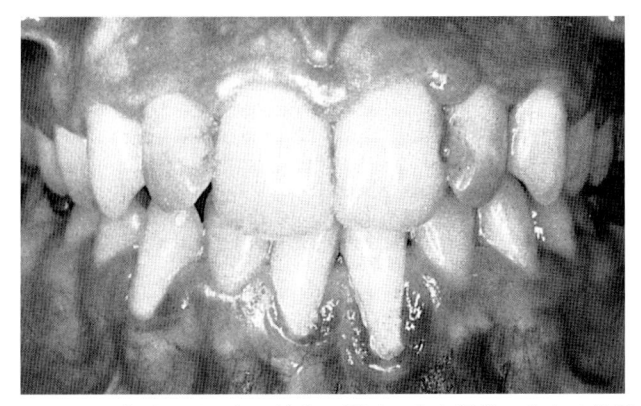

図 *17-17* 歯列不正のある前歯の周囲の歯肉退縮. 歯肉は著明な炎症状態を呈しているが, 位置的な問題以外は正常な場合もある.

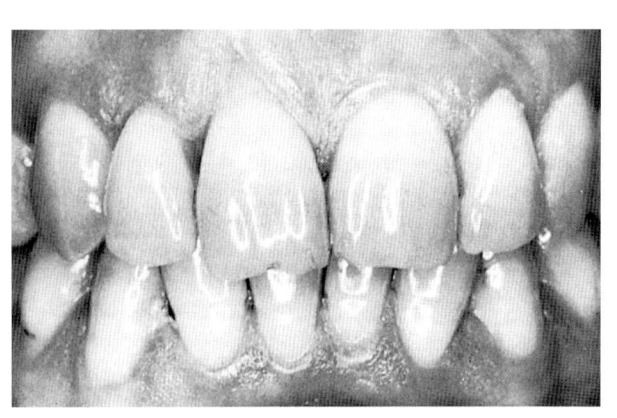

図 *17-19* 限局性歯肉退縮. 上顎中切歯部にみられ, 強い歯ブラシの摩擦により起こった.

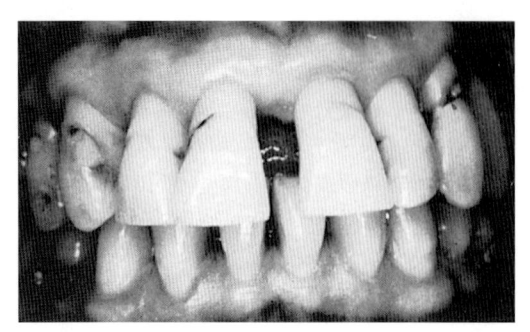

図 17-20　慢性歯周疾患による全顎的な歯肉退縮.

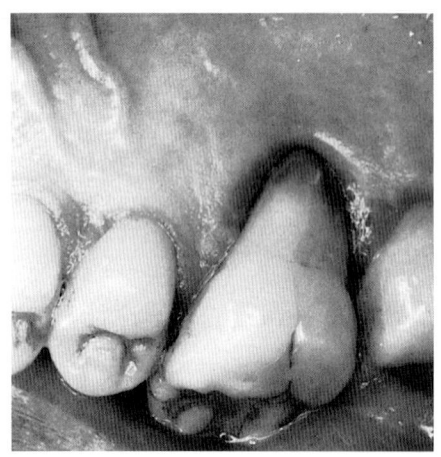

図 17-21　上顎第一大臼歯にみられる口蓋根の顕著な突出によって増悪した歯肉退縮.

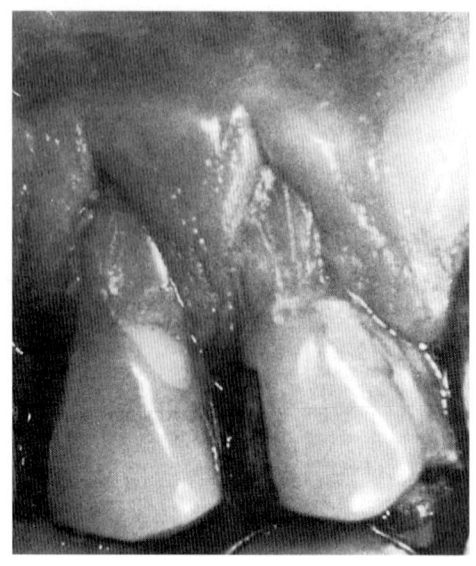

図 17-22　歯肉にみられるStillmanのクレフト.

液の流れの減少や免疫応答の変調が含まれている可能性が考えられるが，いまだ結論付けられてはいない[11,31].

臨床的意義

歯肉退縮のさまざまな状態には臨床的意義が存在する．露出した根面はう蝕に罹患しやすい．歯肉の退縮によって露出したセメント質の摩耗や侵食により，その下にある非常に敏感で感受性が強い象牙質の表面が露出する．歯髄の充血やそれに付随した症状もまた，過度の根面露出により起こることがある[22]．歯間乳頭部の歯肉退縮は口腔衛生上の問題を起こし，結果としてプラークを増加させる．

歯肉外形の変化

歯肉外形の変化の大部分は，歯肉腫脹に伴って起こるが（Chapter 18参照），他の条件によって起こることもある．

Stillmanのクレフトとよばれている歯肉辺縁の裂溝は（図 17-22）[37]やMcCallのフェストゥーン（浮き袋の形をした歯肉辺縁の腫脹）がみられることは興味ある所見である．咬合による外傷との関係はまだ立証されていない．歯肉辺縁に特徴のある炎症性の変化が現われている[4].

参考文献

1. Ainamo J, Bay I:. Problems and proposals for recording gingivitis and plaque. Int Dent J 1975; 25:229.
2. Amato R, Caton JG, Polson AM, et al: Interproximal gingival inflammation related to the conversion of a bleeding to a nonbleeding state. J Periodontol 1986; 57:63.
3. Bennett JH, Shankar S: Gingival bleeding as the presenting feature of multiple myeloma. Br Dent J 1984; 157:101.
4. Box HK: Gingival clefts and associated tracts. NY State Dent J 1950; 16:3.
5. Buchner A, Hansen LA: Amalgam pigmentation (amalgam tattoo) of the oral mucosa. A clinicopathologic study of 268 cases. Oral Surg 1980; 49:139.
6. Carter HG, Barnes GP: The gingival bleeding index. J Periodontol 1974; 45:801.
7. Cooper PG, Caton JG, Polson AM: Cell populations associated with gingival bleeding. J Periodontol 1983; 54:497.
8. Dummett CO: Oral tissue color changes. Ala J Med Sci 1979; 16:274.
9. Gorman WJ: Prevalence and etiology of gingival recession. J Periodontol 1967; 38:316.
10. Greenstein PG, Caton JG, Polson AM: Histologic characteristics associated with bleeding after probing and ritual signs of inflammation. J Periodontol 1981; 52:420.
11. Gunsolley JC, Quinn SM, Gooss CM, et al: The effect of smoking on individuals with minimal periodontal destruction. J Periodontol 1998; 69:165.
12. Haeb HP: Postrubella thrombocytopenic purpura. A report of cases with discussion of hemorrhagic manifestations of rubella. Clin Pediatr (Phila) 1968; 7:350.
13. Hirschfeld I: A study of skulls in the American Museum of Natural History in relation to periodontal disease. J Dent Res 1923; 5:241.
14. Hoover DR, Lefkowitz W: Fluctuation in marginal gingivitis. J Periodontol 1965; 36:310.
15. Larato D, Stahl SS, Brown R Jr, et al: The effect of a prescribed method of toothbrushing on the fluctuation of marginal gingivitis. J Periodontol 1969; 40:142.
16. Lenox JA, Kopczyk RA: A clinical system for scoring a patient's oral hygiene performance. J Am Dent Assoc 1973; 86:849.

17. Löe H: The structure and physiology of the dentogingival junction. In: Miles AE (ed): Structural and Chemical Organization of Teeth, vol 2. New York, Academic Press, 1967.
18. Löe H, Anerud A, Boysen H: The natural history of periodontal disease in man: Prevalence, severity and extent of gingival recession. J Periodontol 1992; 63:498.
19. McCarthy FP, Shklar G: Diseases of the Oral Mucosa. New York, McGraw-Hill, 1964.
20. Meitner SW, Zander H, Iker HP, et al: Identification of inflamed gingival surfaces. J Clin Periodontol 1979; 6:93.
21. Merril A, Peterson LJ: Gingival hemorrhage secondary to uremia. Review and report of a case. Oral Surg 1970; 29:530.
22. Merritt AA: Hyperemia of the dental pulp caused by gingival recession. J Periodontol 1933; 4:30.
23. Milne AM: Gingival bleeding in 848 army recruits. An assessment. Br Dent J 1967; 122:111.
24. Morris ML: The position of the margin of the gingiva. Oral Surg 1958; 11:969.
25. Moskow BS: Calcified material in human gingival tissues. J Dent Res 1961; 40:644.
26. Muhlemann HR, Son S: Gingival sulcus bleeding, a leading symptom in initial gingivitis. Helv Odontol Acta 1971; 15:107.
27. Neville BW, Damm DD, Allen CM, et al: Oral and Maxillofacial Pathology. Philadelphia, Saunders, 1995.
28. O'Leary TJ, Drake RV, Crump P, et al: The incidence of recession in young males: A further study. J Periodontol 1971; 42:264.
29. O'Leary TJ, Drake RV, Jividen GJ, et al: The incidence of recession in young males: relationship to gingival and plaque scores. USAF School of Aerospace Medicine. November 1967; SAM-TR-67–97:1.
30. Orban B: Gingival inclusions. J Periodontol 1945; 16:16.
31. Preber H, Bergstrom J: Occurrence of gingival bleeding in smokers and non-smoker patients. Acta Odontol Scand 1985; 43:315.
32. Shklar G, McCarthy PL: The Oral Manifestations of Systemic Disease. Boston, Butterworth, 1976.
33. Sodeman WA Jr, Sodeman WA: Pathologic Physiology: Mechanisms of Disease, ed 7. Philadelphia, Saunders, 1985.
34. Sognnaes RF: Periodontal significance of intraoral frictional ablation. J West Soc Periodontol 1977; 25:112.
35. Stefanini M, Dameshek W: The Hemorrhagic Disorders, ed 2. New York, Grune & Stratton, 1962.
36. Steiner GG, Pearson JK, Ainamo J: Changes of the marginal periodontium as a result of labial tooth movement in monkeys. J Periodontol 1981; 52:314.
37. Stillman PR: Early clinical evidence of disease in the gingiva and pericementum. J Dent Res 1921; 3:25.
38. Trott JR, Love B: An analysis of localized gingival recession in 766 Winnipeg high school students. Dent Pract Dent Rec 1966; 16:209.
39. Woofter C: The prevalence and etiology of gingival recession. Periodont Abstr 1969; 17:45.

急性炎症性腫脹

歯肉膿瘍

歯肉膿瘍は通常，突発性，限局性で，疼痛を伴い急速に拡大する疾患である．一般的に辺縁歯肉や歯間乳頭部に限局される．初期段階では，表面は滑沢で光沢のある発赤腫脹として現われる．24～48時間以内に，病変部は波動を触れるようになり，先端が尖り，化膿性滲出液が出る瘻孔ができる．隣在歯はしばしば打診に敏感になる．そのまま進行した場合，通常病変は自壊する．

> **病理組織像**
>
> 歯肉膿瘍は化膿性病巣から成り，多形核白血球の浸潤や浮腫性組織および充血した血管に取り囲まれている．上皮表面にはさまざまな程度の細胞内・細胞外浮腫，白血球の浸潤，そして稀に潰瘍化がみられる．

病因

急性炎症性歯肉腫脹は，歯ブラシの硬い毛，リンゴの芯，あるいはロブスターの殻などの異物が組織の深い部分に突き刺さり，細菌が侵入した結果みられる．病変は歯肉に限局しており，歯周膿瘍や根尖膿瘍と混同してはいけない．

歯周（根尖）膿瘍

歯周膿瘍は，一般的に歯肉の腫脹を引き起こすが，支持組織にも波及する．歯周膿瘍の詳細に関しては，Chapter 22を参照のこと．

薬物性歯肉肥大

数種類の抗痙攣薬，免疫抑制剤およびカルシウム拮抗剤などの服用の結果，歯肉肥大が生じることは周知のことであり，発音，咀嚼，歯の萌出および審美的問題を引き起こすことがある．

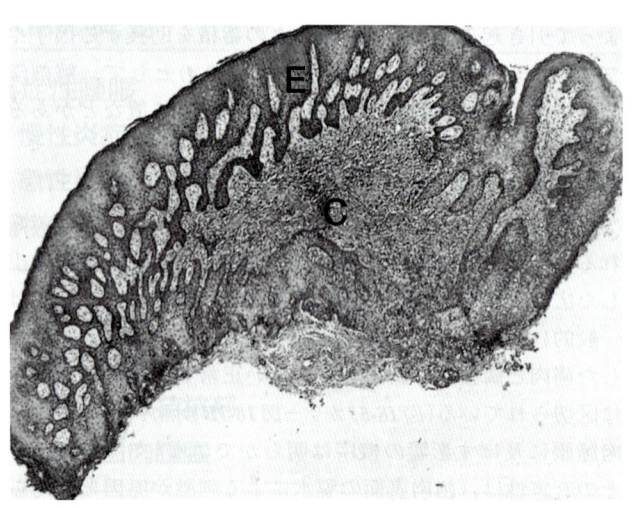

図 18-3　慢性炎症性歯肉腫脹の低倍率切片における中央の結合組織の芯（**C**）と周囲の肥厚した上皮（**E**）．歯面に接する腫瘤の底面にみられる上皮表面の潰瘍に注目．

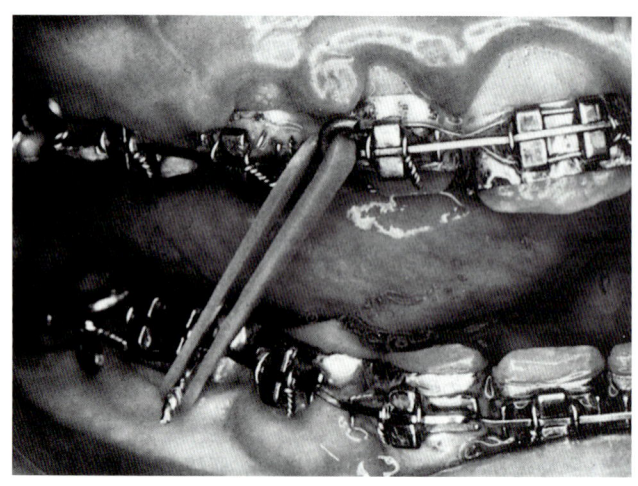

図 18-4　慢性炎症性歯肉腫脹が矯正装置周囲のプラークによって引き起こされている．

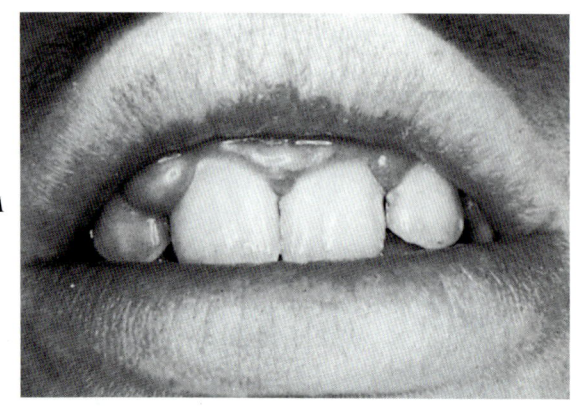

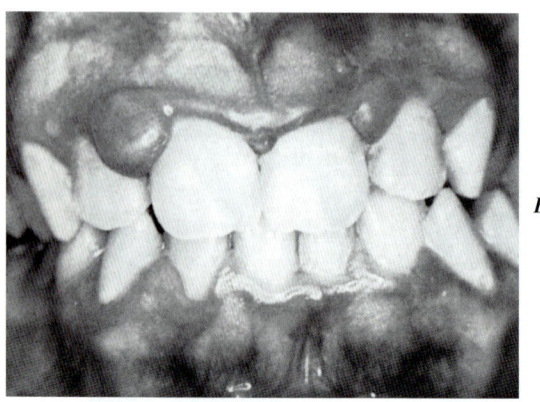

図 18-5　口呼吸による歯肉炎．**A**：口呼吸における高いリップライン（上唇線）．**B**：歯肉の露出部における歯肉炎と炎症性歯肉腫脹．

歯肉の腫脹 ■ CHAPTER 18　287

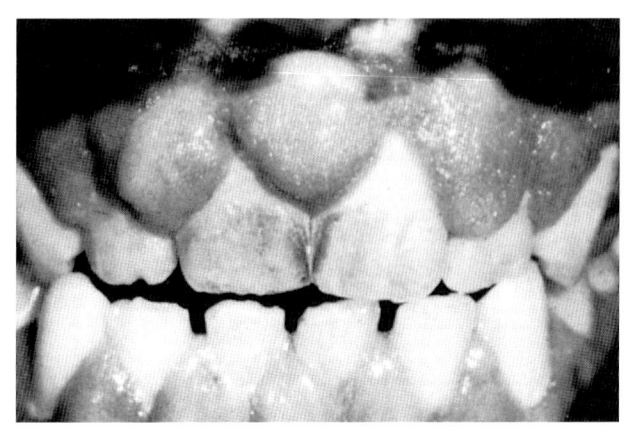

図 18-6　フェニトインを用いた治療による歯肉肥大．著明な歯間乳頭部の病変，および硬く結節状の表面に注目．歯肉に付着している黒い帯状の色素はメラニン沈着である．

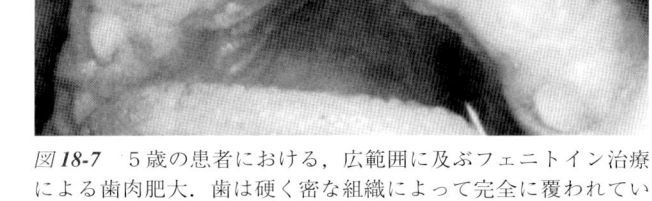

図 18-7　5歳の患者における，広範囲に及ぶフェニトイン治療による歯肉肥大．歯は硬く密な組織によって完全に覆われている．

　さまざまな薬物によって引き起こされる肥大の臨床的および組織学的特徴は類似している[23,108]．これらは，それぞれの薬物の使用説明書の最初に記述されている．

一般的事項
臨床的特徴
　初期病変は，歯間乳頭や唇側や舌側辺縁歯肉の無痛性で数珠状の肥大としてみられる（図 18-6）．病態が進行すると辺縁と歯間乳頭の肥大は一体化し，歯冠のかなりの部分を覆うほどの大きさの組織に発育して咬合機能を妨げることもある（図 18-7, 18-8, カラー図 18-1C, D, E）．炎症の合併がなければ，病変部は桑の実状で硬く，境界明瞭なピンク色を呈し，弾力があり表面に細かな小葉がみられる．出血傾向はみられない．肥大の特徴として，歯肉辺縁の下から突出しており，周囲とは区別できる．
　歯肉の肥大は，通常，口腔内全体に及ぶが，上下顎前歯でより重症となる．また，歯の欠損部では起こらず歯の残存している領域で起こるが，抜歯された部分では消失する．無歯顎での口腔粘膜の肥大は報告されているが稀である[32,33]．
　研究者のなかには，炎症が肥大発生の前提条件であり，プラークの除去と十分な口腔衛生によって予防できると信じている者もいる[26,44,66,91,114]．しかし，ブラッシングによる口腔衛生[34]やクロルヘキシジン歯磨剤[102]の使用により炎症が減少しても，肥大は減少しないし予防もできない．Hassellら[52]は，炎症のない歯肉では線維芽細胞は低活動性あるいは静止状態で，フェニトインの循環にも未反応であるが，炎症を起こしている組織中の線維芽細胞は，発症のメディエーターと内因性の増殖因子が存在することにより活動状態となっているという仮説を立てた．
　フェニトインの服用によって歯肉が肥大するか否かには，遺伝子的素因が関与している可能性もある[50,96]．

　肥大は慢性で，ゆっくりとその大きさを増す．外科的に除去すると再発するが，薬物の服用を中止すると数か月で自然に消失する（Chapter 59参照）．
　薬物性肥大（drug-induced enlargement）は，プラークが少ししか，あるいはまったくない口腔内でも起こることがあるが，口腔内に多量の沈着物があっても起こらないこともある．しかし，肥大の存在はプラークコントロールを困難にし，結果的に薬物による歯肉の肥大を複雑にして二次的な炎症反応をも引き起こすことが多い．結果として，肥大は薬物による増大に続いて，細菌による炎症を合併する．二次的な炎症性変化は，薬物によって引き起こされた病変部の肥大に加え，歯肉を赤あるいは青みを帯びた赤色に変色させ，歯肉表面の小葉状の裂開を消失させる．そして，結果として出血傾向の増加がもたらされる（図 18-12参照）．

病理組織像
　肥大は結合組織と上皮の著しい増殖がみられる（図 18-9）．上皮の有棘層があり，細長い上皮棘が結合組織中に深く伸びている．そこでは，線維芽細胞の数の増加と血管新生を伴う緻密なコラーゲン束が周囲にみられる．また，豊富な無定形基質が報告されている[78]．シクロスポリンによる肥大では外側の上皮細胞表面の構造変化が報告されている[4]．
　肥大は辺縁歯肉の結合組織内部の増生として始まり，歯肉辺縁（頂）を越え増加する．ときに，シクロスポリン肥大ではとくに，高度な血管新生と慢性炎症細胞浸潤[87]，とくに形質細胞が結合組織で顕著である[75]．
　"成熟（mature）"したフェニトイン肥大では，線維芽細胞-コラーゲン比は健常歯肉と同様で，病変の進行によって線維芽細胞の増殖が示唆された[51]．オキシタラン線維は，上皮下や炎症のある部位に多くみられ[9]，炎症

288 PART 4 ■ 歯周病理学

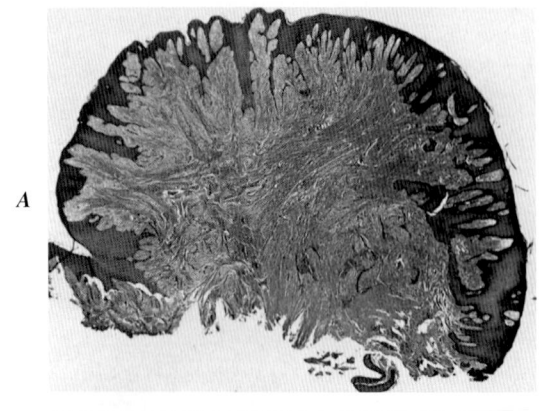

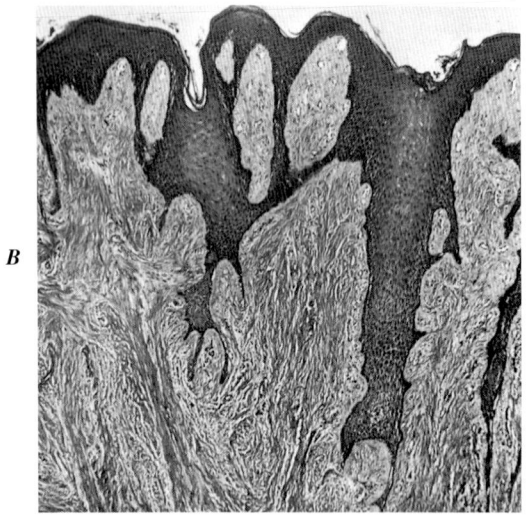

図18-8　フェニトインを用いた治療による歯肉肥大．**A**：球状の歯肉肥大の切片．**B**：結合組織中に深く伸展した上皮突起を伴う上皮の増殖と有棘層の肥厚が詳細像(拡大像)で認められる．結合組織にはコラーゲン線維が密集している．炎症に関する所見はほとんどみられない．

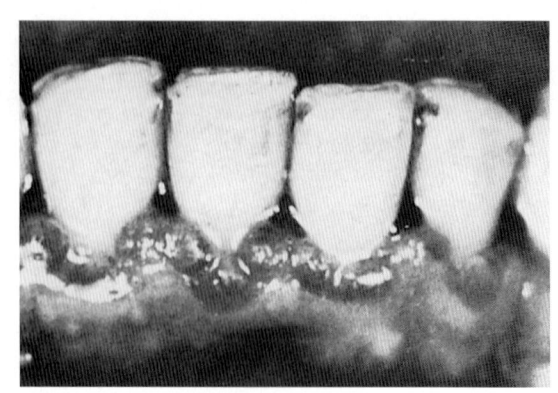

図18-9　フェニトインによる治療を受けている患者の肥大した歯肉を外科的に切除した後に生じた早期の再発．

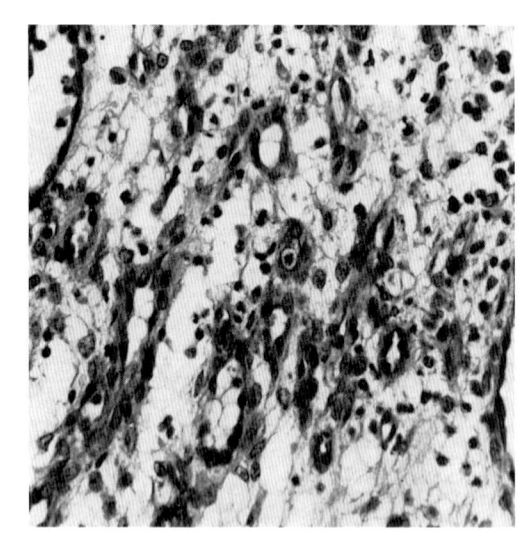

図18-10　図18-9で示した再発性歯肉肥大の生検標本．多数の新生血管に注目．

> は歯肉溝の表面に沿ってみられる．
> 　再発性肥大は，多数の幼弱毛細血管や幼弱線維芽細胞，ときにリンパ球を伴う不規則な配列のコラーゲン線維で構成された肉芽組織がみられる(図18-10，18-11)．

抗痙攣薬

　はじめて報告された薬物性歯肉肥大は，フェニトイン（ダイランチン：Dilantin）によるものであった．ダイランチンはヒダントインのひとつであり，1938年にMerrittとPutnam[80]によって，小発作以外のてんかん発作の治療のために紹介された．しかし，その後間もなく歯肉肥大との関連が報告されるようになった[41,65]．歯肉肥大を引き起こすその他のヒダントインとしては，エトトイン（Paganone）とメフェニトイン（Mesantoin）が知られている[45]．また，同様の副作用をもつ他の抗痙攣薬としては，succinimides（エトスクシミド〔Zerontin〕，methsuxinimide〔Celontin〕）とバルプロ酸（デパケン）がある[45]．

　歯肉肥大は薬物服用者のおよそ50％にみられる[108]が，3〜84.5％と報告している研究者もいる[3,41,92]．また，歯肉肥大は，若年者に多くみられる[6]．その発症と重篤度は，必ずしも投与量と閾値に関連するというわけではない[108]．フェニトインは唾液中に検出される．しかし，肥大の重篤度が血漿あるいは唾液中のフェニトイン濃度と関連があるかどうかに関しては，一致した見解は得られていない[3,6,7,131]．いくつかの論文で，薬物投与量と歯肉肥大の程度との関係が示されている[60,66]．

　組織培養実験では，フェニトインが線維芽細胞様細胞[109]と上皮の増殖を刺激することが示された[110]．フェニトイン（1-allyl-5-phenylhydantoinateと5-methyl-5-phenylhydantoinate）の2つの類似化合物は，線維芽細胞様細胞に対して同様の影響を与える[110]．in vitroの実験では，フェニト

インで誘発された歯肉肥大の線維芽細胞は，硫酸グリコサミノグリカンの合成が増加していることが示された[59]．フェニトインは不活性型の線維芽細胞コラゲナーゼが産生されることにより，コラーゲンの分解を減少させる[49]（図18-12）．

実験動物では，フェニトイン歯肉肥大はネコ[56]，フェレット，サル（Macaca speciosa monkey）[116]においてのみ成功している．またそれらの実験動物では，フェニトインは局所の炎症と関係なく歯肉肥大を引き起こした．

ネコにおいては，フェニトインの代謝産物のひとつは5-(parahydroxyphenyl)-5-phenylhydantoinで，いくつかの実験において，ネコへのこの代謝産物の投与により歯肉肥大が引き起こされた[51]．このことからHassellとPage[51]は，歯肉肥大は投与を受ける者のフェニトインの長期投与を効果的に処理する遺伝的能力の有無によって決定されるかもしれないという仮説を提唱した．

フェニトインの全身投与は，健常者の歯肉創傷治癒を促進し[112]，ラットの腹部創傷治癒の張力を増加させる[31,111]．フェニトインの投与は，巨赤芽球性貧血[76]や葉酸欠乏症を引き起こすことがある[117]．

結論として，フェニトインによって引き起こされる歯肉肥大の発症原因は十分に解明されていないが，特定遺伝子によって決定された線維芽細胞の亜群コラゲナーゼの不活性，およびプラークによる炎症に直接的な影響を及ぼすことが考えられている．

免疫抑制剤

シクロスポリンは臓器移植の拒絶反応の予防や，自己免疫疾患の治療に用いられる強力な免疫抑制剤である[24]．その作用の正確なメカニズムは明確ではないが，細胞性および液性免疫反応を担うヘルパーT細胞を，選択的に，そして可逆的に抑制すると考えられている．シクロスポリンA（Sandimmune, Neoral）は，静脈内注射あるいは経口によって投与される．500mg／日以上の投与により歯肉の肥大が報告されている[29]．

シクロスポリンによって誘発される歯肉肥大は，フェニトイン肥大より多くの血管新生がみられ，薬物投与されている患者の30％でみられる．また，小児においてはさらに頻繁にみられる．また，その重篤度は，患者の歯周組織の状態よりも血漿濃度に関連するといわれる[107]．歯肉肥大は，シクロスポリンとカルシウム拮抗剤の両方を投与されている患者では，さらに大きくなる[114,125,126]．

検鏡により多くの形質細胞と，豊富な無定形の細胞外物質がみられ，肥大はシクロスポリンに対する過敏反応であると考えられている[78]．

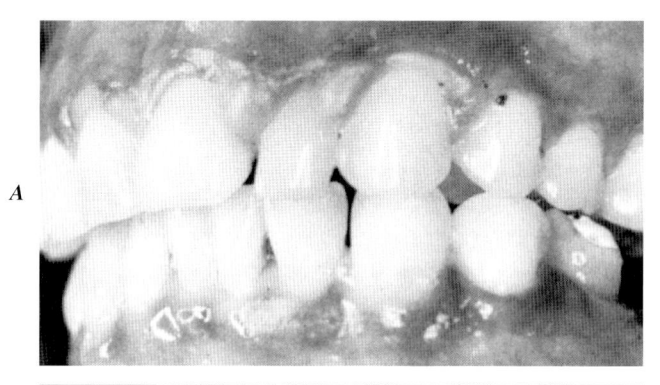

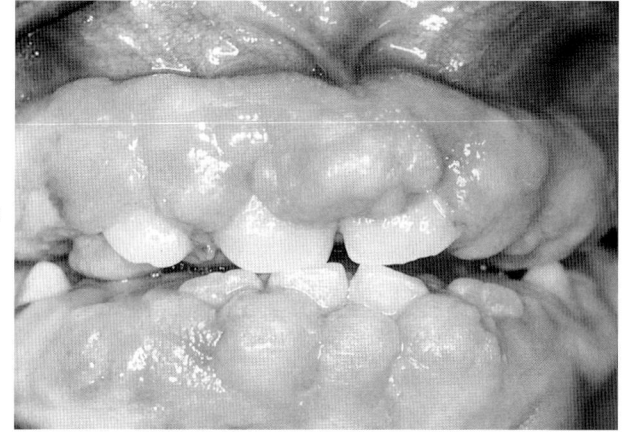

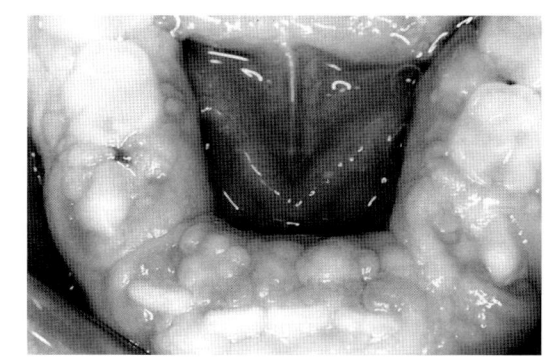

図18-11 シクロスポリンによる歯肉肥大．A：とくに9と10，10と11の歯間乳頭に緩やかな接触状態がみられる．B：歯冠の大部分を覆う高度の肥大．C：Bの咬合面観．

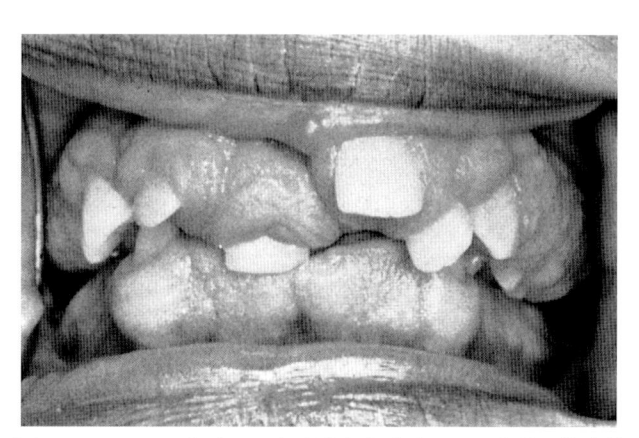

図18-12 フェニトインによる治療を受けている患者の複合性歯肉肥大．もともとの肥大は二次的な炎症を併発している．炎症によって生じた浮腫と変色に注目．

また実験動物(ラット)では，シクロスポリンの経口投与により多量の新生セメント質の形成が引き起こされると報告されている[5]．

歯肉肥大に加え，シクロスポリンは主要な副作用として腎毒性や高血圧症，多毛症などを引き起こす．タクロリムス(tacrolimus)とよばれる他の免疫抑制剤も有効な薬剤として使用されている．本剤もまた腎毒性を有するが，重篤な高血圧症や多毛症，歯肉肥大は引き起こされない[8,82,115]．

カルシウム拮抗剤

カルシウム拮抗剤は，高血圧や狭心症，冠状動脈けいれん，不整脈などの心血管疾患に対する治療のために開発された薬剤である[*]．この薬は，カルシウムイオンの心筋と平滑筋細胞の細胞膜への流入を抑制し，細胞内カルシウムの浸透圧を維持する．これらは直接，冠動脈と細動脈を拡張し，心筋に酸素供給する．また，この薬剤は血管を拡張させることによって，高血圧を改善させる．

いくつかのカルシウム拮抗剤が歯肉肥大を引き起こす．一般的に使用されているニフェジピンでは使用者の20％に歯肉肥大がみられる[10]．ジルチアゼム，フェロジピン，nitrendipineおよびベラパミルもまた，歯肉肥大を引き起こす[17,30]．ジヒドロピリジン誘導体・イスラディピジンは，場合によっては，ニフェジピンと取り替えることができ，歯肉の肥大を引き起こさない[130]．

ニフェジピンは，シクロシポリンと同様に移植を受けた患者に投薬され，両方を併用した場合，さらに重篤な肥大を引き起こす．ニフェジピン歯肉肥大は，ラットにおける実験では濃度依存性であることがわかっている[38]が，ヒトにおいては明確ではない．

特発性歯肉腫脹

特発性歯肉線維腫症は，原因不明で稀な疾患である．それは，歯肉腫症(gingivomatosis)，象皮症(elephantiasis)，突発性線維腫症(idiopathic fibromatosis)，および遺伝性歯肉増殖症(hereditary gingival hyperplasia)，あるいは先天的家族性線維腫症(congenital familial fibromatosis)などとよばれる．

臨床的特徴

フェニトイン性歯肉肥大が歯肉辺縁と歯間乳頭に限局してみられるのに比べて，この腫脹は，歯肉辺縁や歯間乳頭と同様に付着歯肉にも影響を及ぼす．上下顎の唇側と舌側の全体にみられるが，それぞれ一方だけに限局することもある．肥大した歯肉は，ピンク色で，硬く，均一な皮のようで，非常にきめ細かい表面をもつ(図18-12)．重度の症例では歯はほぼ完全に覆われ，腫脹は口腔前庭に突出している(カラー図18-1F参照)．顎は歯肉の腫脹のために歪んでみえる．二次的な炎症性変化は，通常歯肉辺縁においてみられる．

> **病理組織像**
>
> この歯肉腫脹は結合組織が球状に増加し，比較的，血管が少なく，コラーゲン束が密に配列し，多数の線維芽細胞から構成される．上皮表面は肥厚し，上皮突起の伸展がみられる．

病因

病因は不明で，特発性と名付けられている．いくつかの症例では，遺伝的な根拠が報告されているが[35,134,136]，特定の遺伝子メカニズムは解明されていない．いくつかの家族性に関する研究で，常染色体劣性であったり，他の症例では常染色体優性であるなどの遺伝傾向がみられることが報告されている[58,96]．いくつかの家族では，歯肉腫脹は生理学的な萌出遅延が関与しているかもしれない[64]．腫脹は，通常，第一あるいは第二萌出歯とともに始まり，抜歯後には消失することから，歯，あるいはそれらに付着したプラークが発症因子である可能性が示唆される．プラークの存在は，増悪因子である．結節性硬化症による歯肉腫脹は，てんかんや精神衰弱，皮膚血管線維腫を3主徴とする遺伝的疾患である[119,124]．

---

[*]これらの薬剤には[45]，ヒドロキシピリジン誘導体/dihydroxypiridine derivatives(アムロジピン[Lotrel, Norvasc]，フェロジピン[Plendil]，ニカルジピン[Cardene]，ニフェジピン[アダラート，Procardia])，ベンゾチアジン誘導体(ジルチアゼム[Cardizem，DilacorXR, Tlazac])，そして，フェニルアルキラニン誘導体(ベラパミル[カラン，Isoptin, Verelan, CoreraHS])などのフェニルアルキラニン誘導体が，ラットを用いた実験では濃度依存的に起こることがわかっている．しかしヒトでは，濃度依存性は明確ではない．

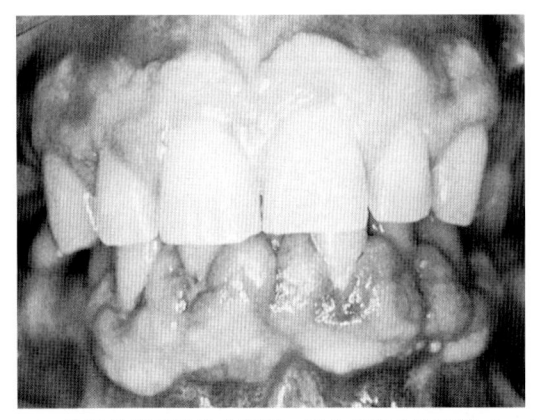

図18-13 特発性増殖性歯肉腫脹．歯肉は硬く結節状で，小石状(pebbled)である．増殖した歯肉は，適切な配列で萌出している歯を移動させる．(Dr. E I Ball のご厚意による)

全身疾患に起因した歯肉腫脹

多くの全身疾患が歯肉腫脹などの口腔内症状を引き起こす．これらの疾患は，2つの異なる機構によって歯周組織に影響を及ぼす．
1. プラークによって引き起こされる既存の炎症の増大．この疾患のグループは，"条件による腫脹"と名づけられ，何種類かのホルモン状態(妊娠，思春期など)，ビタミンC欠乏などの栄養状態や，原因が特定されない腫脹(不特定条件による腫脹)が含まれる．
2. 全身疾患の有無にかかわらない歯肉の炎症状態．このグループは，"歯肉腫脹を引き起こす全身疾患"と"腫瘍性腫脹(歯肉腫瘍)"として説明される．

症候性腫脹

症候性腫脹は，患者の全身状態がプラークに対する通常の歯肉反応を誇張したり，歪めることによって起こる．症候性腫脹の臨床像は慢性歯肉炎のそれとは異なり，特異的であり，全身状態の変化の影響を受ける．この種類の腫脹の発症にプラークはなくてはならないものである．しかし，プラークが臨床的特徴の決定的で唯一の原因ではない．

"条件による腫脹"の3つの種類には，ホルモン(妊娠，思春期)，栄養状態(ビタミンC欠乏症に関連)，そしてアレルギーがある．また，条件が特異的でない腫脹もみられる．

妊娠性腫脹

妊娠性腫脹は辺縁性で，口腔全体に及ぶか単独で多数の腫瘍様腫瘤としてみられることがある(Chapter12，37参照)．

妊娠の期間中，プロゲステロンとエストロゲンの両方が，月経周期の3か月の終わりまで10〜30倍に増加する[2]．これらのホルモンの変化は，歯肉浮腫への血管透過性を増加し，プラークによる炎症反応も増加する．歯肉縁下の細菌層では，*Prevotella intermedia*が増加する[69, 95]．

辺縁の歯肉腫脹

妊娠中の歯肉辺縁の腫脹は，炎症が重篤化する以前の状態で，発生率は10[23]〜70％[135]と報告されている．この歯肉腫脹は，プラークの存在なしでは起こらない．

臨床像

さまざまな臨床像がみられる．腫脹は，通常，全部性で唇側と舌側よりも歯間乳頭部で著明である．腫脹した歯肉は，明るい赤色か深紅色で，軟らかく，傷つきやすく，滑沢な光沢のある表面をもつ．自然に，あるいはわずかな刺激で出血する．

腫瘍様歯肉腫脹

いわゆる妊娠性腫は新生物ではない．それは，プラークの炎症性応答であり，患者の状態によって変化する．通常，妊娠3か月以降にみられるが，それ以前に発生することもある．報告されている発生率は1.8〜5％である[77]．

臨床像

病変は，一般的に歯間乳頭部から歯肉縁あるいはそれ以上に飛び出し，無茎あるいは有茎の散在的な茸状で，平らな球状腫瘤としてみられる(図18-14)．この腫脹は，側方に広がる傾向があり，舌と頰粘膜の圧力により扁平な概観を呈する．一般に暗い赤か深紅色で，平坦で滑沢な表面をもち，深い赤色の多数の針先状の点がみられる．またこれは，表層の病変であり，通常，骨までは侵されない．硬さはさまざまである．通常，腫瘤はやや硬いが，軟らかさの度合いもさまざまで，傷つきやすい場合もある．また通常は無痛性であるが，大きさや形状から食物残渣の蓄積を助長したり咬合を妨げる場合，疼痛性潰瘍となる．

> 病理組織像
>
> 妊娠による歯肉腫脹は，angiogranulomaとよばれる．辺縁性，腫瘍様腫脹のいずれも中心に結合組織の塊があり，多数が緩慢に配列し，新しく形成されたものや立方形の内皮細胞に裏打ちされた充血した毛細血管(図18-15)，あるいは適度に線維化した間質と慢性の炎症性浸潤がみ

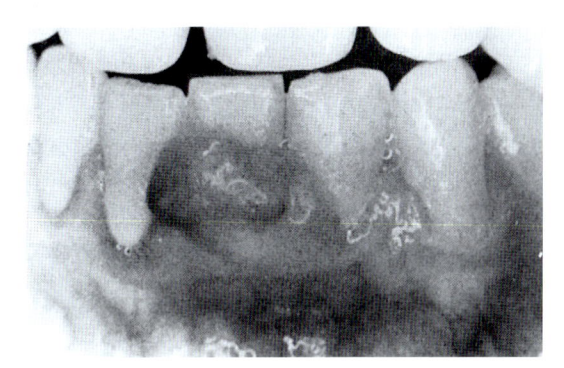

図18-14 妊娠性歯肉腫脹．

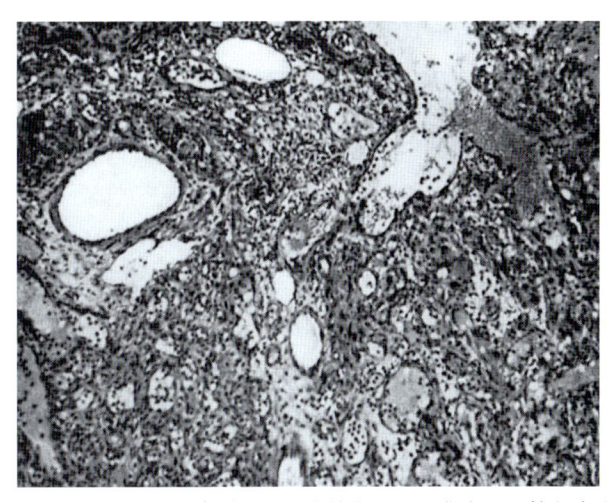

図18-15 妊娠性歯肉腫脹の顕微鏡像では，豊富な血管と炎症性細胞の散在がみられる．

られる．重層扁平上皮は厚く，発達した上皮突起を伴い，わずかな細胞内・外の浮腫と細胞間橋，および白血球の浸潤がみられる．

顕微鏡による観察では，妊娠による歯肉腫脹は特徴的であるが，妊娠しているか否かの判別に用いられるほど特異的な病理組織所見はない[77].

多くの妊娠中の歯肉疾患は，はじめに十分な口腔衛生を行い，プラークや歯石を除去することによって予防することができる．妊娠時に，局所の刺激因子を完全に取り除くことをせずに，組織の除去だけの歯肉の治療を行っても再発する．歯肉腫脹の大きさは，一般に妊娠期の終了に伴って自然に小さくなるが，残っている炎症性病変の完全な除去は，プラーク付着とそれを助長するすべての因子の除去が必要である．

思春期性腫脹

歯肉腫脹はしばしば思春期にみられる（Chapter12, 37参照）．男女双方の若年者にみられ，プラークが付着している部分に出現する．

臨床像

歯肉腫脹の大きさは，通常の局所因子による腫脹をはるかに超えている．歯肉辺縁や隣接部にみられ，著明な球状の歯間乳頭部の腫脹が特徴である（図18-16）．しばしば，唇（頰）側歯肉のみが腫脹し，舌側では比較的，不明瞭である．これは，舌の機械的な作用と食物の流れが，局所の重篤な刺激の蓄積を防止しているためである．

思春期にみられる歯肉腫脹には，一般的に慢性歯肉腫脹にみられるすべての臨床的特徴がある．比較的プラークの付着が少ないときの腫脹の程度や頻繁な再発傾向などによって，複雑でない慢性炎症性歯肉腫脹と区別することができる．思春期以降，腫脹は自然に減少するが，プラークや歯石が除去されるまで消失はしない．

11～17歳の子ども127名における縦断研究では，歯肉腫脹は加齢に応じて高い初期有病率を示した[120]．子ども1名当たりの歯肉炎症部位の平均数を，炎症が最大であった時期と口腔清掃状態（oral hygiene index）を比較すると，思春期の歯肉腫脹の最大時と口腔清掃状態に相関性がないことが明らかにわかった．

11歳と14歳の小児における歯肉縁下細菌の縦断研究では，思春期性歯肉炎の初期において，*Capnocytophaga*がみられた[83]．他の研究では，ホルモンの変化と*Prevotella intermedia*と*Prevotella nigrescens*の割合が同時に増加すると報告されている[85,132].

病理組織像

顕微鏡像は，著明な浮腫と関連する退行性変化を伴う慢性炎症像である．

ビタミンC欠乏症による腫脹

一般的に，歯肉の腫脹は，壊血病の典型的な記述として記載されている．このような腫脹は本来，プラークに対する条件反応であることを認識することが重要である．急性のビタミンC欠乏症自体は，歯肉の炎症の原因ではないが，歯肉結合組織の出血やコラーゲン変性および浮腫の原因となる．これらの変化は歯肉のプラークに対する反応を変化させ，通常の防御反応が抑制されることにより，炎症程度がさらに拡大される[39,40]．急性のビタミンC欠乏症と炎症が合併した影響は，壊血病において重篤な歯肉腫脹を引き起こす（図18-17．Chapter12参照）．

臨床像

ビタミンC欠乏症における歯肉腫脹は歯肉辺縁にみられ，歯肉は軟らかくて傷つきやすく，青みを帯びた赤色で，表面は滑らかで光沢がある．自然出血，あるいはわずかな刺

図18-16　13歳男子に生じた思春期性歯肉腫脹．

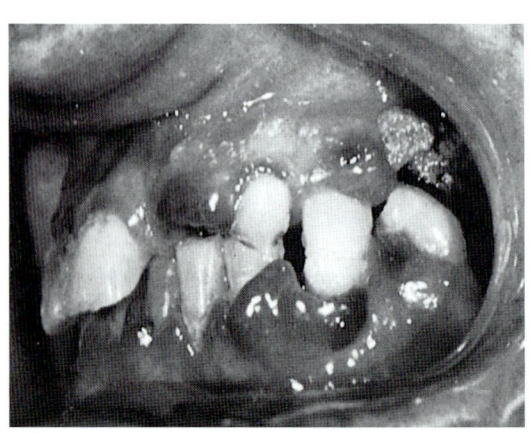

図18-17　ビタミンC欠乏症による歯肉腫脹．著しい出血がみられることに注目．

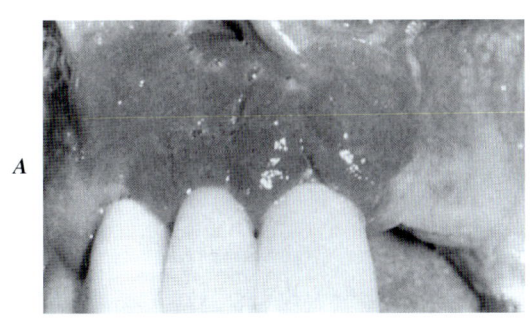

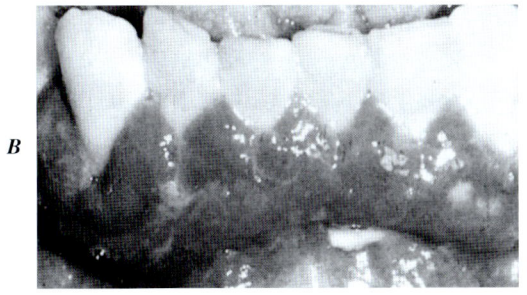

図 *18-18*　歯肉の形質細胞肉芽腫. ***A***：上顎前歯部の歯肉表面上の散漫な病変. ***B***：下顎の病変.（Dr. Kim, D Zussman, Thousand Oaks, Califのご厚意による）

激による出血がみられ，表面は偽膜形成を伴う表面壊死が共通にみられる.

病理組織像
歯肉は，表在性の急性反応を伴う慢性炎症細胞の浸潤がみられる．充血した毛細血管による出血が点在する．著しい拡散した浮腫，コラーゲン変性，コラーゲン線維の欠乏などが著明な所見である．

形質細胞性歯肉炎

形質細胞性歯肉炎は，非定型的歯肉炎（atypical gingivitis）や，形質細胞性口内炎（plasma cell gingivostomatitis）とよばれ，付着歯肉に達する軽度の辺縁歯肉の腫脹としてみられる．また，形質細胞肉芽腫（plasma cell granuloma）とよばれる局所病変として記される[15].

臨床像
歯肉は赤く，傷つきやすく，ときに粒状で易出血性であり，通常，付着の喪失を引き起こさない（図 *18-18*）．この病変は，付着歯肉の表面に存在する．したがって，プラークによって誘発された歯肉炎とは異なっている．

病理組織像
口腔上皮は，海綿状で炎症性細胞の浸潤がみられ，超微細構造では，下層の有棘層と基底層に損傷の所見がみられる．下部の結合組織は，口腔上皮に達する形質細胞

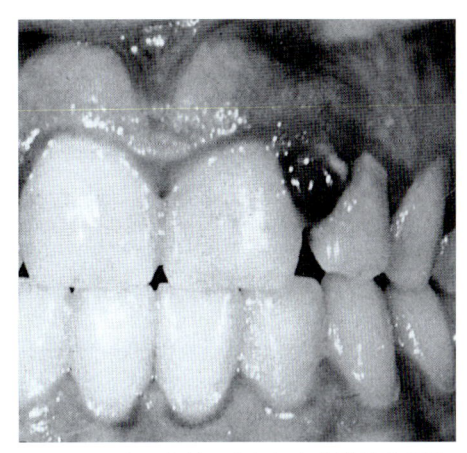

図 *18-19*　若い女性にみられた化膿性肉芽腫.

の濃染がみられ，解離性の損傷がみられる[88].

口唇炎と舌炎との関連が報告されている[63, 104]．形質細胞性歯肉炎は，チューインガムや歯磨剤，あるいはさまざまな食品の材料に関連するアレルギーが発端であるかもしれないと考えられる．アレルゲンへの接触を避けることが病変の治癒をもたらす．

稀な例では，形質細胞の優位がみられる著しい炎症性歯肉腫脹は，急速に進行する歯周疾患と関連があるようにみられる[90].

非特異性要因による腫脹（化膿性肉芽腫）

化膿性肉芽腫は，小さな刺激に対する増大した条件反応によるものと考えられる，腫瘍様の歯肉腫脹である（図 *18-19*）．全身的因子の正確な原因は特定されていない[62].

臨床像
この病変は，散在性で球状であったり，扁平で有茎性に付着した腫瘍様の腫瘤であったり，広い基底部におけるケロイド様であったりとさまざまである．時期によって，明るい赤色か紫色，傷つきやすい状態かまたは硬い状態で，多くの場合，表面は潰瘍化や化膿性滲出がみられる．病変は自然に線維上皮性乳頭腫へと複雑化する傾向があり，あるいは長年，比較的変化がない状態で持続することがある．

病理組織像
化膿性肉芽腫は，慢性炎症性の細胞浸潤とともに，肉芽組織の腫瘤としてみられる．内皮の増殖と多数の血管形成が著明な特徴である．表面の上皮は，萎縮している部分や肥大している部分もある．表面の潰瘍化と滲出液が一般的にみられる．

治療は，病変の除去に加えて，局所因子の除去を行う.

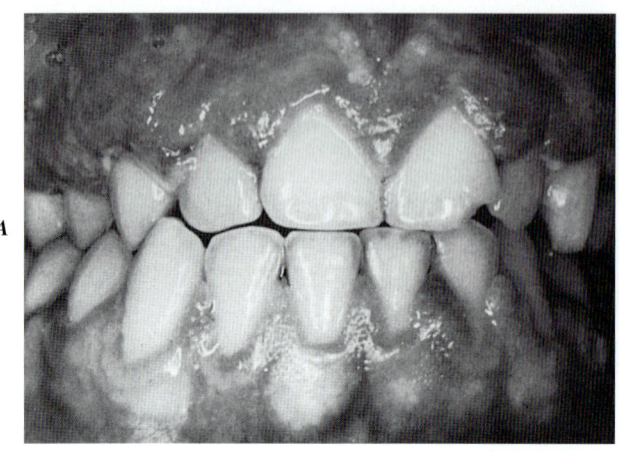

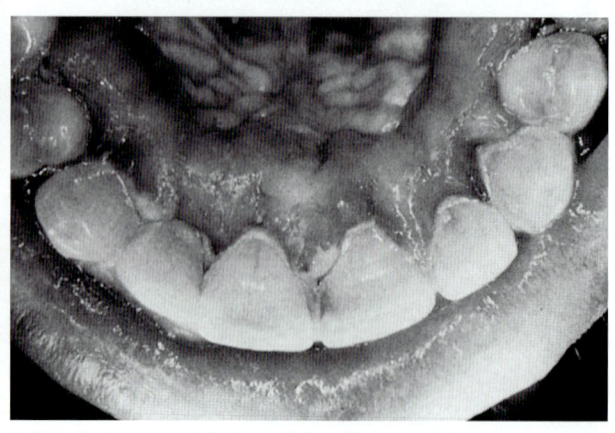

図18-20　白血病性歯肉肥大．**A**：急性骨髄性白血病罹患患者の白血病性歯肉肥大．肥大は上顎でより著明で，多量に沈着したプラークが関与していることに注目．**B**：亜急性単球性白血病罹患患者にみられる歯肉肥大の上顎咬合面観では，球状に隆起し変色および滑らかで光沢のある歯肉表面がみられる．肥大した歯肉と近接する口蓋粘膜の違いに注目．

再発率は約15％である[14]．化膿性肉芽腫は，妊娠でみられる歯肉腫脹と，臨床的あるいは顕微鏡的観察で類似している．鑑別診断は患者の病歴による．

歯肉腫脹を引き起こす全身疾患

数種類の全身疾患は，異なったメカニズムにより歯肉腫脹を引き起こすことがある．これらは稀な症例であり，簡潔な論議にとどめる．

白血病
臨床像

白血病性肥大は，散在あるいは歯肉辺縁で，局所あるいは全体にみられることがある（Chapter12参照）．これは，歯肉粘膜のびまん性腫脹（図18-20）や辺縁歯肉の著しい拡張，あるいは散在性の腫瘍様歯間乳頭の腫瘤としてみられる．白血病性肥大は，一般的に薄青い赤色で，光沢のある表面を呈する．硬さは適度に硬いが，傷つきやすく，自然あるいは軽度の刺激でも出血しやすい傾向がある．拡張した歯肉と隣接歯の境界部の裂溝に，急性有痛性で壊死性潰瘍性の炎症性病変が関連することもある．

白血病患者のなかには，白血病細胞の有無に関わらず，歯肉の肥大が軽度の炎症の結果起こり，白血病でない患者と同様の臨床的，顕微鏡像を示すことがある．ほとんどの症例が，単純な慢性炎症と白血病性滲出の両方の特徴をもつ．

真の白血病性腫脹は，急性白血病で一般的にみられるが，亜急性白血病でもみられることがある．またこれは，慢性白血病では稀にしかみられない．

病理組織像

白血病患者における歯肉肥大は，成熟白血球の慢性炎症の程度によってさまざまな状態を示し，結合組織には未熟で増殖性の白血球が密に浸潤し，白血病の型によって特殊な種類がみられる．上皮では充血した毛細血管や浮腫，結合組織の欠落およびさまざまな程度の白血球の浸潤と浮腫がみられる．急性壊死性炎症の孤立した表面で，フィブリンの偽膜網状構造や壊死性上皮細胞，多形核好中球（PMNs），そして細菌などがみられる．

肉芽腫性疾患
ウェゲナー肉芽腫症

ウェゲナー肉芽腫症は，気道の急性肉芽化による壊死性病変に特徴付けられる奇病で，鼻と口腔の損傷を引き起こす．腎臓に病変がみられ，急性壊死性血管炎が血管に影響を及ぼす．ウェゲナー肉芽腫症の初期症状は顎顔面領域に関連し，口腔内の粘膜の潰瘍化，歯肉腫脹，異常な歯の動揺，歯の脱落，および治癒の遅延がみられることがある[20]．
臨床像

肉芽腫性歯間乳頭腫脹は刺激により容易に出血し，赤みがかった紫色を呈する．

病理組織像

点在する巨細胞と，急性炎症と急性炎症の病巣が薄い上皮有棘層で微小膿瘍をつくり，慢性炎症が起こる．血管の変化は歯肉の血管が小さいために解明されていない[57]．

歯肉の腫脹 ■ CHAPTER 18   295

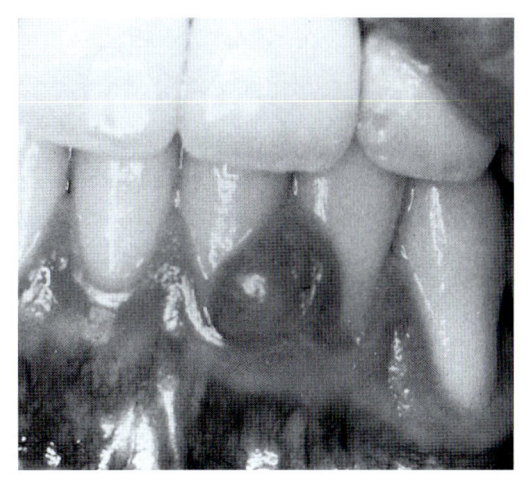

図 18-22 26歳男子歯肉の乳頭腫.

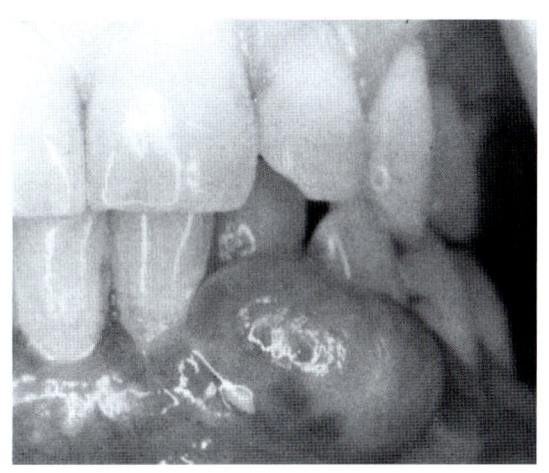

図 18-23 歯肉巨細胞肉芽腫.

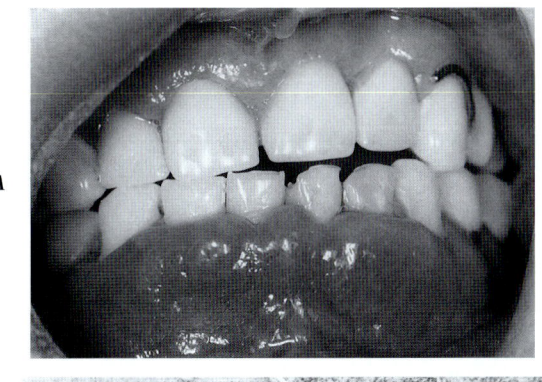

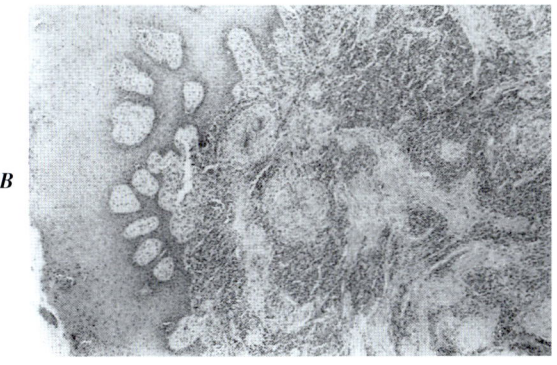

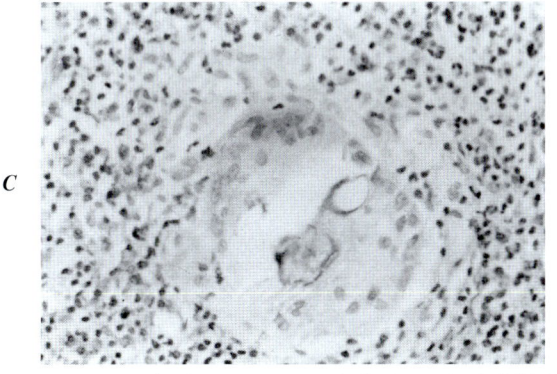

図 18-21 **A**：類肉腫症にみられる歯肉腫脹．類肉芽腫症の低倍率(**B**)と高倍率(**C**)の顕微鏡像．(Dr. Silvia, Oreamuno, San José, Costa Ricaのご厚意による)

病理組織像
サルコイド肉芽腫は，単核細胞の周囲に類上皮細胞の非乾酪変性渦(noncaseating whorls)と，多核性の体外型巨細胞(foreign-body-type giant cells)が散在する[99]．

ウェゲナー肉芽腫症の原因は不明であるが，病態は免疫学的な組織障害の状態であると考えられる[27]．以前は，腎不全により数か月で死亡することが通常であったが，最近では免疫抑制剤の使用により，90％以上の症例が長い緩解期をもつようになってきた[68]．

腫瘍性腫脹（歯肉腫瘍）

いくつかのもっとも一般的な腫瘍性(新生物性)と歯肉の偽膜性病変の簡単な説明にとどめる．より包括的な内容に関しては，口腔病理学に関する参考書を参照されたい[87,99]．

サルコイドーシス（類肉腫症）

サルコイドーシス(類肉腫症)は，原因不明の肉芽腫性疾患である．この疾患は20代か30代の個人に始まり，黒人特有にみられ，歯肉を含むさまざまな器官にみられる．歯肉は，赤く，滑沢で，無痛性の腫脹がみられることがある(図 18-21)．

歯肉の良性腫瘍

エプーリス(epulis)は，歯肉にみられるすべての散在性あるいは腫瘍様腫瘤に対して，臨床的に使用される総称である．この名称は，腫瘍そのものを表わすものではなく，腫瘍の位置を示すためのものである．エプーリスとよばれる病変のほとんどが，腫瘍性・新生物性というより，炎症

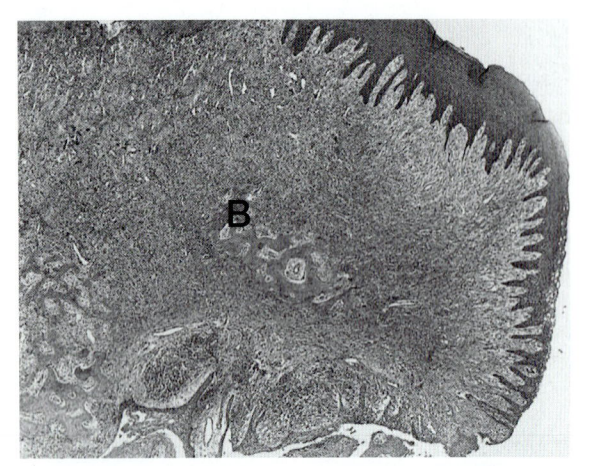

図18-24 周囲性(辺縁性)巨細胞性肉芽腫の顕微鏡像．腫瘤のなかに新生骨の骨梁(**B**)がみられる．

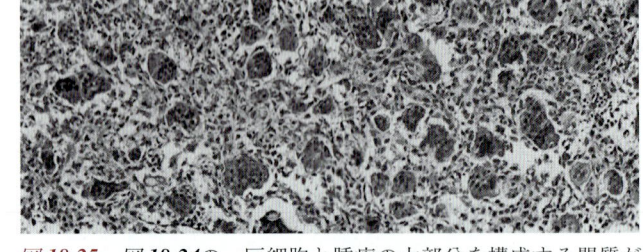

図18-25 図18-24の，巨細胞と腫瘤の大部分を構成する間質がみられる病変の拡大像．

性のものである．

歯肉腫脹のなかで，腫瘍性・新生物性が占める割合は比較的少なく，口腔内にみられるすべての腫瘍性・新生物性のわずかな割合である．257症例の口腔内腫脹に関する調査では，およそ8％が歯肉にみられた[81]．他の868部位の歯肉と口蓋の腫脹に関する調査研究[12]では，57％が腫瘍性・新生物性で，残りは炎症性であった．また，腫瘍の発生頻度は以下のようであった．がん11.0％，線維腫9.3％，巨細胞腫8.4％，乳頭腫7.3％，白板症4.9％，混合腫瘍(唾液腺型)2.5％，血管腫1.5％，骨線維腫1.3％，肉腫0.5％，黒色腫0.5％，粘液腫0.45％，線維乳頭腫0.4％，腺種(アデノーマ)0.4％，脂肪腫0.3％．

線維腫

歯肉の線維腫(fibroma)は，歯肉結合組織か歯根膜から発生する．これらは，ゆっくりと成長する球状の腫瘤で，硬く小結節性であるが，軟らかく血管に富むこともある．線維腫は通常有茎性である．硬い線維腫は稀で，線維腫として臨床診断される病変の大部分は炎症性の腫脹である[103]．

病理組織像
線維腫は線維細胞が散在した状態で，よく形成されたコラーゲン線維束と変異した血管分布から構成される．
いわゆる巨細胞性線維腫は多核(性)線維芽細胞を含んでいる．また別の型では，無機質組織(骨，セメント質様材質，ジストロフィー性石灰化)などがみられることがあり，このような線維腫は周囲性骨化性線維腫(peripheral ossifying fibroma)とよぶ．

乳頭腫

乳頭腫は，ヒト乳頭腫ウイルス(HPV)に関連し，上皮表面にみられる良性の増殖である．多くの場合，ウイルス性のサブタイプHPV-6とHPV-11が，口腔内の乳頭種にみられる．歯肉の乳頭腫は，単独のいぼ状あるいはカリフラワー様の隆起と細かくて不規則な広い表面で，硬い歯肉の隆起としてみられる．

病理組織像
病変は重層扁平上皮の指状の突起がみられ，しばしば線維性筋性の結合組織の中心(コア)をもち，過角化している．

周囲性巨細胞性肉芽腫

歯肉の巨細胞病変は，歯間乳頭または歯肉辺縁から生じ，唇側に頻繁にみられ，無茎性あるいは有茎性である．この肉芽腫は，滑らかで規則的な外形から不規則な腫瘤であったり，表面に凸凹があり多葉性の隆起をもつものなど，異なる外観をもつ(図18-23)．辺縁の潰瘍化が稀にみられる．病変は無痛性で，大きさによっては数歯を覆い隠すこともある．硬かったり，スポンジ状であったりし，色はピンクから深紅，紫がかった青色などさまざまである．この腫脹は，他の歯肉腫脹と区別することができる特有な臨床症状はない．確定診断にためには顕微鏡による検査が必要である(図18-24, 18-25)．

かつては，歯肉の巨細胞病変は周囲性巨細胞修復性腫(peripheral reparative giant cell tumors)とよばれていた．しかし，この病変は本質的には新生物ではなく局所損傷に対する応答であり，それらの治癒の本質は明らかでない．したがって，これらは現在，周囲性巨細胞性肉芽腫(peripheral giant cell granulomas)とよばれる．周囲性巨細胞性肉芽腫は，顎骨に由来する同様の病変，中心性巨細胞性肉芽腫とは区別する必要がある．

歯肉の腫脹 ■ CHAPTER 18   297

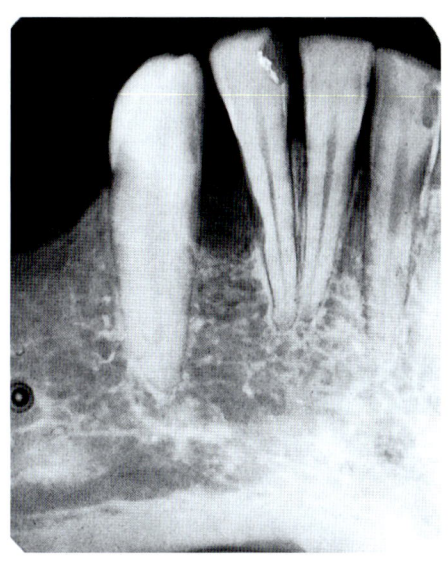

図 18-26　周囲性巨細胞性肉芽腫によって生じた犬歯と側切歯の間の骨破壊．(Dr. Samのご厚意による)

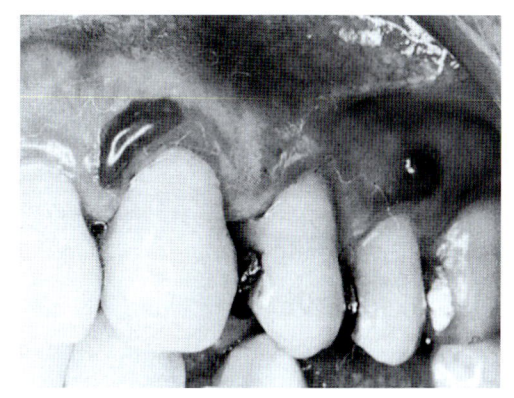

図 18-28　外傷による血腫．

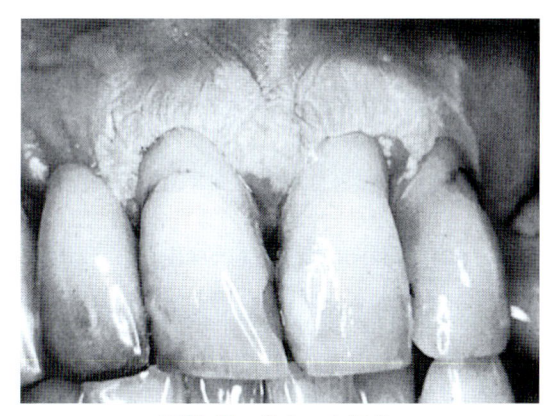

図 18-27　歯肉の白板症．

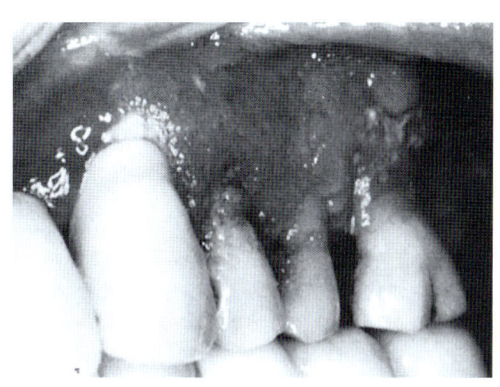

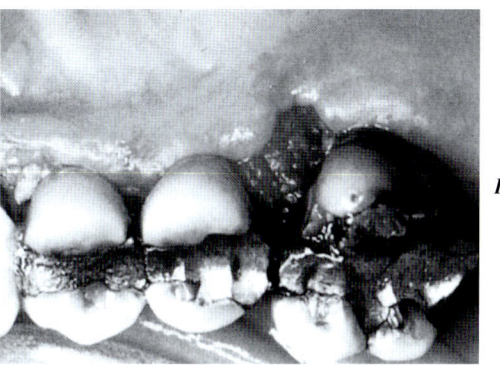

図 18-29　歯肉の扁平上皮癌．**A**：唇側（頬側）面観．広範囲にわたる疣贅状の歯肉に注目．**B**：口蓋面観．濃赤紫色の組織が，第二小臼歯と第一大臼歯の間にみられることに注目．

いくつかの症例では，歯肉の巨細胞性肉芽腫は局所浸潤性で，骨の破壊の原因となる（図18-26）．完全な除去により再発もなく治癒する．

病理組織像

巨細胞性肉芽腫は，結合組織の間質に多核巨細胞やヘモシデリン粒子の多数の増殖巣をもっている．慢性炎症の部分が散在し，表面では急性病変がある．通常，潰瘍化が基底部にある状態で，覆っている上皮は過形成されている．病変内に骨形成が起こることもある（図18-24，18-25参照）．

中心性巨細胞肉芽腫

この病変は顎骨内に発生し，中心性空洞現象を起こす．また時折，歯肉が肥大したような顎の変形を起こすことがある．歯肉の混合腫瘍，唾液腺型腫瘍および形質細胞腫に

ついても記載されているが，頻繁にみられるわけではない．

白板症

白板症（leukoplakia）は，世界保健機構によって，臨床的用語として白い斑点あるいは斑と定義され，除去できず，他の疾患としても診断できない病変である．白板症の原因は不明であるが，喫煙に関連付けられている．他に考えられている原因は，カンジダ・アルビカンス（*Candida albicans*）やHPV-16とHPV-18，あるいは外傷である．歯肉の白板症は，灰色がかった白色で，扁平なうろこ状の病変や

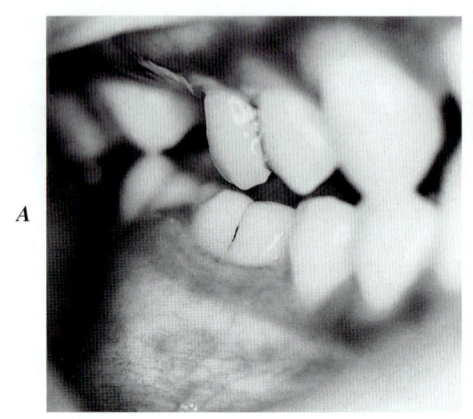

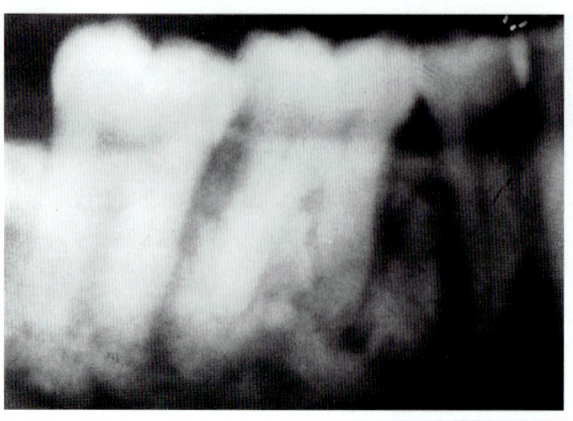

図18-30　**A**：線維性骨異形成症による骨増生を伴う外観上，明白な歯肉腫脹．**B**：X線写真では，すりガラス状，斑状のX線像がみられる．

肥厚して不規則な形の角化した斑状などさまざまな様相を呈している(図18-27)．ほとんどの白板症(80%)は良性で，残りの20%は悪性あるいは前悪性であり，そのなかの3%だけが浸潤性癌である[37]．すべての白板症のうち，もっとも疑わしい部位を生検し確定診断を下し適切な治療を行う必要がある．

> **病理組織像**
>
> 白板症は，角化症や有棘層の肥厚を示す．前悪性と悪性の症例では，非定型的な上皮変化の変異の度合いが軽度なのか中等度なのか，あるいは重度なのかなど，上皮層への浸潤範囲による．形成異常の変化がすべての層にみられたとき，それは癌(carcinoma in situ)と診断され，基底膜を超えている場合は，浸潤癌の場合がある[37]．下層の結合組織の炎症性変化は，一般的に付随してみられる．

歯肉嚢胞

組織学的には歯肉嚢胞は一般的にみられる．しかし，臨床的に問題となる大きさに達することは少ない[84]．これがみられる場合には，辺縁あるいは付着歯肉に限局した腫脹として観察される．歯肉嚢胞は，下顎犬歯や小臼歯付近の舌側にみられることが多い．無痛性であるが，大きくなると歯槽骨表面のびらんを引き起こすこともある．しかし，側方性歯周嚢胞(Chapter22参照)とは区別されるべきであり，歯槽骨や歯根に隣接してみられ，これを起源として進行し発症する．嚢胞は，歯原性上皮や，この部分に外傷的に埋め込まれた外縁上皮や歯肉溝上皮から進行する．除去により治癒し，再発しない．

> 顕微鏡的観察では，嚢胞腔は厚みのある部分もみられるが，薄く平坦な上皮で裏打ちされている．稀に，角化していない重層扁平上皮，角化した重層扁平上皮，柵状の基底細胞を伴う錯角化した上皮[19]などもみられる．

また，歯肉では他の良性腫瘍は稀か，珍しい発見であるといわれている．それらには，母斑[13]や筋原細胞腫[43, 61]，血管腫(図18-28)，神経鞘腫[37]，神経線維腫[94]，粘液嚢胞(粘液瘤)[127]およびエナメル上皮腫[118]などがある．

歯肉の悪性腫瘍
がん

生体にみられる悪性腫瘍のうち，口腔内にみられるがんは3%未満である．しかし，男性では6番目に，女性では12番目に多いがんである[87]．歯肉は口腔内悪性腫瘍の好発部位ではない(口腔がんの6%[70])．扁平上皮癌は，歯肉の悪性腫瘍のなかでもっとも一般的である．この腫瘍は，外方増殖性で，不規則な外側増殖や潰瘍か平坦な侵食性病変として出現する．これは，ときとして抜歯によってその存在が明らかになることもあるが，しばしば症状がなく，新生物を目立たなくするが，疼痛の原因となるであろう炎症性変化によって複雑化するまで看過されることになる．この腫瘍は限局的に浸潤し，下層の骨や歯，粘膜に隣接する歯根膜に浸潤する(図18-29)．通常，転移は鎖骨上に限局するが，より進行すると，肺や肝臓あるいは骨に達することもある．

悪性黒色腫

悪性黒色腫は稀な口腔内の腫瘍で，高齢者の硬口蓋や上顎歯肉にみられる[87]．通常，黒ずんで着色し，しばしば限局性の着色が先にみられることがある[25]．これは平坦ある

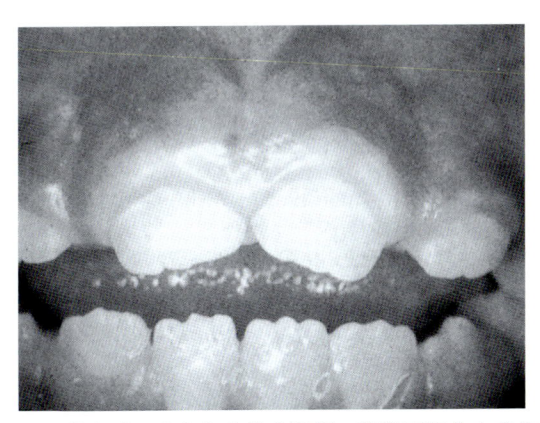

図 18-31 萌出時にみられる歯肉腫脹．萌出不完全な前歯部周囲に正常歯肉の丸い外形が慢性炎症によって強調されている．

いは小結節性で，急速な進行と早期の転移が特徴的である．またこの腫瘍は，歯肉や頬粘膜，口蓋のメラニン芽細胞から発症する．基底部の骨への浸透と，頸部と腋下リンパ節への転移が一般的にみられる．

肉腫

歯肉の線維肉腫，リンパ肉腫および細網肉腫は稀にみられ，わずかな症例だけが文献に記載されている[42, 47, 123]．カポジ肉腫は，後天性免疫不全症候群（AIDS）の口腔内でみられ，とくに口蓋と歯肉でみられる（Chapter 29参照）．

転移

歯肉への腫瘍転移は一般的ではない．歯肉への転移は，結腸[55]，肺癌，原発性肝細胞癌[125]，腎細胞癌[18]，副腎腫[93]，軟骨肉腫[122]や精巣腫瘍[36]などの悪性腫瘍などが報告されている．口腔内での悪性腫瘍の発生が稀であることを臨床医は誤解してはいけない．通常の治療で効果がみられない潰瘍やすべての歯肉にみられる潰瘍，潰瘍様病変は，生検により顕微鏡的な確定診断を下さなければいけない（Chapter 30参照）．

読者は，良性，悪性の腫瘍についての完全な情報を口腔病理学の教科書[87]から，さらに参照すべきである．

偽腫脹

偽腫脹は真の歯肉腫脹ではなく，基底部骨，あるいは歯の組織増大によるものである．歯肉は，通常その部位の大きな増加以外，異常な臨床的特徴はない．

骨性病変が潜在するもの

歯肉の下の骨の腫脹は，一般的には骨隆起や骨化過剰症としてみられるが，パジェット病，線維性骨異形成症，ケルビム症，中心性巨細胞肉芽腫，エナメル上皮腫，骨腫瘍，および骨肉腫でもみられることがある．この型の腫脹に関する1つの例を図18-30に示す．この症例の，38歳黒人女性の線維性骨異形成症（鮮紅色型）は，下顎臼歯部での骨性腫脹が歯肉腫脹としてみられたものである．歯肉組織は，正常あるいは炎症性変化と関連がないと考えられるかもしれない．

歯の組織が潜在するもの

萌出の段階の間，とくに第一歯列において，唇側歯肉は歯冠半分の歯肉のエナメル質，すなわち正常な隆起による歯肉の盛り上がりによって，球状の辺縁隆起にみえるであろう．この腫脹は萌出性腫脹（developmental gingival enlargements）とよばれ，上皮性付着がエナメル質からセメント-エナメル境に移動するまで持続することがある．

厳密には，萌出性歯肉腫脹は生理現象であり，通常まったく問題とはならない．しかし，このような腫脹が辺縁の炎症を併発した場合，合併症状は広範囲の歯肉腫脹となる（図18-31）．治療は，腫脹の切除よりもむしろ炎症の軽減で，十分である．

参考文献

1. Aas E: Hyperplasia Gingivae Diphenylhydantoinea. Oslo, Universitetsforlaget, 1963.
2. Amar S, Chung KM: Influence of hormonal variation on the periodontium in women. Periodontology 2000, 1994; 6:79.
3. Angelopoulos AP, Goaz PW: Incidence of diphenylhydantoin gingival hyperplasia. Oral Surg 1972; 34:898.
4. Ashrafi SH, Slaski K, Thu K, et al: Scanning electron microscopy of cyclosporine-induced gingival overgrowth. Scanning Microscopy 1996; 10:219.
5. Ayanoglou, CM, Lesty C: New cementum formation induced bt cyclosporin A: a histological, ultrastructural and histomorphometric study in the rat. J Periodont 1997; 32:543.
6. Babcock JR: Incidence of gingival hyperplasia associated with dilantin therapy in a hospital population. J Am Dent Assoc 1965; 71:1447.
7. Babcock JR, Nelson GH: Gingival hyperplasia and Dilantin content of saliva. J Am Dent Assoc 1964; 68:195.
8. Bader G, Lejeune S, Messner M: Reduction of cyclosporine-induced gingival overgrowth following a change to tacrolimus. A case history involving a liver transplant patient. J Periodontol 1988; 69:729.
9. Baratieri A: The oxytalan connective tissue fibers in gingival hyperplasia in patients treated with sodium diphenyl-hydantoin. J Periodont Res 1967; 2:106.
10. Barclay S, Thomason JM, Idle JR, et al: The incidence and severity of nifedipine-induced gingival overgrowth. J Clin Periodontol 1992; 19:311.
11. Bellinger DH: Blood and lymph vessel tumors involving the mouth. J Oral Surg 1944; 2:141.
12. Bernick S: Growth of the gingiva and palate. II. Connective tissue tumors. Oral Surg 1948; 1:1098.
13. Bernier JL, Tiecke RW: Nevus of the gingiva. J Oral Surg 1950; 8:165.
14. Bhaskar SN, Jacoway JR: Pyogenic granuloma: Clinical features, incidence, histology and result of treatment. J Oral Surg 1966; 24:391.
15. Bhaskar SN, Levin MP, Frisch J: Plasma cell granuloma of periodontal tissues. Report of 45 cases. Periodontics 1988; 6:272.

16. Bökenkamp A, Bohnhorst B, Beier C, et al: Nifedipine aggravates cyclosporine A-induced hyperplasia. Pediatr Nephrol 1994; 8:181.
17. Brown RS, Sein P, Corio R, et al: Nitrendipine-induced gingival hyperplasia. Oral Surg 1990; 70:593.
18. Buchner A, Begleiter A: Metastatic renal cell carcinoma in the gingiva mimicking a hyperplastic lesion. J Periodontol 1980; 51:413.
19. Buchner A, Hansen AS: The histomorphologic spectrum of the gingival cyst in the adult. Oral Surg 1979; 48:532.
20. Buckley DJ, Barrett AP, Bilous AM, et al: Wegener's granulomatosis—are gingival lesions pathognomonic? J Oral Med 1987; 42:169.
21. Buckner HJ: Diffuse fibroma of the gums. J Am Dent Assoc 1937; 24:2003.
22. Burket LW: Oral Medicine. Philadelphia, JB Lippincott, 1946.
23. Butler RT, Kalkwarf KL, Kaldhal WB: Drug-induced gingival hyperplasia: Phenytoin, cyclosporine and nifedipine. J Am Dent Assoc 1987; 114:56.
24. Calne R, Rolles K, White DJ, et al: Cyclosporin-A initially as the only immunosuppressant in 34 recipients of cadaveric organs: 32 kidneys, 2 pancreas and 2 livers. Lancet 1979; 2:1033.
25. Chaudry AP, Hampel A, Gorlin RJ: Primary malignant melanoma of the oral cavity: A review of 105 cases. Cancer 1958; 11:923.
26. Ciancio SG, Yaffe SJ, Catz CC: Gingival hyperplasia and diphenylhydantoin. J Periodontol 1972; 43:411.
27. Cotran RS, Kumar V, Robbins SL: Robbins' Pathologic Basis of Disease, 4th ed. Philadelphia, WB Saunders, 1989.
28. Daley TD, Nartey NO, Wysocki GP: Pregnancy tumor: An analysis. Oral Surg 1991; 72:196.
29. Daley TD, Wysocki GP, Day C: Clinical and pharmacologic correlations in cyclosporine-induced gingival hyperplasia. Oral Surg 1986; 62:417.
30. Heijl L, Sundin Y: Nitrendipine-induced gingival overgrowth in dogs. J Periodontol 1989; 60:104.
31. DaCosta ML, Regan MC, al Sader M, et al: Diphenyl hydantoin sodium promotes early and marked angiogenesis and results in increased collagen deposition and tensile strength in healing wounds. Surgery 1988; 123:287.
32. Dallas BM: Hyperplasia of the oral mucosa in an edentulous epileptic. NZ Dent J 1963; 59:54.
33. Dreyer WP, Thomas CJ: DPH-induced hyperplasia of the masticatory mucosa in an edentulous epileptic patient. Oral Surg 1978; 45:701.
34. Elzay RP, Swenson HM: Effect of an electric toothbrush on Dilantin sodium induced gingival hyperplasia. NY J Dent 1964; 34:13.
35. Emerson TG: Hereditary gingival hyperplasia. A family pedigree of four generations. Oral Surg 1965; 19:1.
36. Fantasia JE, Chen A: A testicular tumor with gingival metastasis. Oral Surg 1979; 48:64.
37. Fowler CB: Benign and malignant neoplasms of the periodontium. Periodontology 2000 1999; 21:33.
38. Fu E, Nieh S, Hiao CT, et al: Nifedipine-induced gingival overgrowth in rats: brief review and experimental study. J Periodontol 1988; 69:765.
39. Glickman I: The periodontal tissues of the guinea pig in vitamin C deficiency. J Dent Res 1948; 27:9.
40. Glickman I: The effect of acute vitamin C deficiency upon the response of the periodontal tissues of the guinea pig to artificially induced inflammation. J Dent Res 1948; 27:201.
41. Glickman I, Lewitus M: Hyperplasia of the gingiva associated with Dilantin (sodium diphenyl hydantoinate) therapy. J Am Dent Assoc 1941; 28:1991.
42. Goldman HM: Sarcoma. Am J Orthod 1944; 30:311.
43. Hagen JD, Soule EH, Gores RJ: Granular cell myoblastoma of the oral cavity. Oral Surg 1961; 14:454.
44. Hall WB: Dilantin hyperplasia: A preventable lesion. J Periodont Res (Suppl) 1969; 4:36.
45. Hallmon WW, Rossmann JA: The role of drugs in the pathogenesis of gingival overgrowth. Periodontology 2000 1999; 21:176.
46. Hancock RH, Swan RH: Nifedipine-induced gingival overgrowth. J Clin Periodontol 1992; 19:12.
47. Hardman FG: Secondary sarcoma presenting clinical appearance of fibrous epulis. Br Dent J 1949; 86:109.
48. Hassell TM: Epilepsy and the Oral Manifestations of Phenytoin Therapy. Monographs in Oral Science, Vol 9. New York, S Karger, 1981.
49. Hassell TM: Evidence for production of an inactive collagenase by fibroblasts from phenytoin-enlarged human gingiva. J Oral Pathol 1982; 11:310.
50. Hassell TM, Burtner AP, McNeal D, et al: Oral problems and genetic aspects of individuals with epilepsy. Periodontology 2000 1994; 6:68.
51. Hassell TM, Page RC: The major metabolite of phenytoin (Dilantin) induces gingival overgrowth in cats. J Periodont Res 1978; 13:280.
52. Hassell TM, Page RC, Lindhe J: Histologic evidence of impaired growth control in diphenylhydantoin gingival overgrowth in man. Arch Oral Biol 1978; 23:381.
53. Henefer EP, Kay LA: Congenital idiopathic gingival fibromatosis in the deciduous dentition. Oral Surg 1967; 24:65.
54. Hirschfeld I: Hypertrophic gingivitis; its clinical aspect. J Am Dent Assoc 1932; 19:799.
55. Humphrey AA, Amos NH: Metastatic gingival adenocarcinoma from primary lesion of colon. Am J Cancer 1936; 28:128.
56. Ishikawa J, Glickman I: Gingival response to the systemic administration of sodium diphenyl hydantoinate (Dilantin) in cats. J Periodontol 1961; 32:149.
57. Israelson H, Binnie WH, Hurt WC: The hyperplastic gingivitis of Wegener's granulomatosis. J Periodontol 1981; 52:81.
58. Jorgenson RJ, Cocker ME: Variation in the inheritance and expression of gingival fibromatosis. J Periodontol 1974; 45:472.
59. Kantor ML, Hassell TM: Increased accumulation of sulfated glycosaminoglycans in cultures of human fibroblasts from phenytoin-induced gingival overgrowth. J Dent Res 1983; 62:383.
60. Kapur RN, Grigis S, Little TM, et al: Diphenylhydantoin induced gingival hyperplasia: Its relation to dose and serum level. Dev Med Child Neurol 1973; 15:483.
61. Kerr DA: Myoblastic myoma. Oral Surg 1949; 2:41.
62. Kerr DA: Granuloma pyogenicum. Oral Surg 1951; 4:155.
63. Kerr DA, McClatchey KD, Regezi JA: Allergic gingivostomatitis (due to gum chewing). J Periodontol 1971; 42:709.
64. Kilpinen E, Raeste AM, Collan Y: Hereditary gingival hyperplasia and physical maturation. Scand J Dent Res 1978; 86:118.
65. Kimball O: The treatment of epilepsy with sodium diphenylhydantoinate. JAMA 1939; 112:1244.
66. Klar LA: Gingival hyperplasia during Dilantin therapy: A survey of 312 patients. J Public Health Dent 1973; 33:180.
67. Klingsberg J, Cancellaro LA, Butcher EO: Effects of air drying in rodent oral mucous membrane. A histologic study of simulated mouth breathing. J Periodontol 1961; 32:38.
68. Kornblut AD, Wolff SM, de Fries HE, et al: Wegener's granulomatosis. Laryngoscope 1980; 90:1453.
69. Kornman KS, Loesche WJ: The subgingival microbial flora during pregnancy. J Periodont Res 1980; 15:111.

70. Krolls SO, Hoffman S: Squamous cell carcinomas of the oral soft tissues: A statistical analysis of 14,253 cases by age, sex and race of patients. J Am Dent Assoc 1976; 92:571.
71. Lamborghini Deliliers G, Santoro F, Polli N, et al: Light and electron microscopic study of cyclosporin-A induced gingival hyperplasia. J Periodontol 1986; 57:771.
72. Larmas LA, Mackinen KK, Paunio KU: A histochemical study of amylaminopeptidase in hydantoin-induced hyperplastic, healthy and inflamed human gingiva. J Periodont Res 1973; 8:21.
73. Lederman D, Lummerman H, Reuben S, et al: Gingival hyperplasia associated with nifedipine therapy. Oral Surg 1984; 57:620.
74. Lite T, Dimaio DJ, Burman LR: Gingival patterns in mouth breathers. A clinical and histopathologic study and a method of treatment. Oral Surg 1955; 8:382.
75. Lucas RM, Howell LP, Wall RA: Nifedipine-induced gingival hyperplasia. A histochemical and ultrastructural study. J Periodontol 1985; 56:211.
76. Lustberg A, Goldman D, Dreskin OH: Megaloblastic anemia due to Dilantin therapy. Ann Intern Med 1961; 54:153.
77. Maier AW, Orban B: Gingivitis in pregnancy. Oral Surg 1949; 2:334.
78. Mariani G, Calastrini C, Carinci F, et al: Ultrastructural features of cyclosporine A-induced gingival hyperplasia. J Periodontol 1993; 64:1092.
79. Mealy BL: Periodontal implications: medically compromised patients. Annals Periodontol 1996; 1:256.
80. Merritt H, Putnam T: Sodium diphenylhydantoinate in the treatment of convulsive disorders. JAMA 1938; 111:1068.
81. McCarthy FP: A clinical and pathological study of oral disease. JAMA 1941; 116:16.
82. Mihatsch MJ, Kyo M, Morozumi K, et al: The side-effects of cyclosporine-A and tacrolimus. Clin Nephrol 1988; 49:356.
83. Mombelli A, Lang NP, Burgin WB, et al: Microbial changes associated with the development of puberty gingivitis. J Periodont Res 1990; 25:331.
84. Moskow BS: The pathogenesis of the gingival cyst. Periodontics 1966; 4:23.
85. Nakagawa S, Fujii H, Machida Y, et al: A longitudinal study from prepuberty to puberty of gingivitis. Correlation between the occurrence of Prevotella intermedia and sex hormones. J Periodontol 1994; 21:658.
86. Nease WJ: Effect of sodium diphenylhydantoinate on tissue cultures of human gingiva. J Periodontol 1965; 36:22.
87. Neville BW, Damm DD, Allen CM, et al: Oral and Maxillofacial Pathology. Philadelphia, WB Saunders, 1995.
88. Newcomb GM, Seymour GJ, Adkins KF: An unusual form of chronic gingivitis: An ultrastructural, histochemical and immunologic investigation. Oral Surg 1982; 53:488.
89. Nishikawa S, Tada H, Hamasaki A, et al: Nifedipine-induced gingival hyperplasia: A clinical and in vitro study. J Periodontol 1991; 62:30.
90. Nitta H, Kameyama Y, Ishikawa I: Unusual gingival enlargement with rapidly progressive periodontitis. Report of a case. J Periodontol 1993; 64:1008.
91. Nuki K, Cooper SH: The role of inflammation in the pathogenesis of gingival enlargement during the administration of diphenylhydantoin sodium in cats. J Periodont Res 1972; 7:91.
92. Panuska HJ, Gorlin RJ, Bearman JE, et al: The effect of anticonvulsant drugs upon the gingiva. A series of 1048 patients. II. J Periodontol 1961; 32:15.
93. Persson PA, Wallenino K: Metastatic renal carcinoma (hypernephroma) in the gingiva of the lower jaw. Acta Odontol Scand 1961; 19:289.
94. Pollack RP: Neurofibroma of the palatal mucosa. A case report. J Periodontol 1990; 61:456.
95. Raber-Durlacher JE, van Steenbergen TJM, van der Velde U, et al: Experimental gingivitis during pregnancy and postpartum: Clinical, endocrinological and microbiological aspects. J Clin Periodontol 1994; 21:549.
96. Raeste AM, Collan Y, Kilpinen E: Hereditary fibrous hyperplasia of the gingiva with varying penetrance and expressivity. Scand J Dent Res 1978; 86:357.
97. Rateitschak-Pluss EM, Hefti A, Lortscher R, et al: Initial observation that cyclosporin A induces gingival enlargement in man. J Clin Periodontol 1983; 10:237.
98. Rees TD: Drugs and oral disorders. Periodontology 2000 1998; 18:21.
99. Rees TD (ed): Disorders affecting the periodontium. Periodontology 2000 1999; 21:145.
100. Rostock MH, Fry HR, Turner JE: Severe gingival overgrowth associated with cyclosporine therapy. J Periodontol 1986; 57:294.
101. Rushton MA: Hereditary or idiopathic hyperplasia of the gums. Dent Pract 1957; 7:136.
102. Russell BJ, Bay LM: Oral use of chlorhexidine gluconate toothpaste in epileptic children. Scand J Dent Res 1978; 86:52.
103. Schneider LC, Weisinger E: The true gingival fibroma; an analysis of 129 fibrous gingival lesions. J Periodontol 1978; 49:423.
104. Serio FG, Siegel MA, Slade BE: Plasma cell gingivitis of unusual origin. A case report. J Periodontol 1978; 49:423.
105. Setia AP: Severe bleeding from a pregnancy tumor. Oral Surg 1973; 36:192.
106. Seymour RA, Jacobs DJ: Cyclosporine and the gingival tissues. J Clin Periodontol 1992; 19:1.
107. Seymour RA, Smith DG, Rogers SR: The comparative effects of azathioprine and cyclosporine on some gingival health parameters of renal transplant patients. J Clin Periodontol 1987; 14:610.
108. Seymour RA, Thomason JM, Ellis JS: The pathogenesis of drug-induced gingival overgrowth. J Clin Periodontol 1996; 23:165.
109. Shafer WG: Effect of Dilantin sodium analogues on cell proliferation in tissue culture. Proc Soc Exp Biol Med 1960; 106:205.
110. Shafer WG: Effect of Dilantin sodium on various cell lines in tissue culture. Proc Soc Exp Biol Med 1961; 108:694.
111. Shafer WG, Beatty RE, Davis WB: Effect of Dilantin sodium on tensile strength of healing wounds. Proc Soc Exp Biol Med 1958; 98:348.
112. Shapiro M: Acceleration of gingival wound healing in nonepileptic patients receiving diphenylhydantoin sodium. Exp Med Surg 1958; 16:41.
113. Silverman S Jr, Lozada F: An epilogue to plasma cell gingivostomatitis (allergic gingivostomatitis). Oral Surg 1977; 43:211.
114. Slavin J, Taylor J: Cyclosporine, nifedipine and gingival hyperplasia. Lancet 1987; ii:739.
115. Spencer CM, Goa KL, Gillis JC: Tacrolimus. An update of its pharmacology and drug efficacy in the management of organ transplantation. Drugs 1997; 54:925.
116. Staple PH, Reed MJ, Mashimo PA: Diphenylhydantoin gingival hyperplasia in Macaca arctoides: A new human model. J Periodontol 1977; 48:325.
117. Stein GM, Lewis H: Oral changes in a folic acid deficient patient precipitated by anticonvulsant drug therapy. J Periodontol 1973; 44:645.
118. Stevenson ARL, Austin BW: A case of ameloblastoma presenting as an exophytic gingival lesion. J Periodontol 1990; 61:378.

119. Stirrups D, Inglis J: Tuberous sclerosis with nonhydantoin gingival hyperplasia. Report of a case. Oral Surg 1980; 49:211.
120. Sutcliffe P: A longitudinal study of gingivitis and puberty. J Periodont Res 1972; 7:52.
121. Sznajder N, Dominguez FV, Carraro JJ, Lis G: Hemorrhagic hemangioma of the gingiva: Report of a case. J Periodontol 1973; 44:579.
122. Taicher S, Mazar A, Hirschberg A, et al: Metastatic chondrosarcoma of the gingiva mimicking a reactive exophytic lesion: A case report. J Periodontol 1991; 623:223.
123. Thoma KH, Holland DJ, Woodbury HW, et al: Malignant lymphoma of the gingiva. Oral Surg 1948; 1:57.
124. Thomas D, Rapley J, Strathman R, et al: Tuberous sclerosis with gingival overgrowth. J Periodontol 1992; 63:713.
125. Thomason JM, Seymour RA, Rice N: The prevalence and severity of cyclosporine and nifedipine-induced gingival overgrowth. J Clin Periodontol 1993; 20:37.
126. Thomason JM, Seymour RA, Ellis JS, et al: Determinants of gingival overgrowth severity in organ transplant patients. J Clin Periodontol 1996; 23:628.
127. Traeger KA: Cyst of the gingiva (mucocele): Report of a case. Oral Surg 1961; 14:243.
128. Varga E, Lennon MA, Mair LH: Pre-transplant gingival hyperplasia predicts severe cyclosporin-induced gingival overgrowth in renal transplant patients. J Clin Periodontol 1988; 25:225.
129. Wedgwood D, Rusen D, Balk S: Gingival metastases from primary hepatocellular carcinoma. Oral Surg 1979; 47:263.
130. Westbrook P, Bednarczyk EM, Carlson M, et al: Regression of nifedipine-induced gingival hyperplasia following switch to a same class calcium channel blocker, isradipine. J Periodontol 1997; 68:645.
131. Westphal P: Salivary secretion and gingival hyperplasia in diphenylhydantoin-treated guinea pigs. Sven Tandlak Tidskr 1969; 62:505.
132. Wojcicki CJ, Harper DS, Robinson PJ: Differences in periodontal-disease associated microorganisms in prepubertal, pubertal and postpubertal children. J Periodontol 1987; 58:219.
133. Wysocki G, Gretsinger HA, Laupacis A, et al: Fibrous hyperplasia of the gingiva: A side effect of cyclosporin A therapy. Oral Surg 1983; 55:274.
134. Zackin SJ, Weisberger D: Hereditary gingival fibromatosis. Oral Surg 1961; 14:828.
135. Ziskin DE, Blackberg SM, Stout AP: The gingivae during pregnancy. Surg Gynecol Obstet 1933; 57:719.
136. Ziskin DE, Zegarelli E: Idiopathic fibromatosis of the gingivae. Ann Dent 1943; 2:50.

急性歯肉感染

Fermin A. Carranza, Perry R. Klokkevold

CHAPTER 19

本章の概要

壊死性潰瘍性歯肉炎
  臨床所見
  病理組織像
  特徴的な病変と細菌との関係
  細菌叢
  診断
  鑑別診断
  病因
  疫学と発病頻度
  伝染性

原発性ヘルペス性歯肉口内炎
  臨床所見
  病理組織像
  診断
  鑑別診断
  伝染性

歯冠周囲炎
  臨床所見
  合併症

壊死性潰瘍性歯肉炎

壊死性潰瘍性歯肉炎(necrotizing ulcerative gingivitis；NUG)は，歯肉に特徴的な兆候と症状を示す炎症性破壊性疾患である．

臨床所見
分類

NUGは多くの場合，**急性**疾患として発症する．また，重症度が軽減し，臨床症状が軽度な**亜急性**期に移行することも多い．さらには治療しなくても自然に消退することもある．そのような患者は，一般的に緩解と増悪を繰り返す．過去に治療を受けた患者において再発することも多い．病変は1歯から数歯(図19-1)に限局する場合もあれば，口腔内全体に広がっていることもある．NUGは支持組織の破壊を引き起こすこともある．骨吸収が生じたときには，**壊死性潰瘍性歯周炎**(necrotizing ulcerative periodontitis；NUP)とよばれている(Chapter 27参照)．

病歴

NUGは突発的に発症するのが特徴であり，衰弱性疾患や急性呼吸器感染の後に発症することもある．生活習慣の変化，十分な休息をとらない長時間労働，精神的ストレスが患者の病歴にしばしばみられる．

口腔内の兆候

この病変の特徴は，罹患した歯間部歯肉，辺縁歯肉あるいはその両者の歯肉頂部に穴が開いたようなクレーター状の陥没がみられることである．歯肉のクレーター表面は灰色の偽膜様の腐肉で覆われ，罹患していない歯肉粘膜との境界には線状の紅斑がみられる(カラー図19-1A)．症例に

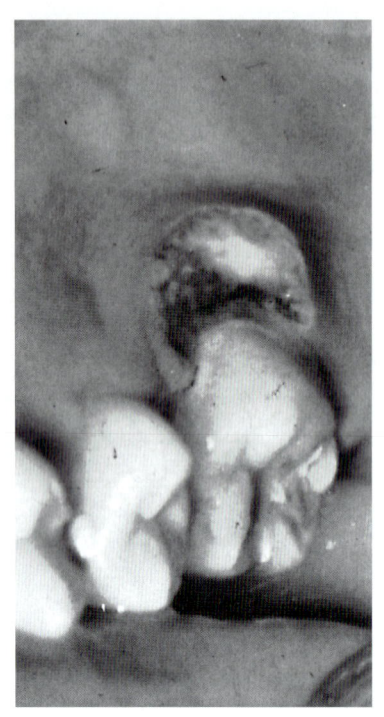

図 19-1　急性壊死性潰瘍性歯肉炎が限局して起こっている部位．

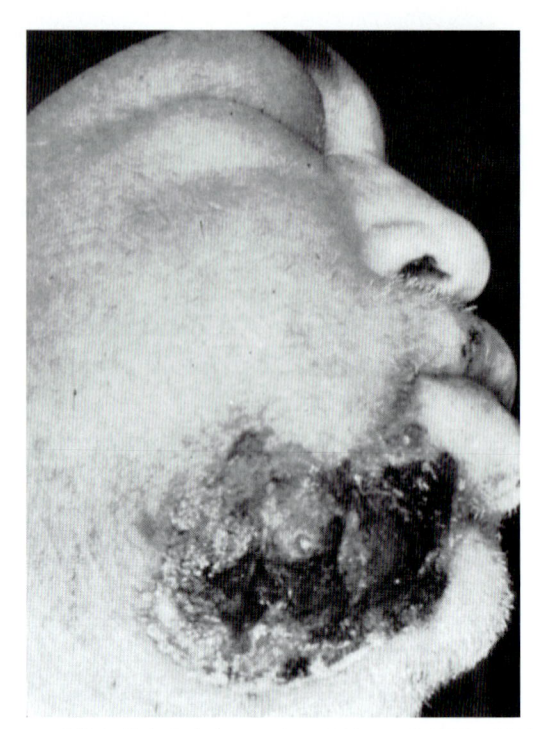

図 19-2　重篤な貧血を有する50歳の男性で，急性壊死性潰瘍性歯肉炎に引き続いて生じた水癌（noma）．

よっては，偽膜は剥離して歯肉辺縁が露出し，その部分は赤く光沢があり，易出血性である．特徴的な病変では，歯肉や下部歯周組織において進行性の破壊がみられる（カラー図19-1B）．持続的な歯肉出血，あるいは軽い刺激に対する著しい出血も特徴的な臨床症状である（カラー図19-1C）．その他の症状としては，悪臭と唾液分泌の増加がよくみられる．NUGは他に疾患が存在しない口腔に発症することもあるが，慢性歯肉炎あるいは歯周ポケットと併発することもある（カラー図19-1D）．しかしながら，歯周ポケットの形成にいたることはほとんどない．なぜならば，歯周ポケットの深化には生きた接合上皮が必要であるが（Chapter 22参照），壊死は接合上皮までに及ぶためである．無歯顎の口腔では本疾患は稀であるが，ときとして軟口蓋に孤立した球状の病変として発症することがある．

口腔内症状

病変部は接触に対してきわめて敏感であり，患者は常に放散痛や咬合痛に悩まされる．これらの疼痛は辛いものや熱いものを食べたり，咀嚼することにより増強される．金属的な嫌な味がし，患者は"ネバネバした"唾液の過剰な分泌を自覚する．

口腔外および全身的な兆候と症状

患者は通常，歩ける状態にあり，全身的合併症はほとんどみられない．本疾患の軽・中等度の症例では，局所のリンパ節症や軽い発熱は一般的にみられる病状である．重症例では，高熱，脈拍数の増加，白血球数の増加，食欲の喪失，および全身衰弱のような顕著な全身的合併症を呈することもある．小児では，全身的な反応がさらに重症である．不眠症，便秘，胃腸障害，頭痛，そして精神的抑うつが併発することもある．

非常に稀ではあるが，水癌あるいは壊疽性口内炎[2,3,19]のような重篤な続発症が生じることが報告されている（図19-2）．

臨床経過

臨床経過は一様ではない．治療をしなければ，全身的合併症の重症化に伴って，NUGは歯周組織破壊の進行と歯根露出をきたすNUPに進行することもある．Pindborgら[53]はNUGの進行を次のような病期に分類している．(1)歯間乳頭のほんの先端のみが罹患している．(2)病変は辺縁歯肉にまで波及し，穴が開いたような（punched-out）歯間乳頭になっている．(3)付着歯肉も罹患している．(4)骨が露出している．

HorningとCohen[33]は，この口腔壊死性疾患の病期を以下のようにさらに細かく分類した．

ステージ1：歯間乳頭先端の壊死(93%)*

---

*HorningとCohenの症例における頻度．

ステージ2：歯間乳頭全体の壊死（19％）
ステージ3：辺縁歯肉にまで及ぶ壊死（21％）
ステージ4：付着歯肉にまで及ぶ壊死（1％）
ステージ5：頬または口唇粘膜の中にまで及ぶ壊死（6％）
ステージ6：歯槽骨の露出を伴う壊死（1％）
ステージ7：頬の皮膚に穿孔を伴う壊死（0％）

HorningとCohenによれば，ステージ1はNUG，ステージ2はアタッチメントロスが起こっているのでNUGまたはNUPのいずれか，ステージ3と4はNUP，ステージ5と6は壊死性口内炎，そしてステージ7は水癌である．

病理組織像

顕微鏡所見では，病変部は重層扁平上皮およびその下層の結合組織を含む，歯肉辺縁部の非特異的急性壊死性炎症の像を示す．表層の上皮は破壊され，フィブリン，壊死した上皮細胞，多形核白血球（PMNs），種々の細菌と置き換わっている（図19-3）．これは臨床的に偽膜として認められる層である．壊死性偽膜の境界付近では，上皮は浮腫の状態にあり，個々の細胞はさまざまな程度で水腫性変性を呈している．さらに，細胞間隙にはPMNsが浸潤している．

下層の結合組織は，多数の充血した毛細血管と多数のPMNsの浸潤を伴って，著しく充血している．この急性炎症性の層は，臨床的には偽膜表面の直下に存在している線状の紅斑である．多数の形質細胞が浸潤巣の周囲にみられることがある．これは，慢性歯肉炎が存在しているところに急性病変が併発したと解釈されている[32]．

上皮組織と結合組織の病変は，壊死している歯肉辺縁から離れるにつれ，罹患していない歯肉が混在してきて徐々に縮小していく．

NUGの組織所見が，非特異的であることは注目に値する．外傷，化学的刺激，あるいは腐蝕薬の塗布によっても同様な変化が起こる．

特徴的な病変と細菌との関係

光学顕微鏡および電子顕微鏡により，NUGの特徴的な病変と細菌との関係が調べられてきた．光学顕微鏡による研究から，壊死病変表面の滲出液中には球菌，紡錘状桿菌，およびスピロヘータの形態をした細菌が含まれているとされている[74]．壊死組織と生きている組織との間の層には，白血球とフィブリンの他に多数の紡錘状桿菌とスピロヘータが存在している．スピロヘータおよびその他の細菌[5,12,17,38]は，生きている組織まで侵入している．

Listgarten[37]は以下のような4つの層を提示した．これらの層は互いに混ざり合い，すべての症例でこの4層が全部存在しているとはかぎらない．

第1層：細菌層．最表層，種々の細菌より成り，小型，中型，大型のスピロヘータがわずかに存在している．
第2層：多好中球層．多数の白血球，とくに好中球が多く存在し，白血球の間にさまざまなタイプのスピロヘータが多数存在する．
第3層：壊死層．崩壊した組織細胞，原線維質，コラーゲン線維の残遺物，中型と大型の多数のスピロヘータが存在し，他の細菌はほとんどみられない．
第4層：スピロヘータ浸潤層．中型と大型のスピロヘータが崩壊していない組織中に侵入している．他の細菌はみられない．

スピロヘータは，表層より300μmの深さまでにみられる．深部層に存在しているスピロヘータの大部分は，*Treponema microdentium*の培養株とは形態学的に異なっている．このスピロヘータは他の型の細菌に先んじて壊死していない組織中に入り，潰瘍部に隣接している上皮組織，あるいは結合組織中の細胞間隙に多数存在していることがある．

細菌叢

病変部より採取した塗抹標本（図19-4）上では，スピロヘータと紡錘状桿菌が多数を占め，剥離上皮細胞，ときとしてPMNsもみられる．スピロヘータと紡錘状桿菌しかみられない塗抹標本は稀である．通常，この2種類の細菌は，他の口腔常在性のスピロヘータ，ビブリオ，レンサ球菌，糸状菌とともにみられる．スピロヘータは顕微鏡視野では明るく染色されていて，明瞭で，交錯して網目を形成している．

電子顕微鏡による研究によると，スピロヘータは形態学的に3つの群に分類される．存在している全スピロヘータのうち小型は7～39％，中型は43.9～90％，大型は0～20％を占めている[38]．また，NUGの病変部より搔爬したサンプル中では，中型のスピロヘータが大多数を占め，病変部の深層で高い割合を占めていることが示された．

診断

診断は歯肉の疼痛，潰瘍，出血などの臨床所見に基づいて行われる．細菌像は辺縁性歯肉炎，歯周ポケット，歯冠周囲炎，原発性ヘルペス性歯肉口内炎と明らかな違いはないので，塗抹標本は必要ではなく，また確定的なものでもない[59]．しかし，NUGとジフテリア，鵞口瘡，放線菌症，レンサ球菌性口内炎のような口腔の特異的な感染症とを鑑別診断するのに，細菌検査は有用である．

生検組織の顕微鏡検査は，診断において特異性は十分ではない．NUGと結核のような特殊な感染症，あるいは新生物疾患とを鑑別するのにこの検査法は有用である．しかし，2の方法でNUGと外傷あるいは腐蝕性薬剤によって

引き起こされた，非特異的な壊死性疾患とを鑑別することはできない．

鑑別診断

NUGは，ヘルペス性歯肉口内炎（表19-1），慢性歯周炎，剥離性歯肉炎（表19-2），レンサ球菌性歯肉口内炎，アフタ性口内炎，淋菌性歯肉口内炎，ジフテリア性および梅毒性病変（表19-3），結核性歯肉病変，カンジダ症，無顆粒球症，皮膚疾患（天疱瘡，多形性紅斑，および扁平苔癬），毒物性口内炎のようなNUGと類似している疾患と鑑別しなければならない．これらの疾患のほとんどは，Chapter 21に記載しているので参照されたい．

レンサ球菌性歯肉口内炎[43]は，歯肉や他の口腔粘膜に起こるびまん性紅斑を特徴とする稀にしか発症しない疾患である．症例によっては，歯肉辺縁部からの出血を伴う辺縁性紅斑のみが存在することもある．歯肉辺縁部の壊死はこの疾患ではみられず，著しい悪臭もない．塗抹標本では多数のレンサ球菌がみられ，そのレンサ球菌は*Streptococcus*

表 19-1
壊死性潰瘍性歯肉炎と原発性ヘルペス性歯肉口内炎との鑑別

壊死性潰瘍性歯肉炎	原発性ヘルペス性歯肉口内炎
病因：生体と細菌との相互作用，もっとも可能性のあるのは紡錘菌・スピロヘータ	病因：特異的なウイルス
壊死性病変	びまん性の紅斑と小水疱の出現
歯肉辺縁の穴状欠損．剥離すると生傷が現われる偽膜．辺縁歯肉が侵され，他の口腔粘膜には稀．	小水疱の崩壊と円または楕円形のやや凹んだ潰瘍の形成．歯肉のびまん性病変．頬，口唇粘膜が侵されることがある．
小児には比較的稀	小児での罹患頻度が高い
罹患期間は不定	罹患期間は7〜10日
免疫は不明	急性症状を呈したものにはある程度の免疫が生じる
接触伝染は証明されていない	接触伝染性

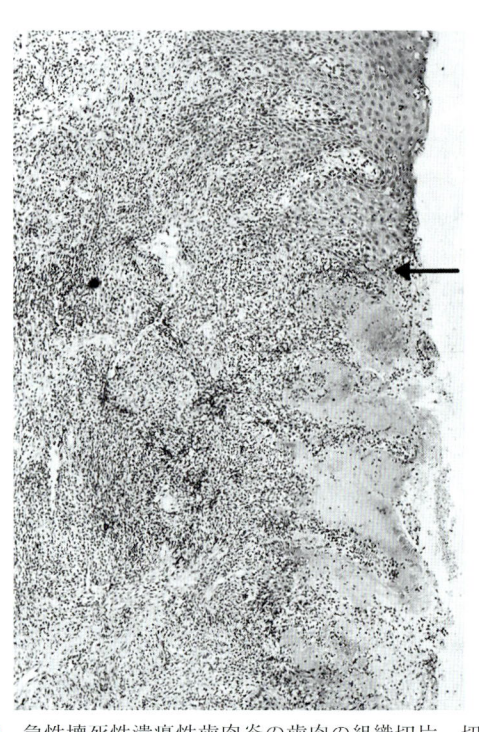

図19-3　急性壊死性潰瘍性歯肉炎の歯肉の組織切片．切片の矢印より下の部分には，灰色の辺縁偽膜を形成する白血球の集積，フィブリン，壊死組織などがみられる．

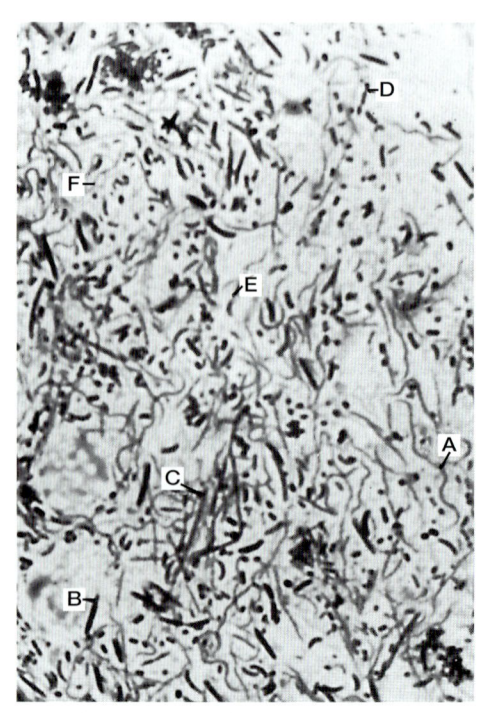

図19-4　急性壊死性潰瘍性歯肉炎の病変部より採取した細菌の塗抹標本．**A**：スピロヘータ，**B**：*Bacillus fusiformis*，**C**：糸状菌（*Actinomyces*または*Leptotrichia*），**D**：*Streptococcus*，**E**：*Vibrio*，**F**：*Treponema microdentium*．

表 19-2

壊死性潰瘍性歯肉炎，慢性剝離性歯肉炎，慢性破壊性歯周疾患の鑑別

壊死性潰瘍性歯肉炎	慢性剝離性歯肉炎	慢性破壊性歯周疾患
細菌塗抹標本で紡錘菌・スピロヘータ複合体がみられる	細菌塗抹標本で多数の上皮細胞がみられるが細菌はわずか	細菌塗抹標本では多様
辺縁歯肉が罹患	辺縁歯肉，付着歯肉，他の口腔粘膜にびまん性の病変	辺縁歯肉が罹患
急性に経過	慢性に経過	慢性に経過
有痛性	有痛性であったり，なかったりする	合併症がなければ無痛性
偽膜	歯肉上皮が斑状に剝離	一般に剝離はないが，歯周ポケットから化膿性物質が出てくることがある
乳頭歯肉，辺縁歯肉に壊死性病変	乳頭歯肉は壊死しない	乳頭歯肉は顕著な壊死にはいたらない
成人男女が罹患，ときに小児が罹患することがある	成人が罹患，女性に多い	一般的に成人，ときに小児
悪臭が特徴	なし	いくらか口臭はあるが悪臭ではない

表 19-3

壊死性潰瘍性歯肉炎，ジフテリア，第2期梅毒の鑑別

壊死性潰瘍性歯肉炎	ジフテリア	第2期梅毒（粘膜斑）
病因：生体と細菌との相互関係，紡錘菌・スピロヘータの可能性あり	病因：特異細菌（*Corynebacterium diphtheriae*）	原因：特異細菌（*Treponema pallidum*）
辺縁歯肉が罹患	辺縁歯肉が罹患するのは非常に稀	辺縁歯肉が罹患するのは稀
偽膜の除去は非常に容易	偽膜の除去は困難	偽膜は分離できない
有痛性	疼痛は弱い	疼痛はほとんどない
辺縁歯肉が罹患	咽喉，口峡，扁桃が罹患	口腔のどの部位も罹患
血清学的に陰性	血清学的に陰性	血清学的に陽性（Wassermann, Kahn, Venereal Disease Research Laboratory [VDRL]）
免疫は得られない	侵入により免疫獲得	免疫は得られない
接触伝染は疑わしい	接触伝染	直接接触によってのみ伝染する疾患
抗生物質療法により症状は軽減	抗生物質療法はほとんど無効	抗生物質療法は非常に有効

*viridans*であるとされていたが，最近の研究ではβ溶血性A群レンサ鎖球菌であると報告されている．

無顆粒球症（agranulocytosis）の特徴は，循環しているPMNs数の著明な減少やNUGと類似した歯肉の潰瘍および壊死はもとより，咽喉，その他の粘膜にも発症することである．無顆粒球症の主要な病状は壊死である．無顆粒球症では自然免疫の防御機構が低下するので，その臨床像においてNUGにみられるような著明で重篤な炎症反応はみられない．NUGと無顆粒球症による歯肉壊死との鑑別には血液検査が有用である．

Vincentアンギーナは，口腔咽頭と咽喉の紡錘菌スピロヘータ感染であり，辺縁歯肉を侵すNUGとは区別される．Vincentアンギーナでは咽喉に浮腫と充血性赤斑を伴った有痛性の偽膜性潰瘍がみられ，充血性赤斑が崩れると偽膜様物質で覆われた潰瘍を形成する．本疾患は喉頭や中耳にまで広がることがある．

白血病におけるNUGは白血病そのものによって引き起こされるわけではなく，白血病に伴う宿主防御機構の低下によるものであると考えられる．しかしながら，白血病により変化した歯肉組織にNUGが併発することがある．鑑別診断は，NUGと白血病性歯肉変化とを区別することではなく，むしろ白血病が口腔内でのNUG発症の素因に

なっているか否かを明らかにすることである．たとえば，歯肉辺縁部に壊死性病変のある患者において，付着歯肉に広汎にわたるびまん性の変色や浮腫がみられる場合，それがすでに存在している全身的因子によって生じた歯肉の変化である可能性について考慮しなくてはならない．白血病は可能性がないことを確認しなければならない疾病の1つである(Chapter 12参照)．

後天性免疫不全症候群(AIDS)におけるNUGも臨床的な特徴は同じであるが，非常に破壊的な経過をたどり，軟組織と骨の喪失および腐骨形成を伴うNUPに移行する(Chapter 29参照)．

病因
細菌の役割

Plaut[54]とVincent[77]はそれぞれ1894年，1896年に，NUGは特殊な細菌すなわち紡錘状桿菌，スピロヘータによって発症するという考えを示した．細菌がNUGの一次的な原因であるか否かについては意見が分かれている．スピロヘータと紡錘状桿菌はこの疾患では常にみられ，また他の口腔細菌もみられることから，この考えを支持する報告もいくつかある．Roseburyら[59]は紡錘菌・スピロヘータ複合体は，*T. microdentium*，中型のスピロヘータ，ビブリオ，紡錘状桿菌，糸状菌，数種類の*Borrelia*属より成っていると報告している．

Loescheら[40]は，NUGには大部分を占める変化のない細菌叢と変化する細菌叢があることを報告している．変化のない細菌叢は，フゾバクテリウム，トレポネーマ，セレノモナス属に加えて*Prevotella intermedia*から構成されている．変化する細菌叢は，さまざまなタイプの細菌から構成されている．

治療にメトロニダゾールを用いると，臨床症状の消退に伴ってトレポネーマ属，*Prevotella intermedia*，およびフゾバクテリウムが有意に減少する[16,40]．メトロニダゾールの抗菌スペクトルから，上述した細菌叢の嫌気性細菌がその症状の原因になっていると考えられる．

これらの細菌学的な知見は，Chungら[9]による免疫学的なデータによって支持された．彼らは，慢性歯肉炎患者や健常者と比較して，NUG患者では中型のスピロヘータおよび*Prevotella intermedia*に対する抗体価(IgGおよびIgM)が上昇していることを報告した．Cogenら[10]は，NUG患者における宿主の防御機構，とくにPMNの遊走能および貪食能の低下を報告した．NUGにおける宿主と細菌の相互作用についての詳細は，Chapter 6，8，9を参照されたい．

病変部からの細菌性滲出物の接種によって，ヒトや動物に実験的にNUGを起こすことにはまだ成功していない．NUGからの滲出液を実験動物の皮下に接種すると，紡錘菌・スピロヘータ性膿瘍を形成する．そして感染は順次いつでも伝播する[58]．口腔内の微好気性ジフテリア菌より得たヒアルロニダーゼとコンドロイチナーゼを含んだ無細胞性の濾液を局所の皮内に注射すると，口腔内のトレポネーマにより起こされたスピロヘータ性病変が悪化する[31]．ヒトにみられる疾病と同じような病変を実験動物で起こすことができたという報告が1つだけある[2]．

NUGの特異的な病因はまだわかっていない．この疾患は細菌の複合体により引き起こされるが，細菌の病原性が発揮されるためには生体組織の変化が必要であるというのが一般的な見解である．

局所的素因

既存の歯肉炎，歯肉の損傷，喫煙は重要な素因である．NUGは疾患のない口腔に発症することがあるが，多くは既存の慢性歯肉疾患や歯周ポケットに重なって発症する．深い歯周ポケットおよび歯冠周囲弁はとくに発症しやすい部位である．なぜなら，これらの部位は嫌気性紡錘状バシラス属およびスピロヘータの増殖にとって，格好の環境であるからである．上顎切歯部口蓋側歯肉や下顎切歯部唇側歯肉のように，不正咬合で対合歯によって外傷を受ける歯肉はNUGの好発部位である．

NUGと喫煙の関係については，しばしば文献で論じられてきた．Pindborg[52]は，NUG患者の98％は喫煙者であり，この疾患の頻度は喫煙経験に比例して増加すると報告した．喫煙が一般的な歯周疾患に及ぼす影響については，ここ20年間，多数の研究報告があり，喫煙が歯周疾患の高いリスクファクターであることは確立されている．この重要な問題についてはChapter 14で詳しく述べる．

全身的素因

NUGは重篤な全身疾患によって変化した歯肉にしばしば発症する．

栄養の障害

栄養欠乏食で飼育した動物に壊死性歯肉炎を起こすことができる[7,36,46,73,76]．実験動物の口腔内で紡錘スピロヘータの細菌叢が増加したとしている研究者もいるが，細菌は日和見性で，組織が欠乏症によって変化したときのみ増殖する．アフリカの発展途上の国々で，貧しい食事がNUGおよびその続発症の素因であるとされてきたが，その影響は主に免疫応答の効力が減退することによるものであると思われる[19,20,33]．

紡錘菌・スピロヘータ複合体を動物に注入して発症させた病的変化の重症度は，栄養の障害(たとえばビタミンC, ビタミンB_2)によって増強される[68]．

衰弱性疾患

衰弱性全身疾患はNUGの素因となることがある．このような全身的障害には，梅毒や癌のような慢性疾患，潰瘍性大腸炎のような重症胃腸障害，白血病や貧血のような血

液疾患，および後天性免疫不全症候群（AIDS）などがある．衰弱性疾患のため二次的に生じる栄養障害も素因となることがある．動物で実験的に惹起させた白血球減少症によって，潰瘍性壊疽性口内炎を発症させることができる[46, 71, 72, 75]．

ハムスターの全身にX線照射をすると，歯肉辺縁に潰瘍性壊死性の病変が生じる[41]．この病変は抗生物質の全身投与で防ぐことができる[42]．

心因性因子

NUGにおいて心因性の因子は重要であると思われる．本疾患はストレスのある状態（軍隊への入隊や学校の試験など）でしばしば発症する[26]．副腎皮質分泌の増加とともに[64]，精神的な障害はこの疾患に罹患している患者に一般的によくみられる[27]．

この疾患の罹患率と2種類の性格特性である優越型と自己卑下型との間に有意な相関があることは，NUGに罹患しやすい性格というものがあることが示唆される[23]．精神的な因子が歯肉を損傷する原因となったり，素因になったりする機構はわかっていないが，自律神経活動の増加を示唆するような指や歯肉の毛細血管反応の変化がNUG患者で認められた[25]．

Cohen-Coleらは，精神医学的障害（たとえば不安気質，うつ病，精神異常）および心の傷になるような出来事（ストレス）によって，視床下部-下垂体-副腎軸の活性化が起こることを示唆した[11]．これによって，血清および尿のコルチゾールのレベルが上昇し，NUGの素因となるリンパ球とPMNの機能低下が生じる．

結論として，免疫能が低下したNUG患者の主要な病原因子は日和見細菌であるといえる．ストレス，喫煙，および歯肉炎の存在は一般的によくみられる素因である．

疫学と発病頻度

NUGはしばしば流行病の形をとって集団で発生する．一時は接触伝染性であると考えられたが，このことは立証されていない[61]．

1914年以前では，NUGの発病頻度はアメリカ合衆国やヨーロッパではむしろ低かった．第一次，第二次世界大戦時，連合軍に多数の流行がみられたが，ドイツ軍には同様の疾患はみられなかったようであった．民間人の間にも流行病様の発病がみられた．チェコ共和国のプラハの歯科診療機関で行われた研究では，つぎのような発病頻度が報告されている．すなわち，15～19歳では0.08%，20～24歳では0.05%，25～29歳では0.02%である[67]．

NUGはすべての年代に発病するが[13]，発病頻度がもっとも高いのは，20～30歳の間[14, 69]，および15～20歳の間[67]であるという報告がある．アメリカ合衆国，カナダ，ヨーロッパでは小児には通常みられないが，未開発国の低所得層の小児では発病が報告されている[35]．インドでは2つの報告があり，NUG患者の54%[52]と58%[53]は10歳以下であった．ナイジェリアにおいて無作為に抽出した学童で2～6歳の間の小児の11.3%がNUGに罹患しており[65]，またナイジェリアの入院患者では10歳以下の小児のうち23%が本疾患に罹患していた[18]．社会的地位が低い低所得層では，同一家族内に複数の罹患者がいたという報告もある．この疾患は，他の精神障害を有する小児よりも，ダウン症候群の小児において一般的によくみられる[4]．

NUGは冬季によく発症するとか[50]，夏あるいは秋であるとか[67]，季節的に発症のピークがある[15]などの発症時期に関しては諸説がある．

伝染性

疾患の特徴を論じるときには，伝染性と伝播性とを区別しなければならない．伝播性という言葉は感受性のある動物宿主をとおして感染源を維持する能力を意味する[57]．伝染性という言葉は，飲料水，食品，食器をとおしての直接接触，空気感染，あるいは媒介節足動物といった自然の蔓延方法により感染を維持する能力を意味する．伝染性の疾患は接触伝染性であるとされている．紡錘菌・スピロヘータ複合物とともに起こる疾患は伝播性であることが示されているが，伝染性あるいは接触伝染性であることは示されていない．

NUGをヒトからヒトへと伝染させる試みが行われてきたが成功していない[62]．King[36]は自分の歯肉に傷をつけ，その部に高度に進行したNUG患者の歯垢（debris）を接種した．その直後に彼が偶然病気になるまで反応はなかったが，病気になった後に彼は実験部位に特徴ある病変を認めた．この実験から，NUGの発病前に全身衰弱が存在しなくてはならないということが推察される．

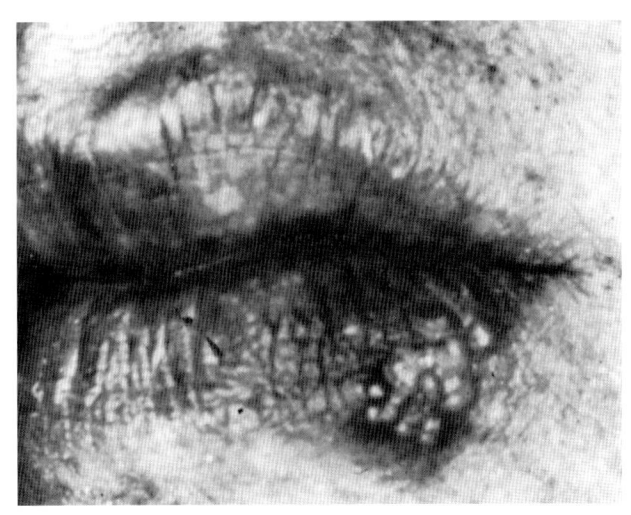

図19-5 ヘルペス性小水疱群（cold sore）．

NUGがしばしば同じ台所を使用する集団に発生するので，NUGは食器に付着した細菌により広がるということが一般的な印象となっている．しかし，紡錘菌・スピロヘータの増殖には，きわめて注意深く調整された条件と嫌気性の環境が必要である．これらの細菌は通常，食器上では生存できない[31]．

流行病のように起こるNUGの発症は，この疾患が接触伝染性であることを意味しているのではない．罹患した集団はヒトからヒトへと疾病が広がるというよりは，むしろ共通した素因によってこの疾病に悩まされるものと思われる．この疾患が発症するには，おそらく免疫低下の素因と特定の細菌の存在の両者が必要である．

原発性ヘルペス性歯肉口内炎

原発性ヘルペス性歯肉口内炎(primary herpetic gingivostomatitis)は，単純ヘルペスウイルス1型(HSV-1)による口腔内の感染症である[15, 44]．原発性ヘルペス性歯肉口内炎は，多くの場合，幼児あるいは6歳以下の小児に発症するが[6, 63]，青年や成人にもみられる．男性と女性での発症頻度は同じである．しかしながら，多くの場合，初感染は無症候である．

HSV-1は初感染の後，知覚神経および自律神経を上行し，潜伏型のHSVとして神経節に留まる．世界の人口の約1/3において，日光，外傷，発熱，あるいはストレスのようなさまざまな刺激によって回帰発症が起こる．これらの回帰発症としては，口唇ヘルペス(図19-5)，陰部ヘルペス，眼性ヘルペス，ならびにヘルペス性脳炎がある．

臨床所見
口腔内の兆候
病状は種々の程度の浮腫や歯肉出血とともに，歯肉およびその周囲口腔粘膜にびまん性で紅斑性の光沢のある病変としてみられる(カラー図19-1E)．初期においては散在性で球状の灰色水疱が特徴的であり(カラー図19-1F)，この水疱は，歯肉，唇頬粘膜，軟口蓋，咽頭，舌下粘膜，および舌に生じる(図19-6)．約24時間後に水疱は破れ，辺縁は暈輪状に赤く盛り上がり，中央部は陥没して黄白色ないし灰白色を呈する有痛性の小さな潰瘍を形成する．これらの潰瘍は広く分散したり，あるいは融合して房状になる(図19-7, 19-8)．

ときとして，原発性ヘルペス性歯肉炎は明瞭な水疱を形成せずに発症することがある．臨床像として，歯肉は出血傾向を伴うびまん性で紅斑性の光沢のある変色と，浮腫性

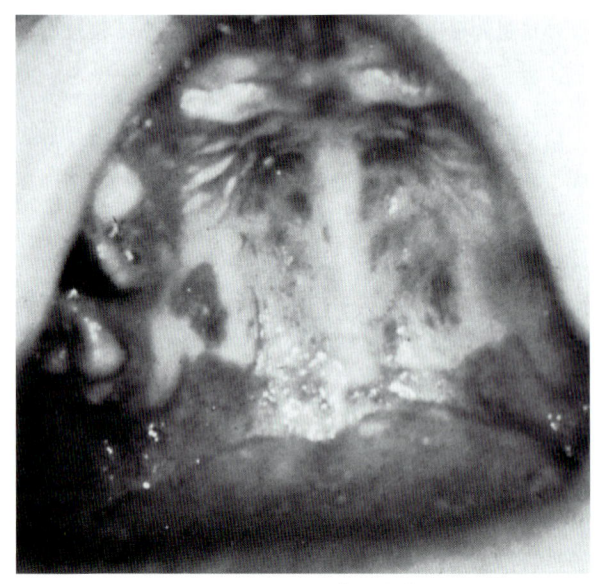

図19-7 原発性ヘルペス性歯肉口内炎の口蓋部病変．

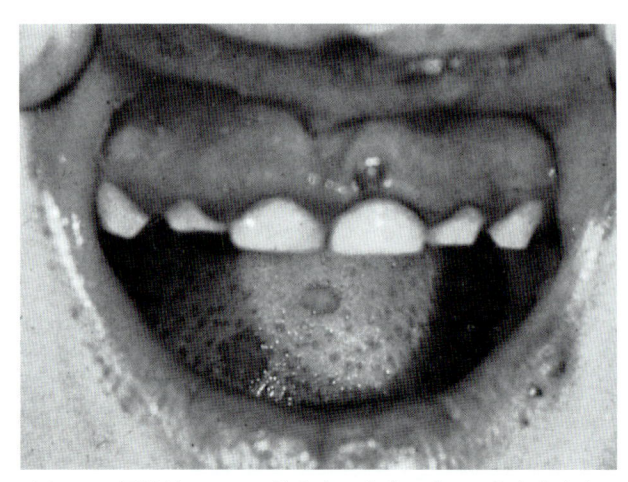

図19-6 原発性ヘルペス性歯肉口内炎の舌にできた小水疱．

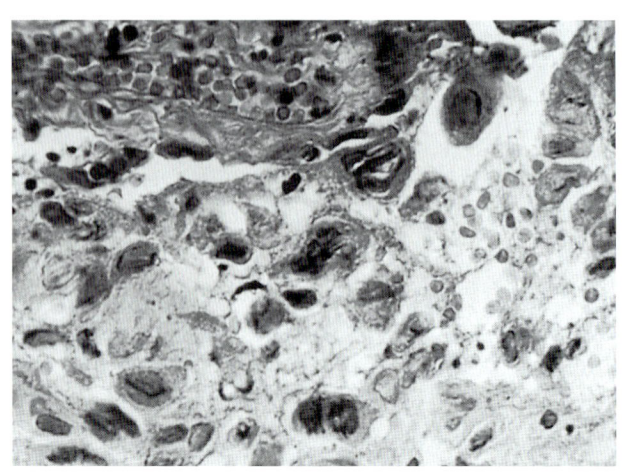

図19-8 ヘルペス性病変の底部で封入体のある巨大細胞がみられる生検像．

の増大を呈する．

この疾患の発現は 7 〜 10 日以内である．初期にみられた歯肉のびまん性紅斑と浮腫は，潰瘍性病変が治癒した後にも数日間継続する．潰瘍が治癒した部分に瘢痕形成は起こらない．

口腔内の症状

この疾患は口腔内全体にわたる"痛み"を伴い，そのため飲食が妨げられる．破れた小水疱が痛みの中心となり，とくに接触，温度変化，調味料，果汁，粗い食物が口腔内を動くときに鋭敏に感じる．幼児の場合，この疾患の刺激性および食物摂取の拒否が顕著になる．

口腔外および全身の兆候と症状

頸部リンパ節炎，101〜105°F（38.3〜40.6℃）の高熱，および全身的な倦怠感が一般的にみられる．

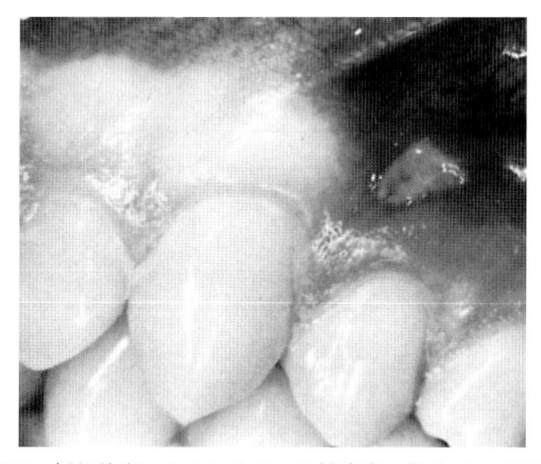

図 19-9　頰部前庭にみられるアフタ性病変．凹んでいる灰色の中央部は隆起した赤色の辺縁に囲まれている．

病歴

原発性ヘルペス性歯肉口内炎患者の病歴に共通している特徴は，発症前に急性感染症に罹患していたということである．肺炎，髄膜炎，インフルエンザ，チフスというような発熱性疾患に罹患している間あるいは直後に，本疾患はしばしば発症する．不安，緊張あるいは疲労のあるときや，月経期間中に発症することもある．口腔や口唇にヘルペス性感染のある患者に接触したという病歴がみられることもある．原発性ヘルペス性歯肉口内炎は，しばしば伝染性単核症の初期に発現する[47]．

病理組織像

ウイルスは上皮細胞を標的とし，上皮は棘融解，細胞核の透明化，および細胞核の肥大を特徴とする"気球状変性"を示す．これらの細胞は，ツァンク（Tzanck）細胞とよばれる．感染した細胞は融合して多核細胞を形成し，細胞間浮腫によって上皮内小疱が形成され，それが破れると化膿性滲出液を伴う二次性炎症性反応へと進行する[48]．小疱の崩壊による散在性の潰瘍は，さまざまな程度の化膿性滲出液を伴い，拡張した血管に富む領域に囲まれた急性炎症の中心部分を有する．

診断

通常，患者の病歴と臨床所見から診断する．確定するための方法として，病変部より組織を採取し，ウイルスの培養検査やモノクローナル抗体あるいはDNAハイブリダイゼーション法による免疫学的臨床検査を行うことがある．

鑑別診断

原発性ヘルペス性歯肉口内炎は，以下のような疾患と鑑別しなければならない．NUGは別の方法で鑑別できる（表 19-1 参照）．

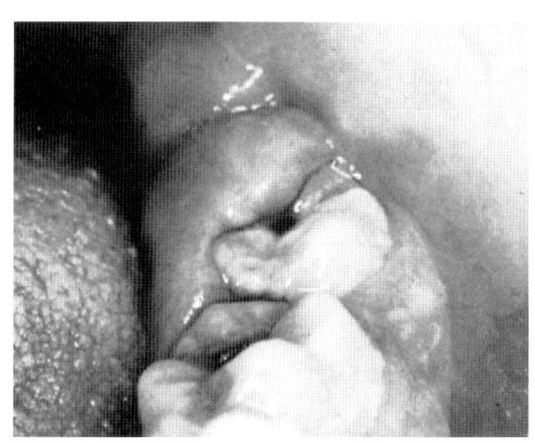

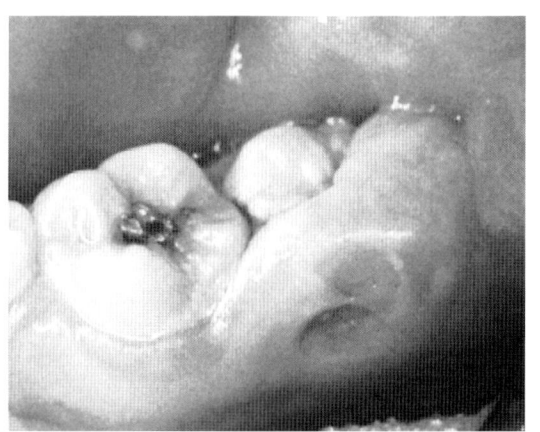

図 19-10　歯冠周囲炎．A：感染した弁により部分的に覆われている第三大臼歯．B：舌側には感染している弁から排膿している瘻孔がみられる．

多形性紅斑(erythema multiforme)は，その小水疱が原発性ヘルペス性歯肉口内炎の小水疱よりも一般的に広範囲にあり，破れると偽膜を形成する傾向があることから鑑別できる．さらに多形性紅斑では，通常，舌にも著明な病変がみられ，破れた小水疱は感染しさまざまな大きさの潰瘍を形成する．口腔内に多形性紅斑がみられたとき，皮膚にも病変がみられることがある．多形性紅斑の罹患期間は原発性ヘルペス性歯肉口内炎のそれと同程度であるが，数週間に及ぶことも稀ではない．

Stevens-Johnson症候群は，多形性紅斑の比較的稀な形であり，口腔内では小水疱からの出血，目では出血性病変，皮膚では大水疱形成が特徴である．

大水疱性扁平苔癬(bullous lichen planus)はたいへん稀で，疼痛を伴う疾患である．舌や頬に大きな疱疹が生じ，それが破れて潰瘍になるのが特徴であり，長期間，不安定な経過をたどる．扁平苔癬でみられる線状で灰色のレース状病変の斑がしばしば大水疱性発疹の間に散在している．皮膚にも病変がみられる扁平苔癬は，口腔領域にも存在し容易に鑑別できる．剥離性歯肉炎の特徴は，歯肉にびまん性に広がり，上皮表層がさまざまな程度で"むけ"，下部の結合組織が露出することである．これは慢性疾患である(Chapter 21参照)．

再発性アフタ性口内炎(recurrent aphthous stomatitis；RAS)[21]の病変(図19-9)は，小さいもの(直径0.5〜1cm)から大きいもの(直径1〜3cm)まで幅がある．小さいものは，境界明瞭，円形または楕円形，紅斑性の暈に囲まれ，中心は黄色がかった灰色の浅い潰瘍であり，瘢痕を形成することなく7〜10日間で治癒する．大きいものは楕円または不定形の潰瘍であり，2週間持続し，瘢痕治癒する．免疫病理学的な機構が何らかの役割を担っていると思われるが，原因は不明である．RASは，原発性ヘルペス性歯肉口内炎とは臨床的に異なる疾患である．潰瘍は両疾患で同じようにみえるかもしれないが，RASでは歯肉のびまん性紅斑および急性の全身的な兆候は生じない．

伝染性

原発性ヘルペス性歯肉口内炎は接触伝染性である[8,39]．多くの場合，小児期に不顕性感染し，その結果として成人の大部分はHSVに対する免疫を獲得している．このため原発性ヘルペス性歯肉口内炎は，幼児や小児にもっとも高頻度に発現する．再発性のヘルペス性歯肉口内炎の存在も報告されているが[30]，衰弱性全身疾患のため免疫が破壊されないかぎり，この疾患は通常，再発しない．口唇ヘルペスのような皮膚における二次性ヘルペス性感染は再発する[66]．

歯冠周囲炎

歯冠周囲炎(pericoronitis)という用語は，不完全萌出歯の歯冠部に起因する歯肉の炎症を意味する(図19-10)．多くの場合，この疾患は下顎第三大臼歯部に起こる．歯冠周囲炎は急性であったり，亜急性であったり慢性であったりする．

臨床所見

下顎第三大臼歯が半埋伏あるいは埋伏状態であるとき，その部位が歯冠周囲炎の好発部位である．歯冠とそれを覆う歯肉弁との間の隙間は食物残渣が蓄積したり，細菌が増殖したりするのに最適な場所である．臨床的な兆候や症状のない患者でさえ，しばしば歯肉弁には炎症と感染がみられ，その内面に沿って種々の程度の潰瘍が存在し，常に急性の炎症性病変に変わりうる．急性歯冠周囲炎は全身的な症状を伴って，歯冠周囲組織と隣接組織のさまざまな程度の炎症性病変によって発見される．炎症性滲出液と浸潤細胞によって歯肉弁が肥大化すると，顎を完全に閉じることができなくなり，歯肉弁は対合している歯または歯槽堤と接触して外傷を受け，炎症性病変は増悪する．

その結果，臨床像として著明な発赤，腫脹，および化膿性病変の像を呈するようになる．この病変には強烈な圧痛があり，また耳，咽頭，口腔底への放散痛がある．疼痛に加えて顎の閉鎖ができないことと嫌な味のため，患者は極度の不快感をもつ．顎角部の頬の腫脹とリンパ節炎は一般的にみられる所見である．また患者は発熱，白血球増多症，倦怠感というような全身的な症状を呈することもある．

合併症

病変は歯冠周囲膿瘍を形成し，限局することもある．病変は後方へは口腔咽頭部へ，前方へは口腔底に広がることがあり，このため患者は嚥下が困難になる．感染の程度と範囲により，顎下部，後頸部，深頸部，咽頭後部のリンパ節に病変が生じる[34,51]．扁桃周囲膿瘍の形成，蜂窩織炎，Ludwig口峡炎は，稀ではあるが急性歯冠周囲炎の続発症となりうる．

参考文献

1. Barnes GP, Bowles WF III, Carter HG: Acute necrotizing ulcerative gingivitis. A survey of 218 cases. J Periodontol 1973; 44:35.
2. Berke JD: Experimental study of acute ulcerative stomatitis. J Am Dent Assoc 1961; 63:86.
3. Box HK: Necrotic Gingivitis. Toronto, University of Toronto Press, 1930.
4. Brown RH: Necrotizing ulcerative gingivitis in mongoloid and nonmongoloid retarded individuals. J Periodont Res 1973; 8:290.
5. Cahn LR: The penetration of the tissue by Vincent's organisms. A report of a case. J Dent Res 1929; 9:695.
6. Cawson RA: Infections of the oral mucous membrane. In Cohen B, Kramer IRH (eds): Scientific Foundations of Dentistry. Chicago, Year–Book Medical Publishers, 1976.
7. Chapman OD, Harris AE: Oral lesions associated with dietary deficiencies in monkeys. J Infect Dis 1941; 69:7.

8. Chilton NW: Herpetic stomatitis. Am J Orthod Oral Surg 1944; 30:335.
9. Chung CP, Nisengard RJ, Slots J, et al: Bacterial IgG and IgM antibody titers in acute necrotizing ulcerative gingivitis. J Periodontol 1983; 54:557.
10. Cogen RB, Stevens AW Jr, Cohen-Cole SA, et al: Leukocyte function in the etiology of acute necrotizing ulcerative gingivitis. J Periodontol, 54:402, 1983.
11. Cohen-Cole SA, et al: Psychiatric, psychosocial and endocrine correlates of acute necrotizing ulcerative gingivitis (trench mouth): a preliminary report. Psychiatr Med 1:215, 1983.
12. Curtois GJ III, Cobb CM, Killoy WJ: Acute necrotizing ulcerative gingivitis. A transmission electron microscope study. J Periodontol 1983; 54:671.
13. Daley FH: Studies of Vincent's infection at the clinic of Tufts College Dental School from October 1926 to February 1928. J Dent Res 1928; 8:408.
14. Dean HT, Singleton JE Jr: Vincent's infection—a wartime disease. Am J Pub Health 1945; 35:433.
15. Dodd, K, Johnston LM, Budding GJ: Herpetic stomatitis. J Pediatr 1938; 12:95.
16. Duckworth R, Waterhouse JP, Britton DG, et al: Acute ulcerative gingivitis. A double blind controlled clinical trial with metronidazole. Br Dent J 1966; 120:599.
17. Ellerman V: Vincent's organisms in tissue. Z Hyg Infekt Pr 1907; 56:453.
18. Emslie RD: Cancrum oris. Dent Pract, 13:481, 1963.
19. Enwonwu CO: Epidemiological and biochemical studies of necrotizing ulcerative gingivitis and noma (cancrum oris) in Nigerian children. Arch Oral Biol 1972; 17:1357, 1972.
20. Enwonwu CO: Cellular and molecular effects of malnutrition and their relevance to periodontal diseases. J Clin Periodontol 1994; 21:643.
21. Eversole LR: Diseases of the oral mucous membranes. Review of the literature. In Millard HD, Mason DK (eds): World Workshop on Oral Medicine. Chicago, Year–Book Medical Publishers, 1989.
22. Falkler WA Jr, Martin SA, Vincent JW, et al: A clinical, demographic and microbiologic study of NUG patients in an urban dental school. J Clin Periodontol 1987; 14:307.
23. Formicola AJ, Witte ET, Curran PM: A study of personality traits and acute necrotizing ulcerative gingivitis. J Periodontol 1970; 41:36.
24. Gardner PS, McQuillin J, Black MM, et al: Rapid diagnosis of herpesvirus hominis infections in superficial lesions by immunofluorescent antibody techniques. Br Med J 1968; 4:89.
25. Giddon DB: Psychophysiology of the oral cavity. J Dent Res (Suppl 6) 1966; 45:1627.
26. Giddon DB, Zackin SJ, Goldhaber P: Acute necrotizing gingivitis in college students. J Am Dent Assoc 1964; 68:381.
27. Goldhaber P, Giddon DB: Present concepts concerning the etiology and treatment of acute necrotizing ulcerative gingivitis. Int Dent J 1964; 14:468.
28. Greenberg MS, Brightman VJ, Ship II: Clinical and laboratory differentiation of recurrent intraoral herpes simplex virus infections following fever. J Dent Res 1969; 48:385.
29. Greenspan D, Pindborg JJ, Greenspan JS, et al: AIDS and the Dental Team. Copenhagen, Munksgaard, 1986.
30. Griffin JW: Recurrent intraoral herpes simplex virus infection. Oral Surg 1965; 19:209.
31. Hampp EG, Mergenhagen SE: Experimental infection with oral spirochetes. J Infect Dis 1961; 109:43.
32. Hooper PA, Seymour GJ: The histopathogenesis of acute ulcerative gingivitis. J Periodontol 1979; 50:419.
33. Horning GM, Cohen ME: Necrotizing ulcerative gingivitis, periodontitis and stomatitis: clinical staging and predispos-
34. Jacobs MH: Pericoronal and Vincent's infections: bacteriology and treatment. J Am Dent Assoc 1953; 30:392.
35. Jimenez M, Baer PN: Necrotizing ulcerative gingivitis in children: a 9-year clinical study. J Periodontol 1975; 46:715.
36. King JD: Nutritional and other factors in trench mouth with special reference to the nicotinic acid component of vitamin B complex. Br Dent J 1943; 74:113.
37. Listgarten MA: Electron microscopic observations on the bacterial flora of acute necrotizing ulcerative gingivitis. J Periodontol 1965; 36:328.
38. Listgarten MA, Lewis DW: The distribution of spirochetes in the lesion of acute necrotizing ulcerative gingivitis: an electron microscopic and statistical survey. J Periodontol 1967; 38:379.
39. Littner MM, Dayan D, Kaffe I, et al: Acute streptococcal gingivostomatitis. Report of five cases. Oral Surg Oral Med Oral Pathol Oral Radiol Endod 1982; 53:144.
40. Loesche WJ, Syed SA, Langhorn BE, Stoll J: The bacteriology of acute necrotizing ulcerative gingivitis. J Periodontol 1982; 53:223.
41. Mayo J, Carranza FA Jr, Cabrini RL: Comparative study of the effect of antibiotics, bone marrow and cysteamine on oral lesions produced in hamsters by total body irradiation. Experientia 1964; 20:403.
42. Mayo J, Carranza FA Jr, Epper CE, et al: The effect of total-body irradiation on the oral tissues of the Syrian hamster. Oral Surg 1962; 15:739.
43. McCarthy PL, Shklar G: Diseases of the Oral Mucosa, 2nd ed. Philadelphia, Lea & Febiger, 1980.
44. McNair ST: Herpetic stomatitis. J Dent Res 1950; 29:647.
45. Miglani DC, Sharma OP: Incidence of acute necrotizing gingivitis and periodontosis among cases seen at the government hospital, Madras. J All India Dent Assoc 1965; 37:183.
46. Miller DK, Rhoads CP: The experimental production in dogs of acute stomatitis associated with leukopenia and a maturation defect of the myeloid elements of the bone marrow. J Exp Med 1935; 61:173.
47. Nathanson I, Morin GE: Herpetic stomatitis. An aid in the early diagnosis of infectious mononucleosis. Oral Surg 1953; 6:1284.
48. Neville BW, Damm DD, Allen CM, et al: Oral and Maxillofacial Pathology. Philadelphia, Saunders, 1995.
49. Park NH: Virology. In: Newman MG, Nisengard R (eds.): Oral Microbiology and Immunology. Philadelphia, Saunders, 1988.
50. Pedler JA, Radden BG: Seasonal influence of acute ulcerative gingivitis. Dent Pract 1957; 8:23, 1957.
51. Perkins AE: Acute infections around erupting mandibular third molar. Br Dent J 1944; 76:199.
52. Pindborg JJ: Gingivitis in military personnel with special reference to ulceromembranous gingivitis. Odontol Tidskr 1951; 59:407.
53. Pindborg JJ, Bhat M, Devanath KR, et al: Occurrence of acute necrotizing gingivitis in South Indian children. J Periodontol 1966; 37:14.
54. Plaut HC: Studienzur bakterielle Diagnostik der Diphtheriae un der Aginen. Dtsch Med Wochenschr 1894; 20:920.
55. Regezi JA, Sciubba JJ: Oral Pathology. Clinico-Pathologic Correlations. Philadelphia, Saunders, 1989.
56. Rivera-Hidalgo F, Stanford TW: Oral mucosal lesions caused by infective microorganisms. I. Virus and bacteria. Periodontology 2000 1999; 21:106.
57. Rosebury T: Is Vincent's infection a communicable disease? J Am Dent Assoc 1942; 29:823.
58. Rosebury T, Foley G: Experimental Vincent's infection. J Am Dent Assoc 1939; 26:1978.

59. Rosebury T, MacDonald JB, Clark A: A bacteriologic survey of gingival scrapings from periodontal infections by direct examination, guinea pig inoculation and anaerobic cultivation. J Dent Res 1950; 29:718.
60. Roy S, Wolman L: Electron microscopic observations on the virus particles in herpes simplex encephalitis. J Clin Pathol 1969; 22:51.
61. Schluger S: Necrotizing ulcerative gingivitis in the army. Incidence, communicability, and treatment. J Am Dent Assoc 1949; 38:174.
62. Schwartzman J, Grossman L: Vincent's ulceromembranous gingivostomatitis. Arch Pediatr 1941; 58:515.
63. Scott TFM, Steigman AS, Convey JH: Acute infectious gingivostomatitis. Etiology, epidemiology, and clinical picture of common disorders caused by virus of herpes simplex. JAMA 1941; 117:999.
64. Shannon IL, Kilgore WG, Leary TJ: Stress as a predisposing factor in necrotizing ulcerative gingivitis. J Periodontol 1969; 40:240.
65. Sheiham A: An epidemiological study of oral disease in Nigerians. J Dent Res 1965; 44:1184.
66. Ship II, Brightman VJ, Laster LL: The patient with recurrent aphthous ulcers and the patient with recurrent herpes labialis. A study of two population samples. J Am Dent Assoc 1967; 75:645.
67. Skach M, Zabrodsky S, Mrklas L: A study of the effect of age and season on the incidence of ulcerative gingivitis. J Periodont Res 1970; 5:187.
68. Smith DT: Spirochetes and related organisms in fusospirochetal disease. Baltimore, Williams & Wilkins, 1932.
69. Stammers AF: Vincent's infection. Br Dent J 1944; 76:171.
70. Stevens AWJ, Cogen RB, Cohen-Cole SA, et al: Demographic and clinical data associated with acute necrotizing ulcerative gingivitis in a dental school population. J Clin Periodontol 1984; 11:487.
71. Swenson HM: Induced Vincent's infection in dogs. J Dent Res 1944; 23:190.
72. Swenson HM, Muhler, JC: Induced fusospirochetal infection in dogs. J Dent Res 1947; 26:161.
73. Topping NH, Fraser HF: Mouth lesions associated with dietary deficiencies in monkeys. US Pub Health Rep 1939; 54:431.
74. Tunnicliff R, Fink EB, Hammond C: Significance of fusiform bacilli and spirilla in gingival tissue. J Am Dent Assoc 1936; 23:1959.
75. Tunnicliff R, Hammond C: Abscess production by fusiform bacilli in rabbits and mice by the use of scillaren-B or mucin. J Dent Res 1937; 16:479.
76. Underhill FP, Mendel LB: Further experiments on the pellagra-like syndrome in dogs. Am J Physiol 1928; 83:589.
77. Vincent H: Sur l'etiologie et sur les lesions anatomopathologiques de la pourritute d'hopital. Ann de l'Inst Pasteur 1896; 10:448.
78. Wilton JMA, Ivanyi A, Lehner T: Cell-mediated immunity and humoral antibodies in acute ulcerative gingivitis. J Periodont Res 1971; 6:9.

小児期における歯肉疾患

Fermin A. Carranza

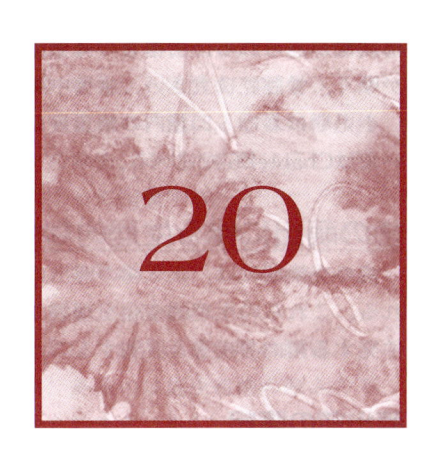

CHAPTER 20

本章の概要

乳歯列における歯周組織
歯の萌出に伴う生理的な歯肉の変化
　萌出前の隆起
　歯肉辺縁の形成
　歯肉辺縁の正常な形態

歯肉疾患の分類
　慢性辺縁性歯肉炎
　限局性歯肉退縮
　急性歯肉感染症
歯周組織の外傷性変化
小児期疾患における口腔粘膜

　成人において観察される歯周疾患の影響は，人生の早い時期にその端を発する．小児期の歯肉疾患が，成人期の歯周組織に悪影響を及ぼしている可能性がある．

　歯列の発育とある種の全身的な代謝パターンは，小児期に特有なものである．小児期に頻繁に起こる歯肉および歯周疾患もあり，これらはこの時期に同定される．したがって，小児期と思春期を区別して，歯肉と歯周組織の問題を考えることにより，ある程度の統一性が得られる．本章では歯肉疾患について述べ，若年期に発症する歯周炎についてはChapter28で触れる．

乳歯列における歯周組織

　乳歯列の歯肉は，薄いピンク色で硬く，表面は滑らかで，あるいはスティップリングが認められる．スティップリングは5～13歳までの小児の35%にみられる[26]（図20-1）．歯間部歯肉は唇（頬）舌的に幅が広く，近遠心的には隣接歯面の外形に一致して幅が狭くなる傾向をもつ．その構造は，成人の唇（頬）側乳頭および舌側乳頭間に介在する陥没，いわゆるコルと類似している．

　乳歯列における歯肉溝の深さは平均2.1±0.2mmである[24]．付着歯肉の幅は切歯部で広く，犬歯部で狭くなり，そして小臼歯（乳臼歯）と永久歯部で再び広くなる[27]．付着歯肉の幅は年齢とともに広くなる．

　顕微鏡像では，歯肉の重層扁平上皮はよく発達した上皮突起（rete pegs）を示し，表面は錯角化（図20-2）あるいは角化し，角化はスティップリングと関連する．結合組織は主に線維性で，成人においてみられるようなよく発達したコラーゲン線維束は小児期では認められない．コルを覆う上皮は，数層の細胞層から成り，角化していない．

　乳歯の歯根膜腔（歯周靱帯）は永久歯よりも広い．萌出中の主な線維の方向は歯の長軸と平行であるが，成人歯列における線維の配列は歯が対合歯と咬合する時期からみられる．

　X線的に乳歯列の歯槽骨には歯胚期と萌出期に著明な歯

(pubertal gingivitis)とよぶ．この時期は，歯間部における歯肉の出血が著しく増加する[19]．この炎症性病変はプラークによる組織反応が拡大し，ホルモンの分泌が変化することにより起こるとされている．これは男性，女性ともに発症し，思春期を過ぎると一部改善される(Chapter 18参照)．

限局性歯肉退縮

単独歯あるいは多数歯でみられる歯肉退縮には，共通の重要な原因がある．歯肉の炎症の有無は局所刺激物の有無によって左右される．歯肉退縮には多くの原因がある(Chapter 17参照)．しかし，小児期では歯列内の歯の位置がもっとも重要な因子となる．歯肉退縮は，歯が唇側転移している場合に起こり(図20-10)，また歯根が唇側に突出した傾斜歯や捻転歯にも起こる．前歯部の開咬では，歯肉退縮の罹患率が増加する[15]．この歯肉退縮は歯の萌出過程で持続的に生じるが，歯が適切な位置に配列したときに自然に改善される．また，矯正治療による再配列が必要となる場合もある[3]．

急性歯肉感染症

原発性ヘルペス性歯肉口内炎

本症は小児期の急性歯肉感染症でもっとも一般的にみられる疾患であり，しばしば上気道感染の続発症として起こる(Chapter19 参照)．

カンジダ症

本症は，*Candida albicans*によって発症する口腔内真菌感染症である．詳細はChapter 21 参照のこと．

壊死性潰瘍性歯肉炎

小児期の壊死性潰瘍性歯肉炎(NUG)の発病率は低い(Chapter 19参照)．慢性的な栄養失調が一般的である地域に住んでいる小児やダウン症の小児はNUGに罹患しやすく，重篤である[11, 23]．原発性ヘルペス性歯肉口内炎は小児期にもっとも好発するが，NUGと誤診されることがある．

歯周組織の外傷性変化

外傷性変化は，さまざまな状態のときに脱落歯の歯周組織に起こる．乳歯が脱落する過程で，歯と骨の吸収が歯周組織の支持を弱め，既存の機能的な力が残りの支持組織に外傷として働く[4]．過度の咬合力は，歯列不正，歯の形成異常，歯の喪失や抜歯または歯の修復により生じる．混合歯列期では，永久歯は近接する乳歯が脱落する際の咬合負荷の増加に耐えるため，永久歯の歯周組織は傷害を受けることもある．萌出中の永久歯の歯根膜は，置き換わる場所にある乳歯を介して咬合力が伝わるため，損傷を受けることがある．

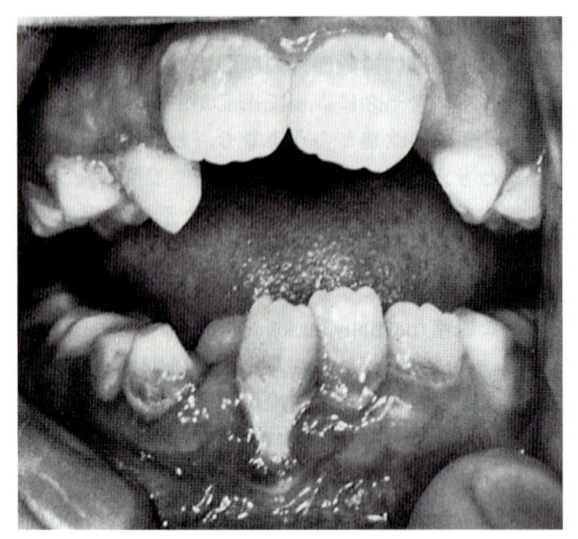

図20-7 位置が異常な歯の周囲にはプラークが付着しやすく，重度歯肉炎に罹患しやすい．

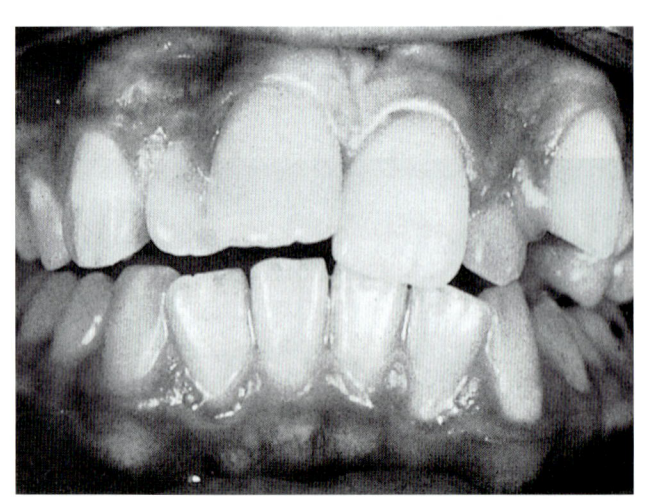

図20-8 上顎左側の側切歯および犬歯の位置異常による歯肉腫脹．

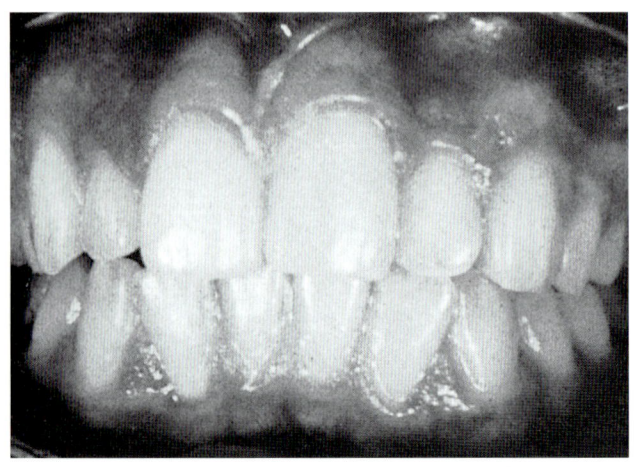

図20-9 図20-8の位置異常に対し，矯正処置を行うことにより歯肉腫脹が消失した．

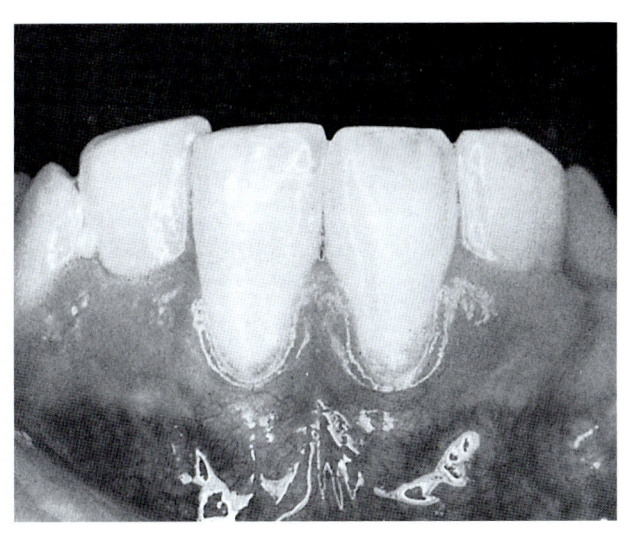

図20-10 唇側転位の下顎中切歯に認められる歯肉退縮.

顕微鏡的観察[12, 21]では，もっとも軽度な外傷性変化として歯根膜の圧迫，貧血，ヒアリン(硝子)化がみられる．重度な外傷性変化としては，歯根膜の破壊や壊死がみられる(Chapter 24参照).

多くの症例では外傷は回復し，歯の喪失にはいたらない．しかしながら，損傷を受けた歯は痛みや動揺を有することがある．修復により歯は骨に癒着し，その位置に固定されてしまうかもしれない．永久歯が萌出した際，癒着した乳歯は沈下しているようにみえる．

小児期疾患における口腔粘膜

いくつかの小児期疾患は歯肉組織を含む口腔粘膜に特殊な変化を起こす．そのなかには水痘(chickenpox)，麻疹(measles)，猩紅熱(scarlet fever)，ジフテリアなどの伝染病もある．詳細は口腔病理学と小児病理学の本を参照すること．

参考文献

1. Alcoforado GA, Kristoffersen T, Johannessen AC, et al: The composition of gingival inflammatory cell infiltrates in children studied by enzyme histochemistry. J Clin Periodontol 1990; 17:335.
2. Andlin-Sobocki A, Marcusson A, Persson M: 3-year observations on gingival recession in mandibular incisors in children. J Clin Periodontol 1991; 18:155.
3. Baer PN, Benjamin SD: Periodontal Disease in Children and Adolescents. Philadelphia, JB Lippincott, 1974.
4. Bernick S, Freedman N: Microscopic studies of the periodontium of the primary dentitions of monkeys. II. Posterior teeth during the mixed dentitional period. Oral Surg Oral Med Oral Pathol 1954; 7:322.
5. Bimstein E, Lustmann J, Soskolne WA: A clinical and histometric study of gingivitis associated with the human deciduous dentition. J Periodontol 1985; 56:293.
6. Brauer JC, Highley LB, Massler M, et al: Dentistry for Children. 2nd ed. Philadelphia, Blakiston, 1947.
7. Everett FG, Tuchler H, Lu KH: Occurrence of calculus in grade school children in Portland, Oregon. J Periodontol 1963; 34:54.
8. Gillett R, Cruckley A, Johnson NW: The nature of the inflammatory infiltrates in childhood gingivitis, juvenile periodontitis and adult periodontitis: Immunocytochemical studies using a monoclonal antibody to HLA Dr. J Clin Periodontol 1986; 13:281.
9. Grimmer EA: Trauma in an erupting premolar. J Dent Res 1939; 18:267.
10. Hock J: A clinical study of gingivitis of deciduous and succedaneous permanent teeth in dogs. J Periodont Res 1978; 13:68.
11. Jimenez M, Ramos J, Garrington G, et al: The familial occurrence of acute necrotizing gingivitis in Colombia. J Periodontol 1969; 40:414.
12. Kronfeld R, Weinmann J: Traumatic changes in the periodontal tissues of deciduous teeth. J Dent Res 1940; 19:441.
13. Longhurst P, Gillett R, Johnson NW: Electron microscope quantitation of inflammatory infiltrates in childhood gingivitis. J Periodont Res 1980; 15:255.
14. Longhurst P, Johnson NW, Hopps RM: Differences in lymphocyte and plasma cell densities in inflamed gingiva from adults and young children. J Periodontol 1977; 48:705.
15. Machtei EE, Zubery Y, Bimstein E, et al: Anterior open bite and gingival recession in children and adolescents. Int Dent J 1990; 40:369.
16. Mackler SB, Crawford JJ: Plaque development in the primary dentition. J Periodontol 1973; 44:18.
17. Mattson L: Development of gingivitis in preschool children and young adults. A comparative experimental study. J Clin Periodontol 1978; 5:24.
18. Maynard JG, Wilson RD: Diagnosis and management of mucogingival problems in children. Dent Clin North Am 1980; 24:683.
19. Mombelli R, Gusberti FR, van Oosten MA, et al: Gingival health and gingivitis development during puberty. A 4-year longitudinal study. J Clin Periodontol 1989; 16:451.
20. Notman S, Mandel ID, Mercadante J: Calculus in normal children and children with cystic fibrosis. International Association for Dental Research Program and Abstracts, 48th General Meeting, 1970.
21. Orban B, Weinmann J: Signs of traumatic occlusion in average human jaws. J Dent Res 1933; 13:216.
22. Parfitt GJ, Mjor IA: A clinical evaluation of local gingival recession in children. J Dent Child 1964; 31:257.
23. Pindborg JJ, Bhat M, Devanath KR, et al: Occurrence of acute necrotizing gingivitis in South India children. J Periodontol 1966; 37:14.
24. Rosenblum FN: Clinical study of the depth of the gingival sulcus in the primary dentition. J Dent Child 1966; 5:289.
25. Seymour GJ, Crouch MS, Powell RN, et al: The identification of lymphoid cell subpopulations in sections of human lymphoid tissue and gingivitis in children using monoclonal antibodies. J Periodont Res 1982; 17:247.
26. Soni NN, Silberkweit M, Hayes RL: Histological characteristics of stippling in children. J Periodontol 1963; 34:31.
27. Srivastava B, Chandra S, Jaiswal JS, et al: Cross-sectional study to evaluate variations in attached gingiva and gingival sulcus in the three periods of dentition. J Clin Pediatr Dent 1990; 15:17.

剝離性歯肉炎

Alfredo Aguirre, Mirdza E. Neiders, Russell J. Nisengard

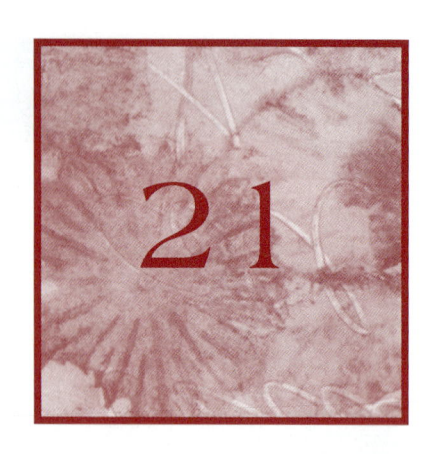

CHAPTER 21

本章の概要

慢性剝離性歯肉炎
剝離性歯肉炎の診断－系統的なアプローチ法
臨床的に剝離性歯肉炎の様態を示す疾患
　扁平苔癬
　類天疱瘡
　尋常性天疱瘡
　慢性潰瘍性口内炎

線状IgA病（線状IgA皮膚病）
疱疹状皮膚炎
紅斑性狼瘡
多形性紅斑
薬疹
その他

慢性剝離性歯肉炎

　最初に慢性剝離性歯肉炎（chronic desquamative gingivitis）が報告されたのは1894年[118]であるが、遊離歯肉や付着歯肉の激しい紅斑、剝離および潰瘍の形成によって特徴付けられる独特の状態を示す言葉としては、Prinz[92]によって1932年に用いられるようになった（図21-1）。無症候の場合もあるが、症状のある場合は軽い灼熱感から激痛までと幅が広い。剝離性歯肉炎症例のおよそ50%は歯肉に限局しているが、歯肉と他の口腔内、および口腔外の部位に起こることも珍しくはない[85]。最初、さまざまな可能性が示されているなかで、原因は明らかではなかった。ほとんどの症例が40〜50代の女性で診断されたため（剝離性歯肉炎は思春期から70〜80歳代で発症の可能性がありそうだが）、ホルモンの変調が疑われた*。しかしながら1960年にMcCarthyら[72]は、剝離性歯肉炎はそれ自身が独立した疾患ではなく、さまざまな状態に関連した歯肉の応答であると提唱した。この概念は、多くの免疫病理学的研究によって支持された[57, 86, 97, 113]。

　臨床診断と検査データを指標として用いた結果、剝離性歯肉炎のおよそ75%の症例が皮膚疾患由来であることが明らかになった。その皮膚疾患症例の95%以上を瘢痕性類天疱瘡と扁平苔癬が占めている[85]。しかしながら、それ以外の疾患、つまり水疱性類天疱瘡、尋常性天疱瘡、線状免疫グロブリンA（IgA）病、疱疹状皮膚炎、紅斑性狼瘡、および慢性潰瘍性口内炎などの皮膚粘膜での自己免疫疾患の多くも、臨床的に剝離性歯肉炎の病態を示す[103]。

　他に、剝離性歯肉炎の鑑別診断で考えなければならないものとしては、慢性の細菌性、真菌性、ウイルス性の感染、薬物、口内洗浄剤、およびチューインガムなどに対する粘膜の反応がある。あまり一般的ではないが、クローン病、サルコイドーシス、ある種の白血病、および人為的な傷害等も剝離性歯肉炎として臨床的に報告されてきた[103, 122]。

---

*文献37, 42, 75, 92, 114, 124, 125参照.

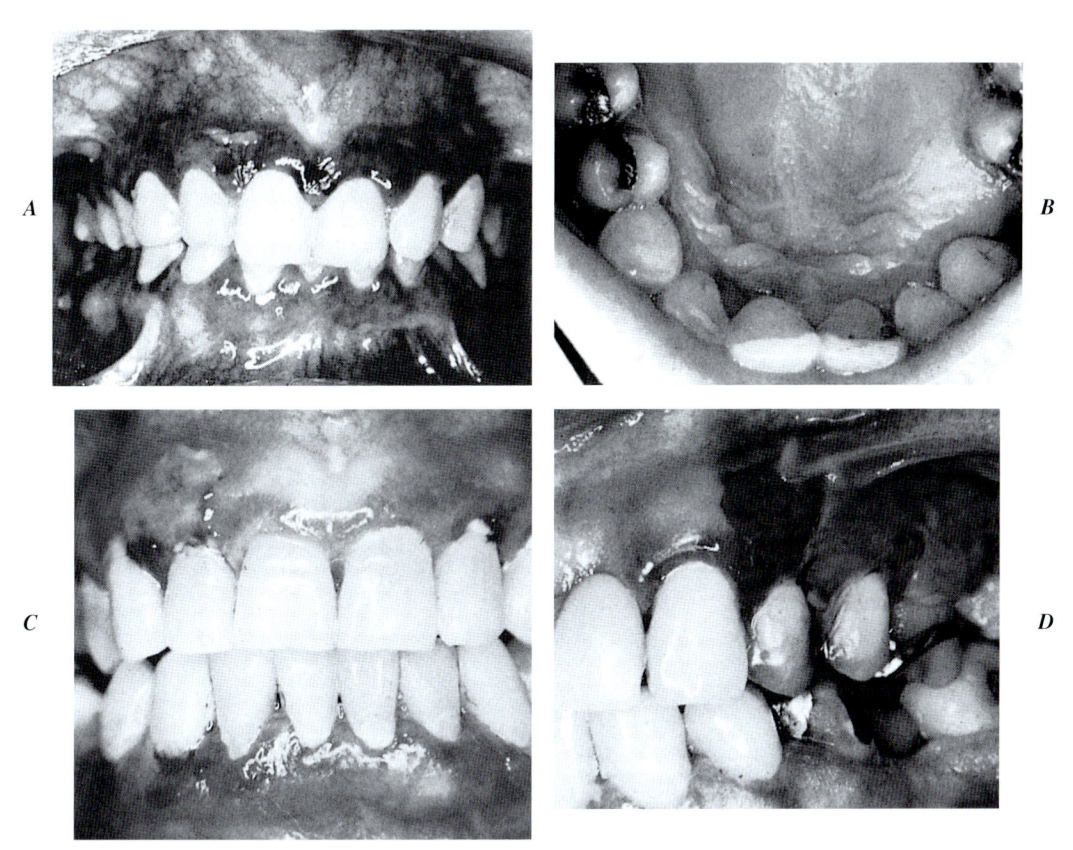

図21-1 さまざまな重症度の慢性剥離性歯肉炎．***A***：中等度．下層の結合組織の炎症と露出を伴う広汎の浮腫と紅斑．***B***：***A***の患者の舌面観．わずかな辺縁の紅斑は別として，歯肉とそこに隣接している粘膜には変化を示す状態は認められない．***C***：重度．散在した不規則な形態の露出部位がモザイク状の外観をなしている．右側上顎側切歯と犬歯の間の潰瘍に注目．***D***：重度．上皮の完全な剥離と下層の紅斑性の炎症を起こしている結合組織の露出がみられる．(Dr. Gerald Shklar, Boston, Massのご厚意による)

したがって，剥離性歯肉炎に対する適切な治療とその管理を行うためには，原因となる疾患を同定することがもっとも重要である．これを達成するためには，臨床検査と徹底的な病歴の調査，および通常の組織検査と免疫蛍光検査とを結びつけて考えなければならない[122]．しかし，これらの診断へのアプローチにもかかわらず，剥離性歯肉炎の症例の最大1/3は，その原因が解明できない[93]．

剥離性歯肉炎の診断－系統的なアプローチ法

前段落で，剥離性歯肉炎という言葉は，特有の臨床像を示す臨床用語にすぎないことを明らかにした．この言葉は診断名ではなく，確定診断を下すためには一連の検査室レベルでの検査が必要である．したがって，どのような治療法が効果的であるかは，どれだけ正確な確定診断を下せるかによっている．以下に剥離性歯肉炎症状を現わす疾患の診断・解明のための系統的なアプローチ法を記す．また，

このアプローチ法を*図21-2*に示す．

病歴

徹底的な病歴の聴取が，剥離性歯肉炎の診査を始める前に絶対必要である．この病態，およびその病歴に関係する兆候学のデータ(すなわち，発症時期，悪化の時期，症状を悪化させる習慣の有無)からは，その後の徹底的な検査を行うために必要な基礎的情報が得られ．また，症状軽減のために処方された薬歴に関する情報も記録するべきである．

臨床検査

病変の分布パターン(すなわち，病巣が1か所なのか多数なのか，歯肉組織に限局しているのか否か)を知ることは，形式的な鑑別診断を始めるうえで大きな情報となる．さらに，Nikolsky's sign(ニコルスキー徴候)などの簡単な臨床的検査法によって水疱状病変存在の可能性が推察できる．

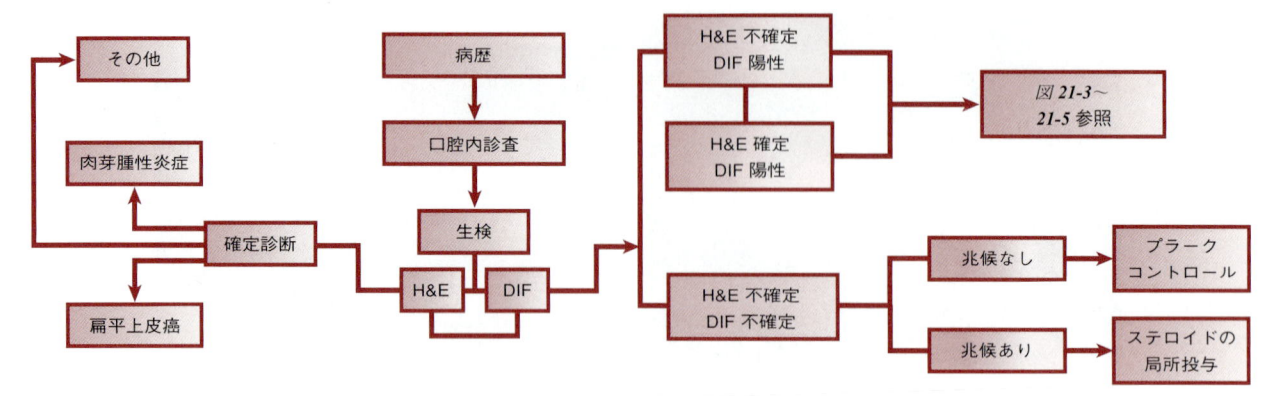

図21-2　剥離性歯肉炎の診断法．H&E：H&E染色．DIF：直接免疫蛍光法．

生検

個々の病変の範囲とその数を決めるために，生検は組織学的，そして免疫学的な診査の前に行えるもっともよい選択肢のひとつである．考慮すべき点は生検部位の選択である．壊死や上皮の剥離が著しい部位では正しい診断ができないので，病変周囲の生検を行うときは潰瘍部位は避けるべきである．まず，組織を口腔内から切除し，顕微鏡検査のために切断し標本とする．一般的に用いられるヘマトキシリンとエオジン(H&E)で診査するときには，緩衝ホルマリン液(10%)を用いて組織固定を行う．Michell's buffer (硫酸アンモニウム緩衝液，pH 7.0)は免疫蛍光検査法を行うときの搬送液として使用される．病変を含まない(正常な)粘膜の生検像では，一般的に病変周囲組織からのものと同様な蛍光抗体像を示すだろう．しかしながら，扁平苔癬や慢性皮膚紅斑性狼瘡(表21-1)などでは，免疫学的指標に反応する大きな変異が病変組織に存在する．

組織検査

H&E染色では，組織は約5μmの薄切片にしてホルマリンで固定し，パラフィンに包埋し，光学顕微鏡検査を行う．

免疫蛍光検査法

直接免疫蛍光法では，未固定の凍結切片と蛍光標識されたさまざまな抗ヒト血清(抗IgG，抗IgA，抗IgM，抗フィブリン，および抗C3)とを反応させ，使用する．間接免疫蛍光法では，患者血清とサルなどの動物の口腔，もしくは食道粘膜の非固定凍結切片とを反応させ，粘膜組織に対して結合するすべての血清中の抗体を結合させる．そして，組織を蛍光標識抗ヒト血清(抗IgG，抗IgA，抗IgM，抗線維素，および抗C3)と反応させる．蛍光のシグナルが上皮やそれに連なった基底膜，またはその下層の結合組織で観察されるなら，免疫蛍光試験は陽性である．

治療法

確定診断が出たら，歯科医師は最適な治療法を選ばなければならない．それは，①臨床医の経験，②疾患の全身的な影響，③薬物療法の全身的な副作用，以上の3つの要素に従って行われる．

これらの3つの要素を詳細に考え合わせると，3つの異なる治療方針となる(図21-3～21-5)．まず最初のものは，歯科医師が患者の治療全般を直接行い，他人に任せずに責任を取るケースである．ステロイドの局所塗布が効果的なびらん性扁平苔癬のようなケースがそれにあたる．2番目の治療方針は，歯科医師が患者の診断・治療を行う別の健康管理者と協力して治療を行うケースである．この典型的な例としては，歯科医師と眼科医が協力して治療を行う瘢痕性類天疱瘡がある．歯科医師は口腔内の病変を処置し，眼科医は結膜の状態を観察していく．3番目の，つまり最後の治療方針は，さらに細かな診断と治療のためにすぐに皮膚科を受診させるケースである．疾患が口腔領域を超えて全身的に及んでいる場合など，結果的に重篤な病的状態や死亡という事態さえ引き起こす場合である．歯科医師が確定診断を出したら，即座に皮膚科医に紹介する必要がある尋常性天疱瘡がよい例であろう．さらに，尋常性天疱瘡や非反応性の粘膜類天疱瘡(たとえば，糖尿病，骨粗鬆症，メトヘモグロビン血症など)のような疾患では，その治療に必要な長期的，全身的な薬物療法の副作用を考え合わせると，皮膚科医か内科医などの専門医への紹介を勧める．

口腔内の処置を行う場合，選択した治療法がその患者に効果があるかを観察するためには，定期的な評価を行う必要がある．まず，病状が確実にコントロールされているのを確かめるために，処置を始めてから2～4週間後に評価すべきである．また，病状が改善するまでこの観察を続けるべきである．そのためには，3～6か月毎に予約を取るのが適切であろう．そして，使用する薬の投与量の調整もこの期間に必要となることが予想される．臨床的にみられる典型的な剥離性歯肉炎の症状に対して，現在用いられて

表 21-1

臨床的に剝離性歯肉炎を呈する部位の組織病理的，直接・間接免疫蛍光的所見

疾患	組織病理像	直接免疫蛍光法 病変周囲の生検	直接免疫蛍光法 正常粘膜の生検	間接免疫蛍光法 血清
天疱瘡	基底細胞層上で上皮細胞間の裂溝 基底細胞が特有の"墓石"形態 棘融解の存在	多くの症例でC3が，すべての症例でIgGが上皮の細胞間に沈着	病変周囲と同様	症例の90％以上で細胞内に(IgG)抗体が存在
瘢痕性類天疱瘡	ほぼ完全な形で基底層を残し，下層の基底層から上皮が剝離した上皮下での裂溝	ほぼすべての症例で，基底膜層にIgGの存在によらずC3の線状沈着	病変周囲と同様	症例の10％で基底膜層中に(IgG)抗体が存在
水疱性類天疱瘡	ほぼ完全な形で基底層を残し，下層の基底層から上皮が剝離した上皮下での裂溝	ほぼすべての症例で，基底膜層にIgGの存在によらずC3の線状沈着	病変周囲と同様	症例の40～70％で基底膜層中に(IgG)抗体が存在
後天性表皮水疱症	水疱性類天疱瘡や瘢痕性類天疱瘡に類似	ほぼすべての症例で，基底膜層にIgGとC3の線状沈着	病変周囲と同様	症例の25％で基底膜層中に(IgG)抗体が存在
扁平苔癬	角化，基底細胞の水症変性"鋸歯状"の上皮脚 固有層への主にTリンパ球の強い帯状浸潤 コロイド体の存在	上皮と真皮間にフィブリンの沈着した原線維の存在	陰性	陰性
慢性潰瘍性口内炎	びらん性扁平苔癬に類似（角化，有棘層の肥厚，基底細胞層の融解，上皮下での裂溝，帯状のリンパ組織球の慢性浸潤）	基底層上皮細胞の核にIgGの沈着	病変周囲と同様	重層扁平上皮の基底細胞層に特異的抗核抗体が存在
線状IgA病	びらん性扁平苔癬に類似	基底膜層にIgAの線状沈着	病変周囲と同様	症例の30％にIgA基底細胞層に(IgA)抗体が存在
疱疹状皮膚炎	結合組織突起部に好中球，好酸球，フィブリンの凝集像	症例の85％で真皮乳頭にIgAの沈着	症例の100％で真皮乳頭にIgAの沈着	症例の70％にIgA筋膜抗体，30％にグリアジン抗体が存在
全身性紅斑性狼瘡	角化，基底細胞の変性，上皮萎縮，血管炎	上皮と真皮の境界部にC3の存在によらずIg(GまたはM)の沈着	病変周囲と同様	症例の95％以上に抗核抗体，症例の50％以上にDNAとENA抗体の存在
慢性皮膚紅斑性狼瘡	角化，基底細胞の変性，上皮萎縮，血管炎	上皮と真皮の境界部にC3の存在によらずIg(GまたはM)の沈着	陰性	一般的に陰性
亜急性皮膚紅斑性狼瘡	顕微鏡像は似ているが，全身性紅斑性狼瘡や慢性皮膚性紅斑性狼瘡に比較して，炎症性細胞浸潤はみられない	症例の60％で上皮と真皮の境界部にC3の存在によらずIg(GまたはM)の沈着．症例の30％で基底細胞質中にIgGの沈着	病変周囲と同様	症例の60～90％に抗核抗体，30％にSS-A(Ro)抗体，10％にリボ核タンパク抗体が存在

Rinaggio J, Neiders ME, Aguirre A, et al : Using immunofluorescence in the diagnosis of chronic ulcerative lesions of the oral mucosa. Compend 1999 ; 20 : 943より改変.

いる治療のための一般的なアプローチ法を表21-2にまとめる．剥離性歯肉炎の診断と治療において，歯科医師の果たす役割が重要であることは明確である．剥離性歯肉炎が深刻で生命に危険を及ぼす病気の初期症状として現われる場合があることから，その病態を理解し，適切な診断を下せることは重要である．以下に，臨床的に剥離性歯肉炎症状を示すもっとも一般的な疾患について述べる．

臨床的に剥離性歯肉炎の様態を示す疾患
扁平苔癬

扁平苔癬(lichen planus)は紫色の小丘疹とそれが癒合した斑が存在し，これを特徴とした比較的一般的にみられる慢性の皮膚疾患である．現在，扁平苔癬について明らかになっているのは，患者のTリンパ球が中心的な役割を果たす免疫が関与する粘膜皮膚の疾患であるという点である[7,48,70]．口腔内では，扁平苔癬の病変は決まった臨床的形態と分布状態を示しているが，しばしば他の粘膜皮膚疾患と同様の様態を呈することもある．したがって，口腔扁平苔癬の臨床診断は，多くの他の疾患と鑑別診断する必要がある．多くの疫学研究から，人口の0.1〜4％が口腔扁平苔癬に罹患していることが示されている．口腔扁平苔癬の患者の大部分が中年，または高齢の女性であり，女性対男性の比率は2:1である．皆無ではないが，小児の発症は稀である．歯科で口腔扁平苔癬と診断される患者のおよそ1/3が，皮膚に扁平苔癬を併発している[67]．対照的に，皮膚科で見つかる患者はその2/3が口腔扁平苔癬を併発している[102]．

口腔内病変

口腔扁平苔癬には，いくつかの臨床的な形態(網状，斑状，萎縮性，びらん性，水疱性)がある．もっとも一般的なのは，網状でびらん性の亜系(subtype)である．典型的な網状の病変は無症候で，左右対称性の頬粘膜の後部の領域に白い線が交錯したものから成る．また，舌背，および外縁部，硬口蓋，歯槽堤，および歯肉にも発症する．さらに，網状の病変ではカンジダ症が合併しているときの特徴として，紅斑性の背景があるものも珍しくない．口腔扁平苔癬の変化としては，慢性の過程に続いて静止期と拡大期が予測できずに交互に現われる．

びらん性の扁平苔癬の臨床像は，しばしば疼痛を伴い萎縮性と紅斑性の領域がみられる．細かい白い放射状の線は萎縮性の部位との境界部で観察される．これらの領域は，熱い食物，酸味の強い，または香辛料の効いた食物で刺激を受ける(カラー図21-1)．

歯肉病変

口腔扁平苔癬患者の最大10％は，歯肉[102]に限局して発症し，以下にあげる4つの特徴的なパターンのうち，1つもしくは複数の病変をもつ．

1. 角化性病変：白く隆起した病変は，個々に独立した小丘疹や直線状，または網状のものとして，あるいはそれらが集まった斑状のものとして現われる(図21-6)．
2. びらん性，または潰瘍性病変：斑状に分布し，その大きな紅斑性の領域では1か所，または，複数か所から出血がみられる．また，わずかな外傷(たとえば歯みがき．カラー図21-2)によって悪化する．
3. 小嚢，または水疱性病変：隆起し，液体で満たされている．歯肉においてはあまり一般的ではない．また現われてもその期間は短く，すぐに潰瘍を形成する．
4. 萎縮性病変：続いて起こる上皮の菲薄化を伴う歯肉組織の退化は，結果的に歯肉内に限局的な紅斑をつくる．

病理組織像

顕微鏡観察によると，口腔扁平苔癬には大きな3つの特徴的な型がある．①角化，または錯角化，②基底層の水症変性，③主として固有層へのTリンパ球の強い帯状の浸潤(図21-7)である．典型的な像として上皮突起は"鋸歯状"の形態を示す．上皮の基底層の水症変性は，広範囲に及ぶかもしれない．上皮は菲薄化と萎縮，または下部の結合組織を剥離し，上皮下に水疱や潰瘍を形成する．コロイド体(シヴァット体)は上皮-結合組織間の境界部でしばしばみられる．口腔扁平苔癬は，角化病変の存在により顕微鏡で簡単に診断できる．そして可能であれば，これらの領域から生検標本をとるべきである．しかしながら，これらの典型的な組織学的特徴は，潰瘍部分でははっきりしない場合がある．よって，通常の顕微鏡診査だけでは，口腔扁平苔癬の決定的な診断を下すことは難しい．

電子顕微鏡検査では，扁平苔癬を以下の3つの時期に分けることができる．①上皮細胞の細胞質の変性，②固有層の表層部におけるコラーゲン線維の損失，③上皮の基底層および棘細胞層の変性と壊死，また固有層の表層部の変性と壊死．基底板はもはやみえない．基底細胞層からの基底膜の分離は，扁平苔癬の初期にみられる[106]．

扁平苔癬の口腔病変がパターンをもって変化することは注目に値する．そして珍しい症例では，確定診断が出るまでに2回または3回の生検が必要な場合もある．重要な論争点のなかに，口腔扁平苔癬の悪性化の議論がある．いくつかの研究では，口腔扁平苔癬患者の0.4〜5.6％が癌化すると見積もられている[46,47,112]．逆に，口腔扁平苔癬と口腔癌との関係を否定しているか，または疑問を投げかけている研究者もいる．この論争はともかく，生検と厳密なフォローアップがこれらの患者にとって必要なことは間違いない．

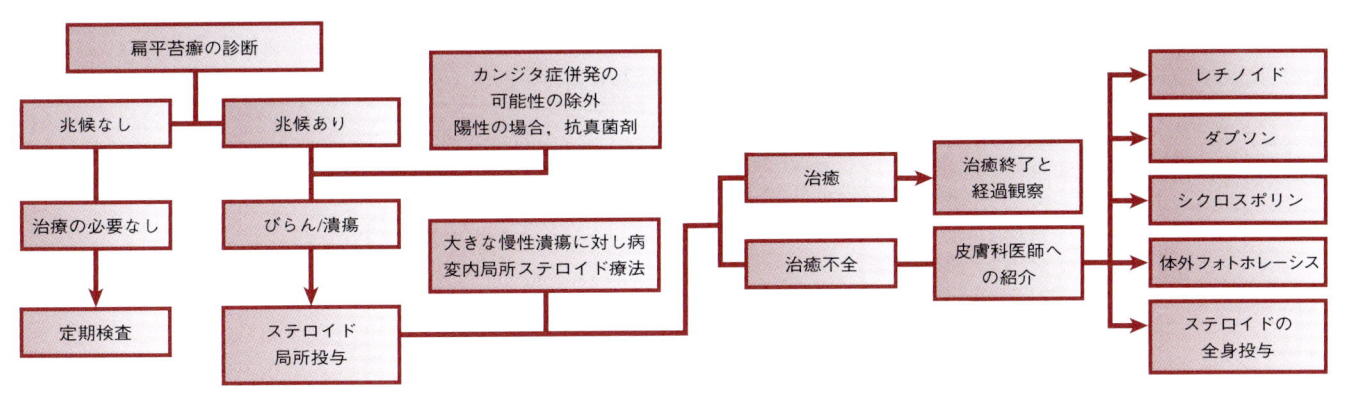

剥離性歯肉炎 ■ CHAPTER 21　325

図21-3　扁平苔癬の治療法．

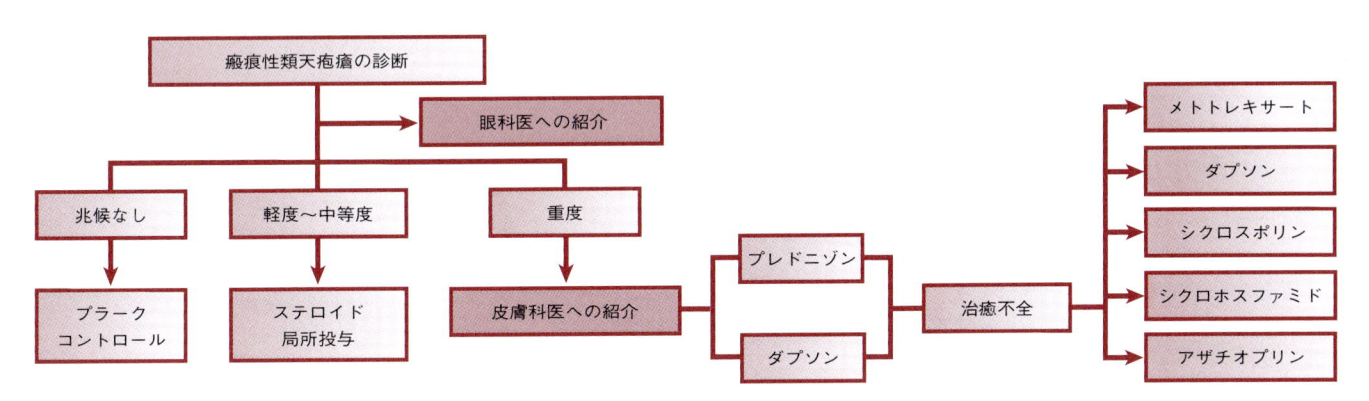

図21-4　瘢痕性類天疱瘡の治療法．

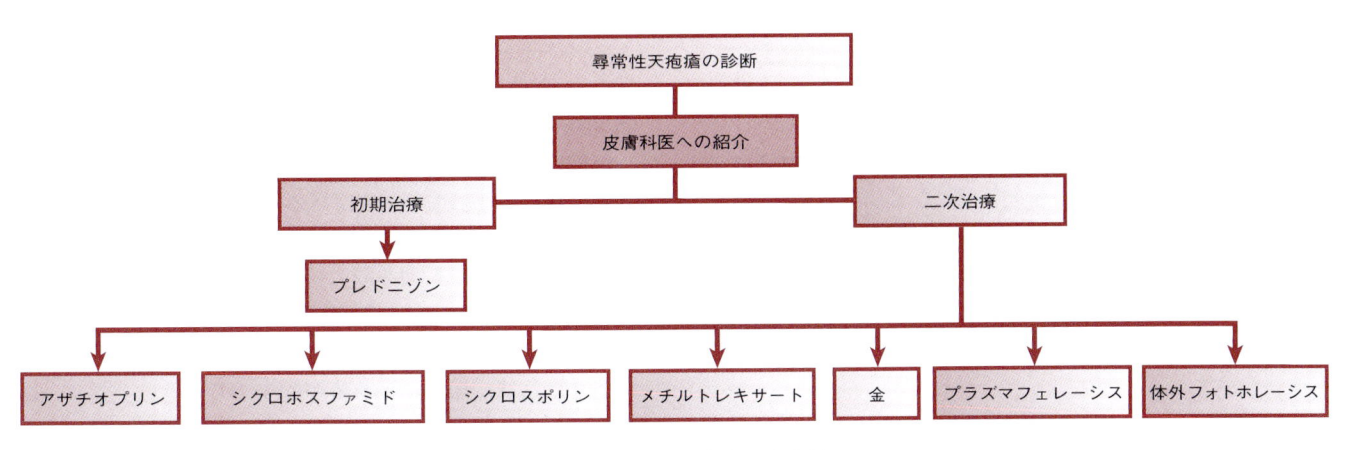

図21-5　尋常性天疱瘡の治療法．

表 21-2

臨床的に剝離性歯肉炎の症状を呈する疾病とその病態を処置するために現在用いられている治療法

疾病	治療法
潰瘍性扁平苔癬	**軽症**：真空形成された個人トレーを用いることで，効果的に局所に治療薬を用いることができる． 処方：リデックス（0.05%フルオシノニド）軟膏 容量：1本15g 使用：患部への食後，就寝前の使用． 　ステロイドの局所投与から数週間後にカンジダ症の発症の可能性があることより，患者の口腔内のモニターが必要である． **重篤で治癒不全な症例**：管理のために皮膚科医へ紹介． 処方：ナイスタナントローチ（100,000IU） 容量：60錠 使用：1日に2回，口腔内に含み溶解し，その後吐き出す．30日間の連続投与．
瘢痕性類天疱瘡	**軽症** 処方：リデックス（0.05%フルオシノニド）軟膏 容量：1本15g 使用：患部への食後，就寝前の使用． **重篤で治癒不全な症例**：プレドニゾン（1日20〜30g）を用いた管理を行うために，皮膚科医への紹介を行う．同時にアザチオプリンの使用が必要な場合がある．他の選択肢として，ダプソン，サルファ剤，テトラサイクリンがある． 処方：テモベイト（0.05%プロピオン酸クロベタゾール）軟膏 容量：1本15g 使用：1日に4回，患部への使用．
類天疱瘡	プレドニゾン（1日20〜30g）を用いた管理をするために，皮膚科医への紹介を行う．またアザチオプリンが併用される場合もある．
慢性潰瘍性口内炎	**軽症** 処方：リデックス（0.05%フルオシノニド）軟膏 容量：1本15g 使用：1日に4回，患部への使用． **重篤で治癒不全な症例**：硫酸ヒドロキシクロロキン（1日200〜400g）やコルチコステロイドを用いた管理を行うために，皮膚科医への紹介を行う． 処方：テモベイト（0.05%プロピオン酸クロベタゾール）軟膏 容量：1本15g 使用：1日に4回，患部への使用．

免疫病理像

　口腔扁平苔癬の病変，および前病変の生検標本中では，直接免疫蛍光法によって，基底膜部にフィブリンの沈着したまっすぐな原線維（linear-fibrilar）が観察される（図21-8）．それは，固有層の上層領域に点在した染色された免疫グロブリンの沈着した細胞様小体とともに見いだされる（図21-9）．間接的な免疫蛍光を使用する血清試験では，扁平苔癬は陰性を示す．

鑑別診断

　口腔扁平苔癬で典型的な臨床像として観察される粘膜炎症と，他の扁平苔癬様の粘膜炎症を呈する病変との鑑別が必要である．びらん部分が存在するときは，紅斑性狼瘡と慢性潰瘍性口内炎を鑑別診断に含めるべきである．また，口腔扁平苔癬が歯肉組織に限局されている場合（びらん性口腔扁平苔癬），びらん部位の周囲に細かな白い放射状の筋が識別されれば，口腔扁平苔癬の臨床診断の助けとなる．白い筋がみられなければ，鑑別診断として瘢痕性類天疱瘡と尋常性天疱瘡をまず考えるべきである．その他の稀な可能

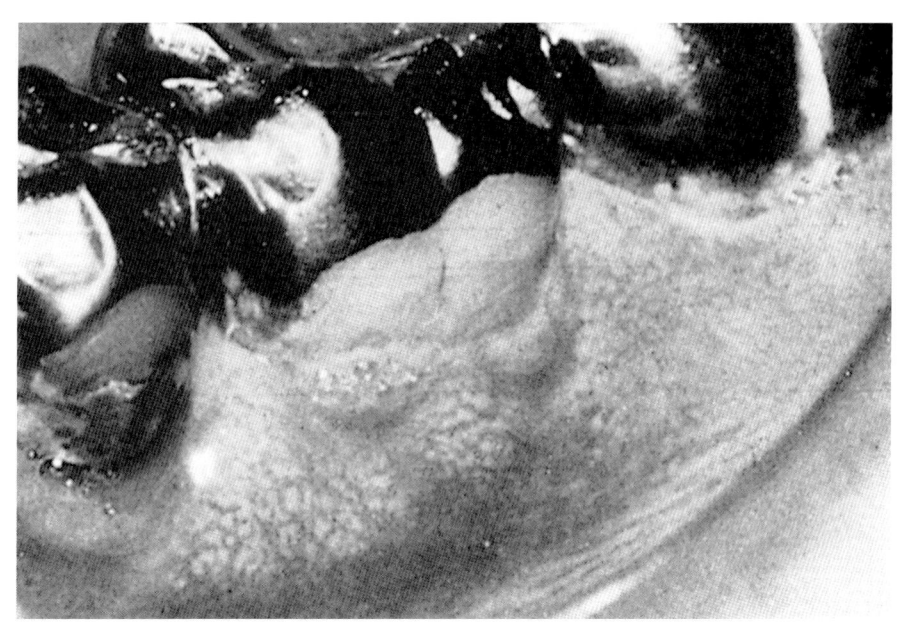

図21-6 扁平苔癬．扁平苔癬には珍しい歯肉における丘疹所見．

性としては，線状IgA病と慢性潰瘍性口内炎が含まれる．

治療法

　組織診査で口腔扁平苔癬の診断がいったん下れば，角化病変では無症候なので処置の必要はない．しかしながら，疑わしげな臨床的変化やびらん性の部位が出ないかをモニターするために6～12か月毎の患者のフォローアップが必要である．

　対照的に，口腔扁平苔癬のびらん性，水疱性，潰瘍性病変では0.05%のフルオシノニド軟膏(fluocinonide ointment〔リデックス，1日に3回使用〕)などの強力な局所的なステロイドで治療する．また，リデックスは1:1でカルボキシメチルセルロース(carboxymethyl cellulose〔Orabase〕)ペーストか他の粘性の軟膏と混和することができる．また，トリアムシノロンアセトニド(triamcinolone acetonide〔10～20mg〕)の病変部への注射，または5日間の40mg/日のプレドニゾン(prednisone)の短期治療プログラムを行い，その後，2週間毎日10～20mg追加する療法がより重度の患者で使われてきている[85]．潜在的な副作用のため全身的なステロイドの管理が必要であるので，皮膚科医による処方，またモニターが行われるべきである．他の処置方法としてレチノイド(retinoids)，硫酸ヒドロキシクロロキン(hydroxychloroquine)，シクロスポリン(cyclosporine)，および遊離歯肉移植が用いられてきた[85]．またカンジダ症はしばしば口腔扁平苔癬に付随して現われることから，抗真菌剤による治療も考慮に入れる必要があるだろう[14,39]．

類天疱瘡

　類天疱瘡(pemphigoid)という言葉は，基底膜層の分離によって特徴付けられる多くの皮膚，そして免疫が介在する病変に用いられ，上皮下の水疱性の疾患(水疱性類天疱瘡，粘膜類天疱瘡，および妊娠性〔ヘルペス性〕類天疱瘡：pemphigoid〔helpes〕gestationis)に適用される[89,101]．なかでも，水疱性類天疱瘡と粘膜類天疱瘡(良性粘膜類天疱瘡と瘢痕性類天疱瘡として知られている)はかなり注目されてきた．現在，これらの2つの疾患に関連した分子生物学的研究の結果から，それらがまったく別々のものであることが明らかになった[101]．しかしながら，それらの間には組織学的，そして免疫病理学的にかなりオーバラップする部分がある．そのため，水疱性類天疱瘡と粘膜類天疱瘡の鑑別は，組織学的，免疫病理学的な診断基準だけでは不可能なのかもしれない[89]．多くの場合，臨床的所見がこの鑑別に必要なもっともよい要素といえるであろう．したがって，水疱性類天疱瘡という用語は，疾患が瘢痕化せず，主に皮膚に影響する場合に用いられる．そして瘢痕性類天疱瘡という用語は，瘢痕が残り，疾患が主に粘膜に限局している場合に用いられる(しかし，瘢痕は粘膜類天疱瘡の亜系のいくつかにも存在する)[119]．多くの研究により，この疾患に属する一連の疾患についてさらに深く理解が進むまで，水疱性類天疱瘡と粘膜類天疱瘡とは別々に検討することになるだろう．

水疱性類天疱瘡

　水疱性類天疱瘡(bullous pemphigoid)は，自己免疫疾患に属する慢性の表皮下に膨らんだ小疱を伴う疾患で，この小

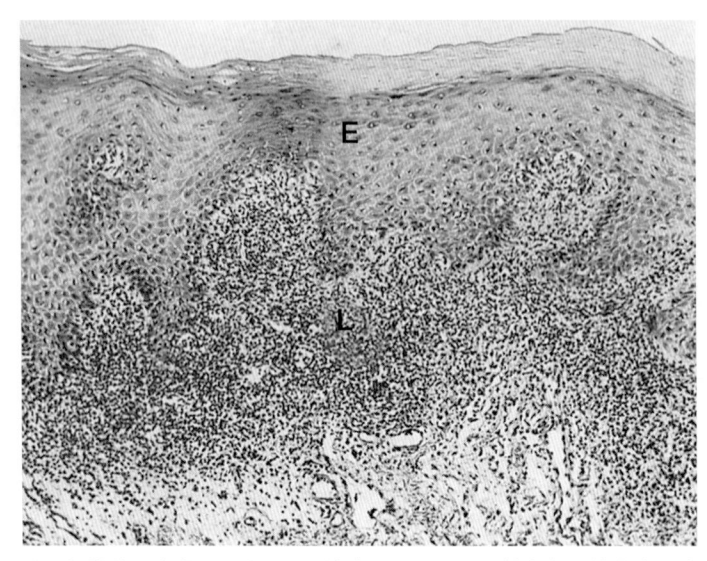

図21-7 扁平苔癬の組織像．角化と上皮の肥厚（**E**），および乳頭様隆起の拡大を呈する歯肉病変部の生検標本．上皮のすぐ下に広い層で存在する固有層（**L**）に濃密な帯状のリンパ球浸潤がある．

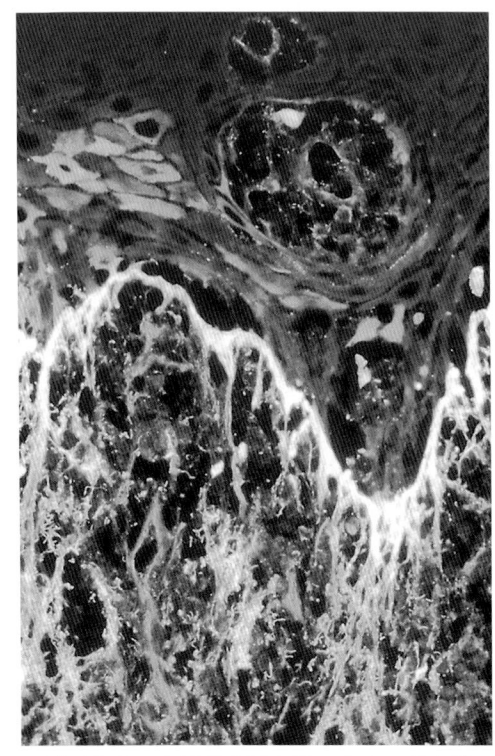

図21-8 扁平苔癬の直接免疫蛍光像．上皮の基底膜に沿ったフィブリン沈着物．

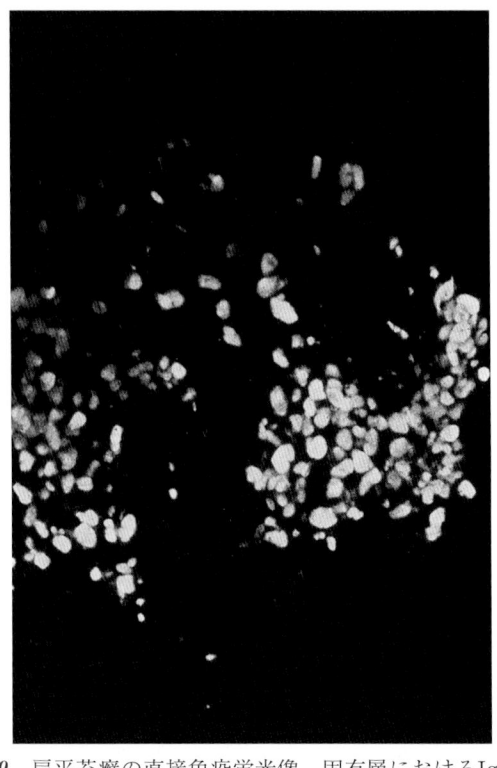

図21-9 扁平苔癬の直接免疫蛍光像．固有層におけるIgM沈着物を示す細胞様小体のクラスタ．

疱の破裂によって皮膚の中に弛みができる．患者のおよそ1/3が口腔内病変を発症する[110]．皮膚病変は天疱瘡と臨床的に類似しているが，顕微鏡下の像はまったく異なっている．棘融解はまったくみられず，膨張した水疱は上皮細胞間よりも上皮下に存在する．上皮は基底膜層で下部の結合組織から分離している．電子顕微鏡検査では，基底膜の水平方向の分離や折り返しが実際にみられる．剥離した上皮は比較的完全なままで残っていて，基底層は存在し，正常組織様にみえる．水疱性類天疱瘡の2つの主要な抗原決定基は，BP1として知られている230kDaタンパクと180-kDaのコラーゲン様の膜貫通型タンパクBP2である[79, 98]．

免疫蛍光検査法

免疫学的に，水疱性類天疱瘡は上皮基底膜に沿ってIgGとC3が沈着している特徴があり，上皮の基底膜へとIgG抗体が広がっている[52, 82]．直接免疫蛍光法では水疱性類天疱瘡患者の90〜100%が陽性を示した．これに対し，間接免疫蛍光法では陽性を示したのは患者の40〜70%であった[83]．

口腔内病変

口腔の病変は二次的に現れ，症例の最大40%で報告されている．びらん性または剥離性の歯肉炎が発現し，場合によっては小疱性または水疱性の病変が発現する[110]．

治療法

病因が明確になっていないため，水疱性類天疱瘡の治療法はその症状の抑制にあてられる[52, 82]．第1の処置は適度な量のプレドニゾンを全身的に投与することである．多量のステロイド投与が必要なとき，またはステロイドだけでは疾患を制御できないとき，ステロイド減少法(プレドニゾンと他の免疫調整剤)が使用される[29]．水疱性類天疱瘡の局所的病変において，ニコチンアミドの効果がなくとも，強力な局所的ステロイドまたはテトラサイクリンの投与が有効な場合がある[84]．

粘膜類天疱瘡（瘢痕性類天疱瘡）

瘢痕性類天疱瘡(cicatricial pemphigoid)という名称でも知られている粘膜類天疱瘡(mucous membrane pemphigoid)は，小さな水疱を伴う原因不明の慢性の自己免疫疾患で，圧倒的に50歳代の女性が罹患する．稀にではあるが幼い子どもでの報告もある[101]．瘢痕性類天疱瘡は口腔，結膜，鼻粘膜，膣，直腸，食道，および尿道に生じる．しかしながら，症例のおよそ20%は皮膚症状を伴う．最近の調査で，瘢痕性類天疱瘡がある種の臨床的，分子的特徴をもつさまざまな病態の一群を包含していることが示されてきた[26, 76, 99]．この病態の複雑な変化は瘢痕性類天疱瘡の病因と関係がある．はじめに，抗原/抗体複合体形成が基底膜層で起こり，補体の活性化とその後の白血球への刺激の増強が続いて起こる．つぎに，タンパク分解酵素が，基底膜層，通常は透明板上に放出され，溶解または裂開を起こす[34]．瘢痕性類天疱瘡の2つの主要な抗原決定基は，bullous pemphigoid 1 and 2 である(BP1とBP2)．瘢痕性類天疱瘡のほとんどは，BP2に対する直接的な免疫反応の結果であり，BP1やエピグリン(ラミニン-5，重層上皮の基底膜中の透明板タンパク質)に対する反応はあまり一般的ではない[5, 26]．現在の研究から，瘢痕性類天疱瘡(口腔の類天疱瘡，抗エピグリン類天疱瘡，抗BP抗原の粘膜類天疱瘡，目の類天疱瘡および多重抗原類天疱瘡)には，少なくとも以上の5つの亜系があるのことが強く示唆されている[101]．

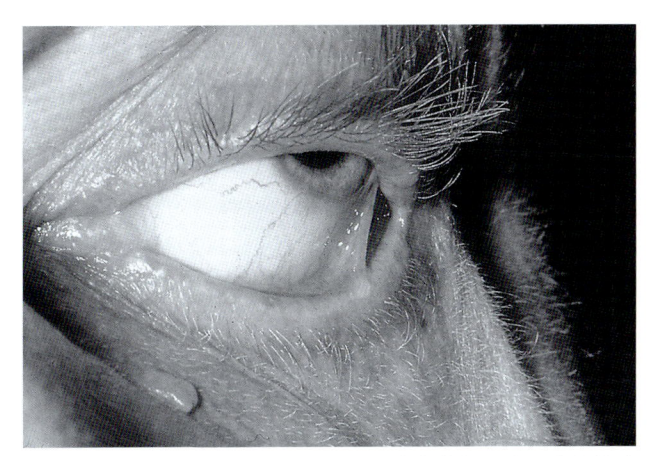

図21-10 粘膜類天疱瘡．瘢痕性類天疱瘡を併発する患者特有の目の病変（瞼球癒着症）．(Dr.Carl Allen；Ohio State University，Columbus，Ohioのご厚意による)

目の病変

最初に歯科医師を訪れる(主に剥離性の歯肉炎)患者のおよそ25%が目の疾患を伴っている[83]．それに対し，最初に皮膚科医を訪れる患者の場合では，66%は結膜の病変を呈し，眼科の検査ではその100%が眼疾患を併発している[38, 61, 77]．初期病変として，一方の眼に起こっていた結膜炎が2年以内に双方に起こることが特徴である．つぎに，眼球へのまぶたの癒着(瞼球癒着症：symblepharon)が起こる可能性がある(図21-10)．まぶたの縁での付着(眼瞼癒着：ankyloblepharon)は瞼裂を狭くするだろう．小水疱性病変は結膜上に発生し，その結果，結膜に傷跡が残り，角膜の損傷および失明を生じさせる可能性がある．

口腔内病変

口腔に関連するもっとも独特な特徴は，付着歯肉に紅斑，剥離，潰瘍，および水疱を発症する典型的な剥離性歯肉炎症状の存在である(カラー図21-3)[40, 109]．水疱は口腔内の他の部位に起こる可能性もある[40]．水疱は比較的厚い蓋をもち，2〜3日間後に破裂し不規則な形態の潰瘍を残す．病変の回復には3週間以上かかるだろう．

病理組織像

確定診断は出せないが，粘膜類天疱瘡の顕微鏡像は仮

の診断を下すには十分特徴的なものである．上皮下での顕著な水疱発生は，下層の基底層から上皮を隔離させ，ほぼ完全な形で基底層を残す（図21-11）．上皮と結合組織の分離は基底膜層で起こる．電子顕微鏡による検査では基底膜に分裂を示す[116]．複数の炎症性浸潤細胞（リンパ球，形質細胞，好中球，および少数の好酸性）は，下層の線維性結合組織で観測される．

免疫蛍光検査法

免疫蛍光での基底膜領域に沿った陽性所見は，直接法によっても間接法によっても報告さている[27, 51, 56]．直接免疫蛍光法による生検テストで，主な免疫反応物質はIgGとC3である．そのIgGとC3は基底膜に入り込んでいる（図21-12）．最近の研究で，これらの患者の間接免疫蛍光法での陽性所見はあまり高くない（25%以下）ことが示されている[84]．この間接免疫蛍光法所見での低い値は，あまり一般的ではない粘膜類天疱瘡という疾患の診断を尚早に下してしまったためかもしれない[1, 59]．とにかく，循環している自己抗体が疾患の発生の役割を果たすとは考えにくい．

鑑別診断

粘膜類天疱瘡と同様の臨床的，組織学的な（上皮下の水疱）病変の特徴をもついくつかの疾患がある[31]．これらには，水疱性類天疱瘡，水疱性の扁平苔癬，疱疹状皮膚炎，線状IgA病，多形性紅斑，妊娠性疱疹，および後天性表皮水疱症が含まれている．

天疱瘡はその発症初期においては口腔内に限局している可能性がある．そして小疱，潰瘍性病変は粘膜類天疱瘡と類似しているかもしれない．また，びらん性，あるいは剥離性の歯肉炎は天疱瘡で稀にみられる．生検から棘融解変化が存在するかしないかを明らかにすることによって，すぐに天疱瘡を除外することができる．多形性紅斑には，明らかに小水疱水疱性病変がある．しかし，発症は通常慢性というよりも急性であり，口唇では重篤で歯肉は通常侵されない．稀に，小疱性病変が発生するかもしれないが，剥離性歯肉炎病態は多形性紅斑では珍しい所見である．口腔病変の生検により，口腔の多形性紅斑病変では，特徴的な有棘層上方に珍しい変性がはっきりと認められる．

瘢痕性類天疱瘡は，同様の組織病理学的，免疫病理学的所見を示す後天性表皮水疱症との鑑別を行わなければならない．生検で検体の表皮と真皮を切り離すために塩で処理すると，免疫沈着のある基底膜は類天疱瘡では表皮側に，後天性表皮水疱症では真皮側に残る[33]．

治療法

局所用ステロイドは，粘膜類天疱瘡に対する処置の中心である．とくに，病変が局所に存在する場合に効果的である．6か月間，フルオシノニド（fluocinonide〔0.05%〕）とプロピオン酸クロベタゾール（clobetasol propionate〔0.05%〕）を1日に3回使用することが可能である[101]．粘膜類天疱瘡の口腔内病変が歯肉組織に限局されるとき，真空成型された特注のトレーを用い局所用のコルチコステロイドを塗布すると効果的である[101]．歯面上に存在する刺激物は激しい歯肉炎の応答反応を引き起こすので，口腔衛生のよい状態に保たなくてはならない．また，どのような補綴物にしろ，歯肉に与える刺激は最少限にとどめるべきであろう．疾患が重篤でなく症状も穏やかな場合は，コルチコステロイドの全身的投与は行わずにすむだろう．もし，眼に症状がある場合は，全身的なコルチコステロイド投与が必要である．

病変にステロイドが効かない場合は，ダプソン（Dapsone, 4-4'diaminodiphenylsulfone）の全身投与が有効であることが示されている[22, 36, 76, 81]．この薬は，溶血，メトヘモグロビン血症などの全身的な副作用があるため，とくにグルコース-6-リン酸脱水素酵素欠損症（glucose-6-phosphate dehydrogenase deficiency）の患者では，皮膚科医への紹介が必要である[87]．また，スルホンアミド（sulfonamide）やテトラサイクリン（tetracycline）を提唱する者もいる．粘膜類天疱瘡に対する治療法ではないが，外科処置が食道や上気道狭窄症と同様に失明予防のため使用される症例もある[101]．

尋常性天疱瘡

天疱瘡疾患（pemphigus disease）は，皮膚や粘膜に疱疹を発症させる自己免疫性の水疱性疾患の一群である（図21-13）．天疱瘡（尋常性天疱瘡：pemphigus vulgaris，落葉状天疱瘡：pemphigus foliaceus，増殖性天疱瘡：pemphigus vegetans，紅斑性天疱瘡：pemphigus erythematosus）があり，このなかで尋常性天疱瘡がもっとも一般的である[96]．尋常性天疱瘡は致死の可能性を含む慢性の病態（死亡率10%）で，世界的には1年間に10万人当たり0.1～0.5人が発症している[9, 96]．女性，一般的に40歳以降に好発する[96]．しかしながら，稀に幼い子どもや新生児での報告もある[20, 96, 120]．表皮と粘膜の疱疹は，細胞間の接着構造のダメージによって起こる．これは，循環作用，またはケラチノサイト内に存在する細胞表層の糖タンパクである尋常性天疱瘡抗原への生体内自己抗体の結合作用による，細胞接着性のダメージによって起こる．この尋常性天疱瘡の糖タンパクは，デスモソームの中に存在している細胞接着分子のカドヘリンスーパーファミリー中のデスモグレイン（desmoglein；DSG）サブファミリーのメンバーである[58]．最近の研究から，尋常性天疱瘡の遺伝子コードであるDSG3が染色体18に位置することが示唆されている．尋常性天疱瘡のほとんどの症例は突発性である．しかしながら，ペニシラミンやカプトプリルなどの薬物療法によって，薬物性天疱瘡が引き起こされる．これは，原因となる薬が排出されることにより通常はもとに戻る．腫瘍随伴性の天疱瘡は尋常性天疱瘡と異なった抗原性をもち，潜時的に悪性疾患と関連している[80]．

尋常性天疱瘡患者のおよそ60%は，口腔病変がその最初の兆候として現われ，1年以内もしくはその後に皮膚病変

剥離性歯肉炎 ■ CHAPTER 21　331

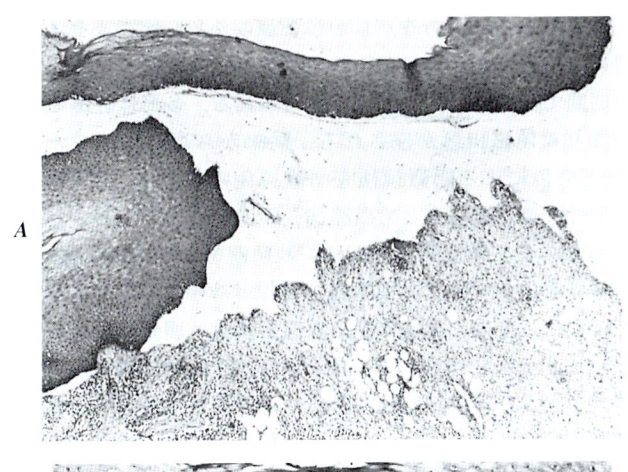

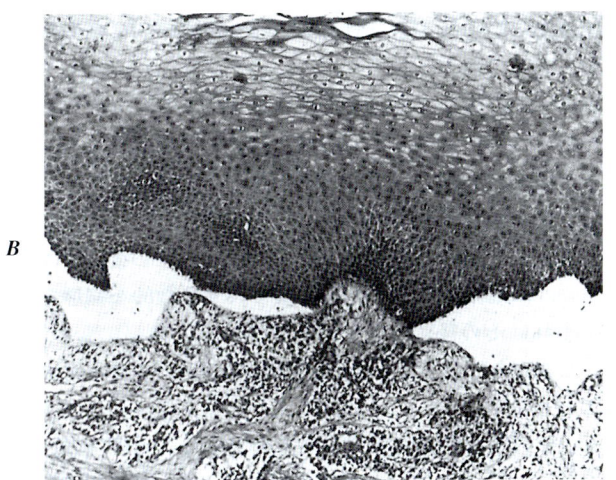

図21-11　口腔の粘膜類天疱瘡の組織像．**A**：低倍率では，下層の結合組織から上皮がきれいに分離しているところがみられる．**B**：高倍率では，基底膜層で上皮が結合組織から分離した完全な基底層を示す．また，炎症性細胞の浸潤巣も存在している．(Dr. Gerald Shklar, Boston, Massのご厚意による)

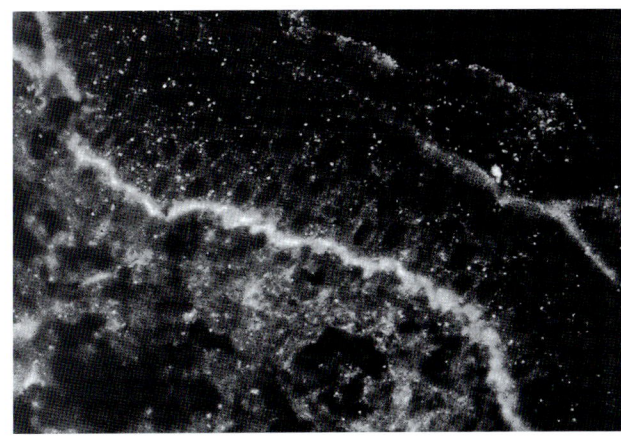

図21-12　粘膜類天疱瘡の直接免疫蛍光像．C3沈着物は基底膜に沿って限局的に存在．

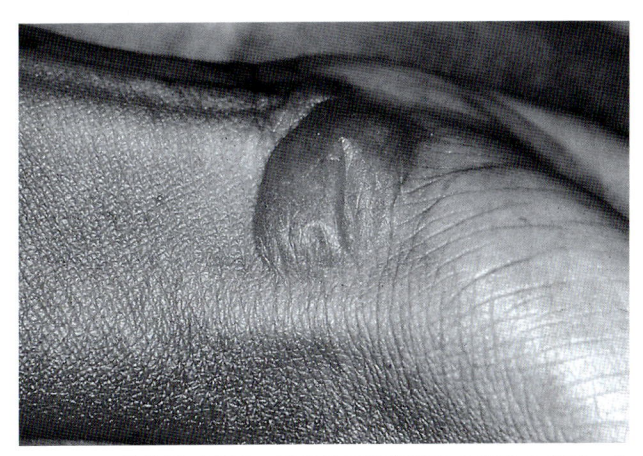

図21-13　尋常性天疱瘡．尋常性天疱瘡患者の皮膚の病変．大きな水疱が手首の屈曲部表面に存在する．

が現われる可能性をもつ[111]．

口腔内病変

天疱瘡の口腔病変は，小さな水疱から大きな水疱まで多岐にわたる．水疱の破裂によって大きな潰瘍部位が残る(カラー図21-4)．実際には口腔のどんな領域でも生じる可能性があるが，刺激や外傷が働く部位にしばしば多発する．軟口蓋でもっとも多く(80％)，そのつぎに多いのが頬粘膜(46％)，舌腹と舌背(20％)，そしてもっとも少ないのが口唇粘膜(10％)である．尋常性天疱瘡の口腔病変は，歯肉組織に限局されることはそれほど多くない[55]．これらから，口腔の天疱瘡における唯一の顕著な臨床診断は，びらん性歯肉炎や剥離性歯肉炎だけと考えられる(カラー図21-5)．

病理組織像

天疱瘡の病変は特有の上皮細胞間の分離像を示す．そして，それは基底細胞層上で起こる．上皮細胞間での水疱発生は顕微鏡下の変化(図21-14)として始まり，徐々に目に見える大きさになり，小胞内は液体で満たされる．ときおり，完全に上皮の浅層はなくなって，基底細胞だけが下の固有層に付いたまま残り，独特の"墓石(tombstone)"様の外観が上皮細胞内に認められる．棘融解，つまり上皮細胞の下層有棘層からの分離が起こり，そしてその細胞形態は本来の多面体ではなく，むしろ円形の特徴をもつ．細胞間橋がなくなり，核は巨大化しクロマチンの増加が起こる[25,60,123]．通常，下層の結合組織に軽度から中等度の慢性的な炎症性細胞浸潤を呈する．小胞や水疱が破れると潰瘍化した病変に多形核白血球が浸潤し，表面は化膿する．

口腔内病変

周囲を紅斑で囲まれた単独の小さな疱疹やびらんは疼痛を伴い，主に歯肉と舌の外側縁に現われる．歯肉病変の大きさとその臨床的な特徴によっては，剥離性歯肉炎との鑑別診断も考えなければならない(カラー図21-6)．また，硬口蓋にも同様の病変を呈する可能性がある．

> **病理組織像**
>
> 慢性潰瘍性口内炎の顕微鏡下の特徴は，びらん性の扁平苔癬で観察されるものと同様である．上皮下に裂溝の領域を伴う，角化，表皮肥厚，および基底細胞層の融解は上皮の際立った特徴である．下層の固有層には，帯状にリンパ組織球(lymphohistiocytic)の慢性的な浸潤像がみられる．

免疫蛍光検査法

正常組織，または前病変組織の直接免疫蛍光像では，典型的な層状の上皮特有の抗核抗体(SES-ANA)像がみられる．小さな斑点状のパターンでIgGが沈着した核が主に正常な上皮の基底細胞層の中でみられる(図21-17)．さらに，フィブリンの沈着物は上皮-結合組織界面で観察される．間接免疫蛍光法の検査でもSES-ANAの存在が示される．

鑑別診断

慢性潰瘍性口内炎は臨床的にびらん性の扁平苔癬と酷似している．臨床的鑑別診断には尋常性天疱瘡，瘢痕性類天疱瘡，線状IgA病，水疱性類天疱瘡，および紅斑性狼瘡を含まなければならない．通常，顕微鏡検査によって慢性潰瘍性口内炎，線状IgA病，びらん性扁平苔癬である可能性は減少する．直接，または間接免疫蛍光法は，確定診断を出すために必要である．

治療法

軽症ならば，局所的なステロイド(フルオシノニド[fluocinonide]，プロピオン酸クロベタゾール[clobetasol propionate])，または局所的なテトラサイクリン塗布により臨床的な改善がみられるだろう．しかしながら，再発率に変化はないだろう[64]．重症の患者では，全身的なコルチコステロイドの多量投与が緩解のためには必要である．残念ながら，コルチコステロイド投与量を減らすと病変は再発する．緩解をもたらし再発させないための選択肢のひとつに，硫酸ヒドロキシクロロキン(hydroxychloroquinine sulfate)を1日当たり200〜400mg投与する療法がある[10, 21, 49]．しかしながら最近の長期的な追跡調査で，初期にクロロキンが効いても，数か月〜数年後には併用療法(わずかな量のコルチコステロイドとクロロキン)が必要となる可能性が高いことが示された[19]．

線状IgA病(線状IgA皮膚病)

線状IgA病(linear IgA disease；LAD)，または線状IgA皮膚病(linear IgA dermatosis)の名前でも知られているこの疾患は，女性に好発するきわめて稀な粘膜皮膚の疾患である．若い人でも発症する可能性はあるが，通常は中年以降の人でみられ，臨床的にはかゆみのある小水疱性の発疹の症状を呈する．周囲に丸く縁取りのある特有の斑や小嚢は，上半身，下半身，肩，鼠径部および下肢の皮膚に現われる．また，顔面や会陰部も侵される可能性がある．口腔粘膜を含む粘膜での発症は，公表されている症例の50〜100%である[23, 50]．

LADは臨床的にも組織学的にも扁平苔癬に似ている．確定診断を出すためには，免疫蛍光検査の検討が必要である．

口腔内病変

LADの口腔内に現われる病態としては，小疱，疼痛を伴う潰瘍，びらん性歯肉炎/口唇炎がある．硬口蓋，軟口蓋がもっとも一般的に侵される．つぎに多いのが扁桃腺，頬粘膜，舌および歯肉である．皮膚の病変が現われる以前の数年間，稀に口腔内にのみLADの症状が現われる場合がある[17]．また，LADの口腔内病変は臨床的に剥離性歯肉炎として報告されてきた(カラー図21-7)[90, 91]．

免疫蛍光検査法

> **病理組織像**
>
> LADの顕微鏡下での特徴は，びらん性の扁平苔癬で観察される特徴に類似している．

IgAの直線的な沈着は上皮と結合組織界面でみられる．それらは，疱疹状皮膚炎でみられる粒状のパターンとは異なっている．

鑑別診断

LADは，びらん性の扁平苔癬，慢性潰瘍性口内炎，尋常性天疱瘡，水疱性類天疱瘡，および紅斑性狼瘡との鑑別診断が必要である．また確定診断を下すためには，組織検査と免疫蛍光検査による検討が必要である．

治療法

LADに対する最初の処置は，スルホン(sulfone)とダプソン(dapsone)の組み合わせである．初期に十分な効果が現われない場合は，少量のプレドニゾン(10〜30mg/日)を加えて処方することも可能である[18]．代わりに，ニコチンアミド(1.5g/日)とテトラサイクリン(2g/日)を併用する処置もよい結果を示している[88]．

疱疹状皮膚炎

疱疹状皮膚炎(dermatitis herpetiformis)は通常,青壮年(20〜30歳代)に発生し,わずかに男性での発症頻度が高い慢性の疾患である[30]. 原因はまだ不明であるが,すべての患者がグルテン性腸症を併発し,そのうちの約2/3が重症で,残りの約1/3が軽症か無症状である. 重症の患者では,嚥下困難,虚弱,下痢,および体重の減少の愁訴をもっている可能性がある[71]. 臨床的には,疱疹状皮膚炎は四肢の伸側に限局した両側性で左右相称性のかゆみを伴う小丘疹や小疱が特徴である. また,仙骨部,臀部,顔と同様に口腔内にも発症する場合がある[13,30]. "疱疹性,ヘルペス性(herpetic)"という名前は,小疱や小丘疹が皮膚の上に密集する点で,この疾患の最初の症状に似ていることに由来している. そして,これらの小疱や小丘疹は最後に消散し,あとには皮膚の過度の色素沈着が残り皮膚は脆弱になる. 疱疹状皮膚炎の口腔内の病変の特徴は,一過性に小疱や水疱ができ,すぐに崩壊が起こり疼痛性の潰瘍をつくることである.

疱疹状皮膚炎の初期病変の組織検査では,真皮のフィブリンの沈着物中に好中球と好酸性の病巣集合がはっきりとみられる[126]. 直接免疫蛍光検査では,IgAとC3が真皮乳頭の頂点部に存在している像がみられる. この所見は,前病変や正常な組織像を現わす. これに対し病変部から採取された生検では,IgAやC3の存在はみられず偽陽性となる[126]. 疱疹状皮膚炎では,循環型自己抗体は上皮の基底膜でまったくみられないが,罹患している患者のおよそ80%には抗筋膜抗体とグリアジン抗体がある[11].

紅斑性狼瘡

紅斑性狼瘡(エリテマトーデス:lupus erythematosus)は,全身性,慢性皮膚性,亜急性皮膚性の3つの異なる臨床症状をもつ自己免疫疾患である.

全身性紅斑性狼瘡(全身性エリテマトーデス)

全身性紅斑性狼瘡(systemic lupus erythematosus; SLE)は女性に好発し(10:1),皮膚や粘膜と同様に腎臓や心臓などの生命維持に重要な器官に影響を与える重篤な疾患である. 通常,その診断は,疾患の初期段階では潜行性の所見(insidious presentation)のため困難である. しかし,発熱,体重の減少,関節炎が共通してみられる. 典型的な皮膚病変では,頬骨付近での蝶形斑の存在によって特徴付けられる(図21-18). 通常,SLEの口腔内病変は,潰瘍あるいは扁平苔癬様である. 口腔内の潰瘍化は,SLE患者の36%でみられる. それらの患者の4%では,扁平苔癬を思わせる角化した斑が頬側粘膜や口蓋にみられる[15]. 非常に稀ではあるが,紅斑性狼瘡が皮膚病変なしで口腔粘膜にみられることもある. 病変周囲と正常組織の直接免疫蛍光検査法では,皮膚表皮の界面における免疫グロブリンとC3沈着が認められる. 抗核抗体(antinuclear antibodies; ANA)は95%以上の症例で存在し,症例の50%以上にデオキシリボ核酸(DNA)と可溶性核抗原(ENA)に対する抗体がみられる.

慢性皮膚紅斑性狼瘡(慢性皮膚エリテマトーデス)

慢性皮膚紅斑性狼瘡(chronic cutaneous lupus erythematosus; CCLE)は,通常,病変は皮膚や粘膜表面に限局し,全身的特徴や兆候はない. 皮膚病変は円板状紅斑性狼瘡(discoid lupus erythematosus; DLE)とよばれる. DLE(という用語)は特異的な皮膚の病態について使われるものであり,SLEの表現病変のひとつ(subset)ではないということを覚えておく必要がある. DLE(という用語)は,単に慢性の瘢痕で過度の色素沈着(hyperpigmentation)や治癒領域の治癒遅延(hypopigmentation)といった退行性病変(atrophy-

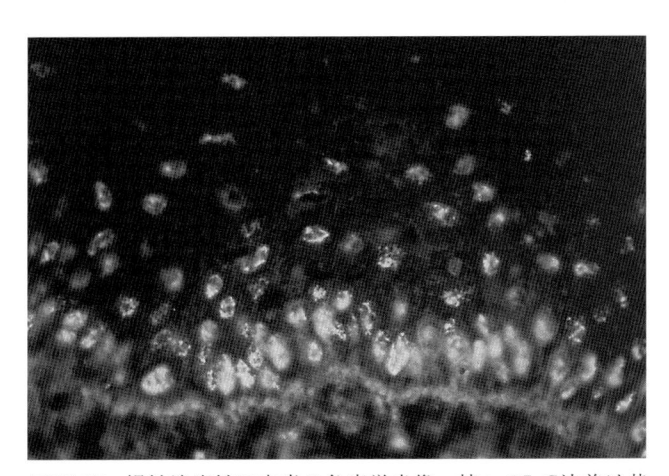

図21-17 慢性潰瘍性口内炎の免疫蛍光像. 核へのIgG沈着は基底層で顕著であり,最上皮層に向かうに従って少なくなっている. (Dr. Dougles Dammi University of Kentacky, Lexington, lcyのご厚意による)

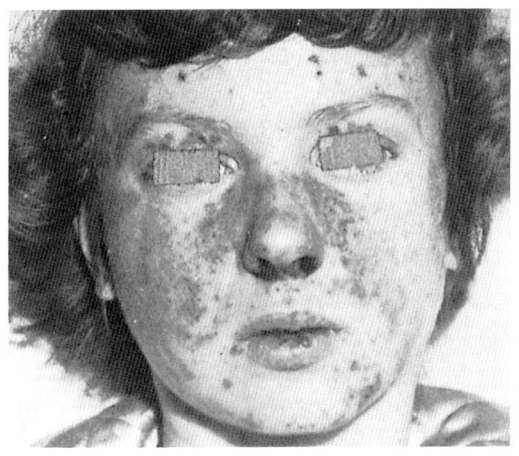

図21-18 紅斑性狼瘡は,顔面に蝶形斑や口唇に痂皮化の病変がみられる.

producing lesion)をいう．これに対し，亜急性皮膚紅斑性狼瘡(subacute cutaneous lupus erythematosus)の皮膚病変では瘢痕や退行性病変は示さない[16]．

口腔内ではCCLEの患者の約9％に口蓋や頬側粘膜での扁平苔癬様の斑がみられる[4, 15]．通常，病変は限局しており，境界では放射状に配列した多数の膨張した血管が，白い針頭大(pinhead)の丘疹を伴って周囲の組織中に広がる．初期の段階では，病変の中心部はわずかに落ち込み，侵食され，瘢痕化し，青みのある赤色の上皮で覆われている．古い病変部では，紅斑性の境界が隆起し肥厚した上皮による，白色あるいは薄青白色の辺縁部へと変わる．白線は，血管の走行と同様に放射状に広がっている．舌では病変は限局し，乳頭が喪失したことで滑沢化し，赤くなり，白板症に類似した白い斑として現われる．

口唇の病変は口腔内の病変と類似している．また多くの場合，口唇の病変は口腔周囲の皮膚病変が拡大することによってそれに含まれてしまう．限局した斑として存在することもあれば，口唇全体に現われることもある．初期病変では，口唇は腫脹し青みのある赤色で，しばしば外転している．口唇の病変は局所的に残存し，拡散することは少なく，鱗屑(scales)の付着や外皮で覆われていることもある．斑の辺縁では，拡張した毛細血管や放射状に非常に分岐した線がみられる．口唇は，傷付きやすく敏感で，付着している鱗屑を除去すると角化が未熟な表面から出血がみられるのが特徴である．深い病変では，治癒後にくぼんだ傷跡が残ることもある．歯肉が侵され，臨床的には剥離性歯肉炎としての病態を示すこともある(カラー図 21-8)．

活動期と静止期の周期がある．病変は辺縁に拡大し，新たな侵食と表層の潰瘍を伴う萎縮性の変化に移行する．侵食と深い潰瘍形成部で強い灼熱感が起こる．

> **病理組織像**
> 口腔内病変の組織病理像には，過角化，あるいは錯角化と表皮肥厚，退化，上皮基底層の液性変性がみられる．さらに固有層では，扁平苔癬でみられるものと同様の慢性炎症性細胞浸潤像がみられる．しかし，血管周囲では，より深部へと拡散した炎症性浸潤のパターンがみられる[108]．

病変部やその周囲組織の直接免疫蛍光法では，上皮と真皮との境界における免疫グロブリンとC3浸沈殿がみられるが，正常組織ではみられない．この所見によってDLEとSLEを鑑別することができる．間接免疫蛍光法ではANAの存在が明らかであるが，DNAとENAに対する循環型の抗体は50％以上の症例で存在する．

亜急性皮膚紅斑性狼瘡

亜急性皮膚紅斑性狼瘡(subacute cutaheous lupus erytematosus；SCLE)は，DLE患者グループと類似の病態であるが，SCLEは瘢痕や萎縮が現われない特徴的な皮膚疾患をもつ患者に用いられてきた[16]．さらに，50％以上のSCLE患者に関節炎あるいは関節痛，微熱，不快感，および筋肉痛が認められる[16, 117]．直接免疫蛍光検査により，その60％には上皮と真皮との境界部に免疫グロブリンとC3が蓄積し，30％には基底細胞の細胞質に粒状のIgGが蓄積していることが明らかとなった．SCLE患者の約80％は核抗原にRo(SSA)抗体をもっているが，25～30％は核抗原にLa(SSB)抗体をもっている．これらの患者ではリウマチ因子(rheumatoid factor)は30％，ANAは60～90％が陽性で，10％の症例では核抗原に抗リボ核タンパク(anti-RNP)抗体が存在する．

鑑別診断

通常，診断は合併して発症している皮膚病変の識別によって行う．口腔前庭に限局するDLEは診断が非常に困難であるが，顕微鏡下での観察では特徴的な組織病理所見を示すことがある[3]．びらん性扁平苔癬，多形性紅斑，および尋常性天疱瘡では，紅斑性狼瘡と同様の病態を示す場合がある．生検(H&E染色および直接免疫蛍光検査)は，紅斑性狼瘡と他のびらん性疾患とを鑑別するのに役立つ．

治療法

SLEに対する治療は，疾患の重篤度と広範性によって変わってくる．皮膚の発疹(rashes)には，局所ステロイドや遮光剤(sunscreen)，ヒドロキシクロロキン(hydroxychloroquinine)などでの治療が行われる．関節炎や軽度の胸膜炎に対しては，非ステロイド系抗炎症薬，ヒドロキシクロロキンなどが使用される．全身の組織に及ぶ重篤なものには，中等度から多量のプレドニゾンの投与が有効である．SLEの重症患者あるいはプレドニゾンに対する副作用がある場合は，シクロホスファミドとアザチオプリンといった細胞毒をもつ免疫抑制剤(cytotoxic drugs)やプラズマフェレーシスの，単独あるいはステロイドとの併用が効果的である[84]．CCLEでは，皮膚あるいは口腔内病変に対するステロイドの局所塗布が有効である．局所療法に効果を示さない症例では，抗マラリア剤の全身投与が用いられ，良好な結果が得られている[83]．

多形性紅斑

多形性紅斑(erythema multiforme)とは，一連の免疫病理学的な機構として発症する，急性水疱性あるいは斑状炎症性の皮膚粘膜疾患である[34]．皮膚と粘膜での潰瘍病変は，免疫複合性血管炎(immune complex vasculitis)によって引き起こされると信じられている．これに引き続き補体結合

が起こり，それによって白血球破砕性の血管壁の破壊と毛細血管の閉塞を生じる．これらが起きることで，最終的には上皮とその下層の結合組織の虚血性壊死が引き起こされる[34]．中心部が"標的(target)状あるいは虹彩(iris)状"を呈する環状紅斑が，多形性紅斑の"目じるし(hallmark)"である．軽症の多形性紅斑(erythema multiforne minor)では症状は軽く，重症の多型性紅斑(erythema multiforme major)やStevens-Johnson症候群(Stevens-Johnson syndorome)では重篤で生命に危険が及ぶ可能性もある．重症の多形性紅斑はおよそ4週間続き，中等度の皮膚と粘膜の症状を伴う．Stevens-Johnson症候群は1か月継続することがあり，皮膚，結膜，口腔粘膜および性器に症状が及び，より積極的な治療が必要とされる．研究者のなかには，中毒性表皮壊死症は多形成紅斑のもっとも重篤な形態であると考える者もいる．しかし，多くの研究者は関連はないと考えている[6]．多形性紅斑を発症させるもっとも一般的にみられる3つの要因は，①単純ヘルペス感染，②マイコプラズマ感染，③薬物反応，である．原因となりうるもっとも一般的な薬物は，スルホンアミド，ペニシリン，フェニルブタゾン，フェニトインである[115]．

多形性紅斑では口腔内病変は共通して起こり，患者の70%以上に皮膚症状が併発する．しかし稀な例では，口腔内に限局することもある[69, 103]．

口腔内病変

口腔内病変は，紅斑の境界部に多数の大きな，表在性で疼痛性の潰瘍を呈する．多形成紅斑患者のおよそ20%では，口腔粘膜全体に及ぶことがある．病変は激しい疼痛を伴うため，咀嚼と嚥下障害が起こる(カラー図21-9)．もっとも好発するのは頬粘膜と舌で，それにつづいて唇側粘膜でも発症する．あまり発症しない部位としては，口腔底や硬口蓋，軟口蓋そして歯肉がある[35]．多形性紅斑が，歯肉に限局する稀な例もあり，臨床的には剥離性歯肉炎と診断される[8]．口唇の朱色の境界部に易出血性の皮疹を生じることは珍しくない．口唇に易出血性の皮疹が認められると，多形性紅斑の臨床診断を下す手がかりになる．

病理組織像

多形性紅斑では組織変化は広範囲に及ぶ．症例によっては，組織検査によって他の疾患を鑑別し，排除することができる．多形性紅斑のもっとも一般的な顕微鏡所見は，上皮表面の液性変性と上皮内小水疱の発達がみられる点であるが，天疱瘡にみられるような棘融解はみられない[105]．さらに，有棘層の肥厚，偽上皮腫性増殖や壊死性ケラチノサイトが上皮で観察される．また，退行性変化が基底膜中で起きている．いくつかの症例では，上皮と固有層の接触部は多数の炎症性細胞浸潤のため不明瞭である．また，固有層の浮腫，血管拡張や充血もみられる．結合組織基質の深層部では，血管周囲に慢性炎症性細胞浸潤がみられる．さらに，好中球と好酸球が存在していることもある．

免疫蛍光検査法

免疫蛍光検査法では多形性紅斑は陰性である．免疫蛍光検査法の重要性は，他の水疱性や潰瘍性疾患とを鑑別できる点である．

治療法

多形性紅斑に対する特別な治療法はない．症例によっては自然治癒が生じたり，ある種の紅斑性病変ではいかなる処置も必要でないことがある．これに対し，水泡性または潰瘍性病変を示す患者では治療の必要がある．軽症の患者には，全身的，局所的な抗ヒスタミン剤の投与と，局所麻酔，酸化剤を用いた病変部の創面除去の併用が適切である．重篤な病状の患者には，やむをえない選択肢としてコルチコステロイドの投与が考えられるが，その使用は論議をよんでおり完全に受け入れられているわけではない[85]．

薬疹(drug eruption)

スルホンアミドやバルビツール酸塩，およびさまざまな抗生物質の出現以来，薬物に対する皮膚および口腔内の過敏症の増加は注目されている．皮膚疹や口腔病変は，薬物が単独あるいは組み合わさることによって抗原として作用し，組織が感作されアレルギー反応を引き起こすことに起因している．

経口あるいは非経口投与された薬物に対する過敏症によって生じた口腔内の発疹は，薬物性口内炎(stomatitis medicamentosa)とよばれている．口腔内の薬物使用による局所反応(たとえばアスピリン火症〔aspirin burn〕や外用ペニシリンによる口内炎)などは，毒物性口内炎(stomatitis venenata)や接触性口内炎(contact stomatitis)とよばれる．このような変化は，薬物の局所的な刺激や薬物過敏の結果生じると考えられる．皮膚発疹では口腔内の病変を伴う場合が多い．

一般に口腔内における薬疹の様態は多様である．小囊と水疱性病変がもっとも一般的にみられるが，色素性あるいは非色素性の黄斑病変がみられることもある．紫斑病変を伴い，深い潰瘍に移行するびらんを生じることもしばしばある．病変は口腔内のさまざまな部位でみられ，歯肉もしばしば侵される[41]．

アマルガムに含まれる水銀化合物の接触によって，歯肉病変が発現することは明らかにされている[53]．しかし，経済面から考えると，無差別なアマルガム充塡の再治療・交換の前に，生検とパッチテストが行われるべきであろう．

同様に剝離性歯肉炎は，歯石除去用歯磨剤の使用によって報告されている．ピロリン酸塩(pyrophosphate)や香料添加剤が，この稀な病態を引き起こす主な原因物質と特定された[28]．歯石除去歯磨剤中のピロリン酸塩の味を隠すために用いられるシナモン化合物(桂皮油や桂皮酸，および桂皮アルデヒド)の使用により，口腔内の反応として形質細胞性歯肉炎の特徴である付着歯肉の激しい紅斑が引き起こされる(カラー図21-10)[2, 54]．この場合，徹底的な病歴の聴取によって，通常歯肉の異常な原因を明らかにすることができる．歯石除去用歯磨剤などの原因となる薬品の使用を中止することで，1週間以内に歯肉病変は消退する．また，原因薬剤の再使用は口腔病変の再発につながる．

その他

他の疾患が，剝離性歯肉炎と類似の病態を示すことがある．人為的な病変やカンジダ症，対宿主性移植片病，ウェゲナー(Wegener's)肉芽腫症，Kindler症候群，および扁平上皮癌でさえもが臨床医の注意をそらし，誤診をもたらすこともある．人為的な病変とは明確な原因がなく，意識的，そして故意につくられた負傷であり，患者は犯罪あるいは同情されたいため，または金銭上の保証を求めてこの異常行動を起こす可能性がある．人為的な剝離性歯肉炎はしばしば文献に報告されてきた．この診断は下しにくく，大規模で高額な臨床試験によってもその由来がわからなかったことによって，はじめてその原因が明らかになるだろう[74]．カンジダ症は，稀に歯肉組織に限局し，剝離性歯肉炎と類似していることがある(図21-19)．対宿主性移植片病は異種骨髄を移植した受容者に起こることがあり，口腔病変は剝離性歯肉炎に類似していることもある(カラー図21-11)．

ウェゲナー肉芽腫症は，初期症状として歯肉組織に局在する劇的変化を示す全身疾患である．歯肉組織は紅斑と増殖を示し，"イチゴ様歯肉(strawberry gums)"とよばれる典型的病態を示す(カラー図21-12)[24]．異物反応性歯肉炎(foreign body gingivitis)は有痛性で，剝離性歯肉炎を連想させる赤色あるいは赤と白の慢性病変として臨床的に特徴付けられる．この症状は歯肉に限局するわけではなく，50歳代に近い女性によくみられる．組織検査では直径5 μm未満の小さな異物が見いだされる．これらは，肉芽腫性や苔癬様の慢性炎症細胞応答を引き起こす．エネルギー分散方式X線微量分析から，ほとんどの異物が歯科材料(とくに研磨剤や修復材料)に由来することが明らかになってきた[43, 44]．また，Kindler症候群(皮膚の新生児水疱や多形皮膚萎縮症，光過敏症，および末端萎縮症[acral atrophy]など)は，剝離性歯肉炎と臨床的に同様の口腔内病変として現われることがある[94]．剝離性歯肉炎様の臨床症状を示す患者に対して適切かつ体系的な診査を行わなければ，満足のいく結果は得られないだろう．病変組織の生検検査を行う前に剝離性歯肉炎に対する治療を始めるときには，とくにこのことが当てはまる．臨床的に剝離性歯肉炎と診断されたが，組織検査や免疫蛍光検査では歯肉病変の原因がわからない症例を，われわれは少なくとも年間2度は経験している．このような症例では，"慎重"な予後の観察，あるいは数か月間のステロイドの局所投与が行われる(図21-20)．臨床医が生検を行うのは，歯肉組織の応答に欠け，歯肉病変が本当に扁平上皮癌であることを明らかにしたいときである．したがって臨床医ははじめに，剝離性歯肉炎を示す歯肉組織が扁平上皮癌である可能性に注意を払うべきである．

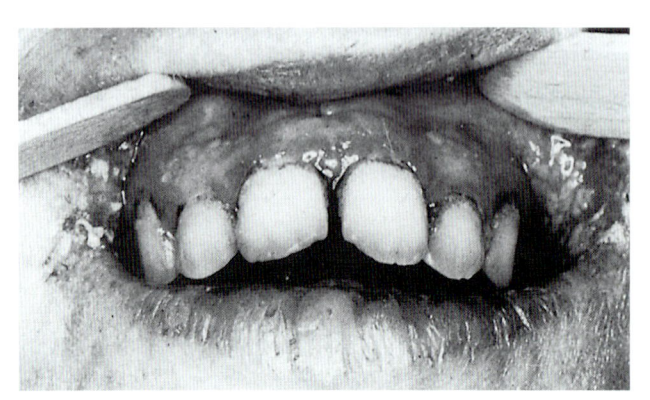

図21-19 18歳の女性に罹患した慢性カンジダ症．

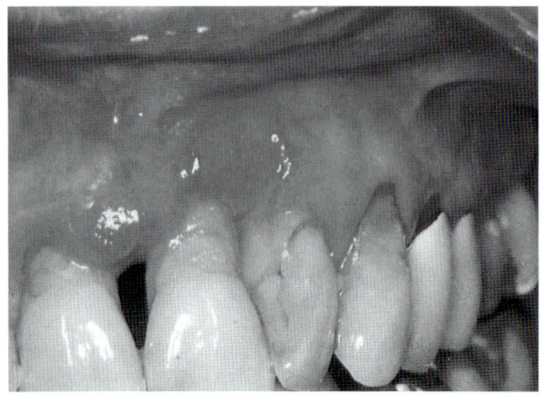

図21-20 剝離性歯肉炎と誤診されやすい扁平上皮癌．

参考文献

1. Ahmed AR, Kurgis BS, Rogers RS: Cicatricial pemphigoid. J Am Acad Dermatol 1991; 24:987.
2. Allen CM, Blozis GG: Oral mucosal reactions to cinnamon-flavores chewing gum. JADA 1988; 116:664.
3. Andreasen JO, Poulsen HE: Oral manifestations in discoid and systemic lupus erythematosus. Histologic investigation. Acta Odontol Scand 1964; 22:389.
4. Archard HO, Roebuck NF, Stanley HR: Oral manifestations of chronic discoid lupus erythematosus. Oral Surg 1963; 16:696.

5. Balding SD, Prost C, Diaz LA: Cicatricial pemphigoid autoantibodies react with multiple sites on the BP 180 extracellular domain. J Invest Dermatol 1996; 106:141.
6. Bastuji-Garin S, Rzany B, Stern RS, et al: Clinical classification of cases of toxic epidermal necrolysis, Stevens-Johnson syndrome, and erythema multiforme. Arch Dermatol 1993; 129:92.
7. Baudet-Pommel M, Janin-Mercier A, Souteyrand P: Sequential immunopathologic study of oral lichen planus treated with tretinoin and etretinate. 1991; Oral Surg 71:197.
8. Barrett AW, Scully C, Eveson JW: Erythema multiforme involving gingiva. J Periodontol 1993; 64:910.
9. Becker BA, Gaspari AA: Pemphigus vulgaris and vegetans. Dermatol Clin 1993; 11:453.
10. Beutner EH, Chorzelski TP, Parodi A, et al: Ten cases of chronic ulcerative stomatitis with stratified epithelium-specific antinuclear antibody. J Am Acad Dermatol 1991; 24:781.
11. Beutner EH, Chorzelski TP, Reunala TL, et al: Immunopathology of dermatitis herpetiformis. Clin Dermatol 1992; 9:295.
12. Blank H, Burgoon CF: Abnormal cytology of epithelial cells in pemphigus vulgaris: A diagnostic aid. J Invest Dermatol 1952; 18:213.
13. Boh EE, Milikan LE: Vesiculobullous diseases with prominent immunologic features. JAMA 1992; 268:2893.
14. Brown RS, Bottomley WK, Puente E, et al: A retrospective evaluation of 193 patients with oral lichen planus. J Oral Pathol Med 1993; 22:69.
15. Burge SM, Frith PA, Juniper RP, et al: Mucosal involvement in systemic and chronic cutaneous lupus erythematosus. Brit J Dermatol 1989; 121:727.
16. Callen JP, Kulick KB, Stelzer G, et al: Subacute cutaneous lupus erythematosus: Clinical, serologic, and immunogenetic studies on 49 patients seen in a non-referral setting. J Am Acad Dermatol 1986; 15:1227.
17. Chan LS, Regezi JA, Cooper KD: Oral manifestations of linear IgA disease. J Am Acad Dermatol 1990; 22:362.
18. Chorzelski TP, Jablonska S, Maciejowska E: Linear IgA bullous dermatosis of adults. Clin Dermatol 1992; 9:383.
19. Chorzelski TF, Olszewska M, Jarzabek-Chorzelska M, et al: Is chronic ulcerative stomatitis an entity? Clinical and immunological findings in 18 cases. Euro J Dermatol 1998; 8:261.
20. Chowdhury MM, Natarajan S: Neonatal pemphigus vulgaris associated with mild oral pemphigus vulgaris in the mother during pregnancy. Br J Dermatol 139:500, 1998.
21. Church LF Jr, Schosser RH: Chronic ulcerative stomatitis associated with stratified epithelial specific antinuclear antibodies. A case report of a newly described disease entity. Oral Surg Oral Med Oral Pathol 1992; 73:579.
22. Ciarrocca KN, Greenberg MS: A retrospective study of the management of oral mucous membrane pemphigoid with dapsone. Oral Surg Oral Med Oral Pathol Oral Radiol Endod 1999; 88:159.
23. Cohen DM, Bhattacharyya I, Zunt SL, et al: Linear IgA disease histopathologically and clinically masquerading as lichen planus. Oral Surg Oral Med Oral Pathol Oral Radiol Endod 1999; 88:196.
24. Cohen RE, Cardoza TT, Drinnan AJ, et al: Gingival manifestations of Wegener's granulomatosis. J Periodontol 1990; 61:705.
25. Combes FL, Canizares O: Pemphigus vulgaris, a clinicopathological study of one hundred cases. Arch Dermatol Syph 1950; 62:786.
26. Dabelsteen E: Molecular biological aspects of acquired bullous diseases. Crit Rev Oral Biol Med 1998; 9:162.
27. Dabelsteen E, Ullman S, Thomson K, et al: Demonstration of basement membrane autoantibodies in patients with benign mucous membrane pemphigoid. Acta Dermatol Venereol (Stockh) 1974; 54:189.
28. DeLattre V: Factors contributing to adverse soft tissue reactions due to the use of tartar control toothpastes: Report of a case and literature review. Periodontol 1999; 70:803.
29. De Vita S, Neri R, Bombardieri S: Cyclophosphamide pulses in the treatment of rheumatic diseases: an update. Clin Exp Rheumatol 1991; 9:179.
30. Economopoulou P, Laskaris G: Dermatitis herpetiformis: Oral lesions as an early manifestation. Oral Surg Oral Med Oral Pathol 1986; 62:77.
31. Eisen D, Ellis CN, Duell GA, et al: Effect of topical cyclosporin rinse on oral lichen planus. N Engl J Med 1990; 323:290.
32. Eisenberg E, Krutchkoff DJ: Lichenoid lesions of oral mucosa. Diagnostic criteria and their importance in the alleged relationship to oral cancer. Oral Surg Oral Med Oral Pathol 1992; 73:699.
33. Engel M, Ray HG, Orban B: The pathogenesis of desquamative gingivitis. J Dent Res 1950; 29:410.
34. Eversole LR: Immunopathology of oral mucosal ulcerative, desquamative and bullous diseases. Oral Surg Oral Med Oral Pathol 1994; 77:55.
35. Farthing PM, Margou P, Coates M, et al: Characteristics of the oral lesions in patients with cutaneous recurrent erythema multiforme. J Oral Pathol Med 1995; 24:9.
36. Fine JD: Management of acquired bullous diseases. New Engl J Med 1995; 5:33.
37. Foss CL, Grupe HE, Orban B: Gingivosis. J Periodontol 1953; 24:207.
38. Foster CS: Cicatricial pemphigoid. Trans Am Ophthalmol Soc 1986; 84:527.
39. Fotos PG, Vincent SD, Hellstein JW: Oral candidosis: Clinical, historical and therapeutic features of 100 cases. Oral Surg 1992; 74:41.
40. Gallagher G, Shklar G: Oral involvement in mucous membrane pemphigoid. Clin Dermatol 1987; 5:19.
41. Gallagher GT: Oral mucous membrane reactions to drugs and chemicals. Curr Opin Dent 1991; 1:777.
42. Goadby K: Diseases of the Gums and Oral Mucous Membrane. London, Henry Froude and Hodder and Staughton, 1923.
43. Gordon SC, Daley TD: Foreign body gingivitis. Clinical and microscopic features of 61 cases. Oral Surg Oral Med Oral Pathol Oral Radiol Endod 1997; 83:562.
44. Gordon SC, Daley TD: Foreign body gingivitis. Identification of the foreign material by energy-dispersive x-ray microanalysis. Oral Surg Oral Med Oral Pathol Oral Radiol Endod 1997; 83:571.
45. Hashimoto K, Dibella R, Shklar G, et al: Electron microscopic studies of oral lichen planus. G Ital Dermatol 1966; 107:765.
46. Holmstrup P: The controversy of a premalignant potential of lichen planus is over. Oral Surg Oral Med Oral Pathol 1992; 73:704.
47. Eisenberg E. Lichen planus and oral cancer: Is there a connection between the two? JADA 1992; 123:104.
48. Ishii T: Immunohistochemical demonstration of T cell subsets and accessory cells in oral lichen planus. J Oral Pathol 1987; 15:268.
49. Jaremko WM, Beutner EH, Kumar V, et al: Chronic ulcerative stomatitis associated with a specific immunologic marker. J Am Acad Dermatol 1990; 22:215.
50. Kelly SE, Frith PA, Millard PR, et al: A clinicopathological study of mucosal involvement in linear IgA disease. Br J Dermatol 1988; 119:161.

51. Komori A, Welton NA, Kelln EE: The behavior of the basement membrane of skin and oral lesions in patients with lichen planus, erythema multiforme, lupus erythematosus, pemphigus vulgaris, pemphigoid and epidermolysis bullosa. Oral Surg 1966; 22:752.
52. Korman NJ: Bullous pemphigoid. Dermatol Clin 1993; 11:483.
53. Laine J, Kalimo K, Happonen R: Contact allergy to dental restorative materials in patients with oral lichenoid lesions. Cont Derm 1997; 36:141.
54. Lamey PJ, Lewis MAO, Ress TD, et al: Sensitivity reaction to the cinnamonaldehyde component of toothpaste. Br Dent J 1990; 168:115.
55. Lamey PJ, Rees TD, Binnie WH, et al: Oral presentation of pemphigus vulgaris and its response to systemic steroid therapy. Oral Surg Oral Med Oral Pathol 1992; 74:54.
56. Laskaris G, Angelopoulos A: Cicatricial pemphigoid: Direct and indirect immunofluorescent studies. Oral Surg 1981; 51:48.
57. Laskaris G, Demetrou N, Angelopoulos A: Immunofluorescent studies in desquamative gingivitis. J Oral Pathol 1981; 10:398.
58. Lenz P, Amagai M, Volc-Platzer B, et al: Desmoglein 3-ELISA: a pemphigus vulgaris specific diagnostic tool. Arch dermatol 1999; 135:142.
59. Leonard J: Immunofluorescent studies in ocular cicatricial pemphigoid. Br J Dermatol 1988; 118:209.
60. Lever WF: Pemphigus. Medicine 1953; 32:1.
61. Lever WF. Pemphigus and pemphigoid: A review of the advances made since 1964. J Am Acad Derm 1979; 1:2.
62. Lever WF, Schaumburg-Lever G: Immunosuppressants and prednisone in pemphigus vulgaris. Arch Dermatol 1977; 113:1236.
63. Lewis JE, Beutner EH, Rostami R, et al: Chronic ulcerative stomatitis with stratified epithelium-specific antinuclear antibodies. Int Jour Dermatol 1996; 35:272.
64. Lorenzana ER, Rees TD, Glass M, et al: Chronic ulcerative stomatitis: A case report. J Periodontol 2000; 71:104.
65. Lozada-Nur F: Oral lichen planus and oral cancer: Is there enough epidemiologic evidence? Oral Surg Oral Med Oral Pathol Oral Radiol Endod 2000; 89:265.
66. Lozada-Nur F, Gorsky M, Silverman S Jr: Oral erythema multiforme: clinical observations and treatment of 95 patients. Oral Surg Oral Med Oral Pathol 1989; 67:36.
67. Lozada-Nur F, Miranda C: Oral lichen planus: Epidemiology, clinical characteristics, and associated diseases. Sem Cutan Med Surg 1997; 16:273.
68. Lozada-Nur F, Miranda C, Maliski R: Double-blind clinical trial of 0.05% clobetasole propionate ointment in orabase and 0.05% fluocinonide ointment in orabase in the treatment of patients with vesiculoerosive diseases. Oral Surg Oral Med Oral Pathol 1994; 77:598.
69. Lozada F, Silverman S: Erythema multiforme: Clinical characteristics and natural history in fifty patients. Oral Surg 1978; 46:628.
70. Malmstrom M, Kontinnen YT, Jungell P, et al: Lymphocyte activation in oral lichen planus in situ. Am J Clin Pathol 1988; 89:329.
71. Marsh MN: The natural history of gluten sensitivity: Defining, refining and re-defining. Q J Med 1995; 85:9.
72. McCarthy FP, McCarthy PL, Shklar G: Chronic desquamative gingivitis: A reconsideration. Oral Surg 1960; 13:1300.
73. McCarthy PL, Shklar G: Diseases of the Oral Mucosa, ed 2. Philadelphia, Lea & Febiger, 1980.
74. McGrath KG, Pick R, leboff-Ries E, Patterson R: Factitious desquamative gingivitis simulating a possible immunologic disease. J Allergy Clin Immunol 1985; 75:44.
75. Merritt AH: Chronic desquamative gingivitis. J Periodontol 1933; 4:30.
76. Mobini N, Nagarwalla N, Ahmed AR: Oral pemphigoid: Subset of cicatricial pemphigoid? Oral Surg Oral Med Oral Pathol Oral Radiol Endod 1998; 85:37.
77. Mondino BJ, Brown SI: Ocular cicatricial pemphigoid. Ophthalmology 1981; 99:95.
78. Mondino BJ, Linstone FA: Ocular pemphigoid. Clin Dermatol 1987; 5:28.
79. Muller S, Klaus-Kovtun V, Stanley JR: A 230-kD basic protein is the major bullous pemphigoid antigen. J Invest Dermatol 1989; 92:33.
80. Mutasim DF, Pelc DJ, Anhalt GJ: Paraneoplastic pemphigus. Dermatol Clin 1993; 11:473.
81. Mutasim DF, Pelc NJ, Anhalt GJ: Cicatricial pemphigoid. Dermatol Clin 1993; 11:499.
82. Nemeth AJ, Klein AD, Gould EW, et al: Childhood bullous pemphigoid: Clinical and immunologic features, treatment, and prognosis. Arch Dermatol 1991; 127:378.
83. Neville BW, Damm DD, Allen C, et al: Dermatologic disease. In Neville BW, Damm DD, Allen C, Bouquot JE (eds): Oral and Maxillofacial Pathology. Philadelphia, Saunders, 1995.
84. Nisengard R: Periodontal implications: Mucocutaneous disorders. Ann Periodontol 1996; 1:401.
85. Nisengard R, Levine R: Diagnosis and management of desquamative gingivitis. Periodontal Insights 1995; 2:4.
86. Nisengard RJ, Neiders M: Desquamative lesions of the gingiva. J Periodontol 1981; 52:500.
87. Nisengard RJ, Rogers RS III: The treatment of desquamative gingival lesions. J Periodontol 1987; 58:167.
88. Peoples D, Fivenson DP: Linear IgA bullous dermatosis: Successful treatment with tetracycline and nicotinamide. J Am Acad Dermatol 1992; 26:498.
89. Pleyer U, Bruckner-Tuderman L, Friedmann A, et al: The immunology of bullous oculo-muco-cutaneous disorders. Imm Today 1996; 17:111.
90. Porter SR, Bain SE, Scully CM: Linear IgA disease manifesting as recalcitrant desquamative gingivitis. Oral Surg Oral Med Oral Pathol 1992; 74:179.
91. Porter SR, Scully C, Midda M, et al: Adult linear immunoglobulin A: A disease manifesting as desquamative gingivitis. Oral Surg Oral Med Oral Pathol 1990; 70:450.
92. Prinz H: Chronic diffuse desquamative gingivitis. Dent Cosmos 1932; 74:331.
93. Rees TD: Adjunctive therapy. Proceedings of the World Workshop in Clinical Periodontics. Chicago. The American Academy of Periodontology, 1989, X1–X31.
94. Ricketts DNJ, Morgan CL, McGregor JM, et al: Kindler syndrome. A rare cause of desquamative lesions of the gingiva. Oral Surg Oral Med Oral Pathol Oral Radiol Endod 1997; 84:488.
95. Rinaggio J, Neiders ME, Aguirre A, et al: Using immunofluorescence in the diagnosis of chronic ulcerative lesions of the oral mucosa. Compendium 1999; 20:943.
96. Robinson JC, Lozada-Nur F, Frieden I: Oral pemphigus vulgaris: a review of the literature and a report on the management of 12 cases. Oral Surg Oral Med Oral Pathol Oral Radiol Endod 1997; 84:349.
97. Rogers RS, Sheridan PJ, Jordon RC: Desquamative gingivitis: Clinical, histopathologic and immunopathologic investigations. Oral Surg 1976; 42:316.
98. Robledo MA, Soo-Chan K, Korman NJ, et al: Studies of the relationship of the 230-kD and 180-kD bullous pemphigoid antigens. J Invest Dermatol 1990; 94:793.
99. Sciubba JJ: Autoimmune aspects of pemphigus vulgaris and mucosal pemphigoid. Advances Dent Res 1996; 10:52.

100. Scully C, Beyli M, Ferreiro MC, et al: Update on oral lichen planus: Etiopathogenesis and management. Crit Rev Oral Biol Med 1998; 9:86.
101. Scully C, Carrozzo M, Gandolfo S, et al: Update on mucous membrane pemphigoid. A heterogeneous immune-mediated subepithelial blistering entity. Oral Surg Oral Med Oral Pathol Oral Radiol Endod 1999; 88:56.
102. Scully C, El-Kom M: Lichen planus: Review and update on pathogenesis. J Oral Pathol 1985; 14:431.
103. Scully C, Porter SR: The clinical spectrum of desquamative gingivitis. Sem Cutan Med and Surg 1997; 16:308.
104. Shklar G, Cataldo E: Histopathology and cytology of oral pemphigus vulgaris. Arch Dermatol 1970; 101:36.
105. Shklar G: Oral lesions of erythema multiforme: Histologic and histochemical observations. Arch Dermatol 1965; 92:495.
106. Shklar G, Flynn E, Szabo G: Basement membrane changes in oral lichen planus. J Invest Dermatol 1978; 70:45.
107. Shklar G, Frim S, Flynn E: Gingival lesions of pemphigus. J Periodontol 1978; 49:428.
108. Shklar G, McCarthy PL: Histopathology of oral lesions of chronic discoid lupus erythematous. Arch Dermatol 1978; 114:1031.
109. Shklar G, McCarthy PL: The oral lesions of mucous membrane pemphigoid. A study of 85 cases. Arch Otolaryngol 1971; 93:354.
110. Shklar G, Meyer I, Zacarian S: Oral lesions in bullous pemphigoid. Arch Dermatol 1969; 99:663.
111. Siegel MA, Balciunas BA: Oral presentation and management of vesiculobullous disorders. Sem Dermatol 13:78–86, 1994.
112. Silverman S, Shachi B: Oral lichen planus update: Clinical characteristics, treatment responses, and malignant transformation. Am J Dent 1997; 10:259.
113. Sklavounou A, Laskaris G: Frequency of desquamative gingivitis in skin disease. Oral Surg Oral Med Oral Pathol 1983; 56:141.
114. Sorrin S: Chronic desquamative gingivitis. J Am Dent Assoc 1940; 27:250.
115. Stampien TM, Schwartz RA: Erythema multiforme. Am Fam Phys 1992; 46:1171.
116. Susi FR, Shklar G: Histochemistry and fine structure of oral lesions of mucous membrane pemphigoid. Arch Dermatol 1971; 104:244.
117. Tan EM, Cohen AS, Fries JR, et al: The 1982 revised criteria for the classification of systemic lupus erythematosus. Arthritis Rheum 1982; 25:1271.
118. Tomes J, Tomes G: Dental Surgery, ed 4. London, Churchill, 1894.
119. Venning VA, Frith PA, Bron AJ, et al: Mucosal involvement in bullous and cicatricial pemphigoid. A clinical and immunopathological study. Brit J Dermatol 1988; 118:7.
120. Weston WL, Morelli JG, Huff JC: Misdiagnosis, treatments and outcomes in the immunobullous diseases in children. Pediatr Dermatol 1997; 14:164.
121. Worle B, Wollenberg A, Schaller M, et al: Chronic ulcerative stomatitis. Brit J Dermatol 1997; 137:262.
122. Yih WY, Maier T, Kratochvil FJ, et al: Analysis of desquamative gingivitis using direct immunofluorescence in conjunction with histology. J Periodontol 1998; 69:678.
123. Zegarelli DJ, Zegarelli EV: Intraoral pemphigus vulgaris. Oral Surg 1977; 44:384.
124. Ziskin D, Silvers HF: Report of a case of desquamative gingivitis and lichen planus. J Periodontol 1945; 16:7.
125. Ziskin D, Zegarelli EV: Chronic desquamative gingivitis. Am J Orthod 1947; 33:756.
126. Zone JJ, Meyer LJ, Petersen MJ: Deposition of granular IgA relative to clinical lesions in dermatitis herpetiformis. Arch Dermatol 1996; 132:912.

SECTION II 歯周疾患

歯周ポケット

Fermin A. Carranza, Paulo M. Camargo

CHAPTER 22

本章の概要

- 分類
- 臨床的特徴
- 病因
- 病理組織
  - 軟組織壁
  - ポケット歯肉壁の微細局所解剖学
  - 創傷治癒期の歯周ポケット
  - ポケット内容物
  - 歯根表面壁
- 歯周疾患の活動性
- 部位特異性
- 歯周ポケット形成に伴う歯髄の変化
- ポケット深さとアタッチメントロス，骨欠損の関係
- ポケットと歯槽骨の位置関係
- 歯周ポケット形成の骨への関連性
  - 骨縁下ポケットと骨縁上ポケットの違い
- 歯周膿瘍
- 歯根嚢胞

　歯周ポケットとは，病理学的に歯肉溝が深くなったものと定義され，もっとも重要な歯周疾患の臨床的特徴のひとつである．Chapter 4 ではすべての種類の歯周炎について述べ，歯周ポケット内の組織変化，歯周組織破壊のメカニズム，そして治癒のメカニズムなどの組織病理学的変化について触れた．しかしながら，それらは病因，発症，進行および治療に対する応答性が異なる．

分類

　歯肉溝の深化は，歯肉炎の歯冠側への移動，付着歯肉の根尖側移動，あるいはこの両方の組み合わせによって引き起こされる（図22-1）．ポケットは下記のように分類される．
歯肉ポケット（仮性ポケット）：このタイプのポケットは，裏打ちされた組織の破壊なしに歯肉の増殖をきたした場合に起こる．歯肉溝は歯肉の容積が増すことによって深化する（図22-2A）．
歯周ポケット：このタイプのポケットは歯周組織の支持組織の破壊を伴って発現する．ポケットの深化の進行に伴い，歯周支持組織の破壊や歯の動揺や脱落を導く．このタイプのポケットについては，本章の後半で述べる．

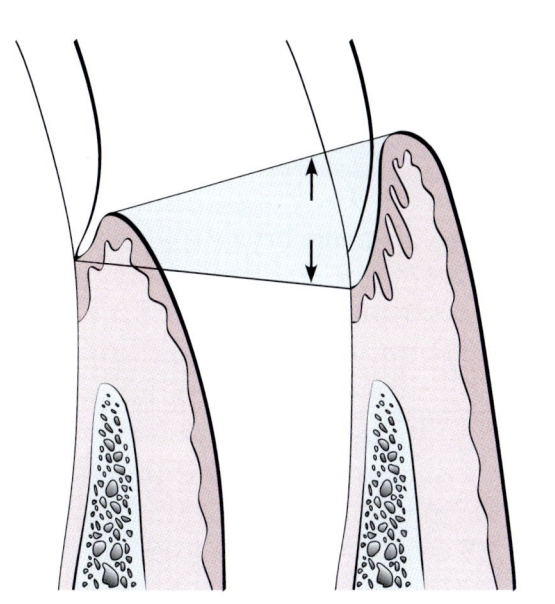

図22-1 歯肉縁と歯周ポケット底が矢印の方向に移動することによって，正常歯肉溝（左）から歯周ポケット（右）になる．

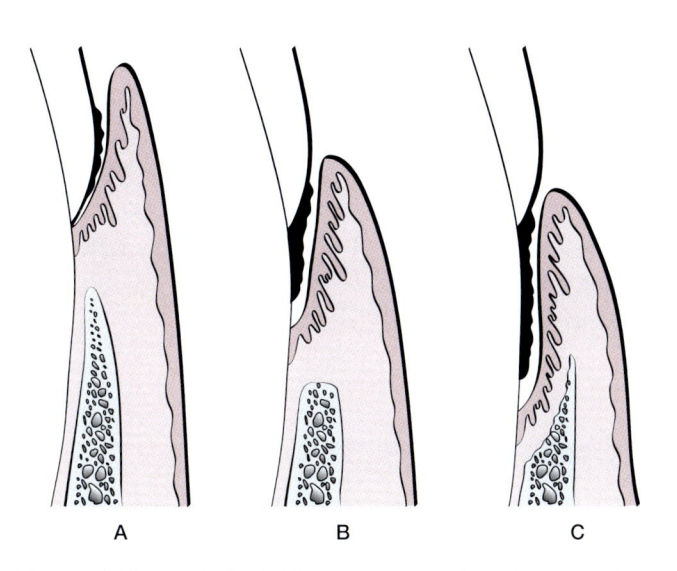

図22-2 異なるタイプの歯周ポケット．**A**：歯肉ポケット．支持歯周組織の破壊はない．**B**：骨縁上ポケット．隣接する骨よりもポケット底部は歯冠側にある．骨吸収は水平性．**C**：骨縁下ポケット．隣接する骨よりもポケット底部は根尖側にある．骨吸収は垂直性．

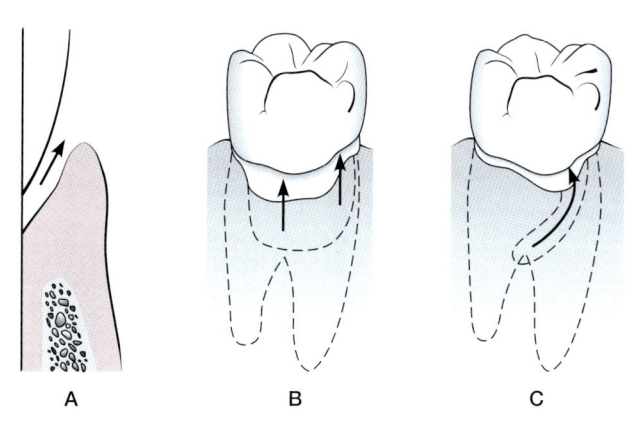

図22-3 関与歯面数によるポケットの分類．**A**：単純ポケット．**B**：混合ポケット．**C**：複合ポケット．

さらに歯周ポケットには以下の2つのタイプがある．
骨縁上ポケット（骨稜上あるいは歯槽上ポケットともいう）は，ポケット底部は裏打ちされた歯槽骨よりも歯冠側に位置している場合をいう（*図22-2B*）．
骨縁下ポケット（infrabony〔骨縁下〕，骨稜下あるいは歯槽下ポケットともいう）は，ポケット底部が隣接している歯槽骨よりも根尖側にある場合をいう．また，骨縁下ポケットの2つ目のタイプは，歯の表面と歯槽骨の間に，ポケットの側面が広がっている場合をいう（*図22-2C*）．

ポケットは1，2あるいは多数の歯面を含む場合があり，歯間部の近接した歯面や同一歯の異なる歯面で深さや形が違う[32,42]．ポケットがらせん状である場合もある．すなわち，歯面に始まり，1つまたはそれ以上の歯面に沿ってらせん状に巻き付いている（*図22-3*）．このようなタイプのポケットは分岐部付近でよく認められる．

臨床的特徴

辺縁歯肉の青みを帯びた赤，辺縁歯肉の肥厚，歯肉辺縁から歯槽粘膜までの垂直的な範囲での青みを帯びた赤，歯肉出血または膿，あるいはその両方，間隙の形成，局所的な疼痛，あるいは"骨の中の奥深くでの"疼痛といった臨床的兆候から，歯周ポケットの存在が疑われる．歯周ポケットの場所を見つけてその範囲を測定する唯一の信頼できる方法は，歯の表面に沿った歯肉辺縁から注意深くプロービングを行うことである（*図22-4，表22-1*）．しかし，深さだけを基準にすると，深い正常な歯肉溝と浅い歯周ポケットを区別することが困難な場合がある．そのような境界事例では，歯肉における病理的な変化によって2つの状態を区別する．

歯周ポケットの臨床面のより詳細については，Chapter30を参照されたい．

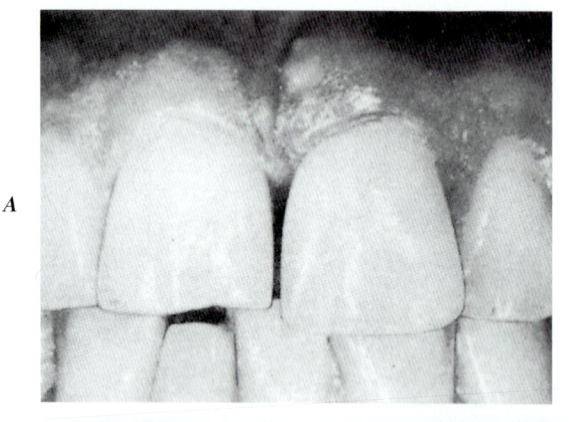

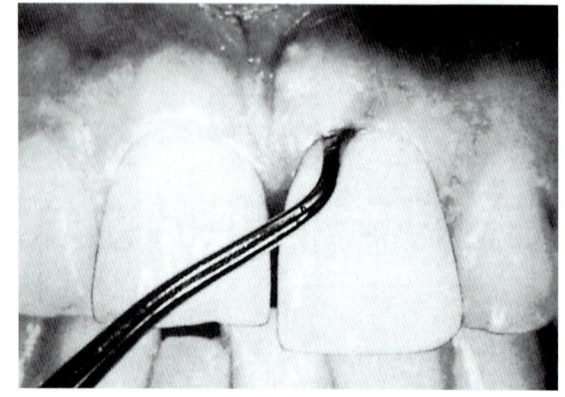

図22-4 **A**：歯周ポケット形成に伴う中切歯の挺出と歯間離開．**B**：中切歯において歯周ポケット底部まで歯周プローブ全体が挿入されている．

病因

歯周炎発症の初期病変は，細菌感染に対応した歯肉の炎症である．正常な歯肉溝から病的な歯周ポケットへと変化するとともに，プラーク中の細菌種も異なってくる．健常歯肉では微生物が少なく，そのほとんどが球菌や真っすぐな桿菌である．病的歯肉ではスピロヘータや運動性桿菌の数が増える[44, 45, 47]．しかし，病的な部位での細菌叢は，それだけでは疾患の発症や進行を判断するには不十分で，その後の付着の喪失や骨吸収を予知することはできない[39]．

ポケット形成は，まず歯肉溝の結合織壁の炎症性変化から始まる．歯肉線維を含む周囲結合織の変性によって，細胞性あるいは滲出液の炎症性浸潤を認める．ちょうど接合上皮の尖端でコラーゲン線維が破壊[21, 65]され，周囲は炎症性細胞の浸潤と浮腫で満たされる．コラーゲン線維の喪失には以下の2つの原因が考えられる．①線維芽細胞[78]，多形核白血球[77]，マクロファージ[57]といった細胞が健常あるいは炎症組織内でコラゲナーゼやその他の酵素を分泌し，コラーゲンを破壊する（コラーゲン線維や高分子基質を分解したり，低分子タンパクに分解したりする酵素をマトリックスメタロプロテアーゼ〔matrix metalloproteinase：MMP〕[79]とよぶ）．②線維芽細胞によるコラーゲン線維の貪食は，歯根膜-セメント質境界部に細胞質が伸展移動し，貪食したコラーゲン細線維やセメント質を構成している基質中の細線維を分解する[21, 22]．

コラーゲン線維の消失によって，接合上皮の尖端にある指状の形態をした2〜3層の細胞からなる上皮細胞が，歯根に沿って増殖する．

歯冠側部分の接合上皮が歯根から剝離すると，根尖側

表 22-1

歯周ポケットの臨床的および組織病理学的特徴の関連性

臨床的特徴	組織病理学的特徴
1．歯周ポケットの歯肉壁はさまざまな程度の青みがかった赤に変色し，軟化し，滑沢で表面に光沢があり，押すと凹む．	1．歯肉の変色は循環障害の結果生じ，歯肉の軟化は周囲組織の歯肉線維の破壊により生じる．上皮の萎縮によって滑沢で表面に光沢が出て，浮腫や変性によって押すと凹むようになる．
2．稀ではあるが，歯肉がピンク色で硬い．	2．このような症例では，滲出や軟化より線維性変化が優勢．しかし，外見的に健康であっても，ポケット内壁ではわずかに変性や壊死がみられる（図22-13参照）．
3．ポケットの軟組織壁を注意深くプロービングすると出血．	3．脈管の増加，上皮の菲薄化，変性および充血血管の表面接近に由来する．
4．プローブでポケット内壁を探査したときに疼痛がある．	4．擦過刺激時の疼痛はポケット内壁の潰瘍形成に由来する．
5．多くの症例で，指圧による排膿の出現．	5．ポケット内壁の化膿性炎症により排膿する．

に移動してゆく．炎症の結果，増加した多形核白血球（PMNs）が接合上皮の歯冠側に侵入する．PMNsはお互いが接合したり，上皮細胞とデスモソーム結合したりしない．接合上皮部でPMNsの占める割合が60％以上に達すると，組織が接合力を失い，歯面から剥離する．したがって，歯肉溝底部は根尖側に移動し，歯肉溝上皮によって新たに裏打ちするように満たされるようになる[66]．

歯周ポケットの初期の深化は接合上皮と歯根表面の間が剥離して起こるか[33,34,65]，あるいは上皮層内での剥離によって起こるか[10,24,46,78]のどちらかであるとされている．

歯根に沿って伸展する接合上皮には，健全な上皮細胞が必要となる．著しく変性，または壊死した上皮細胞の存在によって，ポケット形成は促進されるのではなくむしろ抑制される．歯周ポケット底部に存在する接合上皮の変性程度は，ポケット側壁の変性程度よりも通常進行している．接合上皮の遊走は組織の健康状態，生存細胞数に左右され，通常接合上皮がセメント質に到達した後に変性を認める．

炎症が持続すると歯肉の容積は増し，歯肉縁は歯冠側に位置するようになる[65]．上皮付着も根面に沿って移動し，次いで剥離する．ポケットの側壁を形成している上皮は増殖して，炎症性組織中に球根状ないし索状の突起をのばしてゆく．また，炎症性結合固有組織の白血球と浮腫はポケット内縁上皮内に侵入し，程度に差はあるが変性と壊死を招く．

歯肉溝から歯周ポケットへ移行することで，プラーク除去がますます難しい環境ができ，次のようなフィードバック機構が成立する．

プラーク→歯肉の炎症→ポケット形成→
→プラーク付着量の増加

ポケットを浅くすることは，プラークが付着しやすい部位を除去する必要性に基づいている．

病理組織

ポケット形成の初期変化についてはChapter16で示しているが，本項ではポケット形成後の顕微鏡所見について述べる．

軟組織壁

結合組織は浮腫性で，多くの形質細胞（約80％を占める）[86]

やリンパ球が認められ，PMNsが散在している．血管はとくに上皮下結合組織層で増生し，血管の拡張と充血が生じる[11]．結合組織は場所により異なった変性を示す．単一あるいは複数の壊死病巣を認めることがある[56]．滲出性や退行性の変化に加え，結合組織では毛細血管の新生に伴う血管内皮細胞の増殖，線維芽細胞やコラーゲン線維の増殖や増生を認める（図22-5）．

ポケット底部の接合上皮は，正常な歯肉溝と比較して非常に短い．この著しい変化は上皮細胞の長さ，幅，およびその状態に関して認められるが，接合上皮の接合部は50〜100μmまで減少する[15]．細胞がよく形成され状態が良好である場合や，著しく変性している場合もある（図22-6）．歯周ポケットでもっとも重篤な退行性病変は，ポケットの側壁に沿って起こる（図22-7）．ポケット側壁の上皮は著しい増殖性と退行性の変化を呈する．上皮突起あるいは炎症を起こした結合組織に隣接したポケット側壁からの上皮細胞の束が，接合上皮よりもさらに根尖側へ伸展する．ポケット側壁の上皮の残余と同様に上皮突起では，炎症を起こしている結合組織から白血球と浮腫が浸透する．細胞は空胞変性を起こし，破裂して小胞が形成される．上皮の進行した変性や壊死は，ポケット側壁の潰瘍形成を導き，隣接の炎症性結合組織が露出し化膿を引き起こす．いくつかのケースでは，慢性的な変化の進行とともに急性炎症を呈する．

急速進行性（侵襲性）と成人性（慢性）歯周炎[39]の歯肉の病理組織学的な比較研究の結果，侵襲性歯周炎において，微小な溝と壊死部位を伴い，細胞間隙が広いという上皮の顕著な変化が明らかとなった．

退行性変化の重篤度は，歯周ポケットの深さと必ずしも相関しない．ポケット側壁の潰瘍形成はおそらく浅いポケットに出現し，深いポケットではときに側壁の上皮がそのまま残っているなどわずかな変性が認められるだけである．

歯周ポケットの歯肉辺縁の上皮は，通常発達した上皮突起とともに肥厚し，形態を維持している．

実験的にイヌに作製した歯周ポケットのポケット上皮についての電子顕微鏡による微細構造の研究は，Müller-GlauserとSchröderによって行われた[53]．

細菌の侵入

歯周ポケットの根尖側と側壁への細菌の侵入が，ヒトの慢性歯周炎で確認されている．グラム陰性の糸状菌，球菌および桿菌類が上皮の細胞内に認められている[27,28]．Hillmannら[39]は，*Porphyromonas gingivalis*と*Prevotella intermedia*が侵襲性歯周炎の歯肉内で認められたことを報告した．*Actinobacillus actinomycetemcomitans*も同様に，

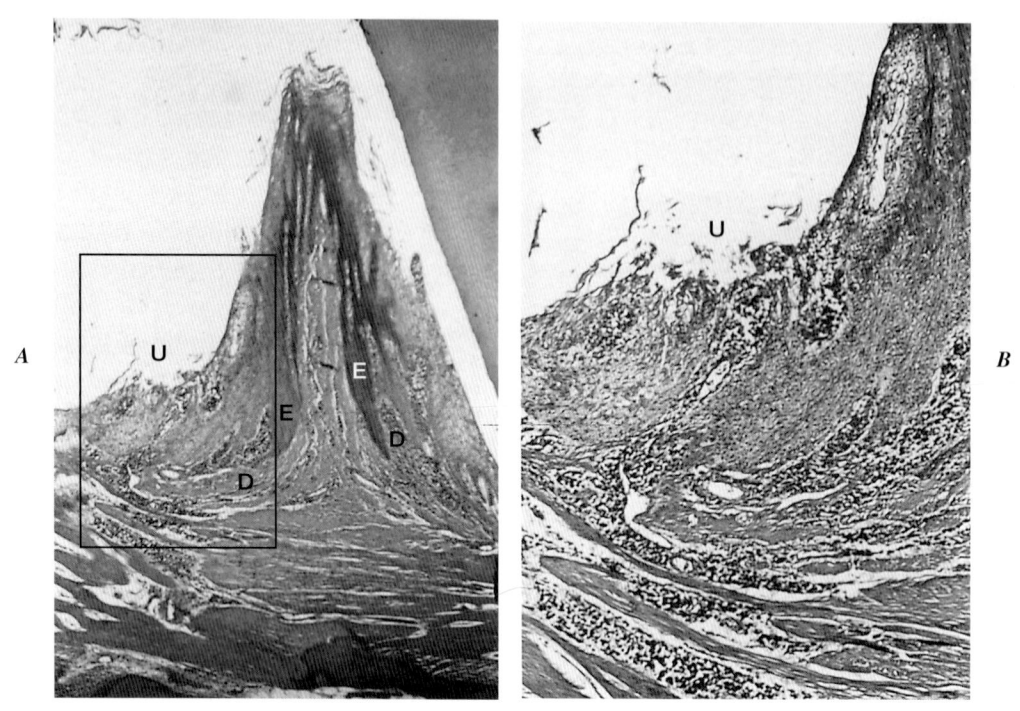

図22-5　**A**：歯の近心側における骨縁上ポケットを伴う歯間乳頭．**D**：密度の高い炎症性結合組織．**E**：ポケット上皮の増生．**U**：潰瘍化したポケット上皮．**B**：**A**の長方形で囲まれた部分の拡大像．潰瘍形成部（**U**）とコラーゲン線維の間の炎症性細胞浸潤に注目．

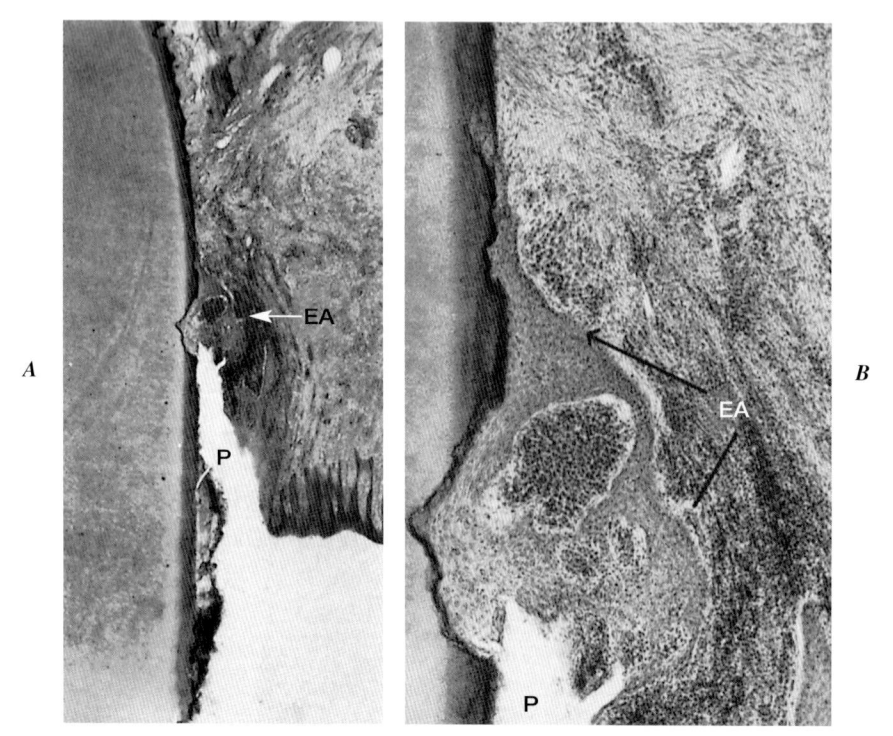

図22-6　**A**：歯周ポケット（**P**）の切片の弱拡大像．接合上皮部を矢印（**EA**）で示した．上皮の側壁は潰瘍形成している．**B**：ポケット底部（**P**）における接合上皮（**EA**）の拡大像．吸収した歯根表面に沿って上皮細胞がよく発達し（矢印），伸展していることに注目．上皮組織内に白血球が高密度に浸潤している．

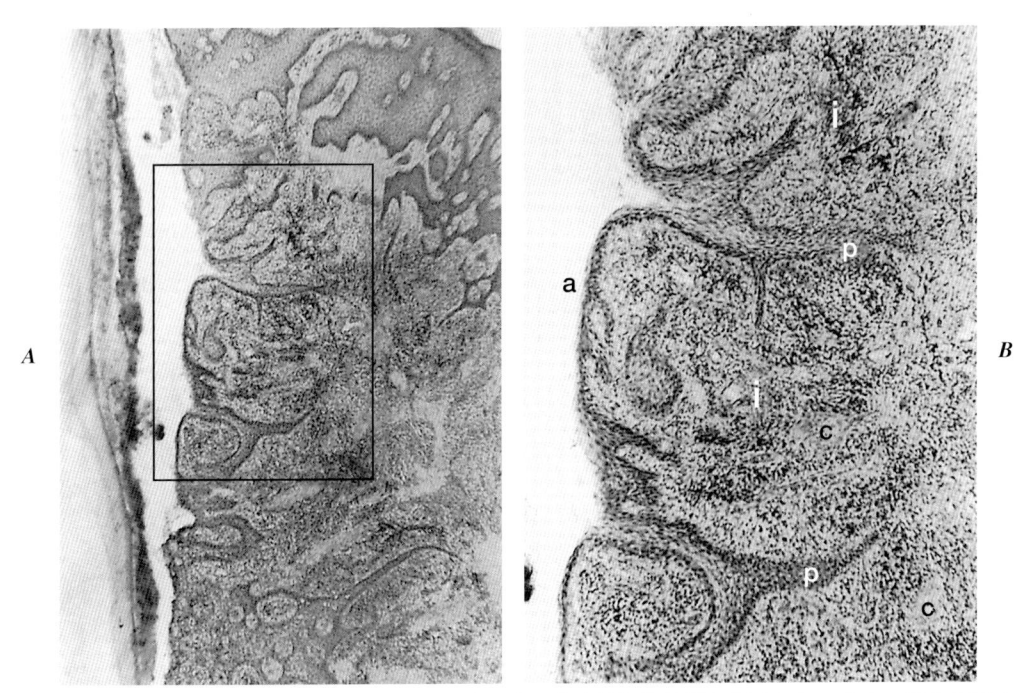

図 22-7 **A**：歯周ポケット側壁の弱拡大像．高密度の炎症性細胞浸潤が認められ，上皮の増生が認められる．**B**：**A**の長方形で囲まれた部分の強拡大像．萎縮上皮の部位（**a**）と上皮の増生（**p**）に注目．結合組織が高密度で増生（**i**）．コラーゲン線維の残渣（**c**）が認められる．

組織中で認められている[17,51,63]．

　細菌はおそらく落屑している上皮細胞下の細胞間隙に侵入するだけでなく，上皮細胞層のさらに奥深く侵入し基底細胞層に蓄積していることもある．いくつかの細菌は基底細胞層を通過し，上皮下結合組織に侵入する[64]（図 **22-8**，**22-9**）．

　歯肉組織における細菌の存在が，細菌の侵入によるものなのか，プラーク細菌がたまたままぎれ込んだことによるものなのかは研究者によってそれぞれ意見が異なる．この点は重要ではあるが，臨床病理学的に明らかになってはいない[18,43,47]．

ポケット歯肉壁の微細局所解剖学

　走査型電子顕微鏡による歯肉壁の微細局所解剖によって，ポケットの軟組織壁のいくつかの領域で，活動性が異なることが明らかとなった[60]．この部位は，50〜200 μm の範囲で不規則に楕円形を呈していたり，または細長く，お互いに隣接している．これらの所見は，ポケット壁が宿主と細菌との相互作用の結果，絶えず変化することを示す．以下のような部位がみられる．

1. 比較的無活動な部位：わずかなくぼみと豊隆，ときに細胞の落屑が認められる比較的平坦な状態（図 **22-10A**）．
2. 細菌の堆積部位：上皮表面のくぼみで発見し，豊富なデブリスを伴い拡大した細胞間隙に細菌塊が侵入して

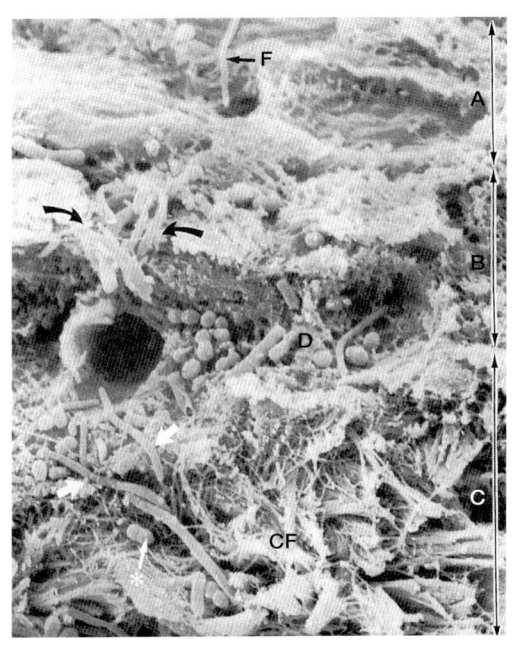

図 22-8 ヒトの進行した歯周炎のポケット壁の走査型電子顕微鏡像．細菌が上皮や結合組織に嵌入しているのがわかる．ポケット壁表面（**A**），上皮層（**B**），結合組織像（**C**）．曲がった矢印の部分から細菌が上皮内に侵入しようとしている．太い白い矢印は基底板を破壊し結合組織に侵入している細菌を示す．**CF**：結合組織線維．**D**：基底板での細菌の堆積（桿菌，球菌，糸状菌）．**F**：上皮表面の糸状菌．＊：結合組織の球桿菌．

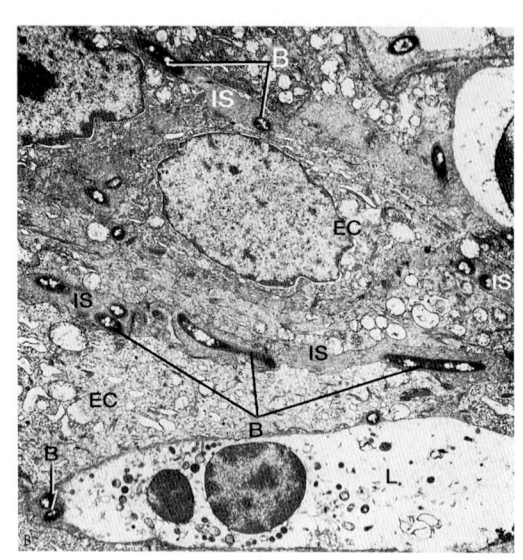

図22-9 歯周ポケット壁上皮の細胞内に侵入した細菌を示す透過型電子顕微鏡像．B：細菌．EC：上皮細胞．IS：細胞間隙．L：細菌を貪食した白血球．（×8,000）

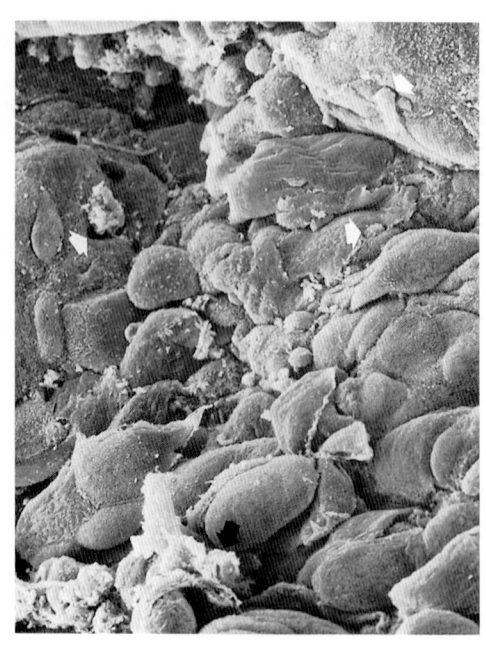

図22-11 歯周ポケット壁の走査型電子顕微鏡像，正面観．ヒトの進行した歯周炎の症例．剥離上皮細胞と白血球（白矢印）がポケット表面に出現．細菌が散在しているのが分かる（黒矢印）．（×1,500）

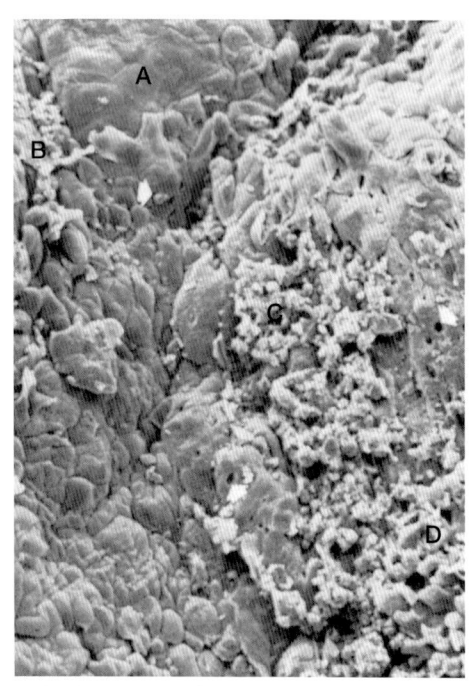

図22-10 歯周ポケット壁表面の走査型電子顕微鏡像．ポケット表面には活動性が異なった部位が存在することがわかる．A：無活動部位．B：細菌の堆積．C：細菌-白血球相互作用．D：激しい細胞の剥離．矢印はポケット壁から出現した白血球とその通過した穴を示す．（×800）

いる．これらの細菌は，主に球菌や桿菌，糸状菌やわずかなスピロヘータである（図22-10B参照）．

3．白血球の出現部位：細胞間隙の穴を通過して白血球がポケット壁に出現（図22-11）．

4．白血球-細菌相互作用部位：数多くの白血球が出現し細菌を覆うようにして貪食する．上皮と相互に作用している細菌性プラークは，細胞の表面と接触しているフィブリン様基質で被覆されているか，または細胞間隙に侵入した細菌として認められる（図22-10C参照）．

5．著しい上皮の剥離部位：半接着状態の上皮から成り，細菌によって表面が覆われている場合もある（図22-10D）．

6．潰瘍形成部位：結合組織の露出を伴う（図22-12）．

7．出血部位：多数の赤血球がみられる．

部位の変遷は以下のように考えられる．

細菌はまず無活動な部位に堆積し，白血球の出現が白血球-細菌相互作用の引き金となる．これが上皮の著しい剥離を引き起こし，最終的には潰瘍形成と出血を引き起こす．

創傷治癒期の歯周ポケット

歯周ポケットは慢性の炎症性病変で，絶えず修復帰転が働いている．炎症性反応を刺激し続ける細菌の執拗な攻撃により，継続的に組織の新生が行われていても，組織の変性を起こし完全な治癒は得られない．

歯周ポケットの軟組織壁の状態は，この修復と破壊の結果を示している．それらのバランスによってポケット壁の

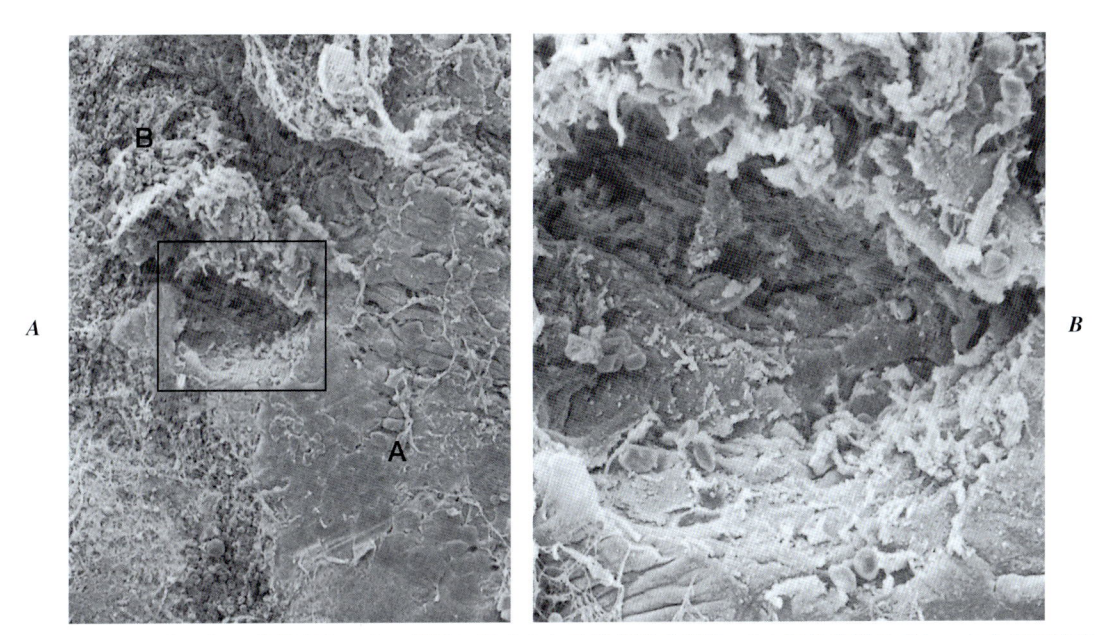

図22-12　**A**：ヒトの深い歯周ポケットの側壁に認められる潰瘍形成部位．**A**：無活動期のポケット上皮の表面．**B**：出血部位．（×800）　**B**：左図の四角で囲まれた部分の拡大像．結合組織線維と細胞が潰瘍の基底部に認められる．走査型電子顕微鏡像．（×3,000）

色，密度，表面の性状などの臨床的な特徴が決定される．炎症性の滲出液と細胞性滲出物が多ければ，ポケット壁は青みを帯びた赤色で，柔らかく，スポンジ状で，脆弱で，滑らかで，表面が輝いている．もし新たに形成された結合組織構成細胞と線維が非常に優位であれば，ポケット壁はより硬く，ピンク色になる．臨床的には，前者の状態は浮腫性ポケット壁，また後者は線維性ポケット壁とよばれる（Chapter30参照）．

浮腫性と線維性ポケットは異なった病態ではなく，同じ病的過程で異なった病状を示すものである．滲出性と修復的な変化の相体的な優位によって，それらは常に変化している．

線維性ポケット壁は誤って解釈されやすい．なぜなら，それは必ずしもポケット壁の中で起こっていることが反映されているというわけではないからである．歯周組織におけるもっとも重篤な変性は，歯の表面と歯肉縁下プラークに隣接した部位で生じる．いくつかのケースでは，ポケット内壁における炎症と潰瘍形成は，外側の線維性組織に覆い隠されている（図22-13）．たとえ炎症がこの部位に発症したとしても，ポケットの表面上はピンク色を呈し，線維性である．

ポケット内容物

歯周ポケット内容物は，主に微生物とそれらの産生物（酵素，菌体内毒素，および他の代謝産物）から成るデブリス，歯肉滲出液，食物残渣，唾液のムチン，剝離上皮細胞，お

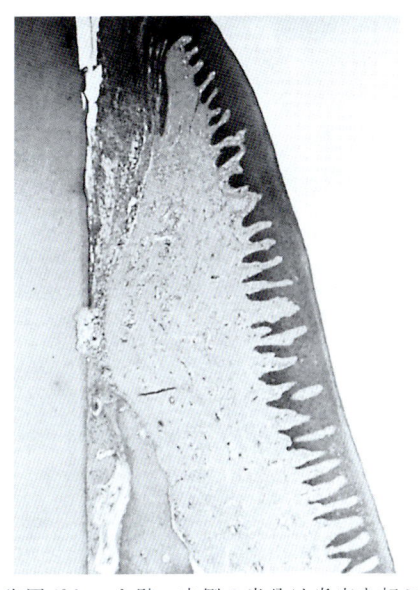

図22-13　歯周ポケット壁．内側の半分は炎症を起こして潰瘍を形成しており，外側の半分は高密度のコラーゲン線維で占められている．

よび白血球を含んでいる．プラークで覆われた歯石は，通常，歯の表面に存在する（図22-14）．化膿性滲出物がある場合には，その内容物として白血球の生細胞，死細胞，あるいは壊死細胞，生きているあるいは死んでいる細菌，血清，そして少量のフィブリンが存在する[50]．この歯周ポケットの未ろ過の内容物やデブリスを実験動物の皮下に注

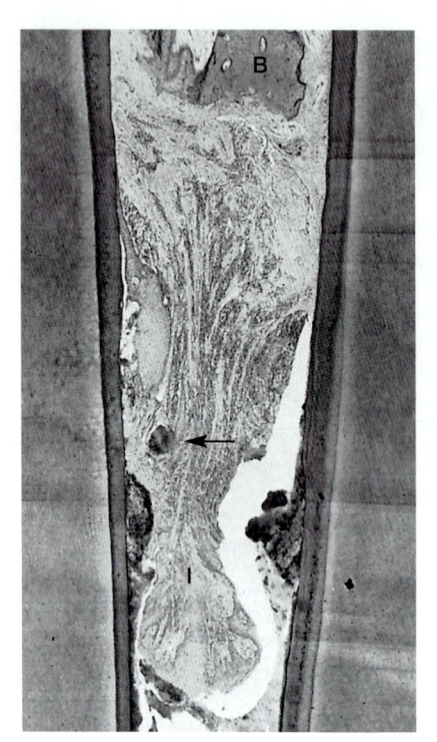

図22-14 潰瘍形成を伴った骨縁上ポケットが近心・遠心両側に認められる歯間乳頭部（I）歯肉．歯石が隣接歯表面と歯肉中（矢印）に認められる．B：歯槽骨．

入した場合，毒性が認められる[35]．

膿汁形成の意義

化膿性の滲出物を過度に重要視して，それを歯周疾患の重症度と同一視する傾向がある．それが劇的な臨床所見であるので，はじめて気づいたときには，それが歯の動揺と脱落につながると連想してしまう．排膿は歯周疾患の一般的な所見であるが，それは単に二次的兆候であるにすぎない．ポケットからの排膿やその軽減は，ただ単にポケット壁の炎症程度の変化を反映しているだけである．排膿という現症自体，それがポケットの深さや支持組織の破壊の程度を示すものではない．広範囲での排膿は浅いポケットに起こることが多く，ポケットが深い部位では排膿はむしろ抑制される．膿が局所的に蓄積した場合は膿瘍を形成する．これについては後述する．

歯根表面壁

歯周ポケットの歯根表面壁では歯周組織の感染の長期化，痛みの発生や歯周治療を複雑にする可能性のある著しい変化がしばしば起こる．

ポケットが深くなると，セメント質に埋入しているコラーゲン線維は破壊され，セメント質は口腔内環境に露出するようになる．セメント質中のシャーピー線維の線維残物は変性し，細菌が侵入しやすい環境をつくる．う蝕に罹患していない歯周疾患罹患歯の87％の歯根から，生きた細菌が検出された[1]．セメント質への細菌の侵入は，セメント–象牙境[2,19]に達するくらい深い部位からも検出され，象牙細管にも侵入する可能性がある（図22-15）[31]．

病的微小顆粒は[9]光学および電子顕微鏡で確認でき[6,7]，変性を受けたコラーゲン線維あるいは十分に石灰化されていないコラーゲン細線維の存在している領域で認められる．

細菌の侵入と増殖はセメント質表面の断片化と崩壊，その結果としてセメント質の壊死を導き，細菌集塊によって歯と分離される（図22-16）．

さらに，内毒素[4,5]などの細菌の産生物質が歯周ポケットのセメント質壁で検出された．歯周疾患罹患歯根の断片を組織培養中に加えると，培養細胞に非可逆的な形態変化が生じる．また，このような変化は，健常歯根を加えた場合には認められない[37]．さらに健常歯根では細胞の付着に異常は認められないのに対して，罹患歯根面では，ヒト歯肉線維芽細胞の付着が阻害される[3]．罹患歯根の断片をオートクレーブで滅菌しても，その人の口腔粘膜内に移植すると炎症性反応を引き起こす[48]．

これらの変化は，臨床的にはセメント質の表面を軟化させ，通常無症候性であるがプローブや探針を挿入した際に疼痛が起こる．またそれらは，治療後に同部に再感染を引き起こす細菌の貯蔵庫となる可能性がある．壊死を起こした歯根表面は，ルートプレーニングによって硬い平らな表面に達するまで除去される．通常，セメント質は歯頸部付近では非常に薄く，スケーリング・ルートプレーニングによって完全に除去され，象牙質が露出する．歯髄組織中に二次象牙質が形成されるまでの間，冷刺激に対し過敏になる可能性がある．

また，以下のような変化が歯周ポケットの歯根表面壁に起こることがある．

セメント質の脱灰と再石灰化

石灰化が亢進している部位[69]では，おそらく口腔内に露出している部分のセメント質と唾液の界面で無機質と有機質の相互作用が起きているのであろう．露出セメント質表面の無機質含有量が増加する[68]．以下の無機質が病的な歯根表面で増加する．カルシウム[71]，マグネシウム[54,71]，リン[54]，およびフッ化物[54]．しかしながら，微小硬度には変化がない[59,85]．高度に石灰化した薄い層の生成は，う蝕抵抗性を高めるかもしれない[3]．

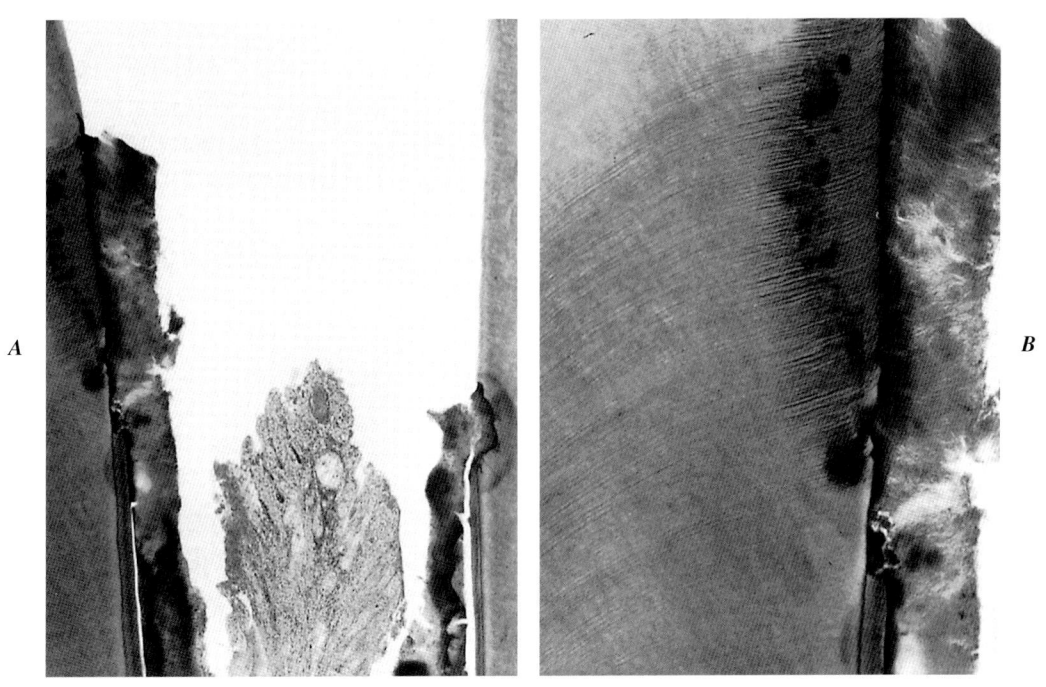

図 22-15　歯周疾患によって生じた根表面のう蝕．**A**：歯間部領域．歯の近心表面のう蝕と炎症性歯肉を認める．**B**：セメント質と象牙質のう蝕．象牙細管に細菌の侵入を認める．糸状のデンタルプラークと歯根に付着している歯石が濃染されていることに注目．

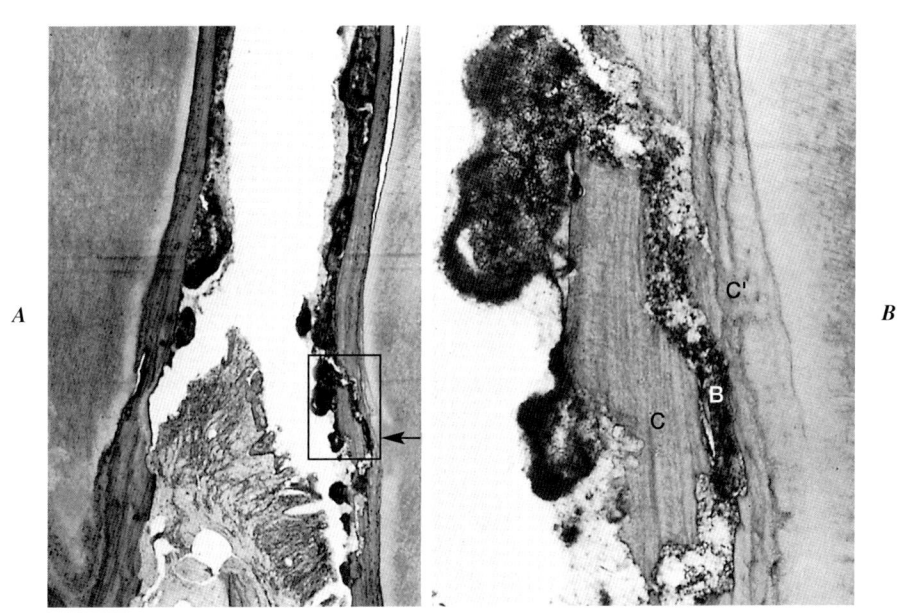

図 22-16　**A**：広範囲に及ぶ歯周組織の破壊を伴う患者の歯間部の近遠心切片．矢印で示した長方形で囲まれた部分にセメント質壊死が認められる．**B**：長方形で囲まれた部分の拡大像では，層状になったセメント質（**C'**）から細菌塊（**B**）を介して壊死断片化したセメント質（**C**）がみられる．

　高度石灰化領域は電子顕微鏡で検出可能であり，それは結晶構造の成熟と表面下クチクラの有機質の変化と関連している[68, 69]．組織片のX線撮影法による研究[70]で50μmの範囲を調べ，この領域は10〜20μmの厚さの層であることがわかった．より深い部位での石灰化の抑制は認められないことから，石灰化の亢進は，隣接領域からのものではない

ことが示されている．喪失，あるいは縮小しているセメント質表面[29, 30]に存在する交差結合しているコラーゲン線維と，外因性の有機質[68]の表面下での凝縮も認められたという．

　脱灰された領域は，一般的に**根面う蝕**と関連している．唾液や細菌性プラークにさらされると，その部分に残って

いるシャーピー線維のタンパク分解を引き起こし，セメント質は軟化して断片化および空洞化する[38]．エナメル質ではなく根面にできるう蝕は，歯の中に深行せず，むしろ周囲に広がる性質をもっている[52]．活動性の根面う蝕は，黄ばんだ，あるいはライトブラウン色をしている部分と定義され，しばしばプラークによって覆われており，探針によって軟らかい，または皮革のような硬さの感触がある[26]．非活動的な根面う蝕は比較的滑沢な表面で，暗い色をしており，探針によって硬い感触がある[26]．

　根面う蝕において優位な細菌は，*Actinomyces viscosus*[76]であるが，この細菌が特異的に根面う蝕の原因となっているかは明らかになっていない[26]．その他の*Actinomyces naeslundii*, *Streptococcus mutans*, *Streptococcus salivarius*, *Streptococcus sanguis*と*Bacillus cereus*などの細菌が，実験動物の根面う蝕部に認められた．Quirynenら[58]は，歯周処置によってプラーク量やポケット深さの改善が（保存的療法あるいは外科的処置の両方によって）起こると，口腔内細菌叢にも変化が起こり，歯周病原性細菌の減少とS.mutans菌の増加が認められ，その結果として根面う蝕が増加することが報告された．

　20〜64歳を対象とした根面う蝕の罹患率に関する調査では，42%に1歯以上の根面う蝕が認められ，加齢とともに増加することが報告された[41]．

　歯に自発痛はないが，歯根表面の探針による診査でう窩の存在が明らかとなり，同部位にプローブを挿入すると痛みが生じる．しかしながら，根面にできたう蝕は歯髄炎を引き起こし，甘味や温度刺激に対し敏感となり鋭い痛みを生じる場合がある．進行した場合には病的露髄を認める．根面う蝕は歯周疾患患者の歯痛の原因と考えられるが，歯冠部う蝕については根拠はない．

　セメント質でのう蝕は，歯周ポケットに対する処置を行う際，注意が必要である．壊死セメント質はたとえそれが象牙質に達したとしても，硬い歯の表面に到達するまでスケーリング・ルートプレーニングによって除去しなければならない．

　セメント質と象牙質の細胞性吸収部位は，歯周疾患によって歯根が露出していない部位で一般的にみられる（*図2-16，22-16参照*）[72]．しかし，この部位は症状がなく，歯根膜によって覆われており修復を受ける傾向があることから，他の部位と比べて著明な違いはない．しかしながら，そのような部位の修復が働く前に，進行した歯周ポケット形成によって歯根が露出した場合，空胞化が象牙質にまで達する．これらの部位はセメント質のう蝕と異なり，硬い表面とは明確に区別できる．それは疼痛の原因となり，修復処

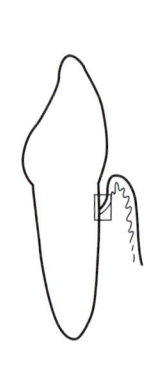

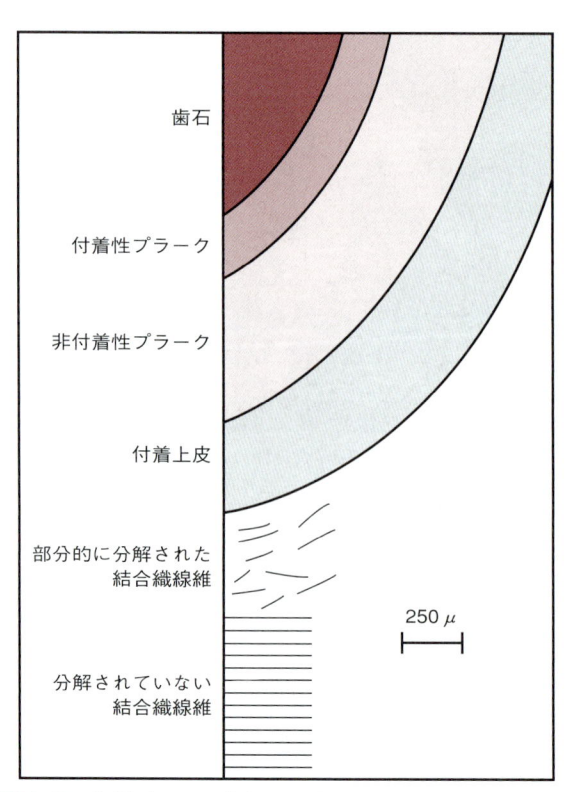

図22-17 歯周ポケット底部の図式．

置が必要となる.

歯周ポケット内に面した歯の表面形態

この話題についてはいくつかの報告がある[8, 13, 40, 61, 62, 82]. 以下に述べる部位が歯周ポケット底部に認められる(図22-17).

1. 歯石によって覆われたセメント質：前項で説明した変化すべてを見いだすことができる.
2. 付着したプラーク：歯石を覆い, そこから根尖方向へ100～500μmの範囲で存在.
3. プラークの非付着領域：プラーク付着部位の周囲に存在し, プラーク付着部の根尖側に存在する.
4. 歯面に付着したいわゆる付着上皮が存在する領域：健常歯肉溝では500μm以上存在し, 歯周ポケット形成とともに100μm以下になる.
5. 接合上皮の根尖側部は, 結合組織線維の半破壊領域といえる("病因"の項を参照).

抜去歯において3, 4, および5の部位を合わせてプラークフリーゾーンという. このプラークフリーゾーンの幅は歯種によって異なり(切歯よりも臼歯の方が幅が広い), ポケットの深さによっても異なる[61](深いポケットでは幅は狭くなる). ただし, 重要なことはプラークフリーゾーンとは付着性プラークが存在しないというだけで, グラム陽性の球菌やグラム陰性の球菌, 桿菌, 糸状菌, 紡錘菌やスピロヘータなどの多くの非付着性菌は存在するということである. もっとも根尖側の部位では, グラム陰性の桿菌や球菌が最優勢である[80].

歯周疾患の活動性

何年間も, 歯周疾患によるアタッチメントロスは, ゆっくりとしかし絶え間なく進行する現象であると考えられていた. 近年, プラーク細菌の特異性に関する研究の結果, 歯周疾患の活動性に関する概念が進歩した.

この概念によると, 歯周ポケット形成には活動期と静止期があり, 緩解時期の間の時折起こる活動期の炸裂(バースト)から歯周ポケットが生じる. 静止期は炎症性反応が弱まっている時期で, 結合組織性付着や骨の破壊は少しか, あるいはない時期である. そして, 非付着性プラーク, グラム陰性菌, 運動性の嫌気性細菌(Chapter 6 参照)の増加によって, いわゆる活動期が始まる. 骨吸収, 結合組織性付着の破壊を伴う歯周ポケットの深化が生じる活動期は, 何日も, 何週間も, または何か月も継続し, 最終的にはグラム陽性菌が増殖し安定した状態が確立された静止期にいたる. I$_{125}$の取り込み実験を用いた研究に基づいて, McHenryらは未処置の歯周疾患において骨の損失が継発的でなく突発的に発生することを確認した[49].

このような緩解と悪化の期間は, 活動期と非活動期ともよぶことができる. 臨床的には, 活動期には自然あるいは

プロービング時の出血, 排膿, 滲出液量の増加を認める. 組織学的には, ポケット上皮は薄く潰瘍形成し, 形質細胞[20]や多形核白血球[57]が優勢となっている. ポケット内からの細菌の検体を暗視野顕微鏡にて鏡顕すると, 運動性菌やスピロヘータが多く認められる[47]. 時間の経過とともに, 骨吸収部位がX線写真上で確認できるようになる.

活動性の時期か非活動性の時期かを検出する方法が最近研究されている(Chapter34参照).

部位特異性

歯周組織の破壊は全顎にわたり同時に起こるのではなく, 数歯で一時的に起こったり, ある部位のある歯だけで起こったりする. これを歯周疾患の部位特異性という. 歯周組織破壊がない, あるいはほとんどない部位に隣接した部位で破壊がみられることがよくある. したがって歯周炎の重篤度は, 新たな疾患部位の拡大, 破壊部位の増加, あるいはその両方によって進行する.

歯周ポケット形成に伴う歯髄の変化

歯周ポケットからの感染巣の広がりは, 歯髄へ病的変化を及ぼす可能性がある. そのような変化は, 強い疼痛を起こしたり, 逆に歯髄組織の修復帰転に影響を及ぼす可能性がある. 感染が歯周ポケットから歯根膜へ広がった後に, 根尖孔や側枝を通ることによって歯周疾患が歯髄を巻き込むようになる. 萎縮性や炎症性の歯髄の変化がそのような場合に起こる(Chapter64, 65参照).

ポケット深さとアタッチメントロス, 骨欠損の関係

歯周ポケットの形成は歯肉のアタッチメントロスの原因

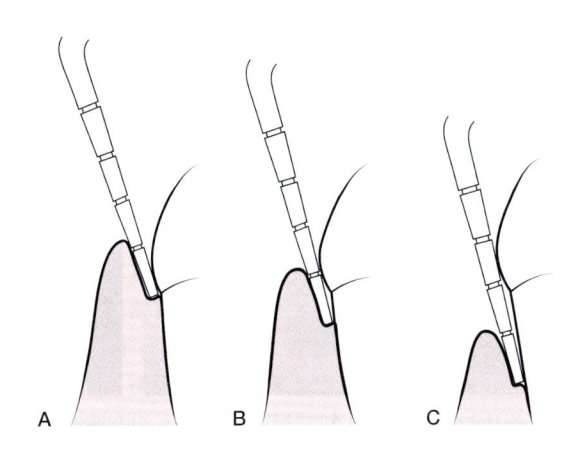

図22-18 異なった歯肉退縮量を伴った同じ深さの歯周ポケット. A：歯肉退縮を伴わない歯肉ポケット. B：Aとほぼ同じ深さであるが, 多少の歯肉退縮を伴う歯周ポケット. C：さらに歯肉が退縮した, AやBと同じ深さの歯周ポケット.

骨吸収と骨吸収形態

Fermin A. Carranza

CHAPTER 23

本章の概要

歯肉の炎症の拡大で引き起こされる骨の破壊
- 病理組織学
- 作用範囲
- 骨吸収の速度
- 破壊の時期
- 骨破壊のメカニズム
- 歯周疾患における骨形成

咬合性外傷による骨破壊
全身疾患による骨破壊
歯周疾患における骨の形態を決定する要素
- 歯槽骨の正常な変化
- 外骨症
- 咬合性外傷
- 支持骨形成
- 食片圧入
- 若年性歯周炎

歯周疾患における骨の破壊パターン
- 水平性骨吸収
- 骨形態の異常（骨欠損）
- 垂直性あるいはすり鉢状骨欠損
- 骨クレーター
- 骨の球状隆起
- 骨縁の不揃い
- 棚状骨
- 根分岐部病変

歯周炎は歯肉組織の感染症であるが, 骨破壊の結果, 歯の喪失を招くことから, 骨組織における変化は決定的な要因となる. 通常, 歯槽骨の高さと密度は骨形成と骨吸収の平衡により成り立っているが, 局所または全身の状態[12,16]がこの平衡状態に影響を及ぼす. 骨吸収が骨形成を上回る場合, 骨の高さ, 密度あるいはその両方が減少する. 骨レベルは過去の病理的な経緯の結果であり, ポケット壁の軟組織における変化は現在の炎症状態を反映する. したがって, 骨の喪失程度は歯周ポケットの深さ, ポケット壁の潰瘍形成の程度, あるいは排膿の有無と必ずしも相関しているわけではない.

歯肉の炎症の拡大で引き起こされる骨の破壊

歯周疾患による骨の破壊のもっとも一般的な原因は, 歯肉辺縁から支持歯周組織への炎症の拡大である. 炎症が骨表面に拡大し初期の骨吸収を起こすようになると, 歯肉炎から歯周炎に移行したことになる.

歯周炎は常に歯肉炎から引き続き発症するが, すべての歯肉炎が歯周炎に移行するわけではない. あるケースでは

歯肉炎は歯周炎に移行しないが，また別のケースでは歯肉炎の段階は短期間であり，急速に歯周炎に進行する．炎症が支持組織まで波及する，すなわち歯肉炎から歯周炎への変化を引き起こすような要因についてはあまり知られていない．歯肉炎から歯周炎への移行と，プラーク細菌の構成の変化には関連性がある．活動性の高い時期の疾患では，運動性菌やスピロヘータが増加し，球菌や直線状桿菌が減少する[36]．また，細胞構成成分が結合組織に浸潤したときには，傷害の重症度が増加する(Chapter16参照)．

ステージⅠの歯肉炎では線維芽細胞やリンパ球が優勢であるが，疾患の進行に伴って形質細胞や芽細胞の数が優位になってくる．Seymourら[66, 67]は，Tリンパ球が優勢な"静かな"歯肉炎のステージを仮定し，この状態からBリンパ球が優勢な状態になると進行性の破壊が起こると考えた．

Heijlら[24]は，自然発症した慢性の歯肉炎を起こした実験動物の，歯の周囲の歯肉溝に絹糸を巻きつけることによって，進行性の歯周炎を引き起こすことに成功した．絹糸を巻きつけることによって歯肉溝上皮に潰瘍が形成され，結合織では形質細胞優勢から多形核白血球が優勢となり，歯槽骨頂部では破骨細胞による骨吸収が起こる．この急性の破壊を繰り返し発症することが，辺縁性歯周炎における歯槽骨吸収を進行させるのひとつの機序であろう．

歯の支持組織への炎症の拡大は，プラークの病原性の強さ，あるいは宿主抵抗の程度によって異なると考えられる．後者(宿主抵抗性の程度)は免疫力や他の組織依存性の機構，歯肉の線維性の度合い，付着歯肉の幅や炎症局所における結合織，骨組織の再生能などがある．線維素線溶系は進行した症状を"壁で仕切る"機構であるといわれている[59]．炎症の波及の経過は，歯周疾患における骨の破壊のパターンに影響するので重要である．咬合性外傷によって歯肉に炎症は起こるのか，ということが今までにかなり議論されてきた．炎症性病変の伸展は骨組織に波及する[13, 39]のではなく，むしろ歯根膜に向かって起こるということは裏付けられてはいない[8, 68]．

病理組織学

歯肉の炎症は周囲のコラーゲン線維束に沿って広がり，血管の走行に沿いながら，比較的疎な組織から歯槽骨に達する[77]（図23-1）．炎症性浸潤が歯肉辺縁に限局していても反応はもっと拡大しており，しばしば骨に達し，骨吸収やアタッチメントロスを引き起こすようになる[45]．上顎臼歯部では炎症は上顎洞にまで波及し，その結果，上顎洞粘膜の肥厚化を引き起こすこともある[44]．

隣接部では，炎症が血管周囲の疎性結合織，線維を経由して歯槽骨頂中央部の槽間中隔（図23-2）の小孔（チャンネル）に貫通した血管を介して広がり，さらに骨頂の側面（図23-3）あるいは斜め方向に向かって少なくとも1つ以上の血管貫通部から骨の中に広がることもある．普通，炎症が歯肉から直接歯根膜へと波及し，さらにそこから

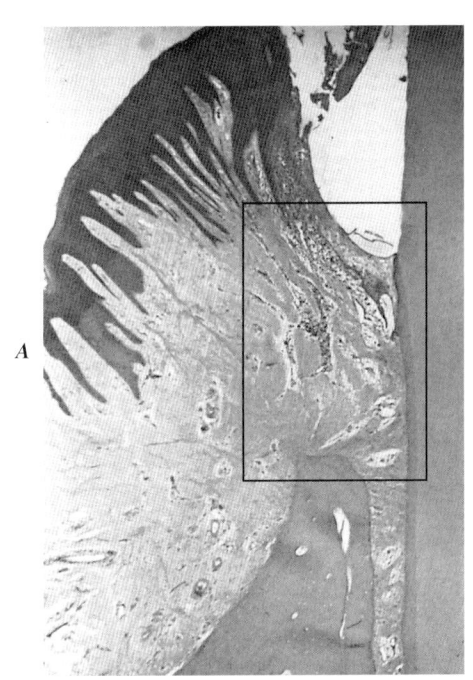

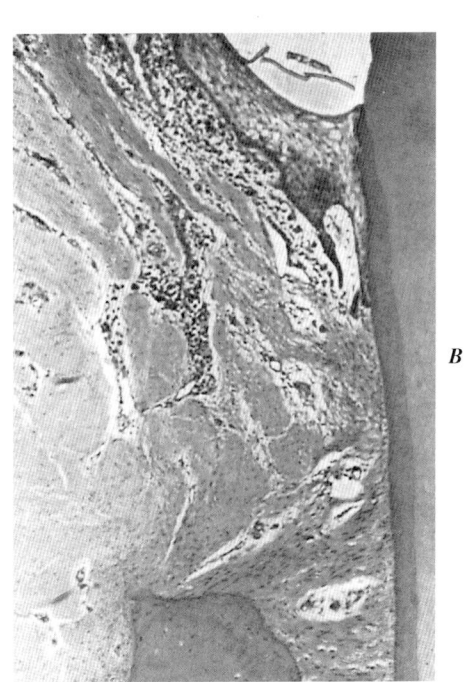

図23-1　A：炎症の範囲が歯肉から骨頂部付近に波及している．B：Aの四角で囲んだ部分の拡大像．コラーゲン線維束間の血管を介して炎症が拡大している．

362　PART 4 ■ 歯周病理学

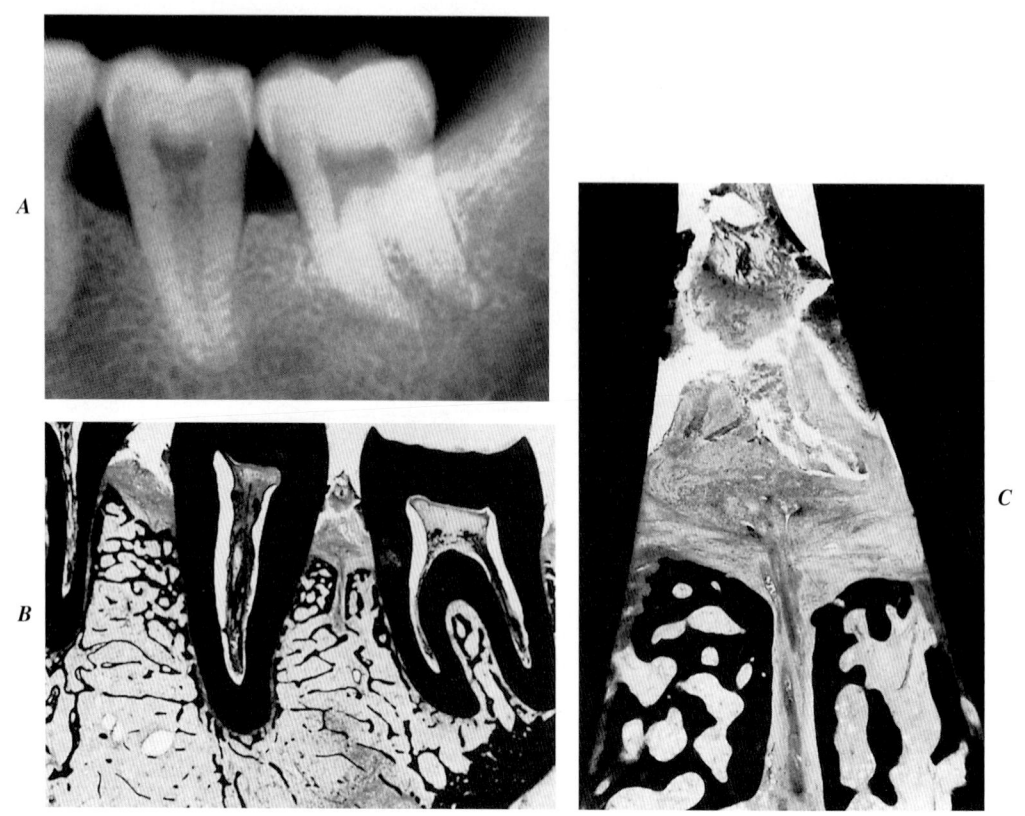

図23-2　槽間中隔の中央への炎症の波及．**A**：大臼歯部での骨吸収像．**B**：第二・第三大臼歯の組織切片．**C**：歯肉から槽間線維へと炎症が広がり，中隔の中央部で血管周囲の骨へ波及している．

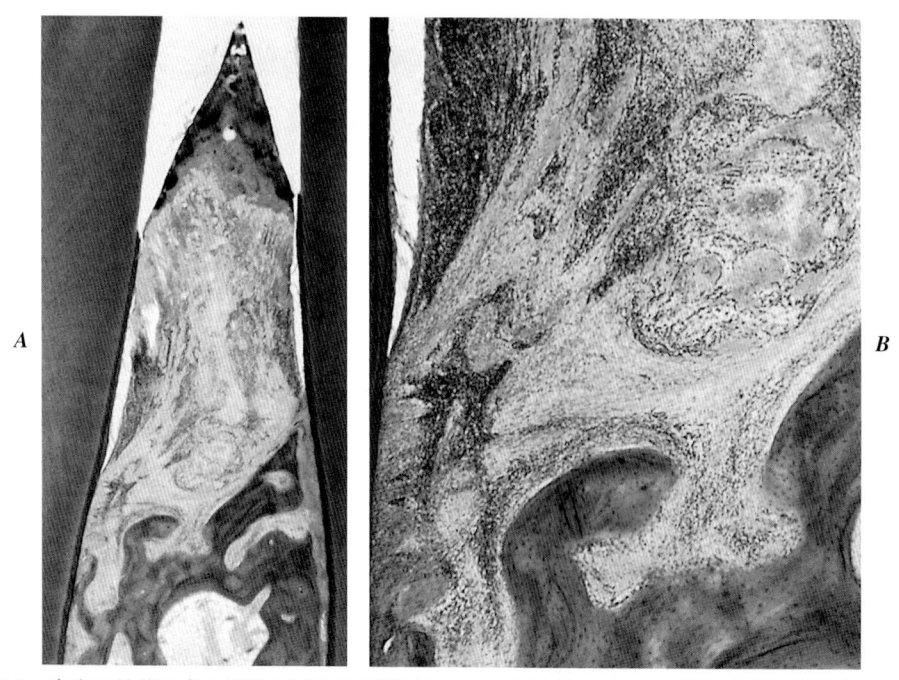

図23-3　炎症が骨稜中央の槽間中隔や骨稜側面において認められる．**A**：骨に達する炎症像を認める歯間部の歯周ポケット．**B**：歯間部骨の2か所で骨稜付近に炎症を認める．骨頂付近においてコラーゲン線維の顆粒状壊死が認められる．

槽間中隔(図23-4)へと波及することは稀である[1].

頰側および舌側では歯肉からの炎症の広がりは骨の表層にある骨膜に波及し(図23-4参照)，表層の骨チャンネル部から貫通し，骨髄まで及ぶ．

このような，歯肉から骨までの一連の炎症の広がりは，歯肉や槽間中隔の線維を破壊して不良肉芽を形成し，それによって炎症性細胞と浮腫が引き起こされる(図23-5)[49]．しかしながら，骨の破壊が進行しているとき，歯根に沿ってより遠い槽間中隔の陵の向こう側に，槽間中隔を超えて線維が再度産生される傾向がある．その結果，槽間中隔を超えてできた線維は，極端な歯周組織の骨吸収(図23-6)が起きても存在している．

外科的に歯周ポケットを除去する場合，太い槽間線維は臨床的に重要である．槽間線維は表層の肉芽組織が取り除かれた後に，表在する骨をカバーする皮膜を形成する[54].

炎症は歯肉から拡大し骨に達した後に骨髄腔まで波及し，リンパ球や滲出物，新生血管や増殖した線維芽細胞で骨髄腔が満たされる(図23-7)．多核の破骨細胞や単核の貪食細胞が増加し，骨表面が露出し，ハウシップ窩が出現する(図23-8)．

骨髄腔では，骨吸収が引き続き起こることによって骨小柱の周囲の骨吸収や骨髄腔の拡大が起き，骨の破壊や骨高径の減少が引き起こされる．通常，脂肪性の骨髄は吸収窩付近でその一部，あるいは全部が線維性の骨髄に変性する．

歯周疾患に伴う骨の破壊様式は，骨の壊死が起こる過程とは異なっている[29]．骨の生存には細胞の活動性が関与する．歯周疾患による組織の壊死や排膿は，歯槽骨辺縁の骨吸収部位で起こっているのではなく，歯周ポケットの内壁で起こっている．

炎症に伴う滲出液の量は骨吸収程度と相関するが，破骨細胞の数とは関連していない．しかしながら，炎症に伴う滲出液の浸潤している部位と歯槽骨稜までの距離は，骨稜に存在する破骨細胞数および破骨細胞の総数と相関している[58]．動物に対して実験的歯周炎を誘発させた同様の報告がある[34].

作用範囲

GarantとChoは[11]，骨吸収因子の局所的産生はその作用が及びやすい骨表面付近で認められることを示唆した．Waerhaugのヒト検死標本の測定[74,76]に基づき，PageとSchroederは[53]細菌が骨吸収を引き起こす作用範囲は1.5～2.5mmであると仮定した．2.5mm以上離れた所では作用しない．ただし，歯間部の隅角部の骨欠損は，その歯間部の狭い空間全体が破壊されるので，2.5mm以上の範囲でも欠損が生じることがある．Talら[70]はこれを患者において測定し，確認した．

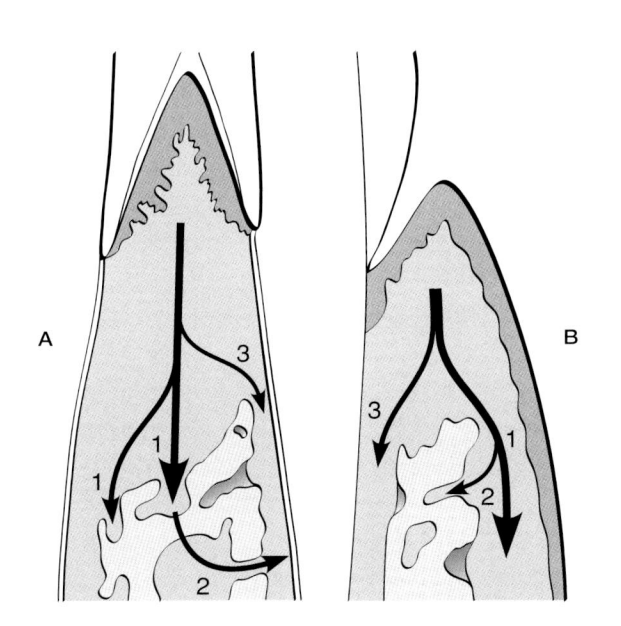

図23-4 歯周炎における歯肉から歯周支持組織への炎症の波及経路．A：歯間部．歯肉から骨へ(1)，骨から歯根膜へ(2)，そして歯肉から歯根膜へ(3)．B：頰側および舌側．歯肉から外骨膜へ(1)，骨膜から骨へ(2)，そして歯肉から歯根膜へ(3).

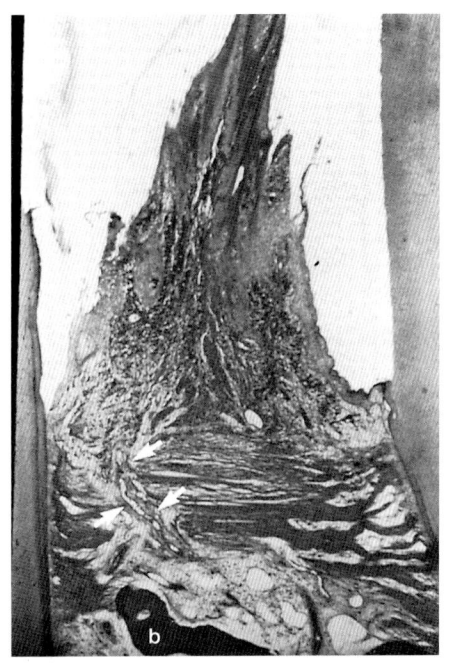

図23-5 槽間線維(矢印)の断裂，破壊，あるいはその両方と血管周囲の骨(b)への炎症の波及.

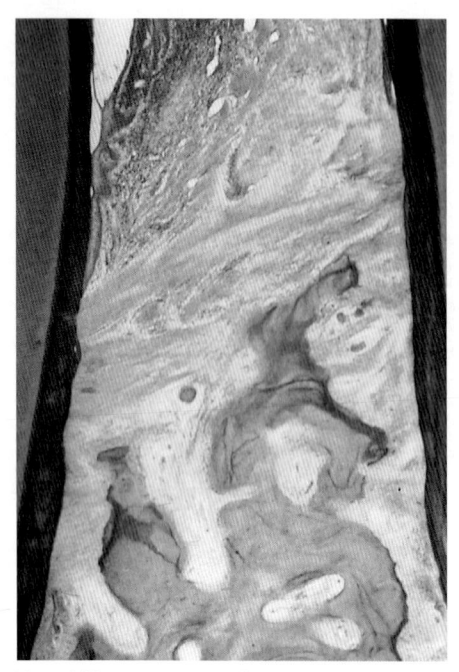

図23-6 槽間線維の再形成．歯肉の炎症と骨吸収を認める槽間中隔の近遠心方向の切片．骨辺縁周囲で槽間線維の再生を認め，部分的に炎症を認める．

歯の表面から2.5mmを超える広範囲での欠損(侵襲性の歯周炎で認められる)は，組織中に細菌が侵入しているものと考えられる[6,10,62]．

骨吸収の速度

Löeらは，口腔清掃習慣のないスリランカ人の茶畑労働者を対象とした調査によって，歯周疾患を治療せずに放置すると1年当たり平均0.2mmの骨吸収が頰側で認められ，歯間部では平均0.3mmの骨吸収が起きていたと報告した[37]．しかし，骨吸収速度は多様で，疾患のタイプによって異なる．Löeら[38]は，歯周疾患患者を歯間部のアタッチメントロス*1と歯の脱落を基準に，以下に示す3つのグループに分類した．

1. 患者のおよそ8％に，年間0.1～1mmのアタッチメントロスを伴う急速進行性の歯周疾患があった．
2. およそ81％には，年間0.05～0.5mmのアタッチメントロスを伴う中等度に進行する歯周疾患があった．
3. 残りの11％では疾患の進行は非常にわずかか，進行がなかった（年間のアタッチメントロスは0.05～0.09mm）．

破壊の時期

歯周組織の破壊は散発的で間歇的に起こり，その間は静止している時期がある．破壊的な期間(活動期)では，歯周ポケットの深化とともにコラーゲン線維の破壊や歯槽骨の吸収が起こる．この破壊的な時期がどのようにして起こるのかいまだ完全に解明されてはいないが，以下のような理論が提唱されている．

1. 破壊的活動性をもつ炸裂(バースト)は歯肉縁下の潰瘍化と激しい炎症反応に関連し，その結果として歯槽骨の急速な吸収をもたらす．
2. 破壊的活動性をもつ炸裂(バースト)では，局所においてTリンパ球優位な状態からBリンパ球-形質細胞の浸透が優位な状態へと変わる．
3. 病変の悪化とともに，ポケット内細菌叢は疎で，非付着性，運動性，グラム陰性，嫌気性の状態となり，症状の軽減とともに，石灰化傾向を伴った，密度が濃く，非付着性，非運動性，グラム陰性の菌叢に変わる[47]．
4. 単一あるいは数種の細菌が組織に侵入すると，細菌の攻撃を防御する発達した局所宿主防御が働く[61]．

骨破壊のメカニズム

歯周疾患で骨の破壊にかかわる要素は細菌と宿主要因である．細菌性プラークは骨に存在する前駆細胞を破骨細胞に分化させ，歯肉の細胞に対しても同様な作用を有する物質を産生する[23,65]．プラーク産生物と炎症性メディエーターは骨芽細胞やその前駆細胞に直接作用し，細胞の機能や増殖を抑制する．

さらに，限局型若年性歯周炎のような急速進行性の疾患では，細菌コロニーあるいは単一種の細菌が局所のコラーゲン線維間や骨表面に存在し，それぞれに直接的に作用すると考えられる[6,65]．

いくつかの炎症性細胞から産生された宿主因子は，骨吸収と歯周疾患の進行の両方に関与している場合がある．それらにはプロスタグランジンやその前駆物質，インターロイキン1αとβ，そして腫瘍壊死因子(TNF)αがある．

プロスタグランジンE_2を皮内に接種した場合，血管では炎症性変化がみられ，骨表面に接種した場合には炎症性細胞の浸潤なしに多核の破骨細胞による骨吸収を認めた[18,28]．さらに，フルルビプロフェンやイブプロフェンといった非ステロイド系抗炎症剤は，プロスタグランジンE_2の産生を抑制し，ヒトやビーグル犬で自然発症した歯周疾患による骨吸収の進行を抑制する．この効果は，歯肉の炎症を変化させることなく，薬物投与中止6か月後で元の状態に戻ってしまう事がわかっている[27,28](Chapter 6～9参照)．

歯周疾患における骨形成

骨形成部位は活発に骨吸収が起きているすぐわきで認められ(図23-9)，炎症部位から離れた骨小柱の表面で残った骨の補強が行われる(支持骨形成)．このような骨原性反応は，実験的に歯槽骨欠損を作製した動物を用いた実験で明らかとなっている[7]．ヒトでは動物実験による結果ほど明

---

*1 アタッチメントロスはすなわち，骨の喪失を示す．ただし，後者は前者の6～8か月後に発生する．

らかではないが，組織形態計測[4,5]と組織学的所見[14]で確認されている．

炎症による歯槽骨の反応には骨形成と骨吸収が含まれる．すなわち，歯周疾患による歯槽骨吸収は単に骨吸収が進行するのではなく，結果的に骨吸収が骨形成を上回っていることから起きている．炎症による骨破壊に対する補償によって起こる新生骨形成は，骨の吸収速度を遅らせる．歯周治療を受けていなかった者の検死標本から，歯周疾患で吸収された骨の周辺で新生骨形成が起きている所見が得られている．これは，歯周疾患における骨吸収が断続的に発現する性状を意味しており，未処置の歯周疾患の進行で臨床的に観測されるさまざまな進行状況と一致している．

これら症状の緩解と悪化が起きている間（静止期と活動期のそれぞれ），歯肉の炎症が静止や悪化するにしたがい，出血の範囲，滲出液量，および細菌性プラークの構成に変化が起きる（Chapter22参照）．

炎症に伴う骨形成の出現は，活動期の歯周疾患であっても治療の有無と関連している．歯周治療の根本的な目的は，炎症を抑えて骨吸収を起こす刺激を除去し，本来の骨形成の傾向を優位な状態にすることである．

咬合性外傷による骨破壊

歯周組織破壊のもうひとつの原因として，咬合性外傷がある．咬合による外傷は炎症の有無にかかわらず骨の破壊を引き起こす（Chapter24参照）．

炎症の非存在下では，咬合性外傷による変化は歯根膜の圧縮と伸展の増加や，歯槽骨の破砕から骨歯根膜の壊死や，骨と歯の構造体の吸収にいたるものまでさまざまである．

これらの変化は，過剰な力が取り除かれるなら修復されるので，可逆的である．しかしながら，持続性の咬合性外傷は歯根膜の歯頸部付近ですり鉢状に影響を及ぼし，隣接した骨の吸収を引き起こす[35]．これらの変化は，増大した咬合力に対する歯周組織の"緩衝作用"により，骨頂部のすり鉢状骨吸収を起こすが，この骨の形態的変化によって歯の支持組織が減り，結果として歯の動揺が起きるようになる．

炎症の共存下では，咬合性外傷は炎症による骨の破壊を助長し[35]，異様な骨形態をとる．

全身疾患による骨破壊

局所的および全身的因子は骨の生理的な均衡を制御する．一般的な傾向として，骨吸収が認められる場合，局所の炎症が存在することによって吸収が促進される．歯槽骨の応答へ影響を及ぼす全身的因子は，"歯周疾患の骨因子"といわれている[12]．

この骨因子の概念は1950年代の初頭にIrving Glickman[12]によって提唱され，歯周疾患のすべての症例に適応できる全身的因子の存在を想定していた．プラーク細菌の量と毒性，全身の状態，あるいはそれらの有無が歯周組織の破壊の進行程度に影響を及ぼす．しかしながら，骨因子という用語は近年用いられておらず，とくに若年性のような著しい破壊を伴う歯周疾患に対する免疫機能障害の研究を通じて，歯周疾患と全身の生体防御機構のかかわりが明らかとなった．

近年，歯周疾患による骨吸収と**骨粗鬆症**との関連が注目されている．骨粗鬆症は，結果として閉経後の女性の骨塩量の低下と，構造的な骨の変化をもたらす疾患である．歯

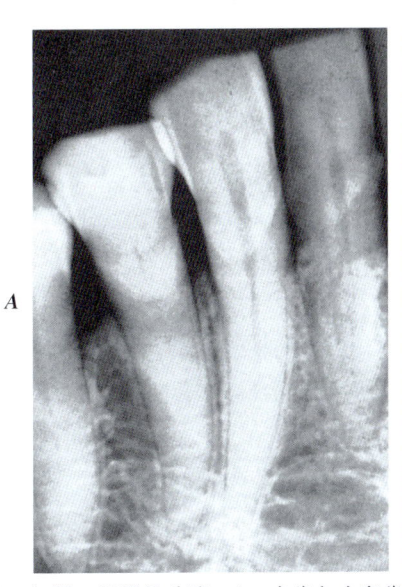

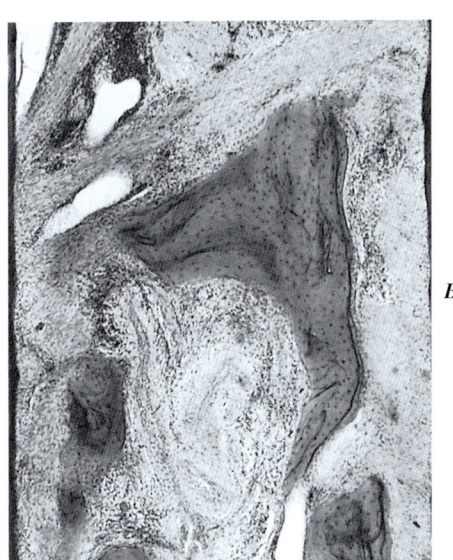

図23-7　初期の歯槽骨破壊．**A**：犬歯と小臼歯部における初期の骨欠損．**B**：犬歯と第一小臼歯の間の歯周ポケット下部の槽間中隔．炎症は骨髄まで広がり，骨表面に吸収窩が出現している．右側の歯根膜における炎症像に注目．

366　PART 4 ■ 歯周病理学

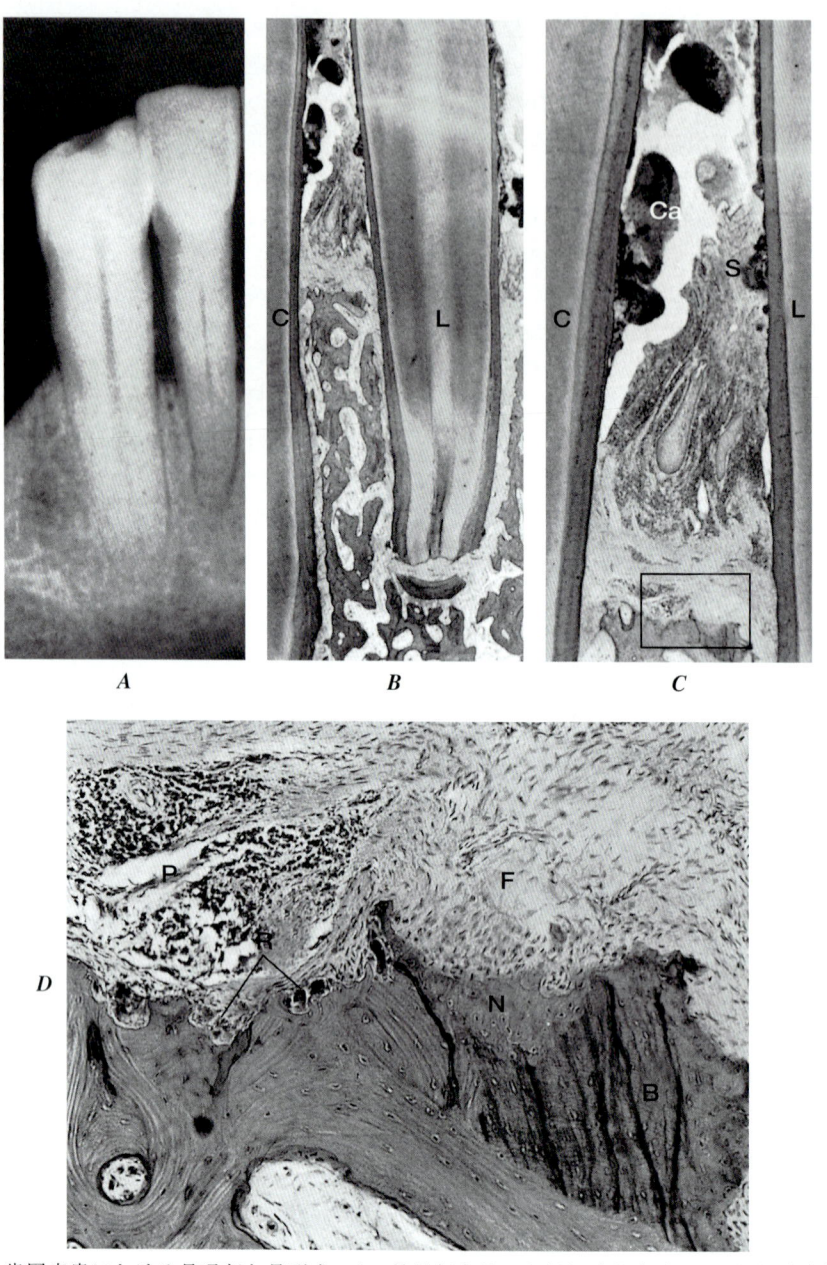

図23-8 歯周疾患における骨吸収と骨形成．**A**：骨吸収を伴った側切歯と犬歯．**B**：側切歯(**L**)と犬歯(**C**)の組織切片．**C**：側切歯(**L**)と犬歯(**C**)の間で歯石(**Ca**)や排膿(**S**)を伴った歯周ポケットが認められる．**D**：歯周ポケットの下の長方形で示した骨縁の拡大所見．炎症部位(**P**)の下の骨吸収(**R**)や骨吸収部位に隣接した場所での骨細胞，骨芽細胞による薄い層状の新生骨に注目．新生骨は不規則に吸収された境界で層板骨(**B**)と区別される．治癒に伴う線維増多部(**F**)がみられる．

周疾患と骨粗鬆症は多くのリスクファクターを共有する（例：加齢，喫煙，疾患，治癒を阻害する薬物）．いくつかの歯周疾患と骨粗鬆症に関する研究の結果，骨格の密度と顎骨の骨密度，さらには骨稜の高さと残りの顎堤吸収との相関関係が示された．1968年に，Groenら[20]は骨減少症と歯周疾患との相関性について，とくに歯の動揺度と歯の欠損との関係を報告した．しかし，最近のいくつかの研究により，そのような相関性は存在するかもしれないが，最終的な証明が欠けていることが示された[25, 26, 62, 73]．

また歯槽骨の吸収は，歯周組織とは関係ないと考えられるような全身的な骨格の障害（たとえば，上皮小体機能亢進症，白血病，またはランゲルハンス細胞組織球症）で発生することもある．

歯周疾患における骨の形態を決定する要素

歯槽骨の正常な変化

歯槽骨の形態学的な特徴において，歯周疾患に罹患した

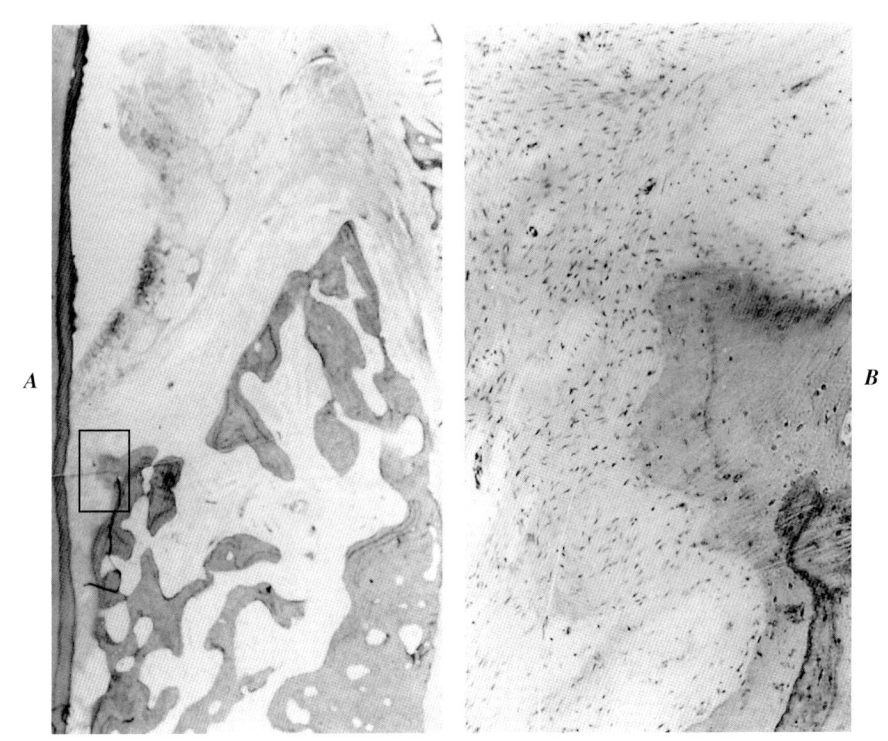

図23-9 未治療の歯周疾患における骨形成．**A**：深い角張った骨吸収を伴った骨内ポケットを示す組織切片．**B**：**A**の四角で囲んだ部分の拡大像．欠損底部で新生骨を認める．

場合の典型的な変化（歯周疾患で発生した骨性の輪郭に影響する）が存在している（Chapter 2 参照）．実質的に歯周疾患における骨の破壊的なパターンに影響する解剖的特徴としては，以下の項目があげられる．

- 厚さ，幅，槽間中隔の骨頂
- 頰側および舌側の歯槽突起の厚さ
- 有窓，裂開，あるいはその両方の存在
- 歯列の状態
- 歯と分岐部の形態
- 歯槽突起中の歯根の位置
- 隣接歯との近接

たとえば，すり鉢状の骨欠損は，外側および内側の層板骨の間に海綿骨がわずかに，あるいはまったくないような薄い頰舌的な歯槽骨には形成されない．そのような例では，歯槽骨頂部全体が破壊され，骨の高さが減少する（図23-10）．

外骨症

外骨症とは，さまざまな大きさや形状の骨が形成される疾患である．口蓋側外骨症は40％の人に認められる[46]．所見として，小さな結節，大きな結節，尖隆起状，釘状突出，あるいはそれらが組み合わさった形態がある（図23-20参照）．外骨症は稀ではあるが，遊離歯肉移植後に認められることもある[50]．

咬合性外傷

咬合性外傷は，骨の形態異常における外形形態を決定付ける因子であるといえよう．咬合性外傷に，炎症性変化が重なると，歯槽骨頂部の骨の形態的変化や骨の肥厚化を引き起こす（たとえば，すり鉢状欠損と支持骨〔後述を参照〕）かもしれない．

支持骨形成

骨形成は，骨吸収によって支持骨の骨小柱が弱められた結果，支持を補強するためにときどき起こる．この現症が顎骨内で起こるとき，それは中心性支持骨形成とよばれる．これが外側の表面に起こるときは，辺縁性支持骨形成とよばれる[14]．後者は，クレーターとすり鉢状欠損を伴い，リッピング（骨辺縁・骨関節炎で骨の関節端に起こるような唇状構造の形成）とよばれる骨辺縁の膨隆が起こることがある（図23-11）．

食片圧入

歯間部骨欠損は，コンタクトポイントの異常や欠如によって起こる．食片圧入に伴う圧力と刺激によって骨吸収が引き起こされる．いくつかの例では，歯の移動によってコンタクトポイントに問題が生じ，その結果として食片圧入とともに骨の破壊が進行する．そのような場合では，食

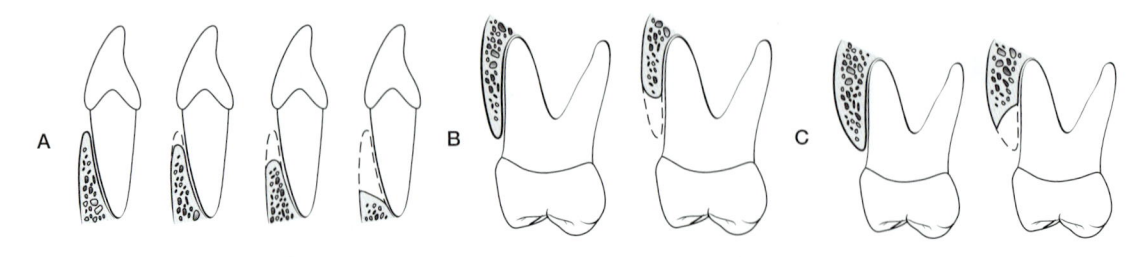

図23-10　**A**：下顎切歯と唇側の薄い骨．骨吸収は根尖側の比較的厚い骨にいたったときのみ垂直的に起こる．**B**：上顎大臼歯と頬側の薄い骨．この場合は骨吸収は水平的にしか起こらない．**C**：上顎大臼歯と頬側の厚い骨．この場合は垂直的に骨吸収する．

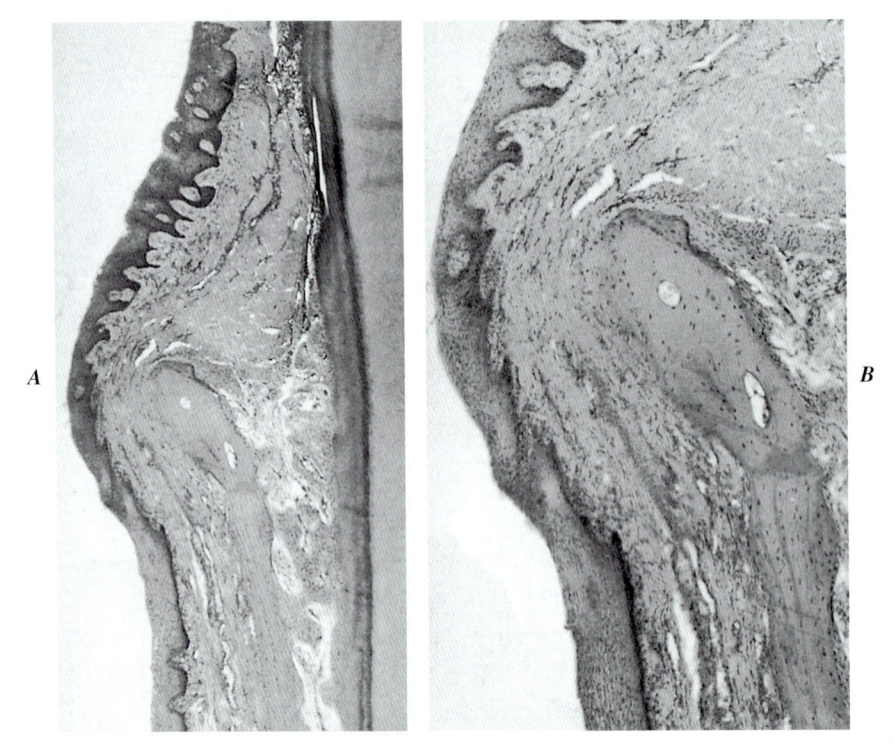

図23-11　唇側骨のリッピング．**A**：頬側骨辺縁外側と片縁骨頂部に沿って支持骨が形成．支持骨形成と粘膜の膨隆によって骨の形態の異常が生じている．**B**：支持骨形成によるリッピングと形態異常を起こした部分の強拡大像．

片圧入は骨欠損の原因というよりもむしろ，複雑化する因子となる．

若年性歯周炎

若年性歯周炎では，垂直あるいはすり鉢状の歯槽骨吸収を第一大臼歯の周囲で認める．このタイプの歯周疾患における局所的な骨の破壊の原因は不明である（Chapter28参照）．

歯周疾患における骨の破壊パターン

歯周疾患は骨の高さの減少を伴いながら骨の形態学的な変化をもたらす．歯周疾患の遺伝的な要因や病因について理解することは，効果的な診断と診療に不可欠である．

水平性骨吸収

水平性骨吸収は，歯周疾患における骨吸収のもっとも一般的な型である．骨の高さは減少するが，骨縁はおよそ歯の表面に垂直なままで残っている．槽間中隔，頬側，および舌側の骨が影響を受けるが，必ずしも歯の全周が等しく影響を受けるというわけではない（図23-12，**A**）．

骨形態の異常（骨欠損）

歯周疾患によってさまざまなタイプの骨の形態異常が生

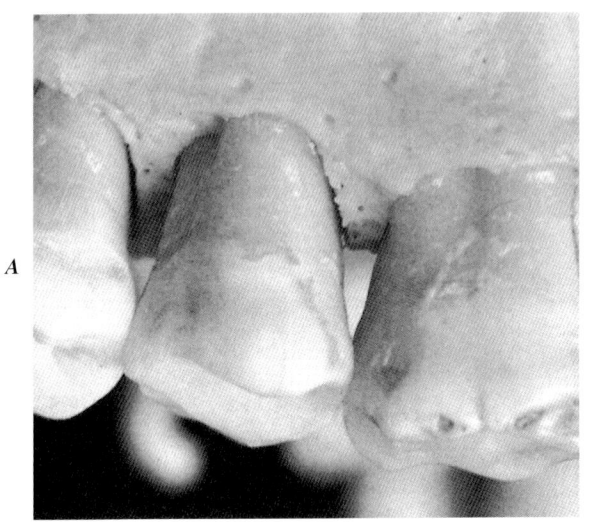

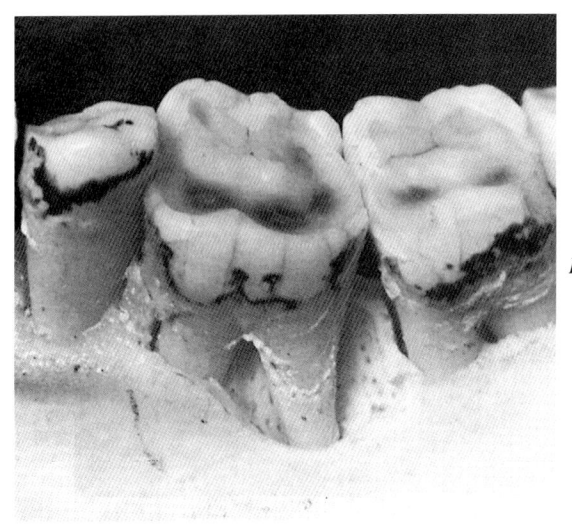

図23-12 **A**：水平性骨吸収．辺縁骨の高さが減少して，海綿骨が露出し，第二大臼歯の分岐部に至っていることに注目．**B**：第一大臼歯遠心根の垂直性(すり鉢状)骨欠損.

じる．これらは通常成人に発症するが，ヒトの頭蓋骨では乳歯列期でも認められることがわかっている[30]．骨欠損の形態はX線写真によって推察することはできるが，正確な形態がわかるのは，正確なプロービングと外科的露出によってのみである．

垂直性あるいはすり鉢状骨欠損

垂直性あるいはすり鉢状の骨欠損は，歯根に沿って骨組織が深く落ち込んでおり，欠損底部の周囲は骨に囲まれている(図23-12B，23-13，23-14)．ほとんどの症例では，すり鉢状骨欠損は縁下ポケットを伴っており，また逆に縁下ポケットを有している場合の多くで，すり鉢状骨欠損を認める．

すり鉢状骨欠損は骨壁数によって分類される[17]．すり鉢状の骨欠損は通常，1，2および3壁性に分類される(図23-15～23-17)．残存骨壁数は歯冠側よりも根尖側で多くなるが，このような場合，複合型骨欠損という言葉を用いる(図23-18)．

歯間部に存在する垂直性の骨欠損は，通常X線写真で確認できるが，歯槽骨が厚い場合はしばしば不明瞭となる．さらにすり鉢状の骨欠損は頰側や舌側にも出現するが，X線写真で確認することはできない．外科的に露出させる方法以外に垂直性骨欠損の形態を正確に把握することはできない．

加齢とともに垂直性骨欠損は増加する[48, 52, 79]．歯間部すり鉢状骨欠損を有するおよそ60%の人は，欠損が1つしかない[48]．垂直性骨欠損がX線写真でもっともよく検出されるのは，遠心側[48]と近心側であった[52, 79]．しかし，3壁性骨欠損は，上顎と下顎の大臼歯の近心でもっともよく観察

された[31]．

3壁性の垂直性骨欠損はもともと骨内欠損(intrabony defect)[*2]とよばれていた．この欠損は上下顎の第二・第三大臼歯の近心側にもっともよくみられる．1壁性の垂直性骨欠損はヘミセプター状欠損ともよばれる．

骨クレーター

骨クレーターとは頰側と舌側壁に囲まれた歯間部歯槽骨の陥凹をいう(図23-19)．クレーター状骨欠損は，全骨欠損の1/3(35.2%)を占め，下顎のすべての骨欠損の2/3(62%)を占めている．また，前歯部に対して臼歯部では2倍以上の頻度で認められる[42, 43]．

85%はクレーターの頰側と舌側の骨縁の高さが同じであり，残りの15%は頰側または舌側が高く，その頻度は同程度であった[60]．歯間部クレーター状欠損が高頻度で出現する理由を以下に示す．

- 歯間部のプラークが蓄積しやすく，清掃しにくい．
- 下顎大臼歯における平坦あるいは歯間部の頰舌的な陥凹が，形態的にクレーター形成しやすい．
- 歯肉から骨稜の中央までの血管の走行が炎症を惹起しやすい．

骨の球状隆起

骨の球状隆起は外骨症，機能適応，あるいは支持骨形成などによる骨増生によって起こる(図23-20)．下顎と比較して上顎でよく認められる．

[*2] 骨内という言葉は，後にすべての垂直性欠損を意味するものとして拡大解釈されるようになった．

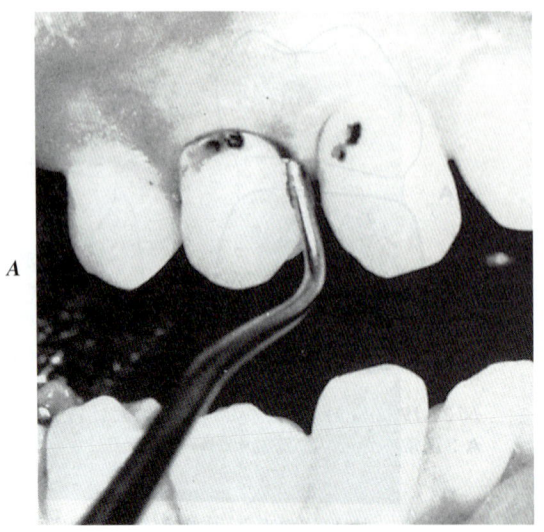

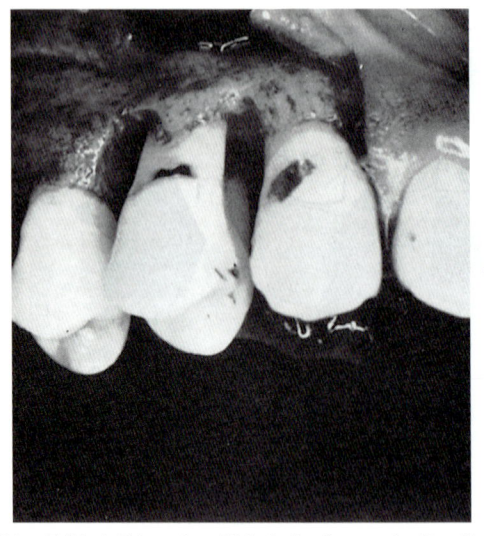

図23-21 骨縁の不揃い．A：上顎小臼歯の近心部の深い骨縁下ポケットに挿入したプローブ．B：歯肉弁を剥離翻転することにより，歯間部の骨の陥凹を伴った骨辺縁の不整が認められる．

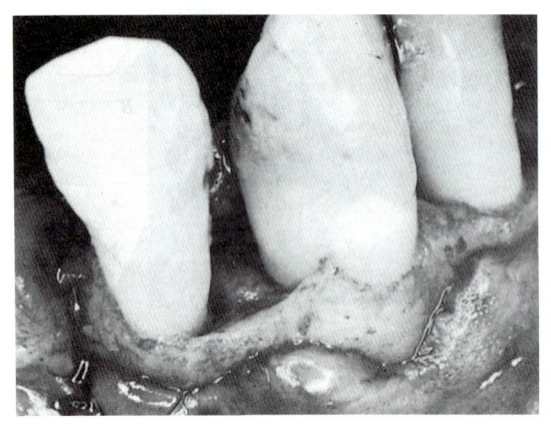

図23-22 歯間部骨吸収によって形成された唇側棚状骨．

顕鏡的には，分岐部病変は病理学的にとくに特徴を有するわけではない．ただ単に，歯周ポケットが歯根に沿って広がっただけである．この病変の初期には，病変の波及に伴う炎症性細胞と炎症性滲出液の浸潤（図23-25）と，歯周ポケットの深化に伴う上皮の分岐部への増生を認める（図23-26）．炎症の骨組織への拡大は骨吸収を引き起こし，骨の高径を減少させる（図23-27）．骨破壊のパターンは，水平性，あるいは骨内ポケットを伴うすり鉢状の骨欠損である（図23-28，23-29）．プラーク，歯石，そして細菌性デブリスで露出分岐部が満たされる．

分岐部における破壊のパターンは，症例によってさまざまである．それぞれの歯根周囲の骨欠損は，水平性，あるいはすり鉢状で，歯間部ではしばしばクレーター状となる．この破壊のパターンをプローブによって調べるためには，それぞれの歯根について水平的・垂直的に調べ，クレーター状欠損部では垂直的な深さを測定する必要がある．

分岐部病変は，歯周疾患の進行のひとつの段階で，他と同じ病因で発症する．分岐部でのプラークコントロールが難しく，ときに不可能[2,3]なことがこの部位に広範囲な病変を存在させる原因である[75]．

分岐部病変の病因における咬合性外傷の関与が論議をよんでいる．分岐部領域は，過度の咬合力による傷害をもっとも受けやすいと信じられており，咬合性外傷が病因に重要な役割を果たしているとする者もいる[15]．だが，その他の者はこの咬合の関与を否定しており，分岐部のプラークによって炎症と浮腫が起こり歯が挺出し，その結果として外傷力が働き分岐部が傷害を受けやすいのだとしている[75]．

クレーター状，あるいは角張った骨の形態異常，とくに骨破壊が1根に限局しているような場合の根分岐部病変においては，咬合性外傷はひとつの病因因子であると考えられてきた．

その他の因子として分岐部のエナメル突起[42]がある．エナメル突起は，セメント-エナメル境付近に存在し，複根歯の13％，分岐部病変の75％に認められる[33]．

分岐部における根管側枝の存在は，分岐部への歯髄の炎症を拡大する可能性があり，近遠心の骨が正常であるときには，とくにその可能性について調べるべきである．髄床底部の側枝は上顎第一大臼歯の36％に認められ，上顎第二大臼歯の12％，下顎第一大臼歯の32％，そして下顎第二大

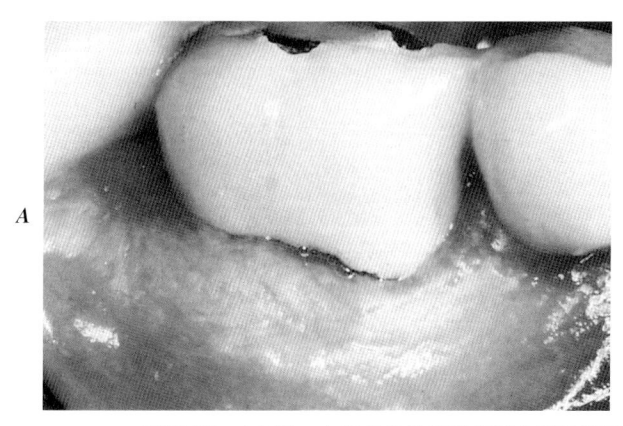

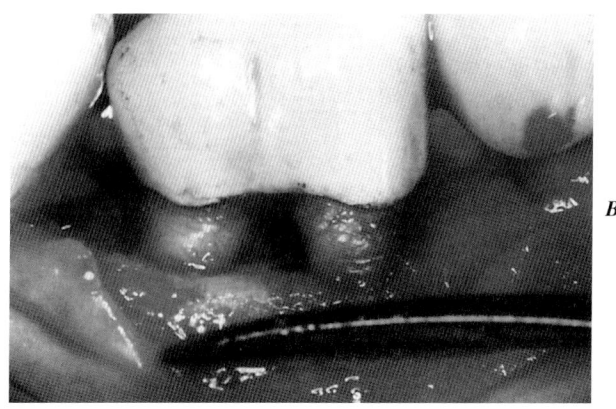

骨吸収と骨吸収形態 ■ CHAPTER 23   373

図23-23　A：第一大臼歯の分岐部を覆う部分的に窪んだ歯肉．B：歯肉弁の翻転によって分岐部が明らかとなる．

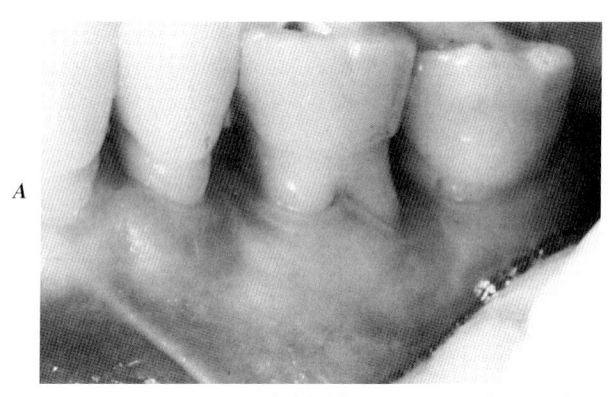

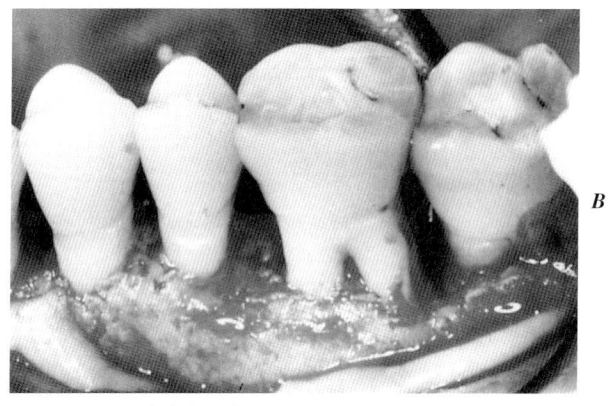

図23-24　A：歯肉組織によってかろうじて覆われた分岐部．B：歯肉弁の翻転によって分岐部の一部が露出した．

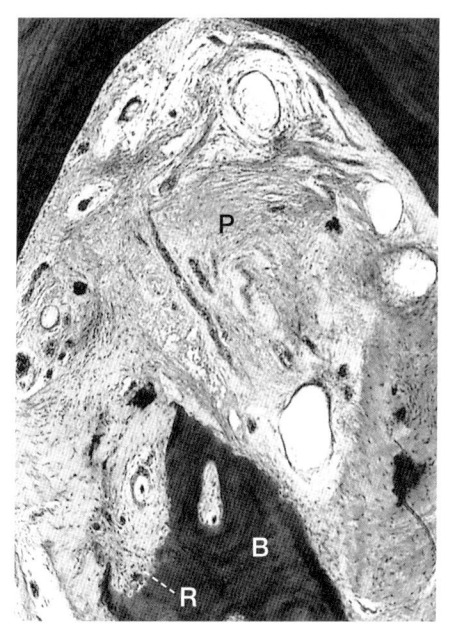

図23-25　下顎大臼歯の根分岐部．歯根膜組織が拡大している．浮腫が認められ，歯根膜組織に白血球の浸潤(**P**)を認め，骨辺縁(**B**)において骨吸収部(**R**)を認める．

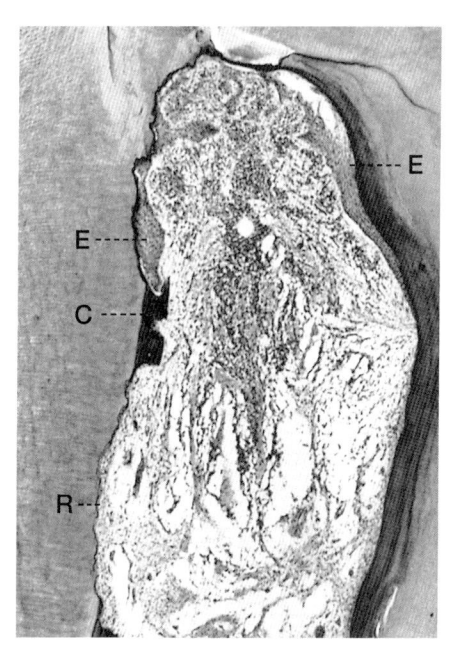

図23-26　分岐部周囲の上皮組織の増生(**E**)，浮腫と結合組織の破壊，骨欠損，セメント質の破壊(**C**)と不規則に陥凹をもつ象牙質表面(**R**)．

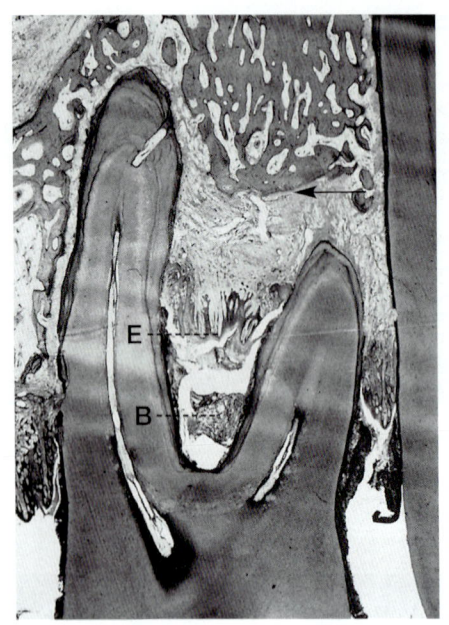

図 23-27　分岐部病変．著明な骨吸収，炎症と上皮組織の増生(E)を認める上顎第一大臼歯．細菌性デブリスをBに示す．近心側(左)と分岐部(矢印)の骨の高さの違いに注目．

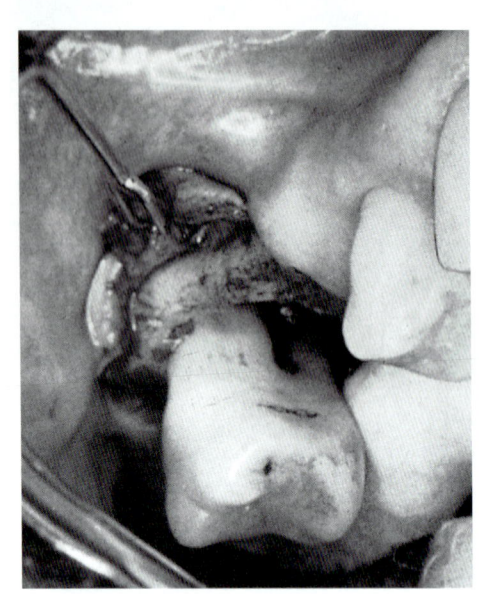

図 23-29　大臼歯の3根分岐部におけるクレーター状骨欠損．

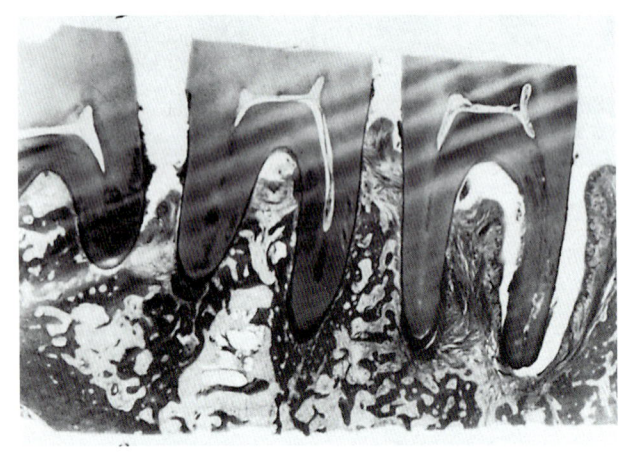

図 23-28　ヒト献体組織におけるさまざまな程度の分岐部病変．中等度の病変が第三大臼歯に認められる．また，さらに進行した病変が第二大臼歯に，非常に重篤な病変が第一大臼歯に認められ，近心根のほぼ全体があらわになっている．

臼歯の24%にそれぞれ認められる[72]．

　分岐部病変の診断は，臨床検査と特別に設計されたプローブ(Chapter30参照)を用いた注意深いプロービングによって行う．分岐部のX線写真による検査は有用であるが，X線の照射角や周囲の状況によってあいまいとなることがあるので注意が必要である(Chapter31参照)．

　さらに詳しい分岐部病変の臨床所見や診断，治療方法についてはChapter30，64を参照せよ．

参考文献

1. Akiyoshi M, Mori K: Marginal periodontitis: A histological study of the incipient stage. J Periodontol 1967; 38:45.
2. Bower RC: Furcation morphology relative to periodontal treatment. Furcation entrance architecture. J Periodontol 1979; 50:23.
3. Bower RC: Furcation morphology relative to periodontal treatment. Furcation root surface anatomy. J Periodontol 1979; 50:366.
4. Carranza FA Jr: Histometric evaluation of periodontal pathology. A review of recent studies. J Periodontol 1967; 38:741.
5. Carranza FA Jr, Cabrini RL: Histometric studies of periodontal tissues. Periodontics 1967; 5:308.
6. Carranza FA Jr, Saglie R, Newman MG: Scanning and transmission electron microscopy study of tissue invading microorganisms in juvenile periodontitis. J Periodontol 1983; 54:598.
7. Carranza FA Jr, Simes RJ, Mayo J, et al: Histometric evaluation of periodontal bone loss in rats. J Periodont Res 1971; 6:65.
8. Comar MD, Kollar JD, Gargiulo AW: Local irritation and occlusal trauma as cofactors in the periodontal disease process. J Periodontol 1969; 40:193.
9. Easley JR, Drennan GA: Morphological classification of the furca. J Can Dent Assoc 1969; 35:104.
10. Frank RM, Voegel JC: Bacterial bone resorption in advanced cases of human periodontitis. J Periodont Res 1978; 13:251.
11. Garant PR, Cho MJ: Histopathogenesis of spontaneous periodontal disease in conventional rats. I. Histometric and histologic study. J Periodont Res 1979; 14:297.
12. Glickman I: The experimental basis for the "bone factor" concept in periodontal disease. J Periodontol 1951; 20:7.
13. Glickman I, Smulow JB: Alterations in the pathway of gingival inflammation into the underlying tissues induced by excessive occlusal forces. J Periodontol 1962; 33:7.
14. Glickman I, Smulow J: Buttressing bone formation in the periodontium. J Periodontol 1965; 36:365.

15. Glickman I, Stein RS, Smulow JB: The effects of increased functional forces upon the periodontium of splinted and nonsplinted teeth. J Periodontol 1961; 32:290.
16. Glickman I, Wood H: Bone histology in periodontal disease. J Dent Res 1942; 21:35.
17. Goldman HM, Cohen DW: The intrabony pocket: classification and treatment. J Periodontol 1958; 29:272.
18. Goodson JM, Haffajee AD, Socransky SS: The relationship between attachment level loss and alveolar bone loss. J Clin Periodontol 1984; 11:348.
19. Goodson JM, McClatchy K, Revell C: Prostaglandin-induced resorption of the adult calvarium. J Dent Res 1974; 53:670.
20. Groen JJ, Menczel J, Shapiro S: Chronic destructive periodontal disease in patients with presenile osteoporosis. J Periodontol 1968; 39:19.
21. Gutman JL: Prevalence, location and patency of accessory canals in the furcation region of permanent molars. J Periodontol 1978; 49:21.
22. Hausmann E: Potential pathways for bone resorption in human periodontal disease. J Periodontol 1974; 45:338.
23. Hausmann E, Raisz LG, Miller WA: Endotoxin: Stimulation of bone resorption in tissue culture. Science 1970; 168:793.
24. Heijl L, Rifkin BR, Zander HA: Conversion of chronic gingivitis to periodontitis in squirrel monkeys. J Periodontol 1976; 47:710.
25. Jeffcoat MK: Osteoporosis: a possible modifying factor in oral bone loss. Ann. Periodontol 1998; 3:312.
26. Jeffcoat MK, Lewis CE, Reddy MS, et al: Post-menopausal bone loss and its relationship to oral bone loss. Periodontology 2000 2000; 23:94.
27. Jeffcoat MK, Williams RC, Wachter WJ, et al: Flurbiprofen treatment of periodontal disease in beagles. J Periodont Res 1986; 21:624.
28. Klein DC, Raisz LG: Prostaglandins: Stimulation of bone resorption in tissue culture. Endocrinology 1970; 86:1436.
29. Kronfeld R: Condition of alveolar bone underlying periodontal pockets. J Periodontol 1935; 6:22.
30. Larato DC: Periodontal bone defects in the juvenile skull. J Periodontol 1970; 41:473.
31. Larato DC: Intrabony defects in the dry human skull. J Periodontol 1970; 41:496.
32. Larato DC: Furcation involvements: Incidence of distribution. J Periodontol 1970; 41:499.
33. Larato DC: Some anatomical factors related to furcation involvements. J Periodontol 1975; 46:608.
34. Lindhe J, Ericsson I: Effect of ligature placement and dental plaque on periodontal tissue breakdown in the dog. J Periodontol 1978; 49:343.
35. Lindhe J, Svanberg G: Influence of trauma from occlusion on progression of experimental periodontitis in beagle dogs. J Clin Periodontol 1974; 1:3.
36. Lindhe J, Liljenberg B, Listgarten MA: Some microbiological and histopathological features of periodontal disease in man. J Periodontol 1980; 51:264.
37. Löe H, Anerud A, Boysen H, et al: Natural history of periodontal disease in man. Rapid, moderate and no loss of attachment in Sri Lankan laborers 14 to 46 years of age. J Clin Periodontol 1986; 13:431.
38. Löe H, Anerud A, Boysen H, et al: The natural history of periodontal disease in man. The rate of periodontal destruction before 40 years of age. J Periodontol 1978; 49:607.
39. Macapanpan LC, Weinmann JP: The influence of injury to the periodontal membrane on the spread of gingival inflammation. J Dent Res 1954; 33:263.
40. Manson JD, Nicholson K: The distribution of bone defects in chronic periodontitis. J Periodontol 1974; 45:88.
41. Manson JD: Bone morphology and bone loss in periodontal disease. J Clin Periodontol 1976; 3:14.
42. Masters DH, Hoskins SW: Projection of cervical enamel into molar furcations. J Periodontol 1963; 35:49.
43. Melcher AH, Eastoe JE: Biology of the Periodontium. New York, Academic Press, 1969.
44. Moskow BS: A histomorphologic study of the effects of periodontal inflammation on the maxillary sinus mucosa. J Periodontol 1992; 63:674.
45. Moskow BS, Polson AM: Histologic studies on the extension of the inflammatory infiltrate in human periodontitis. J Clin Periodontol 1991; 18:534.
46. Nery EB, Corn H, Eisenstein IL: Palatal exostoses in the molar region. J Periodontol 1977; 48:663.
47. Newman MG: The role of *Bacteroides melaninogenicus* and other anaerobes in periodontal infections. Rev Infect Dis 1979; 1:313.
48. Nielsen JI, Glavind L, Karring T: Interproximal periodontal intrabony defects. Prevalence, localization and etiological factors. J Clin Periodontol 1980; 7:187.
49. Ooya K, Yamamoto H: A scanning electron microscopic study of the destruction of human alveolar crest in periodontal disease. J Periodont Res 1978; 13:498.
50. Pack ARC, Gaudie WM, Jennings AM: Bony exostosis as a sequela to free gingival grafting: Two case reports. J Periodontol 1991; 62:269.
51. Papapanou PN, Tonetti MS: Diagnosis and epidemiology of periodontal osseous lesions. Periodontology 2000 2000; 22:8.
52. Papapanou PN, Wennström JL, Grondahl K: Periodontal status in relation to age and tooth type. A cross-sectional radiographic study. J Clin Periodontol 1988; 15:469.
53. Page RC, Schroeder HE: Periodontitis in Man and Other Animals. A Comparative Review. Basel, Karger, 1982.
54. Prichard JF: Periodontal Surgery, Practical Dental Monographs. Chicago, Year Book Medical, 1961.
55. Raisz LG, Sandberg AL, Goodson JM, et al: Complement-dependent stimulation of prostaglandin synthesis and bone resorption. Science 1974; 185:789.
56. Rifkin BR, Heijl L: The occurrence of mononuclear cells at sites of osteoclastic bone resorption in experimental periodontitis. J Periodontol 1979; 50:636.
57. Rizzo AA, Mergenhagen SE: Histopathologic effects of endotoxin injected into rabbit oral mucosa. Arch Oral Biol 1964; 9:659.
58. Rowe DJ, Bradley LS: Quantitative analyses of osteoclasts, bone loss and inflammation in human periodontal disease. J Periodont Res 1981; 16:13.
59. Ruben M, Cooper SJ: Tissue factors modifying the spread of periodontal inflammation: A perspective. Contin Educ Dent 1981; 2:387.
60. Saari JT, Hurt WC, Briggs NL: Periodontal bony defects on the dry skull. J Periodontol 1968; 39:278.
61. Saglie RF, Rezende M, Pertuiset J, et al: Bacterial invasion during disease activity as determined by significant loss of attachment. Abstract. J Periodontol 1987; 58:336.
62. Salvi GE, Lawrence HP, Offenbacher S, et al: Sequence of risk factors on the pathogenesis of periodontitis. Periodontology 2000 1997; 14:173.
63. Schroeder HE, Lindhe J: Conditions and pathological features of rapidly destructive experimental periodontitis in dogs. J Periodontol 1980; 51:6.
64. Schroeder HE: Discussion: Pathogenesis of periodontitis. J Clin Periodontol 1986; 13:426.
65. Schwartz Z, Goultschin J, Dean DD, et al: Mechanisms of alveolar bone destruction in periodontitis. Periodontology 2000 1997; 14:158.
66. Seymour GJ, Dockrell HM, Greenspan JS: Enzyme differentiation of lymphocyte subpopulations in sections of human lymph nodes, tonsils, and periodontal disease. Clin Exp Immunol 1978; 32:169.

67. Seymour GJ, Powell RN, Davies WJR: Conversion of a stable T cell lesion to a progressive B cell lesion in the pathogenesis of chronic inflammatory periodontal disease: A hypothesis. J Clin Periodontol 1979; 6:267.
68. Stahl SS: The response of the periodontium to combined gingival inflammation and occlusofunctional stresses in four surgical specimens. Periodontics 1968; 6:14.
69. Svärdström G, Wennström JL: Prevalence of furcation involvements in patients referred for periodontal treatment. J Clin Periodontol 1996; 23:1093.
70. Tal H: Relationship between interproximal distance of roots and the prevalence of intrabony pockets. J Periodontol 1984; 55:604.
71. Ubios AM, Costa OR, Cabrini RL: Early steps in bone resorption in experimental periodontitis. A histomorphometric study. Acta Odont Lat-Am 1993; 7:45.
72. Vertucci FJ, Anthony RL: An SEM investigation of accessory foramina in the furcation and pulp chamber floor of molar teeth. Oral Surg 1986; 62:319.
73. Wactawski-Wende J, Grossi SG, Trevisan M, et al: The role of osteopenia in oral bone loss and periodontal disease. J Periodontol 1996; 67:1076.
74. Waerhaug J: The angular bone defect and its relationship to trauma from occlusion and downgrowth of subgingival plaque. J Clin Periodontol 1979; 6:61.
75. Waerhaug J: The furcation problem. Etiology, pathogenesis, diagnosis, therapy and prognosis. J Clin Periodontol 1980; 7:73.
76. Waerhaug J: The infrabony pocket and its relationship to trauma from occlusion and subgingival plaque. J Periodontol 1979; 50:355.
77. Weinmann JP: Progress of gingival inflammation into the supporting structures of the teeth. J Periodontol 1941; 12:71.
78. Williams RC, Jeffcoat MK, Kaplan ML, et al: Flurbiprofen: A potent inhibitor of alveolar bone resorption in beagles. Science 1985; 227:640.
79. Wouters FR, Salonen LE, Helldén LB, et al: Prevalence of interproximal periodontal infrabony defects in an adult population in Sweden. A radiographic study. J Clin Periodontol 1989; 16:144.

外力に対する歯周組織の反応

Fermin A. Carranza, Paulo M. Camargo

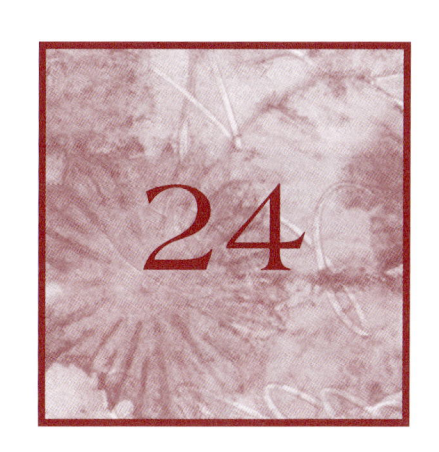

CHAPTER 24

本章の概要

咬合力に対する歯周組織の適応能
咬合による外傷
　急性および慢性の外傷
　一次性および二次性咬合性外傷
咬合力の増加に対する組織応答
　組織応答のステージ
不十分な咬合力の影響

咬合性外傷の可逆性
歯髄に対する過剰な咬合力の影響
辺縁性歯周炎の進行に対する咬合性外傷の影響
　咬合性外傷のみで起こる臨床兆候とX線所見
歯の病的移動
　病因

咬合力に対する歯周組織の適応能

　歯冠部に作用した外力に歯周組織は適応する．この適応能力は個人差があり，また同一人物でもその時期によって異なる．歯周組織に対する咬合力の影響は，その力の大きさ，方向，作用時間，頻度によって左右される．

　咬合力の**大きさ**が増加したとき，歯周組織では歯根膜腔の拡大，歯根膜線維の数と幅の増加，および歯槽骨の密度の増加が認められる．

　咬合力の**方向**が変わると，ストレスと緊張の"再編成"が歯周組織[24]の中で引き起こされる(図**24-1**)．歯根膜の主要な線維は，歯の長軸に沿って咬合力をもっともよく吸収するように走行している．側方力(水平な力)とトルク(回転力)は歯周組織を傷害する可能性がある．

　歯槽骨の反応は咬合の**作用時間**と**頻度**に影響される．骨に対する一定の圧は間歇的な力よりも有害である．また，間歇的な力が頻繁であればあるほど，歯周組織には有害となる．

咬合による外傷

　すべての組織が共通して備えている"安全の限界"によって，咬合のある程度の変化に耐えることはできる．しかし，歯周組織に破壊が生じた場合は，その限りではない．咬合力が組織の順応性を上回るとき，組織の損傷が生じる[13, 35, 53, 54]．その損傷を咬合による外傷とよんでいる[*1]．

　したがって，咬合性外傷とは組織の損傷であって，咬合力を指すものではない．また，歯周組織に損傷を起こすような咬合を外傷性咬合とよぶ[2]．過剰な咬合力は咀嚼筋の機能をも損なううえ，疼痛，顎関節の損傷，著しい歯の摩

[*1] この用語は，咬合力によって生じた歯周組織の組織負傷を指す言葉として本稿で用いられる．また，それはトラウマティズム(traumatism)，咬合性外傷として知られている．

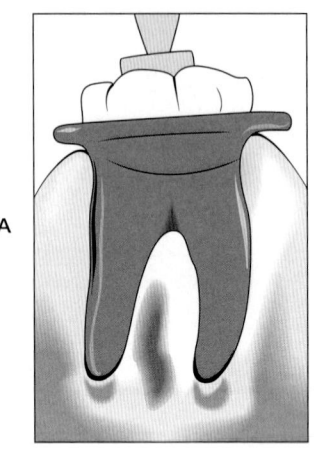

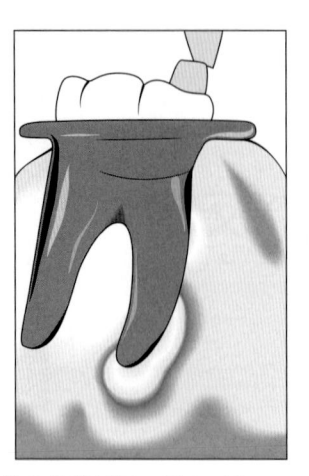

図 24-1 咬合力の方向の変化に伴う歯根周囲の歪みパターン（光弾性解析）．**A**：垂直力に対する象牙製の大臼歯の頬側面観．陰影によって内部圧が根尖部にあることを示す．**B**：近心傾斜力に対する象牙製大臼歯の頬側面観．陰影は内圧が近心根の根尖側と近心面にあることを示している．(Glickman I, Roeber F, Brion M, et al：Photoelastic analysis of internal stresses in the periodontium created by occulusal forces. J Periodontol 1970；41：30より引用)

耗を起こすこともある．しかし，咬合性外傷という用語は通常，歯周組織の損傷が認められたときに用いられる．

急性および慢性の外傷

咬合性外傷には急性と慢性がある．急性の咬合性外傷は，咬合力の急激な変化，すなわち咬合干渉や咬合の方向を変えたりするような充填物や補綴物を装着することによって引き起こされる．その症状としては，疼痛，打診痛，歯の動揺の増加があげられる．もし，歯の位置を変えたり，修復物の咬合調整や形態修正によって異常な力がなくなれば，その損傷は治癒し症状は消退する．そのまま放置すれば歯周組織の損傷はさらに悪化し，壊死に陥り歯周膿瘍を形成する．慢性状態へ移行する場合もある．急性の外傷によりセメント質が断裂することもある（Chapter 2 参照）．

慢性の咬合性外傷は急性のものよりも一般的で，かつ臨床的意義も大きい．慢性の咬合性外傷は急性の外傷から移行するよりも，むしろ歯ぎしりやくいしばりのような習癖のために生じた歯の摩耗，転位，傾斜，挺出により咬合関係が徐々に変化することによって生じる場合が多い（Chapter 25, 51参照）．慢性の咬合性外傷の特徴やその意義は後述する．

咬合が外傷性であるかどうかを決定する判断基準は，歯がどのようにして咬合してるかよりも，むしろ咬合が損傷を引き起こしているかどうかという点にある．歯周組織に損傷を引き起こしている咬合はすべて外傷性である．不正

咬合は必ずしも損傷を引き起こすとは限らないし，咬合が正常にみえても損傷が生じている場合もある．また，歯列が解剖学的あるいは審美的に十分許容できるものであっても，機能的には外傷性に作用している場合もある．外傷性の咬合関係は，咬合の不調和（occlusal disharmony），機能の不均衡（functional imbalance），あるいは咬合失調（occlusal dystrophy）という用語でよばれている．これは，歯の位置よりも歯周組織への影響を第一に考えたためである．咬合性外傷は咬合そのものよりもむしろその組織損傷を示すもので，咬合力が増加しても歯周組織がそれに十分に適応できるならば外傷性とはならない．

一次性および二次性咬合性外傷

咬合性外傷は，咬合力やそれに対する歯周組織の抵抗力の減退，あるいはその両者によって引き起こされる．咬合性外傷が咬合力の変化によって生じた場合は，一次性咬合性外傷とよばれている．咬合力に対する組織の抵抗力が減少する結果として生じる場合が，二次性咬合性外傷である．

歯に加わる局所的変化が咬合によるもののみである場合や，歯周組織の破壊の第一の原因が咬合性外傷である場合などに，一次性咬合性外傷が生じる．たとえば以前は健康であった歯の歯周組織が，次のようなことから損傷を受けることがある．①過高な修復物を装着した場合，②鉤歯や対合歯に過剰な力が加わるような補綴物を装着した場合，③抜歯後放置したために生じた空隙に歯が移動，挺出した場合，④機能的に異常な位置に歯を矯正移動したとき等．実験動物による咬合性外傷の影響に関する研究の多くは，一次性咬合性外傷が対象となっている．したがって，初期の外傷で生じる変化は，結合織性付着の位置に変化は生じず，ポケット形成も認めない．これは，骨縁上歯肉線維が損傷を受けていないため，また付着上皮の根尖側への移動がないためと考えられる[57]．

二次性咬合性外傷とは，辺縁歯肉の炎症によって生じた骨吸収により，咬合に対する組織の順応性が損なわれた場合に生じる歯周組織破壊を称していう．これは，歯周組織の付着領域の減少と残存歯周組織の支持の変化を示している．歯周組織は負荷によりさらに傷害されやすくなり，以前許容されていた咬合力は外傷性に働く．

図24-2は過度の咬合力が働く次の3つの異なった状況を示している．

1．正常な骨の高さを有する正常な歯周組織．
2．骨の高さが減少している正常な歯周組織．
3．骨の高さが減少している辺縁性歯周炎組織．

最初のケースは一次性咬合性外傷に関する例であるが，残りの2つは二次性咬合性外傷を表わす．これらの異なった状況における咬合性外傷による影響は以下に検討する．

実験動物では全身疾患が組織の抵抗力を抑制する場合があり，以前は許容できた力が外傷力となって働くことが示

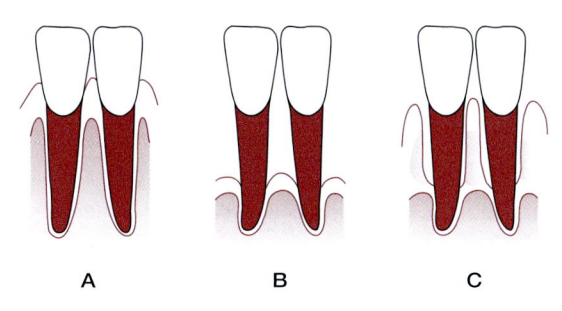

図24-2 外傷力は以下に述べる状況で起こる．A：正常な骨の高さを有する正常な歯周組織．B：骨の高さが減少している正常な歯周組織．C：骨の高さが減少している辺縁性歯周炎組織．

咬された[30,16,72]．理論的には，力への組織の抵抗力が低下し，その結果として二次性咬合性外傷がもたらされることが推察される．

咬合力の増加に対する組織応答
組織応答のステージ

組織応答は3つの段階で起こる[9,16]．歯周組織の損傷，修復，および順応によるリモデリングである．

第1段階：損傷

過度の咬合力は組織損傷を生じさせる．そして，生体は損傷を修復し歯周組織を治そうとする．加わる力が減少したり，歯が移動してその力が加わらなくなったとき，このような修復が起こる．しかし，そこにかかる力が慢性の場合，歯周組織はその衝撃を和らげるようにリモデリングされる．歯根膜は骨の吸収によって広がり，歯周ポケットを伴わずに垂直性の吸収を生じ，歯は弛緩する．

咬合力が加わった場合，歯は支点もしくは回転軸を中心に回転し，単根歯では臨床的歯根長の根尖1/3あるいは中央2/3の間に位置する（図2-12参照）．圧迫部と牽引部とではそれぞれの領域は支点の反対側となる．圧迫力と牽引力の程度によって傷害の程度は異なる．揺さぶり力（ジグリング力）が加えられた場合，これらの圧迫力，牽引力，それによって受けた傷害部位は同じ領域に共存するかもしれない．

微弱な過剰圧迫力は，歯根膜空隙が広くなることによる歯槽骨の再吸収を刺激する．微弱な過剰牽引力は，歯根膜線維の伸張と歯槽骨の添加を引き起こす．圧迫力が増大した領域では血管は多くなり，そのサイズは減少している．牽引力が増大した領域では，血管は拡大している[79]．

圧迫力が大きくなると歯根膜は徐々に変化し，歯根膜線維は圧縮して硝子様変性を生じる[64-66]．次いで線維芽細胞や他の結合組織細胞が損傷を受け，歯根膜が局所的に壊死する[62,66]．血管も変化し，30分以内に血流の遅延と停滞が起こり，分解が始まる．1〜7日で血管壁が破れ，歯周組織に内容物が放出される[63]．また，重度の骨吸収や歯質の吸収が起こることもある[39,44]（図24-3, 24-4）．

過度の牽引力が続くと歯根膜は幅が広くなり，血栓，出血，あるいは歯根膜の断裂もしくは骨吸収が生じる．

根を骨面に押しつけるほどの過剰な圧力が加わると，歯根膜と骨は壊死する．骨吸収部は骨の壊死部に接している生活歯根膜の部分から生じるが，髄腔内で生じることもある．この吸収を"掘削性吸収"とよんでいる[34,53]．

過度の咬合力による損傷にもっとも影響されやすい歯周組織は根分岐部である[31]．歯周組織への損傷は一時的に細胞の分裂活動，線維芽細胞の増殖と分化を低下させ[73]，コラーゲンの生成，骨形成を遅延させる[39,71,73]．これらは力の消失後に正常な水準に戻る．

第2段階：修復

正常な歯周組織では修復は常に行われている．外傷性咬合によって損傷を受けた組織が，修復力を増加させるように刺激される．その後，損傷を受けた組織は除去され，結合組織細胞や線維，骨，セメント質が新生されて損傷した歯周組織を修復する（図24-5）．生じた損傷が組織の修復能力を上回る場合にかぎり，その力は外傷性になる．

過剰な咬合力によって骨吸収が生じたとき，薄くなった骨梁を新生骨で補強するように働く性質がある（図24-6）．骨吸収を補填することを"突出骨形成"とよび，咬合性外傷のときにみられる修復過程のひとつの特徴である[28]．また，これは骨が炎症や骨吸収性腫瘍によって破壊されたときにも起こる．

突出骨形成は，顎内（中心性）と骨表面（辺縁性）に起こる．中心性の突出骨形成では，骨内膜細胞が新生骨を形成し，骨髄腔を狭めていく（図24-6参照）．辺縁部の突出骨形成は，歯槽骨の唇舌側面にみられる．その程度によって歯槽骨辺縁が層状に肥厚するリッピングを呈したり（図24-7, 24-3参照），唇舌側の骨の外形が著しい隆起を示す場合がある[16,26]（Chapter23参照）．

軟骨様物質が外傷の結果として歯根膜腔にみられることもある[21]．また，赤血球の結晶がみられることもある[67]．

第3段階：歯周組織の順応性リモデリング

もし，修復の進行が咬合によって生じた破壊現象に間に合わない場合には，その力が組織に障害とならないような

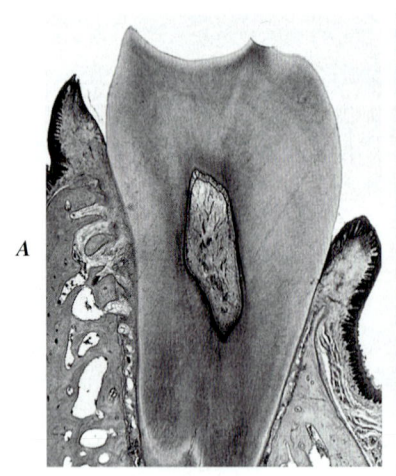

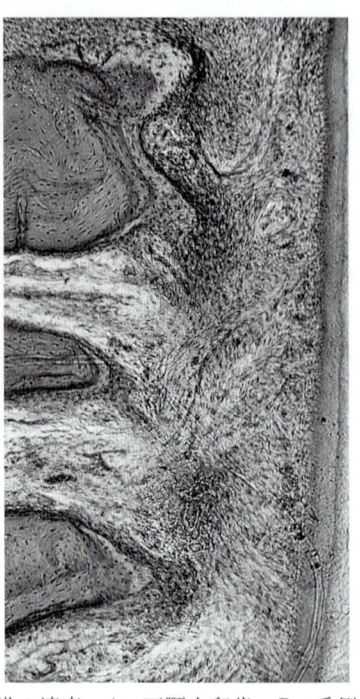

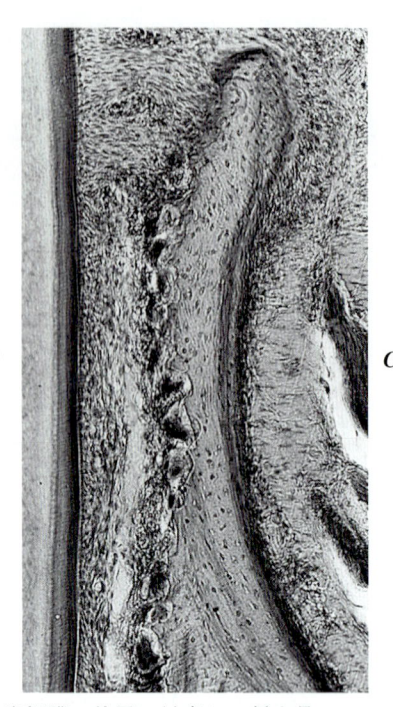

図24-3 側方圧による歯周組織の適応．**A**：下顎小臼歯．**B**：舌側．歯根膜の伸展に対応し，新生骨が認められる．以前に骨の添加が起きたことを示す増殖線と骨芽細胞の間には，薄く染まった類骨が認められる．**C**：唇頰側では歯根膜の圧縮と破骨細胞による骨吸収を示している．外側には新生骨が形成されている．これが辺縁性突出骨形成であり，吸収された唇頰側骨板を補強している．突出骨形成によって骨の外形に変化が生じる．

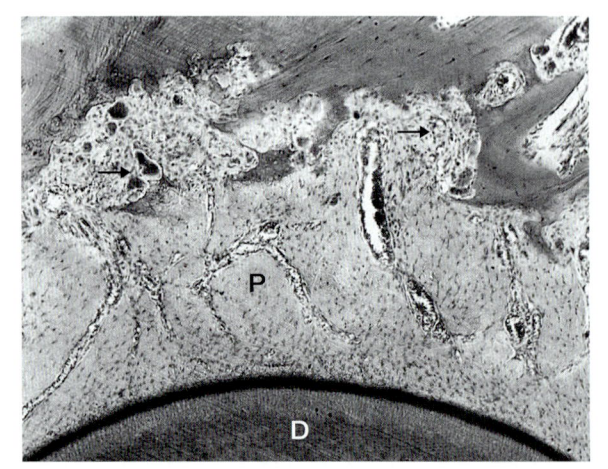

図24-4 根尖部における咬合性外傷．多数の破骨細胞(矢印)による骨吸収を認める．歯根膜(**P**)は骨吸収の結果，拡大し充血している．**D**は歯根．

構造へと歯周組織は改善される．衝撃力を和らげるように歯根膜は拡大し，接する骨は吸収される．歯根膜が厚くなった結果，ポケットの形成なしに歯槽頂部は漏斗状に吸収し垂直性の骨吸収を認める．そして患歯に動揺を認めるようになる[78]．さらに血管新生も報告されている[15]．

咬合性外傷の第3段階は，骨表面における骨の増減量を比較する組織計測法によって判定される[10,16](図24-8)．損傷時には，吸収が増大し形成が減少している．これに対して修復時には，形成が吸収を上回っている．そして，順応によるリモデリングが現われるときには骨の増減は正常に復帰する．

不十分な咬合力の影響

咬合力が不足する場合も歯周支持組織に為害作用を及ぼす[11,46]．刺激が不十分になると，歯根膜の菲薄化，線維の萎縮，歯槽骨の多孔症，骨の高さの減少など歯周組織の変化が起こる．機能減退は，開咬や対合歯の欠如や偏側性咀嚼癖に由来する．

咬合性外傷の可逆性

咬合性外傷は可逆性である．動物実験で，外傷を人工的に加えると歯は位置を変えたり顎内に沈下したりするが，人工的な衝撃力を除去すると組織は修復に向かう．しかし，咬合性外傷が可逆的であるということから，咬合性外傷を放置しても自然に修復されるため，その臨床的意義が一時的なものであると考えるのは誤りである[31,58]．もし，生体が過剰な咬合力から逃れるようにするか，あるいはその力

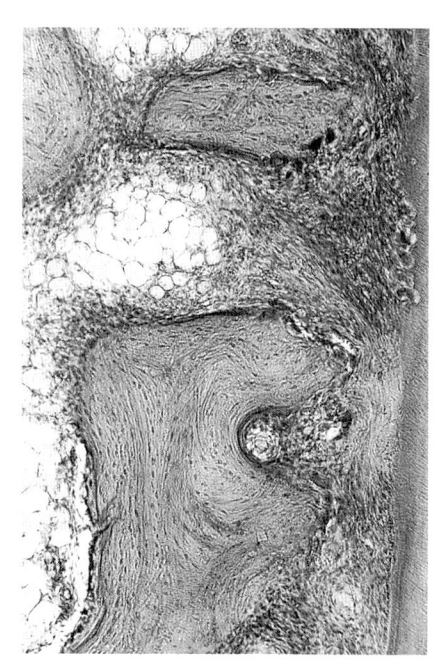

外力に対する歯周組織の反応 ■ CHAPTER 24

図24-5 咬合性外傷．図24-4よりもさらに重症化している．セメント質（右側）は吸収し，歯根膜は圧縮され壊死に陥っており骨吸収が起きている．骨髄に近接した骨梁辺縁部には，新生骨（中心性突出骨形成）と骨芽細胞が認められる．

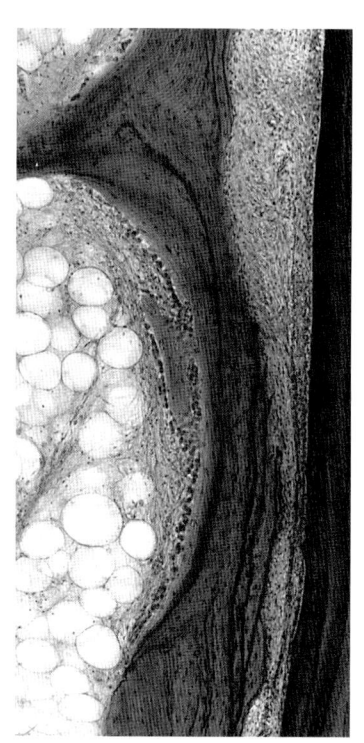

図24-6 中心性突出骨形成．歯槽骨の歯根膜側が吸収し，髄腔内では新生骨が添加する．

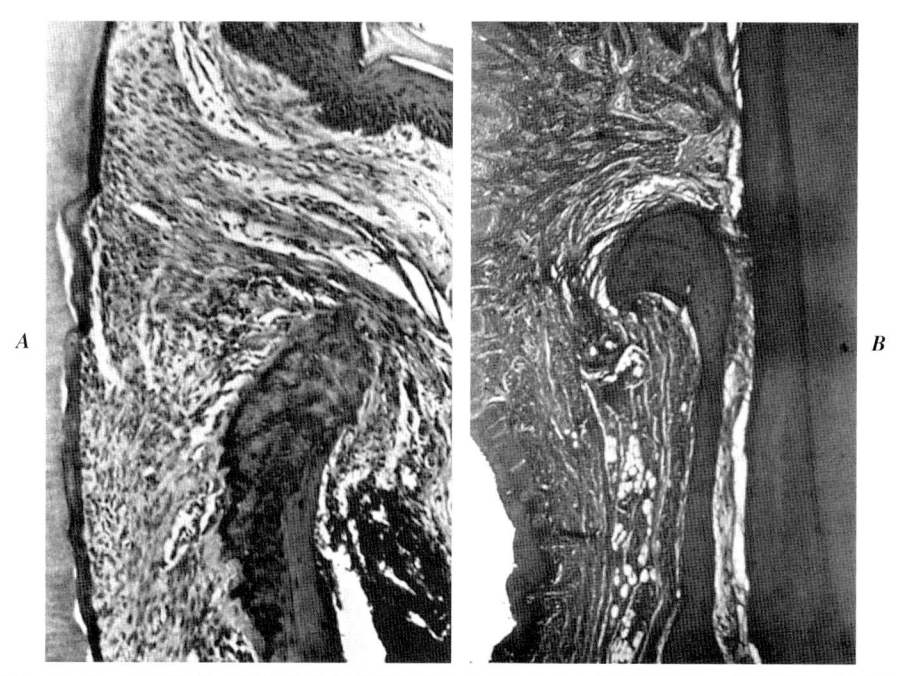

図24-7 A：ラットに慢性の咬合性外傷を引き起こさせたときの歯頸部付近の歯根膜腔の拡大と歯槽骨辺縁部の外形変化．B：ヒト生検における同部位の歯槽骨縁部の形態的変化．

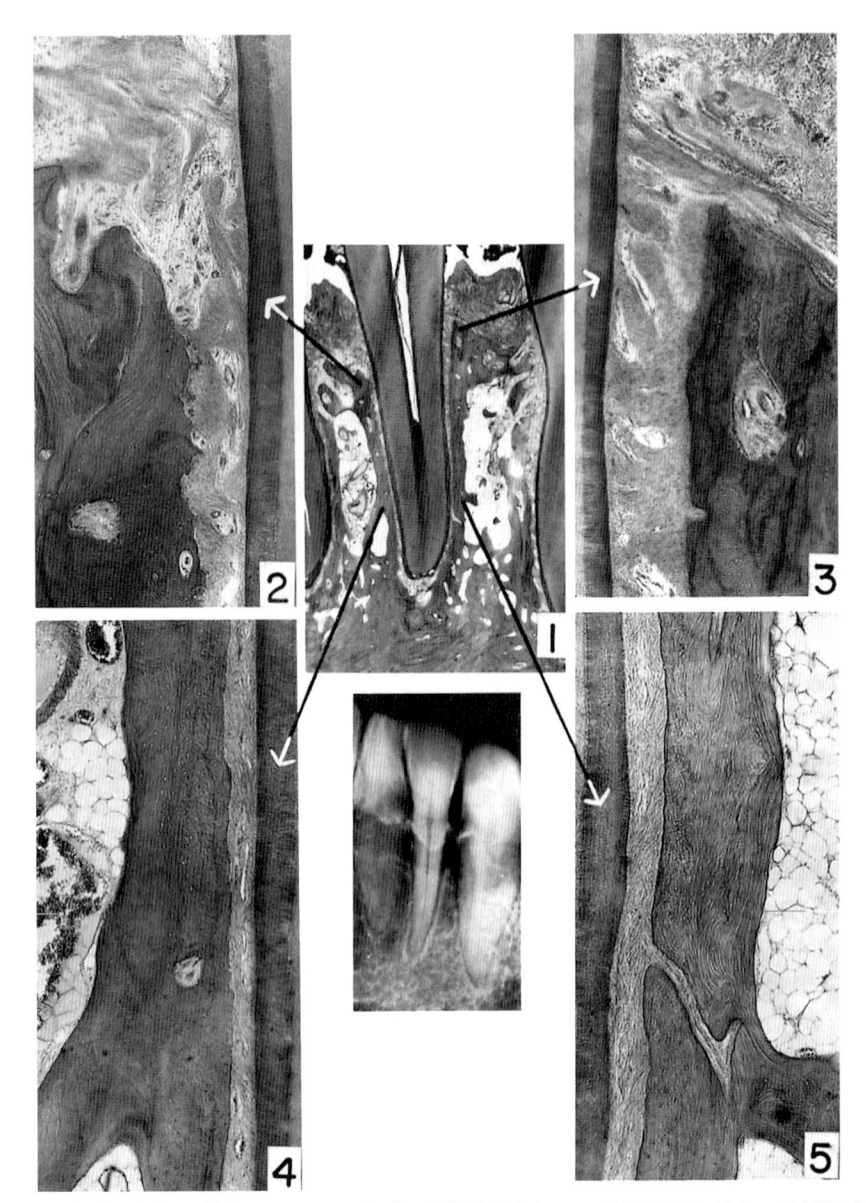

図24-10 咬合力の増加に対する2つのタイプの組織反応としての歯根膜腔の拡大．X線写真上で側切歯の周りには，歯根膜腔の拡大と白線の肥厚がみられる．1：側切歯の組織切片．2：近心面の歯根膜腔の拡大は，圧迫による歯槽骨の吸収の結果生じたものである．3：遠心面の歯根膜腔の拡大は，緊張の増加に対して歯根膜の肥厚反応の結果生じたものである．4,5：根尖側1/3の位置にある回転軸部位では歯根膜は薄くなっている．

ときには辺縁歯肉の炎症とポケットの形成と関連して起こる場合がある．

病的移動は前歯部でよくみられるが，臼歯部でも認められる．歯は，どのような方向にも移動し，移動は歯の動揺や回転を伴う．歯冠側あるいは切端側への歯の病的移動を歯の挺出という．さまざまな程度の病的移動があり，1歯から多数歯にわたって認められることがある（図24-11）．

重要なことは病的移動の原因を早期に発見し，重篤にしないことである．初期のころから骨吸収が認められることがある．

病因

歯周組織の健康，正常な支持組織の量および歯に加えられる力といった，2つの重要な要因が歯の正常な位置の維

持に関与する．歯に加わる力には咬合力と口唇，頬および舌からの圧迫がある．以下の要素は咬合力と関連して重要である．上下の対合関係，咬頭の傾斜，全歯の存在，生理的な近心への移動力，自然な歯の接触点の位置関係，咬合面の摩耗程度，そして歯軸傾斜等．これらのいずれかの要素が変化すると，単一の歯あるいは多数歯が病的移動を起こす．したがって，病的移動は歯周組織の支持が弱まるか，あるいは歯に加わる咬合力に変化が生じた際に起こることがわかる．

歯周支持組織量の減少

歯周炎による歯周組織の炎症性組織破壊が起こることによって，歯を正しい位置に維持する力と咀嚼筋力との間で不均衡が生じる．支持組織の減少した歯は，正常な歯列弓を維持することができず，加わる力とは反対の方向に移動する．支持組織の減少した歯の移動は，咬合力あるいは舌の圧力によって起こることが多い．

歯の病的移動を理解するうえで重要なことは，歯周組織に問題が生じているかどうかを見極めることである．力自体に異常がある必要はない．歯周組織の破壊によって歯の支持が減少した場合には，通常の咬合力が有害となる．その例として隣接面の異常な接触関係がある．異常な近心側の接触点は，前歯領域を咬合面あるいは切端側へと移動する力を加えることになる．この歯周組織のサポートが疾患によって弱められたとき，くさび力（正常な歯周組織は耐えることができる）によって前方へ押出される歯が生じる．歯の位置が移動によって変化すると，咀嚼時の咬合力に変化が生じ，より一層，歯周組織破壊や歯の病的移動が引き起こされる．

歯の病的移動は，対合歯との咬合接触がなくなった後も引き続き起こるかもしれない．それは舌による圧迫，食物の咀嚼，力による組織の増殖などによって起こる．

歯の病的移動は，限局型侵襲性歯周炎の初期症状としても起こる．歯周支持組織量の減少によって，上顎および下顎前歯部が唇側へ移動したり挺出したりし，歯の間に空隙をつくるようになる（Chapter28参照）．

歯に加わる力の変化

歯に加えられる力の大きさ，方向，または頻度が変化することによって，1歯あるいは多数歯の病的移動が引き起

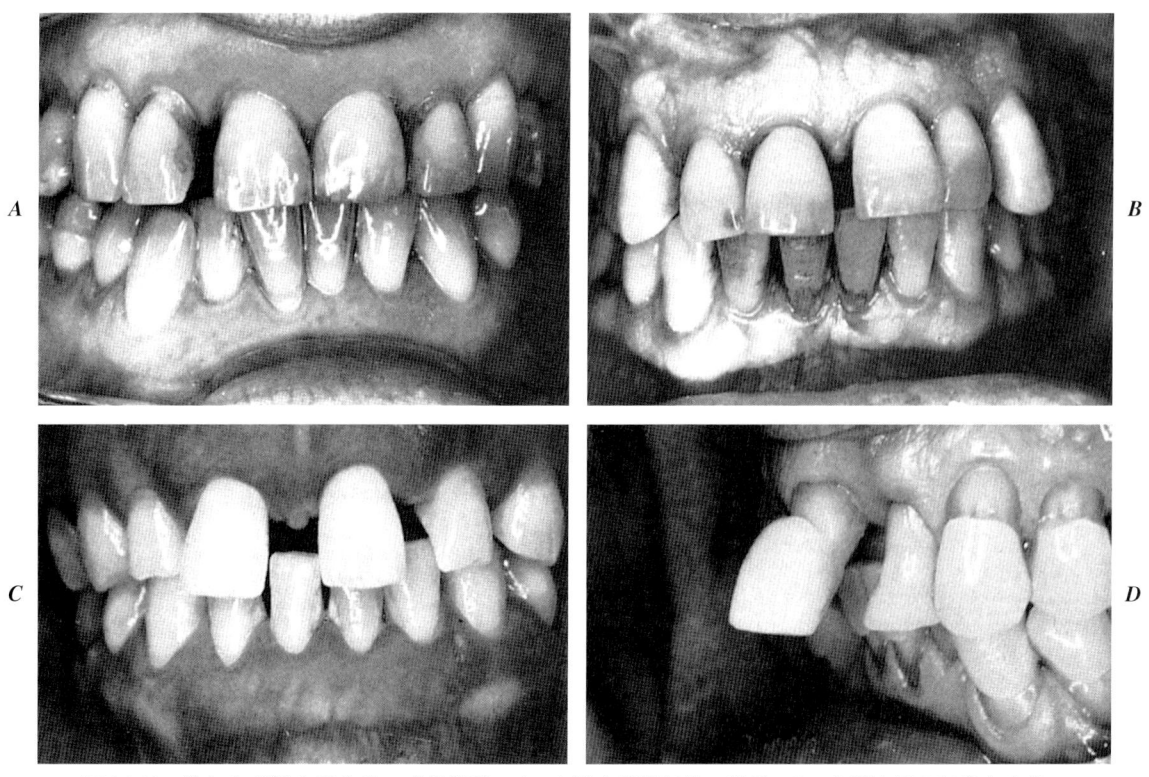

図24-11　異なる病態を示す歯の病的移動．**A**：上顎右側側切歯の移動．**B**：上顎左側中切歯と犬歯の唇側移動と右側切歯の近心移動．**C**：上下顎前歯部の移動と挺出．**D**：高度に移動した上顎中切歯．

こされることがある．これらの力は歯周組織が破壊されていないかぎり，通常は外傷力としては働かない．力の変化は歯になんらかの理由によって欠損が生じたり，第一大臼歯の欠損が生じたりした場合に起こる．

欠損歯の放置

欠損歯を放置することによる歯の移動がしばしば起きる．このような場合の歯の移動は，歯周組織の破壊を伴わないことから病的状態とは異なる．しかしながら，歯周疾患になりやすい状態を引き起こし，その結果，初期の歯の移動は歯周支持組織の損失によって一層悪化する（図24-12）．

一般に，移動は咬合平面を超えて傾くか，押出しによって歯列の中心方向に起こる．小臼歯はよく遠心に移動する（図24-13）．しかし，欠損歯を放置した場合，移動は共通の余病であるが，それがいつも起こるというわけではない（図24-14）．

第一大臼歯の欠損補綴の失敗

第一大臼歯の欠損を補塡しない場合に生じる変化は独特である．欠損を放置した場合以下のことが考えられる．

1．第二・第三大臼歯の近心傾斜．その結果として咬合高径の低下を招く（図24-15）．
2．小臼歯の遠心移動．下顎前歯の傾斜や舌側移動．遠心へ移動した場合，下顎小臼歯は上顎小臼歯との対合関係を失い，その結果として歯が遠心へ移動する．
3．前歯部のオーバーバイトの増加．下顎前歯が上顎前歯を突き上げたり，口蓋側歯肉を傷つけたりする．
4．上顎前歯が唇側あるいは側方に押される（図24-16）．
5．前歯部の位置異常によって，前歯部は唇側に押される．
6．前歯の移動に伴う歯間部の離開（図24-15参照）．

近心の接触点の関係を放置することによって食片圧入や歯肉の炎症，ポケットの形成が起こり，骨吸収や歯の動揺につながる．咬合の不調和は，炎症の存在下で歯周組織の支持組織の侵襲性破壊を引き起こす．歯周支持組織の減少は歯の移動と咬合の不調和を誘発する．

その他の原因

咬合性外傷は単独で，あるいは歯周疾患と合併して歯の位置に変化をきたす．歯の移動は咬合力に依存する．

歯周疾患がない場合や支持組織の減少が生じた場合でも，舌による圧力は外傷力として働く可能性がある（図24-17）．

歯周組織の破壊によって失われた支持組織では，歯周ポケット内の肉芽組織からの圧力によって歯の病的移動が引き起こされる[38]．

ポケットが排除された後では歯はそれらのもとの位置に戻るかもしれないが，より多くの破壊が進行した場合では組織の治癒によっては組織破壊のより少ない方へ移動する可能性がある．

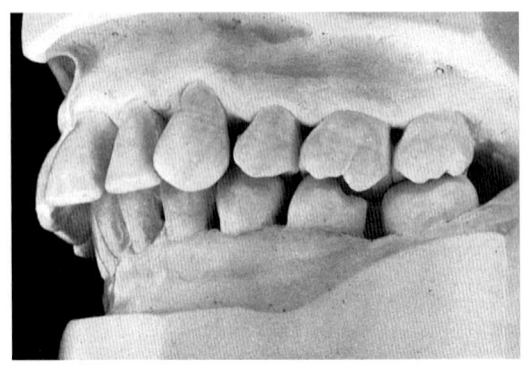

図24-13 下顎第一大臼歯の欠損放置によって生じた上顎第一大臼歯の傾斜．

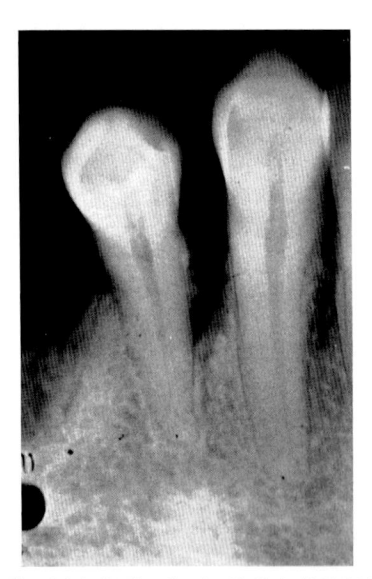

図24-12 犬歯の近心表面に歯石の沈着と骨吸収を認め，遠心移動していることがわかる．

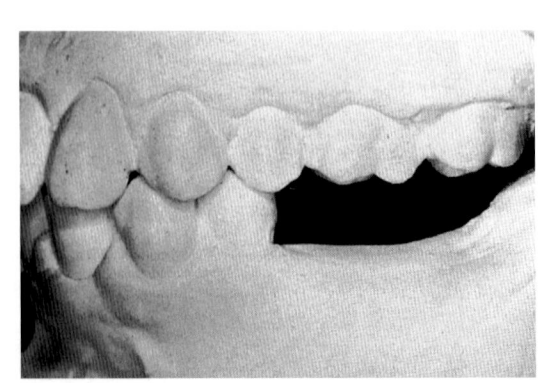

図24-14 下顎大臼歯欠損の放置にもかかわらず，4年間歯の挺出を認めなかった症例．

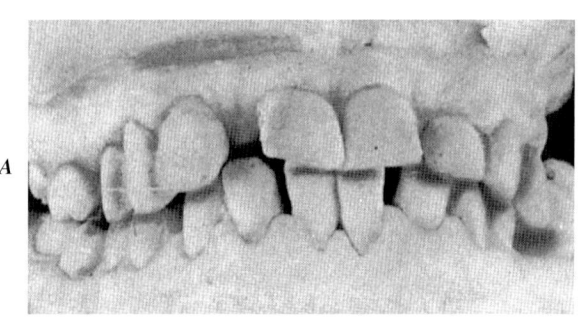

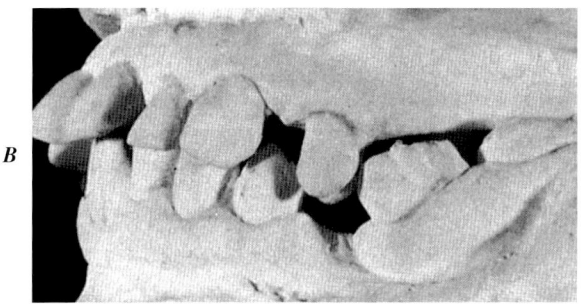

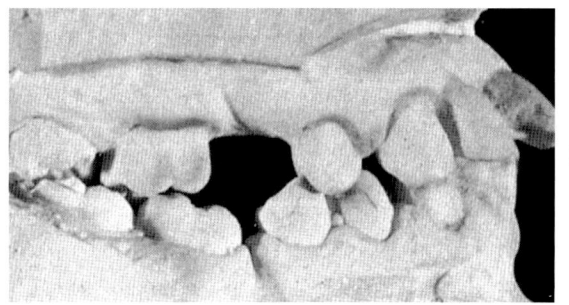

図 24-15 **A〜C**：欠損歯の放置により生じた異常歯列．病的移動が起こり，近心のコンタクトは破壊され，咬合関係は機能的に対合関係がないことから，閉口時には機能的位置関係をとる．

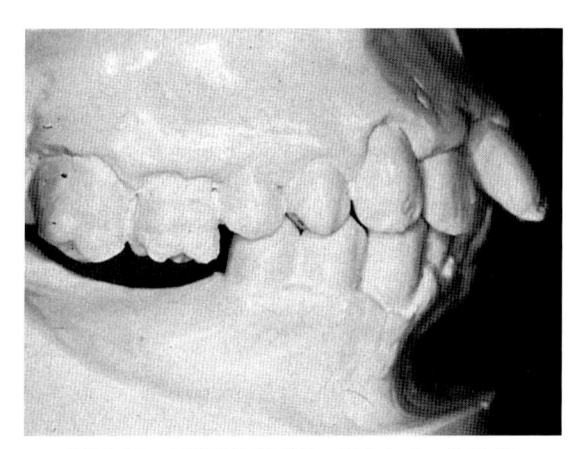

図 24-16 上顎切歯が唇側へ押されている症例．

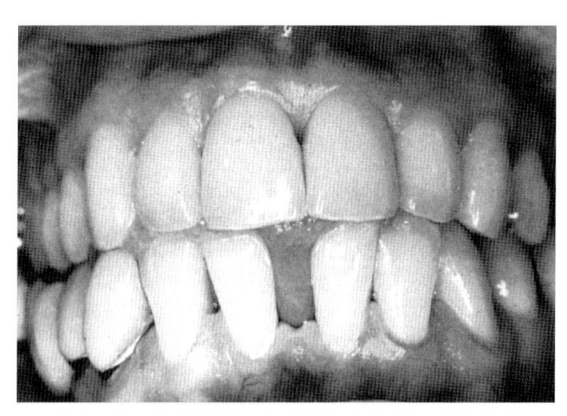

図 24-17 舌の唇側への圧迫による歯の病的移動

参考文献

1. Ballbe R, Carranza FA, Erausquin R: Los paradencios del caso ocho. Rev Odont (Buenos Aires) 1938; 26:606.
2. Bhaskar SN, Orban B: Experimental occlusal trauma. J Periodontol 1955; 26:270.
3. Biancu S, Ericsson I, Lindhe J: Periodontal ligament tissue reactions to trauma and gingival inflammation. An experimental study in the beagle dog. J Clin Periodontol 1995; 22:772.
4. Box HK: Traumatic occlusion and traumatogenic occlusion. Oral Health 1930; 20:642.
5. Box HK: Experimental traumatogenic occlusion in sheep. Oral Health 1935; 25:9.
6. Box HK: Twelve Periodontal Studies. Toronto, University of Toronto Press, 1940.
7. Budtz-Jorgensen E: Bruxism and trauma from occlusion. J Clin Periodontol 1980; 7:149.
8. Burgett FG: Trauma from occlusion. Periodontal concerns. D Clin N Amer 1995; 39(2):301.
9. Carranza FA Jr: Histometric evaluation of periodontal pathology. J Periodontol 1970; 38:741.
10. Carranza FA Jr, Cabrini RL: Histometric studies of periodontal tissues. Periodontics 1967; 5:308.
11. Cohn SA: Disuse atrophy of the periodontium in molar teeth of mice. J Dent Res 1961; 40:707.
12. Comar MD, Kollar JA, Gargiulo AW: Local irritation and occlusal trauma as cofactors in the periodontal disease process. J Periodontol 1969; 40:193.
13. Coolidge ED: Traumatic and functional injuries occurring in the supporting tissues on human teeth. J Am Dent Assoc 1938; 25:343.
14. Cooper MB, Landay MA, Seltzer S: The effects of excessive occlusal forces on the pulp. II. Heavier and longer term forces. J Periodontol 1971; 42:353.

15. Dotto CA, Carranza FA Jr, Cabrini RL, et al: Vascular changes in experimental trauma from occlusion. J Periodontol 1967; 38:183.
16. Dotto CA, Carranza FA Jr, Itoiz ME: Efectos mediatos del trauma experimental en ratas. Rev Asoc Odontol Argent 1966; 54:48.
17. Ericsson I: The combined effects of plaque and physical stress on periodontal tissues. J Clin Periodontol 1986; 13:918.
18. Ericsson I, Lindhe J: Lack of effect of trauma from occlusion on the recurrence of experimental periodontitis. J Clin Periodontol 1977; 4:115.
19. Ericsson I, Lindhe J: Effect of longstanding jiggling on experimental marginal periodontitis in the beagle dog. J Clin Periodontol 1982; 9:497.
20. Ericsson I, Thilander B, Lindhe J, et al: The effect of orthodontic tilting movements on the periodontal tissues of infected and noninfected dentitions in dogs. J Clin Periodontol 1977; 4:278.
21. Everett FG, Bruckner RJ: Cartilage in the periodontal ligament space. J Periodontol 1970; 41:165.
22. Gher ME: Changing concepts. The effects of occlusion on periodontitis. D Clin N Amer 1998; 42(2):285.
23. Glickman I: Occlusion and the periodontium. J Dent Res 1967; 46(suppl 53):53.
24. Glickman I, Roeber F, Brion M, et al: Photoelastic analysis of internal stresses in the periodontium created by occlusal forces. J Periodontol 1970; 41:30.
25. Glickman I, Smulow JB: Alterations in the pathway of gingival inflammation into the underlying tissues induced by excessive occlusal forces. J Periodontol 1962; 33:7.
26. Glickman I, Smulow JB: Buttressing bone formation in the periodontium. J Periodontol 1965; 36:365.
27. Glickman I, Smulow JB: Effect of excessive occlusal forces upon the pathway of gingival inflammation in humans. J Periodontol 1965; 36:141.
28. Glickman I, Smulow JB: Adaptive alterations in the periodontium of the rhesus monkey in chronic trauma from occlusion. J Periodontol 1968; 39:101.
29. Glickman I, Smulow JB: The combined effects of inflammation and trauma from occlusion to periodontitis. Int Dent J 1969; 19:393.
30. Glickman I, Smulow JB, Moreau J: Effect of alloxan diabetes upon the periodontal response to excessive occlusal forces. J Periodontol 1966; 37:146.
31. Glickman I, Stein RS, Smulow JB: The effects of increased functional forces upon the periodontium of splinted and nonsplinted teeth. J Periodontol 1961; 32:290.
32. Glickman I, Weiss L: Role of trauma from occlusion in initiation of periodontal pocket formation in experimental animals. J Periodontol 1955; 26:14.
33. Goldman H: Gingival vascular supply in induced occlusal traumatism. Oral Surg Oral Med Oral Pathol 1956; 9:939.
34. Gottlieb B, Orban B: Changes in the Tissue due to Excessive Force upon the Teeth. Leipzig, G Thieme, 1931.
35. Gottlieb B, Orban B: Tissue changes in experimental traumatic occlusion with special reference to age and constitution. J Dent Res 1931; 11:505.
36. Grant DA, Grant DA, Flynn MJ, et al: Periodontal microbiota of mobile and nonmobile teeth. J Periodontol 1985; 66:386.
37. Hakkarainen K: Relative influence of scaling and root influence and occlusal adjustment on sulcular fluid flow. J Periodontol 1986; 57:681.
38. Hirschfeld I: The dynamic relationship between pathologically migrating teeth and inflammatory tissue in periodontal pockets: A clinical study. J Periodontol 1933; 4:35.
39. Itoiz ME, Carranza FA Jr, Cabrini RL: Histologic and histometric study of experimental occlusal trauma in rats. J Periodontol 1963; 34:305.
40. Kantor M, Polson AN, Zander HA: Alveolar bone regeneration after removal of inflammatory and traumatic factors. J Periodontol 1976; 46:687.
41. Kaufman H, Carranza FA Jr, Enders B, et al: The influence of trauma from occlusion on the bacterial repopulation of periodontal pockets in dogs. J Periodontol 1984; 55:86.
42. Kenney EB: A histopathologic study of incisal dysfunction and gingival inflammation in the rhesus monkey. J Periodontol 1971; 42:3.
43. Kobayashi K, Kobayashi K, Soeda W, et al: Gingival crevicular pH in experimental gingivitis and occlusal trauma in man. J Periodontol 1998; 69:1036.
44. Kvam E: Scanning electron microscopy of tissue changes on the pressure surface of human premolars following tooth movement. Scand J Dent Res 1972; 80:357.
45. Landay MA, Nazimov H, Seltzer S: The effects of excessive occlusal forces on the pulp. J Periodontol 1970; 41:3.
46. Levy G, Mailland ML: Etude quantitative des effets de l'hypofonction occlusale sur la largeur desmodontale et la resorption osteoclastique alveolaire chez le rat. J Biol Buccale 1980; 8:17.
47. Lindhe J, Ericsson I: The influence of trauma from occlusion on reduced but healthy periodontal tissues in dogs. J Clin Periodontol 1976; 3:110.
48. Lindhe J, Ericsson I: The effect of elimination of jiggling forces on periodontally exposed teeth in the dog. J Periodontol 1982; 53:562.
49. Lindhe J, Svanberg G: Influence of trauma from occlusion on progression of experimental periodontitis in the beagle dog. J Clin Periodontol 1974; 1:3.
50. Macapanpan LC, Weinmann JP: The influence of injury to the periodontal membrane on the spread of gingival inflammation. J Dent Res 1954; 33:263.
51. Martin LP, Noble WH: Gingival fluid in relation to tooth mobility and occlusal interferences. J Periodontol 1974; 45:444.
52. Meitner S: Co-destructive factors of marginal periodontitis and repetitive mechanical injury. J Dent Res 1975; 54:C78.
53. Orban B: Tissue changes in traumatic occlusion. J Am Dent Assoc 1928; 15:2090.
54. Orban B, Weinmann JP: Signs of traumatic occlusion in average human jaws. J Dent Res 1933; 13:216.
55. Polson AM: Trauma and progression of marginal periodontitis in squirrel monkeys. II. Codestructive factors of periodontitis and mechanically produced injury. J Periodont Res 1974; 9:108.
56. Polson AM: The relative importance of plaque and occlusion in periodontal disease. J Clin Periodontol 1986; 13:923.
57. Polson AM, Meitner SW, Zander HA: Trauma and progression of marginal periodontitis in squirrel monkeys. III. Adaption of interproximal alveolar bone to repetitive injury. J Periodont Res 1976; 11:279.
58. Polson AM, Meitner SW, Zander HA: Trauma and progression of marginal periodontitis in squirrel monkeys. IV. Reversibility of bone loss due to trauma alone and trauma superimposed upon periodontitis. J Periodont Res 1976; 11:290.
59. Polson AM, Zander HA: Effect of periodontal trauma upon intrabony pockets. J Periodontol 1983; 54:586.
60. Ramfjord SP, Kohler CA: Periodontal reaction to functional occlusal stress. J Periodontol 1959; 30:95.
61. Rothblatt JM, Waldo CM: Tissue response to tooth movement in normal and abnormal metabolic states. J Dent Res 1953; 32:678.

62. Rygh P: Ultrastructural cellular reactions in pressure zones of rat molar periodontium incident to orthodontic movement. Acta Odontol Scand 1972; 30:575.
63. Rygh P: Ultrastructural vascular changes in pressure zones of rat molar periodontium incident to orthodontic movement. Scand J Dent Res 1972; 80:307.
64. Rygh P: Ultrastructural changes in pressure zones of human periodontium incident to orthodontic tooth movement. Acta Odontol Scand 1973; 31:109.
65. Rygh P: Ultrastructural changes of the periodontal fibers and their attachment in rat molar periodontium incident to orthodontic tooth movement. Scand J Dent Res 1973; 81:467.
66. Rygh P: Elimination of hyalinized periodontal tissues associated with orthodontic tooth movement. Scand J Dent Res 1974; 82:57.
67. Rygh P, Selvig KA: Erythrocytic crystallization in rat molar periodontium incident to tooth movement. Scand J Dent Res 1973; 81:62.
68. Solt CW, Glickman I: A histologic and radioautographic study of healing following wedging interdental injury in mice. J Periodontol 1968; 39:249.
69. Sottosanti JS: A possible relationship between occlusion, root resorption and the progression of periodontal disease. J West Soc Periodontol 1977; 25:69.
70. Stahl SS: The responses of the periodontium to combined gingival inflammation and occlusofunctional stresses in four human surgical specimens. Periodontics 1968; 6:14.
71. Stahl SS: Accommodation of the periodontium to occlusal trauma and inflammatory periodontal disease. Dent Clin North Am 1975; 19:531.
72. Stahl SS, Miller SC, Goldsmith ED: The effects of vertical occlusal trauma on the periodontium of protein deprived young adult rats. J Periodontol 1957; 28:87.
73. Stallard RE: The effect of occlusal alterations on collagen formation within the periodontium. Periodontics 1964; 2:49.
74. Stones HH: An experimental investigation into the association of traumatic occlusion with paradontal disease. Proc Soc Med 1938; 31:479.
75. Svanberg G, Lindhe J: Vascular reactions to the periodontal ligament incident to trauma from occlusion. J Clin Periodontol 1974; 1:58.
76. Vollmer WH, Rateitschak KH: Influence of occlusal adjustment by grinding on gingivitis and mobility of traumatized teeth. J Clin Periodontol 1975; 2:113.
77. Waerhaug J, Hansen ER: Periodontal changes incidental to prolonged occlusal overload in monkeys. Acta Odontol Scand 1966; 24:91.
78. Wentz FM, Jarabak J, Orban B: Experimental occlusal trauma imitating cuspal interferences. J Periodontol 1958; 29:117.
79. Zaki AE, Van Huysen G: Histology of the periodontium following tooth movement. J Dent Res 1963; 42:1373.
80. Zander HA, Muhlemann HR: The effect of stresses on the periodontal structures. Oral Surg Oral Med Oral Pathol 1956; 9:380.

咀嚼系の異常

Michael J. McDevitt[*1]

CHAPTER 25

本章の概要

- 顎関節
- 咀嚼系の筋肉と神経
- 中心位
- 咀嚼系の生体力学
- 機能障害と低下
- 顎顔面痛
- 総合評価
  - 既往歴と問診
  - 臨床検査
  - 画像診断
- 確定診断

咀嚼系とは顎関節(temporomandibular joints；TMJs)，咀嚼筋，歯，そしてこれらすべての構造を支える神経および血管から成る．

咀嚼系の異常は，単一疾患もしくは症候群ではなく，むしろ多数の因子により変化に富んだ多くの病態を示すと考えられる[2,73,111]．総合的な治療基準を満たすには，咀嚼系の解剖と機能を理解し，関連する診査情報を正しく解釈する能力が必要である．咀嚼系の機能不全の適切な原因を特定するために，診断過程は広汎な基礎に基づいたものであり，包括的でなければならない[119]．

[*1] 本章を完成するにあたり，多数の文献の再検討に多大な協力を頂いた，Dr. David K Warfieldに謝意を表したい．彼の激励は，Dr. Peter DawsonとDr. Henry Gremillionのものとともに非常に重要で適切な内容であった．Dr.Dawson, Dr. Gremillion, Dr. Parker Mahan, およびDr. Okesonは，出版物，テキスト，および講演を通じて，非常に貴重な基盤を提供してくれた．私は多くの方から学んだが，彼ら4名の特別な歯科医師にとくに感謝する．常に私を支えてくれている妻のMartha-Anneに感謝する．

顎関節

複雑な神経系のコントロールの仕組みによる咀嚼筋の調和によって，顎関節の機能は制御されている．顎関節の有効な診査と診断を行うためには，顎関節神経-筋機構について理解する必要がある．

顎関節は生体でもっとも複雑な関節のひとつであり，蝶番(回転)運動と滑走(移動)運動の両方の機能をもち，咀嚼の大きな力に耐えうるようになっている．顎関節は側頭骨の関節窩に収まり，下顎骨の顆頭によって形成されている(図25-1)．そして，下顎骨体は，独立して機能している左右の下顎頭を接続している．顆頭と側頭骨の密な結合組織から成る関節窩の間に関節円板があり，2つの関節窩により複合関節を形成している(図25-1, 25-2参照)．通常，関節の骨表面は，健康な状態では本来凸状であるので，関節円板は両凹面形態となる(図25-1参照)．

下顎頭と側頭骨の関節面は線維性結合組織から成り，それにより損傷に対して抵抗力をもち，修復することができる．表層の結合組織層の奥にある関節軟骨は，顎関節の機

能的な負荷と運動に応答するための細胞の構造上の基盤である[73, 119, 164]．関節円盤とともに関節包の中にある靭帯とその連結部は，関節を上部と下部とに分離する役割をもつ（図25-1, 25-2参照）．内皮細胞による滑液産生により得られた関節表面の滑液は，関節円板後部組織が関節窩の境界に沿って前方に伸展するのに役立つ[*2]．

咀嚼系の筋肉と神経

咀嚼系の筋肉と神経については，他の章で触れると思われるのでここでは複雑な仕組みを理解するために簡潔に述べるのみとする．本章を理解するための参照は，適宜付け加える．

咀嚼筋は主に閉口筋と開口筋の2つのグループから成る．下顎を挙上させる筋肉は，咬筋，内側翼突筋，そしてほとんどは側頭筋である．また，側頭筋の後方線維は，顎を後方に移動させる．咬筋の表層の筋束は，より深在する筋束が関節突起に接する顆頭を安定させると同時に，下顎の突出を補助する．咬筋，内側翼突筋に並列して，その角度に下顎を筋肉で支持する．この筋肉の本来の機能は下顎の挙上であるが，下顎の突出時にも機能している[73, 119]．現在，外側翼突筋は2つの異なった機能を有する筋肉として知られており，上頭と下頭は，それぞれ独立し，ほとんど正反対の機能をもつ[6, 14]．外側翼突筋の下頭は下顎を押し下げ，突出させる．外側翼突筋の上頭は開口時には機能しないが，前内側方向に顎を維持するように閉口筋と同時に働く[99, 107, 117, 119, 139]．

生理学的な下顎の位置と運動は，咀嚼筋や支持筋の調和のとれた収縮によってもたらされる．相補筋や拮抗筋の相乗作用を生じさせる神経刺激は非常に複雑である．顎関節の運動神経と知覚神経，咀嚼系の神経は三叉神経支配である．皮膚，筋肉，および靭帯，とくに歯周靭帯の力学的受容器は敏感に圧力の差を認識する．痛みの刺激は侵害受容器によって認識され，知覚と反射の相方で対応する．必須の固有受容を供給する関節包靭帯と関節円盤靭帯，およびその両方への神経分布によって関節の位置を認識する．遠心性神経，もしくは運動神経は中枢の皮質の刺激に対応し，また反射的な活動における求心性の刺激に対応して筋収縮を引き起こす．

歯根膜からの求心性の情報伝達は，咀嚼系の複雑な神経支配の重要な構成要素である可能性がある．神経解剖学において，以前から歯根膜に固有の感覚受容器が存在すると考えられていたが，現在ではその説が有力であると考えられている．痛みは，侵害受容に対して筋骨格系の他の防衛反射と同じように開口筋を収縮させ，閉口筋を抑制することで，急速な開口反射を起こす[119]．防衛反射は，個々に経験する慢性の咬合による異常な機能（クレンチングやグライ

[*2] 38, 73, 119, 159, 161, および164の文献参照．

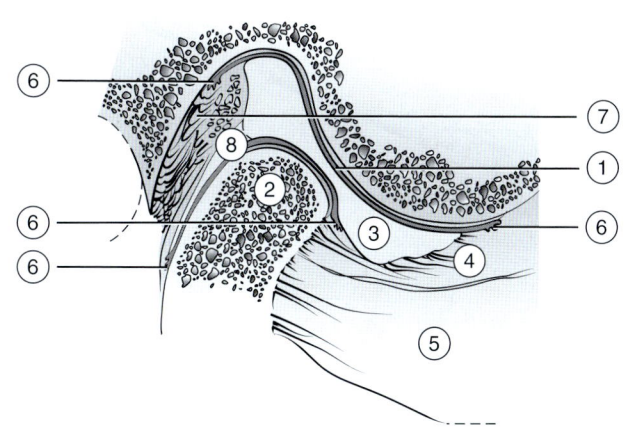

図25-1　顎関節の断面図側方面観．1．側頭骨関節隆起の前方斜面．2．顆頭．3．関節円盤（両凹面形態を呈する）．4．外側翼突筋上頭（顆頭と関節円盤の両方に接している）．5．外側翼突筋下頭．6．滑膜．7．関節円板後部組織．8．顆頭後方表面に接する円盤状の靭帯．(Dawson PE：Evaluation, Diagnosis, and Treatment of Occlusal Problems, ed2. St Louis, Mosby, 1989を引用改変)

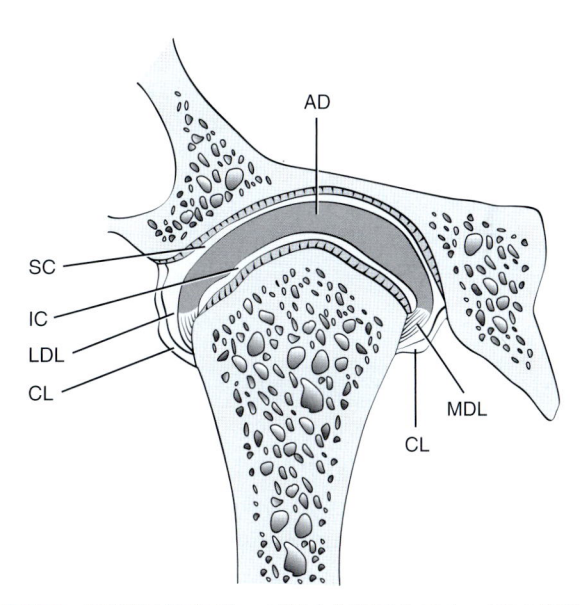

図25-2　顎関節（前頭面），付随する靭帯を示す．AD：関節円盤．CL：関節包靭帯．IC：関節窩下方．LDL：後部円盤状靭帯．MDL：内側の円盤状靭帯．SC：関節窩上方．(Okeson JP：Management of Temporomandibular Joint Disorders and Occlusion, ed4. St Louis, Mosby, 1998より引用)

ンディング）を抑制するかもしれない[23, 46]．圧力知覚は，接触歯の歯根膜に存在する多数の力学的受容器の機能によるものである．特定の接触歯，力の方向，そして，力の強度に基づく歯列の中での識別と，それらに対する筋肉の作用は人体研究と動物研究で立証された[22, 35, 90, 98, 142]．研究と臨床所見の両方から，下顎運動時に前歯が臼歯のディスク

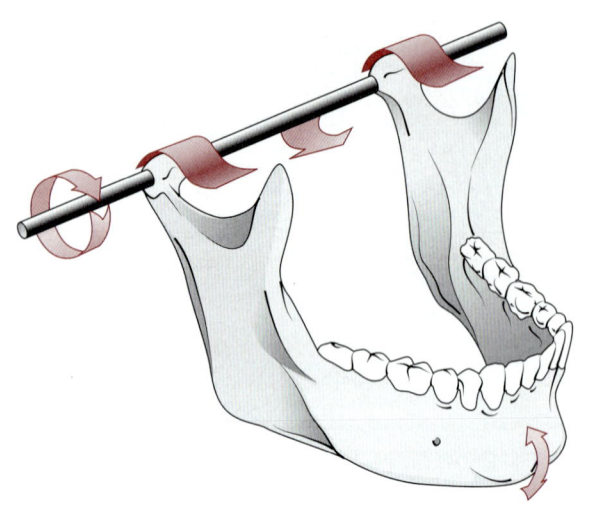

図25-3 中心位の状態では顆頭には中心軸が存在する．回転軸は顆頭に対して上方に位置し，その間下顎は開閉口し，中心位にある．顆頭の回転軸が前方に移動した時点で中心位ではなくなる．(Dawson PE：Evaluation, Diagnosis, and Treatment of Occlusal Problems, ed2. St Louis, Mosby, 1989より引用)

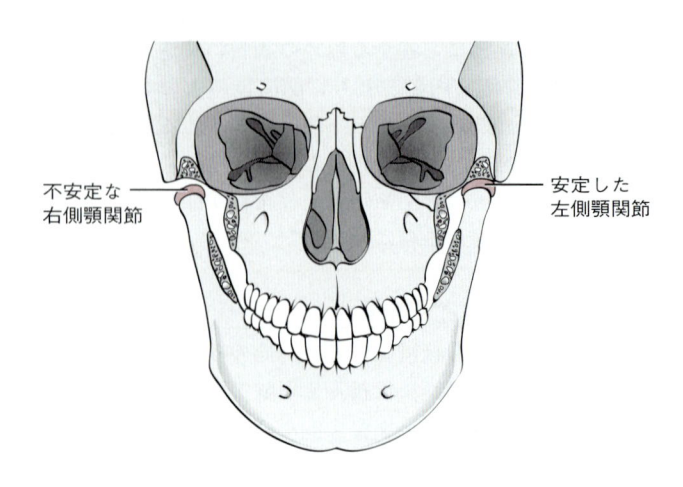

図25-4 整形外科的に不安定な例．歯が安定した位置（最大接触位，咬頭嵌合位）にあり，左側の顎関節が関節窩に安定している．しかしながら，右側の顎関節は関節窩に収まっていない．下顎の挙上筋が収縮するとき，右側の顆頭は前方に動き，関節円盤と関節窩のより安定する関係を探す（筋骨格の安定する位置）．このような場合，咬頭嵌合の障害を生じる．(Okeson JP：Management of Temporomandibular Joint Disorders and Occlusion, ed4. St Louis, Mosby, 1998より引用)

ルージョン（離開）を促すとき，開口筋の収縮が抑制されると提唱されている[160]．歯周疾患によるアタッチメントロスは，力学的受容器の喪失を暗に意味している．重篤な骨喪失，歯根膜組織の炎症性破壊，もしくは慢性の不規則な咬合機能を伴う患者は，筋活動の調整を経験するかもしれない[*3]．

中心位

下顎は靭帯と筋肉で，頭蓋底からつり下げられた状態にある．下顎運動は，一般的に中心位とよばれる，それぞれの顆頭の最初（基本）の位置から始まる．中心位とは，上顎に対する下顎の臨床的な位置関係のなかで，上顎の窩（または関節窩）と側頭骨の関節隆起の傾斜に対して両方の関節円盤がもっとも理想的な位置にあるときのことである．中心位はDawsonらによって提唱され，両手を用いて下顎を誘導する方法で，歯とは別に両側の顎関節を動かして確認する[38, 39, 152]．

両側の顆頭が中心位にあるとき，回転運動や蝶番運動が両側の顆頭の中心軸の周りに起こる（図25-3）．中心位という用語は，両側の顆頭による回転軸に制限された，顆頭がそれぞれの関節窩内に位置している状態をいう．この下顎の回転運動が咬合面の初期接触を妨害するとき，中心位の咬合に考慮が必要となる．本稿の咬合について述べている章で使われている後方接触位という用語は，この関係を定義するのに使われる．片側もしくは両側の関節円盤の不規則な動きが，それらの元の位置関係に戻り，開口筋の収縮が咬合接触のポイントの最初で起こるとき，中心位は存在しない[38, 39]．

顎関節が形態的に安定するには，咬頭嵌合位で咬合するとき顆頭はそれぞれの関節窩に位置していなければならない．片側もしくは両側の顆頭が窩からズレた位置で，閉口筋の収縮によって咬頭嵌合位にあり安定した咬合が得られているとき，咬合関係は形態的には不安定性となる（図25-4）．関節窩から移動した関節による円盤状の靭帯への負荷は，後述するが関節の内部に障害を与える．また，不規則な圧力は顎関節の形態が不安定性になる原因となる可能性がある．ある個人がわずかな因果関係で順応するか，あるいは機能不全や変性が起こるかどうかは，咀嚼機能障害に対する個々の感受性によって決まる[24, 38, 119, 152]．

咀嚼系の生体力学

下顎運動の生体力学は，大脳皮質や顎口腔系からなんらかの刺激が伝導し，筋肉を収縮あるいは抑制する一連の神経機能である．筋肉は関節窩内で顆頭を安定させたり，それぞれの側頭骨に相対した回転あるいは翻転運動を行う．片側の顆頭の位置と機能的な運動は，常にもう片方の状態や活動に依存している．上顎の歯は頭蓋底に固定されており，下顎の歯が顆頭に固定された関係であることから，それぞれの咬合面の接触は直接顆頭の位置や動きに影響するであろう[38, 119]．

下顎は骨，筋肉，そして靭帯によって制限された領域の中を動く．顆頭の翻転が最大開口位に到達する前に，最大

[*3] 2, 23, 46, 70, 73, 111, 119, 137の文献参照．

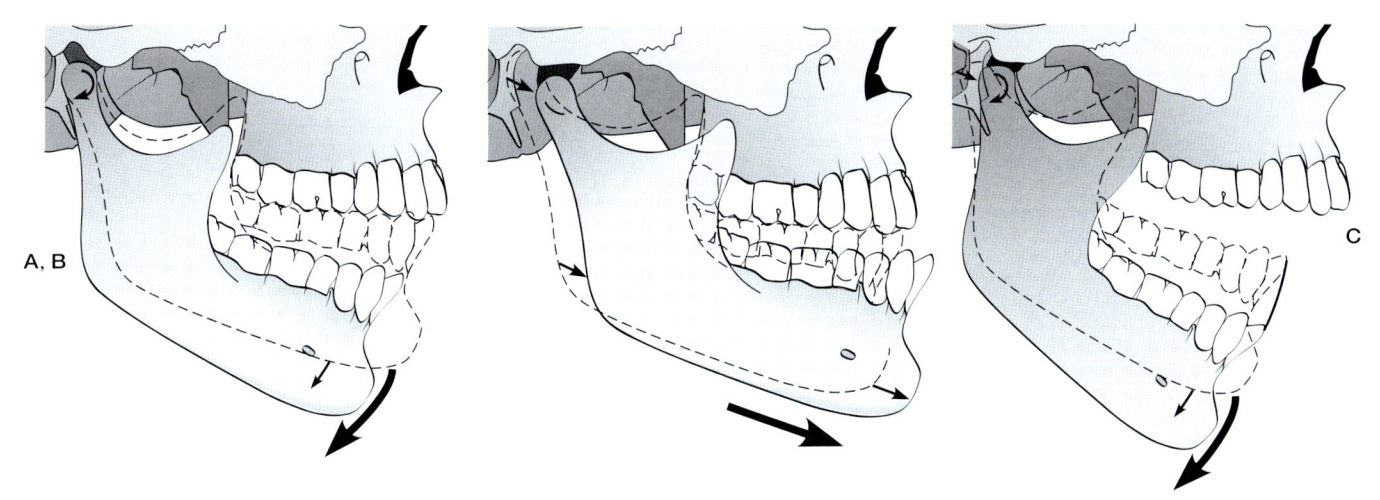

図25-5 A：顆頭が中心位にあるときの下顎の回転運動．純粋な回転運動による開口時には，前歯部が約20〜25mm 離開する．B：下顎の突出時の関節円盤などの翻転運動．C：開口時の回転運動の第2ステージ．関節円盤に関連した両者の移動を示す．1．顆頭の回転運動は関節円盤と関連し，前方の空間で起こる．2．側頭骨の関節表面に沿った関節円盤の前後運動．関節円盤は関節円盤に接して回転運動する顆頭とともに前後運動する．翻転は関節の前方の空間で起こり，回転は関節の下方の空間で起こる．(Okeson JP：Management of Temporomandibular Joint Disorders and Occlusion, ed4. St Louis, Mosby, 1998より引用)

で25mmの純粋な回転運動が起こる．顆頭の動作は関節円板に相関し，さらに関節全体と相関する(図25-5, A)．関節円盤が側頭骨の関節の高位に向かって前方もしくは下方に動く間に，翻転が起こり顎を突出させる．関節円盤は側頭骨に相対して関節腔上方で動く(図25-5, B参照)．顆頭の翻転/回転運動の組み合わせのなかで，それぞれの顆頭の回転軸は顆頭が各窩より下方に関節突起を翻転するように変化する(図25-5, C参照)．筋機能と靭帯の接合の調和がとれ，関節円盤の安定が正常に保たれているなら，関節円盤は顆頭と側頭骨の関節窩表面の凹状で血管のない中央部に誘導される．関節円板後方の組織の弾性と血管分布は，それぞれの顆頭が翻転している間，関節円盤の前方への運動を可能にする．回転，翻転，およびそれらの組み合わせ運動の間，関節より高位の咀嚼筋により関節円盤の安定が得られるので，顆頭の回転と翻転は歯と歯の接触がないときに起こる．歯が接触しているとき，関節円盤の位置と動く方向の両方に影響を及ぼす能力は，筋肉強度とそれらの歯の傾斜角によって決定される[38, 67, 77, 93, 119]．

機能障害と低下

理想的には，咀嚼機能は咀嚼系の構造要素の保全や適応範囲の限界を決して超えない．臨床の場では，急性の外傷と慢性の外傷の両方で，咀嚼系の構成要素の許容を超えることが起こりうる．

頭部や頸部への急性の外傷は，長期間の歯科診療や事故や顔への打撃のようにはっきりした出来事から発症する．急性の外傷は慢性化のきっかけとなり，症状や機能不全が持続する可能性があることから，正確な資料の収集や経過観察は非常に重要となる[12, 19, 41]．

慢性の外傷とは，繰り返して影響を受けることで，咀嚼機能構造の許容を超える経験と定義される．咬合の問題の有無にかかわらず，その状態での咬合圧と回転や翻転のような生理学的な運動時に顆頭を妨害する咬合関係には，筋肉と顎関節の補正が必要となる．歯あるいは顆頭の度重なる負担が個人の許容を超え限界になると，形態的に，もしくは筋肉に障害が生じる可能性がある[119]．前向きの調査研究からは，特定の筋肉や関節の障害と咬合様式を関連付けるのは難しいが，後ろ向き調査と臨床経験からは有益な見解が提供されている．顎関節の機能不全と特定の咬合関係との間に相関関係があるとき，また後方歯の傾斜が咬合機能を支配したときに，咀嚼機能の不調和が生じる傾向にある[*4]．他の研究の結果，さまざまな咬合干渉との関係は，咀嚼機能障害のあるなしにかかわらず個人のなかで一定していることがわかった．以前から，さまざまな要因が関与して機能障害が起こることはわかっていたが，咀嚼機能障害を進行させる特別な原因や，罹患しやすい要因をもつ咬合を特定することができなかった[33, 66, 127, 129, 151]．機能的，あるいはそれを超えた咬合力が顎関節と咀嚼筋の許容範囲を超えることよりも，不正咬合の種類と咀嚼機能障害は相関関係がより少ないように思える[119, 141]．

本稿で使用される咬合機能の不正という一般的な用語は，人がしっかりとした力で噛むことによって起こる，ブラキ

[*4] 1, 27, 39, 62, 66, 71, 110, 119, 158, 160の文献参照．

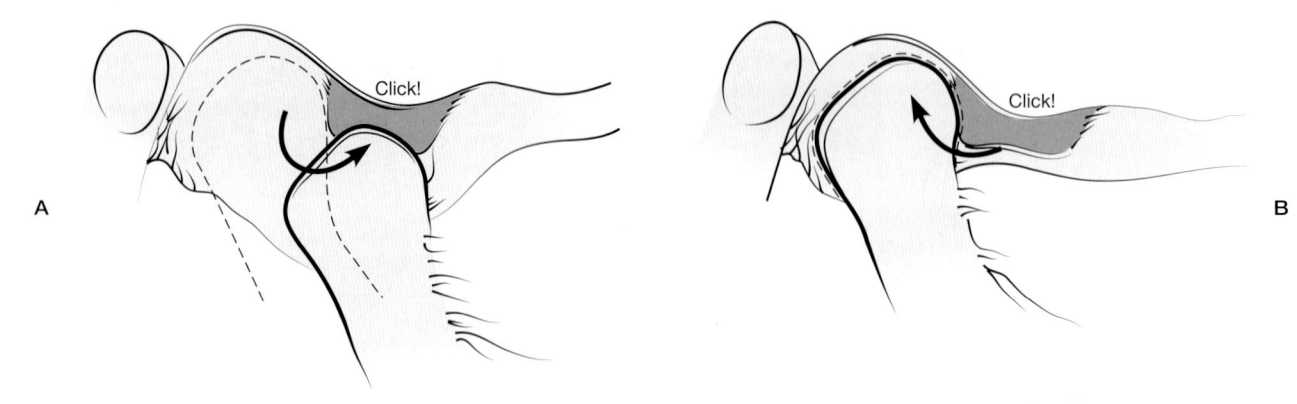

図25-6 相反性クリック．**A**：相反性クリックは，顆頭が関節円盤の後方から関節円盤上に移動するときに生じる．**B**：顆頭が後方に戻るときにもクリック音がする．これは，顆頭が前方に移動したとき，そして開・閉口運動で顆頭が後退するときに起こる．(Dawson PE：Evaluation, Diagnosis, and Treatment of Occlusal Problems, ed2. St Louis, Mosby, 1989より引用)

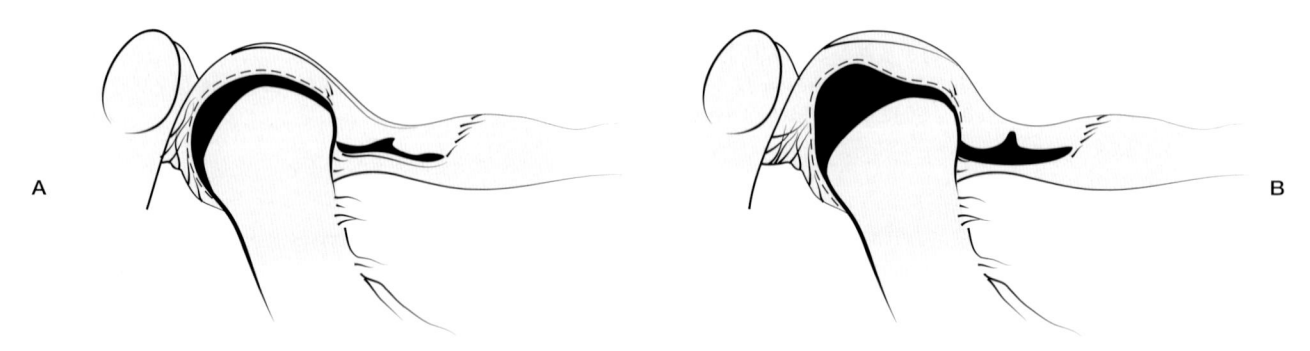

図25-7 復位を伴わない関節円盤の前方転位．**A**：顆頭の前方に関節円盤があり，円盤後方組織上の関節窩に顆頭が位置する．**B**：移動する間，関節円盤は変形し下顎の開口制限が生じる．

シズム，グラインディング，およびクレンチングを含んでいる．一般的にブラキシズムは，過度の摩耗によって確認することができる．咬合機能の不正のなかのブラキシズムは，グラインディングと区別することができ，一般的にグラインディングよりも咀嚼機能障害に関連しているように思える[*5]．咬合機能，もしくは咬合機能の不正による咀嚼機能障害とその他の病因をもつものとを区別するには，咬合の厳密な評価基準が要求される．機能的，もしくは不規則な咬合関係において，個々の咀嚼機能の許容範囲を超えているという十分な証拠があるならば，原因となるものへの介入や観察を行うことができる[36,57,122,127]．

顆頭，関節円盤，側頭骨の関節窩の相関関係に障害が生じることを，一般的に顎関節の関節包内障害か内部障害とよぶ．関節円盤は，下顎への急性の打撃，慢性の外傷により変位し，その結果側部の翼突筋の収縮の調和がとれなくなる．関節円盤が閉口時に顆頭との正常な位置関係に戻らないとき，変位や脱臼が起こると考えられる．関節円盤の変位の進行は，関節円盤の全中央側面への筋線維の挿入のため，一般的に前方，そして内側に向かって起こり，関節

円盤側面への付着の抵抗性は変化すると報告されている[11,143]．円盤後方組織と側副靭帯が伸展すると，円盤後方組織への圧縮力による痛みのために関節円盤が変位し，機能を制限する．開口時のある段階で，円盤後方組織の弾性と関節包靭帯の緊張により，しばしば認識できるくらいの音を伴って関節円盤を顆頭上に引っ張る．閉口時，相反性クリックとよばれる一般的に生じる関節雑音と同時に，再び関節円盤が前方に脱臼するようになる(図25-6)[*6]．

関節円盤が，回転運動や可能な範囲での翻転運動の間，顆頭に対して前方に位置している状態をクローズドロック，もしくは復位を伴わない関節円盤変位(脱臼)とよんでいる(図25-7)．機能制限や疼痛もしくはその両方の症状は，顆頭に対し関節円盤全体が前方でロックされなくても生じる．復位を伴わない関節円盤の部分的な前方変位が起こる場合，関節円盤の側面の方が中間よりも前方に変位するであろう．このような関節円盤の状態は関節雑音を生じないかもしれないが，関節雑音の経緯は一般的に報告されている[38,119]．

負荷のかかった円盤の後方組織の血管分布により(顆頭の隆起部分と関節表面の間)，顎関節に由来する，疼痛が生

[*5] 28, 53, 55, 72, 122, および128の文献参照．

[*6] 9, 38, 39, 119, 130, 154の文献参照．

じる．非血管系線維組織への円盤後方組織の適合や関節円盤の穿孔により，それらの疼痛は消失するかもしれない[123]．

顆頭と関節窩の解剖学的形態異常は，正常形態を有する関節円盤の形態異常や機能異常をもたらす．このような型の機能制限や不規則が，開口時あるいは閉口時に同じポイントで観測される場合，それは患者の補償機構であり，前述した関節円盤の障害とは区別するべきである[119]．

顎関節の機能時，あるいは機能不全に陥ったときに負荷の強さと持続時間によって損傷をもたらした場合，分子レベルでは関節の変性が起こる．遊離基，さまざまな異化酵素，神経ペプチド，エストロゲン，サイトカイン，およびプロスタグランジンは関節面，滑液，または両方に影響を与える炎症反応に関与する*7．関節面を滑らかにする滑液がなくなると，関節円盤は癒着する．関節円盤と顆頭が癒着すると，回転運動は制限されるが，関節窩に関節円盤が固定されるため，回転運動は可能である．しかし，翻転をしている間に関節円盤を前方へ動かすことはできない[119]．

顎関節の亜脱臼は関節円盤と顆頭の両方が隆起を超え，翻転を可能にする．亜脱臼しやすいような解剖学的形態では，顆頭の復位が可能である．顆頭が隆起を超えて翻転しても，関節円盤が後方にあるときは，関節円盤と隆起によってできる傾きが開口状態でロックされた顆頭の変形を防ぐ[119]．

顎顔面痛

咀嚼系の異常に関連する不快症状に顎顔面痛がある．顎関節の機能不全に関連する痛みは，筋肉によるものがもっとも多い[38]．総合診断と治療を行ううえでは，咀嚼系の領域で生じる疼痛の原因で稀なものに対する知識が必要とされる．歯や歯周組織の疼痛の原因は，臨床所見，X線所見，あるいは既往歴によって特定される．歯以外の疼痛の原因として，顎関節構造，筋肉，頸部の構造，神経障害，血管の炎症，すべての種類の頭痛，睡眠障害，機能障害，および精神神経障害がある[118]．アメリカの45,700世帯を対象とした調査では，回答者の22％が6か月の間にいくつかのタイプの顎顔面痛を経験したことを明らかにし，有意に歯周疾患の兆候がある患者が疼痛を訴えていることが明確になった[94]．American Academy of Orofacial Pain によって作成された，現在，顎顔面痛の原因として考えられているものを **BOX 25-1** に示した[118]．

頭蓋や頸部の神経も疼痛を伝えるが，頭痛は主として三叉神経経路で知覚される[73, 118]．三叉神経によって神経支配される咀嚼系で起こる疼痛は，頭痛との鑑別診断が必要である[141]．頭痛には無数の症状があり，疼痛に対する認知と原因によっては診断が左右される[73, 118]．歯や歯周組織による疼痛は明確に定義し，心臓発作，上顎洞の疼痛，顔面筋

---

*7 50, 60, 81, 84, 86, 108, 109, 115, 133, 145の文献参照．

BOX 25-1

顎顔面痛の特異的な診断

頭蓋内の疼痛による障害[65, 73, 118, 124]
　腫瘍，動脈瘤，膿瘍，出血，血腫，浮腫

頭痛による障害（神経血管障害）[87, 119]
　偏頭痛，不規則な偏頭痛，群発性の頭痛，発作性の偏頭痛，頭蓋の動脈炎，頸動脈圧痛，緊張型頭痛[80, 118, 119, 140]

神経痛による障害
　発作性神経痛：三叉神経，舌咽神経，中間神経，
　　　　　　　　喉頭上部の神経痛[156]
　連続する疼痛による障害：連続する疼痛症候群（末梢の神経炎，処置後神経炎，外傷後や術後の神経痛，神経痛を誘発する空洞化を伴う骨壊死[16, 17]）

交感神経系の持続的な疼痛

口腔内の疼痛による障害
　歯髄，歯周組織，歯肉歯槽粘膜組織，舌[13, 105]

側頭下顎骨の障害
　咀嚼筋，顎関節，関連組織

関連組織[118, 119]
　耳，目，鼻，副鼻腔，咽喉，リンパ節，唾液腺，頸部

Axis Ⅱ，精神障害
　体型障害
　心因性の疼痛症候群

疼痛と区別されなければならない[118, 119]．歯髄や歯周組織の受容器障害で起こる疼痛は，総合的な臨床所見，X線所見で鑑別する．顎関節あるいは咀嚼筋を原因とする顎顔面痛は，腫瘍，大きな外傷，小さな外傷の反復，全身疾患，解剖学的要因によって生じる．顎関節構造，炎症，あるいは血管の圧迫が疼痛の直接的な原因となる．制限された運動範囲内を顎関節が機能することで生じる局所の疼痛では，変形性関節症や多発性動脈炎の有無にかかわらず，滑膜炎や被膜炎が特徴的に認められる．潜在的な疼痛に加えて，関節炎の兆候として開口制限や他の顎の機能的・構造的異常そして，関節面の直接的な退行性変化による独特の関節雑音が生じる*8．

咀嚼筋による顎顔面痛は，その部分で知覚する場合と個々の歯など他の構造で知覚する場合がある．同様に，ある特定の筋肉の関連痛は，原因の特定が必要である．局所的に誘発された疼痛は，疼痛を知覚する部位に症状が出ることから，顎運動が咀嚼筋に疼痛を引き起こすと予想され

---

*8 42, 45, 56, 58, 68, 82, 83, 97, 100, 102, 118および165の文献参照．

BOX 25-2
患者の既往歴に記される問診の例

あなたは，現在もしくは過去に，以下のどれかを経験したことがありますか？
1. 開閉口時の顎関節の疼痛[8]
2. 顔面，顎，頭部，または頸部への事故などによる，急性の，もしくは直接的な外傷
3. 顎関節のロックや運動制限[44, 147]
4. 片側もしくは両側の顎関節の違和感を伴わない，咀嚼障害，閉口不能
5. 感染のない，とくに再発性の耳の痛み
6. 耳鳴りや突発性の音
7. とくにトリガー（引き金）が存在する，さまざまな神経痛
8. 歯の疾患，抜歯を伴わない歯痛[103, 104, 162]
9. 結合組織炎[37, 126, 131]
10. 睡眠時の無呼吸やあらゆる睡眠障害
11. 開口時，食事中などの顎関節雑音（クリック音，捻発音）
12. 偏頭痛または群発性の頭痛のような，慢性の，もしくは頻繁に再発する頭痛[4]
13. 帯状疱疹や，顔面，頸部のあらゆる疼痛を伴う感染症
14. 開・閉口するため，手によって顎や顎関節を"調整"すること
15. 頭と肩で電話を挟んでの使用，コンピューターを使う仕事，楽器の演奏，スキューバダイビングなどのような常にストレスのかかる姿勢を強いられる職業や活動
16. 頻繁に嚙み合わせたり，食いしばったり，パイプをくわえるような，ある位置に顎を維持しているという認識
17. ライム病[61]
18. 頸部の筋の一般的な疲労や疼痛
19. 下顎へ圧力がかかるような，睡眠位置や姿勢

る．脳神経は同側で関連痛を生じさせるが，骨格神経による関連痛は反対側に生じ，一般的に両側性の疼痛源は中枢神経系である[73, 119, 146]．咀嚼筋はさまざまな異常や機能不全を生じやすく，その多くが疼痛を伴う．American Academy of Orofacial Painは，これらの状態の大範疇として，拘縮や筋膜の疼痛，筋肉の炎症，筋痙攣，局所の筋肉痛，および筋線維症を指定している．筋膜の疼痛において，筋肉や筋膜の緊張した帯状組織における頻発する疼痛の原因を明らかにするため，筋肉の触診が行われている．咀嚼筋の炎症は，直接的な外傷や筋周囲の感染によって起こる．下顎運動に伴い関連痛は増加し，その結果運動制限が起こる．筋痙攣は，影響を受けた筋肉の疼痛と，劇的な収縮を伴う不随意収縮である．咀嚼筋の筋痙攣は急激に生じるため，下顎運動を制限し，突然，咬合を変化させてしまう．個々の筋肉に特定の疼痛を起こす局所の筋肉痛は，

虚血や疲労，慢性筋肉痛，あるいは保護的な相互収縮から生じる可能性がある．不規則な咬合機能，拡大した歯の接触面積，新陳代謝の不均衡，交感神経系の影響はこの苦痛に対する筋肉の反応に関連している．長期間，下顎運動が制限されていると，筋肉とそれに関連する付属器官は線維症を生じ，筋線維拘縮症とよばれる無痛の状態を呈するようになる[118]．

咀嚼系の異常に関連して生じる耳鼻咽喉系の兆候として，聴覚障害，耳鳴，めまいなどが報告されている[*9]．外傷と姿勢による頸部，脊椎への緊張は咀嚼系の知覚異常と疼痛の両方の原因となる[12, 19, 73, 119]．

中枢神経系による関連痛や疼痛は，その原因を確定するのは困難である．高位の神経中枢による，末梢受容器損傷の増大や疼痛の原因となる炎症は，疼痛の程度を変える．したがって，長期にわたる炎症は慢性疼痛の要因となる可能性がある[74, 101, 144]．障害を生じさせる規則的な疼痛を起こすか，もしくは起こしやすくする全身症状には，睡眠障害，線維筋痛症，慢性的なうつ病，慢性疲労症候群，甲状腺機能不全，甲状腺の受容体不全，プロラクチン還元障害，僧帽弁脱出症に関連するエピネフリン反応性月経前症候群，女性のアンドロゲン過剰，外傷による後遺症などがある．これらの状態のなかには，ホルモン因子に起因した性差によるものがあるが，疼痛に伴う緊張の影響とさまざまな対処方法による効果は男女ともに報告されている[*10]．

総合評価
既往歴と問診

既往歴と問診は，患者の既往と現症に対して制限なく返答と反応を求める必要がある．通常の歯科的もしくは全身的既往歴に，顎関節の機能制限，もしくは疼痛，関節雑音，咀嚼筋の症状の既往に関する質問も含める必要があるかもしれない（**BOX 25-2**）．これらの問診表には，発症時期，持続時間，頻度，および外傷の既往との関係に関しても記録すべきである[118]．

臨床検査

臨床検査では，患者の咀嚼系の状態を確認できるまで問診を続ける．歯科医師は，機能不全や機能低下の兆候や症状の意味を理解することができるように患者を導き，患者が質問に返答しやすいように努める．顔面，頭部の姿勢，および下顎運動に非対称が認められた場合には，身体検査を問診の間に行う．各臨床医によってそれぞれであるが，咀嚼系の臨床検査には以下に示すようなものがある[9, 38, 119]．
1. 下顎の運動範囲の観察と測定

[*9] 15, 21, 25, 26, 34, 36, 52, 76, 133, 119, 121, 135, 136, 163の文献参照．
[*10] 5, 20, 51, 92, 116, 118, 138, 149の文献参照．

2．その運動範囲内での両側顎関節部の聴診と軽い触診
3．両側顎関節への負荷試験
4．それぞれの咀嚼筋，それに関連する頭部および頸部の筋肉の動悸
5．顔面，口腔，および口腔咽頭の軟組織の評価
6．歯と歯周組織の診査
7．正確な診断方法を含む完全な咬合分析

　顎関節の評価は運動範囲の分析から始まる．下顎の起点からの開・閉口路の診査により，習慣性咬合障害や咀嚼筋の機能不全が示唆できる[38, 119]．最大開口量は平均で50mmであるが，咀嚼系の機能障害によって開口量が制限されると，開口量は40mm未満になると考えられる．通常，左右側方運動の範囲はおよそ9mmである．そして顎の前方運動は一般的に7mmである．ある患者にとって運動制限は正常であるかもしれないが，ほとんどの場合これらの所見に対して診断する価値がある[9, 44, 64, 119, 147]．患者，歯科医師ともに，関節雑音を聞くことができる聴診器やドップラー干渉計による関節の聴診は，非常に多くの臨床状態での特殊な雑音を明らかにする．クリック音，稔髪音，あるいはクレピタス（グラインディング音，キーキー音，摩擦音）など，あらゆる音の強さと性質も正確に記録されるべきである．初期の評価の一部として検出されるどんな音も，あらゆる変化を見つけ出すために一貫して突き止められるべきである．顎関節の状態に関連する特定の音に基づく診断上の解釈と処置は，参考文献に掲載されている[7, 9, 38, 119, 157]．

　患者にとって，閉口時の顎関節の触診は，関節構造や筋肉の浅層に炎症が存在する場合，不快に感じることがある．また，円盤後方組織にも炎症があると，触診によって開口時の方が不快に感じる可能性がある．顎関節の負荷試験は，骨と骨とが接触している場合を除いて，本来，顆頭，関節窩の表面，そしてそれらの間の組織を触診して行う．両手で下顎を操作することで歯科医師が均等に両方の関節に負荷をかけ，どちらか片方に抵抗や緊張を見つけ出すことができる．患者の筋肉活動に対する姿勢の影響を最小にするために，デンタルチェアに仰向けにさせる．チェアの支えと歯科医師の腕，あるいは腹に抱きかかえられることで，患者の頭部が固定される．歯科医師の中指は，ちょうど下顎角の前方にある顎のV字形の部分に，そして親指はほぼオトガイ部の中心線に置かれる（図25-8）．まず歯科医師が指のわずかな力で顎を持ち上げたり，親指のわずかな力で顎を押し下げることで，ゆっくり蝶番運動させる．患者に痛みがない程度に両側の指に力を加え，関節に負荷を与えるために十分な圧力で行う（図25-8参照）．無血管で線維質の関節円盤が配置されていて，顆頭は中心位にあり，そして両側の関節には負荷がない状態である．筋肉の不調和，緊張もしくは関節円盤の前方転移によって，片側の顎関節の血管の円盤後方組織へ負荷がかかることで疼痛が生じる可能性がある．適切な処置によって，患者は顎関節に

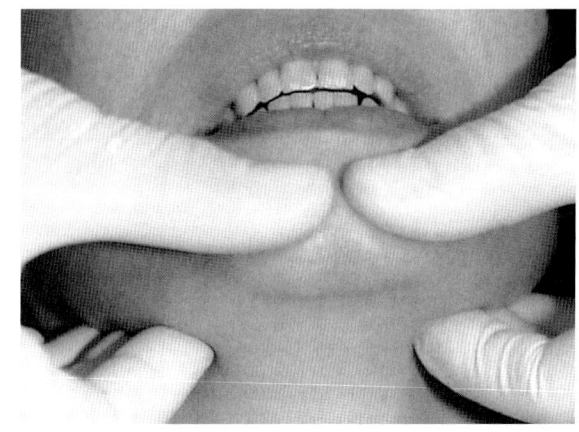

図25-8　中心位を診査するための両手を用いた負荷試験．

誘導された負荷に基づいて本来の状態のようにしっかり噛むことができ，痛みや緊張が消失したと報告するであろう[9, 38, 59, 119]．

　また，筋肉の触診では，もっとも信頼できる情報を引き出すためには，経験と専門的技術の両方を必要とする．圧力が小さすぎると軽度の筋肉痛や痙攣を診断することができず，また圧力が大きすぎると正常な筋組織でも触診だけで障害を与えることがある[54]．外部から触診できる筋肉には，前方・中央・後方の側頭筋，咬筋の浅層，顎二腹筋の前腹・後腹，胸鎖乳突筋，僧帽筋，後頸筋，そして翼状筋の中腹が含まれる．咬筋の深層は口腔内から中適度に圧迫して，翼状筋の中腹は下顎の伝達麻酔の針入点として一般的に知られている領域を直接触診する．外側翼突筋は，同じ領域に翼状筋の中腹があるため，触診するのは難しい．その触診は，上顎結節の遠心で翼状筋の中腹を触診する部位の上部末端で試みることができる．外側翼突筋の試験には，患者に下顎を突出してもらい，それに対して手で抵抗する方法もある．外側翼突筋に起こりうる疼痛を評価するどちらの方法も，筋肉の状態に関する何らかの情報が得られるが，完全に信頼できるというわけではない[*11]．

　臨床検査で筋肉の触診を行うすべての部位で，歯科医師は筋線維の緊張と不快な領域を見つけ出すかもしれない．この状態は，歯と他の顎顔面領域への疼痛の原因となる，局所の顎顔面痛もしくは引き金となる筋肉痛を表わす．局部麻酔を用いた診断法は，引き金となる疼痛と疼痛の発生パターンを特定するために非常に効果的であるが，本稿の範囲を超えている[119, 146]．咬合分析は歯と歯周組織の評価を論理的に拡大する．歯の動揺は静的か動的かで評価される．硬いものを噛むことで歯に圧力が加わると，視診と触診の両方で診断可能な動揺を示すかもしれない．咬合時に，

[*11] 3，9，38，47，49，73，119，148の文献参照．

患者に下顎の偏位運動をさせることによって，視診，触診可能となる．歯の動揺の原因は，不十分な歯周組織の支持，歯周組織の炎症，正常な歯周組織での過度の咬合力であり，その結果，動揺することで適応している．歯や修復物の診査は外傷や摩耗の既往を反映する．咬合の不調和によって片側の顎関節が形態的に不安定になっていることは，患者の可動域での咬合の視診，咬合紙やワックスによる診査，および電子装置による検査で明らかにすることができる．歯が比較的安定しているなら，上下顎の関係は歯が接触するとすぐに顆頭の運動の方向に影響を及ぼすであろう．中心位の検査は，両手を用いた操作法やリーフゲージ法を使用し，歯を接触させない状態で顆頭を位置づけることで行う．最初に歯が接触するまで，下顎の閉口を手で誘導する．その位置が最大限度の習慣性咬合であるなら，顆頭は最適な位置にある．歯の最初の接触が最大限度の咬頭嵌合でないなら，顆頭は固定された位置からそれぞれの窩に対して下方に位置するまで誘導され，その結果，不安定な状態になる．下顎の補正された方向と範囲は，慎重に測定して事前診査で記録し，どんな兆候も見逃さないようにその後の診療の際に常に評価するべきである[*12]．

この診査の信頼性を上げるために，筋肉にあらかじめプログラムされていない作用をさせるかもしれない．もっとも簡単な方法は，固有の受容器や圧力を感じる神経の入力を回避することによって可能なかぎり筋肉を弛緩させるために，5〜15分の間，前歯にコットンロールを挟ませる方法である．間接法もしくは直接法で前歯につくった，アクリルまたはコンポジットの咬合防止の装置には，同様の効果がある[9, 10, 119]．中心位での顆頭の位置を確認するより複雑な方法には，上下顎の筋肉を弛緩させる咬合装置を用いる方法がある．この装置が，それぞれの歯列弓に十分な適用範囲を与え，対合歯の少なくとも1つの咬頭や切端と咬合接触させるため，歯が無意識に移動するのを防ぐことができる．あらゆる突出運動・側方運動時に，臼歯部がすべて離開するように咬合を設定する．これは，正常でない筋収縮や限られた不快な神経入力が優位である間，習慣化されていない筋肉の活動を可能にすることができる[39, 88, 160]．

診断を行うためには歯列状態を示す模型を，正確に取り付けられなければならない．上顎歯は頭蓋に付随するので，フェイスボウトランスファーを行うと，咬合器に設定された回転軸に対して上顎の模型が相関性をもつようになる．注意深い両手による操作法や，前方位で顎を停止させる方法で，顆頭が関節窩に十分に固定された状態で咬合採得を行う．診断用模型での上下顎歯は，顆頭位置である中心位でお互いに関係づけられ，中心位における咬合の相違が明らかとなるであろう．このような咬合関係では患者による個々の補正が必要となる[9, 38]．

画像診断

臨床的評価と既往歴により，構造的な咀嚼系異常の可能性や病理学的に新生物の存在が示唆された場合，顎関節の適切な画像診断を行う．軟組織，とくに関節円盤の画像診断を行うための方法として，磁気共鳴（MR）が用いられる．顆頭や側頭骨などの硬組織の画像診断で，現在もっとも高い規格が得られる方法は，コンピュータ断層撮影法（CT）である．通常，どちらの技術も関節の外科処置など，より困難な処置が予想されたり，戦略上重要な診断が要求される場合使用する．通常，それらの分析には臨床医への事前の専門的な訓練や，放射線技師の参加が必要である．関節造影は，関節円盤の穿孔などの正確な診断を必要とするときに使用されているが，今日ではCTとMRによる画像診断がより活用されている[9, 18, 75, 89, 125]．単純フィルム断層X線撮影は，いくつかの新しいX線写真撮影法のひとつであるが，ほとんどの開業医にとってもっとも簡単で利用可能な方法はパノラマX線撮影である．しかし，この撮影方法によって得られた画像は，一般的におおまかな解剖についてのみ投影されるので，得られる情報は鑑別目的のためだけのものであると考えるべきである．著明な病状や変形がパノラマX線撮影によって示唆される場合，さらに詳細な画像診断と処置が必要とされる[18, 73]．

確定診断

各々の患者の完全な歯周組織の評価には，咀嚼系の異常をも明らかにするための診断的要素を含んでいなければならない．咀嚼系機能の既往歴，現症，潜在的な損傷の原因は，包括的な治療計画に反映すべきである．高度な歯周治療を必要とする患者や，重度の歯周疾患に罹患した患者では，咀嚼系の異常を発症させるリスクになるかもしれないので，診断過程はすべての患者に対して一貫して徹底的かつ包括的でなければならない[23, 137]．咀嚼系に異常の兆候が認められる患者の診断戦略として，原因となりうるものや要因を計画的に排除することで生じる必然的な疼痛や機能不全の変化から，潜在的な原因を調査することもある．軽度の機能不全や軽度で一時的な不快症状を我慢する傾向がある患者もいるため，兆候がないときの既往歴と臨床検査は徹底して行う必要がある．兆候が軽度であったり何もないにもかかわらず，咀嚼系の異常を訴える患者の診断戦略では，リスクファクターを特定している間，状態が安定しているのを確認する必要がある．過去の，もしくは現在の外傷や不調和の兆候を慎重かつ完全に裏付けることは，将来的に起こりうる問題の傾向分析と予測のための基礎となるであろう[*13]．

[*12] 9, 29, 30, 38-40, 48, 69, 71, 78, 79, 85, 95, 96, 119, 120, 132, 134, 141, 155の文献参照．

[*13] 31, 32, 43, 54, 91, 111, 112, 114, 153の文献参照．

一貫した専門的なメインテナンスは，患者の歯周組織の管理を成功させるための重要な要素であるということが明確に示されている[63,106]．どんな治療に対しても，予後を経過観察するための検診は，咀嚼系全体の状態を継続して評価し，必要とされるときに適切な処置をする機会を包括的な治療のすべての段階で歯科医師に提供する．

参考文献

1. Al-Hadi LA: Prevalence of temporomandibular disorders in relation to some occlusal parameters. J Prosthet Dent 1993; 70:345.
2. Allen EP, Bayne SC, Becker IM, et al: Annual review of selected dental literature: Report of the Committee of Scientific Investigation of the American Academy of Restorative Dentistry. J Prosthet Dent 1999; 82:39.
3. Atwood MJ, Dixon DC, Talcott GW, et al: Comparison of two scales in the assessment of muscle and joint palpation tenderness in chronic temporomandibular disorders. J Orofacial Pain 1993; 7:403.
4. Austin DG: Special considerations in orofacial pain and headache. Dent Clin North Am 1997; 41:325.
5. Auvenshine RC: Psychoneuroimmunology and its relationship to the differential diagnosis of temporomandibular disorders. Dent Clin North Am 1997; 41:279.
6. Aziz MA, Cowie RJ, Skinner CE, et al: Are the two heads of the human lateral pterygoid separate muscles? A perspective based on their nerve supply. J Orofacial Pain 1998; 12:226.
7. Bade DM, Lovasko JH, Dimitroff M, et al: Clinical comparison of temporomandibular joint sound auscultation and emission imaging studies. J Orofacial Pain 1994; 8:55.
8. Bates RE, Gremillion HA, Stewart CM: Degenerative joint disease, part II: Symptoms and examination findings. J Craniomandib Pract 1994; 12:88.
9. Becker IM, Tarantola GJ: Parameters of Care: Temporomandibular Disorders. Key Biscayne, FL, L.D. Pankey Institute of Advanced Dental Education, 1994.
10. Becker I, Tarantola G, Zambrano J, et al: Effect of a prefabricated anterior bite stop on electromyographic activity of masticatory muscles. J Prosthet Dent 1999; 82:22.
11. Ben Amor F, Carpentier P, Foucart JM, et al: Anatomic and mechanical properties of the lateral disc attachment of the temporomandibular joint. J Oral Maxillofac Surg 1998; 56:1164.
12. Benoliel R, Eliav E, Elishoov H, et al: Diagnosis and treatment of persistent pain after trauma to the head and neck. J Oral Maxillofac Surg 1994; 52:1138.
13. Bergdahl J, Anneroth G, Anneroth I: Clinical study of patients with burning mouth. Scand J Dent Res 1994; 102:229.
14. Bertilsson O, Ström D: A literature survey of a hundred years of anatomic and functional lateral pterygoid muscle research. J Orofacial Pain 1995; 9:17.
15. Bjorne A, Agerberg G: Craniomandibular disorders in patients with Ménière's disease: A controlled study. J Orofacial Pain 1996; 10:28.
16. Bouquot JE, Roberts AM, Person P, et al: NICO (neuralgia-inducing cavitational osteonecrosis): osteomyelitis in 224 jawbone samples from patients with facial neuralgias. Oral Surg 1992; 73:307.
17. Bouquot J, Roberts A: NICO (neuralgia-inducing cavitational osteonecrosis): radiographic appearance of the "invisible" osteomyelitis. Oral Surg 1992; 74:600.
18. Brooks SL, Brand JW, Gibbs SJ, et al: Imaging of the temporomandibular joint: A position paper of the American Academy of Oral and Maxillofacial Radiology. Oral Surg Oral Med Oral Pathol Oral Radiol Endod 1997; 83:609.
19. Burgess JA, Kolbinson DA, Lee PT, et al: Motor vehicle accidents and TMDs: Assessing the relationship. JADA 1996; 127:1767.
20. Bush FM, Harkins SW: Pain-related limitation in activities of daily living in patients with chronic orofacial pain: Psychometric properties of a disability index. J Orofacial Pain 1995; 9:57.
21. Bush FM, Harkins SW, Harrington WG: Otalgis and aversive symptoms in temporomandibular disorders. Ann Otol Rhino Laryngol 1999; 108:884.
22. Byers MR, Dong WK: Comparison of trigeminal receptor location and structure in the periodontal ligament of different types of teeth from the rat, cat, and monkey. J Comp Neurol 1989; 279:117.
23. Cathelineau G, Yardin M: The relationship between tooth vibratory sensation and periodontal disease. J Periodontol 1982; 53:704.
24. Carranza FA, Newman MG: Clinical Periodontology, ed 8. Philadelphia, Saunders, 1996.
25. Chan SWY, Reade PC: Tinnitus and temporomandibular pain-dysfunction disorder. Clin Otolaryngol 1994; 19:370.
26. Chole RA, Parker WS: Tinnitus and vertigo in patients with temporomandibular disorder. Arch Otolaryngol Head Neck Surg 1992; 118:817.
27. Christensen GJ: Abnormal occlusal conditions: A forgotten part of dentistry. JADA 1995; 126:1667.
28. Christensen GJ: Treating bruxism and clenching. JADA 2000; 131:233.
29. Christensen LV, Rassouli NM: Experimental occlusal interferences. Part I. A review. J Oral Rehabil 1995; 22:515.
30. Christensen LV, Rassouli NM: Experimental occlusal interferences. Part V. Mandibular rotations versus hemimandibular translations. J Oral Rehabil 1995; 22:865.
31. Christensen LV, McKay DC: TMD diagnostic decision-making and probability theory. Part I. J Craniomandib Pract 1996; 14:240.
32. Christensen LV, McKay DC: TMD diagnostic decision-making and probability theory. Part II. J Craniomandib Pract 1996; 14:312.
33. Clark GT, Tsukiyama Y, Baba K, et al: Sixty-eight years of experimental occlusal interference studies: What have we learned? J Prosthet Dent 1999; 82:704.
34. Ciancaglini R, Loreti P, Radaelli G: Ear, nose, and throat symptoms in patients with TMD: The association of symptoms according to severity of arthropathy. J Orofacial Pain 1994; 8:293.
35. Coffey JP, Williams WN, Turner GE, et al: Human bite force discrimination using specific maxillary and mandibular teeth. J Oral Rehabil 1989; 16:529.
36. Cooper BC, Cooper DL: Recognizing otolaryngologic symptoms in patients with temporomandibular disorders. J Craniomandib Pract 1993; 11:260.
37. Dao TTT, Reynolds WJ, Tenenbaum HC: Comorbidity between myofascial pain of the masticatory muscle and fibromyalgia. J Orofacial Pain 1997; 11:232.
38. Dawson PE: Evaluation, Diagnosis, and Treatment of Occlusal Problems, ed 2. St Louis, Mosby, 1989.
39. Dawson PE: New definition for relating occlusion to varying conditions of the temporomandibular joint. J Prosthet Dent 1995; 74:619.
40. Dawson PE: A classification system that relates maximal intercuspation to the position and condition of the temporomandibular joint. J Prosthet Dent 1996; 75:60.

41. De Boever JA, Keersmaeker K: Trauma in patients with temporomandibular disorders: Frequency and treatment outcomes. J Oral Rehabil 1996; 23:91.
42. de Bont LGM, Stengenga B: Pathology of temporomandibular joint internal derangement and osteoarthrosis. Int J Oral Maxillofac Surg 1993; 22:71.
43. De Wijer A, Lobbezoo-Scholte AM, Steenks MH, et al: Reliability of clinical findings in temporomandibular disorders. J Orofacial Pain 1995; 9:181.
44. Dimitroulis G, Dolwick MF, Gremillion HA: Temporomandibular disorders. 1. Clinical evaluation. Aus Dent J 1995; 40:301.
45. Donaldson KW: Rheumatoid diseases and the temporomandibular joint: A review. J Craniomandib Pract 1995; 13:264.
46. Dong WK, Shiwaku T, Kawakami Y, et al: Static and dynamic responses of periodontal ligament mechanoreceptors and intradental mechanoreceptors. J Neurophysiol 1993; 69:1567.
47. Ehrlich R, Garlick D, Ninio M: The effect of jaw clenching on the electromyographic activities of 2 neck and 2 trunk muscles. J Orofacial Pain 1999; 13:115.
48. Ferrario VF, Sforza C, Sigurta D, et al: Temporomandibular joint dysfunction and flat lateral guidances: A clinical association. J Prosthet Dent 1996; 75:534.
49. Ferrario VF, Sforza C, Colombo A, et al: An electromyographic investigation of masticatory muscle symmetry in normo-occlusion subjects. J Oral Rehabil 2000; 27:33.
50. Fu K, Ma X, Zhang Z, et al: Interleukin-6 in synovial fluid and HLA-DR expression in synovium from patients with temporomandibular disorders. J Orofacial Pain 1995; 9:131.
51. Gelb H, Gelb ML, Wagner ML: The relationship of tinnitus to craniocervical mandibular disorders. J Craniomandib Pract 1997; 15:136.
52. Glaros AG, Baharloo L, Glass EG: Effect of parafunctional clenching and estrogen on temporomandibular disorder pain. J Craniomandib Pract 1998; 16:78.
53. Glaros AG, Glass EG, Williams KB: Clinical examination findings of temporomandibular disorder patients: A factor analytic study. J Orofacial Pain 1998; 12:193.
54. Glaros AG, Tabacchi KN, Glass EG: Effect of parafunctional clenching on TMD pain. J Orofacial Pain 1998; 12:145.
55. Goupille P, FouQuet B, Goga D, et al: The temporomandibular joint in rheumatoid arthritis: Correlations between clinical and tomographic features. J Dent 1993; 21:141.
56. Gremillion HA: TMD and maladaptive occlusion: Does a link exist? J Craniomandib Pract 1995; 13:205.
57. Gynther GW, Holmlund AB, Reinholt FP, et al: Temporomandibular joint involvement in generalized osteoarthritis and rheumatoid arthritis: A clinical, arthroscopic, histologic, and immunohistochemical study. Int J Oral Maxillofac Surg 1997; 26:10.
58. Harper RP, Schneiderman E: Condylar movement and centric relation in patients with internal derangement of the temporomandibular joint. J Prosthet Dent 1996; 75:67.
59. Haskin CL, Milam SB, Cameron IL: Pathogenesis of degenerative joint disease in the human temporomandibular joint. Crit Rev Oral Biol Med 1995; 6:248.
60. Heir GM: Differentiation of orofacial pain related to Lyme disease from other dental and facial pain disorders. Dent Clin North Am 1997; 41:243.
61. Hickman DM, Cramer R: The effect of different condylar positions on masticatory muscle electromyography activity in humans. Oral Surg Oral Med Oral Pathol Radiol Endod 1998; 85:18.
62. Hirschfield L, Wasserman B: A long-term survey of tooth loss in 600 treated periodontal patients. J Periodontol 1978; 49:225.
63. Hochstedler JL, Allen JD, Follmar MA: Temporomandibular joint range of motion: A ratio of interincisal opening to excursive movement in a healthy population. J Craniomandib Pract 1996; 14:296.
64. Huntley TA, Wiesenfeld D: Delayed diagnosis of the cause of facial pain in patients with neoplastic disease: A report of eight cases. J Oral Maxillofac Surg 1994; 52:81.
65. Ingervall B, Hähner R, Kessi S: Pattern of tooth contacts in eccentric mandibular positions in young adults. J Prosthet Dent 1991; 66:169.
66. Isberg A, Westesson P-L: Steepness of articular eminence and movement of the condyle and disk in asymptomatic temporomandibular joints. Oral Surg Oral Med Oral Pathol Oral Radiol Endod 1998; 86:152.
67. Israel HA, Diamond B, Saed-Nejad F, et al: Osteoarthritis and synovitis as major pathoses of the temporomandibular joint: Comparison of clinical diagnosis with arthroscopic morphology. J Oral Maxillofac Surg 1998; 56:1023.
68. Ito T, Gibbs CH, Marguelles-Bonnet R, et al: Loading on the temporomandibular joints with five occlusal conditions. J Prosthet Dent 1986; 56:478.
69. Jacobs R, van Steenberghe D: Role of periodontal ligament receptors in the tactile function of teeth: A review. J Periodont Res 1994; 29:153.
70. Kahn J, Tallents RH, Katzberg RW, et al: Association between dental occlusal variables and intraarticular temporomandibular joint disorders: Horizontal and vertical overlap. J Prosthet Dent 1998; 79:658.
71. Kampe T, Tagdae T, Bader G, et al: Reported symptoms and clinical findings in a group of subjects with longstanding bruxing behavior. J Oral Rehabil 1997; 24:581.
72. Kaplan AS, Assaed LA: Temporomandibular Disorders: Diagnosis and Treatment. Philadelphia, Saunders, 1991.
73. Katz MA: Approach to the management of nonmalignant pain. A J Med 1996; 101(suppl 1A):54S.
74. Katzberg RW, Westesson P: Diagnosis of the Temporomandibular Joint. Philadelphia, Saunders, 1993.
75. Keersmaeker K, De Boever JA, Van Den Berghe L: Otalgia in patients with temporomandibular joint disorders. J Prosthet Dent 1996; 75:72.
76. Kenworthy CR, Morrish RB, Mohn C, et al: Bilateral condylar movement patterns in adult subjects. J Orofacial Pain 1997; 11:328.
77. Kerstein RB: Disclusion time measurement studies: A comparison of disclusion time between chronic myofascial pain dysfunction patients and nonpatients: A population analysis. J Prosthet Dent 1994; 72:473.
78. Kerstein R: Disclusion time measurement studies: Stability of disclusion time: A 1-year follow up. J Prosthet Dent 1994; 72:164.
79. Kleinegger CL, Lilly GE: Cranial arteritis: A medical emergency with orofacial manifestations. J Am Dent Assoc 1999; 130:1203.
80. Kelmetti E, Vainio P, Kroger H: Craniomandibular disorders and skeletal mineral status. J Craniomandib Pract 1995; 13:89.
81. Koh ET, Yap AU-J, Koh CKH, et al: Temporomandibular disorders in rheumatoid arthritis. J Rheumatol 1999; 26:1918.
82. Könönen M, Wenneberg B, Kallenberg A: Craniomandibular disorders in rheumatoid arthritis, psoriatic arthritis, and ankylosing spondylitis: A clinical study. Acta Odontol Scand 1992; 50:281.

83. Kopp S: The influence of neuropeptides, serotonin, and interleukin 1B on temporomandibular joint pain and inflammation. J Oral Maxillofac Surg 1998; 56:189.
84. Kuboki T, Azuma Y, Orsini MG, et al: Effects of sustained unilateral molar clenching on the temporomandibular joint space. Oral Surg Oral Med Oral Pathol Oral Radiol Endod 1996; 82:616.
85. Kubota E, Kubota T, Matsumoto J, et al: Synovial fluid cytokines and proteinases as markers of temporomandibular joint disease. J Oral Maxillofac Surg 1998; 56:192.
86. Kumar KL, Cooney TG: Headaches. Med Clin North Am 1995; 79:261.
87. Kurita H, Ikeda K, Kurashina K: Evaluation of the effect of a stabilization splint on occlusal force in patient occlusions with masticatory muscle disorders. J Oral Rehabil 2000; 27:79.
88. Larheim TA: Current trends in temporomandibular joint imaging. Oral Surg Oral Med Oral Pathol Oral Radiol Endod 1995; 80:555.
89. Lavigne G, Kim JS, Valiquette C, et al: Evidence that periodontal pressoreceptors provide positive feedback to jaw closing muscles during mastication. J Neurophysiol 1987; 58:342.
90. Levitt SR, McKinney MW: Appropriate use of predictive values in clinical decision making and evaluating diagnostic tests for TMD. J Orofacial Pain 1994; 8:298.
91. Levitt SR, McKinney MW: Validating the TMJ scale in the national sample of 10,000 patients: Demographic and epidemiologic characteristics. J Orofacial Pain 1994; 8:25.
92. Lindauer SJ, Sabol G, Isaccson RJ, et al: Condylar movement and mandibular rotation during jaw opening. Am J Orthod Dentofac Orthop 1995; 107:573.
93. Lipton JA, Ship JA, Larach-Robinson D: Estimated prevalence and distribution of reported orofacial pain in the United States. J Am Dent Assoc 1993; 124:115.
94. Liu ZJ, Yamagata K, Kashara Y, et al: Electromyographic examination of jaw muscles in relation to symptoms and occlusion of patients with temporomandibular joint disorders. J Oral Rehabil 1999; 26:33.
95. Lobbezoo F, Lavigne GJ: Do bruxism and temporomandibular disorders have a cause-and-effect relationship? J Orofacial Pain 1997; 11:15.
96. Locher MC, Felder M, Sailer HF: Involvement of the temporomandibular joints in ankylosing spondylitis (Bechterew's disease). J Cranio-Maxillofac Surg 1996; 24:205.
97. Louca C, Cadden SW, Linden RWA: The roles of periodontal ligament mechanoreceptors in the reflex control of human jaw-closing muscles. Brain Res 1996; 731:63.
98. Loughner BA, Gremillion HA, Larkin LH, et al: Muscle attachment to the lateral aspect of the articular disc of the human temporomandibular joint. Oral Surg Oral Med Oral Pathol Oral Radiol Endod 1996; 82:139.
99. Lyssy KJ, Escalante A: Perioperative management of rheumatoid arthritis: Areas of concern for primary care physicians. Postgraduate Medicine: Rheumatoid Arthritis 1996; 99:191.
100. Maixner W, Fillingham R, Kincaid S, et al: Relationship between pain sensitivity and resting arterial blood pressure in patients with painful temporomandibular disorders. Psychosomatic Med 1997; 59:503.
101. Major P, Ramos-Remus C, Suarez-Almazor ME, et al: Magnetic resonance imaging and clinical assessment of temporomandibular joint pathology in ankylosing spondylitis. J Rheumatol 1999; 26:616.
102. Marbach JL: Is phantom tooth pain a deafferentation (neuropathic) syndrome? Oral Surg Oral Med Oral Pathol 1993; 75:225.
103. Marbach JL: Orofacial phantom pain: Theory and phenomenology. JADA 1996; 127:221.
104. Marbach JJ: Medically unexplained chronic orofacial pain: Temporomandibular pain and dysfunction syndrome, orofacial phantom pain, burning mouth syndrome, and trigeminal neuralgia. Med Clinics North Am 1999; 83:691.
105. McGuire MK, Nunn ME: Prognosis versus actual outcome: A long-term survey of 100 treated periodontal patients under maintenance care. J Periodontol 1991; 62:51.
106. Merida-Velasco JR, Rodriguez-Vazquez JF, Jimenez-Collado J: The relationships between the temporomandibular joint disc and related masticatory muscles in humans. J Oral Maxillofac Surg 1993; 51:390.
107. Milam SB, Schmitz JP: Molecular biology of temporomandibular joint disorders: Proposed mechanisms of disease. J Oral Maxillofac Surg 1995; 53:1448.
108. Milam SB, Zardeneta G, Schmitz JP: Oxidative stress and degenerative temporomandibular joint disease: A proposed hypothesis. J Oral Maxillofac Surg 1998; 56:214.
109. Minagi S, Ohtsuki H, Sato T, et al: Effect of balancing-side occlusion on the ipsilateral TMJ dynamics under clenching. J Oral Rehabil 1997; 24:57.
110. Mohl ND, Ohrbach R: Clinical decision making for temporomandibular disorders. J Dent Educ 1992; 56:823.
111. Mohl ND: Reliability and validity of diagnostic modalities for temporomandibular disorders. Adv Dent Res 1993; 7:113.
112. Morgan DH, Goode RL, Christiansen RL, et al: The TMJ-ear connection. J Craniomandib Pract 1995; 13:42.
113. Moses AJ: Scientific methodology in temporomandibular disorders, Part I: Epidemiology. J Craniomandib Pract 1994; 12:114.
114. Murakami K, Kubota E, Maeda H, et al: Intraarticular levels of prostoglandin E_2, hyaluronic acid, and chrondroitin-4 and -6 sulfates in the temporomandibular joint synovial fluid of patients with internal derangements. J Oral Maxillofac Surg 1998; 56:199.
115. Murray H, Locker D, Mock D, et al: Pain and the quality of life in patients referred to a craniofacial pain unit. J Orofacial Pain 1996; 10:316.
116. Neff PA: TMJ Occlusion and Function. Georgetown, Georgetown University School of Dentistry, 1975.
117. Okeson JP: Orofacial Pain: Guidelines for Assessment, Diagnosis, and Management. Carol Stream, IL, Quintessence, 1996.
118. Okeson JP: Management of Temporomandibular Joint Disorders and Occlusion, ed 4. St. Louis, Mosby, 1998.
119. Parker MW: The significance of occlusion in restorative dentistry. Dent Clinics North Am 1993; 37:341.
120. Parker WS, Chole RA: Tinnitus, vertigo, and temporomandibular disorders. Am J Orthod Dentofac Orthop 1995; 107:153.
121. Pavone BW: Bruxism and its effect on the natural teeth. J Prosthet Dent 1985; 53:692.
122. Pereira FL, Lundh H, Eriksson L, et al: Microscopic changes in the retrodiscal tissues of painful temporomandibular joints. J Oral Maxillofac Surg 1996; 54:461.
123. Pertes RA: Differential diagnosis of orofacial pain. Mount Sinai J Med 1998; 65:348.
124. Pharoah MJ: The prescription of diagnostic images for temporomandibular joint disorders. J Orofacial Pain 1999; 13:251.
125. Pleash O, Wolfe F, Lane N: The relationship between fibromyalgia and temporomandibular disorders: Prevalence and symptom severity. J Rheumatol 1996; 23:1948.

126. Pullinger AG, Seligman DA, Gornbein JA: A multiple logistic regression analysis of the risk and relative odds of temporomandibular disorders as a function of common occlusal features. J Dent Res 1993; 72:968.
127. Pullinger AG, Seligman DA: The degree to which attrition characterizes differentiated patient groups of temporomandibular disorders. J Orofacial Pain 1993; 7:196.
128. Pullinger AG, Seligman DA: Quantification and validation of predictive values of occlusal variables in temporomandibular disorders using multifactorial analysis. J Prosthet Dent 2000; 83:66.
129. Rammelsberg P, Pospiech PR, Jäger L, et al: Variability of disc position in asymptomatic volunteers and patients with internal derangements of the TMJ. Oral Surg Oral Med Oral Pathol Oral Radiol Endod 1997; 83:393.
130. Raphael KG, Marbach JJ, Klausner J: Myofascial face pain: Clinical characteristics of those with regional versus widespread pain. JADA 2000; 131:161.
131. Rassouli NM, Christensen LV: Experimental occlusal interferences. Part III. Mandibular rotations induced by a rigid interference. J Oral Rehabil 1995; 22:781.
132. Ratcliffe A, Israel H, Saed-Nejad F, et al: Proteoglycans in the synovial fluid of the temporomandibular joint as an indicator of changes in cartilage metabolism during primary and secondary osteoarthritis. J Oral Maxillofac Surg 1998; 56:204.
133. Raustia AM, Pirttiniemi PM, Pyhtinen J: Correlation of occlusal factors and condyle position asymmetry with signs and symptoms of temporomandibular disorders in young adults. J Craniomandib Pract 1995; 13:152.
134. Ren Y, Isberg A: Tinnitus in patients with temporomandibular joint internal derangement. J Craniomandib Pract 1995; 13:75.
135. Rodriguez-Vazquez JF, Merida-Velasco JR, Merida-Velasco JA, et al: Anatomical considerations on the discomalleolar ligament. J Anat 1998; 192:617.
136. Rosenbaum RS: The possible effects of periodontal disease on occlusal function. Curr Opin Periodont 1993; 163.
137. Ruf S, Cecere F, Kupfer J, et al: Stress-induced changes in the functional electromyographic activity of the masticatory muscles. Acta Odontol Scand 1997; 55:44.
138. Sarnat BG, Laskin DM: The Temporomandibular Joint: Biologic Basis for Clinical Practice, ed 4. Philadelphia, Saunders, 1992.
139. Schiffman E, Haley D, Baker C, et al: Diagnostic criteria for screening headache patients for temporomandibular disorders. Headache 1995; 35:121.
140. Schiffman EL, Fricton JR, Haley D: The relationship of occlusion, parafunctional habits and recent life events to mandibular dysfunction in a nonpatient population. J Oral Rehabil 1992; 19:201.
141. Schindler JH, Stengel E, Spiess WEL: Feedback control during mastication of solid food textures: A clinical-experimental study. J Prosthet Dent 1998; 80:330.
142. Schmolke C: The relationship between the temporomandibular joint capsule, articular disc, and jaw muscles. J Anat 1994; 184:335.
143. Sessle BJ: The neural basis of the temporomandibular joint and masticatory muscle pain. J Orofacial Pain 1999; 13:238.
144. Shibata T, Murakami K, Kubota E, et al: Glycosaminoglycan components in temporomandibular joint synovial fluid as markers of joint pathology. J Oral Maxillofac Surg 1998; 56:209.
145. Simons DG, Travell JG, Simons LS: Myofascial Pain and Dysfunction: The Trigger Point Manual. Baltimore, Williams & Wilkins, 1999.
146. Stegenga B, de Bont LGM, de Leeuw R, et al: Assessment of mandibular function impairment associated with temporomandibular joint osteoarthrosis and internal derangement. J Orofacial Pain 1993; 7:183.
147. Stratmann U, Mokyrs K, Meyer U, et al: Clinical anatomy and palpability of the inferior lateral pterygoid muscle. J Prosthet Dent 2000; 83:548.
148. Suvinen TI, Reade PC: Temporomandibular disorders: A critical review of the nature of pain and its assessment. J Orofacial Pain 1995; 9:317.
149. Taddey JJ: Musicians and temporomandibular disorders: Prevalence and occupational etiologic considerations. J Craniomandib Pract 1992; 10:241.
150. Tanne K, Tanaka E, Sakuda M: Association between malocclusion and temporomandibular disorders in orthodontic patients before treatment. J Orofacial Pain 1993; 7:156.
151. Tarantola GJ, Becker IM, Gremillion H: The reproducibility of centric relation: A clinical approach. JADA 1997; 128:1245.
152. Tasaki MM, Westesson P, Isberg AM, et al: Classification and prevalence of temporomandibular joint disc displacement in patients and symptom-free volunteers. Am J Orthod Dentofac Orthop 1996; 109:249.
153. Tenenbaum HC, Freeman BV, Psutka DJ, et al: Temporomandibular disorders: Disc displacements. J Orofacial Pain 1999; 13:285.
154. Tsolka P, Walter JD, Wilson RF, et al: Occlusal variables, bruxism and temporomandibular disorders: A clinical and kinesiographic assessment. J Oral Rehabil 1995; 22:849.
155 Turp JG, Gobetti JP: Trigeminal neuralgia: An update. Compend 2000; 21:279.
156. Wabeke KB, Spruijt RJ, van der Zaag J: The reliability of clinical methods for recording temporomandibular joint sounds. J Dent Res 1994; 73:1157.
157. Watanabe EK, Yatani H, Kuboki T, et al: The relationship between signs and symptoms of temporomandibular disorders and bilateral occlusal contact patterns in lateral excursions. J Oral Rehabil 1998; 25:409.
158. Wilkinson TM, Crowley CM: A histologic study of retrodiscal tissues of the human temporomandibular joint in the open and closed position. J Orofacial Pain 1994; 8:7.
159. Williamson EH, Ludquist DO: Anterior guidance: Its effect on electromyographic activity of the temporal and masseter muscles. J Prosthet Dent 1983; 49:816.
160. Wish-Baratz S, Ring GD, Hiss J, et al: The microscopic structure and function of the vascular retrodiscal pad of the human temporomandibular joint. Arch Oral Biol 1993; 38:265.
161. Wright EF, Bifano SL: Tinnitus improvement through TMD therapy. JADA 1997; 128:1424.
162. Wright EF, Gullickson DC: Identifying acute pulpalgia as a factor in TMD pain. JADA 1996; 127:773.
163. Zarb GA, Carlsson GE, Sessle BJ, et al: Temporomandibular Joint and Masticatory Muscle Disorders. St Louis, Mosby, 1994.
164. Zarb GA, Carlsson GE: Temporomandibular disorders: Osteoarthritis. J Orofacial Pain 1999; 13:295.
165. Zimers PL, Gobetti JP: Head and neck lesions commonly found in musicians. JADA 1994; 125:1487.

慢性歯周炎

Richard J. Nagy, M. John Novak

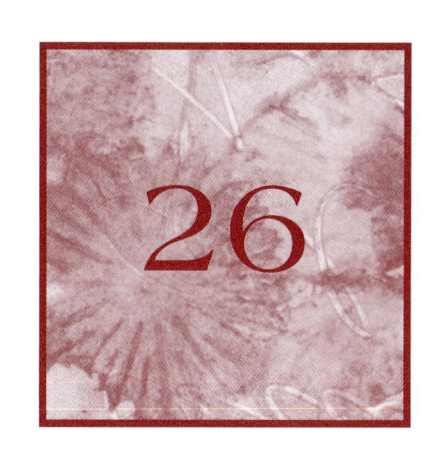

CHAPTER 26

本章の概要

臨床的特徴
　一般的特徴
　疾患の分布
　疾患の重症度
　兆候
　疾患の進行
　有病率

疾患のリスクファクター
　歯周炎の病歴
　局所因子
　全身因子
　環境因子および行動因子
　遺伝因子

　慢性歯周炎は，以前は"成人性歯周炎"あるいは"慢性成人性歯周炎"と分類されていたもっとも一般的な歯周炎を指す．慢性歯周炎はゆっくりと進行するが，糖尿病，喫煙あるいはストレスのように，プラークの蓄積に対する宿主の抵抗性を低下させるような全身疾患や環境的要因があると，より侵襲性に進行する．成人では頻繁にみられるが，慢性のプラークおよび歯石の蓄積によっては小児や青年にも発症することがある．このことが，"成人性"歯周炎（成人にみられる慢性のプラークにより引き起こされた歯周炎）から，あらゆる年齢層で発症する"慢性"歯周炎（Chapter 4 で紹介された）への改名の根拠となっている．慢性歯周炎は，最近"歯の支持組織の炎症，進行性のアタッチメントロスおよび骨吸収を伴う感染症"と定義された[2]．この定義の概要，疾患の主な臨床所見および疫学的特性は，細菌性プラークの形成，歯周組織の炎症，アタッチメントロス，および歯槽骨の吸収である．もし歯肉退縮にアタッチメントロスが伴わなければ，歯周ポケット形成は通常，疾患の過程の続発症であり，ポケット深さは進行中のアタッチメントロスおよび骨吸収がある状態でも浅いままである．

臨床的特徴
一般的特徴

　歯肉縁上・縁下のプラークの堆積を伴う慢性歯周炎患者に特有の臨床所見として，歯石形成，歯肉の炎症，ポケット形成，歯根膜の喪失，および歯槽骨の吸収が頻繁にみられる（図26-1）．歯肉は通常，軽度～中等度に肥大しており，淡赤色から赤紫色におよぶ色調の変化がある．歯肉のスティップリングの消失および表面形状の変化には，鈍型あるいはロール状の歯肉辺縁ならびに平坦あるいは陥没した歯間乳頭が含まれる．多くの患者で，炎症は歯周プローブによるポケット深さの測定の際に出血として確認されるだけで，歯肉の炎症を強く示唆する色調，輪郭および硬さの変化はみられないこともある．自然出血あるいはプロービング時の歯肉からの出血は頻繁にみられ，炎症による歯肉溝滲出液，ポケットからの出血および排膿もみられる．いくつかの症例，とくに長期経過症例では，軽度の炎症，組

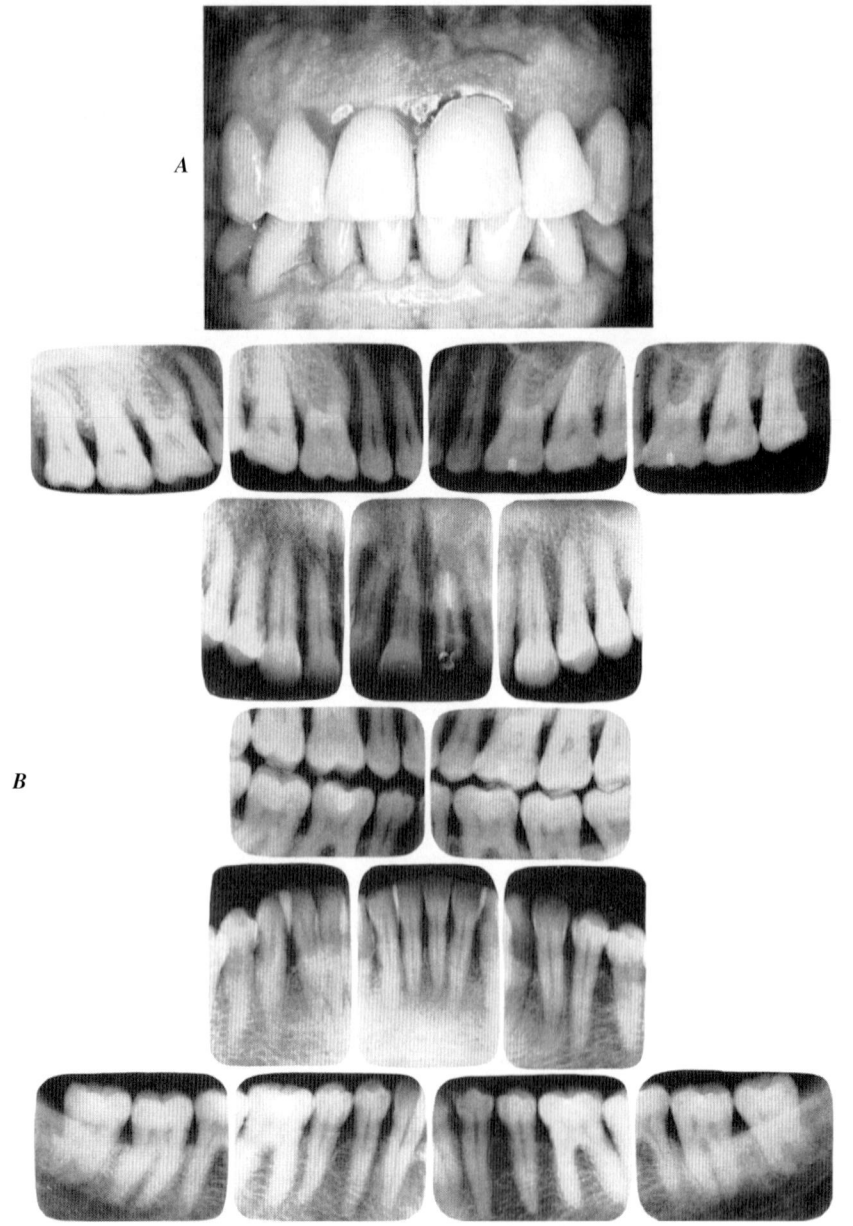

図26-1 慢性歯周炎(47歳, 女性). **A**：臨床所見は広汎性の歯肉の炎症と歯周ポケットの形成がみられる. **B**：X線写真は部位によって重症度の異なる広汎性の水平性骨吸収を示す.

織の肥厚, 線維性の辺縁組織が真の炎症性変化を不明瞭にしている. ポケット深さは水平性および垂直性骨吸収を見いだすために有用である. 歯の動揺は, しばしば骨吸収が進んだ重度の症例に現われる.

慢性歯周炎は, 辺縁歯肉の慢性炎症, 歯周ポケットおよび臨床的アタッチメントロスにより, 診断することができる. 骨吸収の有無はX線写真から診断する. X線写真でみられる骨吸収は侵襲性疾患でみられるものに類似している場合がある. 鑑別診断は, 患者の年齢, 疾患の発症頻度, 侵襲性疾患の家族歴および慢性歯周炎にみられるような多量のプラークや歯石といった局所因子の相対的な欠如などに基づいて行われる.

疾患の分布

慢性歯周炎は部位特異性の疾患と考えられる. 慢性歯周炎の臨床兆候としての炎症, ポケット形成, アタッチメントロスおよび骨吸収は, 歯肉縁下プラークの蓄積による直接かつ部位特異的な影響による. この局所作用の結果として, ある歯面にポケット形成, アタッチメントロスおよび骨吸収が起こるのと同時に, 別の歯面では正常なアタッチメントレベルが維持されることもある. たとえば, 慢性的にプラークが蓄積した隣接面にアタッチメントロスがあっ

ても，同じ歯のプラークのない頬側面は健康である場合もある．部位特異性に加えて，わずかな部位にのみアタッチメントロスおよび骨吸収がみられる慢性歯周炎は限局型とされ，ほとんどの部位に影響が現われる広汎型と区別される（Chapter 4参照）．

限局型歯周炎：口腔内の30%以下の部位で，アタッチメントロスおよび骨吸収がみられる歯周炎は，限局型とみなす．

広汎型歯周炎：口腔内の30%以上の部位で，アタッチメントロスおよび骨吸収を起こしている歯周炎は，広汎型とみなす．

アタッチメントロスおよび骨吸収が水平性に進行している症例でも，ある面のアタッチメントロスおよび骨吸収が隣接面のそれより大きいか水平性の場合は，慢性歯周炎でみられる骨吸収のパターンは垂直性に現われる．垂直性骨吸収は，通常，鋭角な骨欠損および骨縁下ポケットを形成する．水平性骨吸収は，通常，骨縁上ポケットを形成する（Chapter 24, 25参照）．

疾患の重症度

慢性歯周炎でみられる歯周組織の破壊の重症度は，一般に時間に影響されるものと考えられる．加齢に併い，アタッチメントロスおよび骨吸収はより蔓延し，より破壊の蓄積が大きくなり重度になる（Chapter 5参照）．疾患の重症度は，軽度，中等度，重度と評価される（Chapter 4参照）．これらの用語は，口腔の疾患の重症度，口腔の1/4（1/2顎）もしくは1/6（1/3顎）の部位，あるいは1歯ごとに区分けして状態を表わすために用いる．

軽度歯周炎：歯周組織破壊が，臨床的アタッチメントロス1〜2mm以下の場合，一般に軽度であると考えられる．

中等度歯周炎：歯周組織破壊が，臨床的アタッチメントロス3〜4mmの場合，一般に中等度であると考えられる．

重度歯周炎：歯周組織破壊が，臨床的アタッチメントロス5mm以上の場合，一般に重度であると考えられる．

兆候

慢性歯周炎は無痛性のため，患者みずから治療を望んだり，治療の勧めを安易に受け入れたりすることはない．"痛みはありますか？"といった質問に対する患者の否定は，歯周炎の疑いを取り除くには適していない．時折，疼痛は冷・温熱刺激のいずれか，もしくは両者に過敏な露出根面よりも，むしろう蝕がない部位に現われる．顎の深いエリアの限局的な放散痛は，歯周炎に関連して現われる．食片圧入部の存在によって患者の不快が増すことがあり，歯肉の軟化あるいは"痒み"が現われることもある．

疾患の進行

プラーク誘発性の慢性歯周炎に対して，患者は生涯にわたって一定の感受性をもつようにみえる．疾患の進行は通常は遅いが，全身疾患または環境因子および行動要因によって変化することがある．慢性歯周炎の発症はあらゆる時期に起こりうる．最初の兆候がみられるのは慢性のプラークおよび歯石の蓄積が生じる青春期かもしれない．しかしながら，慢性歯周炎は進行が遅いため，臨床的に重要になるのは通常30歳代中頃，あるいはそれより後になってからである．慢性歯周炎は，口腔内の影響を受けたすべて部位において等しい度合いでは進行しない．長時間にわたって静止したままのものもあれば[4]，急速に進行するものもある．より急速に進行した病変は，歯間部にもっとも頻繁にみられ，通常，多量のプラークの蓄積が起こりやすく，プラークコントロールのための清掃器具の到達が困難な部位（たとえば根分岐部，オーバーハングのマージン，偏位歯あるいは食片圧入の部位）に関係する．いくつかのモデルが，疾患の進行の割合について説明するために提案された[8]．進行はそれらのモデルにおいて，一定時間におけるアタッチメントロスの量によって決定された．連続進行モデル，ランダム，もしくはバーストを繰り返すモデル，および疾病の進行に従わない非同調多部位バーストモデルについては，Chapter 6に記述した．

有病率

慢性歯周炎は，一般に性差に影響されず加齢に伴い重症度が増加する．歯周炎は年齢に関連付けて考えられるが，年齢とは関連しない疾患である．言いかえれば，疾患の有病率を増加させるのは年齢ではなく，歯周組織が慢性のプラーク蓄積によって刺激される時間の長さである．慢性歯周炎の発症率および有病率は，Chapter 5で詳細に述べられている．

疾患のリスクファクター

歯周炎の病歴

歯周炎の病歴は真のリスクファクターではないが，アタッチメントロスおよび骨吸収を起こした歯周炎の病歴がある場合には，細菌性プラークの蓄積が起こりやすくなるため予知因子とみなされる．これは，治療が成功しない場合，ポケット，アタッチメントロスおよび骨吸収のある患者は，歯周組織の支持を失い続けることを意味する．加えて，治療が成功している慢性歯周炎患者でも，プラークが蓄積すると疾患の進行は継続する．このため，疾患の再発を防ぐためには，継続的なモニタリングおよびメンテナンスの必要性が強調される．患者の感受性の一因になるリスクファクターについては，以下に記す．

局所因子

　歯-歯肉境界での歯および歯肉表面のプラークの蓄積は，慢性歯周炎の病因論での初発因子と考えられる．アタッチメントロスおよび骨吸収は，病原性および毒性の高い特定の微生物の顕著な増加を伴った，歯肉縁下プラークバイオフィルムにおけるグラム陰性菌の割合の増加に関係している．"レッドコンプレックス(red complex)"として知られるBacteroides gingivalis, Bacteroides forsythus, およびTreponema denticolaは，慢性歯周炎のアタッチメントロスおよび骨吸収の進行に強く関係している．これらの微生物およびそれらの毒性因子については，Chapter 6，8に詳細に記述されている．これらと他の病原性細菌との鑑別とその特徴，そしてアタッチメントロスおよび骨吸収との関連から，慢性歯周炎の進行に関係する特異的プラークの仮説が得られた．この仮説は，歯周炎の歯肉縁下プラーク中のグラム陰性菌の割合の増加が，アタッチメントロスおよび骨吸収を引き起こす"レッドコンプレックス"および他の細菌種の割合の増加に結びついていることを暗示している．メカニズムは明らかではないが，このような細菌は局所的かつ部位特異的に疾患が進行する過程において，炎症性細胞や宿主細胞および組織に対して局所的に影響する．病原菌と宿主の相互作用，および疾患進行に対するそれらの潜在的な影響はChapter 8に詳細で議論される．

　プラークの蓄積は歯周組織破壊の初発因子である．口腔衛生手法によるプラーク除去を妨げるものは，プラークの蓄積を容易にするため有害である．プラークリテンションファクター(plaque retentive factors)は，プラークの成長および成熟のための生態学的な適所を提供し，それらが歯周組織の周囲に細菌性プラークを保持するため，慢性歯周炎の発症および進行において重要である．歯石は，その粗糙な表面に細菌性プラークを保持し保護するため，もっとも重要なプラーク保持因子と考えられる．そのため，歯石除去は健康な歯周組織のメンテナンスにとって不可欠である．その他のプラーク保持因子あるいはプラーク除去を困難にする因子としては，歯肉縁下マージンやオーバーハングの修復物，歯肉縁下う蝕，アタッチメントロスおよび骨吸収により露出した根分岐部，叢生または偏位歯，根面溝および陥凹根面などがある．これら歯周炎の潜在的なリスクファクターについてはChapter 32で，歯周治療の予後への影響はChapter 33で議論される．

全身因子

　プラークに関連した慢性歯周炎の進行は，一般に遅いと考えられている．しかしながら，慢性歯周炎が宿主応答に影響を及ぼす全身疾患に罹患した患者に生じた場合，歯周組織破壊の度合いは侵襲性化する可能性がある．糖尿病は，罹患した患者の歯周疾患の重症度，および範囲を拡大する全身疾患である．2型あるいはインシュリン非依存型糖尿病(NIDDM)は，もっとも一般的なタイプの糖尿病で全体の90％を占める[1]．さらに2型糖尿病は，慢性歯周炎を同時にもつ成人集団で，進行する者がもっとも多い．プラークの蓄積および糖尿病の影響による宿主応答の変調の相乗効果は，全身状態が管理されていない場合では，通常の治療法で管理することが困難な重度で広汎な歯周組織の破壊を引き起こす．10代および若年者の2型糖尿病の増加は，若年者の肥満の増加に関係している可能性がある．さらに，1型あるいはインシュリン依存型糖尿病(IDDM)は，小児や10代および若年者に観察され，コントロールされていない場合には，歯周組織破壊の増加に結び付く．近い将来，1型および(または)2型糖尿病の患者数の増加により，慢性歯周炎の悪化が予測されるとしたら，臨床医はこの治療に備えなければならない．

環境因子および行動因子

　喫煙は歯周疾患の重症度を増しその範囲を拡大するものと考えられている．プラーク性の慢性歯周炎と歯周組織破壊の割合の増加は，慢性歯周炎に罹患した非喫煙患者でも観察される．結果として，慢性歯周炎に罹患した喫煙者は，より多くのアタッチメントロスおよび骨吸収，より多くの根分岐部病変および深いポケットをもつ．加えて，慢性歯周炎に罹患した喫煙者は，非喫煙者と比較して歯肉縁上歯石は多いが歯肉縁下歯石は少なく，またプロービング時の出血も少ない．この所見の意味するところは，現在とくに注目されている．喫煙者および非喫煙者の歯肉縁下細菌叢の変化は，宿主応答に対する喫煙の影響と同等の最初の要点となるエビデンスであった．喫煙は，臨床所見，細菌叢および免疫的な影響にとどまらず，治療に対する反応および再発の頻度にも影響する．喫煙の影響についてはChapter 14を参照のこと．

　精神的ストレスは，免疫機能に影響を与えるかもしれないため，以前は壊死性潰瘍性疾患に関係していると考えられていた．知見が増えるのにしたがい，ストレスはおそらく同様のメカニズムによって重度の慢性歯周炎の拡大にも影響することが示唆された．

遺伝因子

　歯周炎は，細菌性プラークおよび宿主応答の正常なバランスが崩れることによる，多因子性疾患であると考えられている．以前から説明されているように，このバランスの崩壊はプラーク形成の変化，宿主応答の変化，あるいはプラーク応答および宿主応答の両方に作用する環境および行動の影響により生じる．さらに，歯周組織の破壊は，家族集団および家族内の異なる年齢層を横断して頻繁にみられることから，歯周疾患の感受性に対して遺伝が関与する可能性が示唆されている．最近の研究により，広汎型侵襲性歯周炎の集団(Chapter 10, 27で調査された)の家族性が実証

された．さらに，一卵性双生児に関する研究は，慢性歯周炎になりやすい遺伝子の存在を示唆している．しかし，家族および環境の影響により細菌の伝播がもたらされることは，複雑な相互作用の解釈をさらに困難にする．これらの研究についてはChapter 10で詳細に議論される．

　慢性歯周炎を有する患者の遺伝的決定因子は明らかではないが，侵襲型歯周炎ではプラークおよび歯石の蓄積に応じて疾患を進行させる遺伝的素因があるかもしれない．最近のデータは次のことを示す．インターロイキン1αもしくはインターロイキン1βのコード化による遺伝子多型は，北ヨーロッパの被験者のより重症なタイプの慢性歯周炎の感受性に関係している[3]．加えて，喫煙者に複合IL-1遺伝子型がみられた場合，より大きな重症の疾患のリスクになる．最近の研究では，IL-1遺伝子型をもった患者は，歯を喪失するリスクが2.7倍増加することが示唆されている．また，ヘビースモーカーおよびIL-1遺伝子型陰性の患者では，歯を喪失するリスクが2.9倍増加した．IL-1遺伝子型および喫煙の複合した影響は，7.7倍，歯を喪失するリスクを増加させた[6]．他の標的遺伝子の遺伝子多型が既知のものになるのにしたがって，歯周炎の多くの異なる臨床的なタイプは，遺伝子型の組み合わせから鑑別されるようになるであろう．

参考文献

1. Diagnosis and Classification. In: Raskin P (ed): Medical Management of Non-Insulin-Dependent (Type II) Diabetes, ed 3. Alexandria, VA, American Diabetes Association, 1994.
2. Flemmig TF: Periodontitis. Ann Periodontol 1999; 4:32.
3. Kornman KS, di Giovine FS: Genetic variations in cytokine expression: a risk factor for severity of adult periodontitis. Ann Periodontol 1998; 3:327.
4. Lindhe J, Okamoto H, Yoneyama T, et al: Longitudinal changes in periodontal disease in untreated subjects. J Clin Periodontol 1989; 16:662.
5. Lindhe J, Okamoto H, Yoneyama T, et al: Periodontal loser sites in untreated adult subjects. J Clin Periodontol 1989; 16:671.
6. McGuire MK, Nunn ME: Prognosis versus actual outcome. IV. The effectiveness of clinical parameters and IL-1 genotype in accurately predicting prognoses and tooth survival. J Periodontol 1999; 70:49.
7. Papapanou PN: Risk assessment in the diagnosis and treatment of periodontal diseases. J Dent Ed 1998; 62:822.
8. Socransky SS, Haffajee AD, Goodson JM, et al: New concepts of destructive periodontal disease. J Clin Periodontol 1984; 11:21.

壊死性潰瘍性歯周炎，難治性歯周炎および全身疾患に関連して発症する歯周炎

Richard J. Nagy, Fermin A. Carranza, Michael G. Newman

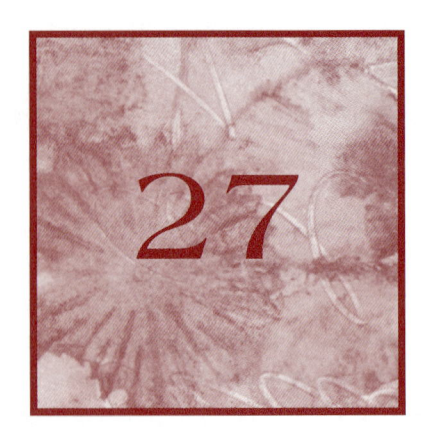

CHAPTER 27

本章の概要

壊死性潰瘍性歯周炎
非AIDS型壊死性潰瘍性歯周炎
　臨床的特徴
　病因論
AIDSに関連する壊死性潰瘍性歯周炎
　臨床的特徴
　進行
　病因論
難治性歯周炎
　臨床的特徴
　病因論
　有病率
全身疾患に関連して発症する歯周炎
　Papillon-Lefévre症候群
　ダウン症候群
　好中球減少症
　Chediak-Higashi症候群
　低ホスファターゼ血症
　白血球接着不全

　特殊で重症なタイプの歯周炎は，特定の合併症，後天性免疫不全症候群（AIDS），および治療を受けているにもかかわらず歯周組織破壊が進行する患者でみられる．本章では，壊死性潰瘍性歯周炎，難治性歯周炎および全身疾患に関連して発症する歯周炎などの侵襲性歯周疾患について紹介する．

壊死性潰瘍性歯周炎

　壊死性潰瘍性歯周炎（necrotizing ulcerative periodontitis；NUP）は，壊死性潰瘍性歯肉炎（necrotizing ulcerative gingivitis；NUG）から進行し，歯周組織の付着の喪失や骨吸収をもたらす．NUPは，次のような兆候や症状が同時に現われる．すなわち，歯間乳頭部や歯肉辺縁部の歯冠側における壊死や潰瘍，易出血性の鮮紅色の辺縁歯肉，口からの悪臭（口臭），そして，発熱，倦怠感，リンパ節腫脹を伴う全身症状などがあげられる．さらに，ストレスのレベルの上昇，重度の喫煙，栄養状態の低下は，NUPへ発展する因子であることが示されている．

　これら2つの型のNUPは，AIDSなどに関連して発症することが報告されている．

非AIDS型壊死性潰瘍性歯周炎
臨床的特徴

　非AIDS型NUPは，NUGの再発を繰り返した長期経過の後に発症する．NUGは，白黄色の偽膜として知られる柔らかい膜に覆われた辺縁歯肉の潰瘍および壊死を特徴とする．潰瘍化した辺縁歯肉は輪状紅斑によって囲まれる．病変は有痛性で，しばしば出血もみられ，局所リンパ節の腫脹，高熱および倦怠感を伴う．顕微鏡所見では，NUGの病変は潰瘍部位に主として多形核好中球（PMN）の浸潤がみられ，その周囲およびより深い部位に多量の慢性炎症性